危重症肾脏病学手册

Handbook of Critical Care Nephrology

主　编　Jay L. Koyner　Joel M. Topf
Edgar V. Lerma

主　译　冯　哲　杨聚荣

副主译　张爱华　洪　权　张东山　戴春笋

主　审　徐启河

人民卫生出版社

·北　京·

图书在版编目（CIP）数据

危重症肾脏病学手册 /（美）杰伊·L. 科伊纳（Jay L. Koyner），（美）乔尔·M. 托夫（Joel M. Topf），（美）埃德加·V. 莱尔马（Edgar V. Lerma）主编 ；冯哲，杨聚荣主译. --北京 ：人民卫生出版社，2025. 5.
ISBN 978-7-117-37745-4
Ⅰ. R692-62
中国国家版本馆 CIP 数据核字第 2025UU1232 号

图字：01-2023-0204 号

危重症肾脏病学手册
Weizhongzheng Shenzangbingxue Shouce

主　　译： 冯　哲　杨聚荣
出版发行： 人民卫生出版社（中继线 010-59780011）
地　　址： 北京市朝阳区潘家园南里 19 号
邮　　编： 100021
E - mail： pmph @ pmph.com
购书热线： 010-59787592　010-59787584　010-65264830
印　　刷： 人卫印务（北京）有限公司
经　　销： 新华书店
开　　本： 889 × 1194　1/32　　**印张：** 20
字　　数： 803 千字
版　　次： 2025 年 5 月第 1 版
印　　次： 2025 年 6 月第 1 次印刷
标准书号： ISBN 978-7-117-37745-4
定　　价： 108.00 元
打击盗版举报电话：010-59787491　E-mail：WQ @ pmph.com
质量问题联系电话：010-59787234　E-mail：zhiliang @ pmph.com
数字融合服务电话：4001118166　E-mail：zengzhi @ pmph.com

译者名单

主　译　冯　哲　杨聚荣

副主译　张爱华　洪　权　张东山　戴春笋

主　审　徐启河

译　者　(以姓氏笔画为序)

王汝佳　重庆医科大学附属第三医院
王思扬　解放军总医院第一医学中心
王晓晨　解放军总医院第一医学中心
牛新皓　复旦大学附属中山医院
毛志国　海军军医大学第二附属医院(上海长征医院)
左笑丛　中南大学湘雅三医院
叶增纯　中山大学附属第三医院
付章宁　解放军总医院第一医学中心
冯　哲　解放军总医院第一医学中心
戎瑞明　复旦大学附属中山医院
刘　娜　同济大学附属东方医院
李　冰　海南医科大学第二附属医院
李道玉　重庆医科大学附属第三医院
杨聚荣　重庆医科大学附属第三医院
吴　晗　南京医科大学第二附属医院
吴嘉桁　复旦大学附属中山医院
张东山　中南大学湘雅二医院
张爱华　南京医科大学附属儿童医院
张婧文　解放军总医院第一医学中心
陈　雨　重庆医科大学附属第三医院
陈孜瑾　上海交通大学医学院附属瑞金医院
陈思月　复旦大学附属中山医院
陈娇艳　重庆医科大学附属第三医院
罗渝昆　解放军总医院第一医学中心
周飞虎　解放军总医院第一医学中心
周晓霜　山西省人民医院
赵　磊　重庆医科大学附属第三医院

赵晨蕾　中南大学湘雅三医院
饶嘉玲　中山大学附属第三医院
洪　权　解放军总医院第一医学中心
徐　双　南京医科大学第二附属医院
徐　宁　南京医科大学第二附属医院
徐　岩　青岛大学附属医院
徐翠娣　复旦大学附属中山医院
黄　静　解放军总医院第一医学中心
龚学忠　上海中医药大学附属市中医医院
崔方正　海军军医大学第二附属医院(上海长征医院)
梁厉飞　复旦大学附属中山医院
梁馨苓　南方医科大学附属广东省人民医院
彭　晖　中山大学附属第三医院
彭志勇　武汉大学中南医院
韩秋瑜　重庆医科大学附属第三医院
曾　锐　华中科技大学同济医学院附属同济医院
谢青廷　武汉大学中南医院
谢静远　上海交通大学医学院附属瑞金医院
赖昌鸿　中南大学湘雅三医院
赖渭妍　中山大学附属第三医院
熊　京　华中科技大学同济医学院附属协和医院
颜笑天　复旦大学附属中山医院
戴春笋　南京医科大学第二附属医院

图文摘要编者

Edgar V. Lerma, MD
University of Illinois at Chicago/Advocate Christ Medical Center
Associates in Nephrology
Chicago, Illinois

Michelle G. A. Lim, MBChB
Royal Inffrmary of Edinburgh
Edinburgh, United Kingdom

Sinead Stoneman, MB, BCh, BAO
Beaumont Hospital
Dublin, Ireland

编者名单

Hussain Aboud, MD
Assistant Professor
Critical Care and Pulmonology Department
Central Michigan University
Staff Intensivist
Critical Care and Pulmonology Department
Ascension St. Mary's Hospital
Saginaw, Michigan

Paul Mark Adams, MD
Fellow Physician
Nephrology, Bone and Mineral Metabolism
University of Kentucky Medical Center
Lexington, Kentucky

Waleed E. Ali, MD
Hypertension Fellow
Department of Medicine
University of Chicago
Chicago, Illinois

Mohammad Y. Alsawah, MD
Attending Nephrologist
Department of Nephrology
Detroit Medical Center
Detroit, Michigan

Tanima Arora, MBBS
Postdoctoral Researcher
Department of Internal Medicine
Yale University School of Medicine
New Haven, Connecticut

Bourne Lewis Auguste, MD, MSc
Assistant Professor
Department of Medicine
University of Toronto
Toronto, Ontario, Canada

Sean M. Bagshaw, MD, MSc, FRCP(C)
Chair and Professor
Department of Critical Care Medicine
University of Alberta
Edmonton, Alberta, Canada

George L. Bakris, MD
Professor of Medicine
Department of Medicine
University of Chicago
Chicago, Illinois

Andrew B. Barker, MD
Assistant Professor
Department of Anesthesiology
University of Alabama at Birmingham
Birmingham, Alabama

Anthony P. Basel, DO, MAJ
Assistant Professor
Department of Medicine
Uniformed Services University
Bethesda, Maryland
Director of Burn Intensive Care Unit
Department of Surgery
United States Army Institute for Surgical Research
Fort Sam Houston, Texas

Rajit K. Basu, MD, MS, FCCM
Associate Professor of Pediatrics
Emory School of Medicine
Children's Healthcare of Atlanta—Egleston Hospital
Atlanta, Georgia

Ayham Bataineh, MD
Renal Fellow
University of Pittsburgh School of Medicine
Pittsburgh, Pennsylvania

Garrett W. Britton, DO
Medical Intensivist
US Army Institute of Surgical Research Burn Center
JBSA-Fort Sam Houston
Houston, Texas

Winn Cashion, MD, PhD
Physician
Renal Electrolytes Division
University of Pittsburgh
Pittsburgh, Pennsylvania

Armando Cennamo, MD
Department of Critical Care
Guy's & St. Thomas' Hospital
London, United Kingdom

Kalyani Chandra, MD
Transplant Nephrology Fellow
University of California Davis School of Medicine
Sacramento, California

Huiwen Chen, MD
Renal Fellow
Renal-Electrolyte Division
Department of Medicine
University of Pittsburgh
Pittsburgh, Pennsylvania

Ling-Xin Chen, MD, MS
Assistant Professor
Division of Transplant Nephrology
University of California Davis School of Medicine
Sacramento, California

Kevin K. Chung, MD
Professor and Chair
Department of Medicine
Uniformed Services
University of the Health Sciences
Bethesda, Maryland

Nathan J. Clendenen, MD, MS
Assistant Professor
Department of Anesthesiology
University of Colorado Hospital
Aurora, Colorado

Steven Coca, DO, MS
Associate Professor of Medicine
Department of Medicine
Icahn School of Medicine at Mount Sinai
New York, New York

Camilo Cortesi, MD
Clinical Fellow
Division of Nephrology
University of California San Francisco
San Francisco, California

Wilfred Druml, MD
Professor
Division of Nephrology
Medical University of Vienna
Chief (Retired)
Department of Medicine III, Division of Nephrology
Vienna General Hospital
Vienna, Austria

Stephen Duff, MD, MCAI
Newman Fellow
School of Medicine
University College Dublin
Dublin, Ireland

Francois Durand, MD
Professor of Hepatology
Department of HepatoGastroenterology
University of Paris
Paris, France
Head of the Liver and Intensive Care Unit
Department of Hepatology and Liver Intensive Care
Hospital Beaujon
Clichy, France

Sarah Faubel, MD
Professor of Medicine
Division of General Internal Medicine
University of Colorado Denver—Anschutz Medical Campus
Aurora, Colorado

Lui G. Forni, BSc, MB, PhD
Intensive Care Physician, Critical Care
Royal Surrey County Hospital NHS Foundation Trust
Guildford, United Kingdom

Claire Francoz, MD, PhD
Physician
Department of Hepatology
Hospital Beaujon
Clichy, France

Anna Gaddy, MD
Assistant Professor
Department of Medicine
Medical College of Wisconsin
Faculty
Department of Medicine
Froedtert Hospital
Milwaukee, Wisconsin

Michael George, MD
Resident
Department of Medicine
University of Pittsburgh Medical Center
Pittsburgh, Pennsylvania

Jaime Glorioso, MD
Assistant Professor of Surgery
Department of Surgery
Thomas Jefferson University Hospital
Philadelphia, Pennsylvania

Fernando D. Goldenberg, MD
Associate Professor of Neurology and Surgery (Neurosurgery)
Department of Neurology
University of Chicago
Chicago, Illinois

Benjamin R. Griffin, MD
Assistant Professor
Department of Medicine
University of Iowa Hospitals and Clinics
Iowa City, Iowa

Gaurav Gulati, MD
Fellow
Division of Cardiology
Tufts Medical Center
Boston, Massachusetts

Ryan W. Haines, MBBS
Clinical Research Fellow
William Harvey Research Institute
Queen Mary University of London
London, United Kingdom

Michael Heung, MD, MS
Professor
Division of Nephrology
Department of Medicine
University of Michigan
Ann Arbor, Michigan

Michelle A. Hladunewich, MD
Professor
Department of Medicine
University of Toronto
Toronto, Ontario, Canada

Luke E. Hodgson, MBBS, MRCP, FFICM, MD(Res)
Intensive Care Physician
Department of Anaesthetics
Western Sussex Hospitals NHS Foundation Trust
West Sussex, United Kingdom

Soo Min Jang, PharmD
Assistant Professor, Pharmacy Practice
School of Pharmacy, Loma Linda University
Loma Linda, California

Aron Jansen, MD
PhD Candidate
Radboudumc Intensive Care
Nijmegen, The Netherlands

David N. Juurlink, MD, PhD
Professor
Department of Medicine
Faculty of Medicine, University of Toronto
Toronto, Ontario, Canada

Aalok K. Kacha, MD, PhD
Assistant Professor
Department of Anesthesiology and Critical Care
University of Chicago
Chicago, Illinois

Kamyar Kalantar-Zadeh, MD, MPH, PhD
Professor and Chief
Nephrologist Faculty
Nephrology, Hypertension and Kidney Transplantation
University of California Irvine Medical Center
Orange, California

Mina El Kateb, MD
Core Teaching Faculty
Department of Nephrology
Ascension St. John Hospital
Detroit, Michigan

John A. Kellum, MD
Professor
Department of Critical Care Medicine
University of Pittsburgh
Pittsburgh, Pennsylvania

John S. Kim, MD, MS
Assistant Professor of Pediatrics–Cardiology
Department of Pediatrics
University of Colorado School of Medicine
Cardiologist and Intensivisit
Cardiac Intensive Care Unit, Heart Institute
Children's Hospital Colorado
Aurora, Colorado

Elizabeth A. King, MD, PhD
Assistant Professor
Department of Surgery
Johns Hopkins University
Baltimore, Maryland

Neal R. Klauer, MD
Medical Instructor
Department of Internal Medicine
Duke University
Durham, North Carolina

Benjamin Ko, MD
Associate Professor
Section of Nephrology
Department of Medicine
University of Chicago
Chicago, Illinois

Ravi Kodali, MD
Instructor
Department of Internal Medicine
Yale University School of Medicine
New Haven, Connecticut

Andrew Kowalski, MD
Clinical Attending, Nephrology
MacNeal Hospital
Berwyn, Illinois

Christopher Kramer, MD
Assistant Professor
Department of Neurology
University of Chicago
Chicago, Illinois

Danielle Laufer, MD
Clinical Fellow
Department of Anesthesia and Perioperative Care
University of California San Francisco
San Francisco, California

Christos Lazaridis, MD, EDIC
Associate Professor
Department of Neurology and Neurosurgery
University of Chicago
Chicago, Illinois

Kathleen Liu, MD, PhD
Professor of Medicine
Division of Nephrology, Departments of Medicine and Anesthesia
University of California, San Francisco
San Francisco, CA

Sai Sudha Mannemuddhu, MD, FAAP
Assistant Professor
Department of Medicine
University of Tennessee
Nephrologist
Department of Pediatrics
East Tennessee Children's Hospital
Knoxville, Tennessee

David Mariuma, DO
Assistant Professor
Department of Medicine
Icahn School of Medicine at Mount Sinai
New York, New York

Blaithin A. McMahon, MD, PhD
Assistant Professor
Department of Medicine
College of Medicine
Medical University of South Carolina
Charleston, South Carolina

Gearoid M. McMahon, MB, BCh
Associate Physician
Department of Medicine
Brigham and Women's Hospital
Boston, Massachusetts

Priti Meena, MBBS, MD, DNB
Assistant Professor
Department of Nephrology
AIIMS, Bhubaneswar
Bhubaneswar, India

Alejandro Y. Meraz-Munoz, MD
Clinical Fellow
Division of Nephrology
University Health Network
Toronto, Ontario, Canada

Dennis G. Moledina, MD, PhD
Assistant Professor
Department of Internal Medicine
Yale University School of Medicine
New Haven, Connecticut

Alvin H. Moss, MD
Professor
Department of Medicine
Health Sciences Center
West Virginia University
Morgantown, West Virginia

Bruce A. Mueller, PharmD
Associate Dean of Academic Affairs
University of Michigan School of Pharmacy
Ann Arbor, Michigan

Kathleen M. Mullane, DO, PharmD, FIDSA, FAST
Professor
Section of Infectious Diseases
Department of Medicine
Section of Infectious Diseases
University of Chicago
Chicago, Illinois

Patrick T. Murray, MD, FASN, FRCPI, FJFICMI
Consultant nephrologist/clinical pharmacologist
Professor of Clinical Pharmacology
School of Medicine
University College Dublin
Dublin, Ireland

Mitra K. Nadim, MD, FASN
Professor of Clinical Medicine
Department of Medicine
Keck School of Medicine
University of Southern California
Los Angeles, California

Javier A. Neyra, MD
Assistant Professor
Nephrology, Bone and Mineral Metabolism
University of Kentucky Medical Center
Lexington, Kentucky

Michael F. O'Connor, MD, FCCM
Professor
Department of Anesthesia and Critical Care Medicine
University of Chicago
Chicago, Illinois

Marlies Ostermann, MD, PhD
Professor and Consultant
King's College
Department of Critical Care
Guy's & St. Thomas Hospital
London, United Kingdom

Paul M. Palevsky, MD
Chief, Renal Section
VA Pittsburgh Healthcare System
Pittsburgh, Pennsylvania

Neesh Pannu, MD, SM
Professor
Department of Medicine
University of Alberta School of Public Health
Edmonton, Alberta, Canada

Bhakti K. Patel, MD
Assistant Professor
Section of Pulmonary and Critical Care Medicine
Department of Medicine
University of Chicago
Chicago, Illinois

Sharad Patel, MD
Assistant Professor
Intensivist
Department of Critical Care
Cooper-Rowan Medical School
Cooper Hospital
Camden, New Jersey

Steven D. Pearson, MD
Fellow
Section of Pulmonary and Critical Care Medicine
Department of Medicine
University of Chicago
Chicago, Illinois

Mark A. Perazella, MD
Professor of Medicine
Department of Internal Medicine
Yale University School of Medicine
New Haven, Connecticut

Zane Perkins, MBBCh, PhD
Consultant Trauma Surgeon
Major Trauma Centre
Barts Health NHS Trust
London, United Kingdom

Alfredo Petrosino, MD
Critical Care
Guy's and Saint Thomas' NHS Foundation Trust
London, United Kingdom

Peter Pickkers, MD, PhD
Full Professor
Radboudumc Intensive Care
Nijmegen, The Netherlands

Jason T. Poston, MD
Associate Professor
Section of Pulmonary and Critical Care Medicine
Department of Medicine
University of Chicago
Chicago, Illinois

John R. Prowle, MD
Senior Lecturer in Intensive Care Medicine
Barts and The London School of Medicine and Dentistry
William Harvey Research Institute
London, United Kingdom

Madhuri Ramakrishnan, MD
Fellow
Division of Nephrology
Washington University in Saint Louis
St. Louis, Missouri

Nirali Ramani, MD
Resident, Internal Medicine
MacNeal Hospital
Berwyn, Illinois

Anis Abdul Rauf, DO, FASN
Associate Professor
Chicago College of Osteopathic Medicine, Midwestern University
Hinsdale, Illinois

Nathaniel C. Reisinger, MD, FASN
Assistant Professor of Medicine
Internal Medicine—Nephrology
Rowan University Cooper Medical School
Camden, New Jersey

Claudia Rodriguez Rivera, MD
Fellow Physician
Department of Nephrology
University of Illinois in Chicago
Chicago, Illinois

Roger A. Rodby, MD
Professor of Medicine
Division of Nephrology
Rush University Medical Center
Chicago, Illinois

Bethany Roehm, MD
Fellow
Division of Nephrology
Tufts Medical Center
Boston, Massachusetts

Claudio Ronco, MD
Full Professor of Nephrology
Department of Medicine
Università degli Studi di Padova
Director
Department of Nephrology Dialysis and Transplantation
San Bortolo Hospital
Vicenza, Italy

Alan J. Schurle, MD
Assistant Professor
Department of Anesthesia and Critical Care Medicine
University of Chicago
Chicago, Illinois

Nicholas Michael Selby, BMedSci, BMBS, MRCP, DM
Associate Professor of Nephrology
Centre for Kidney Research and Innovation
University of Nottingham School of Medicine
Derby, United Kingdom

Pratik B. Shah, MD, FASN, FACP
Nephrologist
US Department of Veterans Affairs
Mather, California

Gurkeerat Singh, MBBS, MD
Critical Care Specialist
Piedmont Columbus Regional Critical Care
Columbus, Georgia

Krishna Sury, MD
Assistant Professor
Department of Internal Medicine
Yale University School of Medicine
New Haven, Connecticut

Jessica Sheehan Tangren, MD
Assistant Professor
Department of Medicine
Harvard University
Boston, Massachusetts

Anam Tariq, DO, MHS
Nephrology Fellow
Johns Hopkins School of Medicine
Baltimore, Maryland

Emily Temple-Woods, DO
Resident Physician
Family Medicine
Advocate Lutheran General Hospital
Park Ridge, Illinois

Kevin C. Thornton, MD
Clinical Professor
Department of Anesthesia and Perioperative Care
University of California San Francisco
San Francisco, California

Maria Clarissa Tio, MD
Fellow
Department of Medicine
Brigham and Women's Hospital
Boston, Massachusetts

Ashita J. Tolwani, MD, MSc
Professor
Department of Medicine
University of Alabama at Birmingham
Birmingham, Alabama

Joel M. Topf, MD
Assistant Clinical Professor
William Beaumont School of Medicine, Oakland University
Rochester, Michigan

Anitha Vijayan, MD
Professor of Medicine
Division of Nephrology
Washington University in Saint Louis
St. Louis, Missouri

Ron Wald, MDCM, MPH, BSc
Staff Physician and Professor of Medicine
Division of Nephrology
St. Michael's Hospital
Toronto, Ontario, Canada

Jacqueline Garonzik Wang, MD, PhD
Associate Professor
Department of Surgery
Johns Hopkins University School of Medicine
Baltimore, Maryland

Daniel E. Weiner, MD, MS
Nephrologist
Division of Nephrology
Tufts Medical Center
Boston, Massachusetts

Steven D. Weisbord, MD, MSc
Staff Physician, Renal Section
VA Pittsburgh Healthcare System
Pittsburgh, Pennsylvania

Raphael Weiss, MD
Department of Anesthesiology, Intensive Care and Pain Medicine
University Hospital Münster
Münster, Germany

Francis Perry Wilson, MD, MSCE
Associate Professor of Medicine
Department of Internal Medicine
Yale University School of Medicine
New Haven, Connecticut

Hunter Witt, MD
Chief
Surgical Resident
Wellspan York Hospital
York, Pennsylvania

Krysta S. Wolfe, MD
Assistant Professor
Section of Pulmonary and Critical Care Medicine
Department of Medicine
University of Chicago
Chicago, Illinois

Awais Zaka, MD, FACP
Hospitalist
Department of Internal Medicine
Henry Ford Macomb Hospital
Clinton Township, Michigan

Alexander Zarbock, MD
Chair and Professor,
Department of Anesthesiology, Intensive Care and Pain Medicine
University Hospital Münster
Münster, Germany

Yan Zhong, MD, PhD
Assistant Professor
Division of Nephrology and Hypertension
Keck School of Medicine
University of Southern California
Los Angeles, California

Jonathan S. Zipursky, MD
Physician
Department of Medicine
University of Toronto
Toronto, Ontario, Canada

Anna L. Zisman, MD
Associate Professor
Section of Nephrology
Department of Medicine
University of Chicago
Chicago, Illinois

中文版序言

随着时代的变迁和医学科技的不断进步，重症肾脏病学作为一个重要的医学领域，正逐渐受到更广泛的关注和重视。肾脏是人体重要的器官之一，对维持内环境稳定和身体健康起着至关重要的作用。然而，当肾脏功能受损严重、疾病进展至重症阶段时，患者的生命质量和健康将受到严重威胁。重症肾脏病学致力于研究和治疗肾脏功能受损严重、危及生命的疾病，如急性肾损伤和多脏器功能衰竭。通过及时干预和有效治疗，可以保障患者的生命质量，延续生命。

Jay L. Koyner、Joel M. Topf 和 Edgar V. Lerma 撰写的《危重症肾脏病学手册》是对重症肾脏疾病全面深入探讨的集大成之作。旨在系统地介绍和探讨重症肾脏病的相关知识，涵盖了急性肾损伤、休克、中毒、肾脏替代治疗、肾移植等重要内容。通过本书，读者将深入了解重症肾脏病的发病机制、临床表现、诊断方法和治疗策略，从而更好地应对和管理这一复杂的医学问题。他的独到见解和学术洞察力必将为读者提供宝贵的启示和指导。

冯哲教授、杨聚荣教授为本书能够在中国的翻译出版做出了极大的贡献和努力。他们联合国内知名的肾脏病领域中青年专家，他们既有深厚的肾脏病诊治的理论功底，又有多年的临床工作经历，他们的翻译做到了“信、达、雅”。他们在翻译过程中保持了原著内容的准确性和完整性，确保读者能够获得真实、可靠的信息；不仅将文字进行仔细地转换，更注重将原著的思想和观点传递给中国读者，注重将原著的学术性与中国读者的阅读习惯和口味相结合，在翻译过程中保持了一种流畅、易读的风格，使得翻译后的内容更容易被理解和接受，使中国读者阅读起来感到轻松。

这些专家们的努力和智慧使得中文版的《危重症肾脏病学手册》不仅仅是一本简单的翻译书籍，更是一个融合了专业知识、临床经验和文化特色的精品，为中国的肾脏病学领域带来了珍贵的财富和学术贡献。他们的工作不仅使得医学知识得以传播，在跨文化交流中也起到了桥梁和纽带的作用，推动了国际医学领域的合作与发展。

希望本书能够成为广大医学工作者、医学生及对重症肾脏病感兴趣的读者们的重要参考资料，帮助他们更深入地了解重症肾脏病领域的新进展和治疗技术，提升对重症肾脏病学的认识和理解，为临床实践和学术研究提供有益的指导和支持。

愿本书成为重症肾脏病学领域的一座重要里程碑，激励我们共同努力，为保障患者健康、促进医学进步而不懈奋斗！

蔡广研
中国人民解放军总医院
第十二届中华医学会肾脏病学分会主任委员
2025 年 5 月

原著序言

20多年前，Rinaldo Bellomo博士和我决定撰写一篇评论，题为“危重症肾脏病学：万事俱备(Critical Care Nephrology:The Time Has Come)”。这篇发表的手稿总结了我们在长期合作中积累的经验，旨在改善肾脏病危重症患者的预后。20世纪80年代，仅有一些特定中心的危重症患者才零星地接受连续肾脏替代疗法。当时，绝大多数患者接受了标准间歇性血液透析治疗，预后较差，并发症发生率较高，令人难以接受。造成这种情况的原因是多年来肾脏病学家和重症监护医生之间的狭隘视野和缺乏合作而形成的“我们和他们”的心态。尽管由于历史原因，肾脏病学和危重症医学之间的相互作用有限，但从我们最初的出版物中出现了新的证据，表明密切的合作与改进的交流协作将带来更好的患者预后。危重症医学与肾脏病学之间建立新的桥梁的时机已经到来，许多观察结果支持了这一新的愿景：能力和知识的交流、技术转移和交互、使得急性肾损伤(acute kidney injury，AKI)的病理生理学能被更好地理解，从而更好地进行患者管理。20世纪90年代，肾脏替代治疗的新机器和新技术被提出、开发和应用。最后，新的千年带来了关于肾脏替代治疗的剂量和疗效、连续肾脏替代疗法优势、药理学和人工器官联合支持等方面的重要研究。这些进展通过采用急性疾病质量倡议(Acute Disease Quality Initiative，ADQI)等小组进行的系统调查被进一步加强，从而进一步加强了肾脏病学和危重症医学的合作，为AKI的预防、诊断、分类和治疗提供了重要的证据。与ADQI共识会议同时，发表了大量研究，其中许多以关键词“危重症肾脏病学(critical care nephrology)”进行讨论。书籍作为信息和培训的来源向新一代在危重症医学和肾脏病学领域有经验的专业人士提供。Jay L. Koyner、Joel M. Topf和Edgar V. Lerma主编的本书是分享想法、信息和知识的一个明确例证，他们应该受到表扬。该手册包括超过50个章节，涵盖了一系列广泛的危重症肾脏病学主题。每一章都是由一位在该领域具有长期经验的顶级专家撰写的，这保证了读者可以实际、即时地获得基本信息。多年来，像John Kellum、Pat Murray、Lui Forni、Paul Palevsky、Marlies Ostermann、Kathleen Lui、Alex Zarbock等专家以及书中的其他作者已经成为该领域最重要出版物的参考作者。危重症肾脏病学社区已经建立了一种超越纯粹专业合作的关系。我们已经成为亲密的朋友，学会了分享更多的临床病例和治疗方案，学会了通过相互帮助和理解，通过与同事和住院医生的密切关系，通过强烈的意愿将危重症肾脏病学转变为一门真正的新学科，来为患者的利益而共同努力。这本由 Koyner、Topf 和 Lerma 主编的《危重症肾脏病学手册》证明了种子被种植在正确的环境中，它们已经发芽并以跨学科合作、友谊和科学的名义茁壮成长。

Claudio Ronco
帕多瓦大学（Università degli Studi di Padova）
和维琴察圣博尔托洛医院（San Bortolo Hospital Vicenza）
意大利

原著前言

自从现代科学医学开始以来，已经有了全科医生到专科医生的发展。外科医生和内科医生分成两组，一边是手术刀，另一边是药物治疗。然后内科医生根据器官系统划分了他们的领域，有心脏病学家、肺病学家、内分泌学家和肾脏病学家等。从那时起，我们继续与肝病学、电生理学和糖尿病学的亚专业领域专家合作，扩大了我们的词汇量。在很长一段时间里，肾脏病学一直"抵制"进一步专业化的号召，但在过去的几十年里，随着肾脏病学家分化为移植肾脏病学家、介入肾脏病学家，以及最重要的（根据你手上的这本书）危重症肾脏病学家，这种抵制已经逐渐瓦解。

重症监护室（intensive care unit，ICU）和肾脏病的交集已有几十年的历史。尽管在过去的 50 年里，重症监护室肾内科医生的角色已经发生了变化，但很明显，重症监护室患者的情况越来越复杂，现代肾内科医生需要了解重症监护对肾脏的影响，并了解任何有利于危重症患者的进展。正是在这样的背景下，我们创建了第 1 版《危重症肾脏病学手册》。

《危重症肾脏病学手册》涵盖了广泛的主题。虽然有些章节涵盖基本的肾脏病学主题，如急性肾损伤的预防和管理或 ICU 肾脏替代治疗的时间、剂量和模式，但本手册提供了更多内容，涵盖了丰富的危重症管理主题，包括休克、急性呼吸窘迫综合征（acute respiratory distress syndrome，ARDS）和重症监护室移植患者管理。除此之外，还有专门针对危重症患者电解质和酸碱异常的章节。我们试图编写一本手册，以加强危重症肾脏病学管理的基本原则，同时扩展肾内科医生（和其他人）不太熟悉的重症管理方面，包括但不限于体外膜肺氧合（extracorporeal membrane oxygenation，ECMO）、中毒和左心室辅助设备。

我们编纂了 56 章，目标是每个章节都能在一次阅读中完成。这些章节都是由国际专家撰写，其中许多人已经就他们的章节主题发表了研究报告。这些章节的平均字数不到 3 000 字，充满了临床的宝贵经验。除易于理解的章节外，我们尽可能地为每个主题构建了 2~3 个主要研究/试验的图文摘要。

《危重症肾脏病学手册》是对 ICU 中存在肾脏问题的患者的复杂管理的精简介绍。本书并不意味着详尽无遗。它是面向医学生、实习生和有兴趣阅读学习重症管理基础知识的人。此外，我们期望这本书对内科医生、外科医生、麻醉师、高级实践护士、医师助理和药剂师也有一定的帮助。对于许多经典研究和试验的图文摘要，肾脏病学家和重症监护医生或许会发现其可以作为教学工具。无论如何，我们希望您能喜欢。

Jay L. Koyner

Joel M. Topf

Edgar V. Lerma

目 录

第一篇

监测

1 血流动力学监测

Alan J. Schurle, Michael F. O'Connor

循环灌注不足

重症监护中血流动力学的评估侧重于对休克或全身组织氧合不充分和器官功能障碍的评估。休克的临床症状包括精神状态改变、少尿和毛细血管再充盈迟缓。低血压通常是反映循环不佳的一个相对延迟的指标。随着低血压的进展，脉压变异度（pulse pressure variation，PPV）和收缩压变异度（systolic pressure variation，SPV）等动态指标是对容量反应性最有效的预测指标。可以综合参考包括心率、血压、脉压和中心静脉压（central venous pressure，CVP）在内的更传统的参数，以帮助确定休克的原因。复苏的充分性可以通过乳酸和混合静脉或中心静脉氧饱和度有无改善来评估。

静态指标

包括心率、血压和脉压差（收缩压和舒张压之间的差异）在内的基本血流动力学指标可用于休克状态的初步鉴别诊断和制定相应的管理计划。心动过速、低血压和低脉压差与低血容量、心源性休克和阻塞性休克引起的低心输出量相符。脉压差升高对于区分分布性休克和其他原因的休克尤其有效（图1.1）。CVP 是迄今为止最常用的用于判断循环容量的充分性和预测容量反应性的指标。毫无例外，所有研究都表明，CVP 是一个较差的容量反应性预测指标；2008 年的一项荟萃分析分析了 24 项关于对 CVP 与液体冲击循环容量或心输出量增加的研究，结果表明 CVP 与容量反应性的关系产生的曲线下面积（area under the curve，AUC）为 0.56，与投掷硬币相同[1]。低血压患者 CVP 和 PPV 升高提示诊断可能为梗阻性休克或右心衰竭[1]。外周静脉压（Peripheral venous pressure，PVP）来自外周静脉（peripheral intravenous，IV）而不是中心静脉，它与 CVP 有很好的相关性，当操作者想通过测量 CVP 来诊断或管理阻塞性休克时，PVP 可以作为一个替代指标[2]（图 1.2，图文摘要 1.1）。最后，外周静脉容量分析（PIVA）是一种通过专有算法分析连续监测 PVP 时的心率和呼吸变化以生成"PIVA 信号"的技术。当比较不同患者之间或同一患者在利尿或透析脱水前后的差异时，该信号可能是评估个体容量状态的一种新兴方法[3]。

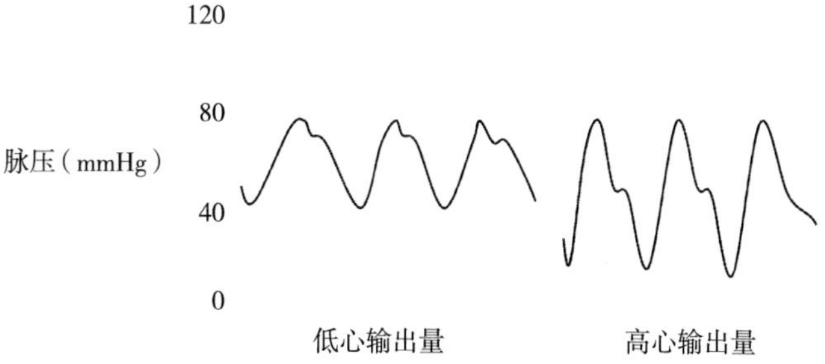

图 1.1 利用脉压差鉴别分布性休克与心源性休克

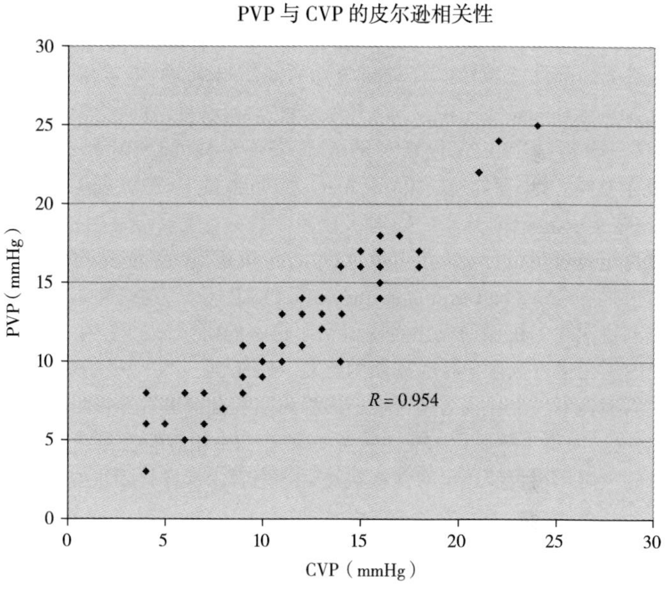

图 1.2 ICU 患者 PVP 与 CVP 的相关性(来自芝加哥大学医学 ICU 的未发表数据)。CVP,中心静脉压;ICU,重症监护室;PVP,外周静脉压

动态指标

随着机械通气或自体血回输(如直腿抬高时)等干预措施的变化而变化的血流动力学参数被称为动态标志。这些参数可以预测输注液体后心输出量的变化。

直腿抬高试验旨在促进下肢重力区静脉血回到体循环中,从而增加静脉回流。在仰卧位或半卧位时将患者的腿抬高至离床 45 度后,若经食管多普勒监测主动脉血流量测量的心输出量、超声心动图测量的每搏输出量或脉搏轮廓分析监测的心脏指数增加约 15%，则为一个阳性信号，预示着静脉注液约 500ml 时这些参数也会有类似的上升，尽管特异性和敏感性低于 SPV 或 PPV（将在下文中讨论）。此试验的优点包括操作简单、对机械通气和自主呼吸的患者均适用。此试验的禁忌证包括创伤性损伤下肢不能活动时，或端坐呼吸及颅内压升高致不能仰卧时[4]。

SPV 和 PPV 通常用于指导液体输注。在呼吸周期中，胸膜腔压力的变化会传递到纵隔，从而影响静脉回流（图 1.3）。前负荷的变化会引起每搏输出量的变化，这将在呼吸周期内脉压差的变化中有所体现[5]。以上测量的条件是窦性心律、机械通气人机同步且潮气量为 8ml/kg（理想体重）和动脉导管。PPV 大于 12%~15% 时对液体反应性有预测性；PPV 越高，输液时心输出量的增长越多。虽然没有广泛认可的理想的液体输注剂量和类型，但常见的丸剂为约 500ml 的晶体或胶体。容量反应性的动态指标，如 PPV、SPV 和每搏量变异度（stroke volume variation，SVV），在预测容量反应性方面优于所有静态方法，且这三个指标中，PPV 以 0.94 的 AUC 表现最佳，而 SPV 和 SVV 的 AUC 为 0.86 至 0.84。这三种方法都优于 AUC 为 0.556 的 CVP[6]（表 1.1，图文摘要 1.2）。一些会引起 PPV 升高的病理状态会导致对容量反应性的错误预测，如肺动脉高压或梗阻性休克［张力性气胸、心包填塞、腹腔间室综合征、内源性呼气末正压（positive end-expiratory pressure，PEEP）］[7]。这些动态指标已经在瘫痪或人机同步的机械通气患者中得到了很好的研究，因为产生潮气量所需的胸腔内压变化可在多个呼吸周期内重复。然而，在自主呼吸的患者中，从一个呼吸周期到下一个呼吸周期过程中的静脉回流会因患者呼吸时胸腔内压的变化而变化，而不会随血管内液体状态而改变。因此，PPV 在进行自主呼吸的患者中的预测作用目前还没有像在机械通气患者中那样得到很好的验证[8,9]。

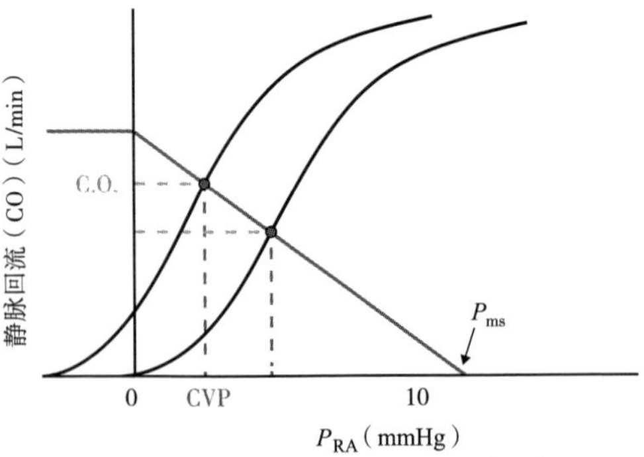

图 1.3　胸腔内压的波动引起静脉回流的波动和脉压差的变化。CO，心输出量；CVP，中心静脉压；P_{ms}，体循环平均压；P_{RA}，右心房压

表 1.1 用于预测容量反应性的变量的近似曲线下面积(AUC)

参数	AUC	参数	AUC
PPV	0.94	SVV	0.84
SPV	0.86	CVP	0.55

CVP,中心静脉压;PPV,脉压变化;SPV,收缩压变化;SVV,每搏容量变化。

Adapted from Marik PE, Baram M, Vahid B. Does central venous pressure predict fluid responsiveness? A systematic review of the literature and the tale of seven mares. Chest. 2008; 134:172-178.

此外,通过类似于 PPV 的算法分析,脉搏血氧仪波形作为一种无创的方式,其在呼吸周期中的变化可提供类似于 PPV 的数据[10]。用脉搏血氧仪波形的方式来推断非插管进行自主呼吸的患者的容量反应性的可能,可以显著增加动态指标在评估容量反应性中的使用。

液体复苏的评估

在过去的 20 年里,中心静脉血氧饱和度和血清乳酸被大力提倡并广泛用于评估休克液体复苏的充分性[11]。血清乳酸或乳酸是由正常细胞代谢过程产生的,但可因氧输送不足或氧摄取异常(如脓毒症)而病理性升高。由于乳酸与无氧代谢有关,因此可作为组织灌注不足的标志。可以从动脉血气中获取一个血清样本。血清乳酸恢复正常水平被广泛认为是充分和成功复苏的一个标志[12]。

在过去的 20 年里,由上腔静脉(superior vena cava,SVC)导管取样获得的中心静脉血氧饱和度(central venous oxygen saturations,$ScvO_2$)一直被用作混合静脉血氧饱和度(mixed venous oxygen saturation,MvO_2)的替代指标。从肺动脉取样获得的 MvO_2 需要使用肺动脉导管。用标准中心静脉导管从 SVC 或右心房(right atrium,RA)获取的 $ScvO_2$ 已被证明与 MvO_2 相关[13,14]。有证据表明,混合静脉血和中心静脉血氧饱和度可能不像人们普遍认为的那样可以相互替换[15-17]。中心静脉血饱和度恢复到 65%~70% 是一个常用的复苏的目标。

作为评估休克患者复苏的有效工具,持续测量乳酸或中心静脉血氧饱和度的方案已被开发、研究并传播[18,19]。尽管其他广泛宣传的方案驱动的脓毒症休克复苏试验,如 PROCESS、PROMISE 和 ARISE,在方案驱动的治疗组中并未改善死亡率,但标准治疗可能已经发展到必然包括目标的复苏终点[20-23]。

临床终点

从历史上看,床边医生一直认为对患者进行床旁评估是必不可少的,否则就不可能获得有关患者病情的信息。床旁评估包括对精神状态和尿量的一系列评估。在重症监护室(intensive care unit,ICU)中,精神状态的改变是主观的且难以评估的,因为尽管许多患者循环稳定,但可能处于镇静、颅脑病变或谵安状态。同样,ICU 中的少尿症也各不相同,包括灌注不足、使用肾毒性药物、疾病状态(如脓毒症)和梗阻等疾病状态。尽管存在这些局限性,但两者都已被研究并被广泛接受为评估患者健康的指标。床边评估的其他要素尚未得到系统研究,因此迄今为止一直被忽视。

毛细血管再充盈时间(capillary refill time,CRT)是指对覆盖在患者指甲上的玻璃片施加压力,直到下面的皮肤变白,保持压力 10 秒后再释放压力所测得的血流恢复的时间,此操作快速、简单易行,长期以来都是体格检查中的一部分。有研究者对毛细血管再充盈时间在指导脓毒症液体复苏中的作用重新产生了兴趣,从而进行了一项随机对照试验(randomized controlled trial,RCT),该试验表明,每 30 分钟评估一次甲床血流恢复情况,直到 CRT 小于 3 秒,这与每 2 小时测量一次血清乳酸直至降到正常水平或下降超过 20% 一样有效。在平均动脉压(mean arterial pressure,MAP)低于 65 的脓毒症患者中,这些目标是通过程序化流程实现的,首先输注液体,然后使用去甲肾上腺素,最后使用多巴酚丁胺或米力农[24]。这一结果重申了连续床边患者评估的重要性,并可能提供一种更快、更具成本效益的方法来指导循环容量不足的脓毒症患者的液体复苏,特别是在资源有限的情况下(图文摘要 1.3)。

结论

血流动力学监测用于评估和管理休克。近 20 年来,动态标志逐渐取代了传统的静态标志。液体复苏的简单血流动力学终点(如血压和心率)已被连续监测中心静脉血氧饱和度、血清乳酸和甲床血流恢复所取代。

致谢

作者感谢 Zdravka Zafirova 博士制作的 PVP 和 CVP 相关图表。

(彭志勇 译,周飞虎 校)

参考文献

1. Marik PE, Baram M, Vahid B. Does central venous pressure predict fluid responsiveness? A systematic review of the literature and the tale of seven mares. *Chest.* 2008;134:172-178.
2. Munis JR, Bhatia S, Lozada L. Peripheral venous pressure as a hemodynamic variable in neurosurgical patients. *Anesth Analg.* 2001;92:172-179.
3. Miles M, Alvis B, Hocking K, et al. Peripheral intravenous volume analysis (PIVA) for quantitating volume overload in patients hospitalized with acute decompensated heart failure—a pilot study. *J Cardiac Fail.* 2018;24:525-532.
4. Chernapath TGV, Hirsch A, Geerts BF, et al. Predicting fluid responsiveness by passive leg raising: a systematic review and meta-analysis of 23 clinical trials. *Crit Care Med.* 2016;44:981-991.
5. Michard F. Changes in arterial pressure during mechanical ventilation. *Anesthesiology.* 2005;103:419-428.
6. Marik PE, Cavallazzi R, Vasu T, et al. Dynamic changes in arterial waveform derived variables and fluid responsiveness in mechanically ventilated patients: a systematic review of the literature. *Crit Care Med.* 2009;37:2642-2647.
7. Wyler von Ballmoos M, Takala J, Roeck M, et al. Pulse-pressure variation and hemodynamic response in patients with elevated pulmonary artery pressure: a clinical study. *Crit Care.* 2010;14:R111.

8. Zollei E, Bertalan V, Nemeth A, et al. Non-invasive detection of hypovolemia or fluid responsiveness in spontaneously breathing subjects. *BMC Anesthesiol.* 2013;13:40.
9. Hong DM, Lee JM, Seo JH, et al. Pulse pressure variation to predict fluid responsiveness in spontaneously breathing patients: tidal vs forced inspiratory breathing. *Anaesthesia.* 2014;69:717-722.
10. Nanadoumgar H, Loupec TL, Frasca DF, et al. Pleth variability index predicts fluid responsiveness in critically ill patients. *Crit Care Med.* 2011;39:294-299.
11. Simpson SQ, Gaines M, Hussein Y, et al. Early goal-directed therapy for severe sepsis and septic shock: a living systematic review. *J Crit Care.* 2016; 36:43-48.
12. Rhodes A, Evans LE, Alhazzani W, et al. Surviving sepsis campaign: international guidelines for management of sepsis and septic shock: 2016. *Intensive Care Med.* 2017; 43:304-377.
13. Rivers EP, Ander DS, Powell D. Central venous oxygen saturation monitoring in the critically ill patient. *Curr Opin Crit Care.* 2001;7:204-211.
14. Ladakis C, Myrianthefs P, Karabinis A, et al. Central venous and mixed venous oxygen saturation in critically ill patients. *Respiration.* 2001;68:279-285.
15. Chawla LS, Hasan Z, Gutierrez G, et al. Lack of equivalence between central and mixed venous oxygen saturation. *Chest.* 2004;126:1891-1896.
16. Varpula M, Karlsson S, Ruokonen E, et al. Mixed venous oxygen saturation cannot be estimated with central venous oxygen saturation in septic shock. *Intensive Care Med.* 2006;32:1336-1343.
17. Sander M, Spies CD, Foer A, et al. Agreement of central venous saturation and mixed venous saturation in cardiac surgery patients. *Intensive Care Med.* 2007;33:1719-1725.
18. Jansen TC, Van Bommel J, Schoonderbeek FJ, et al. Early lactate-guided therapy in intensive care unit patients: a multicenter, open-label, randomized controlled trial. *Am J Respir Crit Care Med.* 2010;182:752-761.
19. Jones AE, Shapiro NI, Trzeciak S, et al. Lactate clearance vs central venous oxygen saturation as goals of early sepsis therapy: a randomized clinical trial. *JAMA.* 2010;303:739-746.
20. Yealy DM, Kellum JA, Huang DT, et al. A randomized trial of protocol-based care for early septic shock. *N Engl J Med.* 2014;370(18):1683-1693.
21. Mouncey PR, Osborn TM, Power GS, et al. Trial of early, goal-directed resuscitation for septic shock. *N Engl J Med.* 2015;372(14):1301-1311.
22. Peake SL, Delaney A, Bailey M, et al. Goal-directed resuscitation for patients with early septic shock. *N Engl J Med.* 2014;371(16):1496-1506.
23. Levy MM. Early goal-directed therapy: what do we do now? *Crit Care.* 2014;18(6):705.
24. Hernandez G, Ospina-Tascón GA, Damiani LP, et al. Effect of a resuscitation strategy targeting peripheral perfusion status vs serum lactate levels on 28-day mortality among patients with septic shock. *JAMA.* 2019;321:654-664.

图文摘要

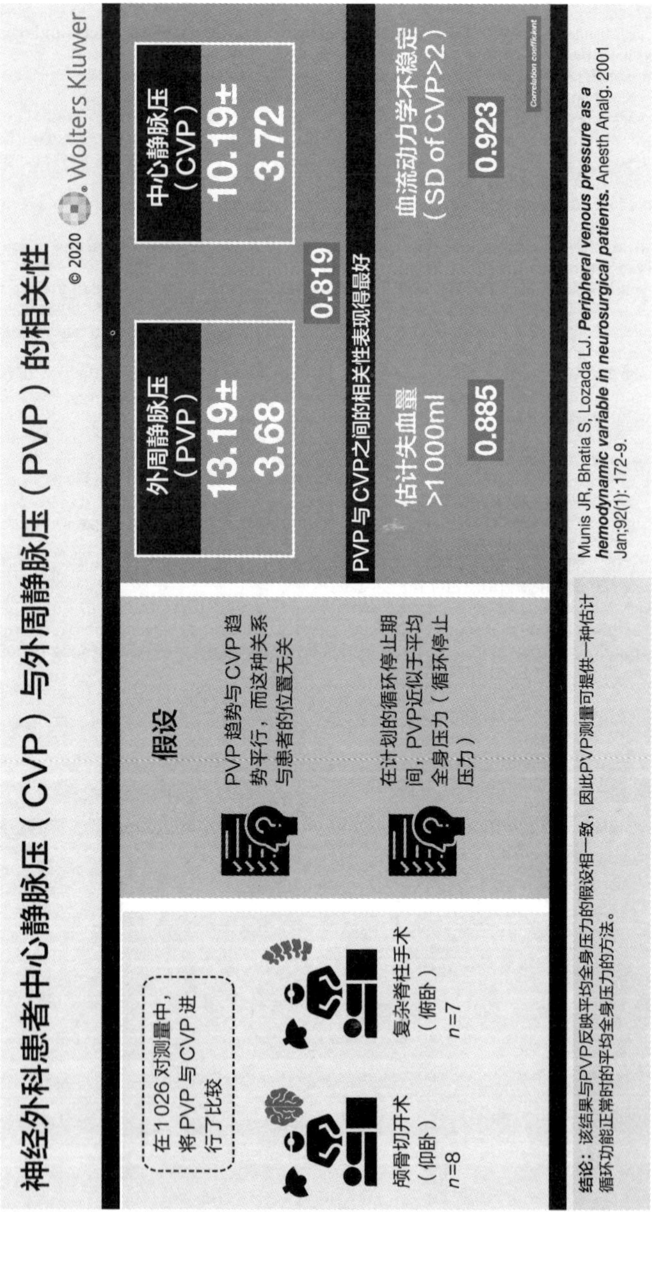
神经外科患者中心静脉压（CVP）与外周静脉压（PVP）的相关性
© 2020 Wolters Kluwer
在1 026对测量中，将PVP与CVP进行了比较
颅骨切开术（仰卧）n=8
复杂脊柱手术（俯卧）n=7
假设
PVP趋势与CVP趋势平行，而这种关系与患者的位置无关
在计划的循环停止期间，PVP近似于平均全身压力（循环停止压力）
外周静脉压（PVP）
13.19±3.68
中心静脉压（CVP）
10.19±3.72
0.819
PVP与CVP之间的相关性表现得最好
估计失血量>1 000ml
0.885
血流动力学不稳定（SD of CVP>2）
0.923
Correlation coefficient
结论：该结果与PVP反映平均全身压力的假设相一致，因此PVP测量可提供一种估计循环功能正常时的平均全身压力的方法。
Munis JR, Bhatia S, Lozada LJ. Peripheral venous pressure as a hemodynamic variable in neurosurgical patients. Anesth Analg. 2001 Jan;92(1): 172-9.

图文摘要 1.1

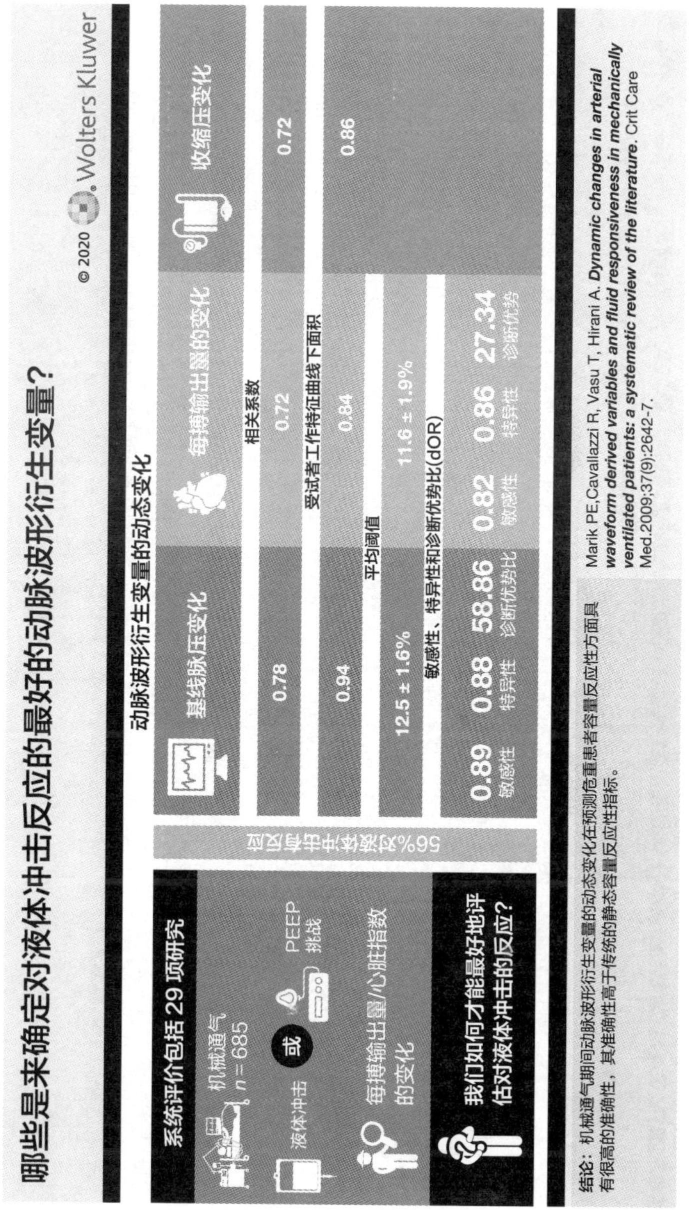
哪些是来确定对液体冲击反应的最好的动脉波形衍生变量？
© 2020 Wolters Kluwer
系统评价包括 29 项研究
机械通气
n = 685
液体冲击
或
PEEP 挑战
每搏输出量/心脏指数的变化
我们如何才能最好地评估对液体冲击的反应？
56%对液体冲击有反应
动脉波形衍生变量的动态变化
基线脉压变化
每搏输出量的变化
收缩压变化
相关系数
0.78
0.72
0.72
受试者工作特征曲线下面积
0.94
0.84
0.86
平均阈值
12.5 ± 1.6%
11.6 ± 1.9%
敏感性、特异性和诊断优势比(dOR)
0.89 敏感性
0.88 特异性
58.86 诊断优势比
0.82 敏感性
0.86 特异性
27.34 诊断优势
结论：机械通气期间动脉波形衍生变量的动态变化在预测危重患者容量反应性方面具有很高的准确性，其准确性高于传统的静态容量反应性指标。
Marik PE, Cavallazzi R, Vasu T, Hirani A. Dynamic changes in arterial waveform derived variables and fluid responsiveness in mechanically ventilated patients: a systematic review of the literature. Crit Care Med.2009;37(9):2642-7.

图文摘要 1.2

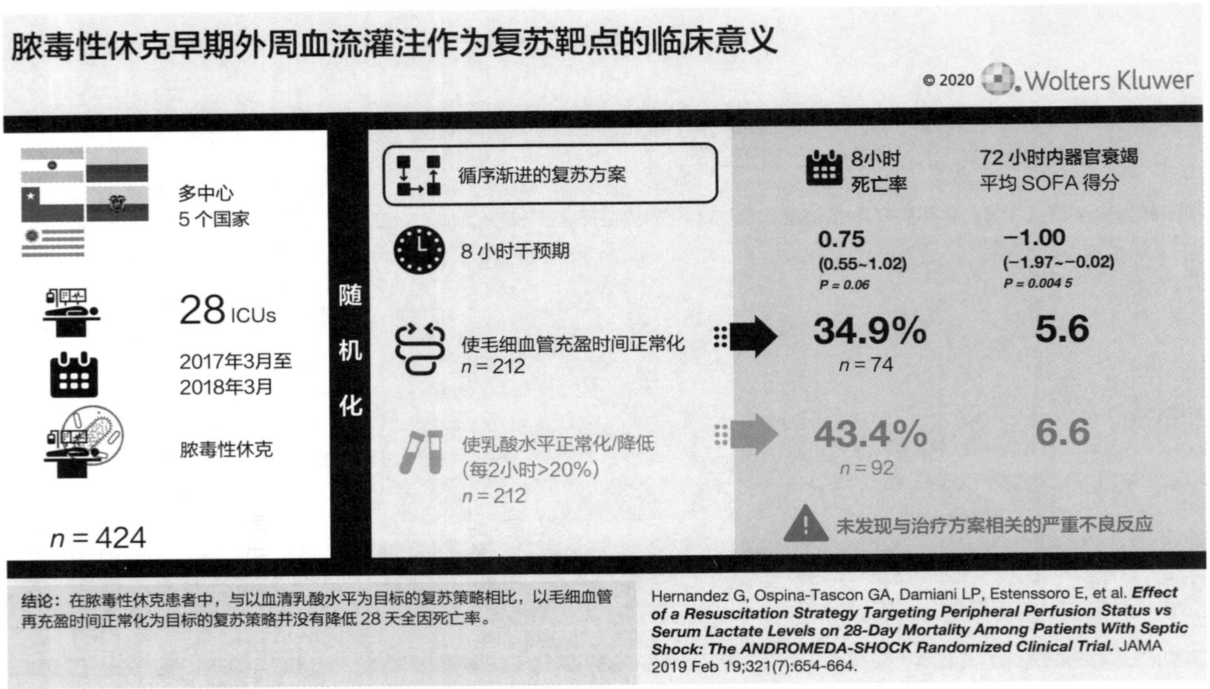
脓毒性休克早期外周血流灌注作为复苏靶点的临床意义
© 2020 Wolters Kluwer
多中心
5 个国家
28 ICUs
2017年3月至
2018年3月
脓毒性休克
n = 424
随机化
循序渐进的复苏方案
8 小时干预期
使毛细血管充盈时间正常化
n = 212
使乳酸水平正常化/降低
(每2小时>20%)
n = 212
8小时
死亡率
72 小时内器官衰竭
平均 SOFA 得分
0.75
(0.55~1.02)
P = 0.06
−1.00
(−1.97~−0.02)
P = 0.004 5
34.9%
n = 74
5.6
43.4%
n = 92
6.6
未发现与治疗方案相关的严重不良反应
结论：在脓毒性休克患者中，与以血清乳酸水平为目标的复苏策略相比，以毛细血管再充盈时间正常化为目标的复苏策略并没有降低 28 天全因死亡率。
Hernandez G, Ospina-Tascon GA, Damiani LP, Estenssoro E, et al. Effect of a Resuscitation Strategy Targeting Peripheral Perfusion Status vs Serum Lactate Levels on 28-Day Mortality Among Patients With Septic Shock: The ANDROMEDA-SHOCK Randomized Clinical Trial. JAMA 2019 Feb 19;321(7):654-664.

图文摘要 1.3

2 休克管理概述

Michael George, John A. Kellum

引言

在重症监护中循环休克是一种常见的问题,影响多达三分之一的重症监护室(intensive care unit,ICU)患者[1]。它会导致(相对或绝对的)低血压以及终末器官组织中氧输送和氧耗之间的不平衡,代表了多种不同病理生理过程的终点。处理这种情况的关键是迅速区分休克类型并找到其根本原因。虽然我们会讨论这个问题的一般管理方法,但必须强调的是,这些治疗方法只是暂时的,应寻找其根本原因并尽可能加以扭转。

休克的病理生理与鉴别

休克的根本问题是终末器官灌注不足。在本节中,我们将用心输出量(cardiac output,CO)公式阐述休克的基本病理生理学,然后用它来突出解释导致每种休克类型灌注不足的主要血流动力学差异,大致可分为低 CO 和低全身血管阻力(systemic vascular resistance,SVR)两种情况。值得注意的是,尽管我们将重点关注导致终末器官氧输送减少的循环休克,但氧耗和氧输送不匹配的任何情况都可能导致休克状态(如一氧化碳中毒所致氧输送减少)。

心输出量公式

循环休克的基本生理学原理可以通过 CO 的相关公式来理解,其中平均动脉压(mean arterial pressure,MAP)等于 CO 乘以 SVR。CO 为心率(heart rate,HR)和每搏输出量(stroke volume,SV)的乘积(表 2.1)。在正常情况下,CO 或 SVR 的降低都会导致另一个变量的自动代偿性增加,因此休克患者要么是其中一个变量的急剧下降(如严重失血性休克,SV 和 CO 迅速下降,几乎为零),要么是等式中的另一个变量失去代偿能力(如晚期心力衰竭和高基础水平 SVR 进展为低心输出量的心衰患者)。

表 2.1 心输出量公式

心输出量公式：MAP=CO×SVR；CO=HR×SV		
低 SVR 休克（分布性）	高 SVR 休克	
	低 SV	高 HR
肾上腺危象	心律失常（室性，SVT）	心动过缓
过敏性反应	心肌病（缺血性、非缺血性）	
交感神经兴奋性降低（神经源性）	低血容量（相对性、绝对性）	
脓毒症	梗阻性（肺栓塞、填塞、张力性气胸）	
全身炎症反应		
血管麻痹危象		

CO，心输出量；HR，心率；MAP，平均动脉压；SV，每搏输出量；SVR，全身血管阻力；SVT，室上性心动过速。

低心输出量状态

低血容量性休克

低血容量性休克是由于血管内容量相对性或绝对性减少。绝对低血容量最常见于失血性休克患者，但也可见于其他原因造成的液体流失过多，如烧伤患者皮肤的隐性失水增加、出现严重腹泻或呕吐等胃肠道问题或第三间隙液过多（如重症胰腺炎）。随着静脉容量的增加，相对低血容量可能出现，导致循环血容量在静脉侧的比例更大，从而在相同的总容量下静脉回流减少。某些药物（如硝酸盐、麻醉剂）是有效的血管扩张剂，可产生以上效果。无论是绝对的还是相对的，血管内容量的严重损失都会导致 SV 的逐渐减少，当无法通过增加 HR 来代偿时，就会出现休克。

心源性休克

发生心源性休克的原因是心泵功能失常。这通常是由于心力衰竭导致低 SV 和低 CO。此类型休克的另一个原因包括心脏内的器质性损伤，如急性二尖瓣反流导致 SV 降低。快速性和缓慢性心律失常也属于这一类型。严重的缓慢性心律失常会导致 SV 不变时 HR 降低，而快速性心律失常则会导致心脏无效舒张充盈和 SV 降低。

梗阻性休克

当胸腔内的异常机械力引起 CO 异常时，就会出现梗阻性休克。这包括正常左心室充盈的梗阻（从而降低 SV），如心脏压塞、心包炎或限制型心肌病。在肺内，肺栓塞可减少通过肺血管的血流，而张力性气胸可阻碍右心室充盈，两者均可导致 SV 和 CO 降低。仅正压通气时也可发生较轻微的梗阻性休克，特别是在存在一定程度的低血容量时。

低全身血管阻力状态/分布性休克

分布性休克是 ICU 中最常见的休克类型，通常由脓毒症导致[2]。分布性休克的标志是 SVR 降低。在感染性休克中由细菌内毒素和自身炎症介质的过度释放而引起的。这些信号通路导致血管舒张、血管通透性增加和心功能下降[3]。一种在机制上与此类似的疾病是血管麻痹综合征。血管麻痹综合征最常见于心脏手术后，因血管收缩和血管舒张的分子介质间的不平衡引起，导致难治性休克[4]。分布性休克的其他原因包括交感神经阻滞（神经源性休克）、糖皮质激素/盐皮质激素生成减少（肾上腺危象），以及严重过敏反应（过敏性休克）。

评估

早期识别休克是治疗成功的关键。例如，脓毒症死亡率最有力的预测因素是抗生素使用时间——一项研究表明，脓毒症休克患者在使用抗生素前死亡率每小时增加 7.6%[5]。因此，我们将从休克的临床评估开始。

床旁评估

休克的评估从床旁开始。主观发现可能是各种类型休克常见的［例如，由于中枢神经系统（central nervous system，CNS）灌注减少而导致的神志改变］或相对特定的（心肌梗死和心源性休克患者出现的压迫性胸骨后胸痛）。体格检查结果可能为区分低心输出量型休克和分布性休克提供第一条线索。通常分布性休克早期会出现四肢温暖，甚至因 SVR 降低而出现潮红，而低 CO 状态使血管收缩，往往会导致面色苍白、毛细血管充盈减少和四肢冰凉/颜色变暗。某些休克状态有更具特异性的表现：过敏性休克通常表现为皮肤弥漫性水疱、面部/嘴唇水肿和因喉部水肿引起的吸气性喘鸣。心源性休克的表现包括下肢水肿、肺部听诊湿啰音，额外心音或心脏杂音、颈静脉搏动（jugular venous pulsations，JVP）增强。梗阻性休克的表现包括血压升高、心音遥远或呼吸音消失/不对称。

筛查试验在脓毒症休克中的作用

许多临床医生都熟知全身炎症反应综合征（systemic inflammatory response syndrome，SIRS）和快速序贯性器官功能衰竭评估（quick Sequential Organ Failure Assessment，qSOFA）筛查标准（表 2.2）。尽管这两种方法在适当的情况下都有相应的作用，但它们都有一定缺陷：SIRS 敏感性高，但缺乏特异性，而 qSOFA 可能对早期脓毒症或感染性休克缺乏敏感性[6-9]。这再次强调了临床中对休克提高警惕的重要性。

表 2.2 SIRS/qSOFA 标准

筛查试验	指标	阳性结果
SIRS	体温:>38℃或<36℃ 心率:>90 次/min 呼吸急促:呼吸频率>20 或 $PaCO_2$<32mmHg 白细胞计数:>12×10^9/L 或<4×10^9/L 或未成熟中性粒细胞>10%	2/4
qSOFA	呼吸频率≥22 精神状态改变(GCS≤15) 收缩压≤100mmHg	2/3

GCS,格拉斯哥昏迷评分;$PaCO_2$,二氧化碳分压;qSOFA,快速序贯性器官功能衰竭评分;SIRS,全身性炎症反应综合征。

实验室结果

实验室评估应侧重于筛选和识别终末器官功能障碍。应进行基本的代谢功能检查以评估肾功能的变化(记住通常会首先出现尿量的变化),并识别新出现的或增大的阴离子间隙。所有疑似休克的患者也应抽血测量血清乳酸,因为休克最初可能表现为血压(blood pressure,BP)降低不明显,尤其是慢性高血压患者。当乳酸升高时,还应追踪乳酸的变化趋势以评估休克的缓解情况,并帮助评估复苏情况。动脉血气可以证实可疑的酸碱异常。末端器官损伤的其他标志物,如肝功能或肌钙蛋白,应根据临床判断逐一进行检查测量。

管理

休克的管理是根据不同的休克类型进行的。液体复苏是低血容量性休克的基本治疗方法,而心源性休克的治疗将侧重于现有的心脏病理性活动(急性缺血、心律失常等)。对分布性休克的治疗强调逆转绝对和相对低血容量以及解决血管麻痹性扩张。鉴于脓毒性休克是分布性休克最常见的原因,治疗原则将在很大程度上反映拯救脓毒症运动复苏指南,同时承认当前文献中部分领域仍存在不确定性。

复苏的目标

血压

应经常监测血压,血压的目标是 MAP 大于或等于 65mmHg。放置动脉导管通常有助于实时测量血压。对高血压目标的研究没有发现常规复苏至更高的血压目标的好处[10]。但是临床医生应该根据病史和对治疗的反应进行个体化的治疗。慢性高血压患者可能需要更高的血压，而基础血压较低的年轻患者可能耐受较低的血压目标。

乳酸

血清乳酸被用作组织灌注不足的替代指标。尽管休克时乳酸水平升高的真正生理学基础一直存在争议，但很明显，乳酸水平升高是住院死亡率增加的一个标志[11]。即使在没有低血压的情况下，乳酸水平升高也是死亡率的一个预测指标，这对处于休克初期或已经在使用升压药物的患者很有用[12]。如果乳酸升高（通常>2mmol/L），应每 2 至 4 小时测量一次乳酸直到恢复正常水平。

氧合

维持血压正常的最终目标是确保足够的氧气输送。此外，休克患者可能同时存在肺部异常，其急性呼吸窘迫综合征的风险增加。因此，应使用间歇或持续脉搏血氧仪测量动脉氧饱和度以保证足够的氧合。如果基础实验室评估提示酸碱紊乱，应监测动脉血气作进一步评估。虽然中心静脉血氧饱和度（central venous oxygen saturation，$ScvO_2$）对指导复苏的作用存疑，但可能有助于识别休克的类型。通常在分布性休克中，由于分流和外周组织的氧摄取障碍，$ScvO_2$ 将保持在较高水平，而心源性休克与最大氧摄取量和 $ScvO_2$ 降低有关。由于并没有发现常规使用肺动脉导管优于其他评估血流动力学的方法，因此一般保留肺动脉导管用于特殊情况（如晚期心源性休克）[13]。

早期目标导向疗法

2001 年，一项规模相对较小的单中心研究推广了感染性休克患者的程序化复苏——早期目标导向治疗（early goal-directed therapy，EGDT）[14]。这些干预措施包括早期放置中心静脉导管（central venous catheter，CVC），以 8~12mm 汞柱的中心静脉压（central venous pressure，CVP）为目标进行液体复苏，并输注血液制品和使用正性肌力药物至 $ScvO_2$ 为 70% 或更高。2014 年，三项高质量的多中心研究表明，使用更保守的治疗方式，尤其是去除了 CVP 和 $ScvO_2$ 目标，引起的治疗效果相当[15-17]。在这些试验中，研究组之间的差异是 EGDT 组增加了液体输注量和正性肌力药物使用，但没有任何死亡率改善。尽管 EGDT 本身的使用已被否认，但其基本原理（包括早期给药以改善组织灌注）仍未改变（图文摘要 2.1）。

液体复苏

只有大约一半的危重患者中液体疗法会对 CO 产生显著的影响[18]。尽管预测容量反应性的最佳方法或最佳输液量仍没有答案，但液体输注不当的明确危险性要求应慎重进行液体输注。

测定容量反应性

被动抬腿试验

一种简单且容易逆转的液体反应性测试方法为被动抬腿（passive leg raise，PLR）试验，具体做法为将患者的躯干平放，同时将腿抬高到 45°，持续约

60s。这已经通过几个血液动力学参数进行了验证，临床医生在床边最容易监测到的是 PLR 后收缩压增加 8%，与随后对液体的反应性相关[19]。应注意避免患者出现疼痛或躁动的情况，因为可能会造成血压升高。

中心静脉压

如前所述，CVP 不是容量状态的可靠预测指标。正压通气期间，数值可能会受到变化的胸腔内压的影响，尽管高 CVP(>20mmHg) 可能反映容量过负荷，但正常至接近正常的数值无临床意义[20,21]。

超声和容量反应性

随着床旁超声检查(point-of-care ultrasound，POCUS)的日益普及，人们对其用于预测容量反应性的兴趣越来越大。下腔静脉(Inferior vena cava，IVC)直径变异度是一个很容易测量的指标，但它是一个相对较差的预测指标。每搏量变异度(stroke volume variation，SVV)和脉压变异度(pulse pressure variation，PPV)是一个更准确地预测指标，但在插管和机械通气的患者中存在一定局限性，且其随潮气量和腹内压的变化而变化[22,23]。POCUS 的其他要素，如心脏超声，在确认休克原因方面中的价值极高，但其实施取决于机器的有效性和操作者的经验。

液体的选择

除了某些特殊情况外，晶体仍然是补液的理想液体。与晶体相比，一些胶体(如羟乙基淀粉)已被证明是无效的或危险的。白蛋白是最容易获得的胶体，其在休克复苏中并没有表现出比晶体更有利的作用[24]。越来越多的证据表明，在晶体中，生理溶液如乳酸林格液比 0.9% 生理盐水更具肾脏保护效果(图文摘要 2.2)[25]。关于复苏所用液体的更多信息见第 10 章。

补液量

在任何一个休克患者中，补液所需的液体量都不容易确定。在脓毒症和感染性休克中，指南继续支持初始剂量为 30mL/kg 体重。然而，这一建议并不是基于严格的证据得出的。过量补液会增加呼吸窘迫和急性肺损伤的风险，并增加腹内压和加重脑水肿。越来越多的文献表明，感染性休克患者中容量正平衡是死亡率的独立预测因子[26,27]。对于已知心功能或肾功能受损的患者，补液应格外慎重。应注意评估早期补液后的容量反应性，在患者住院期间应注意总体容量平衡，以及在补液后仍有持续低血压时要尽早使用升压药物。

升压药/正性肌力药

当最初的液体复苏后休克仍然存在时，应考虑适当使用升压药。分布性休克需要 α-受体激动剂来促进血管收缩并提高 SVR。在大多数感染性休克病例中，去甲肾上腺素(norepinephrine，NE)是一线药物，因为它也能刺激一些 β-受体。如果在使用一线药物后 BPs 仍无法提升，则应考虑使用额外的升压药(包括肾上腺素能和非肾上腺素能)——这些药物的简要概述见表 2.3。详见第 13 章。

表 2.3 升压药/正性肌力药

类别	药物	血管活性特性	适应证/特点	局限性
肾上腺素能升压药	去甲肾上腺素	α->β-肾上腺素能激动剂，增加全身血管阻力和心输出量	分布性休克一线用药，可作为低 CO 型休克辅助用药	SVR 不成比例的增加可能会导致肾脏和外周低灌注[35]
	肾上腺素	α/β-肾上腺素能激动剂	所有升压药中最强效的肾上腺素能激动剂	血清乳酸大幅上涨，内脏和外周血管过度收缩的风险
	多巴胺	作用于多巴胺、α-受体、β-受体	理论上对肾脏和内脏循环有益，但临床中并不是	增加死亡率，与去甲肾上腺素相比更容易致心律失常[36]
	去氧肾上腺素	选择性 α1-受体激动剂，增加 SVR	半衰期短，起效快，与 α/β-受体激动剂相比可能更不易致心律失常	关于连续用药的数据很少，与其他药物相比，升 BP 效果更弱
非肾上腺素能升压药	血管升压素	激活外周 V1 致血管收缩	作为分布性休克时去甲肾上腺素的辅助药物，可能降低对儿茶酚胺的需求[28,29]	仅作为二线升压药，滴定范围有限
正性肌力药	血管紧张素Ⅱ	结合血管平滑肌中的 AT-1 致血管收缩	唯一针对 RAS 系统的可用药物，可能减少对高剂量肾上腺素能药物的需求[30]	可能成本过高，迄今为止很少有相关大规模试验
	多巴酚丁胺	β-1/2 受体激动剂，增加 CO	心源性休克，与米力农相比更不易造成低血压[37]	心动过速、低血压、心律失常和死亡率升高（长期）
	米力农	PDE-3 抑制剂增加心肌收缩力、CO	心源性休克，与多巴酚丁胺相比更不易引起心动过速，不受 β-受体阻滞剂影响[37]	低血压、心动过速、心律失常和死亡率升高（长期）

AT-1，血管紧张素受体-1；BP，血压；CO，心输出量；PDE，磷酸二酯酶；RAS，肾素-血管紧张素系统；SVR，全身血管阻力；V1，血管升压素受体 1。

难治性休克

低心输出量状态

在难治性心源性休克中，一些专门的中心可能会根据心脏病的性质放置机械辅助装置，如主动脉内球囊反搏或左心室辅助装置。这些装置也可以作为更明确的治疗（包括心脏移植在内）的过渡。

低全身血管阻力状态

皮质类固醇

理论上认为，在感染性休克中使用皮质类固醇可以解决重症患者的相对肾上腺皮质功能不全的问题，从而缓解低血压，并减轻导致血流动力学不稳定的异常炎症瀑布反应。关于类固醇治疗感染性休克的大规模研究得出了不同的结果，结果显示类固醇对感染性休克的效果甚微或没有影响[31-33]。根据现有的数据，当使用大剂量或多种升压药物后休克仍不能缓解时，大多数临床医生会考虑使用类固醇（图文摘要 2.3）。

新型制剂

许多治疗方法已经在难治性血管扩张性休克中进行了试验，包括增加钙信号转导（氯化钙）、减少一氧化氮信号转导（亚甲蓝、羟钴胺）、促进肾素-血管紧张素-醛固酮系统（RAAS）信号分子合成（抗坏血酸），但目前并不推荐将其作为标准治疗[34]。

（彭志勇　译，周飞虎　校）

参考文献

1. Sakr Y, Reinhart K, Vincent JL, et al. Does dopamine administration in shock influence outcome? Results of the Sepsis Occurrence in Acutely Ill Patients (SOAP) Study. *Crit Care Med.* 2006;34(3):589-597.
2. Vincent JL, De Backer D. Circulatory shock. *N Engl J Med.* 2013;369:1726-1734.
3. Russel JA, Rush B, Boyd J. Pathophysiology of septic shock. *Crit Care Clin.* 2018;34(1):43-61.
4. Liu H, Yu, L, Yang L, et al. Vasoplegic syndrome: an update on perioperative considerations. *Clin Anesth.* 2017;40:63-71.
5. Kumar A, Roberts D, Wood KE, et al. Duration of hypotension before initiation of effective antimicrobial therapy is the critical determinant of survival in human septic shock. *Crit Care Med.* 2006;34(6):1589-1596.
6. Luo J, Jiang W, Weng L, et al. Usefulness of qSOFA and SIRS scores for detection of incipient sepsis in general ward patients: a prospective cohort study. *J Crit Care.* 2019;51:13-18.
7. Dykes LA, Heintz SJ, Heintz BH, et al. Contrasting qSOFA and SIRS criteria for early sepsis identification in a veteran population. *Fed Pract.* 2019;36(Suppl 2):S21-S24.
8. Singer M, Deutschman CS, Seymour CW, et al. The Third International Consensus Definitions for Sepsis and Septic Shock (Sepsis-3). *JAMA.* 2016;315(8):801-810.
9. Dorsett M, Kroll M, Smith CS, et al. qSOFA has poor sensitivity for prehospital identification of severe sepsis and septic shock. *Prehosp Emerg Care.* 2017;21(4):489-497.
10. Asfar P, Meziani F, Hamel JF, et al. High versus low blood-pressure target in patients with septic shock. *N Engl J Med.* 2014;370(17):1583-1593.
11. Casserly B, Phillips GS, Schorr C, et al. Lactate measurements in sepsis-induced tissue hypoperfusion: results from the Surviving Sepsis Campaign database. *Crit Care Med.* 2015;43(3):567-573.
12. Bou Chebl R, El Khuri C, Shami A, et al. Serum lactate is an independent predictor of hospital mortality in critically ill patients in the emergency department: a retrospective study. *Scand J Trauma Resusc Emerg Med.* 2017;25:69.
13. Simmons J, Ventetuolo CE. Cardiopulmonary monitoring of shock. *Curr Opin Crit Care.* 2017;23(3):223-231.

14. Rivers E, Nguyen, B, Havstad S, et al. Early goal-directed therapy in the treatment of severe sepsis and septic shock. *N Engl J Med.* 2001;345:1368-1377.
15. Yealy DM, Kellum JA, Huang DT, et al. A randomized trial of protocol-based care for early septic shock. *N Engl J Med.* 2014;370(18):1683-1693.
16. Peake SL, Delaney A, Bailey M, et al. Goal-directed resuscitation for patients with early septic shock. *N Engl J Med.* 2014;371(16):1496-1506.
17. Mouncey PR, Osborn TM, Power GS, et al. Trial of early, goal-directed resuscitation for septic shock. *N Engl J Med.* 2015;372(14):1301-1311.
18. Michard F, Teboul JL. Predicting fluid responsiveness in ICU patients: a critical analysis of the evidence. *Chest.* 2002;121(6):2000-2008.
19. Pickett JD, Bridges E, Kritek PA, et al. Passive leg-raising and prediction of fluid responsiveness: systematic review. *Crit Care Nurse.* 2017;37(2):32-47.
20. Marik PE, Baram M, Vahid B. Does central venous pressure predict fluid responsiveness?: A systematic review of the literature and the tale of seven mares. *Chest.* 2008;134(1):172-178.
21. Long E, Oakley E, Duke T, et al. Does respiratory variation in inferior vena cava diameter predict fluid responsiveness: a systematic review and meta-analysis. *Shock.* 2017;47(5):550-559.
22. Michard F, Lopes M, Auler JC. Pulse pressure variation: beyond the fluid management of patients with shock. *Crit Care.* 2007;11(3):131.
23. Jan Vos J, Poterman M, Papineau Salm P, et al. Noninvasive pulse pressure variation and stroke volume variation to predict fluid responsiveness at multiple thresholds: a prospective observational study. *Can J Anaesth.* 2015;62(11):1153-1160.
24. Finfer S, Bellomo R, Boyce N, et al. A comparison of albumin and saline for fluid resuscitation in the intensive care unit. *N Engl J Med.* 2004;350(22):2247-2256.
25. Semler MW, Self WH, Wanderer JP, et al. Balanced crystalloids versus saline in critically ill adults. *N Engl J Med.* 2018;378(9):829-839.
26. Sirvent JM, Ferri C, Baro A, et al. Fluid balance in sepsis and septic shock as a determining factor of mortality. *Am J Emerg Med.* 2015;33(2):186-189.
27. Tigabu BM, Davari M, Kebriaeezadeh A, et al. Fluid volume, fluid balance and patient outcome in severe sepsis and septic shock: a systematic review. *J Crit Care.* 2018;48:153-159.
28. Sharshar T, Blanchard A, Paillard M, et al. Circulating vasopressin levels in septic shock. *Crit Care Med.* 2003;31(6):1752-1758.
29. Russell JA, Walley KR, Singer J, et al. Vasopressin versus norepinephrine infusion in patients with septic shock. *N Engl J Med.* 2008;358(9):877-887.
30. Khanna A, English SW, Wang XS, et al. Angiotensin II for the treatment of vasodilatory shock. *N Engl J Med.* 2017;377(5):419-430.
31. Venkatesh B, Finfer S, Cohen J, et al. Adjunctive glucocorticoid therapy in patients with septic shock. *N Engl J Med.* 2018;378(9):797-808.
32. Annane D, Renault A, Brun-Buisson C. Hydrocortisone plus fludrocortisone for adults with septic shock. *N Engl J Med.* 2018;378(9):809-818.
33. Sprung CL, Annane D, Keh D. Hydrocortisone therapy for patients with septic shock. *N Engl J Med.* 2008;358(2):111-124.
34. Jentzer JC, Vallabhajosyula S, Khanna AK, et al. Management of refractory vasodilatory shock. *Chest.* 2018;154(2):416-426.
35. Hollenberg SM. Vasopressor support in septic shock. *Chest.* 2007;132(5):1678-1687.
36. Rui Q, Jiang Y, Chen M, et al. Dopamine versus norepinephrine in the treatment of cardiogenic shock. *Medicine (Baltimore).* 2017;96(43):e8402.
37. Francis GS, Bartos JA, Adatya S. Inotropes. *J Am Coll Cardiol.* 2014;63(20):2069-2078.

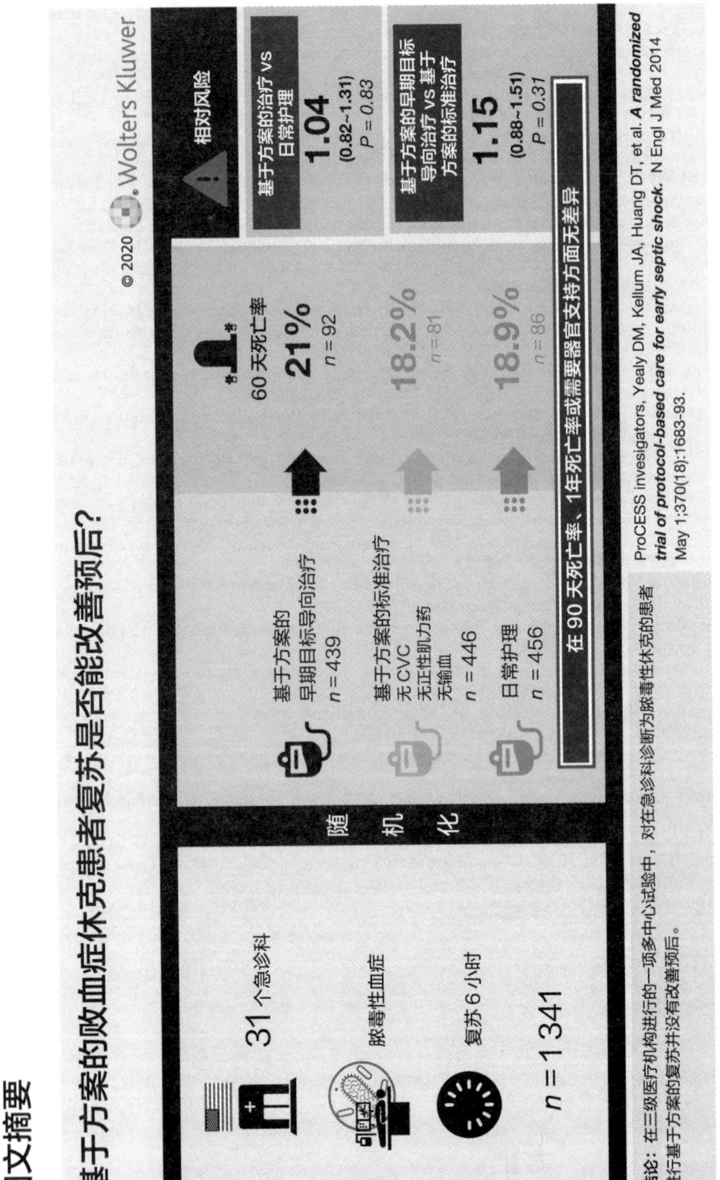
图文摘要
基于方案的败血症休克患者复苏是否能改善预后？
© 2020 Wolters Kluwer
31 个急诊科
脓毒性血症
复苏 6 小时
n = 1 341
随机化
基于方案的早期目标导向治疗
n = 439
基于方案的标准治疗
无 CVC
无正性肌力药
无输血
n = 446
日常护理
n = 456
60 天死亡率
21%
n = 92
18.2%
n = 81
18.9%
n = 86
相对风险
基于方案的治疗 vs 日常护理
1.04
(0.82~1.31)
P = 0.83
基于方案的早期目标导向治疗 vs 基于方案的标准治疗
1.15
(0.88~1.51)
P = 0.31
在 90 天死亡率、1年死亡率或需要器官支持方面无差异
结论：在三级医疗机构进行的一项多中心试验中，对在急诊科诊断为脓毒性休克的患者进行基于方案的复苏并没有改善预后。
ProCESS invesigators, Yealy DM, Kellum JA, Huang DT, et al. A randomized trial of protocol-based care for early septic shock. N Engl J Med 2014 May 1;370(18):1683-93.

图文摘要 2.1

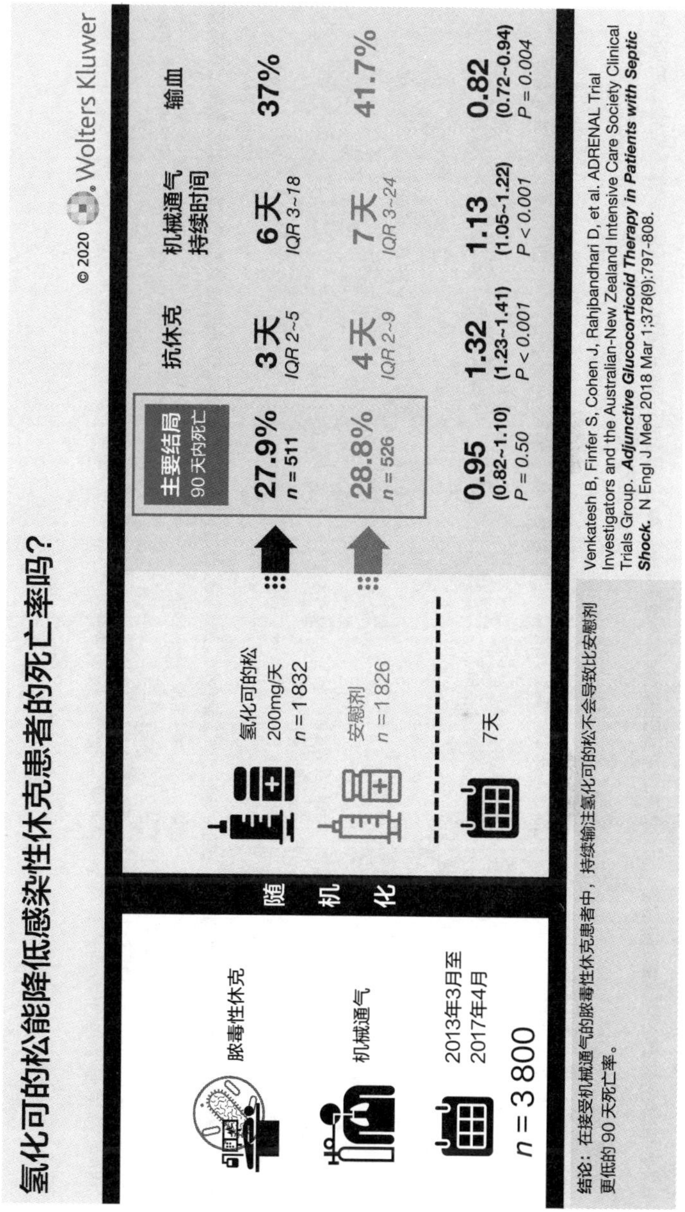
氢化可的松能降低感染性休克患者的死亡率吗？
© 2020 Wolters Kluwer
脓毒性休克
机械通气
2013年3月至
2017年4月
n = 3 800
随
机
化
氢化可的松
200mg/天
n = 1 832
安慰剂
n = 1 826
7天
主要结局
90 天内死亡
27.9%
n = 511
28.8%
n = 526
0.95
(0.82~1.10)
P = 0.50
抗休克
3天
IQR 2~5
4天
IQR 2~9
1.32
(1.23~1.41)
P < 0.001
机械通气
持续时间
6天
IQR 3~18
7天
IQR 3~24
1.13
(1.05~1.22)
P < 0.001
输血
37%
41.7%
0.82
(0.72~0.94)
P = 0.004
结论：在接受机械通气的脓毒性休克患者中，持续输注氢化可的松不会导致比安慰剂更低的 90 天死亡率。
Venkatesh B, Finfer S, Cohen J, Rahjbandhari D, et al. ADRENAL Trial Investigators and the Australian-New Zealand Intensive Care Society Clinical Trials Group. Adjunctive Glucocorticoid Therapy in Patients with Septic Shock. N Engl J Med 2018 Mar 1;378(9):797-808.

图文摘要 2.2

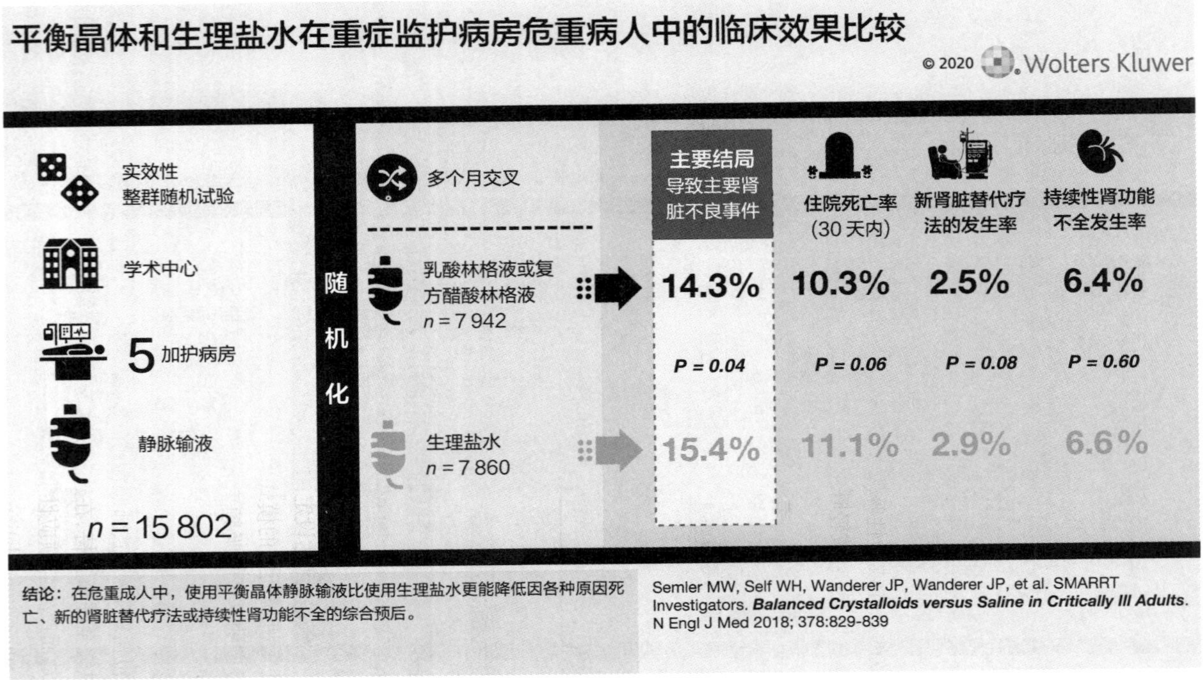
平衡晶体和生理盐水在重症监护病房危重病人中的临床效果比较
© 2020 Wolters Kluwer
实效性
整群随机试验
学术中心
5 加护病房
静脉输液
n = 15 802
随
机
化
多个月交叉
乳酸林格液或复
方醋酸林格液
n = 7 942
生理盐水
n = 7 860
主要结局
导致主要肾
脏不良事件
住院死亡率
(30 天内)
新肾脏替代疗
法的发生率
持续性肾功能
不全发生率
14.3%
10.3%
2.5%
6.4%
P = 0.04
P = 0.06
P = 0.08
P = 0.60
15.4%
11.1%
2.9%
6.6%
结论：在危重成人中，使用平衡晶体静脉输液比使用生理盐水更能降低因各种原因死亡、新的肾脏替代疗法或持续性肾功能不全的综合预后。
Semler MW, Self WH, Wanderer JP, Wanderer JP, et al. SMARRT Investigators. Balanced Crystalloids versus Saline in Critically Ill Adults. N Engl J Med 2018; 378:829-839

图文摘要 2.3

3 机械通气原理

Krysta S. Wolfe, Bhakti K. Patel

机械通气是指通过面罩（无创）或通过经气管插管（有创）的方式提供呼吸支持。机械通气的指征包括因氧合不足、通气不足或无法维持气道正常功能而导致的急性或慢性呼吸衰竭（表3.1）。其可用于完全或部分替代自主呼吸以改善气体交换、减轻呼吸负担。

表3.1 有创机械通气的适应证

难治性低氧血症
通气障碍
神志改变/气道保护
分泌物管理
其他：术中气道保护、代谢性酸中毒和休克

机械通气模式

机械通气模式因提供给患者的呼吸类型而异（表3.2）。在所有模式中，呼吸要么由定时器触发（呼吸机以设定的呼吸频率开始呼吸），要么由患者吸气努力触发的。触发呼吸后，气流以预先设定的流速或压力进入肺部。当输送完预设的潮气量、到达设定的吸气时间或流量减少到其峰值的预定百分比时，吸气终止。机械通气的模式取决于医生的偏好和患者需要的呼吸支持水平。支持以设定的最低呼吸频率呼吸支持的通气模式称为辅助控制模式。大多数患者最初使用容量控制模式进行通气，呼吸机以设定的潮气量开始呼吸，并在输送完该潮气量后结束呼吸。在这种模式下，气道压力由患者的呼吸系统力学决定，包括气道阻力、肺顺应性和胸壁顺应性。呼吸机也可以在压力控制模式下提供完全呼吸支持，在这种模式下，呼吸在给定的吸气时间内以设定的压力进行，从而产生与顺应性和气道阻力相关的可变潮气量。在压力支持通气（pressure support ventilation，PSV）中，呼吸机提供驱动压力［吸气压力和呼气末正压（positive end-expiratory pressure，PEEP）］来支持患者自主呼吸。

表 3.2　机械通气的常见模式

模式	吸气目标	参数设置	参数测量	循环(呼吸终点信号)	评价
辅助控制	容量控制	TV,RR,流速,PEEP	峰压和平台压	容量	提供强制和辅助呼吸
	压力控制	吸气压力,PEEP,吸气时间,RR	TV	时间	提供强制和辅助呼吸
压力支持通气	压力限制	吸气压力,PEEP,	TV,RR,流速	流速、时间或压力	患者触发的辅助呼吸
持续正压通气		持续气道压		流速	自主呼吸
同步间歇指令通气	容量限制	TV,RR,流速,PEEP	峰压和平台压		可在设定的呼吸频率之外进行额外的自主或辅助呼吸(添加有压力支持)

PEEP,呼气末正压;RR,呼吸频率;TV,潮气量。

初始呼吸机设置

潮气量

目标潮气量,或每次呼吸输送的气体量,是指在保证足够的分钟通气的同时将潮气量过高(肺泡过度膨胀)或过低(肺不张)的风险降到最低的潮气量。对于急性呼吸窘迫综合征(acute respiratory distress syndrome,ARDS)患者,建议使用潮气量小于或等于 6ml/kg 预测(或理想)体重[predicted(or ideal) body weight,PBW]的肺保护策略(见第 4 章)。非 ARDS 机械通气患者的最佳潮气量尚不明确[1]。在大多数患者中,初始潮气量设置为6~8ml/kg PBW是合适的。在进行腹部手术的患者中,与更高的潮气量(10~12ml/kg PBW)相比,采用潮气量 6~8ml/kg PBW 与肺部不良事件、术后机械通气需求和住院时间的减少相关[2]。

呼吸频率

通常选择 12 至 16 次/min 的初始呼吸频率,随后再根据患者的需要进行调整,以此达到所需的每分通气量(以 pH 和 $PaCO_2$ 为参考)。在 ARDS 患者中，在低潮气量的情况下，通常需要较高的呼吸频率来维持足够的通气量。相反，对于患有严重阻塞性肺病的患者，可能需要降低呼吸频率以尽量减少气体陷闭。

呼气末正压

外源性 PEEP 通常设为 5cm H_2O。应用这一水平的 PEEP 是为了防止呼气末肺泡塌陷或肺不张。急性低氧性呼吸衰竭患者可能需要更高水平的 PEEP 来改善氧合，但要注意把平台压限制在 30cm H_2O 以下，以防止气压伤。

吸氧浓度

吸氧浓度（fraction of inspired oxygen，FiO_2）由医生在所有机械通气模式下设定。通常最初设定为 100%，但应迅速下调至维持足够氧合所需的最低水平。为了最小化可能由长时间暴露于较高氧水平导致的伤害，优先选择的 FiO_2 是 60% 或更低[3,4]。

机械通气患者的监测

对机械通气患者的常规管理包括呼吸系统力学评估和波形分析。从这些途径可以了解导致呼吸衰竭的潜在病理信息，用于评估治疗干预的效果，并可指导医生调整呼吸机设置以优化所提供的呼吸支持水平。

呼吸机波形

使用流速波形为方波和流速恒定（通常为 60L/min）的容积控制通气模式，可以快速评估人机协调的患者的呼吸机波形和呼吸系统力学。吸气峰压（peak inspiratory pressure，PIP）在气道开口处测量，由克服吸气阻力（inspiratory resistance，P_{res}）所需压力、用于肺泡开放和对抗肺和胸壁弹性回缩所需的压力（弹性压力）和 PEEP 组成。为了确定阻力压力和弹性压力的相对贡献，可通过吸气末屏气来测量平台压（plateau pressure，P_{plat}）（见图 3.1）。当 PIP 升高（>25cmH_2O）时，峰值和平台压力之间的差值可以用来确定 PIP 升高是由于阻力增加还是顺应性降低造成的（见图 3.2）。阻力的正常范围为小于 10cm H_2O/（L·s）。峰压与平台压之差大于 10cmH_2O/（L·s）表明气流阻力增加。阻力增加的常见原因包括支气管痉挛、痰液堵塞或气管导管阻塞。另外，在气道阻力正常的情况下，PIP 升高是由于肺变硬、胸壁或膈肌的限制（如张力性腹水）引起的肺弹性压力升高。顺应性是弹性的倒数；因此，高弹性压力等于低顺应性。表 3.3 给出了阻力升高或弹性压力升高的区别。

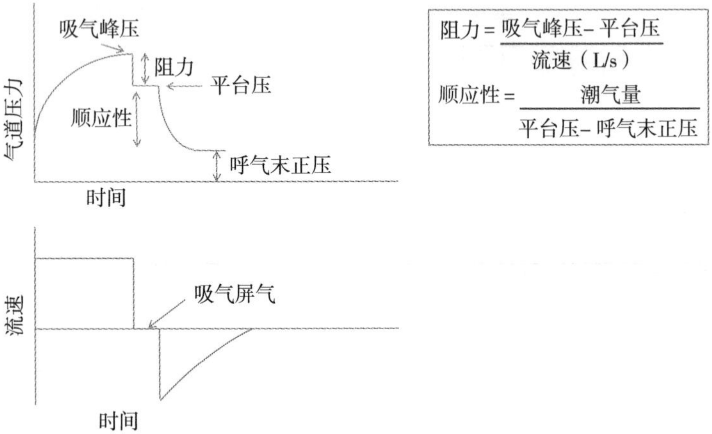

图 3.1　无自主呼吸患者在流速恒定的容量控制通气模式下的呼吸机波形。吸气暂停可确定峰压和平台压。峰压和平台压之间的差值反映了阻力的大小。平台压用于确定顺应性

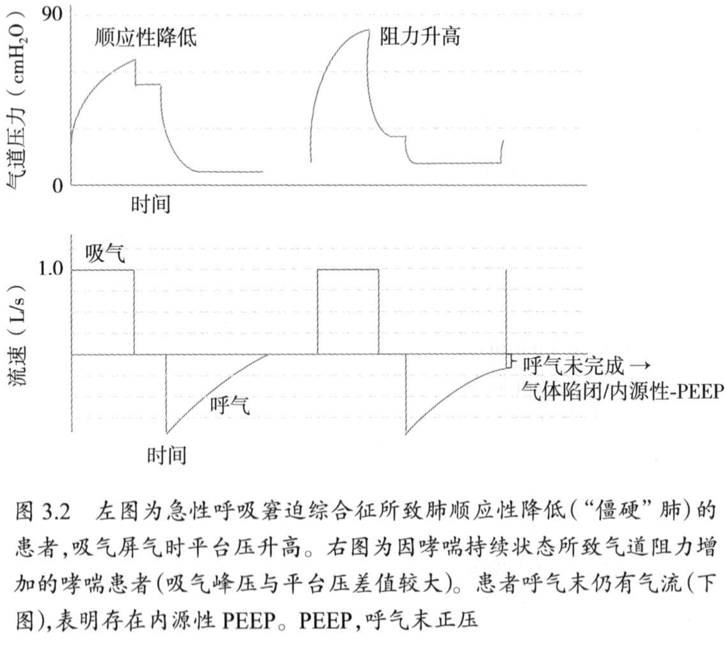

图 3.2　左图为急性呼吸窘迫综合征所致肺顺应性降低（“僵硬”肺）的患者，吸气屏气时平台压升高。右图为因哮喘持续状态所致气道阻力增加的哮喘患者（吸气峰压与平台压差值较大）。患者呼气末仍有气流（下图），表明存在内源性 PEEP。PEEP，呼气末正压

表 3.3 吸气峰压升高的鉴别诊断

阻力升高	弹性压力升高(或顺应性降低)
流速过高	肺出血
支气管痉挛	胸壁受限(肌肉骨骼、胸膜、肥胖、腹胀)
慢性阻塞性肺疾病	间质性肺疾病
痰液堵塞/分泌物	肺水肿
气道水肿	肺不张
气道阻塞(肿瘤、异物)	肺炎
气管导管阻塞	张力性气胸

内源性呼气末正压(Auto-PEEP)

Auto-PEEP 是内源性 PEEP。当呼气完成之前就开始吸气时,会产生呼气末压力,导致气体陷闭(见图 3.2)。这可以通过呼吸机呼气末保持来测量。在正常情况下,呼气保持操作结束时测量的压力应等于呼吸机所设置的 PEEP。如果压力高于 PEEP,则存在 auto-PEEP。这常见于阻塞性肺病患者,尤其是持续哮喘的患者。如果 auto-PEEP 存在,应降低呼吸频率和潮气量,或增加吸气流速以延长呼气时间,以防止由于 auto-PEEP 导致的血流动力学损害。如果出现低血压,除了调整呼吸机设置外,患者应暂时脱离呼吸机,直到低血压得到解决,并同时进行液体容量复苏。

机械通气病人的护理

接受机械通气的患者存在一些并发症的风险,如呼吸机相关性肺炎(ventilator-associated pneumonia,VAP)、制动和镇静剂的不良反应(表 3.4)。应采取一些简单措施来降低 VAP 的潜在风险,例如将床头抬高至 30°~45° [5,6]。为了尽量减少与制动相关的静脉血栓栓塞的风险,所有无禁忌证的患者都应采取预防措施。"Bundles" 通常被用于提高对基于循证的干预措施的依从性,以降低与有创机械通气相关的风险。ABCDEF bundle 可促进对疼痛(A)、每日镇静剂中断(图文摘要 3.1)和自主呼吸试验(spontaneous breathing trials)(B)、选择最佳镇静策略(C)、谵妄的预防和评估(D)、早期活动(E)和家庭陪伴(F)的评估和管理策略的实施。坚持 ABCDEF bundle 与减少医院死亡率、谵妄和机械通气率相关[7]。

表 3.4　机械通气并发症

医院获得性肺炎
气压伤
ICU 获得性虚弱
谵妄
呼吸机相关性肺损伤
呼吸机相关性膈肌功能障碍
鼻窦炎
气道损伤

机械通气脱机

机械通气时间延长与死亡率和并发症风险增加有关[8]。实现成功的机械通气脱机策略包括每日评估患者是否准备好脱机以及最小化使用镇静剂[9]。临床医生往往倾向于低估病人对脱机的准备程度；因此，推荐采用客观的临床标准评估脱机条件[10,11]，包括导致呼吸衰竭原因去除、充分的氧合、动脉 pH 大于 7.25、血流动力学稳定性，以及触发吸气的能力[12]。如果患者符合这些标准，则应进行脱机试验。与其他方法相比，每日进行 SBT 可减少机械通气的脱机时间[10]。

在 SBT 期间，将呼吸机切换到自主呼吸模式 30 分钟（最多 2 小时），或使用不提供呼吸支持的 T 管，也可使用低水平的压力支持[通常吸气压力为 5 至 8cm H_2O 或持续正压通气（CPAP）][13]。最近的一项研究表明，与进行 2 小时的 T 管试验相比，通过 30 分钟的 PSV 进行 SBT 拔管成功率更高（图文摘要 3.2）[13]。如果患者通过了 SBT，拔管前应评估患者的咳嗽能力、气道分泌物和神志。咳嗽峰流速小于 60L/min、气道分泌物大于 2.5ml/hr、无法完成 4 个简单指令与拔管失败的风险增加相关[14]。对于严重慢性阻塞性肺疾病（chronic obstructive pulmonary disease，COPD）或心力衰竭患者这类拔管失败的高危人群，拔管后应用无创通气（noninvasive ventilation，NIV）可能是有益的[15]。

无创通气

NIV 已被证明可以减少急性呼吸衰竭患者对气管插管的需求。这种方法的好处是能够通过贴合紧密的面罩提供呼吸辅助，同时降低与有创机械通气相关的风险。NIV 在伴有高碳酸血症酸中毒的 COPD 急性加重患者和心源性肺水肿患者中的益处最为显著。NIV 通常采用 CPAP 或双水平气道正压通气（bilevel positive airway pressure，BPAP）模式。NIV 失败与死亡率增加有关；因此，关键在于确定最有可能从 NIV 中受益的患者。从 NIV 转换为插管的适应证包括不能耐受 NIV、伴有进行性高碳酸血症且 pH 低于 7.25、需要高气道压(>20cm H_2O)、顽固性低氧血症、神志改变,以及怀疑无法保护气道。NIV 的禁忌证包括:

- 心肺骤停
- 严重意识障碍
- 面部手术、外伤或畸形
- 高误吸风险
- 预计机械通气时间延长
- 近期食管吻合手术

慢性高碳酸血症型呼吸衰竭急性加重

已证实在 COPD 急性加重期的治疗中使用 NIV 可降低死亡率,减少插管需求,减少治疗失败风险,减少并发症发生,缩短住院时间(图文摘要 3.3)[16,17]。NIV 治疗 COPD 急性加重的成功率约为 80%~85%,因此被推荐作为一线治疗方案[18]。

急性心源性肺水肿

NIV 可改善心源性肺水肿患者的呼吸功和心血管功能。心功能的改善源于降低后负荷和左右心室前负荷[19,20]。在这类患者中,使用 NIV 与气管插管率降低相关[21]。

低氧性呼吸衰竭

虽然 NIV 常用于治疗低氧性呼吸衰竭,但关于其益处的证据仍存在争议。NIV 在低氧性呼吸衰竭中的益处部分是通过提供 PEEP 以改善呼吸系统力学和气体交换的能力实现的。在一项 Meta 分析中,在急性低氧血症非高碳酸血症呼吸衰竭中使用 NIV 可降低插管率和住院死亡率[22]。然而,在 ARDS 患者中应用该策略时必须谨慎,因为其在中重度 ARDS 患者中的失败率较高,并与死亡率升高相关[23]。

免疫功能低下的患者

关于免疫功能受损患者在急性呼吸衰竭中使用 NIV 的结果存在分歧。早期的研究表明,在接受 NIV 的患者中,潜在的益处是更少的插管需求、更少的感染并发症和更低的死亡率[24,25]。尽管最近的试验没有得到类似的结果,而且表明 NIV 实际上可能对这类患者群体产生有害影响[26,27]。

(谢青廷 彭志勇 译,周飞虎 校)

参考文献

1. Simonis FD, Serpa Neto A, Binnekade JM, et al. Effect of a low vs intermediate tidal volume strategy on ventilator-free days in intensive care unit patients without ARDS: a randomized clinical trial. *JAMA*. 2018;320(18):1872-1880.
2. Futier E, Constantin JM, Paugam-Burtz C, et al. A trial of intraoperative low-tidal-volume ventilation in abdominal surgery. *N Engl J Med*. 2013;369(5):428-437.
3. Elliott CG, Rasmusson BY, Crapo RO, Morris AH, Jensen RL. Prediction of pulmonary function abnormalities after adult respiratory distress syndrome (ARDS). *Am Rev Respir Dis*. 1987;135(3):634-638.
4. Deneke SM, Fanburg BL. Normobaric oxygen toxicity of the lung. *N Engl J Med*. 1980;303(2):76-86.
5. Drakulovic MB, Torres A, Bauer TT, Nicolas JM, Nogué S, Ferrer M. Supine body position as a risk factor for nosocomial pneumonia in mechanically ventilated patients: a randomised trial. *Lancet*. 1999;354(9193):1851-1858.
6. van Nieuwenhoven CA, Vandenbroucke-Grauls C, van Tiel FH, et al. Feasibility and effects of the semirecumbent position to prevent ventilator-associated pneumonia: a randomized study. *Crit Care Med*. 2006;34(2):396-402.
7. Pun BT, Balas MC, Barnes-Daly MA, et al. Caring for critically ill patients with the ABCDEF bundle: results of the ICU liberation collaborative in over 15,000 adults. *Crit Care Med*. 2019;47(1):3-14.
8. Funk GC, Anders S, Breyer MK, et al. Incidence and outcome of weaning from mechanical ventilation according to new categories. *Eur Respir J*. 2010;35(1):88-94.
9. Girard TD, Kress JP, Fuchs BD, et al. Efficacy and safety of a paired sedation and ventilator weaning protocol for mechanically ventilated patients in intensive care (Awakening and Breathing Controlled trial): a randomised controlled trial. *Lancet*. 2008;371(9607):126-134.
10. Esteban A, Frutos F, Tobin MJ, et al. A comparison of four methods of weaning patients from mechanical ventilation. Spanish Lung Failure Collaborative Group. *N Engl J Med*. 1995;332(6):345-350.
11. Brochard L, Rauss A, Benito S, et al. Comparison of three methods of gradual withdrawal from ventilatory support during weaning from mechanical ventilation. *Am J Respir Crit Care Med*. 1994;150(4):896-903.
12. MacIntyre NR, Cook DJ, Ely EW, et al. Evidence-based guidelines for weaning and discontinuing ventilatory support: a collective task force facilitated by the American College of Chest Physicians; the American Association for Respiratory Care; and the American College of Critical Care Medicine. *Chest*. 2001;120(6 Suppl):375s-395s.
13. Subira C, Hernández G, Vázquez A, et al. Effect of pressure support vs T-piece ventilation strategies during spontaneous breathing trials on successful extubation among patients receiving mechanical ventilation: a randomized clinical trial. *JAMA*. 2019;321(22):2175-2182.
14. Salam A, Tilluckdharry L, Amoateng-Adjepong Y, Manthous CA. Neurologic status, cough, secretions and extubation outcomes. *Intensive Care Med*. 2004;30(7):1334-1339.
15. Rochwerg B, Brochard L, Elliott MW, et al. Official ERS/ATS clinical practice guidelines: noninvasive ventilation for acute respiratory failure. *Eur Respir J*. 2017;50(2):1602426.
16. Ram FS, Picot J, Lightowler J, Wedzicha JA. Non-invasive positive pressure ventilation for treatment of respiratory failure due to exacerbations of chronic obstructive pulmonary disease. *Cochrane Database Syst Rev*. 2004;(1):CD004104.
17. Brochard L, Mancebo J, Wysocki M, et al. Noninvasive ventilation for acute exacerbations of chronic obstructive pulmonary disease. *N Engl J Med*. 1995;333(13):817-822.
18. Vogelmeier CF, Criner GJ, Martinez FJ, et al. Global strategy for the diagnosis, management, and prevention of chronic obstructive lung disease 2017 report. GOLD executive summary. *Am J Respir Crit Care Med*. 2017;195(5):557-582.
19. Lenique F, Habis M, Lofaso F, Dubois-Randé JL, Harf A, Brochard L. Ventilatory and hemodynamic effects of continuous positive airway pressure in left heart failure. *Am J Respir Crit Care Med*. 1997;155(2):500-505.
20. Chadda K, Annane D, Hart N, Gajdos P, Raphaël JC, Lofaso F. Cardiac and respiratory effects of continuous positive airway pressure and noninvasive ventilation in acute cardiac pulmonary edema. *Crit Care Med*. 2002;30(11):2457-2461.
21. Vital FM, Ladeira MT, Atallah AN. Non-invasive positive pressure ventilation (CPAP or bilevel NPPV) for cardiogenic pulmonary oedema. *Cochrane Database Syst Rev*. 2013;(5):CD005351.
22. Xu XP, Zhang XC, Hu SL, et al. Noninvasive ventilation in acute hypoxemic nonhypercapnic respiratory failure: a systematic review and meta-analysis. *Crit Care Med*. 2017;45(7):e727-e733.
23. Bellani G, Laffey JG, Pham T, et al. Noninvasive ventilation of patients with acute respiratory distress syndrome. Insights from the LUNG SAFE study. *Am J Respir Crit Care Med*. 2017;195(1):67-77.

24. Hilbert G, Gruson D, Vargas F, et al. Noninvasive ventilation in immunosuppressed patients with pulmonary infiltrates, fever, and acute respiratory failure. *N Engl J Med.* 2001;344(7):481-487.
25. Antonelli M, Conti G, Bufi M, et al. Noninvasive ventilation for treatment of acute respiratory failure in patients undergoing solid organ transplantation: a randomized trial. *JAMA.* 2000;283(2):235-241.
26. Frat JP, Ragot S, Girault C, et al. Effect of non-invasive oxygenation strategies in immunocompromised patients with severe acute respiratory failure: a post-hoc analysis of a randomised trial. *Lancet Respir Med.* 2016;4(8):646-652.
27. Lemiale V, Mokart D, Resche-Rigon M, et al. Effect of noninvasive ventilation vs oxygen therapy on mortality among immunocompromised patients with acute respiratory failure: a randomized clinical trial. *JAMA.* 2015;314:1711-1719.

图文摘要

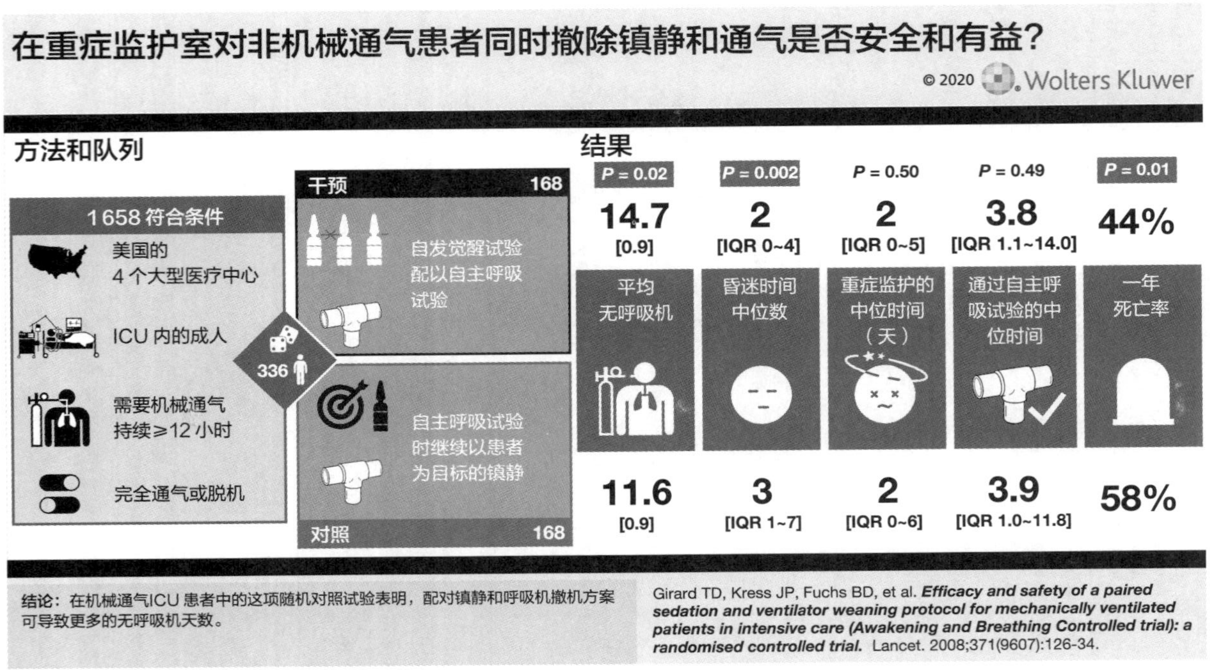
在重症监护室对非机械通气患者同时撤除镇静和通气是否安全和有益？
© 2020 Wolters Kluwer
方法和队列
1658 符合条件
美国的
4 个大型医疗中心
ICU 内的成人
需要机械通气
持续≥12 小时
完全通气或脱机
336
干预 168
自发觉醒试验
配以自主呼吸
试验
自主呼吸试验
时继续以患者
为目标的镇静
对照 168
结果
P = 0.02
14.7
[0.9]
平均
无呼吸机
11.6
[0.9]
P = 0.002
2
[IQR 0~4]
昏迷时间
中位数
3
[IQR 1~7]
P = 0.50
2
[IQR 0~5]
重症监护的
中位时间
（天）
2
[IQR 0~6]
P = 0.49
3.8
[IQR 1.1~14.0]
通过自主呼
吸试验的中
位时间
3.9
[IQR 1.0~11.8]
P = 0.01
44%
一年
死亡率
58%
结论：在机械通气ICU 患者中的这项随机对照试验表明，配对镇静和呼吸机撤机方案
可导致更多的无呼吸机天数。
Girard TD, Kress JP, Fuchs BD, et al. Efficacy and safety of a paired sedation and ventilator weaning protocol for mechanically ventilated patients in intensive care (Awakening and Breathing Controlled trial): a randomised controlled trial. Lancet. 2008;371(9607):126-34.

图文摘要 3.1

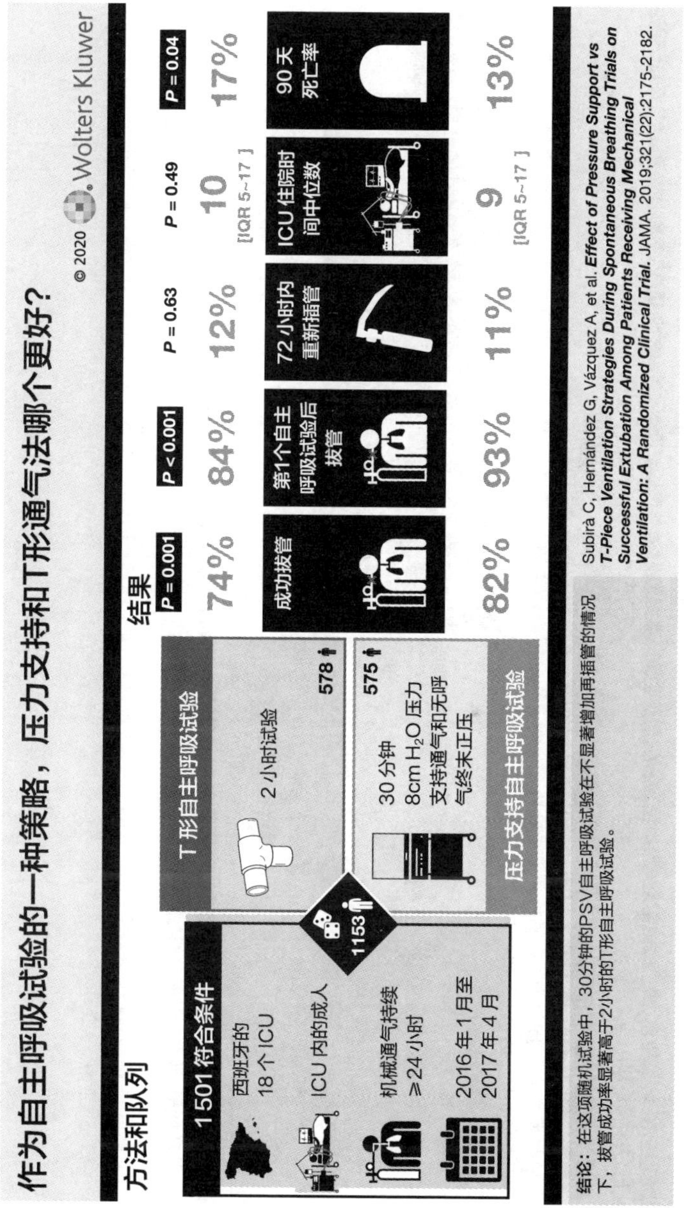
作为自主呼吸试验的一种策略，压力支持和T形通气法哪个更好？
© 2020 Wolters Kluwer
方法和队列
1 501 符合条件
西班牙的
18 个 ICU
ICU 内的成人
机械通气持续
≥24 小时
2016 年 1 月至
2017 年 4 月
1153
T 形自主呼吸试验
2 小时试验
578
575
30 分钟
8cm H2O 压力
支持通气和无呼
气终末正压
压力支持自主呼吸试验
结果
P = 0.001
74%
成功拔管
82%
P < 0.001
84%
第1个自主
呼吸试验后
拔管
93%
P = 0.63
12%
72 小时内
重新插管
11%
P = 0.49
10
[IQR 5~17]
ICU 住院时
间中位数
9
[IQR 5~17]
P = 0.04
17%
90 天
死亡率
13%
结论：在这项随机试验中，30分钟的PSV自主呼吸试验在不显著增加再插管的情况下，拔管成功率显著高于2小时的T形自主呼吸试验。
Subirà C, Hernández G, Vázquez A, et al. Effect of Pressure Support vs T-Piece Ventilation Strategies During Spontaneous Breathing Trials on Successful Extubation Among Patients Receiving Mechanical Ventilation: A Randomized Clinical Trial. JAMA. 2019;321(22):2175-2182.

图文摘要 3.2

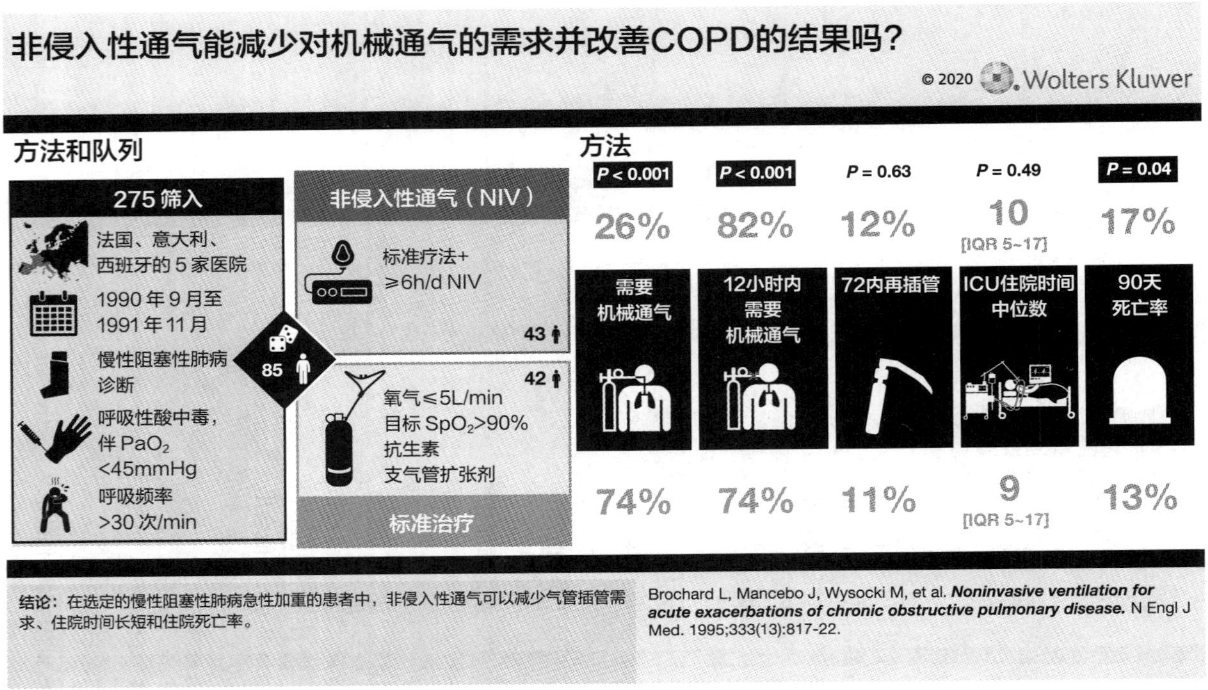
非侵入性通气能减少对机械通气的需求并改善COPD的结果吗？
© 2020 Wolters Kluwer
方法和队列
275 筛入
法国、意大利、西班牙的 5 家医院
1990 年 9 月至 1991 年 11 月
慢性阻塞性肺病诊断
呼吸性酸中毒，伴 PaO_2 <45mmHg
呼吸频率 >30 次/min
85
非侵入性通气（NIV）
标准疗法+ ≥6h/d NIV
43
42
氧气≤5L/min
目标 SpO_2>90%
抗生素
支气管扩张剂
标准治疗
方法
P < 0.001
26%
需要机械通气
74%
P < 0.001
82%
12小时内需要机械通气
74%
P = 0.63
12%
72内再插管
11%
P = 0.49
10
[IQR 5~17]
ICU住院时间中位数
9
[IQR 5~17]
P = 0.04
17%
90天死亡率
13%
结论：在选定的慢性阻塞性肺病急性加重的患者中，非侵入性通气可以减少气管插管需求、住院时间长短和住院死亡率。
Brochard L, Mancebo J, Wysocki M, et al. Noninvasive ventilation for acute exacerbations of chronic obstructive pulmonary disease. N Engl J Med. 1995;333(13):817-22.

图文摘要 3.3

4 急性呼吸窘迫综合征

Camilo Cortesi, Kathleen Liu

引言

急性呼吸窘迫综合征(acute respiratory distress syndrome,ARDS)在重症监护病房(intensive care unit,ICU)的发病率为10.4%,重度ARDS的死亡率为40%~50%[1]。急性呼吸衰竭和急性肾损伤(acute kidney injury,AKI)患者有明显的重叠,三分之一的ARDS患者患有AKI。这凸显了在管理这些患者时采用综合治疗方法的重要性。本章旨在从肾脏的角度为肾脏科医生和重症监护医生提供概述和指导,特别是涉及同时有肺和肾脏相关疾病的患者时。从肾脏角度提供建议时,了解肾脏血流动力学和功能是如何受到ARDS病理生理和管理的影响是至关重要的。

定义、病因和鉴别诊断

ARDS的特点是肺部急性炎症反应导致肺血管通透性增加,随后引起肺泡和间质非心源性肺水肿。如果存在已知的诱因,并且伴随急性发作(数小时至7天)的呼吸系统症状,氧气需求量增加,以及无法完全用急性心力衰竭或容量过负荷解释的双肺浸润影的影像学证据,则应考虑诊断ARDS。有几个已知的ARDS诱发因素,包括脓毒症、肺炎、胰腺炎、创伤、大面积烧伤、肺吸入性损伤、误吸胃内容物、胸外科手术、输注血制品和某些类型的化疗。在评估过程中,应尽早考虑可能会出现ARDS的症状的情况,特别是在没有已知诱发因素的情况下。与ARDS难以鉴别的包括急性心源性肺水肿、双肺炎症、肺血管炎、特发性纤维化加重和恶性肿瘤转移等。

分级

ARDS和急性肺损伤的定义是在1994年由美欧共识会议最初提出的。此定义最近进行了修订,现在被称为“柏林”定义[2]。根据接受呼吸支持[≥5cmH_2O的呼气末正压(PEEP)或持续气道正压(CPAP)]的患者的动脉氧分压/吸入氧浓度(PaO_2/FiO_2)比值的水平,柏林定义将ARDS分为3个不同的级别:

- 轻度 ARDS：PaO_2/FiO_2>100mmHg，≤300mmHg
- 中度 ARDS：PaO_2/FiO_2>100mmHg，≤200mmHg
- 重度 ARDS：PaO_2/FiO_2≤100mmHg

急性呼吸窘迫综合征中的肺肾交互作用

肾脏科医生和重症监护医生在评估 ARDS 患者时应注意肺肾交互。肺肾交互作用可影响肾功能和血流动力学，从而可能使 ARDS 加重及结局恶化（图 4.1）。AKI 可由以下因素/情况引发或恶化：

1. 氧合、高碳酸血症和酸中毒对肾脏血流动力学的影响：
   a. 低氧血症：重要的是，这些变化可能主要发生在严重低氧血症（如 PaO_2<40mmHg）的情况下，而不是在 ARDS 中常出现的轻度低氧血症中。
      i. 在肺部方面，严重的低氧血症可导致肺动脉血管收缩和肺动脉高压。随着时间的推移，这可能导致右心衰并伴有相关的肾静脉充血和肾小球滤过率（glomerular filtration rate，GFR）降低。
      ii. 在肾脏方面，严重的低氧血症可导致内皮素、一氧化氮、血管紧张素Ⅱ和缓激肽通路的损害，引起交感神经兴奋和肾血流量减少。
   b. 高碳酸血症
      i. CO_2 是一种直接的肺血管收缩剂，与氧浓度无关。
      ii. 在肾脏方面，严重的高碳酸血症可导致肾动脉血管收缩、交感神经系统激活（通过去甲肾上腺素）、全身血管舒张和肾素-血管紧张素-醛固酮系统激活，从而导致肾血流减少。

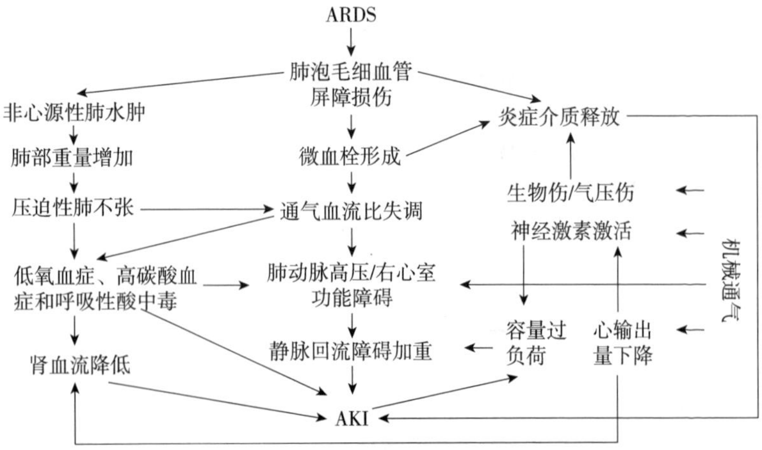

图 4.1 肺和肾的交互作用。AKI，急性肾损伤；ARDS，急性呼吸窘迫综合征

c. 中度酸中毒可导致肾血管舒张，较严重的酸中毒可导致肾血管收缩。然而，也有人提出，允许性高碳酸血症和酸中毒可能具有细胞保护和抗炎作用。

2. 容量过负荷、右侧心脏压力增加和静脉回流障碍对肾功能的影响：

a. 容量过负荷在 ARDS 和 AKI 中很常见；这可加重右心室功能障碍和静脉回流障碍，导致肾间质水肿、肾内灌注压和氧输送降低，进而引发 AKI。

b. 容量过负荷也可能稀释血清肌酐（通过增加分布容积），从而掩盖 AKI 的症状。

3. 机械通气对肾脏的影响。特别是在高水平的 PEEP 情况下，机械通气可以减少前负荷和心输出量。机械通气还可能增加胸腔内压和肺血管阻力。此外，在机械通气期间，可发生多种形式的肺损伤，包括气压伤、容积伤和肺不张伤，这些损伤可导致促炎细胞因子的释放、全身炎症反应和 AKI。

总之，理解肺肾交互作用强调了，在处理 ARDS 患者时避免或及时纠正重度低氧血症、高碳酸血症和酸中毒的重要性；应实施肺保护策略，减少进一步肺损伤的风险；并且应了解血流动力学和神经激素的变化，因为它们在 ARDS 患者 AKI 的进展中有重要意义。

预测急性呼吸窘迫综合征的生物标志物

多种生物标志物与 ARDS 的严重程度和不良后果有关。最近，这些生物标志物已被用于识别 ARDS 的低炎症和高炎症亚表型[3]。这些亚表型似乎有不同的死亡风险和其他不良后果（高炎症亚表型的预后较差）。更有趣的是，在对一些阴性随机临床试验的再分析中，治疗效果似乎存在差异，一些新疗法可能对高炎症亚表型患者有益。

关于 ARDS 中 AKI 的发展，血浆生物标志物——纤溶酶原激活物抑制剂-1（PAI-I）、白细胞介素 6（IL-6）和肿瘤坏死因子受体Ⅰ和Ⅱ——水平升高与 ARDS 患者 AKI 发展之间的关系已经得到阐述。损伤的机制尚不清楚[4]。此外，最近发现了一种新的用于识别 AKI 高风险的患者的生物标志物，即 Nephrocheck（bioMérieux）。第 16 章中详细讨论了这种生物标志物；值得注意的是，最初的验证性研究是在有呼吸或心血管衰竭的危重患者中进行的，其中许多人可能患有 ARDS。

循证急性呼吸窘迫综合征治疗

ARDS 治疗可分为对因治疗和支持性治疗。及时治疗导致 ARDS 的潜在原因是治疗的关键第一步，特别是当 ARDS 与脓毒症有关时。其次，对 ARDS 的支持治疗是关键，这已被证明是有益的，并可能减少进一步的肺损伤。支持治疗的基础是肺保护性通气。多项试验表明，低潮气量（4~6ml/kg 预测体重［PBW］），目标平台压≤30cm H_2O）与降低死亡率和改善预后相关（图文摘要 4.1）[5]。PBW 与身高相关，男性和女性使用的公式不同：

1. 男性 PBW（kg）=50+2.3［身高（cm）/2.54–60］
2. 女性 PBW（kg）= 45.5+2.3［身高（cm）/2.54］

相比之下，较低或较高的 PEEP 水平的影响更具争议性；许多随机临床试验并没有显示出高 PEEP 策略的益处[6]。然而，Meta 分析的结果各异[7]，一个亚型分析表明，高炎症亚型 ARDS 受益于较高的 PEEP。可能需要进一步地研究来确定一个亚型 ARDS 患者是否会从较高的 PEEP 中获益。

至于其他通气策略，俯卧位通气与 PaO_2/FiO_2 小于 120mm Hg 的中重度 ARDS 患者的氧合改善和更高的生存率相关[8]。相反，尽管法国的一项随机临床试验显示，随机使用肌松药的中重度 ARDS 患者（$PaO_2/FiO_2<150$mmHg[9]）的死亡率有所降低，但一项更大的、更近期的美国临床试验所得结果没有证明早期使用肌松药在类似人群中有任何益处[10]。两项试验之间存在显著差异，后一项试验是将神经肌肉阻滞与常规治疗进行比较，常规治疗包括高 PEEP 策略和足以耐受机械通气的镇静而非深镇静（法国的试验中采用深镇静，因为它是一项盲法研究；美国的研究是非盲的）。

休克纠正后实施保守的液体治疗与肺功能的改善（通过氧合指数测量）、无机械通气天数（死亡率和幸存者机械通气时间的总和）的增加以及 ICU 住院时间的缩短有关。这与 60 天死亡率的改善趋势相关，尽管这种改善没有统计学意义（图文摘要 4.2）[11]。在最初的临床试验中，保守液体治疗是由床边测量终末器官灌注相关指标指导的，包括尿量和心脏充盈压（中心静脉压或肺毛细血管楔压）。后来开发了不依赖中心静脉导管进行侵入性血流动力学测量的简化版本方案。尽管在最初的试验中，保守液体治疗组的 AKI 1 期的风险略有增加，但在考虑了两组受试者的液体平衡差异后，这种风险在很大程度上被减弱了[12]。

最后，在有条件的情况下，体外膜肺氧合（extracorporeal membrane oxygenation，ECMO）可应用于难治性 ARDS 患者。它在 ARDS 治疗中的作用仍然存在争议，因为它与无机械通气天数减少有关[13]，但尚未有结果显示它能提高重度 ARDS 的生存率[14]。在 ARDS 中，ECMO 应考虑顽固性低氧血症（$PaO_2/FiO_2<80$mmHg），难以纠正的呼吸性酸中毒（pH<7.15），吸气平台压持续超过 35cmH_2O，在无绝对禁忌证的情况下治疗超过 6 小时后 Murray 评分仍大于 3 分。有关此主题的更多细节，请参阅第 35 章。

总之，ARDS 的治疗目标包括，血氧饱和度 88%~95% 或 PaO_2 55~80mmHg（以避免氧中毒），pH 7.30~7.45，平台压在 30cm H_2O 及以下，以及血容量（在初始复苏后的目标是至少达到液体负平衡，以在 ARDS 的第一周左右达到接近液体零平衡为最终目标）。可通过网络获得基于国家心肺血液研究所（National Heart Lung and Blood Institute，NHLBI）的 ARDS 网络临床试验的机械通气参数设置和调整的指南，包括 FiO_2/PEEP 的结合。PEEP 滴定和最佳 PEEP 的选择目前仍存在较大的争议。

关于药物干预，已经研究了多种治疗方案，并没有显示出有益的证据（甚至在某些情况下可能有害）。其中一些相关性最高的包括：吸入和静脉注射β-2受体激动剂（其基本原理是促进气道分泌物清除和减轻气道黏膜水肿）[15]、他汀类药物和肺表面活性物质替代疗法。皮质类固醇已得到广泛研究，其基本原理是减少炎症反应和纤维化；然而，使用皮质类固醇与死亡率的降低无关，尤其是在 ARDS 晚期使用时可能有害[16]。然而，对于与 COVID-19 相关的低氧性呼吸衰竭，地塞米松的使用已引起极大关注，因为已经证明它能够降低死亡率[17]。高频振荡通气作为一种抢救治疗方法也引起了很大的兴趣，但在几项大型随机临床试验中，它与生存率提高没有相关性[18]。一氧化氮吸入已被用于顽固性低氧血症的抢救治疗，但尚未显示其可改善死亡率。吸入一氧化氮还与一些不良后果有关，包括 AKI 的发病率增加[19]。

急性呼吸窘迫综合征肾脏替代治疗的适应证

ARDS 患者肾替代治疗（kidney replacement therapy，KRT）的适应证与其他重症疾病相似，但可能更注重容量管理。支持治疗的主要目标之一是避免或控制可能导致呼吸机相关肺损伤增加的间质性肺水肿。有关 KRT 的时间、剂量和方式的讨论，请参见第 30 至 32 章。

（谢青廷 彭志勇 译，周飞虎 校）

参考文献

1. Bellani G, Laffey JG, Pham T, et al. Epidemiology, patterns of care, and mortality for patients with acute respiratory distress syndrome in intensive care units in 50 countries. *JAMA.* 2016;315(8):788-800.
2. Ranieri VM, Rubenfeld GD, Thompson BT, et al. Acute respiratory distress syndrome: the Berlin definition. *JAMA.* 2012;307(23):2526-2533.
3. Calfee CS, Delucchi K, Parsons PE, et al. Subphenotypes in acute respiratory distress syndrome: latent class analysis of data from two randomised controlled trials. *Lancet Respir Med.* 2014; 2(8):611-620.
4. Liu KD, Glidden DV, Eisner MD, et al. Predictive and pathogenetic value of plasma biomarkers for acute kidney injury in patients with acute lung injury. *Crit Care Med.* 2007;35(12):2755-2761.
5. Acute Respiratory Distress Syndrome Network. Ventilation with lower tidal volumes as compared with traditional tidal volumes for acute lung injury and the acute respiratory distress syndrome. *N Engl J Med.* 2000;342(18):1301-1308.
6. The National Heart, Lung, and Blood Institute ARDS Clinical Trials Network. Higher versus lower positive end-expiratory pressures in patients with the acute respiratory distress syndrome. *N Engl J Med.* 2004;351(4):327-336.
7. Briel M, Meade M, Mercat A, et al. Higher vs lower positive end-expiratory pressure in patients with acute lung injury and acute respiratory distress syndrome. *JAMA.* 2010;303(9):865-873.
8. Guérin C, Reignier J, Richard J-C, et al. Prone positioning in severe acute respiratory distress syndrome. *N Engl J Med.* 2013;368(23):2159-2168.
9. Papazian L, Forel J-M, Gacouin A, et al. Neuromuscular blockers in early acute respiratory distress syndrome. *N Engl J Med.* 2010;363(12):1107-1116.
10. The National Heart, Lung, and Blood Institute PETAL Clinical Trials Network. Early neuromuscular blockade in the acute respiratory distress syndrome. *N Engl J Med.* 2019;380(21):1997-2008.
11. The National Heart, Lung, and Blood Institute ARDS Clinical Trials Network. Comparison of

two fluid-management strategies in acute lung injury. *N Engl J Med.* 2006;354(24):2564-2575.
12. Liu KD, Thompson BT, Ancukiewicz M, et al. Acute kidney injury in patients with acute lung injury: impact of fluid accumulation on classification of acute kidney injury and associated outcome. *Crit Care Med.* 2011;39(12):2665-2671.
13. Bein T, Weber-Carstens S, Goldmann A, et al. Lower tidal volume strategy (≈3 ml/kg) combined with extracorporeal CO_2 removal versus "conventional" protective ventilation (6 ml/kg) in severe ARDS. *Intensive Care Med.* 2013;39(5):847-856.
14. Combes A, Hajage D, Capellier G, et al. Extracorporeal membrane oxygenation for severe acute respiratory distress syndrome. *N Engl J Med.* 2018;378(21):1965-1975.
15. The National Heart, Lung, and Blood Institute ARDS Clinical Trials Network. Randomized, placebo-controlled clinical trial of an aerosolized β_2-agonist for treatment of acute lung injury. *Am J Respir Crit Care Med.* 2011;184(5):561-568.
16. The National Heart, Lung, and Blood Institute ARDS Clinical Trials Network. Efficacy and safety of corticosteroids for persistent acute respiratory distress syndrome. *N Engl J Med.* 2006;354(16):1671-1684.
17. The RECOVERY Collaborative Group. Dexamethasone in hospitalized patients with Covid-19—preliminary report. *N Engl J Med.* 2020. doi:10.1056/NEJMoa2021436
18. Ferguson ND, Cook DJ, Guyatt GH, et al. High-frequency oscillation in early acute respiratory distress syndrome. *N Engl J Med.* 2013;368(9):795-805.
19. Adhikari NKJ, Burns KEA, Friedrich JO, Granton JT, Cook DJ, Meade MO. Effect of nitric oxide on oxygenation and mortality in acute lung injury: systematic review and meta-analysis. *BMJ.* 2007;334(7597):779. doi:10.1136/bmj.39139.716794.55

推荐阅读

Matthay MA, Zemans RL. The acute respiratory distress syndrome: pathogenesis and treatment. *Annu Rev Pathol.* 2011;6:147-163.

Thompson BT, Chambers RC, Liu KD. Acute respiratory distress syndrome. *N Engl J Med.* 2017;377:562-572.

图文摘要

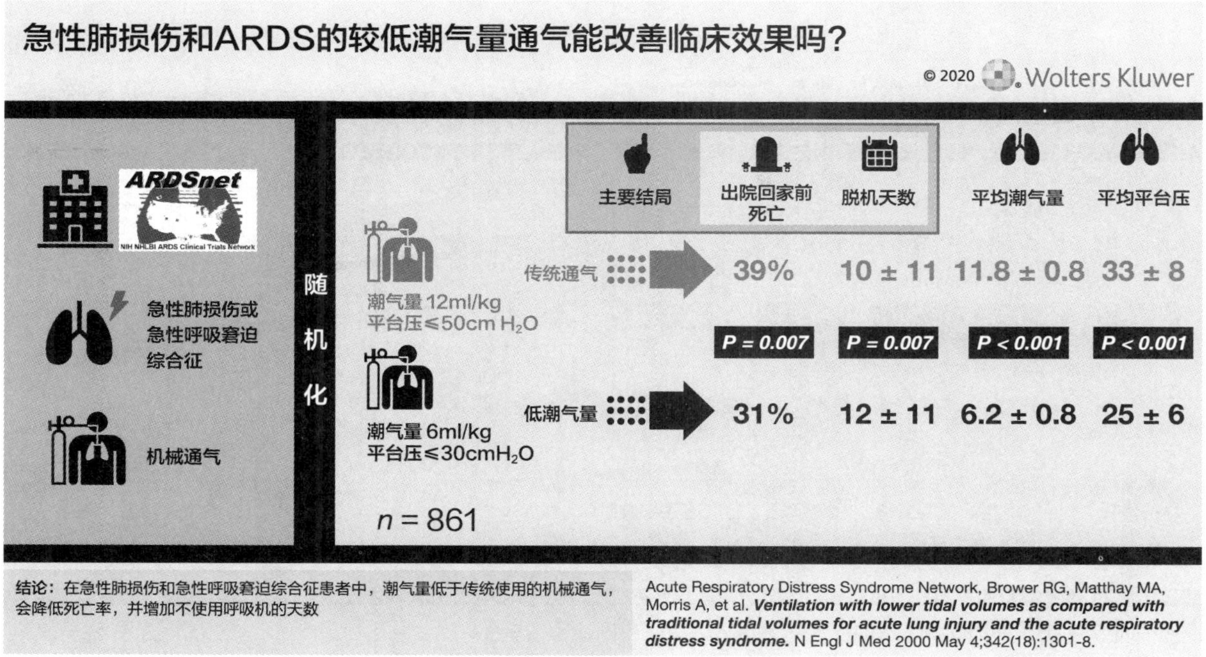
急性肺损伤和ARDS的较低潮气量通气能改善临床效果吗？
© 2020 Wolters Kluwer
ARDSnet
NIH NHLBI ARDS Clinical Trials Network
急性肺损伤或
急性呼吸窘迫
综合征
机械通气
随
机
化
潮气量 12ml/kg
平台压≤50cm H2O
潮气量 6ml/kg
平台压≤30cmH2O
n = 861
主要结局
出院回家前
死亡
脱机天数
平均潮气量
平均平台压
传统通气
39%
10 ± 11
11.8 ± 0.8
33 ± 8
P = 0.007
P = 0.007
P < 0.001
P < 0.001
低潮气量
31%
12 ± 11
6.2 ± 0.8
25 ± 6
结论：在急性肺损伤和急性呼吸窘迫综合征患者中，潮气量低于传统使用的机械通气，会降低死亡率，并增加不使用呼吸机的天数
Acute Respiratory Distress Syndrome Network, Brower RG, Matthay MA, Morris A, et al. Ventilation with lower tidal volumes as compared with traditional tidal volumes for acute lung injury and the acute respiratory distress syndrome. N Engl J Med 2000 May 4;342(18):1301-8.

图文摘要 4.1

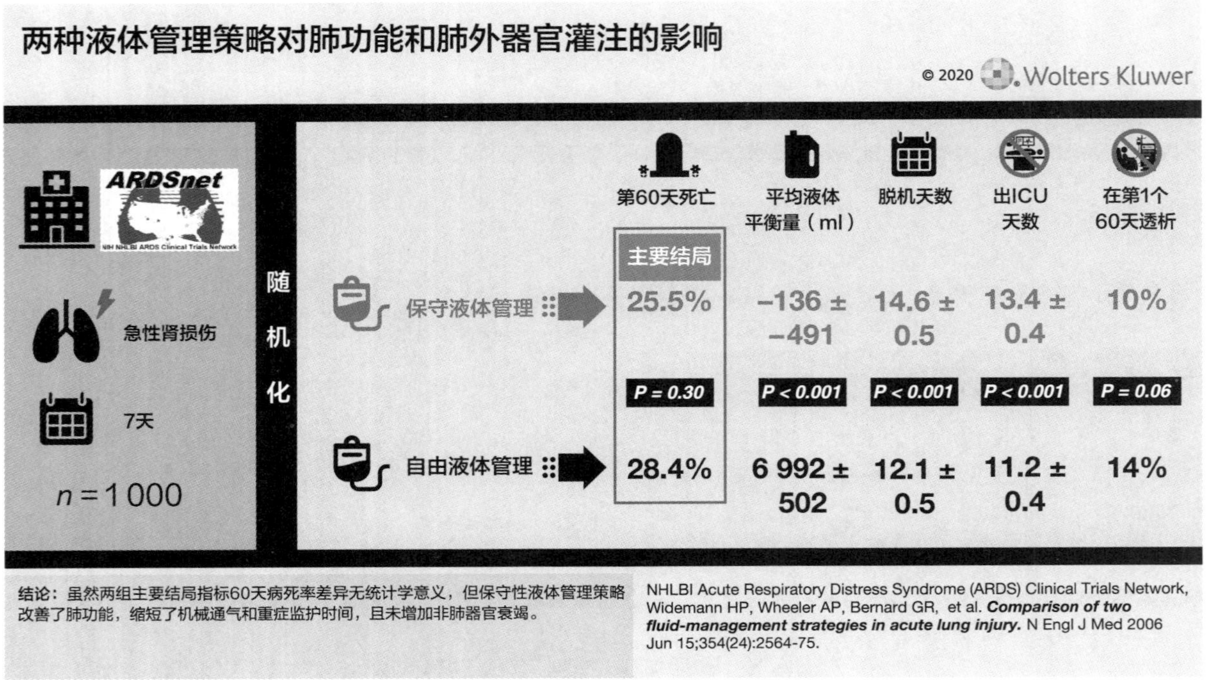
两种液体管理策略对肺功能和肺外器官灌注的影响
© 2020 Wolters Kluwer
ARDSnet
NIH NHLBI ARDS Clinical Trials Network
急性肾损伤
7天
n＝1 000
随
机
化
保守液体管理
自由液体管理
第60天死亡
主要结局
25.5%
P = 0.30
28.4%
平均液体
平衡量（ml）
−136 ±
−491
P < 0.001
6 992 ±
502
脱机天数
14.6 ±
0.5
P < 0.001
12.1 ±
0.5
出ICU
天数
13.4 ±
0.4
P < 0.001
11.2 ±
0.4
在第1个
60天透析
10%
P = 0.06
14%
结论：虽然两组主要结局指标60天病死率差异无统计学意义，但保守性液体管理策略改善了肺功能，缩短了机械通气和重症监护时间，且未增加非肺器官衰竭。
NHLBI Acute Respiratory Distress Syndrome (ARDS) Clinical Trials Network, Widemann HP, Wheeler AP, Bernard GR, et al. Comparison of two fluid-management strategies in acute lung injury. N Engl J Med 2006 Jun 15;354(24):2564-75.

图文摘要 4.2

第二篇

急性肾损伤

5 急性肾损伤的定义和病因

Armando Cennamo, Alfredo Petrosino, Marlies Ostermann

背景

急性肾损伤(acute kidney injury,AKI)是一种以肾功能在数小时至数天内突然下降为特征的综合征。临床表现与肾功能下降有关[即废物滞留;液体、电解质和酸碱平衡紊乱;毒素(包括药物)清除减少]。还可能发生肾外并发症,如非肾器官功能障碍、容量超负荷和免疫抑制[1-3]。AKI往往是多因素的,尤其是在危重症的情况下。大多数AKI患者能够恢复肾功能,但AKI幸存者仍面临着严重长期并发症的风险,包括慢性肾脏病(kidney disease,CKD)的发展、心血管疾病和过早死亡[4]。其流行病学取决于定义AKI的标准、患者群体和临床环境。

急性肾损伤的诊断标准

一般情况下,AKI的诊断是基于血清肌酐升高或尿量下降。血清肌酐和尿量是肾小球滤过率(glomerular filtration rate,GFR)的替代指标,具有广泛可用性和易于测量的优点。

在过去二十年中,AKI的定义从RIFLE(风险、损伤、衰竭、丧失、终末期肾病)标准演变为2007年的急性肾损伤网络(Acute Kidney Injury Network,AKIN)分类,到2012年的改善全球肾脏病预后组织(Kidney Disease Improving Global Outcomes,KDIGO)标准[1,2,5](表5.1),如果48小时以内血肌酐水平增高≥0.3mg/dl(26.5μmol/L)或更多,或7天以内血肌酐水平增高为基础值的1.5倍,或尿量小于0.5ml/(kg·h)且时间持续6小时及以上,则诊断为AKI。AKI分期由血清肌酐或尿量的最大变化确定的。当两个标准都符合AKI的定义时,预测的结果是最好的[6]。

多项针对不同患者群体的研究已经证实了不同AKI分类与短期和长期结果之间的关联[7-9]。

表 5.1 急性肾损伤的诊断标准分类

AKI 类型	RIFLE（2004）[4]		AKIN（2007）[1]			KDIGO（2012）[11]		
	SCr/GFR	尿量	AKI 阶段	SCr	尿量	AKI 阶段	SCr	尿量
风险	SCr 增加 1.5 倍或 GFR 较基线降低<25%（7 天内）	<0.5ml/（kg·h），持续≥6 小时	1	在 48 小时内增加≥0.3mg/dl（26.5μmol/L）或在 7 天内增加 1.5~2 倍基线	<0.5ml/（kg·h），持续≥6 小时	1	在 48 小时内增加 0.3mg/dl（26.5μmol/L）或在 7 天内增加 1.5~2 倍基线	<0.5ml/（kg·h），持续≥6 小时
损伤	SCr 增加两倍或 GFR 降低<50%	<0.5ml/（kg·h），持续≥12 小时	2	2~3 倍基线	<0.5ml/（kg·h），持续≥12 小时	2	2~2.9 倍基线	<0.5ml/（kg·h），持续≥12 小时
衰竭	SCr 增加 3 倍或≥4.0mg/dl（至少急性升高 0.5mg/dl）或 GFR 降低 75%	<0.3ml/（kg·h），持续 24 小时或持续≥12 小时无尿	3	3 倍基线或≥4.0mg/dl（至少急性增加 0.5mg/dl）或开始 KRT	<0.3ml/（kg·h），持续 24 小时或持续≥12 小时无尿	3	3 倍基线或≥4.0mg/dl 或开始 KRT	<0.3ml/（kg·h），持续 24 小时或持续≥12 小时无尿

AKI=急性肾损伤；AKIN=急性肾损伤网络；GFR=肾小球滤过率；KDIGO=改善全球肾脏病预后组织；RIFLE=危险、损伤、衰竭、肾功能丧失、终末期肾病；KRT=肾脏替代治疗；SCr=血清肌酐

目前急性肾脏损伤标准的局限性和挑战

血清肌酐和尿量仅是排泄功能的指标，它们并不能表明肾脏内的早期结构变化。此外，它们不提供任何关于肾脏代谢、内分泌或免疫功能的信息，并且不具有肾脏特异性。

肌酐

血清肌酐是肌酸的一种代谢产物，肌酸是一种由甘氨酸和精氨酸在肝脏、胰腺和肾脏中合成的分子，在骨骼肌中作为能量储存器。除了肾脏功能外，影响血清肌酐浓度的关键因素如下：

i. 肝功能和肌肉体积的变化

ii. 年龄

iii. 种族

iv. 脓毒症（在脓毒症中可能出现肌酐生成量的大幅和持续下降）[10]

v. 分布容积的急性变化，包括积极补液和容量超负荷（导致肌酐浓度的稀释）

vi. 服用与肌酐小管分泌竞争的药物

vii. 血清肌酐急性升高，而 GFR 没有相应变化（即西咪替丁和三甲氧嘧啶）

viii. 实验室对肌酐测量的干扰（例如由胆红素造成的干扰）

AKI 的诊断和分期是基于从基线值的变化，但发病前的肌酐结果可能并不总是可获得的。以下是三种不同的定义基线肾功能的方法：

i. 使用 AKI 前一年内门诊肌酐的平均值或中位数[11-13]

ii. 用肾脏病饮食改良（Modification of Diet in Renal Disease，MDRD）公式对基线肌酐进行反向估计（假设基线肾脏功能正常）

iii. 使用在住院期间首次肌酐测量值。这种方法有可能低估或不能辨别入院前肌酐升高的 AKI 患者患急性肾损伤的风险[10,14]。

这些不同的方法会影响 AKI 的真实发生率。目前，在确定基线肾功能方面还没有达成共识。

最后，基于肌酐的 AKI 标准没有考虑到基础的肾脏储备。在肾功能正常的患者中，血清肌酐升高 0.3mg/dl 可能是由于 GFR 显著降低导致的。然而，在潜在 CKD 患者中，血清肌酐的绝对升高代表了 GFR 的可变变化，0.3mg/dl 的升高可能在可接受的每日变化范围内，并且仅仅反映了 GFR 的无关紧要的变化。

因此，血清肌酐的任何变化都需要在临床背景下进行解释。有可能患者的肾功能下降而血清肌酐浓度没有明显的变化（例如严重肝衰竭的患者）。同样，尽管肾功能稳定，患者的血清肌酐浓度也可能上升（例如服用西咪替丁的患者）。

尿量标准的局限性

尿量的下降与肌酐标准的上升相辅相成,并与死亡率的增加独立相关。此外,少尿的次数和少尿的持续时间也与死亡率的增加有关[15]。然而,与肌酐相似,尿量并不是肾脏的特异性指标。在体液丢失或与抗利尿激素(antidiuretic hormone,ADH)释放有关的情况下,它可能会适当减少。此外,它还会受到利尿剂的影响[5,6,16-18]。目前尚未明确是否应使用理想体重还是实际体重进行少尿症的诊断[14]。使用实际体重可能导致肥胖患者被过度诊断 AKI。

急性肾脏疾病

“急性肾脏疾病”(Acute kidney disease and disorders,AKD)描述了以持续 90 天以内的肾脏功能和结构的急性变化为特征的病症,包括 AKI 和其他不符合 CKD 标准的病症[5,19](表 5.2 和图 5.1),例如流行病学研究和组织学病例系列表明,一些患者的血清肌酐在数天或数周内缓慢但持续(徐变)升高,而未满足 AKI 的共识标准。

表 5.2 AKD、AKI 和 CKD 诊断标准比较

	功能标准	结构标准
AKI	• 48h 内 SCr≥0.3mg/dl(26.5μmol/L) • 或 7 天内升高为基线值的 1.5~2 倍 • 或 UO<0.5ml/(kg·h)≥6h	无
AKD	• AKI 的诊断标准 • GFR 下降>35% 或 Scr 升高>25%<3mo • GFR<60ml/(kg·1.73m^2)<3mo	肾脏损伤<3 个月
CKD	• GFR<60ml/(kg·1.73m^2)>3mo	肾脏损伤>3 个月

AKD=急性肾脏病;AKI=急性肾损伤;CKD=慢性肾脏病;GFR=肾小球滤过率;KRT=肾脏替代疗法;SCr=血清肌酐;UO=尿量

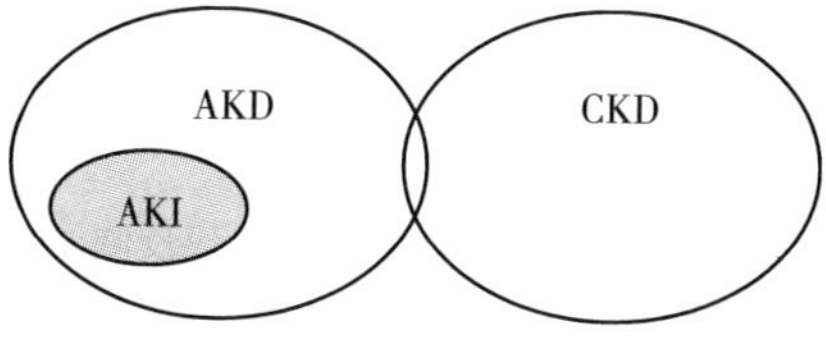

图 5.1 急性肾脏病包含了急性肾损伤。AKD:急性肾脏病;AKI:急性肾损伤;CKD:慢性肾脏病;From Kidney Disease:Improving Global Outcomes(KDIGO) Acute Kidney Injury Work Group. KDIGO clinical practice guideline for acute kidney injury. Kidney Int Suppl. 2012;2:1-138.

事实上，AKD 比 AKI 更常见，并与严重的长期并发症相关[20]。与 AKI 相似，AKD 综合征包括多种不同的病因，很少单独发生，通常与其他急性疾病同时发生并多伴有严重的慢性病。

急性肾损伤的恢复

目前对于 AKI 恢复的定义还没有共识。它通常被定义为恢复到以前的基线肌酐水平。然而，由于潜在的肌肉损失，出院时的血清肌酐可能不能代表肾脏功能，因此，可能会导致肾脏功能被高估。有人提出，出院后 3 个月的血清肌酐可能更具代表性[21]。

急性肾损伤的病因

AKI 的确切病因因地域、环境和病人群体而异。CKD、慢性心力衰竭、血管疾病、慢性呼吸衰竭、慢性肝病、人类免疫缺陷病毒（Human immunodeficiency virus，HIV）和癌症等多种因素会导致 AKI 的风险增加。AKI 的发生往往是多因素的，涉及同时或相继发生的多个不同的病理生理机制（表 5.3）。

表 5.3　AKI 的病理生理机制

机制	描述	常见临床表现
血流动力学不稳定	肾脏灌流减少	血容量不足 心源性休克
微循环功能障碍	流向肾脏的血流不均匀，导致局部缺血和肾内血流重新分布； 缺氧损伤和 ROS 生成	脓毒症 炎症性疾病
内皮功能障碍	内皮屏障结构的完整性丧失，导致通透性增加； 毛细血管通透性增加，导致间质水肿和氧损伤； 内皮细胞释放促炎细胞因子； 白细胞向间质迁移	脓毒症 血管炎
微血管血栓形成	炎症诱导促凝血因子的激活以及天然抗凝剂的产生减少； 受损内皮细胞对凝血级联的放大； 补体激活	脓毒症 HUS/TTP 先兆子痫
炎症	常驻炎性细胞的激活； 血液中中性粒细胞的聚集	脓毒症

续表

机制	描述	常见临床表现
管状细胞损伤	微循环功能障碍导致的肾小管损伤； 小管直接暴露于炎症物质/毒素	急性肾小管损伤
肾静脉充血	中心静脉压升高导致肾后压升高，导致 GFR 降低	充血性心力衰竭 心肾综合征
梗阻	在从小管到尿道的任何阶段尿流受阻； 内因或外因引起的输尿管梗阻； 管内晶体形成	肾结石 腹膜后纤维化 晶体肾病 肌红蛋白/血红蛋白尿
自身免疫过程	沉积在肾小球中的循环或原位免疫复合物	SLE 肾小球肾炎
超敏免疫反应	炎性浸润的发展	药物 炎性疾病 恶性肿瘤
腹腔内高压	静脉引流减少，导致静脉淤血	腹腔间隔室综合征

AKI，急性肾损伤；GFR=肾小球滤过率；HUS=溶血性尿毒综合征；ROS=活性氧；SLE=系统性红斑狼疮；TTP=血栓性血小板减少性紫癜。

急性肾损伤的常见病因

灌注不足

充足的肾脏灌注对于维持正常的 GFR 和正常的尿量至关重要。肾脏接收高达心输出量的 25%。危及全身灌注的情况，如血容量不足、心力衰竭和系统性血管扩张，有可能导致功能性 AKI 的发生。它通常是可逆的，但长时间的灌注不足可导致急性肾小管缺血。

脓毒症相关的急性肾脏损伤

脓毒症相关的 AKI 在危重病人中很常见，占 AKI 病例的 50%。它通常发生在正常或增加的全身肾血流情况下[22,23]。各种病理生理过程都与其有关，包括大血管和微血管病变、内皮功能障碍和毛细血管渗漏、炎症、肾小管损伤和肾内分流[24]。非脓毒症相关因素，如肾毒性药物或静脉淤血也可能是诱因之一。

心脏手术相关的急性肾损伤

AKI 是心脏术后的一种常见并发症，影响高达 45% 的患者[25]。其发病机制是多因素的，包括血流动力学紊乱，如心肺分流、主动脉夹层和高剂量的外源性血管升压素。其他机制包括胆固醇栓塞和神经荷尔蒙激活，溶血和释放游离血红蛋白和游离铁等也与此有关[26-28]。

药物致急性肾损伤

重症监护室（Intensive care unit，ICU）中约 20% 的处方药通过多种不同的机制产生肾毒性[29-31]（表 5.4）。药物所致的 AKI 对患者预后的不良影响严重，据报道，医院死亡率在 18%~50% 之间[32,33]。

表 5.4　药物肾毒性的相关机制

肾毒性机制		举例
血流动力学改变	入球小动脉收缩	NSAID 缩血管药物钙调磷酸酶抑制剂
	出球小动脉收缩	ACE-I ARB
血管损伤	血栓性微血管病	化疗药物 ARB IFN-α 噻氯吡啶 mTOR 抑制剂 钙调磷酸酶抑制
	肾血管炎	青霉胺 别嘌醇 抗 TNF-α 含可卡因制剂 左旋咪唑 肼屈嗪
	动脉粥样硬化	抗凝剂
肾小球损伤	肾小球微小病变	NSAID 锂 喹诺酮类 青霉素类 干扰素 帕米膦酸盐 金
	局灶节段性肾小球硬化	锂 磷酸盐 干扰素

续表

肾毒性机制		举例
肾小管损伤	ATI	氨基糖苷类 万古霉素 膦甲酸 多黏菌素类 两性霉素 阿昔洛韦、替诺福韦、茚地那韦、阿扎那韦 顺铂和其他化疗药物 高渗放射性造影剂 华法林 他汀类药物 苯氧酸类
	急性渗透性肾病	淀粉 葡聚糖 甘露醇
间质损伤	间质性肾炎	质子泵抑制剂 NSAID β-内酰胺类 氟喹诺酮类 万古霉素 别嘌醇
肾小管梗阻	管内晶体的形成	甲氨蝶呤 阿昔洛韦 茚地那韦 环丙沙星 磺胺类

ACE-I，血管紧张素转换酶抑制剂；ARB，血管紧张素受体阻滞剂；ATI，急性肾小管损伤；mTOR，哺乳动物雷帕霉素靶蛋白；NSAID，非甾体抗炎药；TNF，肿瘤坏死因子。

横纹肌溶解

横纹肌溶解症是一种由多种原因引起的肌肉坏死的病症，包括挤压损伤、固定、高温、运动、药物和毒素，导致细胞内成分[即肌红蛋白、肌酸激酶、天门冬氨酸氨基转移酶(aspartate aminotransferase，AST)]渗漏到循环中(见第49章)[34]。AKI是其最常见的并发症之一[35]，发病机制如下：①肌红蛋白集中在尿液中与 Tamm-Horsfall 蛋白的相互作用形成颗粒，引起沉淀，导致肾小管阻塞。②肌红蛋白的血红素基团可诱导活性氧自由基（reactive oxygen species，ROS）的产生。

造影剂相关性急性肾损伤

造影剂可通过直接和间接机制对肾脏产生毒性作用，包括早期肾小管上皮损伤和肾内血管收缩（见第 44 章）[36,37]。造影剂相关性 AKI 通常被列为医院获得性 AKI 的常见原因，但发病率相对较低，取决于患者潜在的肾功能和急性合并症的程度。

梗阻性急性肾损伤

急性尿路阻塞可发生在从肾小管腔到尿道的任何位置。典型的肾内和肾外因素包括肾结石、药物、腹膜后纤维化、盆腔恶性肿瘤和膀胱出口梗阻。

原发性肾脏疾病

以肾小球炎症为特征的原发性肾病是 ICU 中 AKI 的罕见原因，但它也可能会表现出来。潜在表现包括小血管炎、溶血性尿毒症综合征或血栓性血小板减少性紫癜、狼疮性肾炎、抗肾小球基底膜（anti-glomerular basement membrane，抗 GBM）疾病或潜在肾小球肾炎发作。总体而言，患病率相对较低。

肝肾综合征

肝肾综合征（hepatorenal syndrome，HRS）以肝脏疾病背景下的肾损伤为特征的病症（见第 42 章）。在这种情况下，由于肝硬化引起的内脏血管扩张和相对低血容量，AKI 传统上一直被认为是一种纯功能性 AKI[38,39]。

然而，新的证据表明，系统性炎症和结构性肾损伤在 HRS 发病机制中起作用。细菌易位会导致细菌产物和炎性细胞因子的释放，导致肾小管和微血管功能障碍，类似于败血症。此外，胆红素可能导致直接的肾小管损伤，这一点在肾脏活检和损伤生物标志物中都有体现[40]。

总结

AKI 是一个涉及多种病因、病理生理机制和临床表现的综合征。目前，AKI 的定义仅基于功能标准，但随着对其动态过程、病理生理学的深入了解以及新肾脏生物标志物的发现，这个定义可能会在未来发生变化。

（龚学忠 译，曾锐 校）

参考文献

1. Mehta RL, Kellum JA, Shah SV, et al. Acute kidney injury network: report of an initiative to improve outcomes in acute kidney injury. *Crit Care*. 2007;11(2):R31. doi:10.1186/cc5713
2. Singbartl JK, Joannidis M. Short-term effects of acute kidney injury. *Crit Care Clin*. 2015;31(4):751-762. doi:10.1016/j.ccc.2015.06.010
3. Ostermann M, Joannidis M. Acute kidney injury 2016: diagnosis and diagnostic workup. *Crit Care*. 2016;20(1):299. doi:10.1186/s13054-016-1478-z
4. Ronco C, Bellomo R, Kellum JA. Acute kidney injury. *Lancet*. 2019;394(10212):1949-1964.
5. Kidney Disease: Improving Global Outcomes (KDIGO) Acute Kidney Injury Work Group. KDIGO clinical practice guideline for acute kidney injury. *Kidney Int Suppl*. 2012;2:1-138.
6. Kellum JA, Sileanu FE, Murugan R, Lucko N, Shaw AD, Clermont G. Classifying AKI by urine output versus serum creatinine level. *J Am Soc Nephrol*. 2015;26(9):2231-2238. doi:10.1681/ASN.2014070724
7. Joannidis M, Metnitz B, Bauer P, et al. Acute kidney injury in critically ill patients classified by AKIN versus RIFLE using the SAPS 3 database. *Intensive Care Med*. 2009;35(10):1692-1702. doi:10.1007/s00134-009-1530-4
8. Fujii T, Uchino S, Takinami M, Bellomo R. Validation of the kidney disease improving global outcomes criteria for AKI and comparison of three criteria in hospitalized patients. *Clin J Am Soc Nephrol*. 2014;9(5):848-854. doi:10.2215/CJN.09530913
9. Chu R, Li C, Wang S, Zou W, Liu G, Yang L. Assessment of KDIGO definitions in patients with histopathologic evidence of acute renal disease. *Clin J Am Soc Nephrol*. 2014;9(7):1175-1182. doi:10.2215/CJN.06150613
10. Thomas ME, Blaine C, Dawnay A, et al. The definition of acute kidney injury and its use in practice. *Kidney Int*. 2015;87(1):62-73. doi:10.1038/ki.2014.328
11. Bellomo R, Ronco C, Kellum JA, Mehta RL, Palevsky P; Acute Dialysis Quality Initiative Workgroup. Acute renal failure—definition, outcome measures, animal models, fluid therapy and information technology needs: the Second International Consensus Conference of the Acute Dialysis Quality Initiative (ADQI) Group. *Crit Care*. 2004;8(4):R204-R212. doi:10.1186/cc2872
12. Kashani K, Al-Khafaji A, Ardiles T, et al. Discovery and validation of cell cycle arrest biomarkers in human acute kidney injury. *Crit Care*. 2013;17(1):R25. doi:10.1186/cc12503
13. Siew ED, Ikizler TA, Matheny ME, et al. Estimating baseline kidney function in hospitalized patients with impaired kidney function. *Clin J Am Soc Nephrol*. 2012;7(5):712-719. doi:10.2215/CJN.10821011
14. Fliser D, Laville M, Covic A, et al; The Ad-hoc Working Group of ERBP. A European Renal Best Practice (ERBP) position statement on the Kidney Disease Improving Global Outcomes (KDIGO) clinical practice guidelines on acute kidney injury: part 1: definitions, conservative management and contrast-induced nephropathy. *Nephrol Dial Transplant*. 2012;27(12):4263-4272. doi:10.1093/ndt/gfs375
15. Macedo E, Malhotra R, Bouchard J, Wynn SK, Mehta RL. Oliguria is an early predictor of higher mortality in critically ill patients. *Kidney Int*. 2011;80(7):760-767. doi:10.1038/ki.2011.150
16. Thurau K, Boylan JW. Acute renal success. The unexpected logic of oliguria in acute renal failure. *Am J Med*. 1976;61(3):308-315.
17. Solomon AW, Kirwan CJ, Alexander NDE, Nimako K, Jurukov A, Forth RJ; on behalf of the Prospective Analysis of Renal Compensation for Hypohydration in Exhausted Doctors (PARCHED) Investigators. Urine output on an intensive care unit: case-control study. *BMJ*. 2010;341:c6761. doi:10.1136/bmj.c6761
18. Lehner GF, Forni LG, Joannidis M. Oliguria and biomarkers of acute kidney injury: star struck lovers or strangers in the night? *Nephron*. 2016;134(3):183-190. doi:10.1159/000447979
19. Chawla LS, Bellomo R, Bihorac A, et al. Acute kidney disease and renal recovery: consensus report of the Acute Disease Quality Initiative (ADQI) 16 Workgroup. *Nat Rev Nephrol*. 2017;13(4):241-257. doi:10.1038/nrneph.2017.2
20. James MT, Levey AS, Tonelli M, et al. Incidence and prognosis of acute kidney diseases and disorders using an integrated approach to laboratory measurements in a universal health care system. *JAMA Network Open*. 2019;2(4):e191795. doi:10.1001/jamanetworkopen.2019.1795
21. Forni LG, Darmon M, Ostermann M, et al. Renal recovery after acute kidney injury. *Intensive Care Med*. 2017;43(6):855-866. doi:10.1007/s00134-017-4809-x
22. Bellomo R, Kellum JA, Ronco C, et al. Acute kidney injury in sepsis. *Intensive Care Med*. 2017;43(6):816-828. doi:10.1007/s00134-017-4755-7
23. Keir I, Kellum JA. Acute kidney injury in severe sepsis: pathophysiology, diagnosis, and treatment recommendations: acute kidney injury and sepsis. *J Vet Emerg Crit Care (San Antonio)*. 2015;25(2):200-209. doi:10.1111/vec.12297
24. Poston JT, Koyner JL. Sepsis associated acute kidney injury. *BMJ*. 2019;364:k4891. doi:10.1136/bmj.k4891

25. Hobson CE, Yavas S, Segal MS, et al. Acute kidney injury is associated with increased long-term mortality after cardiothoracic surgery. *Circulation.* 2009;119(18):2444-2453. doi:10.1161/CIRCULATIONAHA.108.800011
26. Lau G, Wald R, Sladen R, Mazer D. Acute kidney injury in cardiac surgery and cardiac intensive care. *Semin Cardiothorac Vasc Anesth.* 2015;19(4):270-287. doi:10.1177/1089253215593177
27. Vives M, Wijeysundera D, Marczin N, Monedero P, Rao V. Cardiac surgery-associated acute kidney injury. *Interact Cardiovasc Thorac Surg.* 2014;18(5):637-645. doi:10.1093/icvts/ivu014
28. Nadim MK, Forni LG, Bihorac A, et al. Cardiac and vascular surgery-associated acute kidney injury: the 20th International Consensus Conference of the ADQI (Acute Disease Quality Initiative) Group. *J Am Heart Assoc.* 2018;7(11):e008834. doi:10.1161/JAHA.118.008834
29. Cavanaugh C, Perazella MA. Urine sediment examination in the diagnosis and management of kidney disease: core curriculum 2019. *Am J Kidney Dis.* 2019;73(2):258-272. doi:10.1053/j.ajkd.2018.07.012
30. Perazella MA, Luciano RL. Review of select causes of drug-induced AKI. *Expert Rev Clin Pharmacol.* 2015;8(4):367-371. doi:10.1586/17512433.2015.1045489
31. Kodner CM, Kudrimoti A. Diagnosis and management of acute interstitial nephritis. *Am Fam Phys.* 2003;67(12):2527-2534.
32. Kane-Gill SL, Goldstein SL. Drug-induced acute kidney injury: a focus on risk assessment for prevention. *Crit Care Clin.* 2015;31(4):675-684. doi:10.1016/j.ccc.2015.06.005
33. Wu TY, Jen MH, Bottle A, et al. Ten-year trends in hospital admissions for adverse drug reactions in England 1999-2009. *J R Soc Med.* 2010;103(6):239-250. doi:10.1258/jrsm.2010.100113
34. Huerta-Alardín AL, Varon J, Marik PE. Bench-to-bedside review: rhabdomyolysis—an overview for clinicians. *Crit Care.* 2005;9(2):158-169. doi:10.1186/cc2978
35. Bosch X, Poch E, Grau JM. Rhabdomyolysis and acute kidney injury. *N Engl J Med.* 2009;361(1):62-72. doi:10.1056/NEJMra0801327
36. Scharnweber T, Alhilali L, Fakhran S. Contrast-induced acute kidney injury. *Magn Res Imaging Clin N Am.* 2017;25(4):743-753. doi:10.1016/j.mric.2017.06.012
37. Mehran R, Dangas GD, Weisbord SD. Contrast-associated acute kidney injury. *N Engl J Med.* 2019;380(22):2146-2155. doi:10.1056/NEJMra1805256
38. Durand F, Graupera I, Ginès P, Olson JC, Nadim MK. Pathogenesis of hepatorenal syndrome: implications for therapy. *Am J Kidney Dis.* 2016;67(2):318-328. doi:10.1053/j.ajkd.2015.09.013
39. Mattos ÂZ, Schacher FC, Mattos AA. Vasoconstrictors in hepatorenal syndrome—a critical review. *Ann Hepatol.* 2019;18(2):287-290. doi:10.1016/j.aohep.2018.12.002
40. Angeli P, Garcia-Tsao G, Nadim MK, Parikh CR. News in pathophysiology, definition and classification of hepatorenal syndrome: a step beyond the International Club of Ascites (ICA) Consensus document. *J Hepatol.* 2019;71(4):811-822. doi:10.1016/j.jhep.2019.07.002

6 急性肾损伤的流行病学

Neesh Pannu

急性肾损伤(Acute kidney injury,AKI)是一种以代谢废物滞留,液体、电解质和酸碱平衡紊乱以及肾功能降低导致的药物代谢改变为特征的临床综合征。AKI 的范围很广,从生物标志物的微小变化到需要肾脏替代治疗(kidney replacement therapy,KRT)的显性肾衰竭。在过去十年中,AKI 是危重症患者预后的重要预测因子。它在危重症患者中很常见,无论病因如何,它都与短期和长期的不良预后的风险增加有关,包括延长机械通气时间、住院时间、慢性肾脏病(chronic kidney disease,CKD)的发生或进展以及死亡[1]。随着重症医学的进步,AKI 的流行病学也随之改变。本章回顾了重症监护室(Intensive care unit,ICU)AKI 的发病率、危险因素和结局。

急性肾损伤的定义

尽管如第 5 章(见表 6.1)[2]中所详细讨论的,目前 AKI 的定义在很大程度上取决于血清肌酐(serum creatinine,SCr)水平的变化,但在 ICU,少尿和无尿通常是肾损伤的唯一标志。此外,在危重症中,这些生物标志物对肾功能的变化相对不敏感,无法区分真正的肾损伤和肾功能的血流动力学变化。这些定义有助于提供信息,但不能替代在确立 AKI 诊断时的临床判断。临床背景、尿沉渣评估、肾脏超声和辅助支持性测试(生物标志物见第 16 章)可以帮助区分肾脏损伤和其他疾病,并确定 AKI 的病因。

表 6.1　第 1 阶段 AKI 的最新共识定义

定义	血清肌酐标准	尿量标准
RIFLE(2004)	48 小时内 SCr 增加 1.5 倍或 GFR 降低 25%	<0.5ml/(kg·h),持续 6 小时
AKIN(2007)	48 小时内 SCr 增加 1.5 倍或 ≥0.3mg/dl(26.5μmol/L)	<0.5ml/(kg·h),持续 6 小时
KDIGO(2012)	48 小时内 SCr 增加 0.3mg/dl (26.5μmol/L)	<0.5ml/(kg·h),持续 6 小时

续表

定义	血清肌酐标准	尿量标准
KDIGO(2012)	SCr 增加到基线值的 1.5 倍以上，已知或推测在之前 7 天内发生 满足初始标准后的严重性分级	<0.5ml/(kg·h)，持续 6 小时

AKI，急性肾损伤；AKIN，急性肾损伤网络；GFR，肾小球滤过率；KDIGO，改善全球肾脏病预后组织；RIFLE，危险、损伤、衰竭、肾功能丧失、终末期肾病；SCr，血清肌酐。

急性肾损伤的发生率

AKI 的流行病学已经使用行政数据以及各种定义的前瞻性、回顾性和横断面队列研究进行了描述。对 312 项队列研究进行了系统回顾，其中包括全世界 4 900 万名患者。研究发现，急诊中五分之一的成人和三分之一的儿童会发展为某种形式的 AKI[3]。在发达国家随机住院患者中，AKI 的发病率在 0.4%~18% 之间，具体取决于使用的定义，占所有住院患者的 1%~4%[4]。几项大型研究表明，住院患者中的 AKI 发病率在过去的三十年中每年增长约 13%[5,6]。值得注意的是，发病率是通过诊断代码确定的，诊断代码对 AKI 具有高度特异性(97%)，但相对不敏感(35.4%)[7]，因此这些研究可能低估了真实发病率。2000—2009 年，严重 AKI(需要 KRT)的发病率也出现了类似的增长并且 AKI 导致的死亡人数增加了一倍[6]。发病率的增加可能与患者年龄、合并症以及 CKD 患病率的增加有关。

AKI 在危重症患者中尤为常见，大约 50% 的 ICU 患者将至少发展到 1 期 AKI。表 6.2[8]呈现了一些大型危重病患者队列研究中的 AKI 发生率。多中心研究报告道，AKI 的发生率在 10% 到 67% 之间，可能反映了患者、医疗保健系统和国家之间病例组合的差异[9]。一项大型跨国研究(急性肾损伤流行病学前瞻性调查或 AKI-EPI)表明，根据肾脏疾病改善全球结果(Kidney Disease Improving Global Outcomes，KDIGO)标准，AKI 的发病率为 57%[9]。5%~11% 的危重患者将需要 KRT，这取决于 AKI 的病因，接受心脏手术需要 KRT 的患者不到 5%，而败血症患者中约有 15% 的患者需要 KRT[10]。

表 6.2　危重症患者 AKI 的发病率

作者	年份	病人			肌酐标准/尿量标准	发生率/%
		ICU	n	标准		
Hoste et al[62]	2006	7	5 383	RIFLE	两者	67
Ostermann and Chang[63]	2007	22	41 972	RIFLE	肌酐	35.8

续表

作者	年份	病人			肌酐标准/尿量标准	发生率/%
		ICU	*n*	标准		
Ostermann et al[64]	2008	22	22 303	AKIN	肌酐	35.4
Bagshaw et al[65]	2008	57	120 123	RIFLE/AKIN	两者	37.1
Joannidis et al[66]	2009	303	16 784	RIFLE/AKIN	两者	35.5
Mandelbaum et al[67]	2011	7	14 524	AKIN	两者	57
Nisula et al[68]	2013	17	2 091	AKIN	两者	39.3
Liborio et al[69]	2014	1	18 410	KDIGO	两者	55.6
Kellum[70]	2014	8	32 045	KDIGO	两者	74.5
Hoste et al[9]	2015	97	1 802	KDIGO	两者	57.3
Bouchard et al[71]	2015	9	6 637	AKIN	肌酐	19.2

AKI，急性肾损伤；AKIN，急性肾损伤网络；ICU，重症监护室；KDIGO，改善全球肾脏病预后组织；RIFLE，危险、损伤、衰竭、肾功能丧失、终末期肾病。

Taken from Bellomo R，Ronco C，Mehta RL，et al. Acute kidney injury in the ICU：from injury to recovery：reports from the 5th Paris International Conference. Ann Intensive Care. 2017；7（1）：49.

急性肾损伤的病因

ICU 中 AKI 最常见的是急性肾小管坏死（肾毒性和缺血性）和肾前性原因[11]。在其他地方经详细讨论的其他潜在可改变的原因包括，放射性造影剂肾病和非甾体抗炎药、血管紧张素转化酶（angiotensin-converting enzyme，ACE）抑制剂、血管紧张素受体阻断剂、利尿剂和化疗药物的肾毒性[4]。患者可能在 ICU 出现 AKI（社区获得性）或在住院期间出现 AKI。医院获得性 AKI 通常预后较差[12]。

急性肾损伤的风险因素

AKI 的风险因素已经在各种临床环境中被确定，包括心脏手术，造影剂诱导的 AKI，以及危重病人群体。表 6.3 总结了所有人群常见的不可改变的和疾病特定的风险因素，并在其他地方进行了讨论。

年龄

多项研究表明，AKI 在老年人中更为常见，并且研究表明 AKI 与年龄增长

表 6.3 AKI 的风险因素

AKI 患者特定风险因素	AKI 疾病特定风险因素
• 年龄	• 药物暴露(肾毒性)
• 性别(男性)	• 败血症/心源性/低血容量性休克
• 慢性肾脏病	• 多器官功能障碍
• 蛋白尿	• 手术
• 糖尿病	
• 充血性心力衰竭	
• 慢性肝病	

AKI,急性肾损伤。

之间存在独立的联系[13]。在一项基于社区的前瞻性研究中,高龄老人(80~89岁)发生 AKI 的可能性是 50 岁以下成年人的 55 倍[14]。对这种关联的可能解释包括①与年龄有关的结构和功能变化,导致肾脏储备减少,肾脏的自我调节能力降低。②多种合并症增加了 AKI 的易感性(血管疾病、糖尿病、高血压、CKD)。③老年人接触到容易导致 AKI 的药物和检查的机会增加[13]。

肾小球滤过率的估计值降低

预估肾小球滤过率(estimated glomerular filtration rate,eGFR)的降低是患者在暴露于放射性造影剂[15]、大型手术和医疗疾病后发生 AKI 的一个潜在危险因素[16],尽管这种相关性的病理生理学基础尚不清楚。Hsu 和其同事发现,在较低的 eGFR 基线下,患者需要进行 AKI 透析的概率增加:与正常 eGFR 相比,基线 eGFR 为 45~60ml/(min·1.73m^2)的患者的风险约为 2 倍,而在基线 eGFR<15ml/(min·1.73m^2)的患者中超过 40 倍[17]。这些关联在几项最近的系统回顾中得到证实,表明基线 eGFR 较低与 AKI 的风险之间存在强烈的独立关联[18-20]。尽管这些分析支持 CKD 与住院相关 AKI 之间的因果关联,但我们对于一种或多种合并症(如心力衰竭)的存在如何改变这种关联,或者 CKD 的所有病因是否都具有类似的 AKI 风险,知之甚少。

蛋白尿

蛋白尿也与 AKI 风险密切相关。对超过 60 万名患者进行的病例对照研究发现,蛋白尿是 AKI 的独立预测因子[17],这在多个环境中得到了验证,包括中国台湾省的心脏手术后以及美国和加拿大的一般人群重复研究中具有体现[21-23]。

急性肾损伤与不良结局的关系

AKI 与高昂花费和不良临床结果相关,包括死亡率过高、住院时间延长、

CKD 的发展和/或进展、幸存者对慢性透析的需求以及对住院后护理的更高需求[24,25]。

死亡率

多项观察研究表明，住院期间出现 AKI 的患者死亡率增加；近 50% 的重症 AKI 患者在住院期间会死亡[26]。一项纳入了 8 项关于住院患者（其中大多数为重症患者或心力衰竭患者）的 Meta 分析证实了 AKI 严重程度增加与短期死亡率之间的分级关系[27]。最重要的是，它证实了即使是轻度的 AKI 也具有临床相关性；SCr 增加 26μmol/L（0.3mg/dl）与短期相对死亡风险为 2.3［95%*CI*，1.8~3.0］相关。AKI 与死亡率之间的关系可能受到几个因素的影响，包括潜在 CKD、AKI 的持续时间和严重程度以及肾功能的恢复程度[28]。最近对既往患有和未患有 CKD（定义为 eGFR<45ml/（min·1.73m^2）的受试者（3.7%）的术后 AKI 与肾脏和生存结局的比较分析发现，当既往患有 CKD 但无 AKI 的受试对象作为参考时，AKI 导致的可归因死亡率较低［风险比（*HR*）1.26（95%*CI*，1.09~1.78）］[29]。然而，并非血清肌酐的所有变化都与死亡率增加相关[30]。AKI 诊断的环境和时机对预后也具有重要的意义，例如周末入院的 AKI 与死亡率[31]以及医院规模相关。

尽管 AKI 的发病率逐步攀升，但生存率也相应提高。最近的一项分析报告表明 2000 年至 2009 年间，需要急性透析的受试者的死亡率下降了 19%[6]。对于这是否意味着应更早、更积极地使用透析（而不是真正提高生存率），仍需要进一步研究。

慢性肾脏病

近年越来越多的研究将 AKI 存活率与 CKD 或终末期肾病（End-stage kidney disease，ESKD）的发展联系起来。一项有关 13 项队列研究的 Meta 分析表明，与无 AKI 的受试者相比，CKD 和 ESKD 患者的 HRs 分别为 8.8（95%*CI*，3.1~25.5）和 3.1（95%*CI*，1.9~5.0）[32]。根据 AKI 的严重程度和是否患有 CKD，2%~30% 的 AKI 幸存者将在出院后 2~5 年内进展为 ESKD[33-36]。基线肾功能、AKI 严重程度和肾功能未恢复是新发 CKD 和 CKD 进展的有效预测因素[37,38]。最近发表的住院患者 AKI 后 CKD 进展的基于人群的风险预测评分还将蛋白尿、年龄和性别确定为风险因素[39]。前瞻性队列研究还发现 AKI 前蛋白尿是 CKD 进展的有力预测因素[40]。然而，即使在短暂的 1 期 AKI 和基线肾功能正常的人中，CKD 的风险也很明显[41]。AKI 的反复发作进一步增加了进展性 CKD 的风险：第一次发作后，每增加一个 AKI 事件似乎会使进展到 4 期 CKD 的风险翻倍[42]。

心血管风险

长期以来，AKI 与潜在的或可疑的心血管疾病患者的心血管事件风险增加有关[43,44]。最近，对接受血管和非血管大手术的患者进行的几项大型回顾性队列研究证实了术后 AKI 与心血管死亡之间的关系[45,46]。此外，Odutayo 及其同事最近进行的一项系统综述分析了来自 25 项队列研究的数据，这些研究涉及患有和未患有 AKI 的患者（n=254 408），表明 AKI 与心血管死亡风险增加 86%、主要不良心血管事件（major adverse cardiovascular event，MACE）风险增加 38% 和心衰风险增加 40% 有关[47]。AKI 与突发性心力衰竭和心力衰竭住院风险增加之间的联系尤其引人注目，这也许是 AKI 和术后期相关的水分和溶质清除减少有关[48,49]。与这些观察结果一致的是，AKI 幸存者使用他汀类药物和肾素-血管紧张素受体拮抗剂与死亡率降低相关[50-52]。

危重病中 AKI 的发展确定了一群面临不良结局风险较高的患者。然而，美国的数据表明，只有 5% 的 AKI 幸存者在出院后进行过肾科随访[36]，而患有 CKD 和蛋白尿的 AKI 幸存者在出院后往往没有接受 ACE 抑制剂/血管紧张素受体阻断剂的治疗[53]。鉴于此，建议对 AKI 幸存者进行纵向随访。

生活质量

关于 AKI 的发生对 ICU 存活者生活质量的影响，存在相互矛盾的数据。早期的研究表明，相对于非 AKI 幸存者，这些患者的长期生活质量较差[54,55]，最近的研究表明，危重病人在进入 ICU 之前的生活质量就很低，而 AKI 并没有明显改变这一状况[56,57]。

花费

已有多项研究评估了住院患者发生 AKI 所带来的费用。一项关于住院患者 AKI 的单中心研究表明，AKI 的严重程度与住院时间和住院费用直接相关[58]。当 AKI 被定义为 SCr 增加 0.3mg/dl（24μmol/L）时，则住院总费用增加 4 886 美元；SCr 增加 1 倍，则费用增加 9 000 美元。对住院患者特定人群的研究支持了这些发现，最近一项关于心脏手术后 AKI 费用的研究表明，根据 AKI 的严重程度，术后费用的平均差异在 9 000 到 14 000 美元之间[59]。非心脏手术的术后 AKI 同样会导致中位成本增加 11 308 美元。然而，这些研究均未考虑到 CKD 对 AKI 的影响及其相关费用，而这种影响可能是相当显著的[60]。最近，加拿大的一项对住院的 AKI 患者的研究发现，随着 KDIGO AKI 阶段的增加，费用递增，需要透析的患者的住院费用增加了三倍，住院时间增加了一倍。此外，AKI 阶段递增的附加费用也在患者入院后的 1 年内出现[61]。

AKI 是危重病患者中常见且严重的危重病并发症，与医院的高死亡率和 AKI 幸存者的短期和长期不良预后有关。年龄的增加和 CKD 的存在是 AKI 的重要风险因素。随着重症监护的改善和病人复杂性的增加，AKI 的发生率和 AKI 生存率持续上升。对 AKI 存活者的纵向护理是有必要的。

（龚学忠　译，曾锐　校）

参考文献

1. Srisawat N, Kellum JA. Acute kidney injury: definition, epidemiology, and outcome. *Curr Opin Crit Care*. 2011;17(6):548-555.
2. Thomas ME, Blaine C, Dawnay A, et al. The definition of acute kidney injury and its use in practice. *Kidney Int*. 2015;87(1):62-73.
3. Susantitaphong P, Cruz DN, Cerda J, et al. World Incidence of AKI: a meta-analysis. *Clin J Am Soc Nephrol*. 2013;8(9):1482-1493.
4. Lameire N, Van Biesen W, Vanholder R. The changing epidemiology of acute renal failure. *Nat Clin Pract Nephrol*. 2006;2(7):364-377.
5. Waikar SS, Curhan GC, Wald R, McCarthy EP, Chertow GM. Declining mortality in patients with acute renal failure, 1988 to 2002. *J Am Soc Nephrol*. 2006;17(4):1143-1150.
6. Hsu RK, McCulloch CE, Dudley RA, Lo LJ, Hsu C-Y. Temporal changes in incidence of dialysis-requiring AKI. *J Am Soc Nephrol*. 2013;24(1):37-42.
7. Waikar SS, Wald R, Chertow GM, et al. Validity of International Classification of Diseases, Ninth Revision, clinical modification codes for acute renal failure. *J Am Soc Nephrol*. 2006;17(6):1688-1694.
8. Bellomo R, Ronco C, Mehta RL, et al. Acute kidney injury in the ICU: from injury to recovery: reports from the 5th Paris International Conference. *Ann Intensive Care*. 2017;7(1):49.
9. Hoste EA, Bagshaw SM, Bellomo R, et al. Epidemiology of acute kidney injury in critically ill patients: the multinational AKI-EPI study. *Intensive Care Med*. 2015;41(8):1411-1423.
10. Hoste EAJ, Kellum JA, Selby NM, et al. Global epidemiology and outcomes of acute kidney injury. *Nat Rev Nephrol*. 2018;14(10):607-625.
11. Nash K, Hafeez A, Hou S. Hospital-acquired renal insufficiency. *Am J Kidney Dis*. 2002;39(5):930-936.
12. Wonnacott A, Meran S, Amphlett B, Talabani B, Phillips S. Epidemiology and outcomes in community-acquired versus hospital-acquired AKI. *Clin J Am Soc Nephrol*. 2014;9(6):1007-1014.
13. Coca SG. Acute kidney injury in elderly persons. *Am J Kidney Dis*. 2010;56(1):122-131.
14. Feest TG, Round A, Hamad S. Incidence of severe acute renal failure in adults: results of a community based study. *BMJ*. 1993;306(6876):481-483.
15. Pannu N, Wiebe N, Tonelli M. Prophylaxis strategies for contrast-induced nephropathy 1. *JAMA*. 2006;295(23):2765-2779.
16. Mehta RL, Pascual MT, Gruta CG, et al. Refining predictive models in critically ill patients with acute renal failure. *J Am Soc Nephrol*. 2002;13(5):1350-1357.
17. Hsu CY, Ordonez JD, Chertow GM, Fan D, McCulloch CE, Go AS. The risk of acute renal failure in patients with chronic kidney disease. *Kidney Int*. 2008;74(1):101-107.
18. James MT, Grams ME, Woodward M, et al. A meta-analysis of the association of estimated GFR, albuminuria, diabetes mellitus, and hypertension with acute kidney injury. *Am J Kidney Dis*. 2015;66(4):602-612.
19. Grams ME, Sang Y, Ballew SH, et al. A meta-analysis of the association of estimated GFR, albuminuria, age, race, and sex with acute kidney injury. *Am J Kidney Dis*. 2015;66(4):591-601.
20. Gansevoort RT, Matsushita K, van der Velde M, et al. Lower estimated GFR and higher albuminuria are associated with adverse kidney outcomes. A collaborative meta-analysis of general and high-risk population cohorts. *Kidney Int*. 2011;80(1):93-104.
21. Huang TM, Wu VC, Young GH, et al. Preoperative proteinuria predicts adverse renal outcomes after coronary artery bypass grafting. *J Am Soc Nephrol*. 2011;22(1):156-163.
22. Grams ME, Astor BC, Bash LD, Matsushita K, Wang Y, Coresh J. Albuminuria and estimated glomerular filtration rate independently associate with acute kidney injury. *J Am Soc Nephrol*. 2010;21(10):1757-1764.
23. James MT, Hemmelgarn BR, Wiebe N, et al. Glomerular filtration rate, proteinuria, and the incidence and consequences of acute kidney injury: a cohort study. *Lancet*. 2010; 376(9758):2096-2103.
24. Liangos O, Wald R, O'Bell JW, Price L, Pereira BJ, Jaber BL. Epidemiology and outcomes of acute renal failure in hospitalized patients: a national survey. *Clin J Am Soc Nephrol*. 2006;1(1):43-51.
25. Xue JL, Daniels F, Star RA, et al. Incidence and mortality of acute renal failure in Medicare beneficiaries, 1992 to 2001. *J Am Soc Nephrol*. 2006;17(4):1135-1142.
26. Liano F, Pascual J; Madrid Acute Renal Failure Study Group. Epidemiology of acute renal failure: a prospective, multicenter, community-based study. *Kidney Int*. 1996;50(3):811-818.
27. Coca SG, Peixoto AJ, Garg AX, Krumholz HM, Parikh CR. The prognostic importance of a small acute decrement in kidney function in hospitalized patients: a systematic review and meta-analysis. *Am J Kidney Dis*. 2007;50(5):712-720.
28. Pannu N, James M, Hemmelgarn BR, et al. Modification of outcomes after acute kidney injury by the presence of CKD. *Am J Kidney Dis*. 2011;58(2):206-213.

29. Wu VC, Huang TM, Lai CF, et al. Acute-on-chronic kidney injury at hospital discharge is associated with long-term dialysis and mortality. *Kidney Int.* 2011;80(11):1222-1230.
30. Coca SG, Zabetian A, Ferket BS, et al. Evaluation of short-term changes in serum creatinine level as a meaningful end point in randomized clinical trials. *J Am Soc Nephrol.* 2016;27(8):2529-2542.
31. James MT, Wald R, Bell CM, et al. Weekend hospital admission, acute kidney injury, and mortality. *J Am Soc Nephrol.* 2010;21(5):845-851.
32. Coca SG, Singanamala S, Parikh CR. Chronic kidney disease after acute kidney injury: a systematic review and meta-analysis. *Kidney Int.* 2012;81(5):442-448.
33. Pannu N, James M, Hemmelgarn B, Klarenbach S; Alberta Kidney Disease Network. Association between AKI, recovery of renal function, and long-term outcomes after hospital discharge. *Clin J Am Soc Nephrol.* 2013;8(2):194-202.
34. Ishani A, Xue JL, Himmelfarb J, et al. Acute kidney injury increases risk of ESRD among elderly. *J Am Soc Nephrol.* 2009;20(1):223-228.
35. Mehta RL, Kellum JA, Shah SV, et al. Acute kidney injury network: report of an initiative to improve outcomes in acute kidney injury. *Crit Care.* 2007;11(2):R31.
36. United States Renal Data System. USRDS Annual Data Report. 2015. https://www.usrds.org/media/1541/vol1_05_aki_15.pdf
37. James MT, Ghali WA, Tonelli M, et al. Acute kidney injury following coronary angiography is associated with a long-term decline in kidney function. *Kidney Int.* 2010;78(8):803-809.
38. Lo LJ, Go AS, Chertow GM, et al. Dialysis-requiring acute renal failure increases the risk of progressive chronic kidney disease. *Kidney Int.* 2009;76(8):893-899.
39. James MT, Pannu N, Hemmelgarn BR, et al. Derivation and external validation of prediction models for advanced chronic kidney disease following acute kidney injury. *JAMA.* 2017;318(18):1787-1797.
40. Lee BJ, Go AS, Parikh R, et al. Pre-admission proteinuria impacts risk of non-recovery after dialysis-requiring acute kidney injury. *Kidney Int.* 2018;93(4):968-976.
41. Bucaloiu ID, Kirchner HL, Norfolk ER, Hartle JE II, Perkins RM. Increased risk of death and de novo chronic kidney disease following reversible acute kidney injury. *Kidney Int.* 2012;81(5):477-485.
42. Holmes J, Geen J, Williams JD, Phillips AO. Recurrent acute kidney injury: predictors and impact in a large population-based cohort. *Nephrol Dial Transplant.* 2019;35(8):1361-1369.
43. Chawla LS, Amdur RL, Shaw AD, Faselis C, Palant CE, Kimmel PL. Association between AKI and long-term renal and cardiovascular outcomes in United States veterans. *Clin J Am Soc Nephrol.* 2014;9(3):448.
44. Chawla LS, Eggers PW, Star RA, Kimmel PL. Acute kidney injury and chronic kidney disease as interconnected syndromes. *N Engl J Med.* 2014;371(1):58-66.
45. Ozrazgat-Baslanti T, Thottakkara P, Huber M, et al. Acute and chronic kidney disease and cardiovascular mortality after major surgery. *Ann Surg.* 2016;264(6):987-996.
46. Huber M, Ozrazgat-Baslanti T, Thottakkara P, Scali S, Bihorac A, Hobson C. Cardiovascular-specific mortality and kidney disease in patients undergoing vascular surgery. *JAMA Surg.* 2016;151(5):441-450.
47. Odutayo A, Wong CX, Farkouh M, et al. AKI and long-term risk for cardiovascular events and mortality. *J Am Soc Nephrol.* 2016;28(1):377-387.
48. Bansal N, Matheny ME, Greevy RA Jr, et al. Acute kidney injury and risk of incident heart failure among US veterans. *Am J Kidney Dis.* 2018;71(2):236-245.
49. Go AS, Hsu CY, Yang J, et al. Acute kidney injury and risk of heart failure and atherosclerotic events. *Clin J Am Soc Nephrol.* 2018;13(6):833-841.
50. Brar S, Ye F, James MT, et al. Association of angiotensin-converting enzyme inhibitor or angiotensin receptor blocker use with outcomes after acute kidney injury. *JAMA Intern Med.* 2018;178(12):1681-1690.
51. Brar S, Ye F, James M, Hemmelgarn B, Klarenbach S, Pannu N. Statin use and survival after acute kidney injury. *Kidney Int Rep.* 2016;1(4):279-287.
52. Gayat E, Hollinger A, Cariou A, et al. Impact of angiotensin-converting enzyme inhibitors or receptor blockers on post-ICU discharge outcome in patients with acute kidney injury. *Intensive Care Med.* 2018;44(5):598-605.
53. Leung KC, Pannu N, Tan Z, et al. Contrast-associated AKI and use of cardiovascular medications after acute coronary syndrome. *Clin J Am Soc Nephrol.* 2014;9(11):1840-1848.
54. Ahlstrom A, Tallgren M, Peltonen S, Räsänen P, Pettilä V. Survival and quality of life of patients requiring acute renal replacement therapy. *Intensive Care Med.* 2005;31(9):1222-1228.
55. Noble JS, Simpson K, Allison ME. Long-term quality of life and hospital mortality in patients treated with intermittent or continuous hemodialysis for acute renal and respiratory failure. *Ren Fail.* 2006;28(4):323-330.
56. Hofhuis JG, van Stel HF, Schrijvers AJ, Rommes JH, Spronk PE. The effect of acute kidney injury on long-term health-related quality of life: a prospective follow-up study. *Crit Care.*

2013;17(1):R17.
57. Nisula S, Vaara ST, Kaukonen KM, et al. Six-month survival and quality of life of intensive care patients with acute kidney injury. *Crit Care.* 2013;17(5):R250.
58. Chertow GM, Burdick E, Honour M, Bonventre JV, Bates DW. Acute kidney injury, mortality, length of stay, and costs in hospitalized patients. *J Am Soc Nephrol.* 2005;16(11):3365-3370.
59. Dimick JB, Pronovost PJ, Cowan JA, Lipsett PA. Complications and costs after high-risk surgery: where should we focus quality improvement initiatives? *J Am Coll Surg.* 2003; 196(5):671-678.
60. Smith DH, Gullion CM, Nichols G, Keith DS, Brown JB. Cost of medical care for chronic kidney disease and comorbidity among enrollees in a large HMO population. *J Am Soc Nephrol.* 2004;15(5):1300-1306.
61. Collister D, Pannu N, Ye F, et al. Health care costs associated with AKI. *Clin J Am Soc Nephrol.* 2017;12(11):1733-1743.
62. Hoste EA, Clermont G, Kersten A, et al. RIFLE criteria for acute kidney injury are associated with hospital mortality in critically ill patients: a cohort analysis 8. *Crit Care.* 2006;10(3):R73.
63. Ostermann M, Chang RW. Acute kidney injury in the intensive care unit according to RIFLE. *Crit Care Med.* 2007;35(8):1837-1843; quiz 52.
64. Ostermann M, Chang R; Riyadh ICU Program Users Group. Correlation between the AKI classification and outcome. *Crit Care.* 2008;12(6):R144.
65. Bagshaw SM, George C, Bellomo R; ANZICS Database Management Committee. Early acute kidney injury and sepsis: a multicentre evaluation. *Crit Care.* 2008;12(2):R47.
66. Joannidis M, Metnitz B, Bauer P, et al. Acute kidney injury in critically ill patients classified by AKIN versus RIFLE using the SAPS 3 database. *Intensive Care Med.* 2009;35(10):1692-1702.
67. Mandelbaum T, Scott DJ, Lee J, et al. Outcome of critically ill patients with acute kidney injury using the Acute Kidney Injury Network criteria. *Crit Care Med.* 2011;39(12):2659-2664.
68. Nisula S, Kaukonen KM, Vaara ST, et al. Incidence, risk factors and 90-day mortality of patients with acute kidney injury in Finnish intensive care units: the FINNAKI study. *Intensive Care Med.* 2013;39(3):420-428.
69. Liborio AB, Branco KM, Torres de Melo Bezerra C. Acute kidney injury in neonates: from urine output to new biomarkers. *Biomed Res Int.* 2014;2014:601568.
70. Kellum JA, Sileanu FA, Murugan R, et al. Classifying AKI by urine output versus serum creatinine level. *J Am Soc Nephrol.* 2015;26(9):2231-2238.
71. Bouchard J, Acharya A, Cerda J, et al. A prospective international multicenter study of AKI in the intensive care unit. *Clin J Am Soc Nephrol.* 2015;10(8):1324-1331.

7 重症监护病房的急性肾损伤和非急性肾损伤风险评分

Luke E. Hodgson, Lui G. Forni

预测模型简介

预后预测研究通过调查变量组合以预测模型的形式预测未来结果的能力[1]。此类模型旨在通过提供客观的概率估计来增强决策能力[2]。

模型性能

数据收集后，首先在原始推导数据集中评估模型性能。量化使用模型对患者和医生行为及结果的影响称为影响分析。通过网络（www.equator-network.org）发布的TRIPOD指南为判断此类模型研究的报告质量提供了有用的参考。可以使用各种pseudo-R^2度量来量化模型的总体性能；通常采用Brier评分[3]。区分度是指一个模型区分有或没有有利结果的个体的能力[3]。它可以通过一致性（c）统计进行量化，这与逻辑模型的接收器操作特性曲线（AUROC）下的面积相同[4]。c统计量可以解释为一个有相关结果的病人被模型赋予更高的结果概率，而不是一个随机选择的没有相关结果的病人：0.5表示模型的表现并不比偶然好，而1表示完全区分[4]。校准是指预测结果概率与观察到的结果频率之间的一致性[5]。可以通过将观察到的结果频率与按预测概率分位数分组的受试者的预测结果概率进行图形化绘制来进行研究[6]。45°线上的校准图表示完全一致。校准可以通过建模具有截距（α）和斜率（β）的回归线来正式评估[3]，这可以在逻辑回归模型中进行估计，以观察结果为因变量，线性预测为唯一自变量。对于校准良好的模型，截距为0，校准斜率为1。虽然常用，但Hosmer-Lemeshow拟合优度测试可能缺乏拒绝不良校准的统计功效[5]。

重症监护室预测模型

急性生理学和慢性健康评估

自20世纪80年代以来，已经描述了许多复杂的评分系统来预测重症监护室(intenseive care unit,ICU)的死亡率。最著名的是急性生理学和慢性健康评估(Acute Physiology and Chronic Health Evaluation,APACHE)评分[7]。APACHE Ⅱ对模型进行了修改和简化(从34个到12个生理变量、年龄和慢性健康状况),这是目前使用最广泛的疾病严重程度评分[8]。对于每个变量,使用在入院ICU的前24小时内记录的最差值,并将导致ICU入院的主要诊断作为一个类别权重添加,以便根据APACHE Ⅱ评分和主要诊断计算出预测的死亡率。APACHE Ⅲ于1991年形成[9],最近发布的APACHEⅣ与其具有相同的生理变量和权重,但具有不同的预测变量[10]。不幸的是,这种评分很耗时——例如,APACHE Ⅳ的最高分是286分,预计需要37分钟来计算。56分对应的死亡风险估计值为10%,132分预测的死亡率为90%。常用的ICU预测模型见表7.1。

简明急性生理学评分

简化急性生理评分(Simplified Acute Physiology Score,SAPS)于1984年在法国开发并验证,使用了ICU入院前24小时测量的13个加权生理变量[11],更新后的SAPS Ⅱ包括12个生理变量、年龄、入院类型和3个与潜在疾病相关的变量[12]。SAPS Ⅲ于2005年创建,包括20个变量,分为三个与患者特征相关的子项:入院前、入院原因和ICU入院前或入院后1小时内的生理紊乱程度[13]。得分范围从0到217,40分对应的死亡率风险估计值小于10%,120分预测的死亡率超过90%。SAPS Ⅲ包括用于预测不同地理区域医院死亡率的定制方程,并且还被用于研究ICU之间资源使用的差异[14]。

病死概率模型

第一个病死概率模型(mortality probability model,MPM)由包含7个入院变量的入院模型和包含7个变量的24小时模型组成[15]。MPM Ⅱ于1993年出现,使用来自12个国家的12 610名ICU患者的数据库进行logistic回归分析[16]。与APACHE或SAPS不同,在MPM Ⅱ中,每个变量被指定为存在或不存在(年龄除外)。进一步迭代的MPM0-Ⅲb包含16个变量,其中包括在ICU入院后一小时内获取的3个生理参数[17]。

重症监护国家审计和研究中心分数

在英国,重症监护国家审计与研究中心(Intensive Care National Audit and Research Center,ICNARC)的评分是使用英国范围内的数据库得出的,并针对英国ICU的成人危重病患者进行校准[18]。该评分范围为0至100,使用了APACHE、SAPS和MPM系统的要素,并且在开发和验证样本上表现优于SAPS Ⅱ(开发和验证样本的统计数据为0.87),APACHE Ⅱ和APACHEⅢ,以及MPM Ⅱ[18]。评分为10的死亡率风险估计值小于10%,评分为50的死亡率风险超过90%。ICNARC评分随后进行了更新,并相对于原始模型表现出更好

表 7.1 普通 ICU 死亡率预测模型

	APACHE (1981)	APACHE Ⅱ(1985)	APACHE Ⅲ(1991)	APACHE Ⅳ(2006)	SAPS (1984)	SAPS Ⅱ(1993)	SAPS Ⅲ(2005)	MPM (1985)	MPMⅡ (1993)	MPMⅢ (2007)	ICNARC (2007)	ICNARC Update (2015)
国家	1	1	1	1	1	12	335	1	12	1	1	1
ICU	2	13	40	104	8	137	303	1	140	135	163	232
病人	705	5 815	17 440	110 558	679	12 997	16 784	2 783	19 124	124 855	216 626	245 246
年龄	否	是	是	是	是	是	是	是	是	是	是	是
起源	否	否	是	是	否	否	是	否	否	否	否	否
手术状态	否	是	是	是	否	是	是	是	是	是	是	是
慢性健康	是	是	是	是	否	是	是	是	是	是	否	是
生理学	是	是	是	是	是	是	是	是	是	是	是	是
急性诊断	否	是	是	是	否	否	是	否	是	是	是	是
变量	34	17	26	142	14	17	20	11	15	16	19	18
分数	是	是	是	是	是	是	是	否	否	否	是	是
预测死亡率	否	是	是	是	否	是	是	是	是	是	是	是

APACHE，急性生理学和慢性健康状况评价；ICNARC，重症监护国家审计和研究中心；ICU，重症监护室；MPM，病死概率模型；SAPS，简明急性生理学评分。

的判别能力和整体性能(c 指数 0.89 vs. 0.87)[19]。

外部验证

来自苏格兰 ICU(*n*=10 393)的数据对 APACHE Ⅱ和 APACHE Ⅲ、SAPS Ⅱ以及 MPM0 和 MPM24 进行了比较[20]。所有模型均显示出良好的辨别力,尽管观察到的死亡率与预测值显著不同(校准差)。SAPS Ⅱ的总体性能最好,但 APACHE Ⅱ的校准效果更好。在美国队列中,对 APACHE Ⅳ、MPM0-Ⅲ和 SAPS Ⅱ评分的系数进行了重新评估,并应用于评估风险校准后的死亡率[21]。鉴别力和校准是充分的(APACHE Ⅳ的 AUROC 为 0.892,SAPS Ⅱ为 0.873,而 MPM0-Ⅲ为 0.809)。Harrison 等人在一项大型英国外部验证(*n*=141 106)中发现分辨力适中(c 统计 APACHE Ⅱ 0.80、APACHEⅢ 0.83、SAPS Ⅱ 0.82 和 MPM Ⅱ 0.82),然而,所有的校准都不完美,需要重新校准[22]。

重症监护室死亡率模型的局限性

一般模型可能在接近衍生人群的患者群体中表现最佳。所有模型的准确性取决于输入的质量,例如定义、数据收集时间和缺失数据的规则。大多数模型是从特别关注测量和改善绩效的 ICU 中创建的,因此可能不具有一般性,而预测的结果通常是出院时的生存状态,而不是更长期的结果,如与健康相关的生活质量和资源使用。用于评估校准的统计方法,最常见的是 Hosmer-Lemeshow 统计,受评估的协变量数量、相等概率的观测值的排序方式和样本大小的影响[23]。因此,在验证研究中评估校准时,建议制作校准图[24]。尽管分辨力通常是足够的,但在大多数外部验证中,校准会恶化,需要额外地重新校准。自动数据管理系统的使用可以通过改变生理变量的采样率,改变模型的准确性。最后,很少有临床证据表明使用这种评分系统有好处,这一点很重要,因为使用这些模型时可能会得出自我实现的“不良结果”结论等潜在缺陷。

器官功能障碍评分

器官衰竭评分旨在描述器官功能障碍的程度,而不是预测存活率并说明时间和严重程度。最常用的三种是多器官功能障碍评分(Multiple Organ Dysfunction Score,MODS)[25]、顺序器官衰竭评估(Sequential Organ Failure Assessment,SOFA)[26]和器官功能障碍逻辑性评分(Logistic Organ Dysfunction System,LODS)(表 7.2)[27]。每个系统使用六个器官系统:肺、心血管、肾、神经、血液学/凝血和肝。

器官功能障碍逻辑性评分

LODS 是使用来自 12 个国家 137 个 ICU 的数据库开发的,使用逻辑回归

表 7.2 器官功能障碍评分系统

	MODS(1995)	LODS(1996)	SOFA(1996)
呼吸	PaO_2/FiO_2	PaO_2/FiO_2,MV	PaO_2/FiO_2,MV
心血管	收缩压 HR	HR,SBP	MAP,血管加压药的使用情况
肾	肌酐	尿素、肌酐、尿量	肌酐、尿量
神经	GCS	GCS	GCS
肝	胆红素	胆红素、PT	胆红素
血液	血小板计数	WBC,血小板计数	血小板计数

FiO_2,吸入氧的浓度百分比;GCS,格拉斯哥昏迷量表;HR,心率;LODS,器官功能障碍逻辑性评分;MAP,平均动脉压;MODS,多器官功能障碍综合征;MV,机械通气;PaO_2,血氧分压;PT,凝血酶原时间;SBP,收缩压;SOFA,脓毒症相关性器官功能衰竭评价;WBC,白细胞。

选择了 12 个变量,其中选择了入院前 24 小时的最差值。在衍生人群中,最高得分[22]的死亡率为 99.7%[27]。经验证,LODS 增加与较高的死亡率相关[28],在一项法国研究中,LODS 预测死亡率的 AUC(曲线下面积)为 0.72[29]。

序贯器官功能衰竭评估

SOFA 是 1994 年共识会议期间制定的当前使用的主要评分标准[26,30]。记录了每天的最差值。与 LODS 和 MODS 不同,心血管系统包括一个与治疗相关变量:血管加压剂剂量。最初在混合 ICU 人群中验证[26,31],SOFA 随后在多个患者群体中得到验证,包括心脏手术、烧伤和败血症[32-35]。在一项研究中,得分大于 15 与 90% 的死亡率相关[36]。在另一项研究中,前 48 小时评分的增加预示着大于 50% 的死亡率,而评分的减少则与 27% 的死亡率有关[37]。在一项针对 60 岁以上老年人的多中心研究中,如果患者前 5 天的任何一天的最高分值大于 13 分,最低分值一直大于 10 分,并且前 5 天的 SOFA 为阳性或不变,则死亡率为 100%。在前 5 天中的任何一天超过 13 分,最低 SOFA 一直大于 10 分,并且在前 5 天中 SOFA 为阳性或没有变化,则其死亡率为 100%[38]。更新的 Sepsis-3 定义包含 SOFA(见第 35 章),器官功能障碍被确定为感染后 SOFA 总分的急性变化大于或等于 2 分[30]。

多器官功能障碍评分

MODS 的评估标准基于文献综述,这些文献明确了最初选定纳入评估的七个器官系统(肺、心血管、肾、神经、血液、肝、胃肠)的功能障碍特征。未确定胃肠功能的准确描述,因此,该系统不包括在内。该评分在一个外科 ICU

(n=336)中制定,并在同一ICU(n=356)中进行验证。对于每个系统,使用当天的第一个参数,最高得分为24分。MODS的变化(入院MODS和最高分数之间的差值)可能比单个评分更能预测结果。

器官功能障碍评分的外部验证

已经描述了SOFA、APACHE Ⅲ、LODS和MODS在预测医院死亡率方面的类似判别能力[39,40]。据报道,SOFA在脑损伤患者中具有优越的判别能力,与MODS相比,可以更好地预测医院死亡率和不良神经系统预后[41]。

急性肾损伤重症监护室预测模型

急性肾损伤(AKI),定义为肾功能的急剧下降,这在ICU中很常见,预计患病率为57%,与死亡率增加、住院时间延长和慢性肾脏病(CKD)的发展相关[42-44]。ICU中AKI的早期风险分层是具有挑战性的,但对于制定新颖、复杂的AKI预防和治疗策略至关重要[45]。一些研究者已经开发并验证了AKI的临床风险预测模型,或者预测那些已经发生AKI的病人的死亡率。

急性肾损伤患者的死亡率预测

2017年对AKI患者死亡率预测评分的系统性评估包括12项衍生研究(7项在ICU人群中,最近一次发表于2011年)和9项外部验证[46]。有两项研究[47,48]虽然在系统回顾中被归类为验证性研究,但也推导出了一个模型,包含在表7.3中。尽管报告了内部验证的良好性能,但与一般ICU模型相比,大多数预测模型具有较差的辨别力(外部验证的AUROC<0.7)和可变性能。

近期急性肾损伤预测研究及未来方向

ICU中AKI的预测可能具有挑战性,因为发病率如此之高,先前的损伤可能尚未反映在血清肌酐变化中,并且经常缺乏准确的基线肾功能。在改善全球肾脏病预后组织(KDIGO)发表定义之前,已有一些小型研究进行了描述[49-51]。自KDIGO定义[52]发表以来,最近的一些研究提出了预测AKI发病或更严重AKI的模型(表7.4)。三个模型采用了随机森林(RF)图,这是一种集成分类器,通过机器学习(ML)的多数投票来汇总多个决策树的结果[53-55]。据报道,这种技术在ICU[56]的其他领域和医院更广泛的范围内预测AKI在长达72小时的时间内表现良好[57]。其中一个模型使用与SAPSⅡ一般ICU死亡率模型相同的变量,AUROC为0.88[54]。

肾性心绞痛的概念在十年前就被提出了[58],随后被用于描述儿童的肾性心绞痛指数(RAI),在预测AKI方面表现出良好的性能(AUROC 0.74~0.81)[59]。RAI综合了风险(如通风)和损伤迹象(容量超负荷),最近已在成人中得到验证[60]。功能性标志物可能在将来被纳入风险预测中。例如,呋塞米应激试验

表 7.3 AKI 相关死亡率结果模型研究

研究	中心	样本量	KRT	死亡率	AKI 定义	变量	AUROC
Schaefer et al (1991)[66]	1	126	100%	57%	KRT	MV，低血压	—
Paganini et al (1996)[67] CCF	1	506	100%	67%	KRT	MV，男性，血液功能障碍，胆红素，医学，SCr，器官衰竭增加，尿素	—
Lins et al (2000)[68]	1	197	26%	53%	SCr>2mg/dl 或>50% 基线	年龄，MV，白蛋白，PT 时间，HF	0.87~0.90
Mehta et al (2002)[69]	4	605	50%	52%	SCr>2mg/dl，尿素>40mg/dl，或在先前存在肾脏疾病时 SCr 升高>1	年龄，男性，呼吸，肝脏和血液功能障碍，SCr，尿素，UO，HR	0.83
D'Avila et al (2004)[48]	1	280	100%	85%	KRT	男性，昏迷，肝脏，呼吸衰竭，血管活性，败血症	0.815
Lins et al (2004)[70]	8	293	37%	51%	SCr>3 或在轻中度肾脏疾病中增加 50%	年龄，白蛋白，PT，胆红素，HF，低血压，败血症	0.82~0.83
Chertow et al (2006)[71]	5	618	64%	37%	SCr>0.5mg/dl，基线 SCr<1.5mg/dl，或如果基线 SCr>1.5mg/dl 且<5mg/dl 时，SCr 上升>1mg/dl	初始：年龄，少尿，肝脏，呼吸衰竭，败血症和血小板减少症；KRT：年龄，肝脏，呼吸衰竭，败血症，高尿素，低 SCr	0.62~0.72

续表

研究	中心	样本量	KRT	死亡率	AKI 定义	变量	AUROC
Lin et al (2008)[47]	4	398	100%	63%~66%	KRT	MV，年龄，乳酸，SOFA，TPN，CPR，败血症	0.80~0.84
Demirjian et al (2011)[72]	27	1122	99%	50%	缺血性或肾毒性 ATN，少尿，男性 SCr>2mg/dl 或女性 >1.5mg/dl	MV，年龄，慢性低氧血症，心血管疾病，恶性肿瘤，免疫抑制治疗，缺血性 AKI，术后，HR，MAP，尿量，FiO_2，pH，PO_2，SCr，HCO_3，PO_4，白蛋白，胆红素，INR，血小板计数	0.85 (0.83~0.88)

[a] 医院死亡率。

[b] 血小板计数<50 000，白细胞<2 500 或出血性疾病。

[c] 在首次透析时。

AKI，急性肾损伤；ATN，急性肾小管坏死；AUROC，接受者操作特征曲线下面积；BUN，血尿素氮；CCF，克利夫兰诊所基金会；CPR，心肺复苏；CVD，脑血管疾病；FiO_2，吸入氧的浓度百分比；HCO_3，血清碳酸氢盐；HF，心力衰竭；HR，心率；MAP，平均动脉压；MV，机械通气；PO_4，血清磷酸盐；PT，凝血酶原时间；KRT，肾脏替代治疗；SCr，血清肌酐；SHARF，斯图恩伯格医院急性肾衰竭；SOFA，脓毒症相关性器官功能衰竭评价；TPN，完全肠外营养；UO，尿量。

表 7.4 最近关于 ICU 的 AKI 预测研究

研究	结果、设计、样本量	变量	AUROC
Malhotra et al (2017)[45] US dual center	结果:KDIGO AKI 死亡率 正向逐步逻辑回归 推导:n=573,验证:n=144	MV,CKD,肝脏疾病,HF,HTN,CVD,pH=7.30,肾毒素,败血症,贫血	推导:0.79(0.70~0.89);外部验证:0.81(0.78~0.83)
Flechet et al (2017)[53] Multicenter	结果:KDIGO AKI 和 2~3 级 ICU 入院和 24 小时 RF ML 最终变量选择通过引导后向排除法为每个基于时间的模型增量确定 推 导:n=2 123, 验 证:n=2 367 AKI 发生在 29% 和 2~3 期 15%	AKI:年龄,基线血肌酐,糖尿病 2~3 级:额外的身高和体重	AKI:0.75(0.75~0.75) 24 小时:0.82(0.82~0.82) AKI 2~3:0.77(0.77~0.77) 24 小时:0.84(95%*CI*,0.83~0.84)
Haines et al (2018)[73] Trauma ICU patients, UK single center	KDIGO AKI 逻辑回归 推导:n=830,验证:n=564 830 例中有 163 例(19.6%) 发生 AKI,其中 42 例(5.1%)接受了 KRT	年龄,SCr 第一天,PO_4,单位血液输血,Charlson 评分	AKI 0.77(0.72~0.81),有效性:0.70(0.64~0.77) 2~3 级:发育:0.81(0.75~0.88),验证:0.83(0.74~0.92) KRT:发育:0.92(0.88~0.96),验证:0.91(0.86~0.97)

续表

研究	结果、设计、样本量	变量	AUROC
McKown et al（2017）[74] US single center	结果：MAKE30 逻辑回归 n=10 983，结果：n=1 489（13.6%）	MV，年龄，UHSC 预期死亡率，基线 SCr，体液，种族，男性，入院服务，单位，来源，升压药，KRT 先验，入住 ICU 时的 AKI，CKD，Elixhauser 编码算法，肾衰竭	引导后为 0.90
Chiofolo et al（2019）[54]	连续 AKI 风险评分的 RF ML 推导 n=4 572，验证：n=1 958 AKI 占 30%	年龄，尿素，pH，DBP，MAP，温度，HCT，钠离子，钾离子，表皮生长因子受体，UO 12、24 小时，硅，PP，TV，P/F 比，体液平衡，总氮	AUC 0.88 对于 2~3 级 AKI：在 AKI 发生前至少 6 小时，灵敏度为 91%，特异性为 71%，检出率为 53%
Lin et al（2019）[55]	使用 MIMIC Ⅲ 数据库的 RF ML，AKI 有 19 044 例——死亡率 13.6%	使用与 SAPSⅡ相同的变量	0.866（95%CI，0.862~0.870）

AKI，急性肾损伤；AUC，曲线下面积；AUROC，受试者工作特性曲线下面积；CI，可信区间；CKD，慢性肾脏病；CVD，脑血管疾病；DBP，舒张压；eGFR，估算肾小球滤过率；HCT，红细胞比容；HF，心力衰竭；HR，心率；HTN，高血压；ICU，重症监护室；K^+，血清钾；KDIGO，改善全球肾脏预后组织；MAKE30，30 天内发生的重大肾脏不良事件——持续性肾功能不全的综合征；KRT，院内死亡；MAP，平均动脉压；ML，机器学习；MV，机械通气；Na^+=血清钠；P/F，PaO_2/FiO_2；PO_4，血清磷；PP，脉搏压；RF，随机森林模型；KRT，肾脏替代治疗；SAPS，简明急性生理学评分；SI，休克指数；UHSC，大学健康系统联盟；UO，尿量。

(furosemide stress test,FST)预测 AKI 进展到更严重的阶段(图 7.1)[61]。随着 AKI 生物标志物数量的不断增加,以及与预测模型的结合,风险最高的人群能被进一步识别[62],并能对其进行有针对性的干预[63](见第 16 章)。

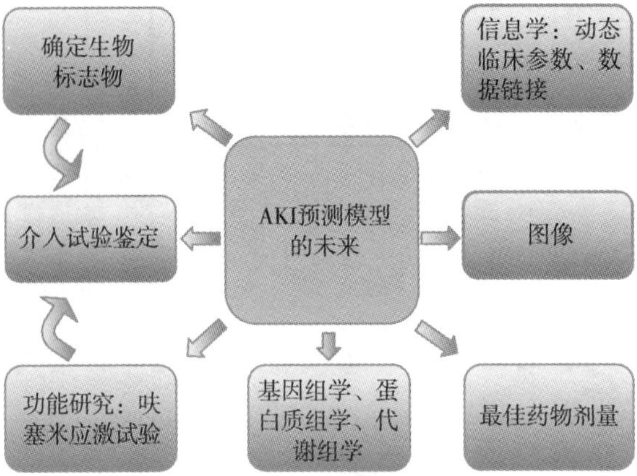

图 7.1　概述 AKI 预测模型的潜在发展的示意图

AKI 的病因是多因素的,这是限制 AKI 预测的一个主要挑战,由于 AKI 诱导的分子表达变化很难与 AKI 相关或引起 AKI 的疾病(如败血症)的变化区分开来,使得 AKI 更加复杂[64]。赵等人的一项大型全基因组关联研究(GWAS)确定了与 AKI 风险增加相关的两个基因位点,这可能为早期诊断和随后的治疗发展揭示了新的途径[65]。在预测模型评估中加入基因组分析,有望进一步增强风险建模。

(龚学忠 译,曾锐 校)

参考文献

1. Moons KG, Royston P, Vergouwe Y, Grobbee DE, Altman DG. Prognosis and prognostic research: what, why, and how? *BMJ*. 2009;338:b375.
2. Concato J, Feinstein AR, Holford TR. The risk of determining risk with multivariable models. *Ann Intern Med*. 1993;118(3):201-210.
3. Steyerberg EW, Vickers AJ, Cook NR, et al. Assessing the performance of prediction models: a framework for traditional and novel measures. *Epidemiology*. 2010;21(1):128-138.
4. Harrell FJ. *Regression Modeling Strategies*. Springer; 2001.
5. Moons KG, Kengne AP, Grobbee DE, et al. Risk prediction models: II. External validation, model updating, and impact assessment. *Heart*. 2012;98(9):691-698.
6. Royston P, Moons KG, Altman DG, Vergouwe Y. Prognosis and prognostic research: developing a prognostic model. *BMJ*. 2009;338:b604.
7. Knaus WA, Zimmerman JE, Wagner DP, Draper EA, Lawrence DE. APACHE-acute physiology and chronic health evaluation: a physiologically based classification system. *Crit Care Med*. 1981;9(8):591-597.
8. Knaus WA, Draper EA, Wagner DP, Zimmerman JE. APACHE II: a severity of disease classification system. *Crit Care Med*. 1985;13(10):818-829.
9. Knaus WA, Wagner DP, Draper EA, et al. The APACHE III prognostic system. Risk prediction of hospital mortality for critically ill hospitalized adults. *Chest*. 1991;100(6):1619-1636.

10. Zimmerman JE, Kramer AA, McNair DS, Malila FM. Acute Physiology and Chronic Health Evaluation (APACHE) IV: hospital mortality assessment for today's critically ill patients. *Crit Care Med.* 2006;34(5):1297-1310.
11. Le Gall JR, Loirat P, Alperovitch A, et al. A simplified acute physiology score for ICU patients. *Crit Care Med.* 1984;12(11):975-977.
12. Le Gall JR, Lemeshow S, Saulnier F. A new Simplified Acute Physiology Score (SAPS II) based on a European/North American multicenter study. *JAMA.* 1993;270(24):2957-2963.
13. Moreno RP, Metnitz PG, Almeida E, et al. SAPS 3—From evaluation of the patient to evaluation of the intensive care unit. Part 2: Development of a prognostic model for hospital mortality at ICU admission. *Intensive Care Med.* 2005;31(10):1345-1355.
14. Rothen HU, Stricker K, Einfalt J, et al. Variability in outcome and resource use in intensive care units. *Intensive Care Med.* 2007;33(8):1329-1336.
15. Lemeshow S, Teres D, Pastides H, Avrunin JS, Steingrub JS. A method for predicting survival and mortality of ICU patients using objectively derived weights. *Crit Care Med.* 1985;13(7):519-525.
16. Lemeshow S, Teres D, Klar J, Avrunin JS, Gehlbach SH, Rapoport J. Mortality Probability Models (MPM II) based on an international cohort of intensive care unit patients. *JAMA.* 1993;270(20):2478-2486.
17. Higgins TL, Teres D, Copes WS, Nathanson BH, Stark M, Kramer AA. Assessing contemporary intensive care unit outcome: an updated Mortality Probability Admission Model (MPM0-III). *Crit Care Med.* 2007;35(3):827-835.
18. Harrison DA, Parry GJ, Carpenter JR, Short A, Rowan K. A new risk prediction model for critical care: the Intensive Care National Audit & Research Centre (ICNARC) model. *Crit Care Med.* 2007;35(4):1091-1098.
19. Harrison DA, Ferrando-Vivas P, Shahin J, Rowan KM. *Ensuring Comparisons of Health-Care Providers Are Fair: Development and Validation of Risk Prediction Models for Critically Ill Patients.* NIHR Journals Library. Queen's Printer and Controller of HMSO; 2015.
20. Livingston BM, MacKirdy FN, Howie JC, Jones R, Norrie JD. Assessment of the performance of five intensive care scoring models within a large Scottish database. *Crit Care Med.* 2000;28(6):1820-1827.
21. Kuzniewicz MW, Vasilevskis EE, Lane R, et al. Variation in ICU risk-adjusted mortality: impact of methods of assessment and potential confounders. *Chest.* 2008;133(6):1319-1327.
22. Harrison DA, Brady AR, Parry GJ, Carpenter JR, Rowan K. Recalibration of risk prediction models in a large multicenter cohort of admissions to adult, general critical care units in the United Kingdom. *Crit Care Med.* 2006;34(5):1378-1388.
23. Kramer AA, Zimmerman JE. Assessing the calibration of mortality benchmarks in critical care: the Hosmer-Lemeshow test revisited. *Crit Care Med.* 2007;35(9):2052-2056.
24. Moons KG, Altman DG, Reitsma JB, et al. Transparent reporting of a multivariable prediction model for Individual Prognosis or Diagnosis (TRIPOD): explanation and elaboration. *Ann Intern Med.* 2015;162(1):W1-W73.
25. Marshall JC, Cook DJ, Christou NV, Bernard GR, Sprung CL, Sibbald WJ. Multiple organ dysfunction score: a reliable descriptor of a complex clinical outcome. *Crit Care Med.* 1995;23(10):1638-1652.
26. Vincent JL, Moreno R, Takala J, et al. The SOFA (Sepsis-related Organ Failure Assessment) score to describe organ dysfunction/failure. On behalf of the Working Group on Sepsis-Related Problems of the European Society of Intensive Care Medicine. *Intensive Care Med.* 1996;22(7):707-710.
27. Le Gall JR, Klar J, Lemeshow S, et al; The Logistic Organ Dysfunction system. A new way to assess organ dysfunction in the intensive care unit. ICU Scoring Group. *JAMA.* 1996;276(10):802-810.
28. Metnitz PG, Lang T, Valentin A, Steltzer H, Krenn CG, Le Gall JR. Evaluation of the logistic organ dysfunction system for the assessment of organ dysfunction and mortality in critically ill patients. *Intensive Care Med.* 2001;27(6):992-998.
29. Timsit JF, Fosse JP, Troche G, et al. Calibration and discrimination by daily Logistic Organ Dysfunction scoring comparatively with daily Sequential Organ Failure Assessment scoring for predicting hospital mortality in critically ill patients. *Crit Care Med.* 2002;30(9):2003-2013.
30. Singer M, Deutschman CS, Seymour CW, et al. The Third International Consensus Definitions for Sepsis and Septic Shock (Sepsis-3). *JAMA.* 2016;315(8):801-810.
31. Moreno R, Vincent JL, Matos R, et al. The use of maximum SOFA score to quantify organ dysfunction/failure in intensive care. Results of a prospective, multicentre study. Working Group on Sepsis related Problems of the ESICM. *Intensive Care Med.* 1999;25(7):686-696.
32. Ceriani R, Mazzoni M, Bortone F, et al. Application of the sequential organ failure assessment score to cardiac surgical patients. *Chest.* 2003;123(4):1229-1239.
33. Lorente JA, Vallejo A, Galeiras R, et al. Organ dysfunction as estimated by the sequential organ failure assessment score is related to outcome in critically ill burn patients. *Shock.* 2009;31(2):125-131.

34. Vosylius S, Sipylaite J, Ivaskevicius J. Sequential organ failure assessment score as the determinant of outcome for patients with severe sepsis. *Croat Med J.* 2004;45(6):715-720.
35. Jentzer JC, Bennett C, Wiley BM, et al. Predictive value of the sequential organ failure assessment score for mortality in a contemporary cardiac intensive care unit population. *J Am Heart Assoc.* 2018;7(6):e008169.
36. Vincent JL, de Mendonca A, Cantraine F, et al. Use of the SOFA score to assess the incidence of organ dysfunction/failure in intensive care units: results of a multicenter, prospective study. Working group on "sepsis-related problems" of the European Society of Intensive Care Medicine. *Crit Care Med.* 1998;26(11):1793-1800.
37. Ferreira FL, Bota DP, Bross A, Mélot C, Vincent J-L. Serial evaluation of the SOFA score to predict outcome in critically ill patients. *JAMA.* 2001;286(14):1754-1758.
38. Cabre L, Mancebo J, Solsona JF, et al. Multicenter study of the multiple organ dysfunction syndrome in intensive care units: the usefulness of Sequential Organ Failure Assessment scores in decision making. *Intensive Care Med.* 2005;31(7):927-933.
39. Pettila V, Pettila M, Sarna S, Voutilainen P, Takkunen O. Comparison of multiple organ dysfunction scores in the prediction of hospital mortality in the critically ill. *Crit Care Med.* 2002;30(8):1705-1711.
40. Peres Bota D, Melot C, Lopes Ferreira F, Nguyen Ba V, Vincent JL. The Multiple Organ Dysfunction Score (MODS) versus the Sequential Organ Failure Assessment (SOFA) score in outcome prediction. *Intensive Care Med.* 2002;28(11):1619-1624.
41. Zygun D, Berthiaume L, Laupland K, Kortbeek J, Doig C. SOFA is superior to MOD score for the determination of non-neurologic organ dysfunction in patients with severe traumatic brain injury: a cohort study. *Crit Care.* 2006;10(4):R115.
42. Uchino S, Bellomo R, Bagshaw SM, Goldsmith D. Transient azotaemia is associated with a high risk of death in hospitalized patients. *Nephrol Dial Transplant.* 2010;25(6):1833-1839.
43. Coca SG, Peixoto AJ, Garg AX, Krumholz HM, Parikh CR. The prognostic importance of a small acute decrement in kidney function in hospitalized patients: a systematic review and meta-analysis. *Am J Kidney Dis.* 2007;50(5):712-720.
44. Hoste EA, Bagshaw SM, Bellomo R, et al. Epidemiology of acute kidney injury in critically ill patients: the multinational AKI-EPI study. *Intensive Care Med.* 2015;41(8):1411-1423.
45. Malhotra R, Kashani KB, Macedo E, et al. A risk prediction score for acute kidney injury in the intensive care unit. *Nephrol Dial Transplant.* 2017;32(5):814-822.
46. Ohnuma T, Uchino S. Prediction models and their external validation studies for mortality of patients with acute kidney injury: a systematic review. *PLoS One.* 2017;12(1):e0169341.
47. Lin YF, Ko WJ, Wu VC, et al. A modified sequential organ failure assessment score to predict hospital mortality of postoperative acute renal failure patients requiring renal replacement therapy. *Blood Purif.* 2008;26(6):547-554.
48. D'Avila DO, Cendoroglo NM, dos Santos OF, Schor N, Poli de Figueiredo CE. Acute renal failure needing dialysis in the intensive care unit and prognostic scores. *Ren Fail.* 2004;26(1):59-68.
49. Coritsidis GN, Guru K, Ward L, Bashir R, Feinfeld DA, Carvounis CP. Prediction of acute renal failure by "bedside formula" in medical and surgical intensive care patients. *Ren Fail.* 2000;22(2):235-244.
50. Hoste EA, Lameire NH, Vanholder RC, Benoit DD, Decruyenaere JM, Colardyn FA. Acute renal failure in patients with sepsis in a surgical ICU: predictive factors, incidence, comorbidity, and outcome. *J Am Soc Nephrol.* 2003;14(4):1022-1030.
51. Chawla LS, Abell L, Mazhari R, et al. Identifying critically ill patients at high risk for developing acute renal failure: a pilot study. *Kidney Int.* 2005;68(5):2274-2280.
52. Kidney International. KDIGO Clinical Practice Guideline for Acute Kidney Injury. *Kidney Int Suppl.* 2012;2(1):1-136.
53. Flechet M, Guiza F, Schetz M, et al. AKI predictor, an online prognostic calculator for acute kidney injury in adult critically ill patients: development, validation and comparison to serum neutrophil gelatinase-associated lipocalin. *Intensive Care Med.* 2017;43(6):764-773.
54. Chiofolo C, Chbat N, Ghosh E, Eshelman L, Kashani K. Automated continuous acute kidney injury prediction and surveillance: a random forest model. *Mayo Clin Proc.* 2019;94(5):783-792.
55. Lin K, Hu Y, Kong G. Predicting in-hospital mortality of patients with acute kidney injury in the ICU using random forest model. *Int J Med Inform.* 2019;125:55-61.
56. Van Poucke S, Zhang Z, Schmitz M, et al. Scalable predictive analysis in critically ill patients using a visual open data analysis platform. *PLoS One.* 2016;11(1):e0145791.
57. Koyner JL, Carey KA, Edelson DP, Churpek MM. The development of a machine learning inpatient acute kidney injury prediction model. *Crit Care Med.* 2018;46(7):1070-1077.
58. Goldstein SL, Chawla LS. Renal angina. *Clin J Am Soc Nephrol.* 2010;5(5):943-949.
59. Basu RK, Zappitelli M, Brunner L, et al. Derivation and validation of the renal angina index to improve the prediction of acute kidney injury in critically ill children. *Kidney Int.* 2014;85(3):659-667.

60. Cruz DN, Ferrer-Nadal A, Piccinni P, et al. Utilization of small changes in serum creatinine with clinical risk factors to assess the risk of AKI in critically ill adults. *Clin J Am Soc Nephrol.* 2014;9(4):663-672.
61. Rewa OG, Bagshaw SM, Wang X, et al. The furosemide stress test for prediction of worsening acute kidney injury in critically ill patients: a multicenter, prospective, observational study. *J Crit Care.* 2019;52:109-114.
62. Hodgson LE, Venn RM, Short S, et al. Improving clinical prediction rules in acute kidney injury with the use of biomarkers of cell cycle arrest: a pilot study. *Biomarkers.* 2018;24:1-21.
63. Meersch M, Schmidt C, Hoffmeier A, et al. Prevention of cardiac surgery-associated AKI by implementing the KDIGO guidelines in high risk patients identified by biomarkers: the PrevAKI randomized controlled trial. *Intensive Care Med.* 2017;43(11):1551-1561.
64. Marx D, Metzger J, Pejchinovski M, et al. Proteomics and metabolomics for AKI diagnosis. *Semin Nephrol.* 2018;38(1):63-87.
65. Zhao B, Lu Q, Cheng Y, et al. A genome-wide association study to identify single-nucleotide polymorphisms for acute kidney injury. *Am J Respir Crit Care Med.* 2017;195(4):482-490.
66. Schaefer JH, Jochimsen F, Keller F, Wegscheider K, Distler A. Outcome prediction of acute renal failure in medical intensive care. *Intensive Care Med.* 1991;17(1):19-24.
67. Paganini EP, Halstenberg WK, Goormastic M. Risk modeling in acute renal failure requiring dialysis: the introduction of a new model. *Clin Nephrol.* 1996;46(3):206-211.
68. Lins RL, Elseviers M, Daelemans R, et al. Prognostic value of a new scoring system for hospital mortality in acute renal failure. *Clin Nephrol.* 2000;53(1):10-17.
69. Mehta RL, Pascual MT, Gruta CG, Zhuang S, Chertow GM. Refining predictive models in critically ill patients with acute renal failure. *J Am Soc Nephrol.* 2002;13(5):1350-1357.
70. Lins RL, Elseviers MM, Daelemans R, et al. Re-evaluation and modification of the Stuivenberg Hospital Acute Renal Failure (SHARF) scoring system for the prognosis of acute renal failure: an independent multicentre, prospective study. *Nephrol Dial Transplant.* 2004;19(9):2282-2288.
71. Chertow GM, Soroko SH, Paganini EP, et al. Mortality after acute renal failure: models for prognostic stratification and risk adjustment. *Kidney Int.* 2006;70(6):1120-1126.
72. Demirjian S, Chertow GM, Zhang JH, et al. Model to predict mortality in critically ill adults with acute kidney injury. *Clin J Am Soc Nephrol.* 2011;6(9):2114-2120.
73. Haines RW, Lin S-P, Hewson R, et al. Acute kidney injury in trauma patients admitted to critical care: development and validation of a diagnostic prediction model. *Sci Rep.* 2018;8(1):3665.
74. McKown AC, Wang L, Wanderer JP, et al. Predicting major adverse kidney events among critically ill adults using the electronic health record. *J Med Syst.* 2017;41(10):156.

8 急性肾损伤的预防

Nicholas Michael Selby

引言

预防原本是指为阻止某事发生的行为，在医学术语中是指在疾病发生之前防止其发生。这涉及了几个方面：识别有风险的患者，在发病前有时间窗采取行动，采用有效的预防性干预措施。然而，当涉及重症监护室（Intensive Care Unit，ICU）中发生急性肾损伤（Acute Kidney Injury，AKI）时，这几个方面并不总是能及时地实施。此外，我们要认识到 AKI 不是一种单一的疾病，而是由多种不同原因引起的异质性综合征，可能需要采取一系列预防措施[1,2]。目前可用的诊断方法很难评估 AKI 是处于风险和预防阶段，还是实际上已经发生了肾脏损伤。尽管如此，考虑到 AKI 相关的高发病率、死亡率和医疗资源消耗率，AKI 预防的潜在价值仍是巨大的[3]。有关 ICU 中 AKI 的流行病学和患者风险的识别已在第 6 和第 7 章中讨论，而本章将概述 ICU 中预防 AKI 的干预措施。表 8.1 总结了危重患者中 AKI 的常见危险因素[4]。

表 8.1　31 项研究（包括 504 545 名患者）的荟萃分析确定的危重症患者进展为 AKI 的 13 个危险因素

患者相关因素
高龄
肌酐基线值高/CKD
糖尿病
心力衰竭
高血压
环境危险因素
脓毒症/SIRS
疾病严重程度评分较高
血管升压素/正性肌力药使用
肾毒性药物使用
高危手术

续表

急诊手术
心胸疾病患者应用 IABP
心胸疾病患者体外循环转流时间延长

以下药物被定义为肾毒性药物：静脉注射造影剂、氨基糖苷类、两性霉素 B、万古霉素、非甾体抗炎药、血管紧张素转换酶抑制剂和血管紧张素受体阻滞剂。疾病的严重程度通过不同的严重程度评分来评估，如急性生理学和慢性健康状况评价（Acute Physiology And Chronic Health Evaluation，APACHE）或损伤严重度评分（Injury Severity Score，ISS）。

AKI：急性肾损伤；CKD：慢性肾脏病；IABP：主动脉内球囊反搏术；SIRS：全身性炎症反应综合征。

From Cartin-Ceba R，Kashiouris M，Plataki M，et al. Risk factors for development of acute kidney injury in critically ill patients：a systematic review and meta-analysis of observational studies. Crit Care Res Pract. 2012；2012：691013.

重症监护室中急性肾损伤高危人群的预防策略

围绕 AKI 预防的国际专家共识和指南包括，2010 年欧洲重症监护医学学会（European Society of Intensive Care Medicine，ESICM）[5]及 2017 年更新版[6]，美国胸科学会、欧洲呼吸学会、ESICM、重症监护医学学会[7]和 2012 年改善全球肾脏病预后组织（Kidney Disease Improving Global Outcomes，KDIGO）临床实践指南[8,9]。

扩容和静脉液体的选择

通过扩容恢复循环容量纠正低血容量是预防 AKI 的一种常见措施，但大多数人将其视为危重病患者护理的基本治疗。然而，一些研究表明，包括目标导向的中心静脉压（Central Venous Pressure，CVP）监测和方案导向的未监测 CVP 的液体复苏在减少 AKI 发生率方面并没有常规护理有效，至少在脓毒血症患者中是如此[10]。目前，虽然限制液体入量治疗疗效的证据尚不充分，但也将其作为改善预后的一种策略[11]。在 AKI 患者中，液体超负荷（定义为液体负荷量超过基础体重的 10%）与死亡率增加存在强相关性[12]，一项随机平行可行性试验表明，限制液体入量的替代方案可降低 AKI 发病率[13]。同时，这些结果也在液体和导管治疗试验（Fluids and Catheters Treatment Trial，FACTT）中得到证实。在该试验中，即使接受常规液体管理方案的急性肺损伤患者接受更少的肾脏替代治疗（kidney replacement therapy，KRT），在不同组之间死亡率却没有差异[14]。然而，在手术患者中，限制液体管理方案可能会增加 AKI 的风险[15]。限制性容量管理的预后可能会因患者的临床情况而异，因此，确切结论尚需进一步证实。在此期间，建议在液体复苏时采取慎重且个体化的方法，尽可能避免过度积液（应尽量使积液不超过体重的 10%）。

液体的选择对于AKI的预防也十分重要。在第10章中有详细的介绍，这里做简要的概述。通常来说，晶体比胶体更适合液体复苏，因为后者相对获益小且成本高。此外，许多大型随机对照试验（Randomized Controlled Trails，RCT）表明，使用胶体还会增加AKI和进行KRT的风险。因此，胶体目前已基本被淘汰[16~18]。就晶体液的选择是否会影响AKI的风险这个问题，特别是使用平衡溶液（乳酸林格液、哈特曼氏溶液和血浆电解质液）是否比0.9%生理盐水获益更大，目前也存在广泛争议。许多观察性研究报道了使用生理盐水与AKI风险增加之间的关系，如富含氯的非缓冲溶液可能造成高氯血症代谢性酸中毒、肾脏血流量减少和肾血管收缩等生理效应，这些都可能是AKI的诱因[19]。最近一项随机试验也探讨了这个问题，但未给出明确的答案。SPLIT试验是一项双盲、整群随机的交叉试验，对新西兰四间ICU中2 278名患者使用0.9%生理盐水和平衡晶体溶液（Plasma-Lyte148）的疗效进行了比较[20]。在研究的28周内，对参与试验的ICU分配了密罩的生理盐水或缓冲晶体液，交替进行7周的治疗。两组主要终点包括患者AKI发生率、KRT比例和死亡率均无差异。相比之下，等渗溶液和主要不良肾脏事件试验（Isotonic Solutions and Major Adverse Renal Events Trial，SMART）证实了平衡晶体液获益更大[21]。SMART是一项纳入15 802名成年ICU患者的单中心、实效的临床试验，其完成了使用生理盐水和平衡晶体液（乳酸林格液或血浆电解质液）后疗效的比较。该试验的整群随机多交叉设计与SPLIT类似，ICU每月交替使用不同类型的液体。主要观察结果是30天内发生的重大不良肾脏事件（Major Adverse Kidney Events at 30days，MAKE30）在平衡晶体液组和生理盐水组的发生率分别为14.3%和15.4%。[优势比*OR*，0.90；95% *CI*，0.82~0.99；*P*=0.04]。MAPK30是一个复合终点，定义为任何原因引起的死亡、新接受KRT或持续性肾功能不全（住院患者最终肌酐值大于基线200%）。然而，当关注AKI预防问题时，次要终点分析显示AKI 2/3期的发生率、血肌酐最高值、从基线到最高血肌酐的变化或持续肾功能不全的发生率在两组之间没有差异。KRT（作为单一结果衡量标准）在平衡晶体液组和生理盐水组分别为2.5%和2.9%，*P*=0.08。在同一中心进行的SALT-ED试验中也观察到类似的结果，该试验与SMART具有类似的设计，但试验对象为非危重患者[22]。因此，尽管SMART试验总体上表明平衡晶体液具有益处，但SPLIT和SMART试验均未证明其在ICU中的使用可以预防AKI的发生。

造影剂相关急性肾损伤的预防

造影剂相关急性肾损伤（Contrast-Associated Acute Kidney Injury，CA-AKI）在第44章中进行了详细的讨论，但CA-AKI在风险人群中的主要预防措施是水化治疗。在非ICU进行的PRESERVE试验明确显示，在接受血管造影的CA-AKI高危患者中，碳酸氢盐在预防死亡、避免透析及在90天内血清肌酐水平持续上升50%以上和降低CA-AKI发生率方面并不优于生理盐水[23]。此外，PRESERVE 还证明了 N-乙酰半胱氨酸对于 CA-AKI 患者是无效的。在危重患者中进行的较小规模的试验与这些发现一致[24,25]。

因此，在接受血管造影剂的患者中，对于血容量不足或 CA-AKI 风险特别高的患者[尤其存在 CKD，肾小球滤过率估计值（estimated glomerular filtration rate，eGFR）小于 30ml/（min·1.73m^2）]使用血管内造影剂时，应考虑给予等渗晶体液；然而，如果患者有体液超载的风险，则不应给予液体。静脉注射碳酸氢盐或 N-乙酰半胱氨酸对 CA-AKI 患者无效。此外，在高危患者中，尤其是进行动脉内造影剂注射时，最小化造影剂的用量也很重要。

血压和血管升压素

血管活性药物和感染性休克的治疗在第 2 章、第 13 章和第 36 章已进行了阐述，这里不再讨论。然而，围绕术中血压干预也可能对 AKI 预防有效。INPRESS 试验将 298 名术后 AKI 风险较高的患者随机分为两组，一组将术中和术后 4 小时内收缩压（Systolic Blood Pressure，SBP）保持在患者术前值的 10% 以内，另一组进行标准管理（如果 SBP 小于 80mmHg 或低于术前的 40%，最初治疗可以考虑使用麻黄碱）[26]。在干预组中使用了动脉内监测和去甲肾上腺素输注以达到目标 SBP。术后器官功能障碍在干预组减少，有趣的是，干预组肾功能不全的发生率为 32.7%，而对照组为 49%（P=0.01），相当于每干预治疗 7 名患者就可以预防 1 名患者发生肾功能不全。

急性肾损伤集束化管理和系统支持

AKI 患者在 ICU 外的管理质量不尽相同，并与不良结局相关[27]。一项针对 AKI 儿童患者的质量改善计划（NINJA）证实，规定肾毒性药物的使用剂量，并同时引起其他相关医疗团队重视，可持续性降低 AKI 的发生率[28-31]。其他一些研究评估了全院应用的复杂的干预措施，其中包括预防 AKI 和改善 AKI 管理的因素[32-36]。例如，ICE-AKI 研究是在两所英国医院进行的一项前后对照研究，将集束化护理分别与一种电子临床预测规则（预防）和一种 AKI 电子警报（检测）相结合。结果显示，医院获得性 AKI 的发病率略有降低（优势比，0.99；95%CI，0.98~1.00；P=0.049），且医院获得性 AKI 患者和经 AKI 预测规则确定为高风险患者的死亡率均较低[36]。据报道，随着各种质量改进项目的实施，与 AKI 相关的成果有所提高，其中包括 AKI 发病率降低。此外，在美国 14 家医院的病房和 ICU 引入的 AKI 计算机决策支持系统与死亡率降低、KRT 比例降低和住院时间缩短均相关[37]。然而，这些研究的前后顺序设计并不能完全消除时间对结果的影响（即无论如何都会发生偏倚）。Tackling AKI 研究是一项时效性、多中心的随机整群分组试验，采用阶梯式楔形设计，可以将时间效应与干预的影响效应分开。该研究评估了一项复杂的干预措施，包括电子警报、组合式照护和在英国五家医院引入的教育计划，包括了 24 059 次 AKI 的发生。干预措施并没有改善 30 天死亡率的主要终点，但改进了 AKI 管理，提高了 AKI 诊断,缩短了 AKI 持续时间和住院时间[34]。在一项正式的成本效益分析报告中(手稿审核中),后者为医疗保健系统节省了大量资金,相反,单独采取电子警报干预的单中心随机试验并没有改善 AKI 管理和患者结局[38]。

针对 ICU 内更为具体的情境中,两项单中心随机试验评估了基于 KDIGO 的建议的早期应用集束化管理对术后 AKI 预防的影响[39,40]。这两项研究设计类似,仅入组术后短时间内 AKI 生物标志物[金属蛋白酶组织抑制物 2(Urinary Tissue Inhibitor of Metalloproteinase 2,TIMP-2)和胰岛素样生长因子结合蛋白 7(Insulin-like Growth Factor Binding Protein 7,IGFBP-7)]升高的患者。表 8.2 显示每项研究中集束化管理的详细信息。PRVE-AKI 试验将心脏术后的 276 名患者(共筛选了 882 例患者)随机分组,结果显示在集束化管理组中不仅 72 小时内 AKI 的发生率较低(55% vs. 72%,P=0.004),而且 2/3 期 AKI 的发生率也显著降低(30% vs. 45%,P=0.009)。两组 AKI 的高发病率均十分显著,而这两组在其他方面如死亡率没有差异。目前正在进行一项更大规模的多中心研究以证实这些结果,并验证干预措施对真正终点的影响。BigpAK 试验将 121 名腹部手术后的患者随机分为标准管理组和 AKI 预防性集束化管理组。尽管干预组的 AKI(所有阶段)主要结果的发生率没有显著降低(32% vs.

表 8.2　Prev-AKI 和 BigpAK 试验中集束化管理的详细流程

PREV-AKI 试验	BigpAK 试验
• 避免使用肾毒性药物 • 术后 48 内停用 ACE 抑制剂和 ARB • 密切监测血清肌酐和尿量 • 术后 72 小时避免高血糖 • 替换造影剂 • 使用 PICCO 导管,根据预先确定的算法优化容量状态和血流动力学参数,从而密切监测血流动力学: 　• SVV<11(否则用 500~1 000ml 晶体治疗),CI>3L/(min·m²)(否则用多巴酚丁胺或肾上腺素治疗),MAP>65mmHg(否则用去甲肾上腺素治疗)	• 肾内科会诊 • MAP>65mmHg • 测量 CVP,进行动态容量反应性测试,然后在接下来的 0~3 小时内给药 • 重复 CVP 测试,然后在 4~6 小时内给药 • 12 小时后重复肾脏检查

ACE,血管紧张素转换酶;ARB,血管紧张素受体阻滞剂;CI,可信区间;CVP,中心静脉压;MAP,平均动脉压;PICCO,脉搏轮廓心输出量;SVV,每搏输出量变化。

From Meersch M, Schmidt C, Hoffmeier A, et al. Prevention of cardiac surgery-associated AKI by implementing the KDIGO guidelines in high risk patients identified by biomarkers: the PrevAKI randomized controlled trial. Intensive Care Med. 2017; 43(11): 1551-1561;

Gocze I, Jauch D, Gotz M, et al. Biomarker-guided intervention to prevent acute kidney injury after major surgery: the prospective randomized BigpAK study. Ann Surg. 2018; 267(6): 1013-1020.

48%,P=0.07),但2/3期AKI的发病率有降低(7% vs. 20%,P=0.04)。另外,干预组ICU时间和住院时间也有所减少。当然,这两项研究都存在限制,即它们是单中心非盲设计,并且主要终点是KIDGO定义的AKI(即使用尿量和血清肌酐定义结局,而不是临床终点)。总之,综上数据表明关注AKI的细节管理和预防是有意义的。此外,应该关注使用新型生物标志物来加强风险评估,并早期应用于干预。我们可以推测,这种方法可能会带给今后的研究更多的成功结果,特别是如果能够使用指示干预机制相关过程的生物标志物来丰富研究人群。

无效的干预措施

已经被证实对预防AKI无效的干预措施(详见表8.3)。

表8.3 危重期或围手术期预防AKI的无效措施

无效的干预措施	设置测试研究类型	预测的作用机制
呋塞米	心脏手术[43]	预防肾小管梗阻,增加肾血流量,减少髓质耗氧,减少静脉充血
多巴胺	(心脏、血管、其他手术)术后、造影剂、肾毒性药物、危重患者[44]	血管扩张剂,防止选择性肾血管收缩,促进尿钠
非诺多泮	心脏手术,危重病人[45,46]	多巴胺A1受体激动剂,肾血管舒张,促进钠尿
左西孟旦	心脏手术,危重病人[47-49]	钙敏剂,血管扩张剂,抗炎作用
红细胞生成素	心脏手术,对比,危重病人[50]	激活EPO受体减少细胞凋亡,增加氧气输送
静脉注射硒	危重病人[51]	减少氧化应激
RIPC 远端缺血预处理	心脏手术[52,53]	臂/腿非致死性缺血后对器官缺血损伤的保护作用,机制尚不清楚
阿司匹林/可乐定	非心脏手术[54]	阿司匹林:减少血小板聚集和微栓塞,可能改善肾灌注不良时的GFR,减少尿血栓素,是一种有效的血管收缩剂 可乐定:中枢作用α2-肾上腺素能激动剂,降低交感神经张力,抗炎

除了RIPC以外,均为药物治疗。

AKI,急性肾损伤;EPO,红细胞生成素;GFR,肾小球滤过率;RIPC,远端缺血预处理。

目前,利钠肽被认为可以预防 AKI,因其通过扩张肾小球入球小动脉和收缩出球小动脉,从而增加 GFR,导致尿钠的排出。由于许多关于心脏手术、CA-AKI、腹主动脉手术、心力衰竭和肝脏切除术的研究表明,低剂量心房钠尿肽(atrial natriuretic peptide,ANP)可以降低 AKI 的发病率,因此其没有被归纳至表格 8.3 中。严格来说,钠尿肽已被证明对 AKI 的预防无效的说法还有待考究,因为利钠肽的大多数研究样本量较小,方法学质量较低,证据较为薄弱。此外,目前尚无一项研究观察重症患者的 AKI 预防。因此,尽管总体趋势表明利钠肽对 AKI 的治疗是有益的,但目前的证据强度还不足以支持[41]。同样,许多研究和 Meta 分析表明,他汀类药物可能预防 CA-AKI,但这些研究都是在非 ICU 进行的,并且大部分研究对象属于急性冠脉综合征患者。最近一项针对急性呼吸窘迫综合征(acute respiratory distress syndrome,ARDS)危重患者的随机对照研究的二次分析表明,他汀类药物在 ICU 环境中对患者没有保护作用[42]。

总结与结论

在危重病患者中 AKI 的高发生率,以及其与增加的死亡率、更多的医疗资源利用和较长期的并发症之间的强烈关联,为 AKI 预防提供有力的依据。然而,目前仍面临许多挑战。虽然 AKI 常见的危险因素和临床表现已经很明确,但还需要以现有的证据为基础,进一步开发、验证和转化为针对更高危复杂的患者的个体化风险预测,虽然迄今为止研究的许多药物尚未显示出对 AKI 预防的获益,但重视静脉输液量、维持术中血压和系统支持仍是目前减少 AKI 发生可采取的主要预防措施。

(梁馨苓 译,洪权 校)

参考文献

1. Hoste EA, Bagshaw SM, Bellomo R, et al. Epidemiology of acute kidney injury in critically ill patients: the multinational AKI-EPI study. *Intensive Care Med.* 2015;41(8):1411-1423.
2. Uchino S, Kellum JA, Bellomo R, et al. Acute renal failure in critically ill patients: a multinational, multicenter study. *JAMA.* 2005;294(7):813-818.
3. Hoste EAJ, Kellum JA, Selby NM, et al. Global epidemiology and outcomes of acute kidney injury. *Nat Rev Nephrol.* 2018;14(10):607-625.
4. Cartin-Ceba R, Kashiouris M, Plataki M, et al. Risk factors for development of acute kidney injury in critically ill patients: a systematic review and meta-analysis of observational studies. *Crit Care Res Pract.* 2012;2012:691013.
5. Joannidis M, Druml W, Forni LG, et al. Prevention of acute kidney injury and protection of renal function in the intensive care unit. Expert opinion of the Working Group for Nephrology, ESICM. *Intensive Care Med.* 2010;36(3):392-411.
6. Joannidis M, Druml W, Forni LG, et al. Prevention of acute kidney injury and protection of renal function in the intensive care unit: update 2017: expert opinion of the Working Group on Prevention, AKI section, European Society of Intensive Care Medicine. *Intensive Care Med.* 2017;43(6):730-749.
7. Brochard L, Abroug F, Brenner M, et al. An official ATS/ERS/ESICM/SCCM/SRLF statement: prevention and management of acute renal failure in the ICU patient: an international consensus conference in intensive care medicine. *Am J Respir Crit Care Med.* 2010;181(10):1128-1155.
8. Kidney Disease: Improving Global Outcomes (KDIGO) Acute Kidney Injury Work Group.

KDIGO clinical practice guideline for acute kidney injury. *Kidney Int.* 2012;2(suppl 1):1-138.
9. Ostermann M, Bellomo R, Burdmann EA, et al. Controversies in acute kidney injury: conclusions from a Kidney Disease: Improving Global Outcomes (KDIGO) Conference. *Kidney Int.* 2020;98(2):294-309.
10. Kellum JA, Chawla LS, Keener C, et al. The effects of alternative resuscitation strategies on acute kidney injury in patients with septic shock. *Am J Respir Crit Care Med.* 2016;193(3):281-287.
11. Meyhoff TS, Moller MH, Hjortrup PB, et al. Lower vs. higher fluid volumes in sepsis-protocol for a systematic review with meta-analysis. *Acta Anaesthesiol Scand.* 2017;61(8):942-951.
12. Bouchard J, Soroko SB, Chertow GM, et al. Fluid accumulation, survival and recovery of kidney function in critically ill patients with acute kidney injury. *Kidney Int.* 2009;76(4):422-427.
13. Hjortrup PB, Haase N, Bundgaard H, et al. Restricting volumes of resuscitation fluid in adults with septic shock after initial management: the CLASSIC randomised, parallel-group, multicentre feasibility trial. *Intensive Care Med.* 2016;42(11):1695-1705.
14. National Heart Lung Blood Institute Acute Respiratory Distress Syndrome Clinical Trials Network, Wiedemann HP, Wheeler AP, et al. Comparison of two fluid-management strategies in acute lung injury. *N Engl J Med.* 2006;354(24):2564-2575.
15. Myre K, Rostrup M, Buanes T, et al. Plasma catecholamines and haemodynamic changes during pneumoperitoneum. *Acta Anaesthesiol Scand.* 1998;42(3):343-347.
16. Brunkhorst FM, Engel C, Bloos F, et al. Intensive insulin therapy and pentastarch resuscitation in severe sepsis. *N Engl J Med.* 2008;358(2):125-139.
17. Myburgh JA, Finfer S, Bellomo R, et al. Hydroxyethyl starch or saline for fluid resuscitation in intensive care. *N Engl J Med.* 2012;367(20):1901-1911.
18. Perner A, Haase N, Guttormsen AB, et al. Hydroxyethyl starch 130/0.42 versus Ringer's acetate in severe sepsis. *N Engl J Med.* 2012;367(2):124-134.
19. Semler MW, Rice TW. Sepsis resuscitation: fluid choice and dose. *Clin Chest Med.* 2016;37(2):241-250.
20. Young P, Bailey M, Beasley R, et al. Effect of a buffered crystalloid solution vs saline on acute kidney injury among patients in the intensive care unit: the SPLIT randomized clinical trial. *JAMA.* 2015;314(16):1701-1710.
21. Semler MW, Self WH, Wanderer JP, et al. Balanced crystalloids versus saline in critically ill adults. *N Engl J Med.* 2018;378(9):829-839.
22. Self WH, Semler MW, Wanderer JP, et al. Balanced crystalloids versus saline in noncritically ill adults. *N Engl J Med.* 2018;378(9):819-828.
23. Weisbord SD, Gallagher M, Jneid H, et al. Outcomes after angiography with sodium bicarbonate and acetylcysteine. *N Engl J Med.* 2018;378(7):603-614.
24. Valette X, Desmeulles I, Savary B, et al. Sodium bicarbonate versus sodium chloride for preventing contrast-associated acute kidney injury in critically ill patients: a randomized controlled trial. *Crit Care Med.* 2017;45(4):637-644.
25. Palli E, Makris D, Papanikolaou J, et al. The impact of N-acetylcysteine and ascorbic acid in contrast-induced nephropathy in critical care patients: an open-label randomized controlled study. *Crit Care.* 2017;21(1):269.
26. Futier E, Lefrant JY, Guinot PG, et al. Effect of individualized vs standard blood pressure management strategies on postoperative organ dysfunction among high-risk patients undergoing major surgery: a randomized clinical trial. *JAMA.* 2017;318(14):1346-1357.
27. NCEPOD. Acute kidney injury: adding insult to injury. https://www.ncepod.org.uk/2009report1/Downloads/AKI_report.pdf.
28. Goldstein SL, Kirkendall E, Nguyen H, et al. Electronic health record identification of nephrotoxin exposure and associated acute kidney injury. *Pediatrics.* 2013;132(3):e756-e767.
29. Goldstein SL, Mottes T, Simpson K, et al. A sustained quality improvement program reduces nephrotoxic medication-associated acute kidney injury. *Kidney Int.* 2016;90(1):212-221.
30. Goldstein SL, Dahale D, Kirkendall ES, et al. A prospective multi-center quality improvement initiative (NINJA) indicates a reduction in nephrotoxic acute kidney injury in hospitalized children. *Kidney Int.* 2020;97(3):580-588.
31. Bell S, Selby NM, Bagshaw SM. Danger in the jungle: sensible care to reduce avoidable acute kidney injury in hospitalized children. *Kidney Int.* 2020;97(3):458-460.
32. Chandrasekar T, Sharma A, Tennent L, et al. A whole system approach to improving mortality associated with acute kidney injury. *QJM.* 2017;110:657-666.
33. Ebah L, Hanumapura P, Waring D, et al. A multifaceted quality improvement programme to improve acute kidney injury care and outcomes in a large teaching hospital. *BMJ Qual Improv Rep.* 2017;6(1):u219176.w7476.
34. Selby NM, Casula A, Lamming L, et al. An organizational-level program of intervention for AKI: a pragmatic stepped wedge cluster randomized trial. *J Am Soc Nephrol.* 2019;30(3):505-515.
35. Sykes L, Sinha S, Hegarty J, et al. Reducing acute kidney injury incidence and progression in a large teaching hospital. *BMJ Open Qual.* 2018;7(4):e000308.
36. Hodgson LE, Roderick PJ, Venn RM, et al. The ICE-AKI study: impact analysis of a clinical predic-

tion rule and electronic AKI alert in general medical patients. *PLoS One*. 2018;13(8):e0200584.
37. Al-Jaghbeer M, Dealmeida D, Bilderback A, et al. Clinical decision support for in-hospital AKI. *J Am Soc Nephrol*. 2018;29(2):654-660.
38. Wilson FP, Shashaty M, Testani J, et al. Automated, electronic alerts for acute kidney injury: a single-blind, parallel-group, randomised controlled trial. *Lancet*. 2015;385(9981):1966-1974.
39. Gocze I, Jauch D, Gotz M, et al. Biomarker-guided intervention to prevent acute kidney injury after major surgery: the prospective randomized BigpAK study. *Ann Surg*. 2018;267(6):1013-1020.
40. Meersch M, Schmidt C, Hoffmeier A, et al. Prevention of cardiac surgery-associated AKI by implementing the KDIGO guidelines in high risk patients identified by biomarkers: the PrevAKI randomized controlled trial. *Intensive Care Med*. 2017;43(11):1551-1561.
41. Yamada H, Doi K, Tsukamoto T, et al. Low-dose atrial natriuretic peptide for prevention or treatment of acute kidney injury: a systematic review and meta-analysis. *Crit Care*. 2019;23(1):41.
42. Hsu RK, Truwit JD, Matthay MA, et al. Effect of rosuvastatin on acute kidney injury in sepsis-associated acute respiratory distress syndrome. *Can J Kidney Health Dis*. 2018;5. doi:10.1177/2054358118789158
43. Lassnigg A, Donner E, Grubhofer G, et al. Lack of renoprotective effects of dopamine and furosemide during cardiac surgery. *J Am Soc Nephrol*. 2000;11(1):97-104.
44. Friedrich JO, Adhikari N, Herridge MS, et al. Meta-analysis: low-dose dopamine increases urine output but does not prevent renal dysfunction or death. *Ann Intern Med*. 2005;142(7):510-524.
45. Gillies MA, Kakar V, Parker RJ, et al. Fenoldopam to prevent acute kidney injury after major surgery—a systematic review and meta-analysis. *Crit Care*. 2015;19:449.
46. Bove T, Zangrillo A, Guarracino F, et al. Effect of fenoldopam on use of renal replacement therapy among patients with acute kidney injury after cardiac surgery: a randomized clinical trial. *JAMA*. 2014;312(21):2244-2253.
47. Gordon AC, Perkins GD, Singer M, et al. Levosimendan for the prevention of acute organ dysfunction in sepsis. *N Engl J Med*. 2016;375(17):1638-1648.
48. Landoni G, Lomivorotov VV, Alvaro G, et al. Levosimendan for hemodynamic support after cardiac surgery. *N Engl J Med*. 2017;376(21):2021-2031.
49. Mehta RH, Leimberger JD, van Diepen S, et al. Levosimendan in patients with left ventricular dysfunction undergoing cardiac surgery. *N Engl J Med*. 2017;376(21):2032-2042.
50. Elliott S, Tomita D, Endre Z. Erythropoiesis stimulating agents and reno-protection: a meta-analysis. *BMC Nephrol*. 2017;18(1):14.
51. Bloos F, Trips E, Nierhaus A, et al. Effect of sodium selenite administration and procalcitonin-guided therapy on mortality in patients with severe sepsis or septic shock: a randomized clinical trial. *JAMA Intern Med*. 2016;176(9):1266-1276.
52. Xie J, Zhang X, Xu J, et al. Effect of remote ischemic preconditioning on outcomes in adult cardiac surgery: a systematic review and meta-analysis of randomized controlled studies. *Anesth Analg*. 2018;127(1):30-38.
53. Hausenloy DJ, Candilio L, Evans R, et al. Remote ischemic preconditioning and outcomes of cardiac surgery. *N Engl J Med*. 2015;373(15):1408-1417.
54. Garg AX, Kurz A, Sessler DI, et al. Perioperative aspirin and clonidine and risk of acute kidney injury: a randomized clinical trial. *JAMA*. 2014;312(21):2254-2264.

9 急性肾损伤的治疗

Tanima Arora, Francis Perry Wilson

急性肾损伤(acute kidney injury,AKI)在重症监护室(intensive care unit,ICU)十分常见,研究表明其患病率接近50%[1],合并AKI的ICU患者和住院患者死亡率明显增高,这表明努力改变或逆转肾组织的损伤可能会显著改善患者结局[2,3]。然而,到目前为止,还没有单一疗法被证明对AKI的治疗有效。

急性肾损伤是一种异质性疾病

AKI是一种以血清肌酐升高或尿量下降为特征的综合征[4]。这些改变存在多种病理生理过程,包括血流动力学改变、肾损伤、炎症、缺血和梗阻等(如第5章所述)。然而,在所有临床实践中,没有证据表明某一种治疗方法能有效地改变AKI的病程,这并不奇怪。例如,对于良性前列腺肥大,可以通过放置Foley导管缓解梗阻性AKI,但这种干预对于患有脓毒性AKI或急性锂中毒的患者可能无益。AKI治疗的指导原则是个体化的。

常规的治疗措施

尽管没有单一的治疗方法可以改变多种病因引起的AKI,但目前普遍认为对于AKI的治疗有益的措施包括维持肾脏灌注、避免肾毒性损害以及适当的给药剂量。

维持肾脏的灌注

血液流经肾脏有两个目的。首先,流经肾脏的血液是肾小球发挥滤过作用及肾小管重吸收作用的基础,否则肾小球滤过率(glomerular filtration rate,GFR)必然会下降。其次,血流为肾脏提供氧气,并从代谢高度活跃的肾小管中清除废物。当肾小管中的细胞处于恶劣的环境中,会发生氧分压降低、渗透压升高,出现较大的渗透压变化[5]。因此,当全身血流动力学尚未严重到引起身体其他部位的弥漫性细胞损伤时,肾小管上皮细胞可能就已经发生了凋亡和坏死[6]。

避免肾毒性损害

尽管常识会告诉我们,在 AKI 的情况下进一步使用肾毒性药物是适得其反的,但有必要对风险和疗效进行仔细地评估,以免因担心肾功能恶化而错失了正确治疗从而导致器官恶化的不利结局[7]。

也许没有比使用碘造影剂时更能明显体现这种心态的时候了。正如 Cashion 和 Weisbord 在第 44 章中所指出的,目前在计算机断层扫描(computed tomography,CT)的背景下,关于造影剂的肾毒性仍存在争议[8]。但是,即使存在肾损伤和肾功能恶化的风险,从必要的 CT 扫描中获得患者病情的信息往往对治疗更为重要。因此,需要再次强调个体化,仔细评估潜在肾毒性药物带来的风险和益处。目前开发的"即时行动抵消肾毒性损伤"(nephrotoxic injury negated by just-in-time action,NINJA)的系统筛查计划建议每日评估血清肌酐,已经在肾毒性药物相关急性肾损伤高危住院儿童身上使用,试图抵消长期服用肾毒性药物的副作用[9]。Stoops 等人在他们的研究中证明,在将 NINJA 监测系统应用于 ICU 环境时,患者的肾毒素暴露减少了 42%,AKI 发生率减少了 78%,从而证实了系统监测肾毒素暴露是预防 AKI 发生的有效方法[10]。

合适的药物剂量

许多药物经肾脏排出,在 AKI 的情况下可能会达到超疗效浓度。即使是那些并非直接肾毒性的药物,也可能会导致其他系统的副作用。因此,在 GFR 下降时,必须适当调整给药剂量。然而,在 AKI 的情况下合理调整给药剂量并不容易(如第 26 章所述)。

大多数 AKI 患者的血清肌酐不会处于稳态,这意味着不能使用传统的估算方程,如使用 Cockroft-Gault 公式(临床药师最常用)或慢性肾脏疾病流行病学合作研究公式(Chronic Kidney Disease Epidemiology Collaboration,CKD-EPI)来估计 GFR[11]。尽管目前存在尝试在肌酐动态变化的背景下估计 GFR 的方程(如 Jelliffe 方程),但它们尚未被统一引入临床实践[12]。

重新给药必须考虑到特定药物的治疗窗口。高剂量低毒性的药物或无毒性药物不需要像那些治疗窗口窄的药物那样严格滴定给药。毒性阈值低的药物,如万古霉素和氨基糖苷类药物,最好通过直接测量血药浓度的方式给药,而不是根据血清肌酐或其他标志物来估计清除率。

个体化治疗手段

上述措施基本上适用于所有 AKI 患者,AKI 的后续关注是关键所在,包括液体容量超载,电解质和酸碱平衡紊乱,以及尿毒症状。

液体容量管理

容量过载是 AKI 住院患者开始透析的最常见原因[13]。即使对合并症进行调整，过多的第三间隙液体，与呼吸机相关的呼吸衰竭以及心功能不良之间存在因果关系，提示过度容量负担与住院患者不良结局显著相关[14]。此外，重症患者和 AKI 患者经常以静脉的形式摄入高营养性物质。如果没有足够的肾功能来排泄这种容量负荷，病情可能会迅速恶化。

改善全球肾脏病预后组织（kidney disease improving global outcomes，KDIGO）的指南明确不提倡使用利尿剂治疗 AKI（如第 12 章所述）[4]。然而，在容量超载的情况下，增加尿量可能会降低插管或透析的风险，因此试验性地使用利尿剂是合理的。病人对利尿剂的反应测试已经被正式定义为“呋塞米应激试验”，这种经过验证的有效的模式可以辨别出具有更高治疗恢复可能性的患者[15]。

在容量过载情况下，存在多个指导选择利尿剂的算法，但广义上主要有两个适用原则。首先，选择剂量时应考虑到肾功能不全的程度。其次，在达到单一利尿剂使用的最大剂量后，序贯其他类型利尿剂（例如，袢利尿剂和噻嗪类利尿剂的联合使用）是合理的。目前部分研究支持上述观点，这些研究表明，在袢利尿剂没滴定到最大剂量之前，合用噻嗪利尿剂可能会恶化临床结果[16]。

利尿剂过量有几个风险。首先，尿量过多导致机体容量耗竭。这种情况并不常见，如果发生，治疗纠正（静脉输液）是很容易的。相比之下，更需要注意的是，利尿剂通过管球反馈，导致大量神经激素的分泌，这可能恶化心脏功能[17]。最后，大剂量利尿剂的毒性（如髓袢利尿剂的耳毒性）也值得考虑，我们注意到此前研究显示，证明利尿剂的耳毒性的研究所使用的剂量远高于今天常用的剂量[18]。

电解质管理

电解质管理是危重症护理和肾脏学的核心组成部分，因为在危重症患者中有很多过程会造成电解质紊乱。关于电解质异常的机制及其适当的治疗细节在第 19 至 24 章中进行了描述，有几个 AKI 是电解质管理的问题值得关注。

高钾血症是 AKI 的常见并发症（如第 21 章所述），然而高达 10% 的 AKI 患者会出现低钾血症，这通常是体内大量钾离子丢失的结果。危重病人发生低钾血症有几个相关的临床后果，如延长患者通气时间，加重氨化作用，诱发心律失常。因此，在大多数情况下，即使在 AKI 患者中，低钾血症都应该得到积极治疗。除非是预计有大量的钾离子从细胞内转移到细胞外的情况下（如肿瘤溶解综合征或横纹肌溶解），此时需更加谨慎。

正如第 22 章所讨论的，低钙血症通常可以通过静脉补钙来治疗，然而在出现高磷血症的 AKI 病例中，钙负荷增加会导致转移性钙化，此时应该避免静脉补钙。当症状性低钙血症与严重的高磷血症并存时，通常的最终治疗方法通常是透析，而在紧急情况下，可以通过静脉给予钙来进行暂时治疗。

尿素管理

尿毒症属于临床诊断，而血尿素氮（blood urea nitrogen，BUN）升高，即氮质血症是一种合理的替代性诊断。重症患者常表现为感觉障碍、意识减退、昏迷和谵妄[19]。由于尿毒症患者缺乏相应的临床症状和体征，在BUN升高的情况下，不易鉴别和区别需要透析治疗的是尿毒症还是良性氮质血症，但如果出现不明原因的心包积液，则应当在适宜情况下给予肾脏替代疗法（KRT）。

为避免非必要的透析，减少AKI患者的BUN的升高是重要的干预手段。因此，治疗时应限制分解代谢的类固醇和静脉高营养液的使用，因为两者都是尿素生成的底物，均会造成"蛋白质负荷"，增加尿素的生成。如果在临床上不可行，医生应该意识到这可能不是BUN升高引起的尿毒症。

急性肾损伤集束化管理

AKI的集束化管理（care bundle，CB）是针对特定的患者群体和护理环境的一套基于循证证据简单明了的治疗与干预措施。其目的在于改善患者管理质量、护理过程和预后[20]。当对整体实施时，集束化管理可以显著提高质量，且患者预后更好[21]。AKI患者的集束化管理并非单一地干预，而是包括3~6种措施[22]。例如，2015年Kolhe等人开发的集束化管理系统包括液体评估、尿液分析、AKI病因诊断、医嘱审查、初步治疗以及转诊等[22]。表9.1[22]展示了过去AKI集束化研究中使用的具体内容，这些项目旨在改变治疗方案以及提高护理质量[22]。最近的研究表明，采用针对AKI设计的CB可以改善病程，从而更有效地利用资源和改善患者预后[23,24]。然而，由于AKI患者存在个体差异、急性护理临床设置的范围、患者多病共存以及对患者进行最佳给药和管理的循证医学证据不足，设计并实施CB存在一定难度[25]。

肾脏替代疗法（KRT）

AKI的治疗需要管床医生密切关注患者的体液、酸碱、电解质平衡和尿毒症毒素的清除。以上各节详细介绍了单独处理这些因素的方法，但当这些指标同时出现问题时，KRT可能是唯一合适的解决方案。例如，非阴离子间隙代谢性酸中毒可以通过静脉注射碳酸氢盐溶液治疗，但在机体液体超负荷的情况下输液治疗是不切实际的。如第31章所述，考虑KRT很少由单一指标决定（除危及生命的紧急情况外如高钾血症等），而是在只有KRT才能解决的机体一系列代谢紊乱的情况下。AKI患者开始KRT时可以进行"呋塞米应激试验"评估，对于无反应应患者[大剂量服用呋塞米（之前无接触者为1mg/kg，

表 9.1 AKI 集束化护理、在设计和预后观察中使用的指标

研究	治疗环境	研究规模，持续时间和设计	CB 内容	实施方法	预后
Forde et al[37] (2012)	30 个床位的病房，随后转到其他病房和住院医疗单位	未报告样本量。最初的 6 周实施，然后是 2 周到 2 月的转出期。实施前后比较	5 项指标：用药回顾；管理低血压；体液平衡；尿液分析；排除梗阻	跨多学科团队的教育，调整反馈方法，评估 CB 情况	在实施后阶段，100% 的 AKI 诊出率，其中 67% 的 AKI 患者中完成了 CB 内容的 80%。无评估病程或患者结果的报道
Tsui et al[24] (2014)	住院医疗单位	100 例病例，分别在第 6 周和第 4 周实施前后比较	11 项指标：记录肌酐基线值、体液状态评估、尿常规、用药回顾(2 项指标，包括尿蛋白-肌酐比值和监测排尿量)、肾脏超声，3 项转诊指标	对初级医生培训并进行部门会议。在住院医疗单位张贴宣传海报	以下方面的改善：记录肌酐基线值(52.7%~83%，$P<0.001$)，体液状态评估(58.2%~81%，$P<0.001$)，尿常规(41.8%~92%，$P<0.001$)，停止肾毒性药物(18.5%~85.7%，$P<0.001$)，药物剂量调整(18.5%~83.3%，$P<0.001$)，体液平衡监测(10.9%~67.9%，$P<0.001$)，尿蛋白-肌酐比值(0.62%，$P<0.001$)，肾脏超声(7.27%~75%，$P<0.001$)。可能 ICU 中高依赖病房患者和 KRT 患者的使用降低，但该样本量的事件发生率较小

续表

研究	治疗环境	研究规模，持续时间和设计	CB 内容	实施方法	预后
Joslin et al[38] (2015)	全院	192 例病例，比较前（2011 年）和后（2013 年），数据收集期为 7 天	8 项指标：患者评估；液体疗法；高尿钾管理；用药回顾；重复测量血肌酐；肾脏超声；体液平衡表	全医院的宣传活动；在培训和入职会议上展示 AKI 的调查结果	2011 年至 2013 年，在以下方面有显著改善：AKI 诊出率（59% vs. 75%，$P<0.001$）；液体状态评估（37% vs. 65%，$P<0.001$）；完成体液平衡表（32% vs. 45%，$P=0.002$）；停止肾毒性药物（27% vs. 61%，$P<0.001$）；出院总结中包含 AKI（38% vs. 55%，P 值未显示）。其他三项指标未见显著改善。CB 前后的死亡率在 12% 至 10% 之间
Kolhe et al[23] (2015)	全院	2 297 例病例，306 例在 AKI 发生 24 小时内完成了 CB。回顾性观察研究	6 项指标：体液评估；尿常规；AKI 的病因；医嘱审查；初步治疗；转诊	CB 与电子警报相关。对初级医生培训并在部门会议上教育。在病房里张贴宣传海报	完成 CB 患者死亡率较低（18% vs. 23.1%，$P=0.0046$），AKI 进展较慢（3.9% vs. 8.1%，$P=0.01$）。在 logistic 回归分析中有统计学意义。没有收集病程评估，尽管提供了单独接受 CB 项目患者比例的数据
Tsui et al[24] (2014)	全院	3 518 例病例，进行 CB 患者 939 例，未进行 CB 患者 1 823 例。回顾性倾向评分病例对照分析	同上	同上	完成 CB 患者死亡率降低（20.4% vs. 24.4%，$P=0.017$）和 AKI 进展较慢（4.2% vs. 6.7%，$P=0.02$）。在 logistic 回归分析中有统计学差异。未收集的过程测量

AKI，急性肾损伤；CB，集束化管理；ICU，重症监护室；KRT，肾脏代替治疗。

有接触史的人为 1.5mg/kg)后尿液少于 200ml]预示着其 AKI 将进展得更加严重，从而更加明确其需要启动 KRT[26]。

KDIGO 指南指出，在危及生命的体液、电解质、酸碱平衡紊乱时应紧急使用 KRT。否则，临床策略优先，KRT 可延后考虑[27]。然而，许多比较早期或延迟启动 KRT 的随机对照研究得出了相互矛盾的结果[28-30]。一个对 11 项随机试验的 Meta 分析显示，早期和晚期启动 KRT 在透析依赖性、ICU 停留时间和肾脏功能恢复方面无差异[31]。

正如 Ramakrishnan 和 Vijayan 在第 32 章中所述，KRT 有多种模式，包括间歇性血液透析(intermittent hemodialysis，IHD)、腹膜透析(peritoneal dialysis，PD)、连续性肾脏替代治疗(continuous kidney replacement therapy，CKRT)和杂合式治疗，如持续性低效血液透析(sustained low-efficacy hemodialysis，SLED)。根据个体指征选择最佳的透析模式和剂量对于有效管理 AKI 至关重要(图 9.1)。KDIGO 建议使用 IHD 和 CKRT 作为 AKI 患者的辅助疗法；然而，一些研究表明 CKRT 比 IHD 更有优势[32]。在血流动力学不稳定的患者中，由于对盐分和水分的更一致的净清除，CKRT 在处理体积超负荷和营养需求方面表现更为出色[33]。此外，在急性脑损伤和暴发性肝功能衰竭患者中，CKRT 还表现出更好的炎性介质清除以及更脑灌注保持。[34]。

AKI 患者使用 KRT 必须有血管通路(已在第 29 章中说明)。建议所用导管的长度基于置入部位，如下所示：右颈内静脉 15cm，左颈内静脉 20cm，股静脉 25cm，应尽量使用超声引导下导管置入。在 AKI 治疗中 KRT 最常见的并发症是由于超滤导致的体液不足、电解质紊乱(如低磷、低镁、低钾)、体温过低、空气栓塞和透析器凝血。

新型疗法

随着 AKI 治疗领域的研究进展，许多新疗法已经得到研究，并进行了临床试验，以改善患有 AKI 的患者的预后。Kyung Jo 等人在他们 2007 年的综述中[35]，强调了最近在 AKI 护理中已经实施的一些疗法。其中包括抗凋亡/坏死剂、自由基清除剂、抗脓毒血症药物(如丙酮酸乙酯)、生长因子如重组促红细胞生成素(EPO)和肝细胞生长因子、血管扩张剂、抗炎药物(如鞘氨醇-1-磷酸酯类似物)、α_2-激动剂、诱导型一氧化氮(NO)合成酶抑制剂和贝特类药物。同样，Kaushal 和 Shah[36]也详细阐述了这些疗法，并介绍了 α-促黑激素、小干扰核糖核酸(RNA)蛋白、骨形态发生蛋白家族、间充质干细胞、Renal Guard 法(一种闭环液体管理系统)、碱性磷酸酶、铁催化剂、肾细胞疗法以及生物人工肾上皮细胞系统疗法。实施这些预防和治疗 AKI 的新疗法需要学术机构、私营企业和政府的进一步研究和合作，并开展设计精准的临床试验。

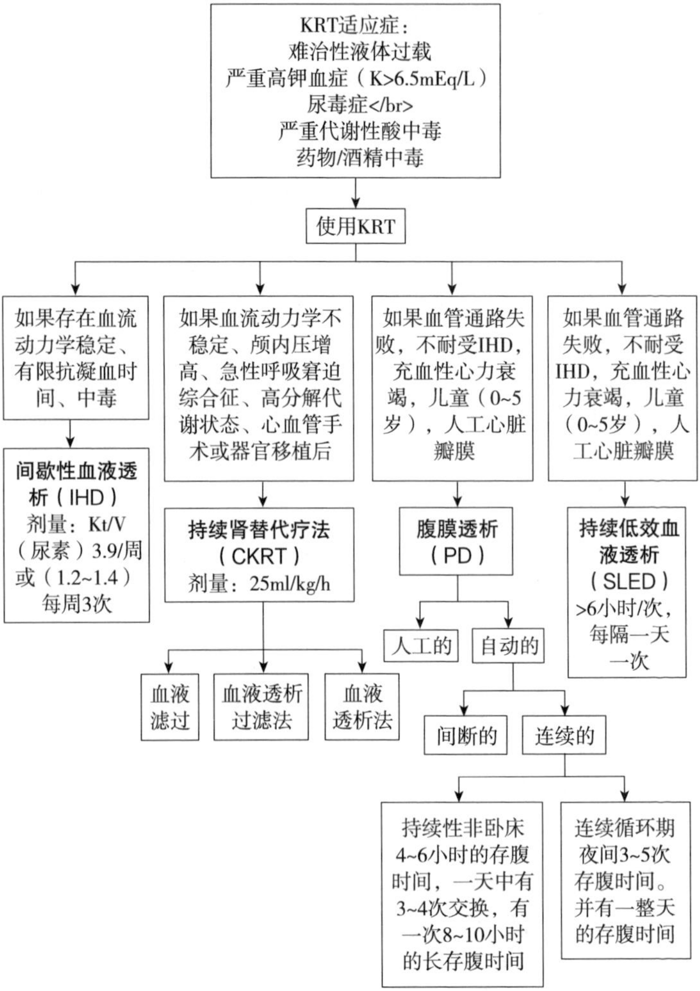

图 9.1　KRT 治疗 AKI 的适应证、类型和剂量。AKI，急性肾损伤；ARDS，急性呼吸窘迫综合征；CVS，心脑血管手术；ICP，颅内压；IHD，间歇性血液透析；KRT，肾脏替代疗法

致谢

Dr. Wilson 得到了 R01DK113191 和 P30DK079210 的资助。

（梁馨苓　译，洪权　校）

参考文献

1. Joannidis M, Metnitz B, Bauer P, et al. Acute kidney injury in critically ill patients classified by AKIN versus RIFLE using the SAPS 3 database. *Intensive Care Med.* 2009;35(10):1692-1702.
2. Bagshaw SM, Uchino S, Kellum JA, et al. Association between renal replacement therapy in critically ill patients with severe acute kidney injury and mortality. *J Crit Care.* 2013;28(6):1011-1018.
3. Coca SG, Singanamala S, Parikh CR. Chronic kidney disease after acute kidney injury: a systematic review and meta-analysis. *Kidney Int.* 2012;81(5):442-448.
4. Kidney Disease: Improving Global Outcomes (KDIGO) Acute Kidney Injury Work Group. KDIGO clinical practice guideline for acute kidney injury. *Kidney Int.* 2012;2(suppl):1-138.
5. Epstein FH. Oxygen and renal metabolism. *Kidney Int.* 1997;51(2):381-385.
6. Devarajan P. Update on mechanisms of ischemic acute kidney injury. *J Am Soc Nephrol.* 2006;17(6):1503-1520.
7. Chertow GM, Normand S-LT, McNeil BJ. "Renalism": inappropriately low rates of coronary angiography in elderly individuals with renal insufficiency. *J Am Soc Nephrol.* 2004;15(9):2462-2468.
8. Wilhelm-Leen E, Montez-Rath ME, Chertow G. Estimating the risk of radiocontrast-associated nephropathy. *J Am Soc Nephrol.* 2017;28(2):653-659.
9. Goldstein SL, Kirkendall E, Nguyen H, et al. Electronic health record identification of nephrotoxin exposure and associated acute kidney injury. *Pediatrics.* 2013;132(3):e756-e767.
10. Stoops C, Stone S, Evans E, et al. Baby NINJA (Nephrotoxic Injury Negated by Just-in-Time Action): reduction of nephrotoxic medication-associated acute kidney injury in the neonatal intensive care unit. *J Pediatr.* 2019;215:223-228.e6.
11. Nielsen AL, Henriksen DP, Marinakis C, et al. Drug dosing in patients with renal insufficiency in a hospital setting using electronic prescribing and automated reporting of estimated glomerular filtration rate. *Basic Clin Pharmacol Toxicol.* 2014;114(5):407-413.
12. Bouchard J, Macedo E, Soroko S, et al. Comparison of methods for estimating glomerular filtration rate in critically ill patients with acute kidney injury. *Nephrol Dial Transplant.* 2009;25(1):102-107.
13. Bagshaw SM, Wald R, Barton J, et al. Clinical factors associated with initiation of renal replacement therapy in critically ill patients with acute kidney injury—a prospective multicenter observational study. *J Crit Care.* 2012;27(3):268-275.
14. Teixeira C, Garzotto F, Piccinni P, et al. Fluid balance and urine volume are independent predictors of mortality in acute kidney injury. *Crit Care.* 2013;17(1):R14.
15. Koyner JL, Davison DL, Brasha-Mitchell E, et al. Furosemide stress test and biomarkers for the prediction of AKI severity. *J Am Soc Nephrol.* 2015;26(8):2023-2031.
16. Brisco-Bacik MA, ter Maaten JM, Houser SR, et al. Outcomes associated with a strategy of adjuvant metolazone or high-dose loop diuretics in acute decompensated heart failure: a propensity analysis. *J Am Heart Assoc.* 2018;7(18):e009149.
17. Francis GS, Goldsmith SR, Levine TB, Olivari MT, Cohn JN. The neurohumoral axis in congestive heart failure. *Ann Intern Med.* 1984;101(3):370-377.
18. Rybak L. Ototoxicity of loop diuretics. *Otolaryngol Clin North Am.* 1993;26(5):829-844.
19. Ouimet S, Kavanagh BP, Gottfried SB, Skrobik Y. Incidence, risk factors and consequences of ICU delirium. *Intensive Care Med.* 2007;33(1):66-73.
20. Hoste EAJ, De Corte W. Implementing the kidney disease: improving global outcomes/acute kidney injury guidelines in ICU patients. *Curr Opin Crit Care.* 2013;19(6):544-553.
21. Resar R, Griffin FA, Haraden C, Nolan TW. *Using Care Bundles to Improve Health Care Quality.* IHI Innovation Series white paper. Institute for Healthcare Improvement; 2012.
22. Selby NM, Kolhe NV. Care bundles for acute kidney injury: do they work? *Nephron.* 2016;134(3):195-199.
23. Kolhe NV, Staples D, Reilly T, et al. Impact of compliance with a care bundle on acute kidney injury outcomes: a prospective observational study. *PLoS One.* 2015;10(7):e0132279-e0132279.
24. Tsui A, Rajani C, Doshi R, et al. Improving recognition and management of acute kidney injury. *Acute Med.* 2014;13(3):108-112.
25. Bagshaw SM. Acute kidney injury care bundles. *Nephron.* 2015;131(4):247-251.
26. Chawla LS, Davison DL, Brasha-Mitchell E, et al. Development and standardization of a furosemide stress test to predict the severity of acute kidney injury. *Crit Care.* 2013;17(5):R207.
27. Palevsky PM, Liu KD, Brophy PD, et al. KDOQI US commentary on the 2012 KDIGO clinical practice guideline for acute kidney injury. *Am J Kidney Dis.* 2013;61(5):649-672.
28. Gaudry S, Hajage D, Schortgen F, et al. Initiation strategies for renal-replacement therapy in the intensive care unit. *N Engl J Med.* 2016;375(2):122-133.
29. Jamale TE, Hase NK, Kulkarni M, et al. Earlier-start versus usual-start dialysis in patients with community-acquired acute kidney injury: a randomized controlled trial. *Am J Kidney Dis.*

2013;62(6):1116-1121.
30. Wald R, Adhikari NKJ, Smith OM, et al. Comparison of standard and accelerated initiation of renal replacement therapy in acute kidney injury. *Kidney Int.* 2015;88(4):897-904.
31. Besen BAMP, Romano TG, Mendes PV, et al. Early versus late initiation of renal replacement therapy in critically ill patients: systematic review and meta-analysis. *J Intensive Care Med.* 2019;34(9):714–722.
32. Augustine JJ, Sandy D, Seifert TH, Paganini EP. A randomized controlled trial comparing intermittent with continuous dialysis in patients with ARF. *Am J Kidney Dis.* 2004;44(6): 1000-1007.
33. Bouchard J, Soroko SB, Chertow GM, et al. Fluid accumulation, survival and recovery of kidney function in critically ill patients with acute kidney injury. *Kidney Int.* 2009;76(4):422-427.
34. Davenport A, Will EJ, Davison AM. Continuous vs. intermittent forms of haemofiltration and/ or dialysis in the management of acute renal failure in patients with defective cerebral autoregulation at risk of cerebral oedema. *Contrib Nephrol.* 1991;93:225-233.
35. Jo SK, Rosner MH, Okusa MD. Pharmacologic treatment of acute kidney injury: why drugs haven't worked and what is on the horizon. *Clin J Am Soc Nephrol.* 2007;2(2):356-365.
36. Kaushal GP, Shah SV. Challenges and advances in the treatment of AKI. *J Am Soc Nephrol.* 2014;25(5):877-883.
37. Forde C, McCaughan J, Leonard L. Acute kidney injury: it's as easy as ABCDE. *BMJ Qual Improv Rep.* 2012;1(1):u200370.w326.
38. Joslin J, Wilson H, Zubli D, et al. Recognition and management of acute kidney injury in hospitalised patients can be partially improved with the use of a care bundle. *Clin Med (Lond).* 2015;15(5):431-436.

第三篇

药物和血液制品

10

液体复苏

Anna Gaddy, Sai Sudha Mannemuddhu,
Priti Meena, Joel M. Topf

前言

越来越多的重症医师和肾脏病专家将静脉输液视作像药物一样的治疗措施，这意味着要为每位患者个性化定制所需液体的种类和剂量，在重症监护室中，为每位患者提供每小时 100 毫升的生理盐水的时代已经结束。如今，ICU 中液体复苏面临三个基础问题：

1. 晶体溶液和胶体溶液如何选择？
2. 晶体溶液中，平衡盐溶液是否优于等渗生理盐水？
3. 我们应该给患者多少静脉输液？

在简要概述静脉输液在 ICU 中的作用后，我们将逐一关注并尝试回答这些问题，并对每一个问题进行总结。

静脉输液在 ICU 中的作用

重症监护室几乎所有患者都需要接受静脉输液，因为通常危重症患者的胃肠道功能并不可靠，而静脉输液绕过了胃肠道给药。它们用于调节低钠血症患者的血清张力（失钠）以及给予营养，并在休克及脓毒症患者的治疗中起到关键作用（见表 10.1）。

表 10.1　静脉输液的作用

治疗脓毒症	作为其他药物和电解质的载液
升高血压	供给营养
替代丢失的液体	增加尿量
改变渗透压	

静脉输液根据不同治疗目的可选择不同类型液体（见表 10.2）。静脉输液的经典理论将体液分为三部分：细胞内液、组织间液以及血浆。根据这一模型也将静脉输液的液体种类分为三大类。

表 10.2 不同静脉液体的组成成分

静脉液体	Na	K	Ca	Cl	酸碱	糖	渗透压	白蛋白	HES
	mmol/L					g/L	mOsm/kg	g/L	
正常人体血浆成分									
血浆	135~145	3.5~5.1	2.1~2.55	98~107	HCO_3^-:22~29	0.007~0.010 5	275~295	35~50	
葡萄糖溶液[1]									
5% 葡萄糖溶液	—	—	—	—	—	50[a]	252	—	—
晶体溶液[2]									
0.9% 盐溶液	154	—	—	154	—	—	308	—	—
0.45% 盐溶液	77	—	—	77	—	—	154	—	—
3% 盐溶液	513	—	—	513	—	—	1 026	—	—
0.9% 糖盐溶液	154	—	—	154	—	50[a]	560	—	—
乳酸林格液	130	4	3	109	乳酸:28	—	272	—	—
Plasma-Lyte A	140	5	—	98	乳酸:27	—	294	—	—
胶体溶液[3]									
5% 白蛋白	154	—	—	154	—	—	308	50	—

续表

静脉液体	Na	K	Ca	Cl	酸碱	糖	渗透压	白蛋白	HES
	mmol/L					g/L	mOsm/kg	g/L	
25% 白蛋白	154	—	—	154	—	—	1 500 [2]	250	—
6%HES	154	—	—	154	—	—	310	—	60

HES,羟乙基淀粉。

[a] 葡萄糖溶液实际是包含水合葡萄糖(分子量为 198Da)而非无水葡萄糖(分子量 180Da)

1. 葡萄糖溶液:是与水最相似的液体。经典的生理学理论认为糖溶液中 2/3 的水会进入细胞内,剩下的会按 3∶1 的比例分配至组织间质及血浆内。所以,每升 5% 葡萄糖溶液,约 660ml 进入细胞内,250ml 流向组织间质,仅有约 80ml 保留在血管内组成血浆成分。适用于高钠血症和低血糖的患者。若将葡萄糖溶液用作维持性液体,患者存在发生低钠血症的风险。考虑到液体分布,糖溶液可以与其他晶体液混合在一起,并由其中晶体液成分决定扩容量。所以 0.9% 的葡萄糖氯化钠溶液的分布容积与 0.9% 的盐水是相同的,而非 5% 葡萄糖溶液。

2. 晶体溶液:为无机盐和其他小的水溶性分子的水溶液。根据晶体液分布的经典描述,晶体液只分布在细胞外液,其中 75% 流向间质,而 25% 保留在血浆内。晶体液可进一步分为盐溶液和平衡液,盐溶液由水和氯化钠构成,而平衡液包含多种成分以期达到类似人体血浆的组成和浓度。

3. 胶体溶液:是一类包含有渗透活性的大颗粒的液体,能够留在血浆里。经典的胶体溶液为白蛋白。合成的胶体液如羟乙基淀粉,与白蛋白有相同的功效,但更经济。

静脉输液的经典生理学很大程度上取决于 Starling 方程。该方程表明，液体的流动是由毛细血管静水压和组织间液胶体渗透压驱动，并受到血浆胶体渗透压和组织间液静水压的抵消[4]（见图 10.1）。这种对毛细血管生理学的经典看法已经在体外和体内观察中受到挑战。该模型的核心问题之一是在毛细血管床的静脉端，将组织间液回流到毛细血管内，然而目前的研究并不显示液体回流到脉管系统。如果没有了这一运动，传统的 Stealing 观点将导致液体从血浆向组织间液的流动比淋巴流动高 5~10 倍，显然这是不可能的。因此 Starling 公式需要调整，以减少毛细血管流出的流量以匹配淋巴回流。这种调节是通过在血管内皮细胞内建立一层额外的渗透屏障，由内皮细胞内衬有 2μm 厚的内皮糖萼层（EGL）组成，减少了从血浆到组织间液的液体流量。EGL 及其转运特性在脓毒症、手术、创伤和低血压时会发生改变[5]。

对 Starling 方程中这些变化的认识可以用来解释关于评估使用胶体液还是晶体液时一个反复出现的观察结果。胶体可以保留在血浆内，而等渗盐水只有大约 1/4 可以保留。但是在盲法试验中，为达到相等的血管张力，白蛋白和等渗盐水的比例为 1∶1.4，而非预期的 1∶4 或 1∶5[6]。与此相似，在 2001 年一项围术期的患者，给予 1.3L 等渗白蛋白或者羟乙基淀粉，在输注 30 分钟后，只有 40% 的体积留在血浆内[7]。此外，修正后的 Starling 方程表明，即使是高浓度白蛋白输注（25% 白蛋白）也不能有效地从组织间液回流液体并将其保留到血浆。在这些问题上还存在其他一些争议[8]。

问题

晶体液还是胶体液：哪一种是更优的解决方案？

传统的流体生理学表明，胶体应该比晶体更好地留在血管内，因此它们在容量复苏时应该效果更好。然而 1998 年一项 Cochrane 系统综述和 meta 分析显示，相较于生理盐水的使用，白蛋白导致的死亡率更高[9]。这项分析引伸出 SAFE 试验，这是一项关于生理盐水与白蛋白的随机对照试验（RCT），结果显示患者 28 天死亡率并没有显著差异[6]。

白蛋白

白蛋白是人体血浆中主要的蛋白质成分，大约贡献了血浆胶体渗透压的 80%。其商业制品包括稍低渗 4%、等渗 5% 以及高渗 20% 和 25% 的溶液。正常情况下，白蛋白的毛细血管渗漏率为每小时 5%，然而在一项围术期患者的试验中，30 分钟渗漏率可达 40%[7,10]。

SAFE 试验是一项纳入 6 997 名患者的随机、多中心双盲实验，结果发现危重症患者使用 4% 白蛋白或 0.9% 生理盐水生存率没有显著差异。在试验最初的四天里，白蛋白体积与生理盐水体积的总比例约为 1∶1.4，在此之后，两组之间给予的液体体积没有差异。值得注意的是，在亚组分析中有两个重

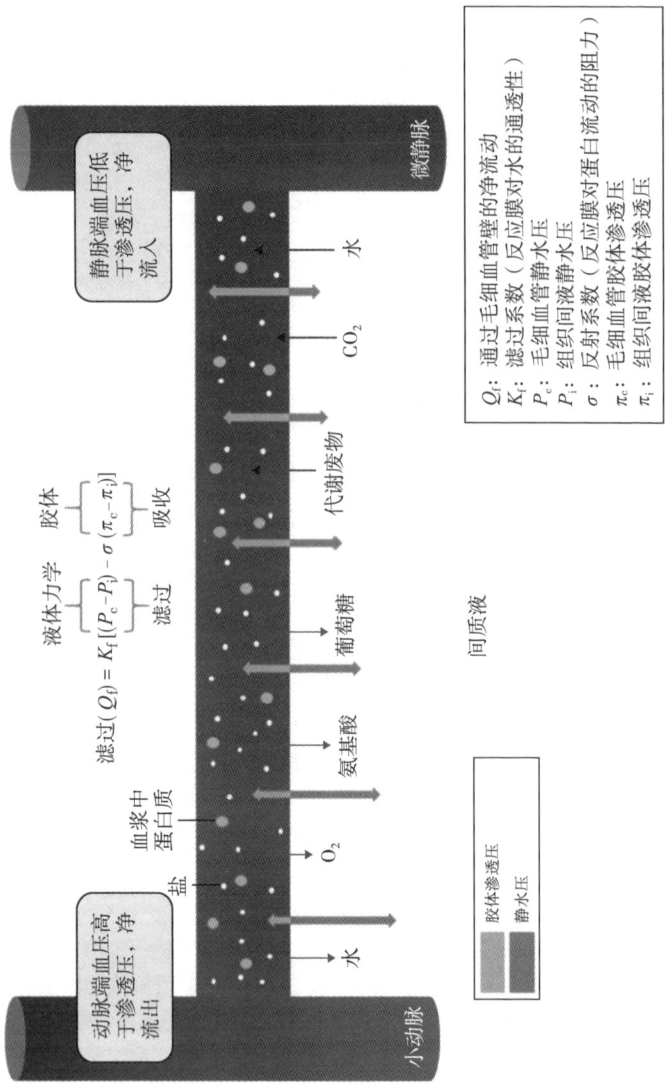

图 10.1　毛细血管床的液体交换和 Starling 动力。毛细血管床的液体交换是静水压减去胶体渗透压的结果

要发现:①创伤患者使用4%白蛋白结局更差;②脓毒症患者使用白蛋白有改善存活的趋势。

创伤患者中给予白蛋白组出现相反结果的主要是颅脑损伤患者,SAFE试验中事后分析也证实对颅脑创伤患者给予白蛋白与死亡率升高相关[11]。

在Albumin Italian Outcome Sepsis(ALBIOS)这一开放的随机试验中,患者被随机分配是否接受每日输注60g白蛋白(300ml的20%白蛋白溶液)以维持血浆白蛋白浓度高于3g/dl。两组均根据临床需要给予等渗晶体液,结果发现白蛋白组平均动脉压更高,液体净平衡较少,但在死亡率、总液体量、AKI发生和透析使用率两组之间没有差异[12]。

在"拯救脓毒症"运动中仅推荐对脓毒症与感染性休克的患者使用白蛋白用于早期复苏和随后的容积置换,指南认为白蛋白为基于低质量数据的弱推荐[13]。

目前尚无证据表明白蛋白在烧伤、创伤和营养不良患者中的有益作用[14]。

在一项有关胶体的观察性研究中,与晶体液相比,倾向性匹配的胶体溶液组中高渗白蛋白溶液(20%~25%)与更多肾脏不良事件(血清肌酐升高一倍或需行透析治疗)[*OR* 5.99(2.75~13.08)]和更高的ICU死亡率[*OR* 2.79(1.42~5.47)]有关;而低渗透压的白蛋白溶液(如在SAFE试验中所用)则没有显示出这种相关性。一种可能的解释是,输注的白蛋白增加的毛细血管渗透压会减缓肾小球的滤过作用[15]。

在肝硬化患者中白蛋白有多种适应证,这会在第42章中介绍。

羟乙基淀粉(HES)

HES是一种部分碳原子上有羟乙基取代的葡萄糖聚合物,其分子量为70~670kDa之间[2]。

多个随机试验及荟萃分析对HES在危重患者复苏中的应用进行了研究[16],其中三个最重要的试验分别是CHEST,6S和CRYSTAL[17,18]。

- CHEST试验中将7 000名ICU患者随机分为6% HES组和生理盐水组。结果发现两组间90天死亡率没有差异,但HES组中有更多患者接受肾脏替代治疗(RRT)。在事后分析中显示与生理盐水相比,HES引起AKI的风险增加,并且存在剂量反应性。
- 在6S试验中,804名患者随机分为HES组和醋酸林格液组。HES组90天死亡率增加,并且更有可能需要RRT。
- CRYSTAL试验的实验设计和研究问题与前面有所不同,它没有测试某一种特定的胶体,而是每个参与机构都使用其首选的胶体。他们对2 857名患者进行了随机分组。实验组溶液包括明胶、白蛋白、右旋糖酐(dextrans)和HES溶液。此外,该试验包括整个复苏期,而其他研究在研究开始的时间上有延迟(6S:14小时,CHEST:12小时),因此干预不包括初始复苏阶段。CRYSTAL显示给予胶体组28天死亡率没有改善(主要结局),而90天死亡率则有所增加,同时未发现AKI发生率升高[19]。

HES 引起的 AKI 被认为是由于渗透性肾病、近端小管空泡化和肿胀[20]。HES 其他的不良反应包括凝血功能障碍和罕见的过敏反应[21]。

考虑到不良事件、AKI 增加和缺乏明确的临床益处，改善全球肾脏病预后组织（KDIGO）AKI 指南建议不要使用合成胶体进行容量复苏[22]。

因此，根据目前的数据，第一个问题“晶体或胶体：哪个是更好的解决方案？”答案似乎是晶体。表 10.3 总结了对胶体和晶体进行比较的重要临床试验。

在晶体中，平衡液比等渗盐水更好吗？

平衡液

从表 10.2 可以看出，生理盐水虽然等渗，但与血浆的电解质组成差异很大。每升生理盐水比等量血浆多携带约 50mmol 的氯。这种氯化物是使用盐水的核心问题。增加的氯离子会在肾小球滤过，在近端小管重吸收，并刺激髓袢升支粗段致密斑中的 NaCl 感受器。这些 NaCl 感受器是管-球反馈系统的一部分，当被激活时会引起系膜和入球小动脉收缩，从而降低肾血流量和肾小球滤过率（GFR）[23]。

在阻断神经调节的实验犬肾脏中，与不含氯的液体相比，含氯溶液降低了肾血流量和 GFR，含钠液体则没有这种效果[24]。在健康受试者中，给予大剂量（50ml/kg）生理盐水后开始排尿的时间比乳酸林格液（LR）更长[25]。一项对 22 851 名非心脏手术患者的倾向匹配的回顾性分析发现，氯水平高于 110 与更长的住院时间和更高的死亡率有关[26]。对于 SIRS 患者，在复苏中使用高氯化物液体同样与较差的预后有关[27]。一项关于腹部大手术应该用生理盐水还是平衡液的双盲 RCT 在纳入 60 例患者（计划为 240 例）之后出于安全考虑被迫停止，97% 的生理盐水组患者需要使用血管加压药，而平衡液组仅 67%[28]。在 Yunos 等人发表了他们对 760 名患者进行的开放前瞻研究后，高氯液体引起 AKI 的可能性变得更加明显。患者使用低氯溶液（基本平衡液）时需要肾脏替代治疗的 *OR* 值为 0.52[29]。

根据 Yunos 等人的数据，在 2015 年，SPLIT 试验作为新西兰第一个主要的随机性双盲头对头试验，在 ICU 患者中对比了平衡液（本例中为 Plasma-Lyte）与生理盐水[30]。生理盐水组与 Plasma-lyte 组之间在 AKI 发生率、对 KRT 需求及死亡率方面均没有显著差异。值得注意的是，本研究中大部分患者为术后患者，所给液体的中位数仅为 2L。一项名为 SPLIT-Plus 的随访研究正在进行中，以评估危重患者生理盐水和 Plasma-Lyte 在 90 天死亡率上的差异。尽管世界各地的静脉用液体成分有微小差异，但这些结果的普遍性很可能是可靠的。2018 年，Smart 试验纳入近 1.6 万名危重患者分别使用生理盐水或平衡液，其中接受平衡液治疗的患者在 30 天内发生的主要肾脏不良事件较少（包括死亡、持续肾功能不全或需要 RRT）[31]。两组液体量中位数仅 1L 左右。亚组分析显示，在脓毒症患者中，平衡液的优势更为显著。这些发现与 2018 年

表 10.3 对比晶体液和胶体液的临床试验

试验	类型	样本量	试验分组	主要结局和结果
SAFE study [11]	重症监护病房的多中心RCT	6 997	3 497 人:4% 白蛋白 3 500 人:生理盐水	28 天全因死亡率:白蛋白 vs. 生理盐水:20% vs. 21%,P=0.87
Cooper et al [40]	单中心 RCT;低钠血症及创伤性颅脑损伤	229	114 人:7.5% 盐溶液 115 人:乳酸林格液	预后(中度残疾和良好结局)(风险比:0.99,95%CI:0.76~1.30,P=0.96)和损伤后神经功能方面两组间均无显著差异。
Bulger et al [41]	来自美国和加拿大的多中心 RCT		分为三组: 7.5% 盐溶液/6% 右旋糖酐 70 7.5% 盐溶液 生理盐水	6 个月神经系统结局:组间无差异; 严重创伤性颅脑损伤发生率:高渗盐溶液/右旋糖酐 vs. 生理盐水:53.7% vs. 51.5%;高渗盐溶液 vs. 生理盐水:54.3% vs. 51.5%
Yunos et al [29]	前瞻性、开放序贯阶段预试验研究	1 533	760 人:富氯溶液(生理盐水、4% 琥珀酰明胶、4% 白蛋白) 773 人:低氯溶液(哈特曼氏溶液),平衡盐溶液、低氯的 20% 白蛋白溶液	在血肌酐变化水平方面,富氯溶液组 vs. 低氯溶液组:22.6 vs. 14.8μmol/L,P=0.03. AKI 发生率:14% vs. 8.4%,P<0.001 使用 KRT:10% vs. 6.3%,P=0.005.
CRIS [19]	多中心 RCT;脓毒症、创伤以及不合并脓毒症和创伤的低血容量性休克的患者;涵盖 57 个 ICU	2 857	1 414:胶体(包括明胶、右旋糖酐、羟乙基淀粉、4% 或 20% 白蛋白) 1 443:晶体液(包括等渗或高渗的盐水、乳酸林格液)	28 天全因死亡率:胶体液 vs. 晶体液:25.4% vs. 27%,P=0.26

续表

试验	类型	样本量	试验分组	主要结局和结果
ALBIOS[12]	多中心脓毒症研究；涵盖 100 个 ICU	1 818	895 人：20% 白蛋白+晶体液 900 人：仅晶体液	28 天全因死亡率：白蛋白组 vs. 晶体液：31.8% vs. 32%，P=0.94
SPLIT[30]	新西兰多中心 RCT	2 278	1 152 人：缓冲晶体液 1 110 人：生理盐水	缓冲晶体液 vs. 生理盐水 90 天内出现 AKI：9.6% vs. 9.2%，P=0.77；需要 KRT：3.3% vs. 3.4%，P=0.91
Pfortmueller et al[28]	澳大利亚单中心 RCT	60	30 人：生理盐水 30 人：平衡液	住院期间需要血管加压药：生理盐水组 vs. 平衡液组：97% vs. 67%，P=0.033。试验因为安全问题中止

AKI，急性肾损伤；CI，置信区间；ICU，重症监护病房；RCT，随机对照实验；KRT，肾脏替代疗法。

的 SALT-ED 试验相呼应，该试验发现，在急诊科接受平衡晶体液治疗的患者的肾脏不良事件发生率明显少于接受生理盐水治疗的患者[32]。

尽管有这些发现，盐水仍然是常用的复苏液体。部分原因是出于习惯性思维——“我们一直都是这样做的”，部分原因可能是对平衡液的坚持，然而其中一些是经不起推敲的：

- 会在肝功能衰竭患者中使用乳酸林格液（LR）吗？应该不会。乳酸在肝脏中转化为丙酮酸，产生碳酸氢盐，这一过程在肝衰患者中，是受抑制的。因此 LR 在肝硬化和肝功能衰竭中通常是禁用的[33]。
- LR 会引起乳酸酸中毒吗？不会。LR 中的乳酸是乳酸钠而不是乳酸，所以不会引起乳酸酸中毒。但是它可以增加血乳酸水平，因此在使用乳酸作为判断复苏是否充分时需谨慎[34]。
- LR 是否禁用于高钾血症？不是。LR 的钾浓度为 4mmol/L，所以用正常钾浓度稀释血浆不会提高血钾水平。此外，由于生理盐水会引起非阴离子间隙代谢性酸中毒，这可能会导致钾离子从细胞内向细胞外移动。在肾移植术后 LR 与 NS 的研究中，使用 LR 高钾血症发生率更低[35,36]。
- 会把 LR 和输血联系起来吗？不会。输血时使用柠檬酸盐抗凝剂来抗凝，而 LR 中的钙是柠檬酸盐的拮抗剂，这可能在无意中导致血液凝结。

等渗盐水

尽管现有的数据似乎倾向于平衡溶液而不是等渗盐水，但在某些情况下，生理盐水会比平衡溶液更好。代谢性碱中毒就是一种，大多数代谢性碱中毒是由于氯化物缺乏引起，所以生理盐水的高氯化物含量使其成为这种情况的良好选择[37]。神经外科手术和创伤性脑损伤是另一种需要谨慎使用平衡溶液的领域。虽然 LR 几乎是等渗的，但乳酸不是有效的渗透物质，因此液体是轻度低渗的，这意味着它会导致液体转移到大脑并增加颅内压[38,39]。

最后，在肝衰竭和高钙血症等 LR 为使用禁忌的情况下，等渗盐水是首选。

高渗盐水

在一些特定的情况下，高渗盐水被建议作为复苏液体。一种是创伤性脑损伤，目的是减少脑水肿。Cooper 等人利用这一方法成功地提高了血清渗透压，但并未改善死亡率或神经系统预后[40]。由于无益处和安全考虑，对院外创伤患者中使用的 7.5% 生理盐水的尝试被提前终止[41]。在 HYPERS2S 试验中，将感染性休克患者随机分为 0.9% 或 3% 生理盐水复苏组，结果并没有显示出高渗盐水对生存有好处，并且由于高渗盐水组死亡率增加，该试验提前终止[42]。一些研究发现，对心力衰竭患者使用高渗盐水联合袢利尿剂治疗难治性急性失代偿性心衰有一定疗效[43]。

因此，根据目前的证据，第二个问题“盐水或平衡溶液：哪个更好？”在大多数情况下答案似乎仍是平衡溶液。

我们应该如何确定复苏液体用量?

除了确定液体类型外,液体的剂量也很重要。2001 年,Rivers 的试验表明,早期目标导向治疗(EGDT)使严重脓毒症患者的死亡率有了显著改善,并在十多年的时间里影响了国际指南和脓毒症治疗策略[44]。在最初的 6 小时内,给予患者平均 5L 的液体。当前的《存活脓毒症指南》建议进行 30ml/kg 的初始推注,随后继续给予额外的液体以维持和改善灌注[13]。

由于三个大型多中心试验未能重现 Rivers 试验的结果,人们对 EGDT 的热情已经消退(见表 10.4)。尽管这三个多中心试验没有显示出结局的改善,但也没有显示出危害。然而,在资源匮乏的赞比亚进行研究时[45],患者的死亡率大幅上升,常规治疗组为 33%,EGDT 组为 48%。

Andrews 等人的研究并非唯一对大容量复苏的安全性和依据提出疑问的试验。FEAST 试验[46]比较了非洲脓毒症儿童(主要是由于疟疾)的初始复苏策略。与 SAFE 试验相似,负荷剂量的白蛋白和生理盐水之间没有差异,但两者均明显差于完全不推注。因此,尽管使用非洲的脓毒症儿童在一般情况下具有问题,这仍然是有关初始管理脓毒症休克的推注使用的唯一明确的随机对照试验。

为了尝试理解上述试验的矛盾和反直觉的结果,多个试验评估了在不同环境下自由和限制使用液体的情况。

CLASSIC 研究是一项针对 153 名患者进行的单中心试验,将脓毒症患者随机分为限制输液和自由输液两组。两组之间的液体量在第五天时相差 1.2L,在 ICU 住院结束时相差 1.4L。两组之间的结局或不良事件没有差异,尽管该研究没有使这一发现更有力量。但对于本手册的读者来说,有趣的是,在限制性输液组中,AKI 的严重程度较低[47]。

在纽约,一项脓毒症治疗的回顾性综述研究了完成脓毒症集束化治疗的三部分的时间,即抗生素、乳酸测量和静脉液体复苏。完成集束化治疗所需的时间对患者的生存至关重要,并且完全归因于开始使用抗生素的时间,而与完成静脉液体推注的时间无关[48]。

2006 年的急性呼吸窘迫综合征(ARDS)试验[49]比较了急性肺损伤中限制和自由液体策略。限制液体策略的液体净平衡为-136ml,而自由液体策略的净平衡为+6 992ml。虽然在主要结局——60 天死亡率方面没有差异,但是采用限制液体策略可以改善肺功能,缩短了机械通气时间,并在不增加休克的情况下减少了重症监护时间。

急性胰腺炎(AP)是另一种液体复苏作为基础治疗的情况,因为它能改善大循环和微循环,并防止胰腺坏死。直至目前,积极的液体疗法仍被认为是治疗的基础,但一些回顾性研究发现积极的液体复苏(首个 24 小时内输注超过 72 小时内总液体量的 33%)会导致更高的死亡率和更高的 SIRS 评分[50]。在一项涉及 20% 或更多体表面积(BSA)的烧伤患者的初步研究中,对保守的低血

表 10.4 感染性休克中 EGDT 的临床试验

试验	类型	样本量	治疗方案	主要结局和结果
Rivers [44]	单中心前瞻性 RCT	263	130 EGDT 133 标准治疗(常规治疗)	院内死亡率:EGDT 组 30.5% vs. 标准治疗组 46.5%,P=0.009 28 天和 60 天全因死亡率分别为:33.3% vs. 49.2%,P=0.01、44.3% vs. 56.9%,P=0.03
ProCESS [60]	多中心 RCT (美国 31 个中心)	1 341	439 EGDT 446 PSC 456 常规治疗	60 天内院内死亡率:EGDT 组 21.0% vs. PSC 组 18.2% vs. 常规治疗组 18.9% 90 天、1 年死亡率或需要器官支持组间无差异 未发现进行中心静脉置管和血流动力学检测而获益
ARISE [61]	多中心 RCT (澳大利亚 51 个中心)	1 600	796 EGDT 804 常规治疗	90 天全因死亡率:EGDT 未能降低(EGDT 组 vs. 常规治疗组:18.6% vs. 18.8%)
ProMISe [62]	多中心 RCT (英国 56 个中心)	1 260	630 EGDT 630 常规治疗	90 天全因死亡率:29.2% vs. 29.5%,EGDT 增加了花费但在主要和次要结局上两组无明显差异
Andrew [45]	单中心;赞比亚	212	107 EGDT 105 常规治疗	院内死亡率:48.1% vs. 33% 大多数患者为 HIV 阳性

CVP:中心静脉压;EGDT:早期目标导向治疗;Hct:血细胞比容;HIV:人类免疫缺陷病毒;MAP:平均动脉压;PSC:流程化标准方案治疗。

EGDT:在首个 6h 内给予①每 30min 内给予 500ml 晶体液以维持 CVP 在 8~2mmHg;②使用血管活性药物维持 MAP 在 65~90mmHg;③进行红细胞输注达到 Hct>30 以维持中心静脉氧饱和度在 70% 以上;④以上处理后若中心静脉氧饱和度仍低于 70%,给予多巴胺。

PSC:基于无创检测技术,在 6 小时内完成一系列复苏配置,具体治疗方案较 EGDT 温和。

容量疗法的偏向是安全的，并且降低了 24 名患者的多器官功能障碍评分[51]。

但对于保守液体方法的热情应该谨慎。在一项国际、随机、部分盲试的大腹部手术高危患者比较自由与保守液体策略的试验中，AKI 的发生率升高 50%，并且 AKI 患者中需要 RRT 的人数达到三倍[52]。EGDT 在感染性休克中的重要试验如表 10.4 所示。

因此，一个安全的结论应该是，在必要的时候给予液体，但不要太多，只需足够。表 10.5 显示了在 ICU 中减少液体积累的策略。

表 10.5　降低重症监护室患者容量负荷的策略

减少或去掉维持类或可替代的液体
降低液体张力（尽可能使用半张生理盐水或者葡萄糖溶液）
在静脉注射药物时减少载液
尽快使用肠内药物和营养

液体反应性评估

由于认识到给予过多的液体对患者是有害的，所以很显然只应在能有效改善血流动力学时才给予液体，也就是液体反应性[53]。液体反应性一个有效的定义是给予液体快速输注后每搏输出量增加至少 10%。目前尚没有一种公认的方法来预测液体反应性，评估的方法可分为静态和动态监测，见（表 10.6）[54]。讨论每种技术的优点超出了本章的范围，读者可以参考第一章。许多研究和 Meta 分析对中心静脉压（CVP）的实用性提出了质疑，因为 CVP 受胸廓、心包和腹部压力、右心室顺应性以及三尖瓣功能的影响，并且也没有明确的分界值。Rivers 等人将 CVP 的目标范围定为 8~12mmHg。当 CVP 小于 8mmHg 时，大多数患者有液体反应，而当 CVP 大于 12mmHg 时，只有少数患者有反应[44]。

表 10.6　液体反应性评估方法

静态测量方法	动态测量方法	基于真实或模拟补液试验的评估方法
中心静脉压（CVP）	脉搏压变异度	被动抬腿试验（PLR）
下腔静脉直径	每搏量变异度	快速补液
下腔静脉塌陷率	容积描记变异指数	
舒张末期容积		
校正流动时间		

脉搏压和每搏量变异等动态指标可能在评估液体反应性方面起到更好的作用[55]。评估下腔静脉（IVC）直径的呼吸变异率是一种无创、快速、可靠的预

测液体反应的方法。正压通气时，下腔静脉直径在吸气结束比呼气结束时扩大；当以百分比表示时，它可以预测对液体快速输注的反应。在正压通气患者中，变异度大于 18% 可预测存在液体反应性[56]。一项 Meta 分析强调了通过床旁超声检查评估下腔静脉呼吸变异率的优势，其综合灵敏度和特异度分别为 76% 和 86%[57]。同样的技术可以应用于非正压通气的患者，但对其疗效的共识较少[58]。

被动抬腿（PLR）测试是其中最有前景的技术之一。PLR 需要同时使用超声和脉冲多普勒在心尖五腔心切面测量速度-时间积分（VTI），以评估每搏输出量的变化。在保持躯干 30° 半卧位、双腿水平位测量 VTI 后，将双腿抬高至 45° 并将躯干平放，并进行第二次测量。Douglas 等人在一项脓毒症患者的随机对照试验中证明了 PLR 的有效性。在干预组，存在低血压的患者通过 PLR 指导治疗，评估后如果存在液体反应性并且 VTI 增加超过 10%，则给予晶体液治疗，如果患者没有液体反应性，则开始或增加血管活性药。试验共对来自 13 个中心的 124 例患者进行分析，干预组 72 小时的液体平衡降低了 1.4L（主要结果）。此外，干预组的 KRT（5.1% vs. 17.5%，P=0.04）和机械通气（17.7% vs. 34.1%，P=0.04）需求更少[59]。今后还需要更多的研究和 Meta 分析纳入更大、更多样化的人群，以确定这些结果是否可靠。

（张婧文 周飞虎 译，彭志勇 校）

参考文献

1. Tietz NW, ed. *Clinical Guide to Laboratory Tests.* W.B. Saunders Company; 1990.
2. Roberts JS, Bratton SL. Colloid volume expanders. *Drugs.* 1998;55(5):621-630.
3. McNab S, Ware RS, Neville KA, et al. Isotonic versus hypotonic solutions for maintenance intravenous fluid administration in children. *Cochrane Database Syst Rev.* 2014;(12):CD009457.
4. Levick JR. Revision of the Starling principle: new views of tissue fluid balance. *J Physiol.* 2004;557(3):704. doi:10.1113/jphysiol.2004.066118
5. Woodcock TE, Woodcock TM. Revised Starling equation and the glycocalyx model of transvascular fluid exchange: an improved paradigm for prescribing intravenous fluid therapy. *Br J Anaesth.* 2012;108(3):384-394.
6. Finfer S, Bellomo R, Boyce N, et al. A comparison of albumin and saline for fluid resuscitation in the intensive care unit. *N Engl J Med.* 2004;350(22):2247-2256.
7. Rehm M, Haller M, Orth V, et al. Changes in blood volume and hematocrit during acute preoperative volume loading with 5% albumin or 6% hetastarch solutions in patients before radical hysterectomy. *Anesthesiology.* 2001;95(4):849-856.
8. Hahn RG, Dull RO, Zdolsek J. The Extended Starling principle needs clinical validation. *Acta Anaesthesiol Scand.* 2020;64(7). doi:10.1111/aas.13593
9. Cochrane Injuries Group Albumin Reviewers. Human albumin administration in critically ill patients: systematic review of randomised controlled trials. *BMJ.* 1998;317(7153):235-240.
10. Fleck A, Raines G, Hawker F, et al. Increased vascular permeability: a major cause of hypoalbuminaemia in disease and injury. *Lancet.* 1985;1(8432):781-784.
11. SAFE Study Investigators, Australian and New Zealand Intensive Care Society Clinical Trials Group, Australian Red Cross Blood Service, et al. Saline or albumin for fluid resuscitation in patients with traumatic brain injury. *N Engl J Med.* 2007;357(9):874-884.
12. Caironi P, Tognoni G, Masson S, et al. Albumin replacement in patients with severe sepsis or septic shock. *N Engl J Med.* 2014;370(15):1412-1421.
13. Rhodes A, Evans LE, Alhazzani W, et al. Surviving sepsis campaign: international guidelines for management of sepsis and septic shock: 2016. *Intensive Care Med.* 2017;43(3):304-377.
14. Vincent J-L, Russell JA, Jacob M, et al. Albumin administration in the acutely ill: what is new and where next? *Crit Care.* 2014;18(4):231.
15. Schortgen F, Girou E, Deye N, et al. The risk associated with hyperoncotic colloids in patients

with shock. *Intensive Care Med.* 2008;34(12):2157-2168.
16. Bagshaw SM, Chawla LS. Hydroxyethyl starch for fluid resuscitation in critically ill patients. *Can J Anaesth.* 2013;60(7):709-713.
17. Myburgh JA, Finfer S, Bellomo R, et al. Hydroxyethyl starch or saline for fluid resuscitation in intensive care. *N Engl J Med.* 2012;367(20):1901-1911.
18. Perner A, Haase N, Guttormsen AB, et al. Hydroxyethyl starch 130/0.42 versus Ringer's acetate in severe sepsis. *N Engl J Med.* 2012;367(2):124-134.
19. Annane D, Siami S, Jaber S, et al. Effects of fluid resuscitation with colloids vs crystalloids on mortality in critically ill patients presenting with hypovolemic shock: the CRISTAL randomized trial. *JAMA.* 2013;310(17):1809-1817.
20. Dickenmann M, Oettl T, Mihatsch MJ. Osmotic nephrosis: acute kidney injury with accumulation of proximal tubular lysosomes due to administration of exogenous solutes. *Am J Kidney Dis.* 2008;51(3):491-503.
21. Kozek-Langenecker SA, Scharbert G. Effects of hydroxyethyl starches on hemostasis. *Transfus Altern Transfus Med.* 2007;9(3):173-181.
22. KDIGO. Guidelines. https://kdigo.org/guidelines/
23. Peti-Peterdi J, Harris RC. Macula densa sensing and signaling mechanisms of renin release. *J Am Soc Nephrol.* 2010;21(7):1093-1096.
24. Wilcox CS. Regulation of renal blood flow by plasma chloride. *J Clin Invest.* 1983;71(3):726-735.
25. Williams EL, Hildebrand KL, McCormick SA, et al. The effect of intravenous lactated Ringer's solution versus 0.9% sodium chloride solution on serum osmolality in human volunteers. *Anesth Analg.* 1999;88(5):999-1003.
26. McCluskey SA, Karkouti K, Wijeysundera D, et al. Hyperchloremia after noncardiac surgery is independently associated with increased morbidity and mortality: a propensity-matched cohort study. *Anesth Analg.* 2013;117(2):412-421.
27. Shaw AD, Raghunathan K, Peyerl FW, et al. Association between intravenous chloride load during resuscitation and in-hospital mortality among patients with SIRS. *Intensive Care Med.* 2014;40(12):1897-1905.
28. Pfortmueller CA, Funk G-C, Reiterer C, et al. Normal saline versus a balanced crystalloid for goal-directed perioperative fluid therapy in major abdominal surgery: a double-blind randomised controlled study. *Br J Anaesth.* 2018;120(2):274-283.
29. Yunos NM, Bellomo R, Hegarty C, et al. Association between a chloride-liberal vs chloride-restrictive intravenous fluid administration strategy and kidney injury in critically ill adults. *JAMA.* 2012;308(15):1566-1572.
30. Young P, Bailey M, Beasley R, et al. Effect of a buffered crystalloid solution vs saline on acute kidney injury among patients in the intensive care unit: the SPLIT randomized clinical trial. *JAMA.* 2015;314(16):1701-1710.
31. Semler MW, Self WH, Wanderer JP, et al. Balanced crystalloids versus saline in critically ill adults. *N Engl J Med.* 2018;378(9):829-839.
32. Self WH, Semler MW, Wanderer JP, et al. Balanced crystalloids versus saline in noncritically ill adults. *N Engl J Med.* 2018;378(9):819-828.
33. Singh S, Davis D. Ringer's lactate. In: *StatPearls.* StatPearls Publishing; 2019.
34. Zitek T, Skaggs ZD, Rahbar A, et al. Does intravenous lactated Ringer's solution raise serum lactate? *J Emerg Med.* 2018;55(3):313-318.
35. O'Malley CMN, Frumento RJ, Hardy MA, et al. A randomized, double-blind comparison of lactated Ringer's solution and 0.9% NaCl during renal transplantation. *Anesth Analg.* 2005;100(5):1518-1524, table of contents.
36. Khajavi MR, Etezadi F, Moharari RS, et al. Effects of normal saline vs. lactated Ringer's during renal transplantation. *Ren Fail.* 2008;30(5):535-539.
37. Luke RG, Galla JH. It is chloride depletion alkalosis, not contraction alkalosis. *J Am Soc Nephrol.* 2012;23(2):204-207.
38. Alvis-Miranda HR, Castellar-Leones SM, Moscote-Salazar LR. Intravenous fluid therapy in traumatic brain injury and decompressive craniectomy. *Bull Emerg Trauma.* 2014;2(1):3-14.
39. Tommasino C, Moore S, Todd MM. Cerebral effects of isovolemic hemodilution with crystalloid or colloid solutions. *Crit Care Med.* 1988;16(9):862-868.
40. Cooper DJ, Myles PS, McDermott FT, et al. Prehospital hypertonic saline resuscitation of patients with hypotension and severe traumatic brain injury: a randomized controlled trial. *JAMA.* 2004;291(11):1350-1357.
41. Bulger EM, May S, Brasel KJ, et al. Out-of-hospital hypertonic resuscitation following severe traumatic brain injury: a randomized controlled trial. *JAMA.* 2010;304(13):1455-1464.
42. Asfar P, Schortgen F, Boisramé-Helms J, et al. Hyperoxia and hypertonic saline in patients with septic shock (HYPERS2S): a two-by-two factorial, multicentre, randomised, clinical trial. *Lancet Respir Med.* 2017;5(3):180-190.
43. Paterna S, Di Pasquale P, Parrinello G, et al. Effects of high-dose furosemide and small-volume hypertonic saline solution infusion in comparison with a high dose of furosemide as a bo-

lus, in refractory congestive heart failure. *Eur J Heart Fail.* 2000;2(3):305-313. doi:10.1016/s1388-9842(00)00094-5
44. Rivers E, Nguyen B, Havstad S, et al. Early goal-directed therapy in the treatment of severe sepsis and septic shock. *N Engl J Med.* 2001;345(19):1368-1377.
45. Andrews B, Semler MW, Muchemwa L, et al. Effect of an early resuscitation protocol on in-hospital mortality among adults with sepsis and hypotension: a randomized clinical trial. *JAMA.* 2017;318(13):1233-1240.
46. Maitland K, Kiguli S, Opoka RO, et al. Mortality after fluid bolus in African children with severe infection. *N Engl J Med.* 2011;364(26):2483-2495.
47. Hjortrup PB, Haase N, Bundgaard H, et al. Restricting volumes of resuscitation fluid in adults with septic shock after initial management: the CLASSIC randomised, parallel-group, multicentre feasibility trial. *Intensive Care Med.* 2016;42(11):1695-1705.
48. Seymour CW, Gesten F, Prescott HC, et al. Time to treatment and mortality during mandated emergency care for sepsis. *N Engl J Med.* 2017;376(23):2235-2244.
49. National Heart, Lung, and Blood Institute Acute Respiratory Distress Syndrome (ARDS) Clinical Trials Network, Wiedemann HP, Wheeler AP, et al. Comparison of two fluid-management strategies in acute lung injury. *N Engl J Med.* 2006;354(24):2564-2575.
50. Aggarwal A, Manrai M, Kochhar R. Fluid resuscitation in acute pancreatitis. *World J Gastroenterol.* 2014;20(48):18092-18103.
51. Arlati S, Storti E, Pradella V, et al. Decreased fluid volume to reduce organ damage: a new approach to burn shock resuscitation? A preliminary study. *Resuscitation.* 2007;72(3):371-378.
52. Myles PS, Bellomo R, Corcoran T, et al. Restrictive versus liberal fluid therapy for major abdominal surgery. *N Engl J Med.* 2018;378(24):2263-2274.
53. Marik PE, Lemson J. Fluid responsiveness: an evolution of our understanding. *Br J Anaesth.* 2014;112(4):617-620.
54. Monnet X, Marik PE, Teboul J-L. Prediction of fluid responsiveness: an update. *Ann Intensive Care.* 2016;6(1):111.
55. Suehiro K, Rinka H, Ishikawa J, et al. Stroke volume variation as a predictor of fluid responsiveness in patients undergoing airway pressure release ventilation. *Anaesth Intensive Care.* 2012;40(5):767-772.
56. Barbier C, Loubières Y, Schmit C, et al. Respiratory changes in inferior vena cava diameter are helpful in predicting fluid responsiveness in ventilated septic patients. *Intensive Care Med.* 2004;30(9):1740-1746.
57. Zhang Z, Xu X, Ye S, et al. Ultrasonographic measurement of the respiratory variation in the inferior vena cava diameter is predictive of fluid responsiveness in critically ill patients: systematic review and meta-analysis. *Ultrasound Med Biol.* 2014;40(5):845-853.
58. Muller L, Bobbia X, Toumi M, et al. Respiratory variations of inferior vena cava diameter to predict fluid responsiveness in spontaneously breathing patients with acute circulatory failure: need for a cautious use. *Crit Care.* 2012;16(5):R188.
59. Douglas IS, Alapat PM, Corl KA, et al. Fluid response evaluation in sepsis hypotension and shock: a randomized clinical trial. *Chest.* 2020;58(4):1431-1445. doi:10.1016/j.chest.2020.04.025
60. ProCESS Investigators, Yealy DM, Kellum JA, et al. A randomized trial of protocol-based care for early septic shock. *N Engl J Med.* 2014;370(18):1683-1693.
61. ARISE Investigators, ANZICS Clinical Trials Group, Peake SL, et al. Goal-directed resuscitation for patients with early septic shock. *N Engl J Med.* 2014;371(16):1496-1506.
62. Mouncey PR, Osborn TM, Power GS, et al. Trial of early, goal-directed resuscitation for septic shock. *N Engl J Med.* 2015;372(14):1301-1311.

11 输血治疗

Benjamin R. Griffin, Nathan J. Clendenen, John S. Kim, Sarah Faubel

危重症患者的贫血

引言

贫血被定义为男性血红蛋白低于 13g/dl，女性低于 12g/dl，在危重症患者中是一种常见并发症，与增加的发病率和死亡率相关。近三分之二的患者在入 ICU 时已发生贫血，97% 患者在入 ICU 后一周发生贫血[1]。贫血与危重患者的 AKI、机械通气时间延长[2]、心肌梗死[3]、死亡发生[4]等不良事件的发生有关。入院前或心脏手术前的贫血也是 AKI 发生率和严重程度的预测因子[1]。

贫血可能通过减少血液中的氧携带能力，从而降低对外周组织的氧输送，进而导致不良结局。为了提高血液供氧能力，过去浓缩红细胞（pRBC）常被大量输注，目标为血红蛋白水平高于 10g/dl。然而，前瞻性试验结果未发现该治疗策略使 ICU 患者生存获益[5,6]。此外，已知输血本身会引起一系列并发症，从轻微的发热反应到危及生命的情况，如输血相关性急性肺损伤（TRALI）或过敏反应[7]。因此，对于大部分危重患者建议采用“限制性”的输血策略[8]。尽管输血治疗指南发生了变化，但美国每年输血量仍在 1 500 万单位的 pRBC，全球输血量更高达 8 500 万单位[9]，这强调了认识贫血的原因、输血指征和 pRBC 输血可能的不良影响的必要性。在本章中，我们回顾了 ICU 中贫血的原因、pRBC 输血的指征和输血可能的并发症。

重症监护病房患者贫血的原因

ICU 患者贫血的原因通常是多方面的。即使是那些没有活动性出血（即术后出血或胃肠道出血）的患者，由于频繁的静脉采血，几乎普遍存在失血的情况[10]。此外，骨髓产红细胞的作用在炎症环境中经常受到抑制[11]。最后，与内源性因素相关的凝血功能障碍，如脓毒症，或与外源性因素相关的，如使用体外膜氧合（ECMO）或心室辅助装置（VAD），常导致溶血[1,12]（关于 VAD 和 ECMO 的进一步讨论，分别见第 35 章和第 41 章）。红细胞的丢失或破坏，再加上不能有效地制造新的红细胞，是导致危重症患者普遍存在的贫血的关键原因。

急性肾损伤、终末期肾病和肾脏替代治疗相关贫血

在肾脏疾病的背景下，贫血是相当常见的。在 AKI 中，贫血既是疾病的一个危险因素[13]，也是患者预后不良的一个预测因子[14]。尽管贫血对需要连续性肾脏替代治疗治疗(CKRT)的AKI患者肾功能恢复的影响尚不确定，但AKI患者可能由于在该过程中血滤器凝血而导致的血液流失而出现更高的贫血率[15,16]。在慢性肾病(CKD)或终末期肾病(ESRD)患者由于缺乏促红细胞生成素而常发生贫血。在住院情况下，这可能进一步加重炎症引起的骨髓抑制。在ESKD患者中，由于炎症引起促红细胞生成素刺激剂(ESA)的耐药性，可能导致血红蛋白进一步下降[17]。与AKI患者一样，伴有CKD和ESRD的贫血患者预后不良的风险较高[18]。贫血的常见原因见表11.1。

表11.1 危重患者贫血的原因

失血	静脉切开术，消化道出血手术
RBC生成受损	骨髓抑制 炎症 药源性损伤 脓毒症 缺铁 叶酸或 B_{12} 缺乏
溶血	心室辅助装置(VADs) 持续肾脏替代治疗(CRRT) 体外膜氧合(ECMO) 与溶血性贫血相关的疾病[例如，血栓性微血管病(TMA)，药物不良反应]
肾脏相关	促红细胞生成素的减少 肾脏病本身引起的贫血(CKD，ESKD) 铁稳态受损

CKD，慢性肾脏疾病；ESRD，终末期肾病；RBC，红细胞。

输血适应证

目前研究支持在大多数贫血患者中使用限制性策略，即将输血的阈值定义为7g/dl。最近一项包括来自各种住院环境的12 587名患者的31项试验的Cochrane综述发现，采用限制性输血策略与采用传统的输血策略患者相比，30天的死亡率没有显著差异(*RR*=0.97)，但是发生输出不良反应的风险降低43%(*RR*=0.57)[19]。对ICU患者的研究也显示了类似的结果。

一项关于重症监护室输血需求(TRICC)的试验将838名危重患者随机分配到输血阈值为7g/dl和10g/dl组，结果显示两组患者30天的死亡率无明显差异。之后进行了急性上消化道出血的输血策略试验[20]，脓毒症休克的输血策略研究(TRISS)[21]，和心脏手术输血需求Ⅲ期试验(TRICS)[22]，分别研究了胃肠道出血、脓毒症和心脏手术后的两种输血策略，结果显示两组患者的

30天死亡率没有差异。术前贫血是心脏手术相关AKI(CSA-AKI)的危险因素[23],尽管在TRICS Ⅲ试验中,限制性和无限制性输血组AKI发生率无明显差异[22、24、25]。在急性心肌梗死患者中,由于缺乏大型随机试验,关于输血阈值的不确定性仍然存在[26、27]。而像美国血库协会(AABB)的指南并未推荐在这一患者群体中采用宽松或严格的阈值。

尽管在之前关于输血阈值的研究中纳入了CKD或ESRD住院患者,但并没有针对CKD和ESRD的输血阈值进行具体评估。对于那些当前或将来可能接受器官移植的患者,目前的指南建议在可能的情况下避免使用pRBC,以减少同种异体致敏的风险[28]。当需要迅速纠正血红蛋白水平,比如在出血、心肌梗死或手术前,建议达到7g/dl的目标。然而,在非紧急和非急性贫血的情况下,输血不应仅基于阈值,而应根据临床症状的存在来决定[28]。

迄今为止,对于危重患者,促红细胞生成素(ESA)并未显示出在预防需要pRBC输血方面的有效性。在迄今为止规模最大的关于ESA的随机试验中[29],1 460名患者每周给予促红细胞生成素40 000U(EPO)或安慰剂。两组患者的pRBC的平均值没有差异,并且在EPO组中,严重血栓事件的发生率更高。对创伤患者进行亚组分析时,EPO组患者死亡率较低,但是其机制似乎与较少的输血或较高的血红蛋白水平无关。在人群研究中静脉补铁的作用尚不清楚[32],但有研究已提出在促红细胞生成素补充时加入铁并不能减少对pRBC的需求[30],并可能加重感染等并发症[31]。目前关于促红细胞生成素的研究主要集中在调节炎症、细胞凋亡和免疫功能的多效作用上;然而,在危重症患者中使用ESA是否有益尚不清楚[33-36]。

浓缩红细胞制剂

pRBC是通过离心法或全血单采法制备的。一个单位的体积约为350ml,其红细胞比容为60%到80%。每个单位含有大约250mg的铁。柠檬酸盐为常用的抗凝剂,这使pRBC可储存长达35天[37]。然而,输血相关的不良事件可能随着pRBC储存时间的延长而增加[38]。

根据临床情况,可继续对pRBC做进一步处理。白细胞诱导的pBRC已去除大部分白细胞(WBC),这可降低发热性输血反应的风险,防止对主要组织相容性复合体(MHC)供体抗原的异体免疫,并降低巨细胞病毒(CMV)传播的风险。而辐照pRBC目的是清除(或破坏)所有剩余的白细胞,并用于防止输血相关的移植物抗宿主病(GVHD)。pRBC用生理盐水清洗以去除蛋白质,减少过敏反应的风险。洗涤过程还降低了细胞外钾的浓度,这在辐照的pRBC中尤其显著[39,40]。pRBC必须在洗涤后24小时内使用[41]。

并发症

pRBC的输入有许多风险,从微不足道到危及生命。

表11.2总结了常见的并发症。

表 11.2 填充红细胞输血的潜在并发症

并发症	频率（每人）	体征和症状	原因	治疗
发热反应	1：10~100	输血后 2 小时内体温升高 1℃	抗白细胞抗体	乙酰氨基酚 使用白细胞诱导的 pRBC
过敏反应	1：30~100	荨麻疹、尿路炎	血浆蛋白的抗体	抗组胺类药物
过敏	1：20 000~50 000	血管性水肿、低血压、支气管痉挛	血浆蛋白抗体	抗组胺药、糖皮质激素、肾上腺素
TRALI	1：12 000	低氧血症、低血压、双侧肺水肿、短暂性白细胞减少、输血后 6 小时内发热	供体中的 HLA 或中性粒细胞抗体	支持治疗
TACO	1：100	输血后 3~6 小时新发或加重急性呼吸窘迫（呼吸困难、端坐呼吸、呼吸急促）	CVP、左心力衰竭、液体平衡阳性、胸片显示肺水肿。危险因素包括心功能或肾功能不全、女性、年龄>60 岁、严重贫血伴体积扩张、液体平衡阳性、输入多种血液制品	立即停止输血、吸氧、给予利尿剂
艾滋病毒或丙型肝炎感染	>1：1 000 000	输血后血清反应阳性	血液中存在病毒	治疗艾滋病、丙型肝炎

续表

并发症	频率(每人)	体征和症状	原因	治疗
急性溶血性输血反应	1∶76 000	高热、寒战、低血压、血红蛋白尿、肾衰竭、背痛、DIC	对血液制品不相容的物质已存在抗体	静脉补液 必要时使用升压药 治疗 DIC
电解质异常	多样的	低血钙症、低镁症、高钾血症	柠檬酸抗凝结合钙和镁，特别是在大量输血的情况下。储存期间红细胞裂解造成的高钾血症	支持治疗

CVP，中心静脉压；DIC，弥散性血管内凝血；HLA，人白细胞抗原；pRBC：填充红细胞；TACO，输血相关的循环超负荷；TRALI，输血相关急性肺损伤。

危重患者的血小板减少症

血小板减少症在ICU的危重症患者中很常见，患病率为15%~55%[42-44]。大量研究表明，ICU中的血小板减少症与死亡率的增加相关，并且死亡率随着血小板减少的程度的增加而上升[45、46]。血小板减少症发生的危险因素包括脓毒症、肝功能障碍和多种药物，包括肝素、苯妥英、哌拉西林、万古霉素和亚胺培南的使用[47、48]。即使将疾病本身的严重程度、人口统计学特征和合并症等干扰因素排除，血小板减少症对死亡率的影响仍然存在。与贫血类似，大多数血小板减少症的发生是多因素引起的。血小板减少症的病因可大致分为生产减少、封存、破坏和消耗三类[49]。

血小板减少症可能是AKI的危险因素，在需要心肺转流手术的心脏手术后患者中已经证实了这一点[50]。需要CRRT的患者也已被证明存在血小板减少发生率的增加。但机制尚不清楚，可能与一些机械因素有关，包括剪切应力和血小板-膜相互作用，以及基础疾病过程，如血栓性血小板减少性紫癜（TTP）或内皮细胞功能障碍，或炎症和危重疾病背景下的骨髓抑制[51]。与其他类型的血小板减少症一样，CRRT相关的血小板减少症与死亡率的增加相关[52]。然而，血小板减少症对CKD或ESRD患者的影响尚未得到深入的研究。

输血适应证

血小板输注的主要适应证包括治疗或预防血小板减少，以及血小板功能受损导致的出血。

2015年AABB指南对血小板输血做出了以下建议：

- 对血小板计数<10×10⁹/L的住院患者，应进行血小板输注，防止自发性出血。
- 对已行中心静脉置管的患者应保证血小板计数大于20×10⁹/L。
- 腰椎穿刺或选择性非神经轴向手术的患者血小板计数>50×10⁹/L。
- 对接受体外循环心脏手术的患者，如无血小板减少症，AABB不建议常规预防性输注血小板。对存在血小板减少症和（或）有血小板功能异常的患者，AABB建议输注血小板。
- 对于肾脏活检，目前尚不清楚能够安全进行穿刺的血小板计数阈值，但许多肾脏科医生在血小板计数低于100×10⁹/时可能会拒绝进行肾脏活检[53]。

输注血小板的风险

血小板输注的并发症与pRBC输血相似，包括发热反应、TRALI、GVHD、溶血和过敏反应。值得注意的是，血小板输血与细菌污染的风险较红细胞浓缩输血更高，这可能与血小板在室温下保存以保持其功能有关[54]。血小板输血还存在着一种罕见但严重的并发症，即输后血小板减少症（PTP），尤其在缺乏人类血小板抗原 1a 的女性患者中的发生率较高[2]。PTP 较罕见,表现为严重的血小板减少,在 10% 至 20% 的病例中可导致死亡。

血浆和冷沉淀物

新鲜冰冻血浆(FFP)和冷沉淀物是用于治疗凝血系统蛋白数量或功能异常的血液制品。血浆是全血中的脱细胞液体部分,含有抗凝全血离心后残留的蛋白质。冷沉淀物是通过缓慢解冻血浆,收集上清液,离心沉淀悬浮蛋白。与 FFP 相比,冷沉淀物中因子Ⅷ、因子和纤维蛋XⅢ白原含量更丰富。每个混合冷沉淀物单位来自五个独立的供体。FFP 和冷沉淀都含有在止血中重要的血浆蛋白,可用于输注以恢复凝血系统缺陷。

血浆和冷沉淀物适应证

FFP 输注的最常见适应证是在创伤或手术后出血导致凝血蛋白质水平减少时,逆转获得性凝血蛋白功能障碍,并预防与侵入性手术相关的出血。目前的指南建议可以对大量输血(定义为 24 小时内输血 10 个或更多单位红细胞)和接受华法林治疗合并颅内出血的患者输注 FFP。虽然缺乏高质量的证据,但当出血危害超过输血带来的风险时,则建议输注 FFP。FFP 常见的临床应用包括:将国际标准化比率(INR)控制在一定范围内和改善由于体外循环、ECMO 或 CRRT 引起的获得性凝血系统功能障碍。

多数国家的指南建议在纤维蛋白原水平低于 100mg/dl 时,对于有低纤维蛋白原血症和临床出血证据的患者进行冷沉淀物输注[54]。另外,纤维蛋白原替代是大量输血方案的一部分,也可用于低纤维蛋白原血症伴活动性出血或弥散性血管内凝血(DIC)。专家共识和指南建议血浆与红细胞和血小板输血按 1∶1∶1 的比例输注,并且在大量输血方案中,纤维蛋白原输注应根据实验室检测进行,其治疗阈值应低于 100mg/dl。

并发症

FFP 或冷沉淀输血后最常见的并发症是 TRALI、输血相关循环超负荷(TACO)和过敏反应。输血获得性感染是罕见的,每 200 万例输血中只有不到 1 例,包括病原体传播和输血相关的脓毒症。柠檬酸毒性反应是另一种可导致低血钙的罕见并发症,低血钙可以通过静脉补充钙离子纠正。

输血相关的急性肺损伤

TRALI 为输血后 6 小时内出现的急性呼吸衰竭,不伴有循环超负荷,发生率为 0.1%。在实践中,TRALI 的诊断特异性较差,主要依赖于新发症状与输血的时间关系。尽管两项指南为 TRALI 的准确诊断提供详细的建议[2,3],其临床诊断仍然是一个挑战,并且导致 TRALI 的发病率被低估。与所有异体血液制品相比,FFP 输血导致的 TRALI 发生率最高,其中一个关键的刺激因素是供体体内存在抗 WBC 抗体。这些抗体在经产妇中较为常见,因此规定只从男性或没有抗白细胞抗体的女性中收集 FFP。由于缺乏特异性治疗方法，降低 TRALI 的发病率和输血相关的死亡率主要依赖于提供支持性护理。具体来说，临床医生应立即停止怀疑对患者造成伤害的输血，并评估患者的呼吸衰竭和循环超负荷的情况。患者出现呼吸困难或胸闷，同时伴有呼吸频率增加、气喘或需氧量增加的症状。严重时，患者可能需要紧急进行机械通气或使用 ECMO。

输血相关循环超负荷

TACO 是因输血导致的最常见的死亡原因，被定义为输血后 6 小时内的急性呼吸窘迫，有左心衰竭和肺水肿的证据，发生率在 1%~2% 之间。TACO 的主要危险因素包括心脏衰竭、急性肾功能障碍、慢性肾功能障碍以及高血压。鉴别 TACO 和 TRALI 的一个关键诊断特征是利尿剂治疗是否有效。因此，当怀疑出现输血反应时，诊断性利尿剂治疗的益处超过了使用利尿剂的潜在危害，应在出现输血反应的早期使用。

柠檬酸毒性反应

柠檬酸毒性反应是一种罕见的输血相关并发症，通常发生在大量输血过程中，导致临床上显著的低钙血症。柠檬酸盐是用于制备血液制品的主要的抗凝剂，通过螯合钙起作用。在肝功能正常的患者中，柠檬酸被肝脏快速代谢，但在大量输血期间，柠檬酸水平可能超过患者肝脏的代谢能力，导致心脏功能下降和低血压，表现为心输出量降低和血管张力降低。肝功能衰竭的患者发生柠檬酸毒性的风险增加，特别是在肝移植期间，其中包括一个完全无法代谢柠檬酸的无肝阶段。柠檬酸毒性导致患者的心电图出现 QT 间期的特征性延长。这可能与血管张力和心肌收缩力降低引起的低血压有关。柠檬酸毒性可通过静脉补充氯化钙迅速缓解。

凝血因子浓缩物

凝血因子浓缩物是经病毒灭活的血浆蛋白或重组蛋白形式，用于恢复遗传性或获得性凝血因子缺陷的凝血系统功能。获得性凝血功能障碍包括华法林治疗、低纤维蛋白原血症和肝素抵抗。凝血因子复合物（PCC）含有凝血因子Ⅱ、Ⅶ、Ⅸ和Ⅹ，以及不同量的因子Ⅶ，这决定了 PCC 是被视为三因子还是四因子浓缩物。纤维蛋白原浓缩物也从血浆中分离，并经过病原体灭活和冻干以便快速重建和给药。当纤维蛋白原水平低于 100mg/dl 时，纤维蛋白原浓缩物可用于治疗出血。凝血因子浓缩物对于靶向治疗凝血系统中的特定缺陷非常有效，并且具有良好的安全性。

大量输血方案

各大医疗机构的大量输血的方案存在差异，但专家们的一致推荐采用较为理想的针对接近全血输血比例（1∶1∶1，FFP：血小板：RBC）的标准化方案[4]。启动大量输血方案时应及时通知血库患者持续的输血需求，避免治疗延误,否则可能致命。对严重创伤患者输血比例为 1∶1∶1 的关键证据来自 PROPPR(实用随机最佳血小板和血浆比率)临床试验,与红细胞输入比例更高的 1∶1∶2 输血方案相比,1∶1∶1 比例方案更少伴有出血,止血效果更好[5]。尽管该试验未证实 1∶1∶1 的输血比例方案降低输血总体死亡率,但 1∶1∶1 输血比例已被接受为标准治疗,因为它降低了与严重创伤相关的凝血功能障碍的风险。

化验结果导向的止血策略

传统上,止血的管理策略是依赖于包含凝血酶原时间(PT)、部分凝血酶时间(PTT)、血小板计数和纤维蛋白原浓度等凝血指标的常规凝血试验(CCA)。PT 和 PTT 代表了纤维蛋白通过外部或内在途径形成的时间。

近年来,黏弹性止血试验(VHA)常被应用于重症监护室,手术过程中,体外循环,创伤的止血和大量输血管理策略中。最常用的两种 VHA 包括血栓弹性成像(TEG)和旋转血栓弹性测量仪。这些 VHA 描述了凝血形成的寿命,从纤维交联形成的启动,到血栓破裂和纤维蛋白溶解。最近的一项随机对照试验(RCT)显示,当依据 TEG 与 CCA 结果指导 po 创伤患者大量输血时,减少血小板和血浆输血可提高生存率;然而,AKI 发病率没有差异[55]。除了大量文献支持 VHA 在体外循环心脏手术中使用外,这些 RCT 继续为其在创伤和其他更普遍情况下的疗效和益处提供证据[56-58]。一项 Cochrane 系统评价对 17 项研究进行分析,比较了 VHA 和 CCA 指导输血管理,结果显示 VHA 引导输血管理可降低 54% 的透析依赖性肾衰竭风险[7]。诸如 TEG 和 ROTEM 之类的 VHA 在与危重肾脏疾病相关的凝血功能障碍管理中可能具有潜在效用。

在文献中同时介绍了如何应用 TEG 和 ROTEM 进行输血管理。凝血功能障碍患者选择何种止血产品替代治疗是基于细胞的止血模型下对 VHA 的解释(总结见表 11.3 和表 11.4)。细胞模型描述了血栓形成的阶段,包括从起始、扩增和传播到纤维蛋白溶解,这些阶段相互重叠(而不是级联)[59、60]。血栓形成的启动(TEG 上的 R 时间)是组织因子激活并与Ⅶa 形成复合物的结果,进而激活其他凝血因子。血栓扩增(K 时间和角度)是血小板和辅助因子被激活,为凝血酶爆发式激活做准备。血栓的传播发生于血小板被激活,血栓素在血小板表面产生的情况下,进而诱导纤维蛋白原转化为纤维蛋白以稳定血栓(TEG 中 MA)。TEG 的 LY30 显示了纤维蛋白溶解[61,62]。

表 11.3 基于细胞模型的 TEG-导向的止血策略

VHA 紊乱	止血状态	推荐干预措施
凝血启动时间缩短或血栓形成时间缩短	高凝状态	有需要或存在血栓形成的风险,可考虑全身抗凝治疗

续表

VHA 紊乱	止血状态	推荐干预措施
凝血启动或血栓形成时间延长	凝血因子降低引起的凝血紊乱	输注 FFP
低角度(TEG 或 ROTEM)	低凝血因子(尤其是纤维蛋白原引起的凝血病)	FFP 或冷沉淀输血(如果血清纤维蛋白原浓度较低)
低 MA(TEG)或低最大凝块硬度(ROTEM)	血小板功能障碍或血小板减少症	输注血小板
高 MA(TEG)或高最大血栓硬度(ROTEM)	高凝状态	有需要或有血栓形成风险,可考虑全身抗凝或抗血小板治疗
高 LY30(TEG)或高最大裂解率(ROTEM)	纤维蛋白溶解	有需要或有出血风险,可考虑抗纤溶输注

FFP,新鲜冷冻血浆;ROTEM,旋转血栓弹性测定法;TEG,血栓弹性成像。

表 11.4 VHA 评估已报道的适应症和潜在用途

报告的 VHA 的使用适应证	HA 评估的潜在用途
血制品替代治疗: • 大量输血和创伤 • 活动性出血 出血或再出血风险的患者的血制品替代治疗: • 体外循环的心脏手术 • 整形外科手术 • 实体器官移植 全身抗凝血的监测: • 有血栓形成风险的患者 • 活动性血栓形成的治疗(肺动脉或静脉血栓栓塞) • 需要全身抗凝进行机械 心肺循环支持 (ECMO 或心室辅助装置)的患者	有出血风险的凝血功能紊乱的患者的血制品替代治疗: • 手术前(如肾活检) • 伴随难治性出血 • 评估腹膜透析导致的潜在凝血因子损失 • 评估肾脏疾病相关性血小板功能障碍 全身抗凝血的监测: • 体外肾脏替代治疗过程中

ECMO,体外膜氧合;VHA,黏弹性止血试验。

(王晓晨 周飞虎 译,彭志勇 校)

参考文献

1. Rawal G, Kumar R, Yadav S, et al. Anemia in intensive care: a review of current concepts. *J Crit Care Med (Targu Mures).* 2016;2(3):109-114.
2. Karkouti K, Wijeysundera DN, Yau TM, et al. Acute kidney injury after cardiac surgery: focus on modifiable risk factors. *Circulation.* 2009;119(4):495-502.
3. Rasmussen L, Christensen S, Lenler-Petersen P, et al. Anemia and 90-day mortality in COPD patients requiring invasive mechanical ventilation. *Clin Epidemiol.* 2010;3:1-5.
4. Ducrocq G, Puymirat E, Steg PG, et al. Blood transfusion, bleeding, anemia, and survival in patients with acute myocardial infarction: FAST-MI registry. *Am Heart J.* 2015;170(4):726.e722-734.e722.
5. Vincent JL, Baron JF, Reinhart K, et al. Anemia and blood transfusion in critically ill patients. *JAMA.* 2002;288(12):1499-1507.
6. Hebert PC, Wells G, Blajchman MA, et al. A multicenter, randomized, controlled clinical trial of transfusion requirements in critical care. Transfusion Requirements in Critical Care Investigators, Canadian Critical Care Trials Group. *N Engl J Med.* 1999;340(6):409-417.
7. Afshar M, Netzer G. Update in critical care for the nephrologist: transfusion in nonhemorrhaging critically ill patients. *Adv Chronic Kidney Dis.* 2013;20(1):30-38.
8. Delaney M, Wendel S, Bercovitz RS, et al. Transfusion reactions: prevention, diagnosis, and treatment. *Lancet.* 2016;388(10061):2825-2836.
9. Carson JL, Guyatt G, Heddle NM, et al. Clinical practice guidelines from the AABB: red blood cell transfusion thresholds and storage. *JAMA.* 2016;316(19):2025-2035.
10. Harder L, Boshkov L. The optimal hematocrit. *Crit Care Clin.* 2010;26(2):335-354.
11. Koch CG, Li L, Sun Z, et al. Hospital-acquired anemia: prevalence, outcomes, and healthcare implications. *J Hosp Med.* 2013;8(9):506-512.
12. Weiss G, Ganz T, Goodnough LT. Anemia of inflammation. *Blood.* 2019;133(1):40-50.
13. Jenq CC, Tsai FC, Tsai TY, et al. Effect of anemia on prognosis in patients on extracorporeal membrane oxygenation. *Artif Organs.* 2018;42(7):705-713.
14. Shema-Didi L, Ore L, Geron R, et al. Is anemia at hospital admission associated with in-hospital acute kidney injury occurrence? *Nephron Clin Pract.* 2010;115(2):c168-c176.
15. du Cheyron D, Parienti JJ, Fekih-Hassen M, et al. Impact of anemia on outcome in critically ill patients with severe acute renal failure. *Intensive Care Med.* 2005;31(11):1529-1536.
16. Himmelfarb J. Continuous renal replacement therapy in the treatment of acute renal failure: critical assessment is required. *Clin J Am Soc Nephrol.* 2007;2(2):385-389.
17. Hu SL, Said FR, Epstein D, et al. The impact of anemia on renal recovery and survival in acute kidney injury. *Clin Nephrol.* 2013;79(3):221-228.
18. Jelkmann I, Jelkmann W. Impact of erythropoietin on intensive care unit patients. *Transfus Med Hemother.* 2013;40(5):310-318.
19. Garlo K, Williams D, Lucas L, et al. Severity of anemia predicts hospital length of stay but not readmission in patients with chronic kidney disease: a retrospective cohort study. *Medicine (Baltimore).* 2015;94(25):e964.
20. Carson JL, Stanworth SJ, Roubinian N, et al. Transfusion thresholds and other strategies for guiding allogeneic red blood cell transfusion. *Cochrane Database Syst Rev.* 2016;10(10): CD002042.
21. Villanueva C, Colomo A, Bosch A, et al. Transfusion strategies for acute upper gastrointestinal bleeding. *N Engl J Med.* 2013;368(1):11-21.
22. Holst LB, Haase N, Wetterslev J, et al. Lower versus higher hemoglobin threshold for transfusion in septic shock. *N Engl J Med.* 2014;371(15):1381-1391.
23. Mazer CD, Whitlock RP, Fergusson DA, et al. Restrictive or liberal red-cell transfusion for cardiac surgery. *N Engl J Med.* 2017;377(22):2133-2144.
24. Kulier A, Levin J, Moser R, et al. Impact of preoperative anemia on outcome in patients undergoing coronary artery bypass graft surgery. *Circulation.* 2007;116(5):471-479.
25. Karkouti K. Transfusion and risk of acute kidney injury in cardiac surgery. *Br J Anaesth.* 2012;109 suppl 1:i29-i38.
26. Thiele RH, Isbell JM, Rosner MH. AKI associated with cardiac surgery. *Clin J Am Soc Nephrol.* 2015;10(3):500-514.
27. Cooper HA, Rao SV, Greenberg MD, et al. Conservative versus liberal red cell transfusion in acute myocardial infarction (the CRIT Randomized Pilot Study*). Am J Cardiol.* 2011;108(8):1108-1111.
28. Carson JL, Brooks MM, Abbott JD, et al. Liberal versus restrictive transfusion thresholds for patients with symptomatic coronary artery disease. *Am Heart J.* 2013;165(6):964.e961-971.e961.
29. Chapter 4: Red cell transfusion to treat anemia in CKD. *Kidney Int Suppl (2011).* 2012;2(4): 311-316.

30. Corwin HL, Gettinger A, Fabian TC, et al. Efficacy and safety of epoetin alfa in critically ill patients. *N Engl J Med.* 2007;357(10):965-976.
31. Shah A, Roy NB, McKechnie S, et al. Iron supplementation to treat anaemia in adult critical care patients: a systematic review and meta-analysis. *Crit Care.* 2016;20(1):306.
32. Zager RA, Johnson AC, Hanson SY. Parenteral iron therapy exacerbates experimental sepsis. *Kidney Int.* 2004;65(6):2108-2112.
33. Maynor L, Brophy DF. Risk of infection with intravenous iron therapy. *Ann Pharmacother.* 2007;41(9):1476-1480.
34. de Seigneux S, Ponte B, Weiss L, et al. Epoetin administrated after cardiac surgery: effects on renal function and inflammation in a randomized controlled study. *BMC Nephrol.* 2012; 13:132.
35. Nichol A, French C, Little L, et al. Erythropoietin in traumatic brain injury (EPO-TBI): a double-blind randomised controlled trial. *Lancet.* 2015;386(10012):2499-2506.
36. Litton E, Latham P, Inman J, et al. Safety and efficacy of erythropoiesis-stimulating agents in critically ill patients admitted to the intensive care unit: a systematic review and meta-analysis. *Intensive Care Med.* 2019;45(9):1190-1199.
37. Singer M, Deutschman CS, Seymour CW, et al. The third international consensus definitions for sepsis and septic shock (Sepsis-3). *JAMA.* 2016;315(8):801-810.
38. Basu D, Kulkarni R. Overview of blood components and their preparation. *Indian J Anaesth.* 2014;58(5):529-537.
39. Yoshida T, Prudent M, D'Alessandro A. Red blood cell storage lesion: causes and potential clinical consequences. *Blood Transfus.* 2019;17(1):27-52.
40. Raza S, Ali Baig M, Chang C, et al. A prospective study on red blood cell transfusion related hyperkalemia in critically ill patients. *J Clin Med Res.* 2015;7(6):417-421.
41. Bansal I, Calhoun BW, Joseph C, et al. A comparative study of reducing the extracellular potassium concentration in red blood cells by washing and by reduction of additive solution. *Transfusion.* 2007;47(2):248-250.
42. Lannan KL, Sahler J, Spinelli SL, et al. Transfusion immunomodulation—the case for leukoreduced and (perhaps) washed transfusions. *Blood Cells Mol Dis.* 2013;50(1):61-68.
43. Crowther MA, Cook DJ, Meade MO, et al. Thrombocytopenia in medical-surgical critically ill patients: prevalence, incidence, and risk factors. *J Crit Care.* 2005;20(4):348-353.
44. Akca S, Haji-Michael P, de Mendonca A, et al. Time course of platelet counts in critically ill patients. *Crit Care Med.* 2002;30(4):753-756.
45. Vanderschueren S, De Weerdt A, Malbrain M, et al. Thrombocytopenia and prognosis in intensive care. *Crit Care Med.* 2000;28(6):1871-1876.
46. Venkata C, Kashyap R, Farmer JC, et al. Thrombocytopenia in adult patients with sepsis: incidence, risk factors, and its association with clinical outcome. *J Intensive Care.* 2013;1(1):9.
47. Moreau D, Timsit JF, Vesin A, et al. Platelet count decline: an early prognostic marker in critically ill patients with prolonged ICU stays. *Chest.* 2007;131(6):1735-1741.
48. Hanes SD, Quarles DA, Boucher BA. Incidence and risk factors of thrombocytopenia in critically ill trauma patients. *Ann Pharmacother.* 1997;31(3):285-289.
49. Bonfiglio MF, Traeger SM, Kier KL, et al. Thrombocytopenia in intensive care patients: a comprehensive analysis of risk factors in 314 patients. *Ann Pharmacother.* 1995;29(9):835-842.
50. Zarychanski R, Houston DS. Assessing thrombocytopenia in the intensive care unit: the past, present, and future. *Hematology Am Soc Hematol Educ Program.* 2017;2017(1):660-666.
51. Griffin BR, Bronsert M, Reece TB, et al. Thrombocytopenia after cardiopulmonary bypass is associated with increased morbidity and mortality. *Ann Thorac Surg.* 2019;110:50-57.
52. Guru PK, Singh TD, Akhoundi A, et al. Association of thrombocytopenia and mortality in critically ill patients on continuous renal replacement therapy. *Nephron.* 2016;133(3):175-182.
53. Griffin BR, Jovanovich A, You Z, et al. Effects of baseline thrombocytopenia and platelet decrease following renal replacement therapy initiation in patients with severe acute kidney injury. *Crit Care Med.* 2019;47(4):e325-e331.
54. Brachemi S, Bollee G. Renal biopsy practice: what is the gold standard? *World J Nephrol.* 2014;3(4):287-294.
55. Gonzalez E, Moore EE, Moore HB, et al. Goal-directed hemostatic resuscitation of trauma-induced coagulopathy: a pragmatic randomized clinical trial comparing a viscoelastic assay to conventional coagulation assays. *Ann Surg.* 2016;263:1051-1059.
56. Fahrendorff M, Oliveri RS, Johansson PI. The use of viscoelastic haemostatic assays in goal-directing treatment with allogeneic blood products—a systematic review and meta-analysis. *Scand J Trauma Resusc Emerg Med.* 2017;25:39.
57. Wikkelsø A, Wetterslev J, Møller AM, et al. Thromboelastography (TEG) or thromboelastometry (ROTEM) to monitor haemostatic treatment versus usual care in adults or children with bleeding. *Cochrane Database Syst Rev.* 2016;CD007871.
58. Whiting D, DiNardo JA. TEG and ROTEM: technology and clinical applications. *Am J Hematol.* 2014;89:228-232.

59. Hoffman M, Monroe DM. A cell-based model of hemostasis. *Thromb Haemost.* 2001;85: 958-965.
60. Wisler JW, Becker RC. Oral factor Xa inhibitors for the long-term management of ACS. *Nat Rev Cardiol.* 2012;9:392-401.
61. Johansson PI, Stissing T, Bochsen L, et al. Thromboelastography and thromboelastometry in assessing coagulopathy in trauma. *Scand J Trauma Resusc Emerg Med.* 2009;17:45.
62. Ho KM, Pavey W. Applying the cell-based coagulation model in the management of critical bleeding. *Anaesth Intensive Care.* 2017;45:166-176.

推荐阅读

Gameiro J, Lopes JA. Complete blood count in acute kidney injury prediction: a narrative review. *Ann Intensive Care.* 2019;9(1):87.

Hawkins J, Aster RH, Curtis BR. Post-transfusion purpura: current perspectives. *J Blood Med.* 2019;10:405-415.

Jacobs MR, Smith D, Heaton WA, et al; Group PGDS. Detection of bacterial contamination in prestorage culture-negative apheresis platelets on day of issue with the Pan Genera Detection test. *Transfusion.* 2011;51(12):2573-2582.

12 利尿剂与急性肾损伤

Anam Tariq, Blaithin A. McMahon

引言

优化液体管理是重症监护的基础，但在实践中却极具挑战性，尤其是那些接受血管活性药物的患者。重症监护病房内约一半的患者使用利尿剂[1-4]。尽管利尿剂用途广泛，但本章我们主要讨论利尿剂的分类、药理学、利尿剂在治疗细胞外液（extracellular fluid，ECF）扩张中的作用及它们在急性肾损伤（acute kidney injury，AKI）中的应用。

利尿剂分类

利尿剂通常根据其作用的肾单位部位和机制进行分类。目前，在重症监护室（intensive care unit，ICU）常用的利尿剂有三大类：髓袢利尿剂、噻嗪类利尿剂和类噻嗪类利尿剂、保钾利尿剂（包括盐皮质激素受体拮抗剂）（表 12.1）。

药理学

袢利尿剂

袢利尿剂（如呋塞米、布美他尼、托拉塞米和利尿酸）是通过抑制升支髓袢（loop of Henle，LOH）顶端膜上的 Na^{+}-K^{+}-$2Cl^{-}$共转运体（NKCC2）减少钠转运，从而在肾单位发挥利尿作用[1-5]。呋塞米口服后迅速被吸收，在 0.5~2h达到峰值浓度。袢利尿剂含有低脂溶性的有机阴离子，与血清白蛋白高度结合（>95%），因此限制了它们从肾小球中滤出[6-7]。所有类型袢利尿剂的生物利用度有很大的差异：呋塞米（40%~60%）、布美他尼（80%）和托拉塞米（>91%）[4,7,8]。为了进入管周区域，袢利尿剂必须通过近端小管的基底外侧膜上的有机阴离子转运体 1 和 3（organic anion transporters，OATs）被分泌[7]。一旦液体被分泌到管腔侧，袢利尿剂就与 LOH 粗段（thick ascending limb，TAL）上的 NKCC2 共转运体结合。

选择袢利尿剂是重要的，因为各袢利尿剂的半衰期差异显著，托拉塞米的半衰期较布美他尼和呋塞米更长（表 12.1）。这导致许多临床医生倾向于选择

表 12.1 利尿剂治疗重症监护室患者容量超负荷、少尿和 AKI 状态的药物动力学。数据以单个报告值或报告值范围的形式呈现

类型	袢利尿剂			噻嗪类利尿剂			保钾利尿剂		
利尿剂名称	呋塞米	布美他尼	托塞米	氢氯噻嗪	氯噻酮	美托拉宗	阿米洛利	氨蝶呤	螺内酯
利尿剂机制	抑制 Na^+-K^+-$2Cl^-$共转运体(NKCC2)			抑制 NaCl 转运体(NCC)			抑制 Na^+通道(ENAC)		拮抗醛固酮受体
作用部位	髓袢			远曲小管			集合管		
口服剂量/mg	20~80	0.5~2	5~20	12.5~50	12.5~50	2.5~10	5~10	50	25~50
等效剂量/mg	40	1	15~20	25	12.5	2.5	—	—	—
静脉输注剂量范围/mg	静脉注射 20~600 或持续性输注 5~30mg/h	静脉注射 0.5~10	静脉注射 5~200	250~500	—	—	—	—	—
正常肾功能药物半衰期/h	0.5~2	1	3~4	6~15	40~60	14~20	6~26	1~2	1.5
肾功能不全药物半衰期/h	2.8	1.6	4~5	延长	延长	延长	100	延长	延长

续表

类型	袢利尿剂			噻嗪类利尿剂			保钾利尿剂		
磺胺交叉反应性	含硫有机分子	含硫有机分子	含硫有机分子	含硫有机分子	含硫有机分子	含硫有机分子[a]			
代谢	肾脏 100%	肝脏 50% 肾脏 50%	肝脏 80%	药物以原型从尿[10%~15%(口服),96%(静脉注射)]中分泌	药物以原型从尿中分泌	药物从尿中分泌(80%)	OCT 药物排泄途径：尿液(约 50%，以原形药物形式)	主要以代谢产物的形式从尿中分泌(21%~50%)	主要以代谢产物的形式从尿中分泌

AKI，急性肾损伤。

使用呋塞米特的静脉滴注而非推注给药[7-10]。利尿剂优化策略评估（Diuretic Optimization Strategies Evaluation，DOSE）试验旨在回答更积极地利尿是否能改善急性心力衰竭的结局，该试验比较了高剂量和低剂量的呋塞米以连续和每12小时静脉滴注给药方式之间的差异。在肾功能没有改变的情况下，高剂量组（每日静脉注射呋塞米总剂量是其每日口服袢利尿剂总剂量的2.5倍）在患者的总体症状评估（共同主要终点，P=0.06）和尿量增加方面无显著改善。有趣的是，尽管高剂量组有更高的AKI发生率（高剂量组23%，低剂量组14%，P=0.04），但这种效应是短暂的，可在60天内消失，患者的总存活率没有变化。高剂量利尿剂的重要不良反应包括低血容量[11]、电解质失衡[12,13]、高尿酸血症、高血糖、耳鸣和耳聋[14]。

噻嗪类利尿剂

类似于袢利尿剂，噻嗪类利尿剂也含有机阴离子。例如，包括氯噻酮、氢氯噻嗪、美托拉宗和氯噻嗪。噻嗪类药物通过阻断远曲小管（distal convoluted tubule，DCT）上的NaCl共转运体（NaCl cotransporter，NCC）来促进尿钠排泄。噻嗪类药物在纠正严重充血患者对袢利尿剂抵抗方面特别有效[15-17]。噻嗪类利尿剂的药理特性见表12.1。噻嗪类药物的生物利用度通常在50%或以上，其中美托拉宗的生物利用度为70%[15]。噻嗪类药物在AKI和慢性肾脏疾病（chronic kidney disease，CKD）中的半衰期会延长。最常见的不良反应包括皮疹、间质性肾炎、痛风、碱中毒、胰腺炎、容量耗竭、低钾血症、低钠血症、低镁血症、高胆固醇血症、高甘油三酯血症、高血糖和氮质血症。目前有限的观察数据表明，当噻嗪类药物与袢利尿剂联合使用时，低钠血症和低钾血症的风险会增加[18]。

保钾利尿剂

这类利尿剂包括氨苯蝶啶、阿米洛利和螺内酯[19-22]。螺内酯（和依普利酮）作为醛固酮拮抗剂，因此其利尿作用发生在肾单位远端，可能限制其排钠作用。所以，它们通常与其他利尿剂联用以增加钠的排泄。这些药物适合于心力衰竭或终末期肝病引起的高血容量患者，这种高血容量状态限制了醛固酮的不良循环影响，从而改善了患者的预后[23-25]。这些药物的口服生物利用度为50%或更高，半衰期为1.5~26h。常见的副作用包括高钾血症、肾功能恶化（worsening renal function，WRF）、过敏反应、代谢性酸中毒或男性乳房发育。因此，对于活动性AKI患者应谨慎使用这一类利尿剂。

其他

甘露醇是一种渗透性利尿剂，通过抑制近端小管和髓袢中钠和水的重吸收而削弱尿液浓缩的能力[26]。在神经重症监护室，甘露醇输注最常用于治疗创伤性脑损伤后的颅内压增高。因此，它不是主要用作容量过载的利尿剂。

然而，在任何临床情况使用渗透性利尿剂，可导致血浆渗透压升高，并引起体积扩张或超载和钠缺乏[27,28]。碳酸酐酶抑制剂是一类单独的弱利尿剂，它抑制近端小管中碳酸氢钠的重吸收，并促进尿液中水和碳酸氢钠的排泄。这类药物经常用于治疗代谢性碱中毒和青光眼。乙酰唑胺被用于研究因慢性阻塞性肺疾病和代谢性碱中毒需要机械通气的患者。在这项研究中，相较于安慰剂组，每天 2 次 500 至 1 000mg 乙酰唑胺治疗能降低患者血清碳酸氢盐水平，并减少代谢性碱中毒的天数。遗憾的是，患者机械通气持续时间无显著性差异。然而，考虑到代谢参数的变化，在特定的患者群体中这些药物可能仍然发挥作用[29]。

利尿剂在全身性水肿的应用

对于由水肿状态导致的液体超载，袢利尿剂仍然是缓解症状的首选药物。然而，许多因素会影响 ICU 重症患者袢利尿剂的使用疗效，包括年龄、体重、平均动脉压、低白蛋白血症、AKI 的严重程度、代谢性酸中毒、低钾血症、非甾体抗炎药、头孢菌素和病前利尿剂的使用[14,30-34]。这些是考虑袢利尿剂初始起始剂量的重要因素，但有关这一主题的指导意见性文献相当有限。在等效剂量下，所有袢利尿剂都会产生类似的反应。在肾功能正常的情况下，40mg 呋塞米约等于 1mg 布美他尼和 20mg 托拉塞米。通常的建议是“加倍剂量”直到达到利尿剂的“阈值”剂量。低于此阈值的血浆浓度不会引起明显的排钠作用，而高于此阈值时反应迅速上升。在较高浓度时——达到“顶峰”或平台浓度，利尿剂在血浆中的浓度越来越高，排钠作用不再增加[35]。对于肾功能正常、未接受袢利尿剂治疗的患者，呋塞米 40mg（或等效物）静脉输注是适宜的袢利尿剂初次起始剂量。然而，在先前接受过袢利尿剂治疗、肾脏血流量减少、肾素-血管紧张素激活导致钠重吸收增加或肾小球滤过率（glomerular filtration rate，GFR）下降的情况下，可能需要更高的利尿剂初始剂量来实现利尿效果。在这些情况下，临床医生可以考虑将利尿剂的常规剂量加倍或根据患者的体重确定初始剂量（例如，利尿剂首次使用的患者为 1mg/kg，非首次使用的患者为 1.5mg/kg）。表 12.1 描述了各种利尿剂口服或静脉输注的剂量范围和等效剂量。随着时间的推移，利尿剂的有效排钠效应会随着细胞外液减少而减弱，这种效应通常被称为“制动现象”，即肾单位竭力重新吸收钠，重吸收的量相当于饮食中的 NaCl 摄入量[14,36]。很多因素可以解释这些变化，其中远端肾单位的重塑和适应性改变（如肥厚和增生）在这一过程起着重要作用，特别是导致钠重吸收增加和排钠作用减弱[16,37-39]。添加噻嗪或类噻嗪类药物可以通过阻断远端肾单位对 NaCl 重吸收来抵消这种适应性，并可以改善利尿抵抗和恢复利尿疗效[14,40,41]。利尿剂抵抗的其他机制包括：①利尿剂输送到肾脏的情况不佳（例如，低白蛋白血症、剂量过低或过少、吸收不良）；②利尿剂分泌减少（由于心力衰竭时肾脏灌注减少或终末期肝病时肾脏血管收缩或肾小球滤过率减少导致尿毒症毒素积累[如甲酚和硫酸吲哚基]竞争性抑制有机阴离子转运体)或者功能性肾单位减少;③肾脏反应不足[由于CKD、肾素-血管紧张素-醛固酮系统(renin-angiotensin-aldosterone system,RAAS)的激活、使用非甾体抗炎药以及钠摄入量过多][15]。

除了使用最大剂量的袢利尿剂,改善利尿抵抗的策略还包括在同种类袢利尿剂中更换为另外一种。由于袢利尿剂的生物利用度是高度变化的,口服呋塞米的利用度异质性明显,一些报告称,把呋塞米更换为布美他尼或托拉塞米后成功地改善利尿抵抗现象[42]。其他的改善策略包括把快速注射改为持续静脉输注,或袢利尿剂与噻嗪类或保钾利尿剂联合用药。

虽然有一些数据表明静脉注射白蛋白与利尿剂联合使用可能会增加肝硬化或肾病综合征患者的利尿反应,但一项系统综述表明,使用该治疗方法仅会轻微增加尿量和钠的排泄[15,17,43]。与单药治疗相比,联合使用几种利尿剂作用于近曲小管(proximal convoluted tubule,PCT)、远曲小管(distal convoluted tubule,DCT)和集合管(collecting duct,CD)可连续性抑制肾单位产生叠加或协同的利尿效应。理论上不同的利尿机制(如阻断RAAS系统或抑制特定的电解质转运体)应该能增加尿量,但联合使用利尿剂的相对疗效尚不清楚。

袢利尿剂预防和治疗 AKI 的效果

利尿剂在预防和治疗AKI方面是无效的[17,22,30,44-49](表12.2)。一些研究比较了在接受心脏血管造影术或心脏手术的患者中使用袢利尿剂与不使用利尿剂的治疗方法,结果显示袢利尿剂未能预防AKI的发生[44,45]。然而,最新的研究表明,袢利尿剂与补液治疗结合使用可能有助于预防对比剂相关的AKI(contrast-associated AKI,CA-AKI)。对比剂诱导的肾病预防的一项研究(MYTHOS)比较了在冠状动脉手术后单独使用静脉水化与静脉水化基础上加0.5mg/kg呋塞米的结果[46]。添加呋塞米的静脉水化组AKI发生率较低(呋塞米静脉水化组为4.6%,对照组为18%,P=0.005)。使用匹配的补液方案(每毫升尿量与水化液毫升量相匹配),如AKIGUARD(急性肾损伤补液装置)试验中使用的方案,也显示出良好的效果,但由于缺乏多中心随机对照研究(randomized controlled trials,RCT),该方法尚未被推荐使用[50]。

其他类型的AKI不支持在AKI治疗中使用利尿剂。此外,接受KRT的患者使用呋塞米并不能提高整体肾脏恢复率[48]。早期研究表明,合并AKI的危重患者中利尿剂的使用与较高的住院死亡率显著相关[51]。术后患者累计静脉注射利尿剂剂量为1.5~3mg/h,可增加死亡率,且在肾脏替代治疗期间,利尿剂使用剂量越大,伴随低血压的概率越大[45]。心脏手术患者术前或术中使用呋塞米,在肾功能损害方面无显著差异[22]。涉及使用利尿剂的随机对照研究和Meta分析也显示,使用利尿剂可以改善尿量,但对于以患者为中心的健康结局,如肾脏替代治疗持续时间、住院时间或死亡率并没有改善[47,52]。

表 12.2 利尿剂和临床结局相关的研究总结

参考文献	研究年限	病例	研究设计	研究人群	利尿剂类型	用药剂量	给药方式	结局
Hager et al[44]	1996	121	RCT 干预 vs. 安慰剂	胸腹或血管手术术后	呋塞米	1mg/h	持续性输注	使用呋塞米治疗的患者 AKI 发生率没有差异
Lassnigg et al[45]	2000	132	RCT 多巴胺 vs. 呋塞米 vs. 安慰剂	正常肾功能患者行心脏手术	呋塞米	共计 50mg（1.5~3ml/h）	持续性输注	持续性输注呋塞米发生 AKI 具有高风险
Mahesh et al[22]	2008	42	RCT 干预 vs. 生理盐水	高风险心脏手术患者	呋塞米	4mg/h	持续性输注	AKI 发生率未降低
Marenzi et al[48]	2012	170	MYTHOS RCT 搭配水化的诱导性利尿 vs. 标准水化	CKD 患者行冠状动脉操作	呋塞米	0.5mg/kg	静脉注射	配合水化的呋塞米诱导高尿量可显著减少发生 CA-AKI 风险
Usmiani et al[50]	2016	130	RCT 碳酸氢盐/等渗盐水/NAC/维生素 C vs. 配合水化的高剂量高强度性利尿剂	CKD 患者行冠状动脉造影	呋塞米	0.5mg/kg	静脉注射	配合水化的高强度利尿剂发生 CA-AKI 风险最低（7% vs. 25%，P=0.01）；1 年间主要不良心脑血管发生事件（7% vs. 32%，P<0.01）

续表

参考文献	研究年限	病例	研究设计	研究人群	利尿剂类型	用药剂量	给药方式	结局
Dormans and Gerlag[17]	1996	20	回顾性研究 单臂研究 开放性实验	体重增加≥5kg的严重性充血性心力衰竭（NYHA Ⅲ~Ⅳ期）且使用呋塞米2周产生利尿抵抗的患者	呋塞米 氢氯噻嗪	250~4 000mg/d 25~100mg/d	口服或者静脉注射3~12天	血肌酐清除从（32.7±22.5）到（27.6±22.5）ml/min/1.73m^{2}减少不显著
Shilliday et al[47]	1997	92	RCT 托塞米 vs. 呋塞米 vs. 安慰剂	接受多巴胺和甘露醇治疗的AKI患者	呋塞米 托塞米	3mg/kg	6小时/次静脉注射，为期21天	需要KRT治疗方面无差异（P=0.87），肾功能恢复（P=0.56），死亡率（P=0.24）
van der Voort et al[48]	2009	71	RCT 干预 vs. 对照组	需要KRT治疗的AKI患者	呋塞米	0.5mg/（kg·h）	持续性输注	增加尿量和钠的排泄，但没有缩短肾功能衰竭时间和增加肾功能恢复频率

续表

参考文献	研究年限	病例	研究设计	研究人群	利尿剂类型	用药剂量	给药方式	结局
Felker et al[30]	2011	308	RCT 1∶1∶1∶1 静脉注射 vs. 口服； 高剂量 vs. 低剂量	患有 ADHF 的门诊患者(呋塞米或噻嗪类)×1 个月	呋塞米	等同于患者先前口服剂量 80 或 240mg 或者一次高剂量(先前口服剂量的 2.5 倍)的等效剂量	1. 12 小时/次静脉注射 2. 持续性输注	利尿剂治疗方案中，静脉注射与持续性输注方式或高剂量与低剂量方案，患者的整体症状评估和肾功能变化均未显示出显著差异
Mehta et al[51]	2002	552	回顾性研究	肾内科转诊合并 AKI 的 ICU 患者	1. 呋塞米 2. 布美他尼 3. 美托拉宗 4. 双缩尿 5. 袢利尿剂和噻嗪类	1. 80mg(20~320) 2. 10mg(2~29) 3. 10mg(5~20)	每种药均为 1 次/天	接受利尿剂治疗的 AKI 患者的死亡率增加且肾功能未恢复；接受单种和多种利尿剂治疗效果无显著差异
Cantarovich et al[49]	2004	338	RCT 两种干预类型 vs. 安慰剂	KRT 治疗早期的 AKI 患者	呋塞米	25mg/(kg·d) 35mg/(kg·d)	1. 每天静脉注射 2. 每天口服	在死亡率(P=0.36)、KRT 治疗持续时间(P=0.21)和肾功能恢复(P=0.51)方面无差异

续表

参考文献	研究年限	病例	研究设计	研究人群	利尿剂类型	用药剂量	给药方式	结局
Grams et al[53]	2011	306	液体和导管治疗试验(FACTT) RCT 限制性和开放性液体治疗策略	ALI 或 AKI 患者	呋塞米	1.3~24mg/h 2.20~160mg	1. 持续性输注 2. 静脉注射	AKI 后的利尿剂治疗与 60 天存活率相关
Wu et al[65]	2012	572	回顾性研究 多中心观察	手术后并发 AKI 需要 ART 治疗的患者	利尿剂	—	—	3 天累计利尿剂剂量越高,死亡率越高;较高剂量利尿剂与低血压和更低透析治疗频率有关
Teixeira et al[34]	2013	601	二次分析回顾性多中心队列研究	合并 AKI 的危重疾病患者	利尿剂	—	1. 持续性输注 2. 静脉注射	利尿剂使用与更好的存活质量相关[校正 HR,0.25,(95% *CI*,0.12~0.52);$P<0.001$]

ADHF,急性失代偿性心力衰竭;AKI,急性肾损伤;ALI,急性肺损伤;*CI*,置信区间;CA-AKI,对比剂相关的急性肾损伤;CKD,慢性肾脏病;HR,风险比率;NAC,N-乙酰半胱氨酸;NYHA,纽约心脏学会;RCT,随机对照研究;KRT,肾脏替代治疗。

尽管呋塞米在 AKI 的预防、治疗和康复方面缺乏效果，但最近多项研究表明袢利尿剂在 AKI 的应用具有获益效果，尤其是在合并 AKI 的危重患者维持液体平衡方面。多中心液体和导管研究疗法（fluid and catheter trial therapy，FACTT）研究的事后分析表明，与开放性液体疗法组相比较，合并 AKI 的患者在限制性液体疗法组中接受更多呋塞米（80mg/d vs. 23mg/d，$P<0.001$）。此外，与开放性液体疗法组相比，限制性液体疗法组的体液积累较少（0.9L/d vs. 2.2L/d，$P<0.001$）。因此，患者在急性呼吸窘迫综合征（acute respiratory distress syndrome，ARDS）的情况下，即使是在体液正平衡状态下，利尿剂被列为限制性液体治疗策略的组成部分与 60 天死亡率具有保护作用相关[53]。在另一项多中心前瞻性队列研究中，10 家意大利 ICU 医疗部门共包括 601 名危重患者。与存活者相比，非存活 AKI 患者的平均体液平衡较高[（1.31±1.24）L/d vs（0.17±0.72）L/d；$P<0.001$]，平均尿量更低[（1.28±0.90）L/d vs（2.35±0.98）L/d；$P<0.001$]。在 ICU 治疗时期，利尿剂作为利尿治疗的替代品占 1~10 天。利尿剂的使用与此人群中有更好的生存率相关[校正风险比，0.25，（95% *CI*，0.12~0.52)；$P<0.001$][34]。这进一步支持了体液正平衡对危重病人死亡率有不利影响的观点。

利尿剂在心力衰竭的运用

在前述提到的 DOSE 研究中，比较了每日两次的静脉注射和持续的呋塞米输注，以及高剂量与低剂量的呋塞米治疗方案，患者的总体症状评估无显著差异。然而，使用持续性输注利尿剂相较于静脉注射有许多优势，包括更低的峰值血浆浓度。较低的呋塞米血浆浓度水平可保护患者免受耳毒性影响，虽然耳毒性通常是暂时的，但也可能是永久性的，并且这是在 AKI 患者中使用利尿剂时经常被忽视的并发症。在高剂量与低剂量呋塞米的比较中，WRF（定义为 72 小时内血浆肌酐增加>0.3mg/dl）在高剂量组出现的频率更高，尽管随后的统计分析显示 WRF 与改善而不是恶化长期临床结果有关[55]。更多的数据质疑了急性失代偿性心力衰竭（ADHF）期间血清肌酐（serum creatinine，SCr）升高的临床意义。在急性心衰症状评估期间进行的急性肾损伤中性粒细胞明胶酶相关脂（neutrophil gelatinase-associated lipocalin，N-GAL）评估研究证实，ADHF 期间缺乏实质性肾小管损伤[56,57]。

关于选择用于管理 ADHF 的袢利尿剂，越来越多的研究表明，在 ADHF 患者中，托拉塞米优于呋塞米，可以改善 ADHF 的预后。一项从 1996 年到 2019 年的系统回顾和 Meta 分析描述了 19 项平均随访时间为 15 个月的 ADHF 患者的研究，与呋塞米相比，托拉塞米与较低的住院风险相关[10.6% vs. 18.4%；*OR* 0.72，（95% *CI*，0.51~1.03)；$P=0.07$，$I^2=18\%$；治疗的数量（number needed to treat，NNT）=23][58]。然而，使用托拉塞米和呋塞米之间的全因死亡率无统计学意义。

利尿剂在终末期肝病患者中的应用

袢利尿剂和醛固酮拮抗剂是治疗终末期肝病患者腹水和容量过载的主要药物。在治疗腹水方面,使用醛固酮拮抗剂优于袢利尿剂,但袢利尿剂确实有助于增强利尿效果[59]。在密切监测肾功能和电解质的情况下,螺内酯(每次增加 50mg)与呋塞米(40~160mg/d,每次增加 40mg)可每 7 天滴定一次剂量[60,61]。对因 AKI 住进 ICU 的终末期肝病患者使用利尿剂是具有挑战性的。利尿剂可能通过血流动力学机制导致终末期肝病患者发生 AKI,此时应该停用利尿剂并扩充液体容量[62]。

呋塞米在急性肾损伤早期肾小管完整性评估中的应用

呋塞米诱导尿量可用于评估 AKI 患者肾小管功能的完整性,称为呋塞米应激研究(furosemide stress test,FST),这一方法于 2013 年由 Chawla 等人在一项试点研究中正式描述[63]。在这项研究中,合并早期 AKI 的 77 名患者接受了一次性静脉输注呋塞米(未使用过袢利尿剂患者的剂量为 1mg/kg,曾使用过的患者的剂量为 1.5mg/kg),并进行评估以预测是否会发展成严重的 AKI[衡量标准:需要肾脏替代治疗或血清肌酐 SCr 增加到 3 倍基线或尿量<0.3ml/(kg·h)]。这是一个等容挑战,每输出 1ml 尿量就要用 1ml 晶体静脉输注(单位量由主要 ICU 团队判断,这项研究研究证明呋塞米刺激后 2 小时尿量(<200ml)能够预测是否会发展成第Ⅲ期 AKI[63]。

自从这项最初试点的研究发表以来,后续有多项对呋塞米应激研究截断点的回顾性验证和多中心呋塞米应激研究前瞻性研究发表[54,64]。一项纳入 92 名 ICU 患者的多中心研究发现,在前 2 小时内尿量截止点为 200ml(敏感性 73.9%,特异性 89.9%),与 FST 具有类似的操作特征[54]。低血压发生率为 9.8%,几乎是试点研究的两倍,提示 FST 不能应用于低血容量患者。这项多中心研究没有发生严重的危及生命的事件。

(曾锐 译,龚学忠 校)

参考文献

1. McCoy IE, Chertow GM, Chang TIH. Patterns of diuretic use in the intensive care unit. *PLoS One*. 2019;14:e0217911.
2. Grodin JL, Stevens SR, de Las Fuentes L, et al. Intensification of medication therapy for cardiorenal syndrome in acute decompensated heart failure. *J Card Fail*. 2016;22:26-32.
3. Ellison DH, Felker GM. Diuretic treatment in heart failure. *N Engl J Med*. 2017;377:1964-1975.
4. Ellison DH. Clinical pharmacology in diuretic use. *Clin J Am Soc Nephrol*. 2019;14:1248.
5. Wilcox CS, Mitch WE, Kelly RA, et al. Response of the kidney to furosemide. I. Effects of salt intake and renal compensation. *J Lab Clin Med*. 1983;102:450-458.
6. Shankar SS, Brater DC. Loop diuretics: from the Na-K-2Cl transporter to clinical use. *Am J Physiol Renal Physiol*. 2003;284:F11-F21.
7. Huang X, Mees ED, Vos P, et al. Everything we always wanted to know about furosemide but were afraid to ask. *Am J Physiol Renal Physiol*. 2016;310:F958-F971.
8. Brater DC, Chennavasin P, Day B, et al. Bumetanide and furosemide. *Clin Pharmacol Ther*. 1983;34:207-213.

9. Lesne M, Clerckx-Braun F, Duhoux P, et al. Pharmacokinetic study of torasemide in humans: an overview of its diuretic effect. *Int J Clin Pharmacol Ther Toxicol.* 1982;20:382-387.
10. Huang A, Luethi N, Martensson J, et al. Pharmacodynamics of intravenous furosemide bolus in critically ill patients. *Crit Care Resusc.* 2017;19:142-149.
11. Gottlieb SS, Brater DC, Thomas I, et al. BG9719 (CVT-124), an A1 adenosine receptor antagonist, protects against the decline in renal function observed with diuretic therapy. *Circulation.* 2002;105:1348-1353.
12. Klein L, O'Connor CM, Leimberger JD, et al. Lower serum sodium is associated with increased short-term mortality in hospitalized patients with worsening heart failure: results from the Outcomes of a Prospective Trial of Intravenous Milrinone for Exacerbations of Chronic Heart Failure (OPTIME-CHF) study. *Circulation.* 2005;111:2454-2460.
13. Cooper HA, Dries DL, Davis CE, et al. Diuretics and risk of arrhythmic death in patients with left ventricular dysfunction. *Circulation.* 1999;100:1311-1315.
14. Felker GM, O'Connor CM, Braunwald E, Heart failure clinical research network I. Loop diuretics in acute decompensated heart failure: necessary? Evil? A necessary evil? *Circ Heart Fail.* 2009;2:56-62.
15. Hoorn EJ, Ellison DH. Diuretic resistance. *Am J Kidney Dis.* 2017;69:136-142.
16. Ellison DH, Velazquez H, Wright FS. Adaptation of the distal convoluted tubule of the rat. Structural and functional effects of dietary salt intake and chronic diuretic infusion. *J Clin Invest.* 1989;83:113-126.
17. Dormans TP, Gerlag PG. Combination of high-dose furosemide and hydrochlorothiazide in the treatment of refractory congestive heart failure. *Eur Heart J.* 1996;17:1867-1874.
18. Jentzer JC, DeWald TA, Hernandez AF. Combination of loop diuretics with thiazide-type diuretics in heart failure. *J Am Coll Cardiol.* 2010;56(19):1527-1534.
19. Feria I, Pichardo I, Juarez P, et al. Therapeutic benefit of spironolactone in experimental chronic cyclosporine A nephrotoxicity. *Kidney Int.* 2003;63:43-52.
20. Mejia-Vilet JM, Ramirez V, Cruz C, et al. Renal ischemia-reperfusion injury is prevented by the mineralocorticoid receptor blocker spironolactone. *Am J Physiol Renal Physiol.* 2007;293:F78-F86.
21. Sanchez-Pozos K, Barrera-Chimal J, Garzon-Muvdi J, et al. Recovery from ischemic acute kidney injury by spironolactone administration. *Nephrol Dial Transplant.* 2012;27:3160-3169.
22. Mahesh B, Yim B, Robson D, et al. Does furosemide prevent renal dysfunction in high-risk cardiac surgical patients? Results of a double-blinded prospective randomised trial. *Eur J Cardiothorac Surg.* 2008;33:370-376.
23. Randomized Aldactone Evaluation Study. Effectiveness of spironolactone added to an angiotensin-converting enzyme inhibitor and a loop diuretic for severe chronic congestive heart failure (the Randomized Aldactone Evaluation Study [RALES]). *Am J Cardiol.* 1996;78(8):902-907.
24. Fogel MR, Sawhney VK, Neal EA, et al. Diuresis in the ascitic patient: a randomized controlled trial of three regimens. *J Clin Gastroenterol.* 1981;3 (Suppl 1):73-80.
25. Runyon BA, AASLD Practice Guidelines Committee. Management of adult patients with ascites due to cirrhosis: an update. *Hepatology.* 2009;49:2087-2107.
26. Mathisen O, Raeder M, Kiil F. Mechanism of osmotic diuresis. *Kidney Int.* 1981;19(3):431-437.
27. Gipstein RM, Boyle JD. Hypernatremia complicating prolonged mannitol diuresis. *N Engl J Med.* 1965;272:1116-1117.
28. Aviram A, Pfau A, Czaczkes JW, et al. Hyperosmolality with hyponatremia, caused by inappropriate administration of mannitol. *Am J Med.* 1967;42(4):648-650.
29. Faisy C, Meziani F, Planquette B, et al. Effect of acetazolamide vs placebo on duration of invasive mechanical ventilation among patients with chronic obstructive pulmonary disease: a randomized clinical trial. *JAMA.* 2016;315(5):480-488.
30. Felker GM, Lee KL, Bull DA, et al. Diuretic strategies in patients with acute decompensated heart failure. *N Engl J Med.* 2011;364:797-805.
31. Burckhardt G. Drug transport by organic anion transporters (OATs). *Pharmacol Ther.* 2012;136:106-130.
32. Wu W, Bush KT, Nigam SK. Key role for the organic anion transporters, OAT1 and OAT3, in the in vivo handling of uremic toxins and solutes. *Sci Rep.* 2017;7:4939.
33. Cemerikic D, Wilcox CS, Giebisch G. Intracellular potential and K+ activity in rat kidney proximal tubular cells in acidosis and K+ depletion. *J Membr Biol.* 1982;69:159-165.
34. Teixeira C, Garzotto F, Piccinni P, et al. Fluid balance and urine volume are independent predictors of mortality in acute kidney injury. *Crit Care.* 2013;17:R14.
35. Brater DC, Day B, Burdette A, et al. Bumetanide and furosemide in heart failure. *Kidney Int.* 1984;26(2):183-189.
36. Subramanya AR, Ellison DH. Distal convoluted tubule. *Clin J Am Soc Nephrol.* 2014;9:2147-2163.
37. Kaissling B, Stanton BA. Adaptation of distal tubule and collecting duct to increased sodium

delivery. I. Ultrastructure. *Am J Physiol.* 1988;255:F1256-F1268.
38. Stanton BA, Kaissling B. Adaptation of distal tubule and collecting duct to increased Na delivery. II. Na+ and K+ transport. *Am J Physiol.* 1988;255:F1269-F1275.
39. Loon NR, Wilcox CS, Unwin RJ. Mechanism of impaired natriuretic response to furosemide during prolonged therapy. *Kidney Int.* 1989;36:682-689.
40. Marti C, Cole R, Kalogeropoulos A, et al. Medical therapy for acute decompensated heart failure: what recent clinical trials have taught us about diuretics and vasodilators. *Curr Heart Fail Rep.* 2012;9:1-7.
41. Hanberg JS, Tang WHW, Wilson FP, et al. An exploratory analysis of the competing effects of aggressive decongestion and high-dose loop diuretic therapy in the DOSE trial. *Int J Cardiol.* 2017;241:277-282.
42. Müller K, Gamba G, Jaquet F, et al. Torasemide vs. furosemide in primary care patients with chronic heart failure NYHA II to IV—efficacy and quality of life. *Eur J Heart Fail.* 2003;5(6):793-801.
43. Kitsios GD, Mascari P, Ettunsi DR, et al. Co-administration of furosemide with albumin for overcoming diuretic resistance in patients with hypoalbuminemia: a meta-analysis. *J Crit Care.* 2014;29(2):253-259.
44. Hager B, Betschart M, Krapf R. Effect of postoperative intravenous loop diuretic on renal function after major surgery. *Schweiz Med Wochenschr.* 1996;126:666-673.
45. Lassnigg A, Donner E, Grubhofer G, et al. Lack of renoprotective effects of dopamine and furosemide during cardiac surgery. *J Am Soc Nephrol.* 2000;11(1):97-104.
46. Marenzi G, Ferrari C, Marana I, et al. Prevention of contrast nephropathy by furosemide with matched hydration: the MYTHOS (induced diuresis with matched hydration compared to standard hydration for contrast induced nephropathy prevention) trial. *JACC Cardiovasc Interv.* 2012;5:90-97.
47. Shilliday IR, Quinn KJ, Allison ME. Loop diuretics in the management of acute renal failure: a prospective, double-blind, placebo-controlled, randomized study. *Nephrol Dial Transplant.* 1997;12:2592-2596.
48. van der Voort PH, Boerma EC, Koopmans M, et al. Furosemide does not improve renal recovery after hemofiltration for acute renal failure in critically ill patients: a double blind randomized controlled trial. *Crit Care Med.* 2009;37:533-538.
49. Cantarovich F, Rangoonwala B, Lorenz H, et al. High-dose furosemide for established ARF: a prospective, randomized, double-blind, placebo-controlled, multicenter trial. *Am J Kidney Dis.* 2004;44:402-409.
50. Usmiani T, Andreis A, Budano C, et al. AKIGUARD (Acute Kidney Injury GUARding Device) trial: in-hospital and one-year outcomes. *J Cardiovasc Med (Hagerstown).* 2016;17:530-537.
51. Mehta RL, Pascual MT, Soroko S, et al. Diuretics, mortality, and nonrecovery of renal function in acute renal failure. *JAMA.* 2002;288:2547-2553.
52. Bagshaw SM, Delaney A, Haase M, et al. Loop diuretics in the management of acute renal failure: a systematic review and meta-analysis. *Crit Care Resusc.* 2007;9:60-68.
53. Grams ME, Estrella MM, Coresh J, et al. Fluid balance, diuretic use, and mortality in acute kidney injury. *Clin J Am Soc Nephrol.* 2011;6:966-973.
54. Rewa OG, Bagshaw SM, Wang X, et al. The furosemide stress test for prediction of worsening acute kidney injury in critically ill patients: a multicenter, prospective, observational study. *J Crit Care.* 2019;52:109-114.
55. Metra M, Davison B, Bettari L, et al. Is worsening renal function an ominous prognostic sign in patients with acute heart failure? The role of congestion and its interaction with renal function. *Circ Heart Fail.* 2012;5:54-62.
56. Murray PT, Wettersten N, van Veldhuisen DJ, et al. Utility of urine neutrophil gelatinase-associated lipocalin for worsening renal function during hospitalization for acute heart failure: primary findings of the urine N-gal acute kidney injury N-gal evaluation of symptomatic heart failure study (AKINESIS). *J Card Fail.* 2019;25:654-665.
57. Wettersten N, Horiuchi Y, van Veldhuisen DJ, et al. Short-term prognostic implications of serum and urine neutrophil gelatinase-associated lipocalin in acute heart failure: findings from the AKINESIS study. *Eur J Heart Fail.* 2020;22:251-263.
58. Abraham B, Megaly M, Sous M, et al. Meta-analysis comparing torsemide versus furosemide in patients with heart failure. *Am J Cardiol.* 2020;125:92-99.
59. European Association for the Study of the Liver. EASL clinical practice guidelines on the management of ascites, spontaneous bacterial peritonitis, and hepatorenal syndrome in cirrhosis. *J Hepatol.* 2010;53:397-417.
60. Angeli P, Fasolato S, Mazza E, et al. Combined versus sequential diuretic treatment of ascites in non-azotaemic patients with cirrhosis: results of an open randomised clinical trial. *Gut.* 2010;59:98.
61. Santos J, Planas R, Pardo A, et al. Spironolactone alone or in combination with furosemide in the treatment of moderate ascites in nonazotemic cirrhosis. A randomized comparative study

of efficacy and safety. *J Hepatol.* 2003;39:187-192.
62. Velez JCQ, Therapondos G, Juncos LA. Reappraising the spectrum of AKI and hepatorenal syndrome in patients with cirrhosis. *Nat Rev Nephrol.* 2020;16:137-155.
63. Chawla LS, Davison DL, Brasha-Mitchell E, et al. Development and standardization of a furosemide stress test to predict the severity of acute kidney injury. *Crit Care.* 2013;17:R207.
64. McMahon BA, Koyner JL, Novick T, et al. The prognostic value of the furosemide stress test in predicting delayed graft function following deceased donor kidney transplantation. *Biomarkers.* 2018;23:61-69.
65. Wu VC, Lai CF, Shiao CC, et al. Effect of diuretic use on 30-day postdialysis mortality in critically ill patients receiving acute dialysis. *PLoS One.* 2012;7:e30836.

13 血管活性药物

Vasoactive Medications Stephen Duff, Patrick T. Murray

引言

自20世纪40年代以来，血管活性药物一直是危重病标准诊疗的组成部分。它们被用于纠正休克状态和维持足够的终末器官灌注。尽管它们有着悠久的历史，但对于药物的选择往往缺乏充分的证据。血管活性药物一般分为三类：血管升压药、正性肌力药和血管舒张药。

血管升压药

血管升压药物的主要作用是介导外周血管收缩和增加全身血管阻力(systemic vascular resistance，SVR)。它们是纠正血管舒张性休克患者血管麻痹的主要手段。脓毒症存活指南建议将平均动脉压(MAP)的目标设定为大于或等于65mmHg。一项大型随机对照研究对平均动脉血压(mean arterial pressure，MAP)低于65~70mmHg和高于80~85mmHg进行了比较，发现主要结局中28天死亡率没有差异[1]。然而，亚组分析表明，高MAP实验组中慢性高血压患者AKI发生率可能降低。

"65试验"(n=2 600)随机将65岁以上的血管扩张性休克患者分为允许低血压组，目标MAP为60~65mmHg，或按照主管医生的指导进行常规护理[2]。干预组使用血管升压药物时间较短，中位持续时间为33小时，而常规护理组为38小时[差异，-5.0(95% CI，-7.8~-2.2)]。干预组的给药总剂量也减少[8.7mg，(95% CI，-12.8~-7.6mg)]；以去甲肾上腺素当量计算。

低血压组显示出死亡率降低的趋势，500例中有41.0%死亡，而常规治疗组544例中有43.8%死亡(P=0.15)。这一效应在进行多元调整后具有统计学显著性，调整后的OR为0.82(95% CI，0.68~0.98)。

本研究未提供轻度至中度AKI的数据，但两组在排尿量或KRT发生无差异。该研究的一个重要局限性是，允许低血压组的平均动脉压(MAP)高于目标，中位MAP为67mmHg(四分位间距，64.5~69.8)，而普通治疗组为72.6mmHg(69.4~76.5)。因此，该研究不能确定达到60~65mmHg MAP目标是有益还是有害。这些数据支持减少65岁以上患者血管升压素的暴露，但并不与脓毒症存活指南建议的将 MAP 目标设定为大于或等于 65mmHg 相矛盾。令人惊讶的是，慢性高血压亚组的死亡率获益更明显，这需要在未来进一步研究。

去甲肾上腺素

去甲肾上腺素是交感神经系统节后纤维在末端器官释放的内源性血管升压素。去甲肾上腺素与纯 α1 肾上腺素能激动剂如去氧肾上腺素相比，其优势在于其 β1 肾上腺素能效应可增加心输出量（cardiac output，CO）。然而，它的缺点是增加了心肌需氧量和心律失常的风险。

根据脓毒症存活指南（见第 36 章），去甲肾上腺素是目前推荐用于脓毒症休克的一线血管活性药物[3]。临床上以输注方式给药，剂量范围为 0.05~0.5μg/（kg·min）。首先应该完成液体复苏，以避免掩蔽性低血容量和组织低灌注的情况。脓毒症存活指南推荐在液体复苏中使用 30ml/kg 晶体液和或白蛋白。最近一项泰国的Ⅱ期临床研究中，早期使用去甲肾上腺素可使患者更快地达到目标血流动力学参数[4]。但还需要进一步的大规模随机对照研究来确定早期给药是否应成为常规做法。

肾上腺素

肾上腺素是一种天然产生的儿茶酚胺，由交感神经系统通过肾上腺髓质释放。它作用于 α 和 β 肾上腺素受体，在低剂量时主要具有 β1 肾上腺素能效应。低剂量时，随着心输出量增加，β2 肾上腺素受体介导的血管舒张可导致 SVR 下降。然而，高剂量时，强效激动 α1 肾上腺素能受体介导血管收缩效应，导致 SVR 升高。

肾上腺素以静脉注射给药，是治疗速发性过敏反应的主要药物［肌内注射（intramuscularly，IM）1mg 或静脉注射 50~100μg］，也是高级心脏生命支持（advanced cardiac life support，ACLS）心搏骤停方案的组成部分，其半衰期约为 2 分钟。肾上腺素输注范围［0.01~0.5μg/（kg·min）］是冠状动脉搭桥术后低心输出量状态（low cardiac output state，LCOS）管理的一种选择，也是血管舒张和混合性休克状态下去甲肾上腺素的替代选择。肾上腺素的使用在儿科重症监护室更为普遍。

CAT 研究（n=280）（见图文摘要 13.1）是一项双盲随机对照研究，对需要血管加压药的危重成年患者使用去甲肾上腺素和肾上腺素的效果进行了比较[5]。该研究并没有发现主要结果中 24 小时内达到 MAP 的目标有显著差异。然而，乳酸酸中毒、心动过速和未能达到目标参数的发生率在肾上腺素组中较高。这些因素导致了肾上腺素组中更高的退出率［（18/139（12.9%）vs. 4/138（2.8%）；P=0.002）］。鉴于肾上腺素的这些不良作用，以及与去甲肾上腺素相比缺乏主要结局或死亡率益处证据，肾上腺素通常被用作成人感染性休克的二线药物。

多巴胺:低剂量多巴胺

低剂量多巴胺[1~2μg/(kg·min)],多巴胺对肾血管表现出明显的多巴胺能受体 D1 介导的肾血管舒张效应并增加尿量。因此,学者提出多巴胺可以预防 AKI 发生的假说[6]。然而,一项纳入 61 项 RCT(n=3 359)的 Meta 分析发现,低剂量多巴胺[≤5μg/(kg·min)]能改善尿量,但在死亡率或 KRT 发生率方面没有差异[7]。

多巴胺在血管舒张性休克的应用

中剂量的多巴胺[3~10μg/(kg·min)]主要作用于 β1 肾上腺素能受体,随着 CO 的增加而产生正性肌力作用,增加心输出量。它还间接释放去甲肾上腺素。在较高剂量[>10μg/(kg·min)]时,效应主要转向 α1 肾上腺素能受体激动剂,使得 SVR 升高。多巴胺清除的高变异性导致受体反应曲线的显著重叠[8]。因此,许多接受低剂量"多巴胺能"输注的患者会出现混合效应,并易受 β1 肾上腺素受体诱发的心律失常的影响。

多巴胺以前广泛用于血管舒张性休克的治疗。在 SOAP Ⅱ研究中(见图文摘要 13.2),1 679 名患者被随机分组,应用多巴胺或去甲肾上腺素作为一线血管加压药。主要结局中 28 天死亡率无显著差异。然而,观察到了心律失常发生率增加[多巴胺组 207 例(24.1%)事件,去甲肾上腺素组 102 例(12.4%)事件](P<0.001)[9]。这促使《脓毒症存活指南》建议将多巴胺的使用限制在脓毒症休克低心律失常风险的高度选择性病例中。

去氧肾上腺素

去氧肾上腺素是一种特异性的 α1 激动剂,以其迅速的升压效应而备受推崇。可以以 50~100μg 的剂量或 0.1~10μg/(kg·min)的剂量注射。去氧肾上腺素静脉注射后的半衰期为 5~10 分钟。它的用途包括抵消麻醉药物的血管舒张作用和治疗血管舒张状态。在与去甲肾上腺素相关心律失常、高心输出伴有低血压或难治性低血压的情况下,根据脓毒症存活指南,去氧肾上腺素被推荐使用。其缺点包括反射性心动过缓和心输出量降低。一项小型临床研究随机给患者注射去甲肾上腺素或去氧肾上腺素,以达到 65~70mmHg MAP 目标。研究发现,肝脏灌注的主要结局无差异,但需要更高剂量的去氧肾上腺素才能达到 MAP 的目标[10]。

血管升压素

血管升压素(抗利尿激素或称为 ADH)作用于血管平滑肌上的 G 蛋白偶联 V 受体。这导致细胞内钙的增加,并引起显著的血管收缩。据报道,在脓毒症休克中,抗利尿激素的血浆水平较低,这可能反映了一种获得性缺陷,促使人们对使用外源性抗利尿激素来治疗血管舒张性休克而补充和减少儿茶酚胺类血管升压素的用量产生了兴趣。它以 0.01~0.1U/min 的剂量静脉滴注。由于其缺乏优于肾上腺素的证据，血管升压素于 2015 年被从心脏高级生命支持（ACLS）心搏骤停指南中删除。

两项大型随机对照研究的结果支持了血管升压素在脓毒症休克中的应用：血管升压素和脓毒症休克研究（VASST）和脓毒症休克初始治疗中血管升压素与去甲肾上腺素的比较试验（VANISH）。

脓毒症休克研究

VASST（*n*=778）研究了盲法低剂量血管升压素或去甲肾上腺素加用开放标签血管活性药物的对照[11]。研究发现，血管升压素组和去甲肾上腺素组在第 28 天（死亡率分别为 35.4% 和 39.3%；*P*=0.26）或第 90 天（死亡率分别为 43.9% 和 49.6%；*P*=0.11）的主要死亡率无变化。对预定义的病情较轻脓毒症休克患者的亚组分析发现，在接受辅助血管升压素治疗的患者中，死亡率有降低的趋势［相对风险，0.74，（95%*CI*，0.55~1.01）；*P*=0.05］。除了这些有趣的发现之外，一项回顾性分析显示了血管升压素和氢化可的松之间的相互作用[12]。

血管升压素与去甲肾上腺素作为感染性休克的初始治疗研究

VANISH 研究（n=409）旨在确定血管升压素是否能在随机分组后的 28 天内增加无肾衰竭的天数（急性肾损伤 3 期［AKIN］）（见图文摘要 13.3）。在 2×2 析因设计中，脓毒症休克患者被随机分为血管升压素（滴定至 0.06U/min）和或氢化可的松组，去甲肾上腺素（滴定至 12μg/min）和或氢化可的松组。存活者和非存活者肾衰竭的主要结局均无显著差异。在生存分析中，从未发生肾衰竭事件，加压素组为 94/165 例（57.0%），而去甲肾上腺素组为 93/157 例（59.2%）［差异，–2.3%（95% *CI*，–13.0%~8.5%）］。在亚组分析中，血管升压素降低了 KRT 需求，尽管这种效果仅在非存活者中可见。

总之，在临床研究中，血管升压素并没有显示出比去甲肾上腺素显示出更好的效果。在血管舒张性休克的治疗中，它通常作为去甲肾上腺素的辅助药物（推荐剂量见表 13.1）。血管升压素和去氧肾上腺素都是不增加心率的非变时性加压药。它们也是主动脉/二尖瓣狭窄和左心室流出道梗阻继发心源性休克（cardiogenic shock，CS）的初始治疗选择。在这些疾病状态下，这些药物维持灌注压而不诱发心动过速[13]。研究表明停止使用血管升压素后，血压显著降低。因此，建议每 30~60 分钟以 0.01U/min 速度缓慢滴注。

血管紧张素Ⅱ

血管紧张素Ⅱ是在肾脏低灌注、致密斑感受到 Na^+ 浓度下降或 β1 肾上腺素能受体刺激交感神经时由肾素-血管紧张素-醛固酮系统产生的。它主要通过 AT1 受体发挥作用，较少通过 AT2 受体发挥作用。它具有高度强大的血管收缩作用，减少去甲肾上腺素的再摄取，同时使得 ADH、醛固酮和促肾上腺皮质激素（ACTH）的分泌增加。在 ATHOS-3 研究中，321 名接受高剂量血管加压药的患者被随机分为输注血管紧张素Ⅱ或安慰剂两组[14]。达

表 13.1 常用血管活性药物的推荐剂量、受体亲和力、血流动力学影响和不良反应

药物[a]	剂量	β 肾上腺素能[b]		α 肾上腺素能	多巴胺能	效应	主要不良反应
		β1	β2	α1	DA		
血管加压药							
去甲肾上腺素	初始：0.05~0.15μg/(kg·min) 维持：0.01~3μg/(kg·min)	++	+	++++	–	SVR↑ CO↑	肢端缺血 心律失常 心动过缓
肾上腺素	0.01~0.7μg/(kg·min)	++++	+++	++++	–	SVR↑ CO↑	室性心律失常 严重高血压 心肌缺血 内脏灌注不足 乳酸增加
血管加压素	0.03~0.07U/min	V1 受体++++ V2 受体+++				SVR↑	心律失常 外周、肺部、 内脏血管收缩 低钠血症 高剂量时心输出量 减少 停药时低血压
苯肾上腺素	0.1~10μg/(kg·min)	–	–	+++	–	SVR↑ HR↓ (可能)	反射性心动过缓 严重外周灌注不足

续表

药物[a]	剂量	β 肾上腺素能[b]		α 肾上腺素能	多巴胺能	效应	主要不良反应
		β1	β2	α1	DA		
低剂量多巴胺	0.5~3μg/(kg·min)	+	–	–	+++	CO↑	心律失常
中剂量多巴胺	3~10μg/(kg·min)	+++	+	+	++	CO↑ SVR↑	低血压
高剂量多巴胺	10~20μg/(kg·min)	++	–	+++	++	SVR↑ CO↑	心肌缺血 外周缺血
血管紧张素Ⅱ	10~40ng/(kg·min)	血管紧张素受体(AT1 和 AT2)				SVR↑	血栓,深静脉血栓 血小板减少 心动过速
正性肌力药	**急性心力衰竭剂量[c]**						
多巴酚丁胺	2~20μg/(kg·min)	++++	++	+	–	CO↑ SVR↓ PVR↓	心动过速 室性心律失常 心脏缺血
左西孟旦	初始:0.1μg/(kg·min) 维持:0.05~0.2μg/(kg·min)	心肌微丝 Ca^{2+} 敏感性增加				CO↑ SVR↓ PVR↓	心律失常 房室传导加快 心动过速 低血压

续表

药物[a]	剂量	β 肾上腺素能[b]		α 肾上腺素能	多巴胺能	效应	主要不良反应
		β1	β2	α1	DA		
米力农	0.375~0.75μg/(kg·min)	磷酸二酯酶 3 抑制剂				CO↑ SVR↓ PVR↓	室性心律失常 室上性心律失常 低血压 心脏缺血
依诺昔酮	5~20μg/(kg·min)	磷酸二酯酶 3 抑制剂				CO↑ SVR↓ PVR↓	恶心 心律失常 头痛
血管扩张剂	**急性心力衰竭剂量**[d]						
硝酸甘油 (GTN)	初始:10~20μg/min 增加至 200μg/min	NO 的前体药物,cGMP 升高 硝酸甘油扩张静脉作用远大于动脉, 硝普钠扩展静脉作用大于动脉				SVR↓ CO↑ PVR↓	头痛 低血压 眩晕或晕厥
硝普钠	初始:0.3μg/(kg·min) 最大剂量:5μg/(kg·min)					SVR↓ CO↑ PVR↓	氰化物中毒 严重低血压 心动过缓—心动过速
卡培立肽 (ANP)	初始:0.025μg/(kg·min)[d] 最大剂量:0.2μg/(kg·min)	cGMP 升高,抑制儿茶酚胺 扩张动脉作用等于静脉				SVR↓ CO↑ PVR↓	低血压 急性肾损伤 头痛

续表

药物[a]	剂量	β肾上腺素能[b] β1	β肾上腺素能[b] β2	α肾上腺素能 α1	多巴胺能 DA	效应	主要不良反应
NO 吸入剂	5~20mg/L	cGMP 升高 选择性扩张肺血管				PVR↓	低血压 缺氧 高铁血红蛋白血症
血管扩张剂	**急性高血压紧急处理剂量[e]**						
菲诺多泮	初始：0.1~0.3μg/(kg·min) 增加剂量：0.05~0.1μg/(kg·min) 最大剂量：1.6μg/(kg·min)	选择性抑制 D1 受体				SVR↓ CO↑ PVR↓	低血压 心绞痛 眼内压和颅内压升高

ANP，心房钠尿肽；AV，房室；cGMP，环磷酸鸟苷；CO，心输出量；DVT，深静脉血栓；GTN，硝酸甘油；HR，心率；HTN，高血压；NO，一氧化氮；PVR，肺血管阻力；SVR，全身血管阻力。

[a] 推荐血管升压药、正性肌力药、血管扩张剂剂量例子提供在表 13-1，临床医生需要根据指南和患者需求基于个体化剂量。我们推荐的血管活性药物既有基于患者体重剂量，又有非体重剂量。

[b] van Diepen S.Katz JN，Albert NM，et al.Contemporary management of cardingenic shock：a scientific statement from the American Heart Association. Circulation 2017；136：e232-e268.

[c] 2016 心脏病学会（ESC）关于急性或慢性心力衰竭的诊断和治疗指南。

[d] 日本循环学会（JCS）合作小组。急性心力衰竭治疗指南（JCS 2011）。Circ J.2013；77：2157-2201.

[e] 美国心脏学会（AHA）/美国心脏病学会（ACC）关于成人高血压的预防、监测、评估和管理指南。

到 75mmHg MAP 目标或较基线增加 10mmHg 是主要研究结果。血管紧张素组中绝大部分患者(69.9%)达到了 MAP 目标,而安慰剂组只有 23.4%[相对比,7.95,(95%*CI*,4.76~13.3);*P*<0.001]。一项对需要 KRT 治疗的 AKI 患者进行回顾性分析发现,与安慰剂组比,血管紧张素组患者的 28 天生存率提高[53%(95%*CI*,38%~67%)vs. 30%(95% *CI*,19%~41%;*P*=0.012][15]。需要进一步进行大型随机对照试验来比较血管紧张素Ⅱ和其他二线血管加压药的疗效数据。使用以患者为中心的终点事件的疗效数据对于确定血管紧张素Ⅱ的临床作用的评估至关重要,血管紧张素Ⅱ目前在美国被批准用于血管舒张性休克的治疗。血管紧张素已在动物模型上被证明与血栓形成相关[16]。此外,在 ATHOS-3 研究中观察到,美国食品药品监督管理局(Food and Drug Administration,FDA)对血管紧张素Ⅱ发出警告,因为其血栓事件的发生率较高,特别是深静脉血栓(deep vein thrombosis,DVT)(血管紧张素Ⅱ的血栓发生率为 13.5%,而安慰剂的发生率为 5%)。

给药方式

血管加压药物应通过中心静脉导管(CVC)持续输注给药。有限的证据表明,在严格控制的条件下,外周给药去甲肾上腺素、多巴胺和去甲肾上腺素外渗的发生率相对较低(2%)[17]。然而,目前国际上还没有指南建议危重病人使用外周血管加压药物。

血管活性药物外渗损伤

血管加压药物外渗是一种严重的事件,可引起血管极度收缩,并可能引起组织坏死。一旦发生外渗,应立即停止输液,抽吸套管内液体,用盐水冲洗,并使用温压机[18]。酚妥拉明是唯一经 FDA 批准用于外渗性损伤治疗药物,检测药物外渗后应尽快向患处皮下注射 10~15ml、含 5~10mg 酚妥拉明的 0.9% 生理盐水[18]。

正性肌力药

正性肌力药是一类主要通过增强心肌收缩力来增加心输出量的药物。正性肌力药主要应用于 LCOS 和 CS 治疗。

多巴酚丁胺

多巴酚丁胺是一种强效正性肌力药物,以 3∶1 比例选择性作用于 β1 和 β2 肾上腺素能受体。多巴酚丁胺在剂量小于或等于 5μg/(kg·min)时 β2 肾上腺素能受体,可引起外周血管舒张和 SVR 降低。通常在 5~15μg/(kg·min)剂量范围内 SVR 变化不大。剂量在 15μg/(kg·min)以上,α1 受体介导的血管收缩占主导地位[19]。

它是 LCOS 和 CS 病例的一种治疗选择。β2 肾上腺素能介导的血管舒张可能会加重某些患者的低血压，因此需要谨慎使用。考虑到心律失常发生率的增加，多巴酚丁胺不应该用于急性心力衰竭（acute heart failure，AHF）的常规病例。

尽管潜在证据有限，对于液体疗法和血管加压药难治疗的脓毒症休克，建议进行多巴酚丁胺治疗。如果发生低血压或心律失常，应将多巴酚丁胺滴定到必要的最小剂量，并在必要时减少或停止治疗。连续心电图监测（electrocardiogram，ECG）是检测心肌缺血或心律失常的必要手段。英国国家药典建议低浓度（0.5~1mg/ml）的多巴酚丁胺可通过外周给药[20]。超过这个浓度就需要通过中心静脉给药。

左西孟旦

左西孟旦作用于心肌肌丝，增加其对钙的敏感性而作为一种正性肌力药。目前尚未获得 FDA 的批准。在急性失代偿性心力衰竭（acute decompensated heart failure，ADHF）中，最大规模的左西孟旦研究是 SURVIVE 试验，与安慰剂相比，其临床结果没有任何差异。最近一项 Cochrane 综述（n=1 552）比较了利用左西孟旦治疗 LCOS 和 CS 在血管舒张和正性肌力方面的疗效[21]。基于 6 项研究主要发现（n=1 776），与多巴酚丁胺相比，左西孟旦可能改善短期死亡率[相对危险度，0.60（95% CI，0.37~0.95）；低质量证据]。然而，应该谨慎地解释这一效应，因为这是由小规模和低质量研究（四项研究缺乏盲法、一项研究失去随访以及另一项研究的基线失衡导致很高的偏倚风险）得到的结果。左西孟旦具有明显的血管舒张作用。因此，欧洲心脏病学会指南建议，收缩压（systolic blood pressure，SBP）小于 85mmHg 或 CS 的患者应避免使用该药物，除非与另一种血管加压药或正性肌力药物联合使用。需要大规模高质量的随机对照研究来确定正性肌力药和血管升压药在 CS 治疗中的最佳作用。

磷酸二酯酶抑制剂

磷酸二酯酶-3（Phosphodiesterase-3，PDE3）酶抑制剂引起细胞内环磷酸腺苷（cyclic adenosine monophosphate，cAMP）的积累，导致心肌正性肌力和周围血管舒张。重症监护室中最常见的 PDE3 抑制剂是米力农和依诺昔酮。由于它们的血管扩张特性，这些药物应避免给低血压患者使用。纳入 14 项小规模研究（n=1 611）的一项 Meta 分析结果显示，在患有心功能不全的危重患者中，米力农与其他比较药物的临床研究在全因死亡率方面没有差异[相对危险，0.96（95% CI，0.76~1.21）；P=0.73][22]。纳入的研究存在较高的偏倚风险，这主要是因为缺乏偏倚保护的报告，而且大多数研究存在较高的偏移风险。

血管扩张剂

血管扩张剂是诱导外周血管舒张的药物(表 13.1)。关于血管扩张剂使用的详细综述超出了本章的范围。硝酸甘油和硝普钠等硝基类扩血管剂可有效降低前负荷和后负荷。它们的核心作用是治疗高血压急症(见第 44 章)。在急性主动脉瓣和二尖瓣反流的治疗中,血管扩张剂也是一种有效的临时措施。

重组利钠肽

奈西立肽是一种重组 B 型利钠肽(BNP),具有平衡的动脉和静脉血管舒张的作用。21 世纪初,它在美国最常用来治疗急性失代偿性心力衰竭(AHF)。ASCEND-HF 研究(n=7 141)随机将 AHF 患者分为输注奈西立肽和安慰剂两组。结果显示,奈西立肽治疗在呼吸困难方面有轻微改善,但在 30 天内死亡率或再入院方面没有差异。因此,奈西立肽已于 2018 年被 Janssen 公司停产。

卡培立肽

卡培立肽是一种重组 A 型利钠肽。它与奈西立肽相似,产生血管舒张和利尿的作用。它在日本被广泛使用,ATTEND 登记显示,58.2% 的 AHF 患者使用它[23]。对于 CS 或收缩压小于 90mmHg 的病例,应避免使用卡培立肽。RCT 证据仅局限于小规模研究。一项评分匹配倾向的研究表明,卡培立肽可能会增加死亡率[24]。在更广泛地运用卡培立肽之前,需要进行大规模的随机对照研究以确定其安全性和有效性。

吸入型一氧化氮

吸入型一氧化氮(inhaled nitric oxide,iNO)是一种强效的选择性肺血管扩张剂,用于降低肺血管阻力。适用于右心室衰竭、严重肺动脉高压和肺移植后移植物功能不全等情况下。尽管一些报道显示血流动力学改善,包括肺动脉压、肺血管阻力和心输出量降低,但目前仍缺乏 RCT 证据证明其疗效[25]。

非诺多泮

非诺多泮是一种选择性 D1 受体激动剂。它被用于急性高血压急症的治疗(见第 44 章)。早期的研究表明它在心脏手术中的潜在作用,2012 年的一项 Meta 分析(n=440;6 项研究)显示 AKI 发生率降低[相对危险度,0.41(95%CI,0.23~0.74);P=0.003)[26]。然而,意大利的一项大型研究(n=667)因无效而终止,原因是缺乏 KRT 的主要疗效,且与安慰剂组相比,非诺多泮组的低血压发生率增加[(85(26%) vs. 49(15%)(P=0.001)][27]。综上所述,非诺多泮对需要升压支持的休克患者没有肾保护作用,在这种情况下,非诺多泮有显著的潜在危害。另外,非诺多泮禁用于青光眼和颅内压升高的患者。

(曾锐　译,龚学忠　校)

参考文献

1. Asfar P, Meziani F, Hamel J-F, et al. High versus low blood-pressure target in patients with septic shock. *N Engl J Med.* 2014;370(17):1583-1593.
2. Lamontagne F, Richards-Belle A, Thomas K, et al. Effect of reduced exposure to vasopressors on 90-day mortality in older critically ill patients with vasodilatory hypotension: a randomized clinical trial. *JAMA.* 2020;323:938-949.
3. Rhodes A, Evans LE, Alhazzani W, et al. Surviving sepsis campaign: international guidelines for management of sepsis and septic shock: 2016. *Intensive Care Med.* 2017;43(3):304-377.
4. Permpikul C, Tongyoo S, Viarasilpa T, et al. Early use of norepinephrine in septic shock resuscitation (CENSER). A randomized trial. *Am J Respir Crit Care Med.* 2019;199(9):1097-1105.
5. Myburgh JA, Higgins A, Jovanovska A, et al. A comparison of epinephrine and norepinephrine in critically ill patients. *Intensive Care Med.* 2008;34(12):2226-2234.
6. Dasta JF, Kirby MG. Pharmacology and therapeutic use of low-dose dopamine. *Pharmacotherapy.* 1986;6(6):304-310.
7. Friedrich JO, Adhikari N, Herridge MS, et al. Meta-analysis: low-dose dopamine increases urine output but does not prevent renal dysfunction or death. *Ann Intern Med.* 2005;142(7):510-524.
8. Juste RN, Moran L, Hooper J, et al. Dopamine clearance in critically ill patients. *Intensive Care Med.* 1998;24(11):1217-1220.
9. De Backer D, Biston P, Devriendt J, et al. Comparison of dopamine and norepinephrine in the treatment of shock. *N Engl J Med.* 2010;362(9):779-789.
10. Morelli A, Ertmer C, Rehberg S, et al. Phenylephrine versus norepinephrine for initial hemodynamic support of patients with septic shock: a randomized, controlled trial. *Crit Care.* 2008;12(6):R143.
11. Russell JA, Walley KR, Singer J, et al. Vasopressin versus norepinephrine infusion in patients with septic shock. *N Engl J Med.* 2008;358(9):877-887.
12. Russell JA, Walley KR, Gordon AC, et al. Interaction of vasopressin infusion, corticosteroid treatment, and mortality of septic shock. *Crit Care Med.* 2009;37(3):811-818.
13. Diepen SV, Katz JN, Albert NM, et al. Contemporary management of cardiogenic shock: a scientific statement from the American Heart Association. *Circulation.* 2017;136(16):e232-e268.
14. Khanna A, English SW, Wang XS, et al. Angiotensin II for the treatment of vasodilatory shock. *N Engl J Med.* 2017;377(5):419-430.
15. Tumlin JA, Murugan R, Deane AM, et al. Outcomes in Patients with Vasodilatory Shock and Renal Replacement Therapy Treated with Intravenous Angiotensin II. *Crit Care Med.* 2018;46(6):949–957.
16. Mogielnicki A, Chabielska E, Pawlak R, et al. Angiotensin II enhances thrombosis development in renovascular hypertensive rats. *Thromb Haemost.* 2005;93(6):1069-1076.
17. Cardenas-Garcia J, Schaub KF, Belchikov YG, et al. Safety of peripheral intravenous administration of vasoactive medication. *J Hosp Med.* 2015;10(9):581-585.
18. Plum M, Moukhachen O. Alternative pharmacological management of vasopressor extravasation in the absence of phentolamine. *P T.* 2017;42(9):581-592.
19. Overgaard CB, Džavík V. Inotropes and vasopressors. *Circulation.* 2008;118(10):1047-1056.
20. Joint Formulary Committee. British National Formulary. 2020. http://www.medicinescomplete.com/
21. Schumann J. Cochrane corner: inotropic agents and vasodilator strategies for cardiogenic shock or low cardiac output syndrome. *Heart.* 2019;105(3):178-179.
22. Koster G, Bekema HJ, Wetterslev J, et al. Milrinone for cardiac dysfunction in critically ill adult patients: a systematic review of randomised clinical trials with meta-analysis and trial sequential analysis. *Intensive Care Med.* 2016;42(9):1322-1335.
23. Sato N, Kajimoto K, Keida T, et al. Clinical features and outcome in hospitalized heart failure in Japan (from the ATTEND Registry). *Circ J.* 2013;77(4):944-951.
24. Matsue Y, Kagiyama N, Yoshida K, et al. Carperitide is associated with increased in-hospital mortality in acute heart failure: a propensity score-matched analysis. *J Card Fail.* 2015; 21(11):859-864.
25. Hill NS, Preston IR, Roberts KE. Inhaled therapies for pulmonary hypertension. *Respir Care.* 2015;60(6):794-805.
26. Zangrillo A, Biondi-Zoccai GG, Frati E, et al. Fenoldopam and acute renal failure in cardiac surgery: a meta-analysis of randomized placebo-controlled trials. *J Cardiothorac Vasc Anesth.* 2012;26(3):407-413.
27. Bove T, Zangrillo A, Guarracino F, et al. Effect of fenoldopam on use of renal replacement therapy among patients with acute kidney injury after cardiac surgery: a randomized clinical trial. *JAMA.* 2014;312(21):2244-2253.

图文摘要

比较肾上腺素与去甲肾上腺素使重症监护患者达到平均动脉压的差异

© 2020 Wolters Kluwer

随机化

大学附属综合性重症监护室

因任何原因需要使用血管加压素的患者

血管加压素使得达到平均动脉血压（MAP）80mmHg

n = 280

	肾上腺素 *n* = 140	去甲肾上腺素 *n* = 140	
主要结局 实现MAP目标的时间（小时）	35.1 (13.8~70.4)	40.0 (14.5~120)	0.88 (0.69~1.12) *P* = 0.26
重度败血症 *n* = 158	35.1 (16.7~75)	50.5 (18.2~127)	0.81 (0.59~1.12) *P* = 0.18
急性循环衰竭 *n* = 192	38.6 (18.0~85.7)	40.0 (15.1~122.8)	0.89 (0.62~1.27) *P* = 0.49

结论：在早原性ICU患者人群中，尽管肾上腺素的潜在药物相关作用有研究进展，肾上腺素与去甲肾上腺素在达到MAP目标方面没有差异。

Myburgh JA, Higgins A, Jovanovska A, Lipman J, et al. *A comparison of epinephrine and norepinephrine in critically ill patients.* Intensive Care Med. 2008 Dec;34(12):2226-34.

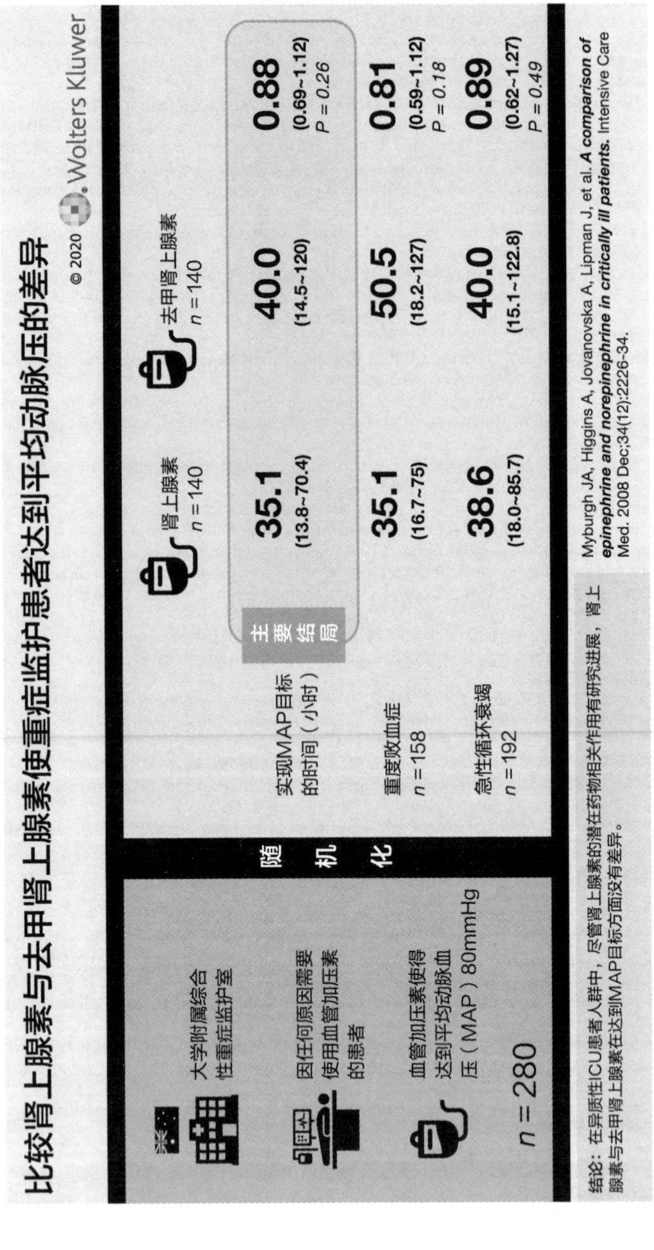

图文摘要 13.1

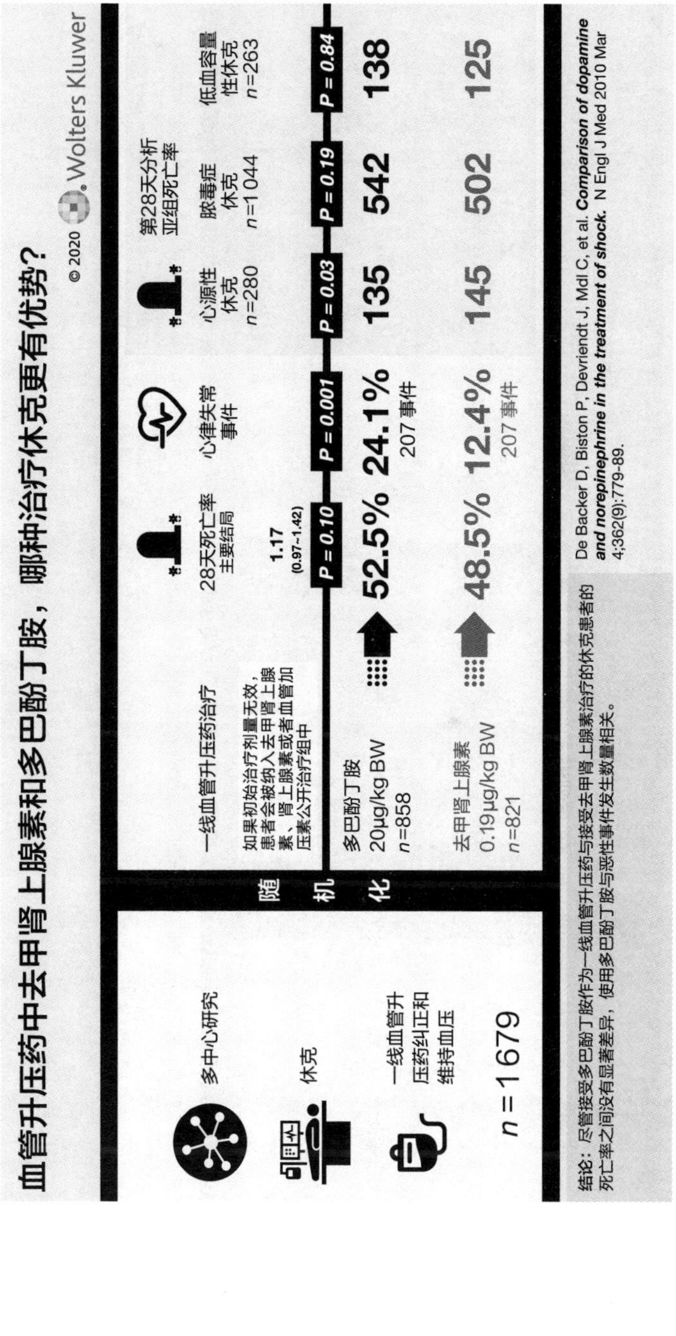
血管升压药中去甲肾上腺素和多巴酚丁胺，哪种治疗休克更有优势？
© 2020 Wolters Kluwer
多中心研究
休克
一线血管升压药纠正和维持血压
n = 1679
随机化
一线血管升压药治疗
如果初始治疗剂量无效，患者会被纳入去甲肾上腺素、肾上腺素或者血管加压素公开治疗组中
28天死亡率
主要结局
心律失常事件
心源性休克
n=280
第28天分析
亚组死亡率
脓毒症休克
n=1044
低血容量性休克
n=263
1.17
(0.97~1.42)
P = 0.10
P = 0.001
P = 0.03
P = 0.19
P = 0.84
多巴酚丁胺
20μg/kg BW
n=858
52.5%
24.1%
207 事件
135
542
138
去甲肾上腺素
0.19μg/kg BW
n=821
48.5%
12.4%
207 事件
145
502
125
结论：尽管接受多巴酚丁胺作为一线血管升压药与接受去甲肾上腺素治疗的休克患者的死亡率之间没有显著差异，使用多巴酚丁胺与恶性事件发生数量相关。
De Backer D, Biston P, Devriendt J, Mdl C, et al. Comparison of dopamine and norepinephrine in the treatment of shock. N Engl J Med 2010 Mar 4;362(9):779-89.

图文摘要 13.2

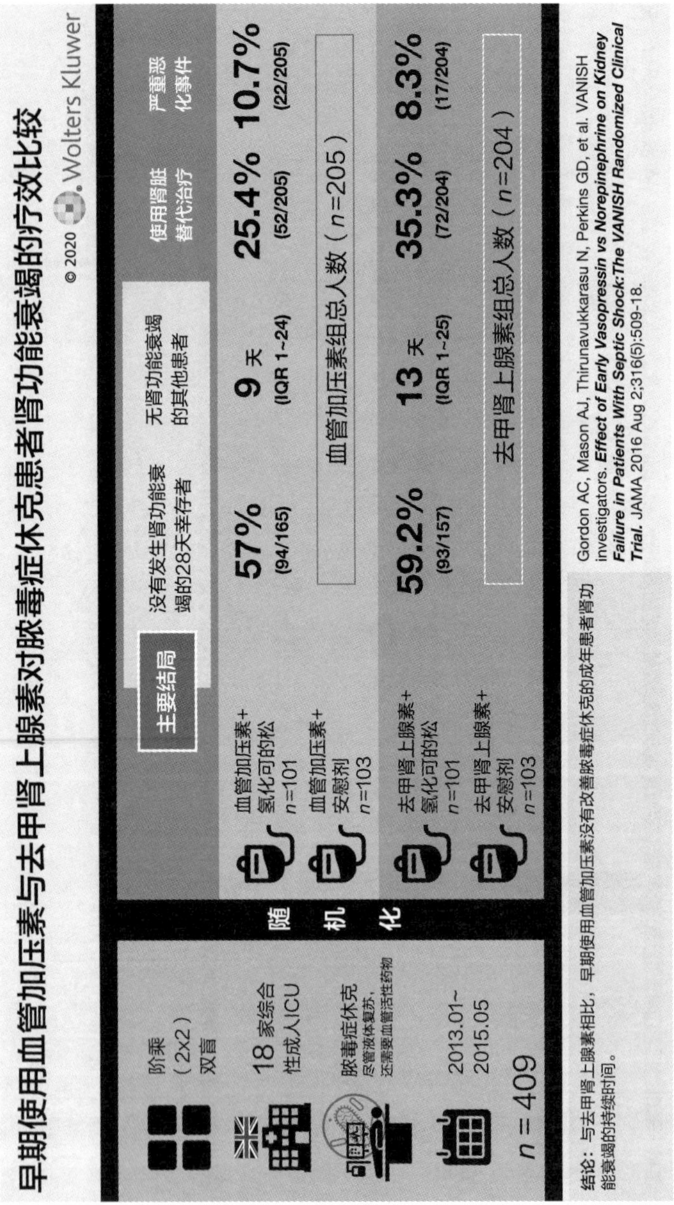
早期使用血管加压素与去甲肾上腺素对脓毒症休克患者肾功能衰竭的疗效比较
© 2020 Wolters Kluwer
阶乘（2x2）双盲
18 家综合性成人ICU
脓毒症休克
尽管液体复苏，还需要血管活性药物
2013.01~2015.05
n = 409
随机化
血管加压素+氢化可的松 n=101
血管加压素+安慰剂 n=103
去甲肾上腺素+氢化可的松 n=101
去甲肾上腺素+安慰剂 n=103
主要结局
没有发生肾功能衰竭的28天幸存者
无肾功能衰竭的其他患者
使用肾脏替代治疗
严重恶化事件
57% (94/165)
9 天 (IQR 1~24)
25.4% (52/205)
10.7% (22/205)
血管加压素组总人数（n=205）
59.2% (93/157)
13 天 (IQR 1~25)
35.3% (72/204)
8.3% (17/204)
去甲肾上腺素组总人数（n=204）
结论：与去甲肾上腺素相比，早期使用血管加压素没有改善脓毒症休克的成年患者肾功能衰竭的持续时间。
Gordon AC, Mason AJ, Thirunavukkarasu N, Perkins GD, et al. VANISH investigators. Effect of Early Vasopressin vs Norepinephrine on Kidney Failure in Patients With Septic Shock:The VANISH Randomized Clinical Trial. JAMA 2016 Aug 2;316(5):509-18.

图文摘要 13.3

14 抗凝剂

Paul Mark Adams, Javier A. Neyra

引言:抗凝与肾功能不全

在肾功能不全的情况下,抗凝治疗是一个挑战。低肾小球滤过率(glomerular filtration rate,GFR)降低了药物的清除率,使药物安全且有效变得困难。合并 AKI 的危重患者 GFR 突然下降,增加了另一种复杂性。肾病患者不仅药物清除率降低,还可能出现凝血症状,表现出血友病和高凝倾向[1,2]。(见表 14.1)。肾病抗凝患者无论选择何种抗凝剂,出血事件较多,死亡率较高[3-5]。考虑到这些并发症,当患者出现肾脏疾病时,在重症监护病房使用抗凝治疗需要特别注意。

表 14.1　肾脏疾病背后的凝血障碍

易栓症	血友病
纤维蛋白原增加[2]	尿毒症性血小板功能障碍[1]
因子Ⅻa 和Ⅶa 增加	血管性血友病因子黏附力差[2]
抗凝血酶活性下降	NO 活动增加介导血管收缩[2]
激活的、炎症状态下的内皮细胞	
抗心磷脂和抗磷脂抗体[1]	

肠外药物:肝素

普通肝素

药理学

普通肝素(Unfractionated heparin,UFH)采取肠外或皮下给药,其中皮下给药途径具有较长的半衰期[6]。UFH 结合抗凝血酶,加速凝血酶(Ⅱa)和Ⅹa 因子的失活。患者对 UFH 治疗反应是不可预测的,因为它结合在带正电的物质表面降低了其生物利用度。较大的 UFH 分子也会干扰血小板与血管内皮细胞的相互作用,从而延长出血时间。考虑到 UFH 活性不稳定和较短的半衰期

(60~150分钟),因此需要仔细监测,临床上通常通过激活部分凝血活酶时间(activated partial thromboplastin time,APTT)或抗Xa因子水平监测。

UFH经两条主要途径被清除:①通过快速但饱和的内皮细胞和巨噬细胞介导的降解过程;②经尿液缓慢清除残余的UFH[6]。当肾功能受损达到肌酐清除率(creatinine clearance,CrCl)或估计的GFR(estimated GFR,eGFR)低于50ml/(min·1.73m^2)时,会出现过度抗凝,尤其在更低的GFR水平下,这一效应更为显著[5]。

剂量和使用

对于静脉血栓栓塞(venous thromboembolism,VTE)和一般的全身抗凝,肾功能正常的患者获得抗凝效果需要负荷剂量75~80U/kg,然后再以18U/(kg·h)维持输注[6,7]。对于肾功能不全(CrCl<50ml/min)的患者,建议减少负荷剂量至60U/kg,维持剂量12U/(kg·h)[5]。减少的UFH剂量仍然可以达到抗凝效果,还避免了过度抗凝。由于同时使用纤溶药物和/或抗血小板药物,对于急性冠脉综合征(ACS)需要更低剂量,但不需要根据肾功能来调整剂量[8,9]。

在监测UFH时,APTT为正常基线的1.5至2.5倍被人们广泛接受[6,10]。抗Xa因子水平也可以监测肝素水平,抗Xa因子范围为0.3~0.7U/ml通常具有抗凝治疗效应。APTT和抗Xa因子的目标均因当地实验室实践而存在差异,可能不能为UFH监测提供可靠的参考。APTT和抗Xa因子均未被证明谁更具有优势,在给予负荷剂量后,临床实践应该遵循机构标准来监测肝素水平[6,7,11,12]。

可逆性和安全性

UFH治疗肾衰竭危重患者的优势在于其半衰期短和易被鱼精蛋白中和的抗凝效应。过度抗凝和轻微出血可通过停止输注UFH来处理。UFH水平相关过度抗凝导致更严重的出血可以用鱼精蛋白中和,静脉注射(Ⅳ)1mg鱼精蛋白可中和约100U的UFH。考虑到UFH的半衰期较短,只有在前4至6小时内给予的UFH才应考虑中和。鱼精蛋白应缓慢给予(<20mg/min),以避免低血压或心动过缓[6,13]。尽管血液透析(HD)和持续肾脏替代治疗(CKRT)会使用UFH抗凝,但这两种体外清除方式纠正UFH过量的作用有限,而不应使用。UFH不可通过透析清除,在KRT的情境中不需要调整。更多关于KRT抗凝治疗的信息见第33章。

肝素诱导的血小板减少症(heparin-induced thrombocytopenia,HIT)是UFH治疗中一种少见但严重的并发症,可导致凝血障碍状态。在HIT状态下,包括低分子量肝素(low-molecular-weight heparin,LMWH)在内的所有肝素制剂都应避免使用,必须使用非肝素基的替代抗凝剂。在严重肾衰竭的患者中,阿加曲班是急性治疗的首选药物,因为它依赖于广泛的肝脏清除而不是经尿液清除[14]。目前,仅华法林可以被用于慢性肾脏疾病抗凝,其他药物尚未被证实适用于肾脏疾病患者。

低分子量肝素

药理学

低分子量肝素(LMWH)是较短的肝素链,对Xa因子亲和力较强,但对凝血酶亲和力较低。与抗凝血酶Ⅲ的相互作用诱导其构象改变,加速Xa因子和Ⅱ因子的失活[15]。因为LMWH与血小板、巨噬细胞、内皮细胞和血浆蛋白的相互作用减少,LMWH的系统性抗凝更容易被预测,且更不易发生不良反应,例如HIT[5,6]。由于LMWH治疗性抗凝更容易实现,其需要的监测更少。

LMWH的半衰期在静脉给药后为2~4小时,而在更常见的皮下注射后为3~6小时[6,15]。LMWH主要通过肾脏清除,肾衰竭患者中低分子量肝素半衰期会被延长[6,16]。尽管LMWH比UFH具有更可预测的作用,但不同分子量的制剂之间存在差异。

剂量和使用

便利性和较高的生物利用度使皮下注射成为首选的给药途径[17]。尽管各种低分子量肝素的性质和给药方案不同,但在结果上没有明显差异[6]。对于大多数急性适应证,例如ACS或VTE,LMWHs还没有被证明优于UFH或其他抗凝剂[8,9,18,19]。然而,LMWH是恶性肿瘤相关性深静脉血栓患者的首选抗凝剂[18-20]。

由于这些药物通过肾脏清除,LMWH会随着剂量增加和肾功能减退而在体内蓄积[6,21]。CrCl大于或等于30ml/min的患者通常不需要调整LMWH的剂量,而CrCl小于30ml/min的患者则应该调整[2,4,6,22,23]。依诺肝素在肾衰竭患者中安全使用的证据最多,当CrCl小于30ml/min时,推荐的总剂量减少50%(表14.2)[5,7-9,18,24]。由于LMWH未被美国食品药品监督管理局(FDA)批准用于透析患者,因此在需要透析时应谨慎使用,应给予额外护理并且监测抗Xa因子[5,17,25]。

可逆性和安全性

目前还没有可以逆转LMWH抗凝的可靠方法。鱼精蛋白可使APTT和抗Xa因子水平恢复正常,但临床疗效有限[6,17]。如发生危及生命的出血,可尝试静脉注射鱼精蛋白。对于在8小时内使用了LMWH的患者,每100U抗Xa因子的LMWH可以使用1mg鱼精蛋白。对于依诺肝素的中和相对简单,1mg依诺肝素相当于100U抗Xa因子剂量,因此,每1mg依诺肝素可以使用1mg鱼精蛋白[6,17]。因为LMWH不能通过透析治疗而被清除,所以不应用透析来纠正LMWH导致的过度抗凝。

肾衰竭禁忌或几乎不使用的药物

磺达肝癸钠(fondaparinux)是一种合成的、最短链的灭活Xa因子的抗凝血酶类似物。它常被用于VTE、ACS、HIT的预防和治疗。当CrCl在30~50ml/min时,可以减少剂量,而CrCl<30ml/min时应禁用[17,26]。

表 14.2　当 CrCl 小于 30ml/min 时使用依诺肝素的剂量

适应症	剂量
预防深静脉血栓	30mg　每天 1 次　皮下注射
急性深静脉血栓治疗	1mg/kg　每天 1 次　皮下注射
急性冠脉综合征:非 ST 段抬高型心肌梗死	1mg/kg　每天 1 次　皮下注射
急性冠脉综合征:ST 段抬高型心肌梗死　年龄<75 岁	单次 30mg 静脉注射,加上 1mg/kg 皮下注射　之后 1mg/kg 每天 1 次皮下注射
急性冠脉综合征:ST 段抬高型心肌梗死　年龄≥75 岁	1mg/kg　每天一次　皮下注射（非静脉注射）

CrCl,肌酐清除率。

这些数据信息来自 FDA 和药品审评和研究中心(CDER)。依诺肝素钠注射液皮下或静脉注射使用 3 000IU。生产日期:2013 年 10 月。生产地址:sanofi-aventis U.S.LLC, Bridgewater. 国际药品代码:0075-0624-30,2019 年 6 月 24 日评估审核。

肠外药物:直接凝血酶抑制剂

水蛭素、来匹卢定和地西卢定

水蛭素是从药用水蛭中分离出来的一种可抑制凝血酶的多肽[6]。来匹卢定和地西卢定是两种具有与水蛭素相同药理特性的重组蛋白[27,28]。在美国,来匹卢定用于 HIT 相关血栓形成或静脉血栓栓塞预防。所有的水蛭素均可被肾脏清除,当 CrCl<60ml/min 时,水蛭素会迅速积聚,因此在严重急性或慢性肾衰竭时不宜使用[6,27]。

比伐卢定

比伐卢定是水蛭素的一种较短链的合成类似物,可灭活凝血酶[6,29]。比伐卢定主要用于 ACS 患者经皮冠状动脉介入治疗(percutaneous coronary intervention,PCI)或 HIT 的抗凝治疗[6,8,9]。比伐卢定也越来越多地用于体外膜氧合(extracorporeal membrane Oxygenation,ECMO)抗凝治疗,但已发表的数据对超适应证用法的应用有限。比伐卢定是一种短效药物,静脉给药后的半衰期约为 25 分钟,仅依靠尿液清除 20%[30]。对于 PCI,建议在手术过程中静脉注射比伐卢定剂量为 0.75mg/kg,随后维持输注 1.75mg/(kg·h)[31]。当 CrCl 低于 30ml/min 时,无需改变注射给药剂量,但维持给药剂量应降低至 1mg/(kg·h)。需要 KRT 的患者应降低输注至 0.25mg/(kg·h)[30,31]。

虽然比伐卢定用于 HIT 是超适应证的,但通常被广泛使用。调整初始剂量至0.15至0.2mg/(kg·h),以适应APTT为1.5至2.5倍基线值。比伐卢定治疗5天后,该策略被用作华法林的桥接治疗[32,33]。肾衰竭时的推荐剂量见表14.3[33,34]。

表14.3 肾衰竭时比伐卢定用于HIT的治疗剂量

肾功能	剂量
CrCl>60ml/min	0.13mg/(kg·h)
CrCl 30~60ml/min	0.08~0.1mg/(kg·h)
CrCl<30ml/min	0.04~0.05mg/(kg·h)
间断血透	0.07mg/(kg·h)
连续性肾脏替代治疗(CVVH或CVVHDF)	0.03~0.07mg/(kg·h)

CrCl,肌去清除率;CCVH,持续性静脉-静脉血液滤过;CVVHDF,连续性静脉-静脉血液透析滤过;HIT,肝素诱导的血小板减少症。

阿加曲班

阿加曲班可逆性结合并抑制凝血酶。在HIT和PCI期间,因患者最近有HIT病史而禁用肝素,此时主要使用阿加曲班来抗凝治疗[6]。阿加曲班不通过肾脏清除,其清除依赖于肝脏代谢。因此,肝功能衰竭患者应避免使用阿加曲班,但在存在肾衰竭时不需要调整[35]。阿加曲班以持续静脉输注方式给药。初始剂量1~2μg/(kg·min),使APTT维持在1.5至2.5倍基线范围内[32]。

口服抗凝剂:华法林

药理学

华法林抑制维生素K环氧化物还原酶的活性,消耗作为凝血辅助因子的还原型维生素K。一些凝血因子发挥作用依赖于维生素K,如果没有维生素K,这些因子就不能充分地将钙结合到磷脂膜上。在凝血因子再次发挥作用之前,需要新生成的维生素K[36]。

剂量和使用

华法林主要用于门诊患者的抗凝,但在ICU病房也经常使用。5~10mg的负荷剂量似乎是安全有效的。对于住院的老年患者,剂量低至每日5mg,可在4~5天内实现抗凝[37,38]。10mg较高剂量可以更快地实现抗凝,但存在较高的出血风险。一般情况下,推荐每日初始剂量为7.5mg,然后滴定至大多数适应证所达到的国际标准化比值(international normalized ratio,INR)2.0至3.0范围。对于肾功能不全的患者,较慢输注和低剂量的治疗方法可能更可取[5,36]。应该每天监测INR值,直到达到稳定的水平和剂量。

多种因素可以影响个体患者对华法林的反应,包括其他药物、饮食、肝功能和基因。鉴于危重症患者和肾病患者中普遍存在多药合并治疗,因此,华法林的药物-药物相互作用尤其值得关注。

可逆性和安全性

尽管FDA黑框警告了肾功能不全患者使用华法林会增加出血风险,但华法林仍被广泛使用,并经常被推荐用于慢性肾脏疾病患者[39]。其安全性尚不清楚,肾衰竭患者使用华法林会增加出血、脑卒中和其他出血并发症的风险[40,41]。这类并发症之一就是抗凝药物相关性肾病(anticoagulant-related nephropathy,ARN),这是一种日益被认识到与慢性口服抗凝药物有关的疾病,可导致肾小球出血和炎症。大多数病例与华法林有关,表现为不明原因的AKI,或罕见进展性的CKD。对于出现不明原因的AKI且经历超治疗抗凝的患者,应该怀疑ARN并迅速展开调查[42]。

对于接受华法林并出现超抗凝治疗的患者,应采取逐步的治疗方法。最小超有效治疗范围的INR为3~4,可以在剂量没有显著变化的情况下进行监测[36,43]。即使INR高达10,出血的风险也很低。无明显出血时INR为4~10,或可通过减少华法林剂量或空缺一次剂量来处理[43]。由于AKI或CKD患者的出血效应可能延长,因此建议密切监测[44]。

如果出现轻微出血或其他需要逆转的情况,可给予维生素K以迅速降低INR,但在重新使用华法林后应避免产生过度耐药,详细内容可参见第27章[45,46]。为了防止过敏反应,建议低剂量维生素K和缓慢的输注速度[47,48]。当INR为5.0~9.0时,推荐的维生素K剂量为1.0~2.5mg,但当INR大于9.0时,可能需要更大的剂量(2.5~5mg)。口服给药可以减少过敏反应,但静脉输液可以更快地运送药物[36]。

对于活动性的危及生命的出血,应立即使用新鲜冰冻血浆(fresh-frozen plasma,FFP)或更有效的浓缩因子来纠正华法林的抗凝效果。FFP的初始剂量为15~30ml/kg[49,50]。虽然FFP在传统上被用于华法林相关出血的处理,但浓缩或重组因子配方比传统的FFP需要更少的总容量和具备更快的反应速度[51-55]。对于危及生命的华法林相关出血,应考虑使用凝血因子3或4的凝血酶原复合物浓缩物(prothrombin complex concentrate,PCC)或重组凝血因子7[36]。

直接口服抗凝剂

直接口服抗凝剂(direct oral anticoagulants,DOAC)抑制凝血酶(如达比

加群）或Xa因子（利伐沙班、阿哌沙班和依多沙班）正得到广泛应用。虽然这些主要是门诊抗凝剂，但在危重病人群中的使用也越来越多。由于所有的DOAC都依赖于尿液清除，肾衰竭患者往往对其超治疗效果较为敏感[5]。

达比加群——直接凝血酶抑制剂

达比加群于2010年被批准用于房颤患者的脑卒中预防。然而，该研究排除了eGFR小于30ml/min的患者[56]。达比加群主要由肾脏分泌，尿液排出占清除总量的80%[57]。在肾衰竭的情况下，这种特性使得达比加群成为不理想的抗凝选择。研究表明，肾衰竭和出血风险之间存在直接关系，达比加群比华法林更易引起出血[58,59]。

肾衰竭患者常常需要逆转达比加群。FFP或PCC在达比加群超抗凝治疗上的疗效尚存在争议[60]。幸运的是，达比加群可以通过KRT清除，通过HD清除49%~68%。虽然HD比CKRT提供了更有效的初始清除，但有报道称单独使用HD使得达比加群显著反弹，而CKRT提供了虽然更慢但更稳定的清除效果[61-63]。当出现危及生命的出血时，应考虑使用KRT来清除达比加群。单克隆抗体idarucizumab也已被批准用于中和达比加群，不管肾功能如何，静脉注射剂量为5g[64]。

Xa因子直接抑制剂

总体安全性和可逆性

与Xa因子直接抑制剂相关的危及生命的出血通常对传统的FFP无效。相反，建议使用未激活的凝血因子4的凝血酶原复合物浓缩物（unactivated four-factor PCC）。新型药物andexanet alfa（重组修饰的人因子Xa诱饵蛋白）也已被批准用于利伐沙班和阿哌沙班抗凝逆转，并有一些数据支持依度沙班的使用[65]。

Xa因子抑制剂——利伐沙班

利伐沙班（rivaroxaban）是一种Xa因子抑制剂，被批准用于房颤患者的脑卒中预防，以及预防和治疗DVT和肺栓塞（pulmonary embolism，PE）。然而，当CrCl<30ml/min时，利伐沙班不推荐用于除房颤外的应用，并且CrCl<15ml/min的患者禁用利伐沙班。利伐沙班在肾功能降低的患者中的蓄积很难通过HD或CKRT清除[41]。

Xa因子抑制剂——阿哌沙班

阿哌沙班被批准用于房颤患者的脑卒中预防和DVT/PE的预防和治疗。阿哌沙班可用于肾衰竭患者，但需谨慎使用。如果血清肌酐大于1.5mg/dl，年龄在80岁以上，或体重小于60公斤，则建议减少剂量至每日2.5mg两次（标准剂量5mg，每日两次）[66]。尽管数据有限，KRT依赖的患者可能可以安全耐受每日两次2.5mg的阿哌沙班[67]。

Xa 因子抑制剂——依度沙班

依度沙班被批准用于房颤患者的脑卒中预防和 DVT/PE 的治疗，但仅限于在最初 5~10 天的肠外抗凝治疗后使用。对于 CrCl 浓度为 50~95ml/min 的患者，建议每天使用 60mg，而对于 CrCl 浓度为 15~50ml/min 的患者，建议每天使用 30mg[66]。尽管依度沙班是一个小分子，但其分布体积广泛和与蛋白结合特点限制了 KRT 对其的清除[68]。

（曾锐 译，龚学忠 校）

参考文献

1. Molino D, De Lucia D, De Santo NG. Coagulation disorders in uremia. *Semin Nephrol.* 2006;26(1):46-51. doi:10.1016/j.semnephrol.2005.06.011
2. Lutz J, Menke J, Sollinger D, et al. Haemostasis in chronic kidney disease. *Nephrol Dial Transplant.* 2014;29(1):29-40. doi:10.1093/ndt/gft209
3. Thorevska N, Amoateng-Adjepong Y, Sabahi R, et al. Anticoagulation in hospitalized patients with renal insufficiency: a comparison of bleeding rates with unfractionated heparin vs enoxaparin. *Chest.* 2004;125(3):856-863. doi:10.1378/chest.125.3.856
4. Spinler SA, Inverso SM, Cohen M, et al. Safety and efficacy of unfractionated heparin versus enoxaparin in patients who are obese and patients with severe renal impairment: analysis from the ESSENCE and TIMI 11b studies. *Am Heart J.* 2003;146(1):33-41. doi:10.1016/S0002-8703(03)00121-2
5. Hughes S, Szeki I, Nash MJ, et al. Anticoagulation in chronic kidney disease patients—the practical aspects. *Clin Kidney J.* 2014;7(5):442-449. doi:10.1093/ckj/sfu080
6. DeLoughery TG. Other parenteral anticoagulants. In: DeLoughery TG, ed. *Hemostasis and Thrombosis.* 3rd ed. Springer; 2015:117-119. doi:10.1007/978-3-319-09312-3_23
7. Raschke RA, Reilly BM, Guidry JR, et al. The weight-based heparin dosing nomogram compared with a standard care nomogram. *Ann Intern Med.* 1993;119(9):874. doi:10.7326/0003-4819-119-9-199311010-00002
8. O'Gara PT, Kushner FG, Ascheim DD, et al. 2013 ACCF/AHA guideline for the management of ST-elevation myocardial infarction: executive summary. *Circulation.* 2012;127(4):529-555. doi:10.1161/cir.0b013e3182742c84
9. Amsterdam EA, Wenger NK, Brindis RG, et al. 2014 AHA/ACC guideline for the management of patients with non–ST-elevation acute coronary syndromes: executive summary. *Circulation.* 2014;130(25):2354-2394. doi:10.1161/CIR.0000000000000133
10. Basu D, Gallus A, Hirsh J, et al. A prospective study of the value of monitoring heparin treatment with the activated partial thromboplastin time. *N Engl J Med.* 2010;287(7):324-327. doi:10.1056/nejm197208172870703
11. Raschke R, Hirsh J, Guidry JR. Suboptimal monitoring and dosing of unfractionated heparin in comparative studies with low-molecular-weight heparin. *Ann Intern Med.* 2003;138(9):720. doi:10.7326/0003-4819-138-9-200305060-00008
12. Zehnder J, Price E, Jin J. Controversies in heparin monitoring. *Am J Hematol.* 2012;87(S1):S137-S140. doi:10.1002/ajh.23210
13. Heparin and LMW heparin: dosing and adverse effects—UpToDate. Accessed June 22, 2019. https://www.uptodate.com/contents/heparin-and-lmw-heparin-dosing-and-adverse-effects?search=protamine&sectionRank=1&usage_type=default&anchor=H81746&source=machineLearning&selectedTitle=2~99&display_rank=2#H81746
14. Reddy BV, Grossman EJ, Trevino SA, et al. Argatroban anticoagulation in patients with heparin-induced thrombocytopenia requiring renal replacement therapy. *Ann Pharmacother.* 2005;39(10):1601-1605. doi:10.1345/aph.1G033
15. Effrey J, Eitz IW. Drug therapy low-molecular-weight heparins. Accessed June 23, 2019. https://www.nejm.org/doi/pdf/10.1056/NEJM199709043371007?articleTools=true
16. Handeland GF, Abildgaard U, Holm HA, et al. Dose adjusted heparin treatment of deep venous thrombosis: a comparison of unfractionated and low molecular weight heparin. *Eur J Clin Pharmacol.* 1990;39(2):107-112. Accessed June 23, 2019. http://www.ncbi.nlm.nih.gov/pubmed/2174783
17. Hirsh J, Bauer KA, Donati MB, et al. Parenteral anticoagulants: American College of Chest Physicians evidence-based clinical practice guidelines (8th edition). *Chest.* 2008;133(6 suppl 6):141S-159S. doi:10.1378/chest.08-0689
18. Kearon C, Akl EA, Ornelas J, et al. Antithrombotic therapy for VTE disease. *Chest.*

2016;149(2):315-352. doi:10.1016/j.chest.2015.11.026
19. Holbrook A, Schulman S, Witt DM, et al. Evidence-based management of anticoagulant therapy: antithrombotic therapy and prevention of thrombosis, 9th ed: American College of Chest Physicians evidence-based clinical practice guidelines. *Chest*. 2012;141(2 suppl):e152S-e184S. doi:10.1378/chest.11-2295
20. Kahale LA, Hakoum MB, Tsolakian IG, et al. Anticoagulation for the long-term treatment of venous thromboembolism in people with cancer. *Cochrane Database Syst Rev*. 2018;2018(6):CD006650. doi:10.1002/14651858.CD006650.pub5
21. Chow SL, Zammit K, West K, et al. Correlation of antifactor Xa concentrations with renal function in patients on enoxaparin. *J Clin Pharmacol*. 2003;43(6):586-590. Accessed June 23, 2019. http://www.ncbi.nlm.nih.gov/pubmed/12817521
22. Gerlach AT, Pickworth KK, Seth SK, et al. Enoxaparin and bleeding complications: a review in patients with and without renal insufficiency. *Pharmacotherapy*. 2000;20(7):771-775. Accessed June 23, 2019. http://www.ncbi.nlm.nih.gov/pubmed/10907967
23. Cestac P, Bagheri H, Lapeyre-Mestre M, et al. Utilisation and safety of low molecular weight heparins. *Drug Saf*. 2003;26(3):197-207. doi:10.2165/00002018-200326030-00005
24. Lachish T, Rudensky B, Slotki I, et al. Enoxaparin dosage adjustment in patients with severe renal failure: antifactor Xa concentrations and safety. *Pharmacotherapy*. 2007;27(10):1347-1352. doi:10.1592/phco.27.10.1347
25. FDA, CDER. Fachinformation Lovenox (enoxaparin sodium injection) for subcutaneous and intravenous use 3000 IU. Stand: 10/2013. sanofi-aventis U.S. LLC, Bridgewater. National Drug Code: 0075-0624-30. Accessed June 24, 2019. www.fda.gov/medwatch
26. Nijkeuter M, Huisman MV. Pentasaccharides in the prophylaxis and treatment of venous thromboembolism: a systematic review. *Curr Opin Pulm Med*. 2004;10(5):338-344. doi:10.1097/01.mcp.0000136901.80029.37
27. Wallis RB. Hirudins: from leeches to man. *Semin Thromb Hemost*. 1996;22(2):185-196. doi:10.1055/s-2007-999007
28. Toschi V, Lettino M, Gallo R, et al. Biochemistry and biology of hirudin. *Coron Artery Dis*. 1996;7(6):420-428. Accessed June 25, 2019. http://www.ncbi.nlm.nih.gov/pubmed/8889357
29. Maraganore JM, Bourdon P, Jablonski J, et al. Design and characterization of hirulogs: a novel class of bivalent peptide inhibitors of thrombin. *Biochemistry*. 1990;29(30):7095-7101. doi:10.1021/bi00482a021
30. Robson R. The use of bivalirudin in patients with renal impairment. *J Invasive Cardiol*. 2000;12 suppl F:33F-6. Accessed June 26, 2019. http://www.ncbi.nlm.nih.gov/pubmed/11156732
31. FDA. Highlights of prescribing information-bivalirudin®. *FDA*. 1997:1-33. doi:10.1017/CBO9781107415324.004
32. Linkins L-A, Dans AL, Moores LK, et al. Treatment and prevention of heparin-induced thrombocytopenia. *Chest*. 2012;141(2):e495S-e530S. doi:10.1378/chest.11-2303
33. Kiser TH, Burch JC, Klem PM, et al. Safety, efficacy, and dosing requirements of bivalirudin in patients with heparin-induced thrombocytopenia. *Pharmacotherapy*. 2008;28(9):1115-1124. doi:10.1592/phco.28.9.1115
34. Tsu LV, Dager WE. Bivalirudin dosing adjustments for reduced renal function with or without hemodialysis in the management of heparin-induced thrombocytopenia. *Ann Pharmacother*. 2011;45(10):1185-1192. doi:10.1345/aph.1Q177
35. Swan SK, Hursting MJ. The pharmacokinetics and pharmacodynamics of argatroban: effects of age, gender, and hepatic or renal dysfunction. *Pharmacotherapy*. 2000;20(3):318-329. doi:10.1592/phco.20.4.318.34881
36. Ansell J, Hirsh J, Hylek E, et al. Pharmacology and management of the vitamin K antagonists: American College of Chest Physicians Evidence-Based Clinical Practice Guidelines (8th edition). *Chest*. 2008;133(6 suppl 6):160S-198S. doi:10.1378/chest.08-0670
37. Harrison L, Johnston M, Massicotte MP, et al. Comparison of 5-mg and 10-mg loading doses in initiation of Warfarin therapy. *Ann Intern Med*. 1997;126(2):133. doi:10.7326/0003-4819-126-2-199701150-00006
38. Crowther MA, Ginsberg JB, Kearon C, et al. A randomized trial comparing 5-mg and 10-mg warfarin loading doses. *Arch Intern Med*. 1999;159(1):46-48. Accessed June 28, 2019. http://www.ncbi.nlm.nih.gov/pubmed/9892329
39. January CT, Wann LS, Alpert JS, et al. 2014 AHA/ACC/HRS Guideline for the management of patients with atrial fibrillation: executive summary. *Circulation*. 2014;130(23):2071-2104. doi:10.1161/CIR.0000000000000040
40. Chan KE, Lazarus JM, Thadhani R, et al. Warfarin use associates with increased risk for stroke in hemodialysis patients with atrial fibrillation. *J Am Soc Nephrol*. 2009;20(10):2223-2233. doi:10.1681/ASN.2009030319
41. Jain N, Reilly RF. Clinical pharmacology of oral anticoagulants in patients with kidney disease. *Clin J Am Soc Nephrol*. 2018;14(2):278-287. doi:10.2215/cjn.02170218

42. Brodsky S, Eikelboom J, Hebert LA. Anticoagulant-related nephropathy. *J Am Soc Nephrol.* 2018;29(12):2787-2793. doi:10.1681/ASN.2018070741
43. Md Arif K, Rahman MA. A review of warfarin dosing and monitoring. *Faridpur Med Coll J.* 2018;13(1):40-43. doi:10.3329/fmcj.v13i1.38018
44. Limdi NA, Nolin TD, Booth SL, et al. Influence of kidney function on risk of supratherapeutic international normalized ratio-related hemorrhage in warfarin users: a prospective cohort study. *Am J Kidney Dis.* 2015;65(5):701-709. doi:10.1053/j.ajkd.2014.11.004
45. Fan J, Armitstead JA, Adams AG, et al. A retrospective evaluation of vitamin K1 therapy to reverse the anticoagulant effect of warfarin. *Pharmacotherapy.* 2003;23(10):1245-1250. Accessed June 28, 2019. http://www.ncbi.nlm.nih.gov/pubmed/14594342
46. Shetty HG, Backhouse G, Bentley DP, et al. Effective reversal of warfarin-induced excessive anticoagulation with low dose vitamin K1. *Thromb Haemost.* 1992;67(1):13-15. Accessed June 28, 2019. http://www.ncbi.nlm.nih.gov/pubmed/1615468
47. Britt RB, Brown JN. Characterizing the severe reactions of parenteral vitamin K1. *Clin Appl Thromb.* 2018;24(1):5-12. doi:10.1177/1076029616674825
48. Fiore LD, Scola MA, Cantillon CE, et al. Anaphylactoid reactions to vitamin K. *J Thromb Thrombolysis.* 2001;11(2):175-183. Accessed June 28, 2019. http://www.ncbi.nlm.nih.gov/pubmed/11406734
49. Duguid J, O'Shaughnessy DF, Atterbury C, et al. Guidelines for the use of fresh-frozen plasma, cryoprecipitate and cryosupernatant. *Br J Haematol.* 2004;126(1):11-28. doi:10.1111/j.1365-2141.2004.04972.x
50. Rashidi A, Tahhan HR. Fresh frozen plasma dosing for warfarin reversal: a practical formula. *Mayo Clin Proc.* 2013;88:244-250. doi:10.1016/j.mayocp.2012.12.011
51. Mayer SA, Brun NC, Begtrup K, et al. Recombinant activated factor VII for acute intracerebral hemorrhage. *N Engl J Med.* 2005;352(8):777-785. doi:10.1056/NEJMoa042991
52. Dager WE, King JH, Regalia RC, et al. Reversal of elevated international normalized ratios and bleeding with low-dose recombinant activated factor VII in patients receiving warfarin. *Pharmacotherapy.* 2006;26(8):1091-1098. doi:10.1592/phco.26.8.1091
53. Wozniak M, Kruit A, Padmore R, et al. Prothrombin complex concentrate for the urgent reversal of warfarin. Assessment of a standard dosing protocol. *Transfus Apher Sci.* 2012;46(3):309-314. doi:10.1016/j.transci.2012.03.021
54. Yasaka M, Sakata T, Naritomi H, et al. Optimal dose of prothrombin complex concentrate for acute reversal of oral anticoagulation. *Thromb Res.* 2005;115(6):455-459. doi:10.1016/j.thromres.2004.09.002
55. Aguilar MI, Hart RG, Kase CS, et al. Treatment of warfarin-associated intracerebral hemorrhage: literature review and expert opinion. *Mayo Clin Proc.* 2007;82(1):82-92. doi:10.4065/82.1.82
56. Connolly SJ, Ezekowitz MD, Yusuf S, et al. Dabigatran versus warfarin in patients with atrial fibrillation. *N Engl J Med.* 2009;361(12):1139-1151. doi:10.1056/NEJMoa0905561
57. Changes M. PRADAXA® (dabigatran etexilate mesylate) capsules [package insert on internet]. *Ridgef Boehringer Ingelheim Pharm Inc.* 2015. https://www.accessdata.fda.gov/drugsatfda_docs/label/2015/022512s028lbl.pdf
58. Chan KE, Edelman ER, Wenger JB, et al. Dabigatran and rivaroxaban use in atrial fibrillation patients on hemodialysis. *Circulation.* 2015;131(11):972-979. doi:10.1161/CIRCULATIONAHA.114.014113
59. Hijazi Z, Hohnloser SH, Oldgren J, et al. Efficacy and safety of dabigatran compared with warfarin in relation to baseline renal function in patients with atrial fibrillation: a RE-LY (Randomized evaluation of long-term anticoagulation therapy) trial analysis. *Circulation.* 2014;129(9):961-970. doi:10.1161/CIRCULATIONAHA.113.003628
60. Eerenberg ES, Kamphuisen PW, Sijpkens MK, et al. Reversal of rivaroxaban and dabigatran by prothrombin complex concentrate. *Circulation.* 2011;124(14):1573-1579. doi:10.1161/CIRCULATIONAHA.111.029017
61. Bouchard J, Ghannoum M, Bernier-Jean A, et al. Comparison of intermittent and continuous extracorporeal treatments for the enhanced elimination of dabigatran. *Clin Toxicol.* 2015;53(3):156-163. doi:10.3109/15563650.2015.1004580
62. Khadzhynov D, Wagner F, Formella S, et al. Effective elimination of dabigatran by haemodialysis. A phase I single-centre study in patients with end-stage renal disease. *Thromb Haemost.* 2013;109(4):596-605. doi:10.1160/TH12-08-0573
63. Stangier J, Rathgen K, Stähle H, et al. Influence of renal impairment on the pharmacokinetics and pharmacodynamics of oral dabigatran etexilate. *Clin Pharmacokinet.* 2010;49(4):259-268. doi:10.2165/11318170-000000000-00000
64. Pollack CV, Reilly PA, van Ryn J, et al. Idarucizumab for dabigatran reversal—full cohort analysis. *N Engl J Med.* 2017;377(5):431-441. doi:10.1056/NEJMoa1707278
65. Cuker A, Burnett A, Triller D, et al. Reversal of direct oral anticoagulants: guidance from the anticoagulation forum. *Am J Hematol.* 2019;94(6):697-709. doi:10.1002/ajh.25475

66. FDA, CDER. FDA label. 2012:1-46. Accessed July 10, 2019. www.fda.gov/medwatch
67. Mavrakanas TA, Samer CF, Nessim SJ, et al. Apixaban pharmacokinetics at steady state in hemodialysis patients. *J Am Soc Nephrol.* 2017;28(7):2241-2248. doi:10.1681/asn.2016090980
68. Parasrampuria DA, Marbury T, Matsushima N, et al. Pharmacokinetics, safety, and tolerability of edoxaban in end-stage renal disease subjects undergoing haemodialysis. *Thromb Haemost.* 2015;113(4):719-727. doi:10.1160/TH14-06-0547

15 急性肾损伤的代谢管理与营养

Wilfred Druml, Kamyar Kalantar-Zadeh

急性肾损伤(AKI)是一种病因众多且具有多种临床表现的综合征,分为三个不同阶段。这就需要在代谢和营养管理方面采用个体化的方法,必须在治疗的每个时间点为每位患者精心调整。营养不仅仅是保持良好的营养状态;它应被视为患者代谢管理的一部分,需与容量治疗、酸碱和电解质平衡以及血流动力学、呼吸护理相整合[1,2]。

在本章中,我们提出了一种分阶段的代谢管理方法,用于急性肾功能障碍患者的治疗与预防,包括输液治疗以及肠内和肠外营养支持。

本章中的许多甚至大多数观点缺乏随机对照试验证据基础,仅为专家意见。

1 期急性肾损伤的防治

AKI 尚无有效的药物治疗方法。因此,AKI 患者的一般管理包括:优化血流动力学和容量状态,避免肾毒性药物;维持代谢平衡和营养支持(表 15.1)[3]。

表 15.1 AKI 预防和 1 期 AKI(危险期)治疗的输液疗法与代谢管理

- 容量治疗
  - 输注溶液:平衡、无人工胶体
  - 避免低血容量和高血容量
- 预防/纠正电解质紊乱
  - 钾、磷酸盐、镁
- 预防/纠正营养缺乏状态
  - 维生素 B_1、维生素 D、维生素 C
- 预防/纠正代谢性酸中毒
- 预防/纠正高血糖
- 只要可能,尽早开始肠内营养
- 早期避免高热量营养
- 早期较高蛋白质/氨基酸摄入

AKI,急性肾损伤。

容量管理

在 AKI 的预防中，容量管理发挥着核心作用。然而，容量状态与 AKI 风险之间的关系呈 U 形曲线，因此低血容量和高血容量对肾功能恶化和预后中都起着重要作用。正如其他章节所述，液体的种类（例如：平衡液体与生理盐水）和容量都会影响肾脏预后（第 10 章）。

电解质内稳态和酸碱平衡

在实验模型中，镁、钾和磷酸盐的缺乏可能加剧肾损伤[4]。因此，应该在所有重症监护室患者中预防和/或纠正电解质紊乱。

在动物模型中，酸中毒可能在缺血再灌注损伤后加重肾损伤。在一项大型前瞻性随机试验中，给重症监护患者输注碳酸氢盐纠正严重代谢性酸中毒（pH≤7.2）可降低 AKI 的风险，并改善肾脏替代治疗（KRT）的预后[5-8]。尚不清楚这些预后改善是由于碳酸氢盐治疗避免了高钾血症，还是由于全身碱化。

高血糖

高血糖会干扰内皮结构和功能，促进炎症，并可能加重肾损伤[6,7]。因此，在任何危重患者中，血糖浓度应保持在 180mg/dl 以下[8]。由于血糖浓度存在昼夜变化，一些机构的血糖目标是低于 150mg/dl，以使其水平始终低于 180mg/dl。将血糖控制在高于正常值的循证医学证据，部分来自 NICE-SUGAR（Normoglycemia in Intensive Care Evaluation—Survival Using Glucose Algorithm Regulation）试验。这项多中心试验将患者随机分为常规血糖控制（<180mg/dl）和强化血糖控制组（81~108mg/dl），结果表明，强化的血糖控制会增加低血糖事件和死亡的风险。

营养在预防急性肾损伤和治疗 1 期急性肾损伤中的作用

AKI 早期的营养治疗（口服/肠内/肠外）与其他患者群体并无本质区别。然而，在保护肾功能方面，应考虑以下几点：

营养支持的起始和途径：尽可能使用肠内营养。在动物模型中，肠内喂养与改善肾脏灌注和肾功能相关[9,10]。尽管较早的随机多中心数据表明，与早期开始肠外营养相比，较晚开始肠外营养恢复更快，并发症更少[11]，但我们认为，在重症监护患者中，营养支持应尽早开始，但速率要低（小量平衡的肠道营养），输注速率应根据个体代谢和胃肠耐受性缓慢增加[12]。

早期高能量摄入可能会增加 AKI 的风险。应纠正先前已存在的营养缺乏状态（电解质和微量营养素，如维生素 B_1），以规避营养疗法的意外副作用，避免再喂养综合征的发生[14]。

氨基酸/蛋白质摄入：目前，对于有 AKI 风险以及罹患 1 期 AKI 的患者，其最佳蛋白质/氨基酸摄入量仍是一个令人感兴趣但尚待明确的问题。高氨基酸输注/蛋白质摄入会扩张入球小动脉，增加肾脏灌注和肾小球滤过，这一现象被称为肾脏功能储备（即患者吸收特定蛋白质负荷后肾功能增加的百分比）[15]。

据推测，这种机制可以改善肾脏功能，并有助于防止 AKI 的进展[13]。早期的一项小型初步研究表明，较高的氨基酸摄入量［约 2g/（kg·d）］降低了血清肌酐、增加了利尿作用，并减少利尿剂的需求[16]。一项大型随机对照研究中，除了摄入蛋白质［约 1g/（kg·d）］外，还静脉注射 1g/（kg·d）的氨基酸，在最初 4 天内改善了肾功能，但对 KRT 的需求、住院时间或生存率方面没有影响[17]。

在本研究的一项事后分析中，增加的氨基酸摄入可防止 AKI 的进展，并提高治疗开始时未出现肾损伤的患者的生存率[18]。在最近的一项研究中，心脏手术患者在麻醉诱导后立即接受氨基酸输注[19]。AKI 的持续时间缩短，术后的估算肾小球滤过率（eGFR）和尿量显著改善，但同样，未对其他临床终点产生额外影响。

鉴于尚不充分的随机对照研究证据，目前暂且不能明确建议增加重症监护室患者蛋白质/氨基酸输注，作为预防 AKI 或治疗 1 期 AKI 的手段（关于 AKI 更严重阶段的讨论见下文）。

营养解决方案：在 1 期 AKI 的重症监护患者中，不应使用特定的营养制剂进行肠内或肠外营养支持。

无需肾脏替代治疗的 2 期和 3 期急性肾损伤的输液治疗和营养支持

尽管无需 KRT 的 2 期和 3 期 AKI 很常见，但针对这一患者群体的最佳代谢管理和营养治疗方面，系统数据有限。谨慎、严格的重症监护室管理规范适用于指导 2 期和 3 期 AKI 患者的临床处置（表 15.1）。大多数措施与其他不稳定危重症患者的管理没有本质区别[20]。

这些患者通常表现出容量不耐受，即液体过少或过多都会对血流动力学/微循环以及肾脏产生直接影响[21]。防止容量过负荷是关键，因为它会损害微循环和肾功能。在一个欧洲队列研究中，AKI 患者如果在开始 KRT 时没有液体过负荷，其生存率会更高[22]。

维持平衡的代谢环境（电解质、葡萄糖、甘油三酯和酸碱平衡）是治疗的基本目标。患者有脓毒症、严重 AKI 和严重代谢性酸中毒（pH<7.2）时，使用碳酸氢钠可能改善预后。

急性肾功能障碍引起的代谢改变

AKI 可发生在各种临床情况下，这些患者的代谢不仅受到 AKI 的影响，还受到潜在疾病过程、相关合并症和其他并发症/器官功能障碍（如感染）的影响。表 15.2 总结了与 AKI 相关的主要代谢变化。可以说，严重 AKI 是一种全身性综合征，所有生理功能、内分泌和代谢途径都受到影响。AKI 呈现促炎、促氧化和高代谢状态,对疾病进程产生深远影响。

表 15.2 急性肾损伤患者的主要代谢变化

- 炎症状态的诱导/增强
- 蛋白质分解代谢的激活
- 外周胰岛素抵抗/糖异生增加
- 脂肪分解和肠道脂质吸收受损
- 抗氧化系统的消耗
- 代谢性酸中毒
- 内分泌改变:甲状旁腺功能亢进,维生素 D(骨化三醇)合成减少,红细胞生成素抵抗、生长激素抵抗

即使在需要 KRT 的患者中,AKI 对能量代谢的影响也不大。能量代谢在很大程度上取决于潜在的疾病过程和相关的并发症[23,24]。蛋白质分解代谢增加,在那些有其他分解代谢因素(如酸中毒或感染)的患者中尤其显著。因此,AKI 患者的蛋白质分解代谢速率平均估计在 1.5g/(kg·d)左右,但可能会存在显著的个体差异[25]。此外,严重的 AKI 会导致胰岛素抵抗状态,这与生存率降低相关[26]。

AKI 与其他急性病患者代谢特征的一个基本差异是在 AKI 患者中脂肪分解受损,可能导致高甘油三酯血症[27]。然而,在这些患者中,脂质氧化仍然保持,脂质可以在当前推荐的输注速率下用于肠内和肠外营养[28]。不过,当存在其他因素时,譬如使用丙泊酚作为镇静剂或采用高能量摄入时,高甘油三酯血症可能会发生。

由于 AKI 的异质性和多方面的临床表现,个体患者之间的养分处置和营养需求可能存在根本差异。此外,AKI 是一个动态过程,在疾病过程中,同一患者体内的代谢情况可能会发生变化。因此,必须对 2 期和 3 期 AKI 患者的代谢管理/营养进行个性化和持续评估。

较早的观点认为,应尽早开始 KRT 以支持充分的营养治疗,但现在这种观点已经过时,应避免任何不必要的 KRT[29]。

无需肾脏替代治疗的 2 期和 3 期急性肾损伤的营养支持

再次强调,只要条件允许,这些患者应使用肠内营养。然而,肾功能不全与胃肠动力受损相关,这通常会限制充分的肠内营养[30,31]。应尽早(甚至是预防性地)给予胃肠促动力药物,以促进肠内营养的成功。在许多患者中,补充或完全肠外营养也是必需的[32]。

能量摄入:在不需要 KRT 的 2 期和 3 期 AKI 中,不应追求或强制实现全面的“正常热量”营养。与其他危重症患者类似,更应该以温和的“允许性”低能量摄入为目标,摄入量应为计算或测量的能量消耗的 60% 至 80%[33]。在

这些 AKI 阶段，过度摄入能量会导致肾功能进一步恶化[13]。

蛋白质摄入：正如动物模型显示，以及最近临床试验所证实的那样，在活跃的 AKI 期间摄入高蛋白质/氨基酸会加重肾脏损伤和尿毒症毒性（“氨基酸悖论”）[18,34]。此外，这一阶段高蛋白摄入可能会增加尿素生成从而增加 KRT 的必要性[35]。必须通过测量血浆尿素浓度定期监测蛋白质/氨基酸的摄入，并进行相应调整[25]。蛋白质摄入量不应高于 0.8~1.2g/(kg·d)。2 期和 3 期 AKI 患者不应提供静脉内或肠内谷氨酰胺[36]。

营养解决方案：国际学会不建议在严重 AKI 患者中使用特定的“肾”饮食，而是推荐肠内和肠外营养的标准解决方案。一些国家提供了适合尿毒症代谢且具有高合成代谢必需和条件必需氨基酸含量的氨基酸方案[36,37]。理论上的优势是该方案促使血浆氨基酸模式正常化、减少尿素形成和改善蛋白质合成，但这些特定的解决方案尚未被证明对患者预后产生影响。

需要肾脏替代治疗的急性肾损伤 3 期（和慢性肾脏疾病 5 期）患者的代谢管理和营养支持

需要 KRT 患者的液体、电解质和酸碱状态受体外装置调节。然而，除了 AKI 引起的代谢改变外，所有体外治疗方式都对代谢、营养平衡和由此产生的营养需求产生深远影响（表 15.3）

表 15.3　肾脏替代疗法对代谢和营养平衡的影响

间歇性血液透析
- 水溶性物质丢失：
  - 氨基酸、水溶性维生素、左旋肉碱等
- 蛋白质分解代谢的激活：
  - 氨基酸、蛋白质、血液丢失
  - 释放细胞因子（肿瘤坏死因子-α）
  - 蛋白质合成受损
- 抗氧化潜能的消耗
  - 抗氧化剂的丢失
  - 刺激活性氧（ROS）的产生

持续肾脏替代疗法
- 热损失
- 物质摄入量增加
  - 葡萄糖、柠檬酸盐、乳酸
- 营养素损失
  - 氨基酸、维生素、硒等
- 白蛋白损失

续表

• 肽缺失:
• 激素、细胞因子
• 电解质丢失(磷酸盐、镁)
生物不相容性的代谢后果
• 诱导“低水平”炎症,激活蛋白质分解代谢,ROS 形成

电解质:显然,在任何肾功能不全的患者中,必须密切监测电解质平衡,并相应调整摄入量。应定期监测血浆中磷酸盐、镁和钾的水平。

持续 KRT(CKRT)和间歇性血液透析(HD)都会增加低磷血症的风险[38,39]。低磷血症与并发症风险增加、延迟停止人工通气和生存率降低有关(见第 23 章)。由于这种紊乱的高发性,应使用系统性磷酸盐补充或含磷酸盐的替代液用于 CKRT 或透析液[40]。

营养疗法

在为接受 KRT 的患者设计营养方案时,必须考虑与 KRT 相关的营养损失。表 15.4 总结了营养素需求的指导值。同样,营养支持必须适应个体需求和耐受力。在可能的情况下,KRT 的 AKI 患者应首选肠内营养,但由于胃肠道不耐受,许多患者可能需要补充全肠外营养。

表 15.4 2 期和 3 期 AKI 患者的营养需求(无/有 KRT)

能量摄入 20~25[a](最多 30)kcal/(kg·d)
葡萄糖 2~3g/(kg·d)
脂质[b] 0.8~1.2g/(kg·d)
蛋白质/氨基酸
无 KRT 0.8~1.2g/(kg·d)
有 KRT 1.2~1.5g/(kg·d)
有高分解代谢 最多 1.7g/(kg·d)
依据 RDA 的维生素组合
水溶性维生素 2×RDA/d
脂溶性维生素(1~2)×RDA/d
较高含量的维生素 D、E
依据 RDA 的微量元素组合
1×RDA/d
硒 200~600μg/d
电解质摄入量必须个性化

这些只能是指导价值,营养必须个性化;在疾病的动态过程中,患者之间或同一患者的需求都可能会有所不同。AKI,急性肾损伤;KRT,肾脏替代疗法;RDA,推荐膳食量。

[a] 考虑柠檬酸盐抗凝期间的能量摄入。

[b] 使用丙泊酚时,考虑与治疗相关的脂质摄入。

蛋白质摄入：对于接受 KRT 治疗的患者，营养蛋白质摄入必须考虑治疗相关的氨基酸/蛋白质丢失。根据 KRT 的类型和强度，氨基酸的丢失差异显著。间歇性 HD 期间每小时损失约 2g 氨基酸，其在 CKRT 或持续低效率透析(SLED)期间的流出物中约占 0.2g/L[41-43]。根据所用膜的类型和跨膜压力，额外的蛋白质损失可能高达 20g/d。为了弥补这些损失，通常建议额外增加蛋白质摄入量 0.2g/(kg·d)[25]。

对于最佳蛋白质摄入量，国际学会的建议之间存在很大差异。美国肠外和肠内营养学会(American Society of Parenteral and Enteral Nutrition，ASPEN)建议KRT的AKI患者的蛋白质/氨基酸摄入量为2.0~2.5g/(kg·d)(甚至更高)[8]。这一说法或多或少基于一项研究[12]。目前尚不清楚为何蛋白质摄入量应该比其他危重症患者的蛋白质摄入量高得多。过量摄入蛋白质会导致严重的并发症，如高血氨症和相关的昏迷。

与此形成鲜明对比的是，欧洲营养学会建议疾病严重程度高的高代谢患者每天摄入 1.2~1.5g/(kg·d)或最多 1.7g(kg·d)，这一剂量包括 0.2g/(kg·d)额外补偿 KRT 相关的丢失[25](表 15.4)。

能量摄入：KRT 的 AKI 患者的能量消耗与其他疾病状态没有本质区别。与其他重症监护患者一样，能量摄入的目标应为 25kcal/(kg·d)[60 岁以上的患者为 20kcal/(kg·d)][8,33]。通常建议在临床环境中很少使用的间接热量测定法(indirect calorimetry)来测量能量消耗。目前用于计算危重患者能量消耗的公式往往高估了能量需求。

关于 KRT 患者的能量供应计算，应注意的是，在使用柠檬酸作为 CKRT 的标准抗凝剂时，柠檬酸盐输注会提供能量[44]。这种额外的能量摄入量可能因治疗类型和剂量而差异很大，可达大约 200kcal/d。

尽管 AKI 中存在脂肪分解障碍，但可通过肠内或肠外营养给予脂质。然而，必须在营养治疗期间监测血浆水平。如果患者出现严重的高甘油三酯血症(>800mg/dl)，这可能会干扰 KRT 并导致过滤器凝结[45]。

微量营养素：KRT 的患者抗氧化能力严重不足[46]。KRT 会消耗水溶性维生素、微量元素和其他营养素，而导致这些营养素缺乏，而这种情况在 CKRT 患者会更为严重[47,48]。

在缺乏系统研究的情况下，目前的建议摄入量仅基于专家意见。应使用标准的多种维生素和多种微量元素制剂。对于水溶性维生素，建议每天摄入标准摄入量的两倍[25]。在营养的早期阶段，可能需要更高量的维生素 B_1[14]。至于 AKI 患者的维生素 C 最佳剂量，目前仍未明确。

与慢性肾脏病(CKD)一样，AKI 患者的维生素 D 活性也会受损[49]。维生素 D 缺乏会加重肾小管损伤，补充维生素 D 可能会发挥保护作用[50]。对于血浆中 25-羟基维生素 D_3 浓度降低的患者，建议补充维生素 D。然而最佳配方和剂量仍然未知。其他脂溶性维生素应根据标准推荐膳食量提供。

关于微量元素，一些置换液和透析液可能含有各种元素，如锌、镍、铜或锰。硒会在 CKRT 期间被清除，可能应提供更高的量（如 600μg/d）[48]。

营养解决方案：由于能量摄入应逐渐增加，并且应计算非营养性能量摄入（如柠檬酸盐、丙泊酚和葡萄糖），因此在营养初期阶段使用富含蛋白质的饮食可能有利于确保摄入充足的蛋白质和氨基酸[51]。在特定的患者中，可能需要肠内蛋白质补充或单独输注氨基酸来实现这一目标[32]。

国际学会建议使用肠内和肠外营养标准方案。然而，被设计为慢性 HD 患者口服营养补充剂（oral nutritional supplements，ONS）的特定肠内饮食尤其适用于非炎症稳定的 KRT 的 AKI 患者。这些 ONS 是富能量（2kcal/ml）、富蛋白质和少量电解质的营养来源，可有利于长期稳定 AKI 患者的营养。

正如前所述，一些国家提供了特定的“肾脏”氨基酸溶液，这些溶液适合于尿毒症代谢，具有高浓度的必需合成代谢氨基酸和低含量的“廉价”糖基化氨基酸，并可能发挥多种代谢优势。然而，这些肾脏特异性方案尚未被证明对临床结局有影响[37]。

营养支持的监测

由于多种代谢改变、电解质和酸碱平衡紊乱、容量不耐受和肾功能不全的胃肠道副作用，AKI 患者的代谢管理和营养支持需要特别严格的临床和代谢监测。

由于 AKI 与胰岛素抵抗相关，患者经常出现高血糖，因此需要输注胰岛素。AKI 患者的脂代谢障碍会增加甘油三酯的血浆浓度，特别是当其他因素，如感染、胰腺炎、高血糖、高能量摄入或补充脂质输注（如丙泊酚）存在时。

通过以较低的速率开始营养支持，并根据个体代谢和胃肠耐受性逐渐增加输注速率，可以预防许多与营养相关的副作用和并发症。通过这种方法，有助于适应个体需求的营养摄入，并进行临床监测。

（洪权　王思扬 译，冯哲 校）

参考文献

1. Druml W, Joannidis M, John S, et al. Metabolic management and nutrition in critically ill patients with renal dysfunction: recommendations from the renal section of the DGIIN, OGIAIN, and DIVI. *Med Klin Intensivmed Notfmed*. 2018;113(5):393-400.
2. Ostermann M, Macedo E, Oudemans-van Straaten H. How to feed a patient with acute kidney injury. *Intensive Care Med*. 2019;45(7):1006-1008.
3. Kidney Disease: Improving Global Outcomes (KDIGO) Acute Kidney Injury Work Group. KDIGO clinical practice guideline for acute kidney injury. *Kidney Int Suppl (2011)*. 2012;2(1):1-138.
4. Seguro AC, de Araujo M, Seguro FS, Rienzo M, Magaldi AJ, Campos SB. Effects of hypokalemia and hypomagnesemia on zidovudine (AZT) and didanosine (ddI) nephrotoxicity in rats. *Clin Nephrol*. 2003;59(4):267-272.
5. Jaber S, Paugam C, Futier E, et al. Sodium bicarbonate therapy for patients with severe metabolic acidaemia in the intensive care unit (BICAR-ICU): a multicentre, open-label, randomised controlled, phase 3 trial. *Lancet*. 2018;392(10141):31-40.
6. Vanhorebeek I, Gunst J, Ellger B, et al. Hyperglycemic kidney damage in an animal model of prolonged critical illness. *Kidney Int*. 2009;76(5):512-520.

7. Schetz M, Vanhorebeek I, Wouters PJ, Wilmer A, Van den Berghe G. Tight blood glucose control is renoprotective in critically ill patients. *J Am Soc Nephrol.* 2008;19(3):571-578.
8. Taylor BE, McClave SA, Martindale RG, et al. Guidelines for the provision and assessment of nutrition support therapy in the adult critically ill patient: Society of Critical Care Medicine (SCCM) and American Society for Parenteral and Enteral Nutrition (A.S.P.E.N.). *Crit Care Med.* 2016;44(2):390-438.
9. Mouser JF, Hak EB, Kuhl DA, Dickerson RN, Gaber LW, Hak LJ. Recovery from ischemic acute renal failure is improved with enteral compared with parenteral nutrition. *Crit Care Med.* 1997;25(10):1748-1754.
10. Roberts PR, Black KW, Zaloga GP. Enteral feeding improves outcome and protects against glycerol-induced acute renal failure in the rat. *Am J Respir Crit Care Med.* 1997;156(4 Pt 1):1265-1269.
11. Casaer MP, Mesotten D, Hermans G, et al. Early versus late parenteral nutrition in critically ill adults. *N Engl J Med.* 2011;365(6):506-517.
12. Reintam Blaser A, Starkopf J, Alhazzani W, et al. Early enteral nutrition in critically ill patients: ESICM clinical practice guidelines. *Intensive Care Med.* 2017;43(3):380-398.
13. Al-Dorzi HM, Albarrak A, Ferwana M, Murad MH, Arabi YM. Lower versus higher dose of enteral caloric intake in adult critically ill patients: a systematic review and meta-analysis. *Crit Care.* 2016;20(1):358.
14. Moskowitz A, Andersen LW, Cocchi MN, Karlsson M, Patel PV, Donnino MW. Thiamine as a renal protective agent in septic shock. A secondary analysis of a randomized, double-blind, placebo-controlled trial. *Ann Am Thorac Soc.* 2017;14(5):737-741.
15. Sharma A, Mucino MJ, Ronco C. Renal functional reserve and renal recovery after acute kidney injury. *Nephron Clin Pract.* 2014;127(1-4):94-100.
16. Singer P. High-dose amino acid infusion preserves diuresis and improves nitrogen balance in non-oliguric acute renal failure. *Wien Klin Wochenschr.* 2007;119(7-8):218-222.
17. Doig GS, Simpson F, Bellomo R, et al. Intravenous amino acid therapy for kidney function in critically ill patients: a randomized controlled trial. *Intensive Care Med.* 2015;41(7):1197-1208.
18. Zhu R, Allingstrup MJ, Perner A, Doig GS; Nephro-Protective Trial Investigators Group. The effect of IV amino acid supplementation on mortality in ICU patients may be dependent on kidney function: post hoc subgroup analyses of a multicenter randomized trial. *Crit Care Med.* 2018;46(8):1293-1301.
19. Pu H, Doig GS, Heighes PT, et al. Intravenous amino acid therapy for kidney protection in cardiac surgery patients: a pilot randomized controlled trial. *J Thorac Cardiovasc Surg.* 2019;157(6):2356-2366.
20. Joannidis M, Druml W, Forni LG, et al. Prevention of acute kidney injury and protection of renal function in the intensive care unit: update 2017: Expert opinion of the Working Group on Prevention, AKI section, European Society of Intensive Care Medicine. *Intensive Care Med.* 2017;43(6):730-749.
21. Prowle JR, Kirwan CJ, Bellomo R. Fluid management for the prevention and attenuation of acute kidney injury. *Nat Rev Nephrol.* 2014;10(1):37-47.
22. Vaara ST, Korhonen AM, Kaukonen KM, et al. Fluid overload is associated with an increased risk for 90-day mortality in critically ill patients with renal replacement therapy: data from the prospective FINNAKI study. *Crit Care.* 2012;16(5):R197.
23. Schneeweiss B, Graninger W, Stockenhuber F, et al. Energy metabolism in acute and chronic renal failure. *Am J Clin Nutr.* 1990;52(4):596-601.
24. Sabatino A, Theilla M, Hellerman M, et al. Energy and protein in critically ill patients with AKI: a prospective, multicenter observational study using indirect calorimetry and protein catabolic rate. *Nutrients.* 2017;9(8):802.
25. Cano NJ, Aparicio M, Brunori G, et al. ESPEN guidelines on parenteral nutrition: adult renal failure. *Clin Nutr.* 2009;28(4):401-414.
26. Basi S, Pupim LB, Simmons EM, et al. Insulin resistance in critically ill patients with acute renal failure. *Am J Physiol Renal Physiol.* 2005;289(2):F259-F264.
27. Druml W, Fischer M, Sertl S, et al. Fat elimination in acute renal failure: long-chain vs medium-chain triglycerides. *Am J Clin Nutr.* 1992;55(2):468-472.
28. Hellerman M, Sabatino A, Theilla M, Kagan I, Fiaccadori E, Singer P. Carbohydrate and lipid prescription, administration, and oxidation in critically ill patients with acute kidney injury: a post hoc analysis. *J Ren Nutr.* 2019;29(4):289-294.
29. Gaudry S, Quenot JP, Hertig A, et al. Timing of renal replacement therapy for severe acute kidney injury in critically ill patients. *Am J Respir Crit Care Med.* 2019;199(9):1066-1075.
30. Nagib EM, El-Sayed MH, Ahmed MA, Youssef MH. Intestinal motility in acute uremia and effects of erythropoietin. *Saudi Med J.* 2012;33(5):500-507.
31. Silva AP, Freire CC, Gondim FA, et al. Bilateral nephrectomy delays gastric emptying of a liquid meal in awake rats. *Ren Fail.* 2002;24(3):275-284.
32. Wong Vega M, Juarez Calderon M, Tufan Pekkucuksen N, Srivaths P, Akcan Arikan A. Feeding

modality is a barrier to adequate protein provision in children receiving continuous renal replacement therapy (CRRT). *Pediatr Nephrol.* 2019;34(6):1147-1150.
33. Singer P, Blaser AR, Berger MM, et al. ESPEN guideline on clinical nutrition in the intensive care unit. *Clin Nutr.* 2019;38(1):48-79.
34. Zager RA, Venkatachalam MA. Potentiation of ischemic renal injury by amino acid infusion. *Kidney Int.* 1983;24(5):620-625.
35. Gunst J, Vanhorebeek I, Casaer MP, et al. Impact of early parenteral nutrition on metabolism and kidney injury. *J Am Soc Nephrol.* 2013;24(6):995-1005.
36. Heyland DK, Elke G, Cook D, et al. Glutamine and antioxidants in the critically ill patient: a post hoc analysis of a large-scale randomized trial. *JPEN J Parenter Enteral Nutr.* 2014;39:401-409.
37. Smolle KH, Kaufmann P, Fleck S, et al. Influence of a novel amino acid solution (enriched with the dipeptide glycyl-tyrosine) on plasma amino acid concentration of patients with acute renal failure. *Clin Nutr.* 1997;16(5):239-246.
38. Schiffl H, Lang SM. Severe acute hypophosphatemia during renal replacement therapy adversely affects outcome of critically ill patients with acute kidney injury. *Int Urol Nephrol.* 2013;45(1):191-197.
39. Demirjian S, Teo BW, Guzman JA, et al. Hypophosphatemia during continuous hemodialysis is associated with prolonged respiratory failure in patients with acute kidney injury. *Nephrol Dial Transplant.* 2011;26(11):3508-3514.
40. Pistolesi V, Zeppilli L, Polistena F, et al. Preventing continuous renal replacement therapy-induced hypophosphatemia: an extended clinical experience with a phosphate-containing solution in the setting of regional citrate anticoagulation. *Blood Purif.* 2017;44(1):8-15.
41. Frankenfield DC, Badellino MM, Reynolds HN, Wiles CE 3rd, Siegel JH, Goodarzi S. Amino acid loss and plasma concentration during continuous hemodiafiltration. *JPEN J Parenter Enteral Nutr.* 1993;17(6):551-561.
42. Oh WC, Mafrici B, Rigby M, et al. Micronutrient and amino acid losses during renal replacement therapy for acute kidney injury. *Kidney Int Rep.* 2019;4(8):1094-1108.
43. Stapel SN, de Boer RJ, Thoral PJ, Vervloet MG, Girbes ARJ, Oudemans-van Straaten HM. Amino acid loss during continuous venovenous hemofiltration in critically ill patients. *Blood Purif.* 2019:1-9.
44. New AM, Nystrom EM, Frazee E, Dillon JJ, Kashani KB, Miles JM. Continuous renal replacement therapy: a potential source of calories in the critically ill. *Am J Clin Nutr.* 2017;105(6):1559-1563.
45. Bassi E, Ferreira CB, Macedo E, Malbouisson LM. Recurrent clotting of dialysis filter associated with hypertriglyceridemia induced by propofol. *Am J Kidney Dis.* 2014;63(5):860-861.
46. Metnitz GH, Fischer M, Bartens C, Steltzer H, Lang T, Druml W. Impact of acute renal failure on antioxidant status in multiple organ failure. *Acta Anaesthesiol Scand.* 2000;44(3):236-240.
47. Morena M, Cristol JP, Bosc JY, et al. Convective and diffusive losses of vitamin C during haemodiafiltration session: a contributive factor to oxidative stress in haemodialysis patients. *Nephrol Dial Transplant.* 2002;17(3):422-427.
48. Berger MM, Shenkin A, Revelly JP, et al. Copper, selenium, zinc, and thiamine balances during continuous venovenous hemodiafiltration in critically ill patients. *Am J Clin Nutr.* 2004;80(2):410-416.
49. Druml W, Schwarzenhofer M, Apsner R, Horl WH. Fat-soluble vitamins in patients with acute renal failure. *Miner Electrolyte Metab.* 1998;24(4):220-226.
50. Reis NG, Francescato HDC, de Almeida LF, Silva C, Costa RS, Coimbra TM. Protective effect of calcitriol on rhabdomyolysis-induced acute kidney injury in rats. *Sci Rep.* 2019;9(1):7090.
51. Looijaard W, Denneman N, Broens B, Girbes ARJ, Weijs PJM, Oudemans-van Straaten HM. Achieving protein targets without energy overfeeding in critically ill patients: a prospective feasibility study. *Clin Nutr.* 2019;38(6):2623-2631.

第四篇

特殊实验室检查

16 急性肾损伤生物标志物

Ravi Kodali, Dennis G. Moledina

引言

急性肾损伤(acute kidney injury,AKI)包括各种诱因、损害和不同类型的肾损伤所导致的肾小球滤过率(glomerular filtration rate,GFR)急性降低。每五名住院患者中就有一名会出现AKI,重症监护室(ICU)收治的患者中有一半会出现AKI,并且AKI与发病率、死亡率和医疗费用的增加有关[1,2]。通过测量血肌酐(serum creatinine,SCr)和(或)尿量(urine output,UO)来发现并监测AKI的现行监护标准已经持续应用了近一个世纪[3]。使用SCr变化来定义AKI存在几个局限性,一是发生"血流动力学"或"肾前性"AKI时,SCr升高与小管损伤无关,二是发生"亚临床"AKI时,肾小管损伤不伴有SCr升高[4](图16.1)。

急性肾损伤的新型生物标志物

基于SCr定义的AKI具有局限性,肾脏病研究人员一直致力于发现和验证AKI的新型生物标志物。根据这些生物标志物可根据其在AKI中的主要作用分为肾小球或肾小管功能减退的标志物、肾小管损伤的标志物或炎症的标志物。

a. 肾小球滤过率降低的标志物:理想的GFR标志物应该是以恒定的速度内源性产生,或外源性注射后,经肾小球自由过滤,不被肾小管吸收或分泌。除SCr外,血清胱抑素C也是一种已被广泛评估的肾小球滤过率指标,因为它由体内大多数有核细胞产生并且不受肌肉质量的影响,可自由通过肾小球过滤,并被肾小管细胞完全重吸收和分解[5]。一项Meta分析显示,血清胱抑素C对AKI的诊断具有良好的鉴别作用,其曲线下面积(area under the curve,AUC)为0.89[6]。然而,由于胱抑素C没有在各个实验室之间进行标准化(与SCr不同),而且价格昂贵,其临床应用有限,在有条件的情况下,用SCr和胱抑素C估算的GFR的均值是最准确的[7]。目前正在测试几种新的"实时"GFR评估方法。菊粉清除率是测量GFR的金标准;然而,由于需要持续外源性注射,它只用于研究中。近期,可见荧光注射剂(visible fluorescent injectate,VFI)在单

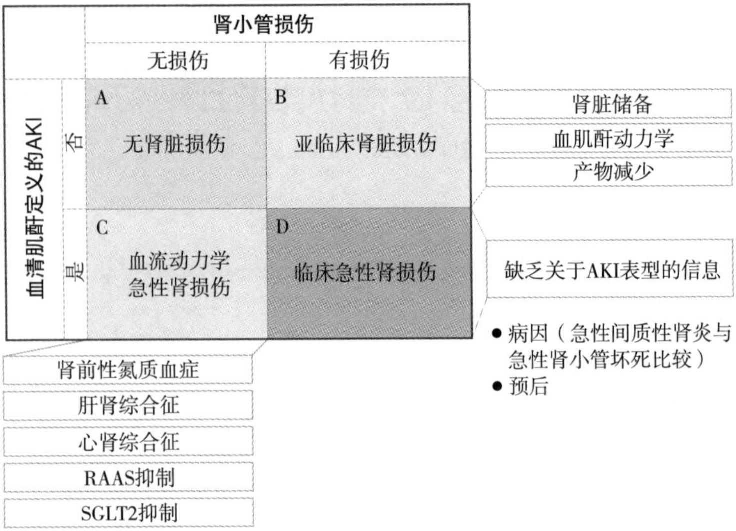

图 16.1 基于血肌酐(serum creatinine,SCr)定义急性肾损伤(acute kidney injury,AKI)的局限性。A.未发生 AKI;B.亚临床 AKI 患者,尽管有肾小管损伤,但 SCr 并没有升高;C."血流动力学性 AKI",其中 SCr 的升高与肾小管损伤无关;D.临床 AKI,有真正的肾小管坏死和 SCr 升高。AIN:急性间质性肾炎;ATN:急性肾小管坏死;RAAS:肾素-血管紧张素-醛固酮系统;SGLT2:钠-葡萄糖协同转运蛋白 2。Adapted from Moledina DG, Parikh CR. Phenotyping of acute kidney injury: beyond serum creatinine. Semin Nephrol. 2018;38(1):3-11.

次静脉注射时也显示出可靠 GFR 测量结果[8]。

b. 肾小管功能的标志物:受损的肾小管失去了重吸收包括钠离子在内的各种电解质离子的能力,而没有受损的肾小管可以正常重吸收钠,尤其是在容量不足的状态下。这构成了以钠排泄分数(fractional excretion of sodium,FENa)为基础,以鉴别肾前性氮质血症(prerenal azotemia,PRA)AKI 与急性肾小管坏死(acute tubular necrosis,ATN)。然而,FENa 仅在少尿 AKI 患者中得到验证,并且在使用利尿剂的情况下可能会失去准确性。一种较新的肾小管功能和完整性测试是速尿应激试验,该试验在 1 期或 2 期 AKI 患者中使用大剂量袢利尿剂(1~1.5mg/kg)后 2 小时评估 UO。低 UO(在本研究中定义为≤100ml/hr,持续 2 小时)与进展至 3 期 AKI 和需要肾脏替代治疗(KRT)相关,并且优于其他大多数 AKI 生物标志物(图文摘要 16.1)[9]。

c. 肾小管损伤和炎症的标志物:一些蛋白质在肾脏损伤时上调,并被评估为肾小管损伤的生物标志物,包括中性粒细胞明胶酶相关脂蛋白(neutrophil gelatinase-associated lipocalin,NGAL)、肾损伤分子 1(kidney injury molecule 1,

KIM-1)、金属蛋白酶组织抑制因子(tissue inhibitor of metalloproteinases,TIMP-2)和胰岛素样生长因子结合蛋白7(insulin-like growth factor binding protein 7,IGFBP-7)。白介素-18(interleukin-18,IL-18)和YKL-40作为炎症标志物,在AKI患者中也会上调。

生物标志物在急性肾损伤特定临床问题中的应用

生物标志物能比血肌酐更早地识别出急性肾损伤吗?

SCr往往在肾损伤后缓慢上升,基于SCr诊断的AKI在最初肾损伤后平均2~3天才能检测到。这种延迟可能导致患者在被基于SCr诊断为AKI之前接受潜在的肾毒性治疗。此外,如果在临床试验中研究针对AKI的特定疗法,这种延迟会使患者无法在损伤后立即而又在不可逆损伤发生之前入组。因此,许多AKI生物标志物研究聚焦于在SCr之前诊断AKI。AKI生物标志物终点转化研究(translational research investigating biomarker endpoints in AKI,TRIBE-AKI)联盟是用于研究AKI中各种生物标志物用途的最大的前瞻性队列研究人群之一。在TRIBE-AKI研究中,NGAL、KIM-1和IL-18等生物标志物可以在肾损伤(如心脏手术)后6小时内检测到AKI[10]。Nephrocheck是用于检测尿液中TIMP-2和IGFBP-7的一种生物标志物产品,已经被FDA批准用于评估患者入住ICU时AKI的风险[11]。该检测方法在截断值为0.3时,AKI发生率的阳性预测值为0.25;截断值为2.0时,阳性预测值增加至0.50(图文摘要16.2)。

生物标志物能鉴别血流动力学急性肾损伤和急性肾小管坏死吗?

在临床上常见的两种AKI形式是PRA和ATN。在这两种情况下激活的分子通路交集极少,表明这两种常见的AKI形式的治疗靶点可能不同[12]。研究发现,与PRA相比,临床诊断和组织学诊断的ATN中IL-18和NGAL升高[12-14]。

生物标志物能鉴别导致肝硬化中急性肾损伤的各种病因吗?

鉴别导致肝硬化中AKI的各种病因是一个常见的临床挑战。在Belcher等人的一项研究中[15],包括NGAL、KIM-1、IL-18和L-FABP在内的尿液生物标志物能够将肝硬化患者的ATN与PRA和肝肾综合征(hepatorenal syndrome,HRS)区分开来(图文摘要16.3)。与没有ATN的患者相比,ATN患者的这些生物标志物水平都显著升高。此外,极低的FENa(≤0.1%)也可以将HRS与PRA和ATN区分开来,而高尿白蛋白则可将ATN与PRA/HRS区分开来(表16.1)。

表 16.1 使用传统和新型生物标志物鉴别 PRA、HRS 和 ATN

	尿 NGAL	尿 IL-18	FENa	尿白蛋白
PRA	↓↓	↓↓	↓	↓↓
HRS	—	—	↓↓	↓↓
ATN	↑↑	↑↑	↓↓	↑↑

ATN,急性肾小管坏死;FENa,钠排泄分数;HRS,肝肾综合征;IL,白细胞介素;NGAL,中性粒细胞明胶酶相关脂质运载蛋白;PRA,肾前性氮质血症。

生物标志物能检测“亚临床”急性肾损伤吗?

“亚临床”AKI 是指肾脏发生结构性损伤但没有检测到 SCr 上升或 UO 减少的现象。尿 NGAL 升高但 SCr 正常的病人接受 KRT 的比例较高,死亡率也较高[16-19]。在一项研究中[14],对 581 例已故捐赠者的肾脏在获得器官时进行活检,约一半经活检证实存在急性肾小管损伤(acute tubular injury,ATI),但没有发生基于 SCr 定义的 AKI,然而其尿 NGAL 水平随着组织学 ATI 严重程度增加而升高。

生物标志物能提供预后信息吗?

生物标志物还提供了关于 KRT、死亡率和 AKI 持续时间方面的短期和长期预后信息。

a. 短期预后:在 TRIBE-AKI 研究中,血浆 NGAL 对 AKI 进展的 AUC 值为 0.80,血浆 NGAL 的最高三分位数的 AKI 进展 OR 值为 7.7[95% *CI*2.6~22.5][20]。Perazella 等人[21]指出在尿沉渣显微镜检查中发现颗粒管型和肾小管上皮细胞的患者发生 AKI 进展的风险高出 7.3 倍。在入住 ICU 时进行上文提及的“Nephrocheck”检查,可以预测未来 12 小时是否会进展为 AKI2 期或 3 期。

b. 长期预后:生物标志物还可以增强临床医生对慢性肾脏疾病(CKD)进展和长期死亡率的判断。发生 AKI 时更高的血浆 NGAL、尿 NGAL、IL-18 和 KIM-1 水平与更高的 3 年死亡率相关[18,22]。

生物标志物能鉴别急性间质性肾炎和急性肾小管坏死吗?

鉴别急性间质性肾炎(acute interstitial nephritis,AIN)与其他原因导致的 AKI 是具有挑战性的,然而这对于临床医生是十分重要的,因为它们的管理策略截然不同。Moledina 等人[23]分析了接受肾活检的 AKI 患者的辅助性 T 淋巴细胞通路中的细胞因子,其中 15% 的患者经病理学家判断为 AIN。较高水平的尿 IL-9 和肿瘤坏死因子 α(tumor necrosis factor α,TNF-α)与 AIN 独立相关,与目前可用的临床检验和临床医生的活检前诊断相比,提高了 AIN 的诊断率,其 AUC 值为 0.84。在之后的一个比较 AIN 与 ATN 的分析中,如果检测前排除 AIN 的概率为 25%，尿 IL-9 值小于 0.41 时，会使检测后 AIN 的发生概率降至 7%；然而尿 IL-9 值大于 2.53 时，会使检测后 AIN 的发生概率增至 84%，从而避免了肾活检[24]。

在治疗性干预的背景下对急性肾损伤进行表型分析

生物标志物也有助于证明在治疗性干预背景下［例如，急性失代偿性心力衰竭(acute decompensated heart failure，ADHF)中使用利尿剂和强化降压治疗］发生的 AKI 可能与结构性肾损伤无关。首先，与未发生 AKI 的患者相比，在 ADHF 中使用利尿剂导致 AKI 的患者中，生物标志物 NGAL 和 KIM-1 没有升高，这表明利尿剂并未损伤肾小管，可能并不需要过分关注[25]。其次，生物标志物还被用来证明，收缩压干预试验(Systolic Blood Pressure Intervention Trial，SPRINT)中随机分配到强化降压组的患者的 AKI 和 CKD 发生率较高，这是因为血流动力学因素而不是肾小管损伤导致的 SCr 升高。比如，与标准组的患者相比，强化降压组发生 CKD 的患者 YKL-40 和 KIM-1 水平更低。这很可能解释了 SPRINT 试验中明显的差异：随机分配到强化降压组的患者虽然 CKD 和 AKI 的发生率较高，但是其心血管事件和死亡率较低[26]。

未来方向

未来的研究应该尝试利用生物标志物更好地将 AKI 表型分为各种亚型。研究应该根据组织学或以患者为中心的结局来检测生物标志物的准确性，而不是根据有缺陷的“金标准”——SCr[27]。最终，未来的研究需要证明使用生物标志物可以改善患者的预后。这种策略或许能使我们更接近于发现具有临床护理实际应用意义的 AKI 生物标志物。

致谢

本研究由美国国立卫生研究院(National Institutes of Health，NIH) K23DK117065 (DGM)资助。

（徐岩 译，刘娜 校）

参考文献

1. Hoste EA, Bagshaw SM, Bellomo R, et al. Epidemiology of acute kidney injury in critically ill patients: the multinational AKI-EPI study. *Intensive Care Med.* 2015;41(8):1411-1423.
2. Nisula S, Kaukonen K-M, Vaara ST, et al. Incidence, risk factors and 90-day mortality of patients with acute kidney injury in Finnish intensive care units: the FINNAKI study. *Intensive Care Med.* 2013;39(3):420-428.
3. Winkler AW, Parra J. The measurement of glomerular filtration: the creatinine, sucrose and urea clearances in subjects with renal disease. *J Clin Invest.* 1937;16(6):869-877.
4. Moledina DG, Parikh CR. Phenotyping of acute kidney injury: beyond serum creatinine. *Semin Nephrol.* 2018;38(1):3-11.
5. Koyner JL, Bennet MR, Worcester EM, et al. Urinary cystatin C as an early biomarker of acute

kidney injury following adult cardiothoracic surgery. *Kidney Int.* 2008;74(8):1059-1069.
6. Yong Z, Pei X, Zhu B, et al. Predictive value of serum cystatin C for acute kidney injury in adults: a meta-analysis of prospective cohort trials. *Sci Rep.* 2017;7:41012.
7. Fan L, Levey AS, Gudnason V, et al. Comparing GFR estimating equations using cystatin c and creatinine in elderly individuals. *J Am Soc Nephrol.* 2015;26(8):1982-1989.
8. Rizk DV, Meier D, Sandoval RM, et al. A novel method for rapid bedside measurement of GFR. *J Am Soc Nephrol.* 2018;29(6):1609-1613.
9. Koyner JL, Davison DL, Brasha-Mitchell E, et al. Furosemide stress test and biomarkers for the prediction of AKI severity. *J Am Soc Nephrol.* 2015;26(8):2023-2031.
10. Parikh CR, Coca SG, Thiessen-Philbrook H, et al. Postoperative biomarkers predict acute kidney injury and poor outcomes after adult cardiac surgery. *J Am Soc Nephrol.* 2011;22(9):1748-1757.
11. Kashani K, Al-Khafaji A, Ardiles T, et al. Discovery and validation of cell cycle arrest biomarkers in human acute kidney injury. *Crit Care.* 2013;17(1):R25.
12. Xu K, Rosenstiel P, Paragas N, et al. Unique transcriptional programs identify subtypes of AKI. *J Am Soc Nephrol.* 2017;28(6):1729-1740.
13. Parikh CR, Jani A, Melnikov VY, et al. Urinary interleukin-18 is a marker of human acute tubular necrosis. *Am J Kidney Dis.* 2004;43(3):405-414.
14. Moledina DG, Hall IE, Thiessen-Philbrook H, et al. Performance of serum creatinine and kidney injury biomarkers for diagnosing histologic acute tubular injury. *Am J Kidney Dis.* 2017;70(6):807-816.
15. Belcher JM, Sanyal AJ, Peixoto AJ, et al. Kidney biomarkers and differential diagnosis of patients with cirrhosis and acute kidney injury. *Hepatology.* 2014;60(2):622-632.
16. Haase M, Kellum JA, Ronco C. Subclinical AKI—an emerging syndrome with important consequences. *Nat Rev Nephrol.* 2012;8(12):735-739.
17. Nickolas TL, Schmidt-Ott KM, Canetta P, et al. Diagnostic and prognostic stratification in the emergency department using urinary biomarkers of nephron damage: a multicenter prospective cohort study. *J Am Coll Cardiol.* 2012;59(3):246-255.
18. Coca SG, Garg AX, Thiessen-Philbrook H, et al. Urinary biomarkers of AKI and mortality 3 years after cardiac surgery. *J Am Soc Nephrol.* 2014;25(5):1063-1071.
19. Haase M, Devarajan P, Haase-Fielitz A, et al. The outcome of neutrophil gelatinase-associated lipocalin-positive subclinical acute kidney injury: a multicenter pooled analysis of prospective studies. *J Am Coll Cardiol.* 2011;57(17):1752-1761.
20. Koyner JL, Garg AX, Coca SG, et al. Biomarkers predict progression of acute kidney injury after cardiac surgery. *J Am Soc Nephrol.* 2012;23(5):905-914.
21. Perazella MA, Coca SG, Hall IE, et al. Urine microscopy is associated with severity and worsening of acute kidney injury in hospitalized patients. *Clin J Am Soc Nephrol.* 2010;5(3):402-408.
22. Moledina DG, Parikh CR, Garg AX, et al. Association of perioperative plasma neutrophil gelatinase-associated lipocalin levels with 3-year mortality after cardiac surgery: a prospective observational cohort study. *PLoS One.* 2015;10(6):e0129619.
23. Moledina DG, Wilson FP, Pober JS, et al. Urine TNF-alpha and IL-9 for clinical diagnosis of acute interstitial nephritis. *JCI Insight.* 2019;4(10):e127456.
24. Moledina DG, Parikh CR. Differentiating acute interstitial nephritis from acute tubular injury: a challenge for clinicians. *Nephron.* 2019:1-6.
25. Ahmad T, Jackson K, Rao VS, et al. Worsening renal function in patients with acute heart failure undergoing aggressive diuresis is not associated with tubular injury. *Circulation.* 2018;137(19):2016-2028.
26. SPRINT Research Group, Wright JT Jr, Williamson JD, et al. A randomized trial of intensive versus standard blood-pressure control. *N Engl J Med.* 2015;373(22):2103-2116.
27. Waikar SS, Betensky RA, Emerson SC, et al. Imperfect gold standards for kidney injury biomarker evaluation. *J Am Soc Nephrol.* 2012;23(1):13-21.

图文摘要

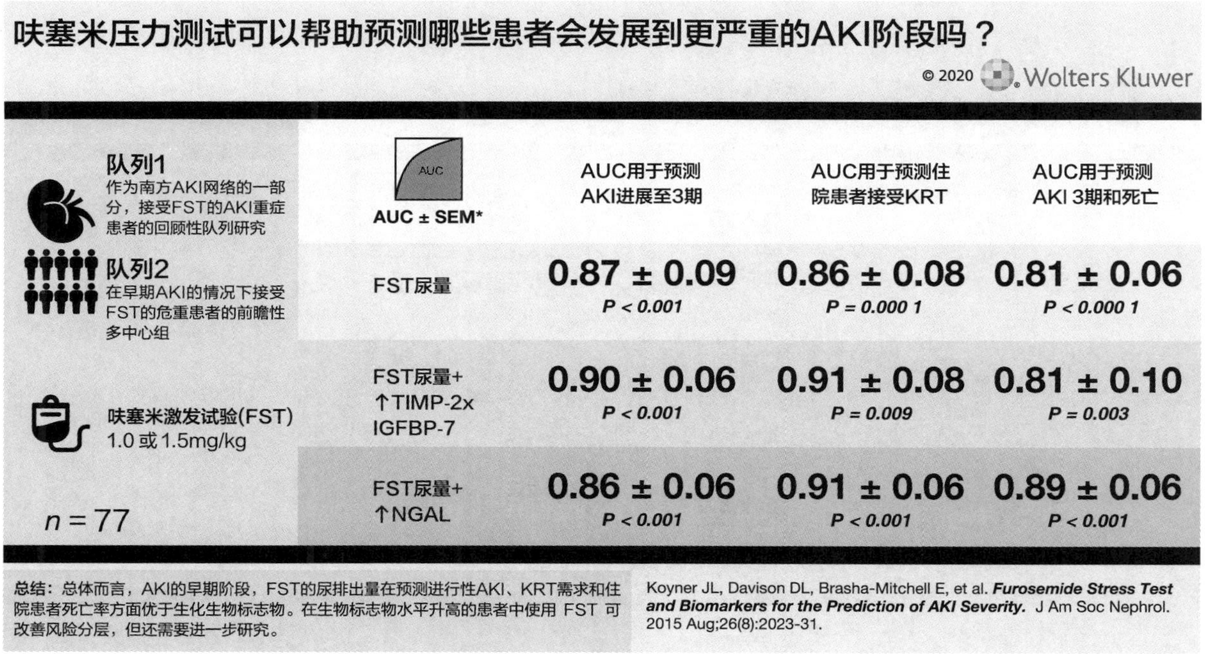

呋塞米压力测试可以帮助预测哪些患者会发展到更严重的AKI阶段吗？
© 2020 Wolters Kluwer
队列1
作为南方AKI网络的一部分，接受FST的AKI重症患者的回顾性队列研究
队列2
在早期AKI的情况下接受FST的危重患者的前瞻性多中心组
呋塞米激发试验(FST)
1.0 或 1.5mg/kg
n = 77
AUC
AUC ± SEM*
AUC用于预测AKI进展至3期
AUC用于预测住院患者接受KRT
AUC用于预测AKI 3期和死亡
FST尿量
0.87 ± 0.09
P < 0.001
0.86 ± 0.08
P = 0.000 1
0.81 ± 0.06
P < 0.000 1
FST尿量+ ↑TIMP-2x IGFBP-7
0.90 ± 0.06
P < 0.001
0.91 ± 0.08
P = 0.009
0.81 ± 0.10
P = 0.003
FST尿量+ ↑NGAL
0.86 ± 0.06
P < 0.001
0.91 ± 0.06
P < 0.001
0.89 ± 0.06
P < 0.001
总结：总体而言，AKI的早期阶段，FST的尿排出量在预测进行性AKI、KRT需求和住院患者死亡率方面优于生化生物标志物。在生物标志物水平升高的患者中使用 FST 可改善风险分层，但还需要进一步研究。
Koyner JL, Davison DL, Brasha-Mitchell E, et al. Furosemide Stress Test and Biomarkers for the Prediction of AKI Severity. J Am Soc Nephrol. 2015 Aug;26(8):2023-31.

图文摘要 16.1

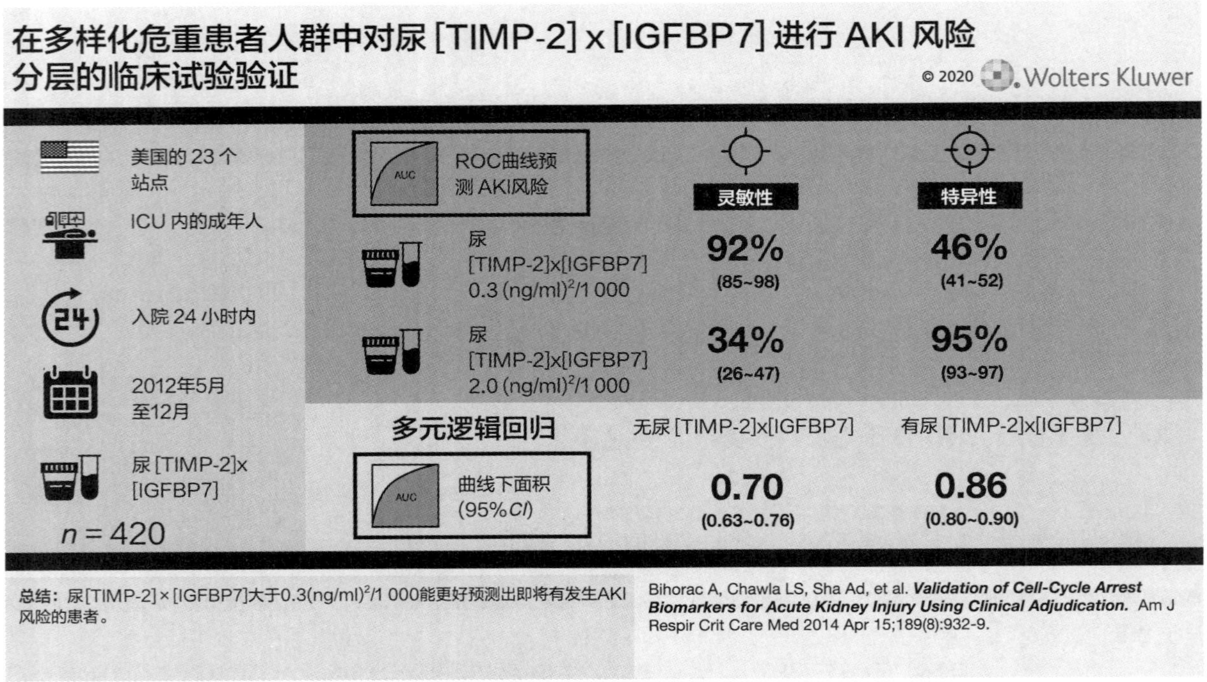
在多样化危重患者人群中对尿 [TIMP-2] x [IGFBP7] 进行 AKI 风险分层的临床试验验证
© 2020 Wolters Kluwer
美国的 23 个站点
ICU 内的成年人
入院 24 小时内
2012年5月至12月
尿 [TIMP-2]x[IGFBP7]
n = 420
ROC曲线预测 AKI风险
AUC
灵敏性
特异性
尿 [TIMP-2]x[IGFBP7] 0.3 (ng/ml)2/1 000
92% (85~98)
46% (41~52)
尿 [TIMP-2]x[IGFBP7] 2.0 (ng/ml)2/1 000
34% (26~47)
95% (93~97)
多元逻辑回归
无尿 [TIMP-2]x[IGFBP7]
有尿 [TIMP-2]x[IGFBP7]
曲线下面积 (95%CI)
0.70 (0.63~0.76)
0.86 (0.80~0.90)
总结：尿[TIMP-2]×[IGFBP7]大于0.3(ng/ml)2/1 000能更好预测出即将有发生AKI风险的患者。
Bihorac A, Chawla LS, Sha Ad, et al. Validation of Cell-Cycle Arrest Biomarkers for Acute Kidney Injury Using Clinical Adjudication. Am J Respir Crit Care Med 2014 Apr 15;189(8):932-9.

图文摘要 16.2

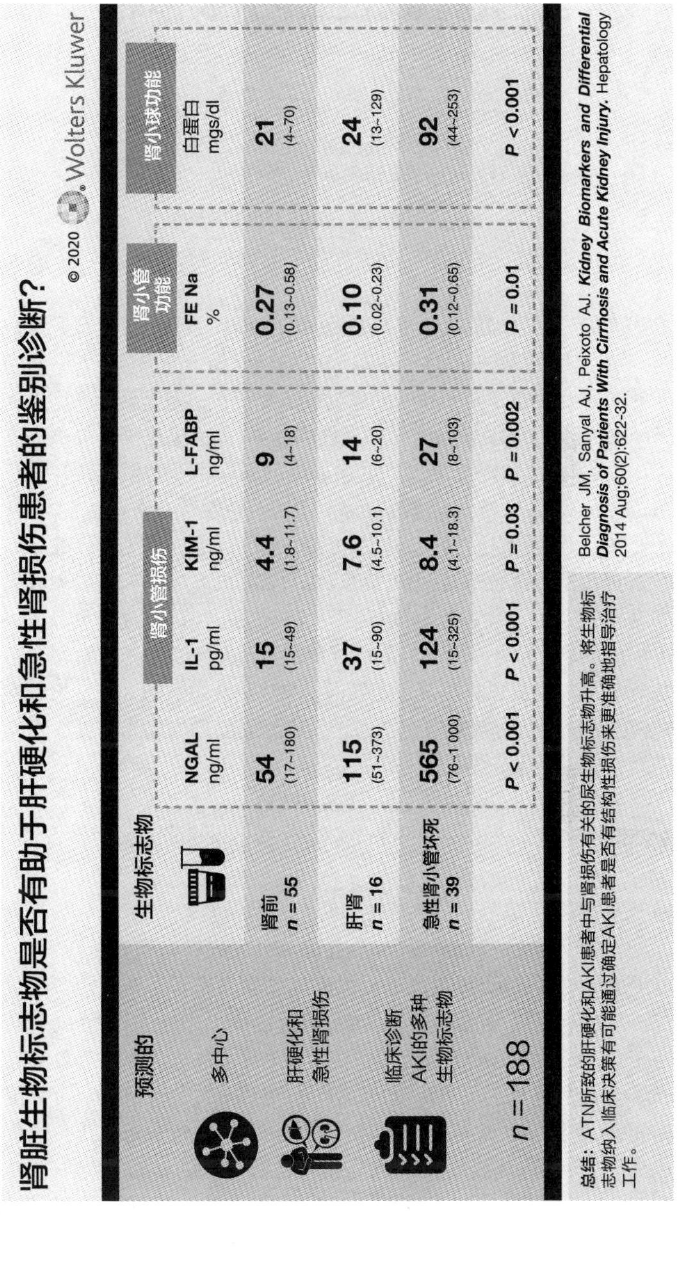
肾脏生物标志物是否有助于肝硬化和急性肾损伤患者的鉴别诊断？
© 2020 Wolters Kluwer
预测的
多中心
肝硬化和
急性肾损伤
临床诊断
AKI的多种
生物标志物
n = 188
生物标志物
肾小管损伤
肾小管功能
肾小球功能
NGAL ng/ml
IL-1 pg/ml
KIM-1 ng/ml
L-FABP ng/ml
FE Na %
白蛋白 mgs/dl
肾前 n = 55
54 (17~180)
15 (15~49)
4.4 (1.8~11.7)
9 (4~18)
0.27 (0.13~0.58)
21 (4~70)
肝肾 n = 16
115 (51~373)
37 (15~90)
7.6 (4.5~10.1)
14 (6~20)
0.10 (0.02~0.23)
24 (13~129)
急性肾小管坏死 n = 39
565 (76~1 000)
124 (15~325)
8.4 (4.1~18.3)
27 (8~103)
0.31 (0.12~0.65)
92 (44~253)
P < 0.001
P < 0.001
P = 0.03
P = 0.002
P = 0.01
P < 0.001
总结：ATN所致的肝硬化和AKI患者中与肾损伤有关的尿生物标志物升高。将生物标志物纳入临床决策有可能通过确定AKI患者是否有结构性损伤来更准确地指导治疗工作。
Belcher JM, Sanyal AJ, Peixoto AJ. Kidney Biomarkers and Differential Diagnosis of Patients With Cirrhosis and Acute Kidney Injury. Hepatology 2014 Aug;60(2):622-32.

图文摘要 16.3

17 危重症生物标志物

Rajit K. Basu

引言

危重症患者的最佳管理取决于准确和及时的诊断。尽管有大量研究致力于发现和验证新的诊断方法，但达到实际应用的步伐却十分缓慢[1]。一些用于为早期识别危重症提供诊断和预后的生物标志物正在研发。这些新型生物标志物在不同疾病状态下展现出的可重复性的差异，尤其是对于影响重症监护室（intensive care unit，ICU）患者的一些主要综合征［如败血症、急性呼吸窘迫综合征（acute respiratory distress syndrome，ARDS）、急性肾损伤（acute kidney injury，AKI）］，已经阻碍了它们被广泛接受及应用[2-7]。此外，尽管大多数新型生物标志物对损伤有高度敏感性，但有高度特异性的很少。最后，尽管现有的很多研究侧重于通过纳入生物标志物（用于预测、诊断或管理）改变患者的治疗效果，但对于生物标志物如何改善治疗过程的报道却较少。本章解释了阻碍生物标志物纳入实践的现有习惯。还强调了将生物标志物纳入 ICU 患者管理过程的潜在价值。最后，本章阐述了通过生物标志物指导的预后性及预测性富集的人群中推动精准医学的未来。

异质性难题

危重症患者具有明显的异质性。ICU 的患者性质复杂、多样。ICU 的患者因年龄、人口统计学特征、背景情况、合并症和并发症而有很大差异，这与普通病房中的单一器官损伤患者或外科术后监护病房患者不同。许多危重症实际上是一种综合征，存在综合性诊断，如败血症、ARDS、创伤性脑损伤（traumatic brain injury，TBI）、AKI 或谵妄。由于种种原因，每个重症患者都是独一无二的。年龄和体型会显著影响人体对复杂疾病的反应。例如，有数据显示，极端年龄（即非常年轻或非常老）和极端体型（即低体重指数或高体重指数）的患者不仅群体内部彼此各异，与中间人群的危重症人口统计学（主要是疾病预后）和对疾病的反应也不同[4,8,9]。患者的背景情况影响危重症疾病。成人和老年人中常见的慢性免疫抑制以及心、肺、肾脏或肝脏功能障碍会加重急性疾病的发生和进展。在儿童中，虽然上述症状并不常见，但存在肿瘤、免疫调节、生长发育等独特合并症,且最重要的是儿童对抗急性失代偿的生理储备较少。然而,目前疾病管理中使用的大多数诊断标志物[例如 pH、乳酸盐、C 反应蛋白(C-reactive protein,CRP)、氧分压(partial pressure of oxygen,PaO_2)、红细胞沉降率(erythrocyte sedimentation rate,ESR)、白细胞计数、血小板计数]不能对合并症进行裁定(表 17.1)。例如,无其他疾病的成年脓毒症患者与有类风湿性关节炎基础病的脓毒症患者的 CRP 变化的重要性可能是不同的。如前所述,生理储备和代偿失衡的能力因年龄而异,但现有的诊断方法在患者年龄方面仍相对粗糙。最后,无论患者人口统计学特征如何,在患者进入 ICU 的前几天,时间与疾病进展和/或严重程度之间的关系都会发生巨大变化。对于大多数 ICU 患者来说,疾病的变化难以预测——特别是那些有复杂合并症的患者[10,11]。不幸的是,目前使用的诊断方法对患者、背景和时间提供的特异性数据很少,因为它们都是以患者整体稳态为导向的指标(pH 是最好的例子)。因此,除了合并症和年龄的异质性外,时间为危重病增加了一个非常真实的“第三维度”,使目前诊断中的损伤判定变得更加复杂。下一代诊断测试,即新型生物标志物,通常都是在与患者隔离的情况下,使用体外或体外建模对患者个体进行识别、推导和验证,然后以固定时间间隔在特定患者群体中进行检测。在这些生物标志物的临床判定中,一开始并没有将患者年龄、多种并发症、疾病的时间复杂性纳入检测。对于主要的 ICU 疾病进程,一些生物标志物已经至少在有限人群中得到了识别与证实(表 17.1)。

表 17.1 ICU 综合征现有和新型生物标志物

时间	脓毒症	ARDS	TBI
目前	pH	P/F ratio	
	Lactate	CXR	
	CRP	胸部 CT	
	ESR	SpO_2	
	PCT	PaO_2	
新型	PCT	ICAM	S100β
	IL-18	VEGF	GFAP
	HMGB1	IGFBP3	GBDP
	sTREM	S100	
	IL-6,IL-8	SP-A	
	Caspase-3	SP-B	
		Ang-2	
		e-Selectin	

续表

时间	脓毒症	ARDS	TBI
新型		p-Selectin HMGB1 Ang-1,Ang-2	

ARDS,急性呼吸窘迫综合征;CRP,C反应蛋白;CT,计算机断层扫描术;CXR,胸部X线;ESR,红细胞沉降率;GFAP-GBDP,胶质纤维酸性蛋白以及分解产物;HMGB1,高迁移率族蛋白B1;ICAM,细胞间黏附分子;IGFBP3,胰岛素样生长因子结合蛋白3;IL,白细胞介素;PCT,降钙素原;P/F,PaO_2/FiO_2;SP-A,表面活性蛋白A;SP-B,表面活性蛋白B;sTREM,可溶性髓系细胞触发受体;TBI,创伤性脑损伤;VEGF,血管内皮生长因子。

危重症本身就是异质性的。复合疾病由于具有多样性和广泛性,现被归为“综合征”。例如,即使是在人口统计学特征以及合并症背景基本相同的病人身上,脓毒症、AKI和ARDS在病人中的表现也各不相同。每种综合征的病理生理驱动因素可能是相当多样化的——广泛的分子基础导致这些综合征的临床表现多样化损伤进程与病人的关系也不一致[12]。

例如,虽然对脓毒症识别已经有了很大进步,但标准历来是固定的,没有考虑到病人层面的差异。脓毒症在不同病人之间的临床表现可能千差万别——症状随发现的时间、损伤的演变和干预措施的不同而变化。此外,综合征不是始终影响一个器官系统,而是其他多个系统。许多ICU综合征——例如,ARDS和AKI,其损伤过程在理论上仅限于“单一器官系统”,但往往与其他危重疾病同时存在,在分子水平上显示出内分泌对远端器官系统的影响。遗憾的是,目前的诊断无法将系统性疾病与单器官损伤区分开来。

危重病人的病情因时间而异。复杂手术或创伤的损伤开始时间是已知的,而与之不同的是,许多危重患者的“发病”时间并不明确,他们会在疾病进程的不同阶段获得治疗并最终进入ICU。危重症的生物学模型和患者的临床病程都显示了疾病随着时间的推移而演变[12,13]。随着疾病的进展,用于诊断的标记物出现显著变化。例如,在脓毒症和休克的配对患者中,血清乳酸水平根据出现时间、感染发作的时间和检测时间不同而有显著差异。

综上所述,危重症是高度复杂的——根据患者背景、疾病、时间和进展而异。相比之下,现有的诊断测试模式过于简单化。检验主要集中在诊断上,通过比较使用固定临界值的单一时间点,而不考虑其他器官功能障碍的背景,以预测单一的终点(最常见的是死亡率)。目前实际使用的生物标志物对危重疾病具有敏感性,但对损伤综合征没有特异性。例如,乳酸,用来代表厌氧代谢和有氧代谢之间的平衡,是脓毒症、ARDS、心功能不全和TBI等几乎所有的ICU综合征的生物标志物。类似地,脓毒症和ARDS的其他标记物通常为人体稳态提供参考,但并不一定反映损伤本身(即,该综合征是如何发展或被控制的)。在几乎所有的 ICU 综合征中,都缺乏可靠的、持续成功的治疗方法,部分原因可能是这些诊断方法不够先进和精确。针对独特疾病本身使用特异性更强的生物标记物可能有助于控制 ICU 疾病的异质性(图 17.1)。

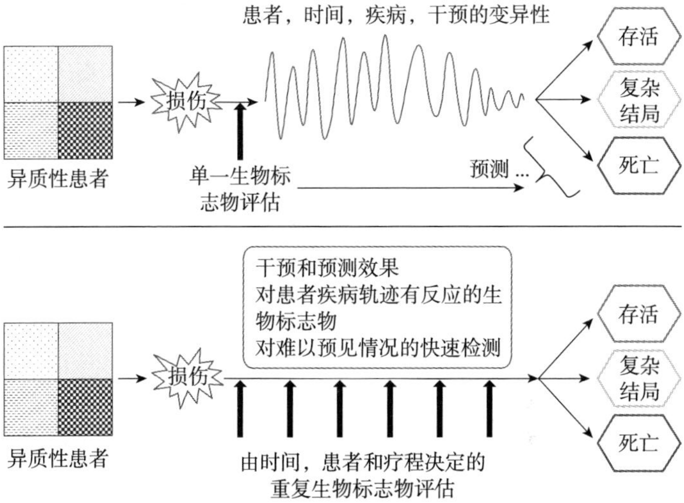

图 17.1 生物标志物应用策略的比较。上图:目前生物标志物如何应用的示例——单个值,单个时间点,单个临界值,较远的单一预测终点。下图:描述了生物标志物的结合如何更直接地指导治疗——多个标志物、多个时间点、更近的预测终点

重症监护室综合征和新型生物标志物

人们希望在早期发现的基础上改善危重症患者的护理,提高诊断的特异性,并靶向有效治疗,这些愿望推动了新生物标志物的鉴定工作(表 17.1)。尽管目前的诊断测验被用于推动支持性治疗,但理论上,新型生物标记物的好处是在早期阶段识别损伤,使医疗服务提供者能够加速缓解治疗。

对于大多数的 ICU 综合征,诊断学的进步能够改变病人的管理方式。脓毒症是一个恰当的例子,说明诊断的改变可以改善病人的护理和预后。脓毒症的早期识别如今是其护理的基石。早期识别有赖于医疗机构的教育、对脓毒症风险的认识以及疾病的临床标志物的结合(qSOFA 或快速序贯器官功能评估)——这些因素的结合可引导医疗服务提供者启动抗菌治疗和支持性护理措施[14]。乳酸等现有指标在合适的病人情境中,可以帮助判断是否开始使用抗生素。遗憾的是,乳酸等标记物通常不能深入揭示疾病过程本身。例如,在脓毒症休克患者中,乳酸水平的升高从未被证明与脓毒症的严重程度或机制相关。脓毒症领域较新的生物标志物,比如来自分子(遗传微阵列和蛋白质

组学研究）和动物模型的可溶性髓系细胞触发受体-1（soluble triggering receptor on myeloid cells-1，sTREM-1），已显示出对脓毒症疾病进展的高度特异性，其升高程度也与脓毒症的严重程度相关[15]。微阵列和基因组学已经确定了一组标记物，它们也可以根据脓毒症的严重程度来区分患者群体。在这些研究中，可以判断炎症和抗炎标志物的平衡，阐明类固醇受体的表达，并详细说明细胞凋亡（与坏死）的进展[8,16,17]。所有这些生物标志物都可以对脓毒症的治疗具有指导意义。遗憾的是，与脓毒症相比，其他 ICU 综合征现有的临床标志物和新的生物标志物要少得多。ARDS 的诊断和预后很大程度上依赖于代表患者稳定性的临床指标，特别是针对呼吸系统疾病的。创伤性脑损伤标志物的鉴定工作已经滞后，但目前出现了描述对胶质细胞直接损伤的标记物［S100β 和胶质纤维酸性蛋白（glial fibrillary acidic protein，GFAP）］[18]。本文在其他地方讨论过的 AKI 的新生物标志物，可能会阐明肾脏内损伤的位置、机制和进展。

阻碍新的生物标记物的应用是多种因素共同作用的结果。在 ICU 相关的文献中，对于那些已经准备好整合到临床实践的生物标记物，有大量文献讨论了它们的风险与收益或利弊评估。尽管证据确凿，但进入“黄金时段”的生物标记物却寥寥无几。如何研究这些检测是个问题。目前的做法是通过在单个时间点测试一个生物标志物和单个临界值来评估有效性。该标准与 ICU 患者随时间的变化并不匹配。类似于血气测量跟踪呼吸变化的动态方法更适合病人的动态性质（图 17.2）。其次是通过分析与患者相关和不相关的因素（如 28 天死亡率、住院时间）的结果预测，来评估生物标志物的表现。生物标志物很

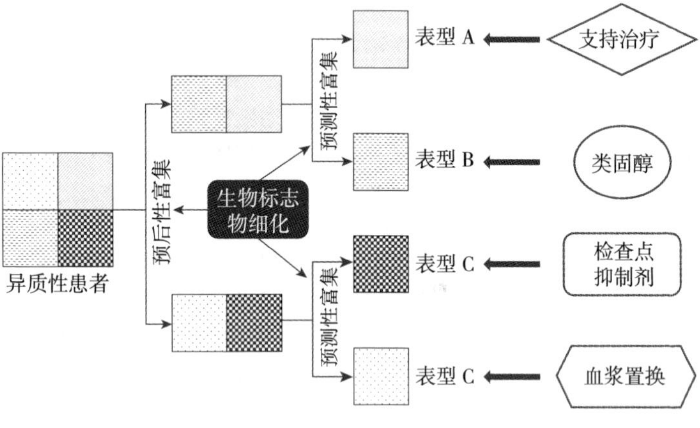

图 17.2　现有的和新型生物标志物的实际应用。利用新型诊断方法可以将人群通过预后性和预测性富集区分细化。靶向疗法可以专注于明确和优化的人群，并且生物标志物可评估患者内稳态和损伤的发展，以指导疾病的进程管理。本图是以败血性休克为例

少使用类似于质量改进方法的方法来确定对疾病过程指标的影响,而不是对结果指标的影响。重症监护管理是一个实时的过程,每天多次判定,因此有可能识别出功能一致且有益的短期干预措施或测试。与其试图将入院时的即时护理生物标志物与28天的死亡结果配对,不如将该生物标志物与疾病的演变或治疗效果相匹配可能更实际。第三,随机临床试验(randomized clinical trial, RCT)仍然是推动实践改变的金标准。遗憾的是,很少有重症监护的RCT在大多数ICU综合征的管理中显示出令人信服的、切实可行的证据。此外,大多数RCT往往都未能考虑到疾病的异质性,因此其设计并不精确。在一个复杂的病人身上,通过对一个严重混杂的最终指标(死亡率)进行单一的诊断测试来证明其结果的改善很可能是不切实际的。最后,将一种新的诊断方法纳入管理的经济问题也不能被低估。以价值为基础的护理,以优化质量和最小化可控制的成本,已经成为焦点,特别是在美国。如果没有数据显示对病人护理有经济效益,增添一种新的诊断测试所产生的额外成本对许多机构来说都是一种财政负担。

通过富集实现整合

重症监护管理中生物标志物的整合需要符合当下医疗条件与实际需要。新型生物标志物应与检测本身的性质和患者的实际情况相适应。

如果一个生物标志物要用于判断疾病的预后、诊断和治疗效果,则检测单个生物标志物很难同时用于三个目的,尤其是只检测一次该生物标志物并与给定临界值进行比较。尽管肌钙蛋白Ⅰ常被当作生物标志物研究的金标准参考,但肌钙蛋白同工酶的检测并不适用于急性冠脉综合征患者的疾病全程。此外,在没有心脏病风险因素或其他疾病临床症状的患者中进行肌钙蛋白检测,假阳性率较高,应用价值较差。患者的实际情况可以驱动生物标志物的检测。在脓毒症的识别上,对脓毒症并发症发生概率高的患者检测生物标志物,可以提高医务人员的诊断效率[3,19]。AKI生物标志物和肾绞痛前驱症状在评估AKI风险上的相关性已经得到证实[20]。在TBI中,S100β和GFAP水平是提示神经胶质损伤的独特指标[18]。在脓毒症、AKI和ARDS中,用新型生物标志物进行预后性和预测性富集是可行的[2,8,21]。如果用以上思路进行生物标志物检测,就可以通过多个连续的分类,从多样化、异质性的患者组合中提炼出更精确的疾病严重程度、潜在疗法的目标人群,从而为不同类型患者选择最合适的疗法(该种疗法下的治疗干预能产生最显著的效果)(图17.2)。

新型生物标志物可用于指导ICU综合征的治疗。例如,在脓毒症和多器官衰竭的治疗中,用血小板计数和ADAMTS-13(含有凝血酶-1基序的去整合素和金属蛋白酶,13型)可用于指导血浆置换疗法的使用,可以促进脓毒症的恢复,减少器官衰竭的持续时间和严重程度[22]。通过对一系列的新型AKI生物标志物进行检测评估,可以指导AKI患者的液体平衡管理[23]。因此,重症监护中检测生物标志物的主要目的在于动态指导治疗过程。无论统计学相关性如何，在 ICU 入院时或 ICU 病程早期测量临床指标或生物标志物很难直观判断 ICU 患者的最终结局。现有的诊断方法可以判断人体的稳定性与内环境的变化，新型生物标志物可特异性诊断损伤，二者的融合或许更加符合实际需要，并且有助于促进疾病管理的发展（图 17.2）。

结论

这篇简短的叙述描述了在近期有研究进展的生物标志物的背景下，危重症的异质性。重症监护医学领域需要协调一致、具有前瞻性的行动来改善对患者的护理，而新型的诊断方法的纳入是这项工作的核心。只有重新思考如何研究这些诊断方法，才有可能将其投入实际应用中。

（徐岩　译，刘娜　校）

参考文献

1. Honore PM, Jacobs R, Hendrickx I, et al. Biomarkers in critical illness: have we made progress? *Int J Nephrol Renovasc Dis*. 2016;9:253-256.
2. Sarma A, Calfee CS, Ware LB. Biomarkers and precision medicine: state of the art. *Crit Care Clin*. 2020;36(1):155-165.
3. Lam SW, Bauer SR, Fowler R, et al. Systematic review and meta-analysis of procalcitonin-guidance versus usual care for antimicrobial management in critically ill patients: focus on subgroups based on antibiotic initiation, cessation, or mixed strategies. *Crit Care Med*. 2018;46(5):684-690.
4. Sims CR, Nguyen TC, Mayeux PR. Could biomarkers direct therapy for the septic patient? *J Pharmacol Exp Ther*. 2016;357(2):228-239.
5. Sinha P, Calfee CS. Phenotypes in acute respiratory distress syndrome: moving towards precision medicine. *Curr Opin Crit Care*. 2019;25(1):12-20.
6. Metwaly S, Cote A, Donnelly SJ, et al. Evolution of ARDS biomarkers: will metabolomics be the answer? *Am J Physiol Lung Cell Mol Physiol*. 2018;315(4):L526-L534.
7. Honore PM, Joannes-Boyau O, Boer W, et al. Acute kidney injury in the ICU: time has come for an early biomarker kit! *Acta Clin Belg*. 2007;62(suppl 2):318-321.
8. Wong HR, Caldwell JT, Cvijanovich NZ, et al. Prospective clinical testing and experimental validation of the Pediatric Sepsis Biomarker Risk Model. *Sci Transl Med*. 2019;11(518). doi:10.1126/scitranslmed.aax9000
9. Meyer NJ, Calfee CS. Novel translational approaches to the search for precision therapies for acute respiratory distress syndrome. *Lancet Respir Med*. 2017;5(6):512-523.
10. Yende S, Kellum JA, Talisa VB, et al. Long-term host immune response trajectories among hospitalized patients with sepsis. *JAMA Netw Open*. 2019;2(8):e198686.
11. Sakr Y, Reinhart K, Bloos F, et al. Time course and relationship between plasma selenium concentrations, systemic inflammatory response, sepsis, and multiorgan failure. *Br J Anaesth*. 2007;98(6):775-784.
12. Leligdowicz A, Matthay MA. Heterogeneity in sepsis: new biological evidence with clinical applications. *Crit Care*. 2019;23(1):80.
13. Donahoe M. Acute respiratory distress syndrome: a clinical review. *Pulm Circ*. 2011;1(2):192-211.
14. Seymour CW, Liu VX, Iwashyna TJ, et al. Assessment of clinical criteria for sepsis: for the Third International Consensus Definitions for Sepsis and Septic Shock (Sepsis-3). *JAMA*. 2016;315(8):762-774.
15. Su L, Liu D, Chai W, et al. Role of sTREM-1 in predicting mortality of infection: a systematic review and meta-analysis. *BMJ Open*. 2016;6(5):e010314.
16. Vassiliou AG, Floros G, Jahaj E, et al. Decreased glucocorticoid receptor expression during critical illness. *Eur J Clin Invest*. 2019;49(4):e13073.
17. Alder MN, Opoka AM, Wong HR. The glucocorticoid receptor and cortisol levels in pediatric septic shock. *Crit Care*. 2018;22(1):244.

18. Mondello S, Sorinola A, Czeiter E, et al. Blood-based protein biomarkers for the management of traumatic brain injuries in adults presenting to emergency departments with mild brain injury: a living systematic review and meta-analysis. *J Neurotrauma*. 2018. doi:10.1089/neu.2017.5182
19. Liu D, Su L, Han G, et al. Prognostic value of procalcitonin in adult patients with sepsis: a systematic review and meta-analysis. *PLoS One*. 2015;10(6):e0129450.
20. Basu RK, Wang Y, Wong HR, et al. Incorporation of biomarkers with the renal angina index for prediction of severe AKI in critically ill children. *Clin J Am Soc Nephrol*. 2014;9(4):654-662.
21. Shankar-Hari M, Rubenfeld GD. Population enrichment for critical care trials: phenotypes and differential outcomes. *Curr Opin Crit Care*. 2019;25(5):489-497.
22. Nguyen TC, Han YY, Kiss JE, et al. Intensive plasma exchange increases a disintegrin and metalloprotease with thrombospondin motifs-13 activity and reverses organ dysfunction in children with thrombocytopenia-associated multiple organ failure. *Crit Care Med*. 2008;36(10):2878-2887.
23. Varnell CD, Goldstein SL, Devarajan P, et al. Impact of near real-time urine neutrophil gelatinase-associated lipocalin assessment on clinical practice. *Kidney Int Rep*. 2017;2(6):1243-1249.

第五篇

影像学

18 超声成像

Sharad Patel, Gurkeerat Singh, Nathaniel C. Reisinger

引言

床旁超声(point-of-care ultrasound,POCUS)是重症监护医生的重要工具。这种工具常被比喻为体格检查的“第五支柱”,由临床医生在患者床旁使用以辅助诊断,特别是在快速评估休克和低氧血症方面[1]。与传统的放射学转诊不同,POCUS 的应用范围有限,主要针对那些可以用“是”或“否”来回答的具体问题,旨在时间紧急的情况下立即做出决策[2]。超便携设备的问世及其低廉的价格提高了 POCUS 的普及率[3]。超声波安全、无电离辐射等特点使其具有重复应用的优势[4]。在患者床旁完成 POCUS,让患者更容易护理[2,3]。大多数医学院校已经开展了 POCUS 课程[5]。事实上,自 2009 年以来,美国胸内科医师学会已将 POCUS 作为必修课程[6]。因此,本章节旨在描述 POCUS 在重症监护室中的应用,以及如何掌握这些技能以提高肾病科医生的诊断水平。

物理基础

掌握超声成像的基本原理是解读超声图像的基础。超声检查是断层扫描的一种形式,利用声波穿透介质进行切片成像[7]。超声波设备使用被称为“压电体”的晶体,当电流通过时会产生振动波,反之亦然[8]。压电材料的主要成分是锆钛酸铅,在超声换能器上排列分布,接收交流电脉冲产生超声波[9]。超声波的频率为 1~20MHz[8]。超声波在组织等介质中传播,约 1% 被反射回到换能器,刺激压电体,产生图像[9]。超声波的速度是由传播介质的物理特性决定的。在人体组织的平均传播速度为 1 540m/s[8]。回波信号的强度与超声仪屏幕上像素的亮度相对应,称为“回声”[9]。像素亮的回波信号为高回声,像素暗的回波信号为低回声,如果回波信号是黑色,则称为无回声[7]。

了解频率和波长之间的反比关系对于理解超声成像的局限性非常重要。高频率超声波(6~20MHz)的波长更短,穿透力更差,但空间分辨率更高,常用于浅表结构和外周血管成像[7]。低频率超声波(1~6MHz)的波长更长,但以降低空间分辨率为代价获得更好的穿透深度,能够显示更深的结构,常用于腹部和心脏超声检查[7]。超声波换能器(即超声探头)根据检查部位不同而选择不同的声波频率和探头形状[7]。线阵探头通常频率较高，而腹部和心脏探头的频率较低，后者的探头尺寸缩小使得与皮肤接触面较小，有利于肋间扫查[7]。

超声常用的成像方式有B型超声、M型超声和多普勒超声[9]。B型超声（灰度模式）形成的图像是组织或器官的二维断面，图像亮度由回波信号的强度决定，成像深度由获取回波信号的时间决定[9]。M型超声（运动模式）是动态记录靶目标随时间的变化，描记靶目标位移--时间动态曲线[9]。多普勒超声用于检测和评估移动靶目标的特征[9]。从移动靶目标中获取的回波信号频率不同于探头发射的原始频率[9]，这种差异被称为多普勒频移，常用于心血管超声检查中血流速度的计算，对心脏和血管应用非常有用[9]。日常工作中，声波在某些结构中传播可产生伪像，如不能很好识别伪像，可能导致误诊。与临床相关的伪像将在肺部超声中讨论。

肾脏和膀胱

聚焦肾脏和膀胱的超声检查在急性肾损伤（acute kidney injury，AKI）中非常有用，可以识别结构异常并排除输尿管或膀胱出口梗阻[10]。病人仰卧位，采用腹部探头，在腹部两侧冠状切面扫查肾脏（探头方向为上下），右侧以肝脏作为声窗，左侧以脾脏作为声窗，注意获取完整的肾脏结构[11]。肾积水表现为肾窦回声中出现无回声区，呈融合状或分枝状，其程度可分为轻度、中度和重度[10,12]。假阳性包括肾盂旁囊肿（parapelvic cysts），表现为后方声学增强的离散性无回声结构和突出的肾脏血管结构，可通过多普勒超声进行鉴别诊断[11,13]。轻度肾积水可见于多尿或糖尿病性尿崩症，妊娠期以及去神经支配的移植肾[10]。早期尿路梗阻、恶性肿瘤或腹膜后纤维化时可出现假阴性[10]（图18.1和图18.2）（图文摘要18.1）。

腹部探头置于耻骨联合上方，显示膀胱呈圆形无回声结构[11]。探头垂直显示膀胱两个相交切面的图像，可用于估计膀胱容积（图文摘要18.2）[12]。通常将膀胱近似地看成椭球体，膀胱容量可以通过简单的公式进行估算（体积=0.52×长×宽×高）[12]。膀胱容量增大可能提示前列腺肥大、药物或导尿管故障导致的梗阻[14]。多普勒超声可探及尿液随输尿管蠕动被喷射入膀胱的过程，即输尿管“喷尿征”，是输尿管通畅的间接征象，但不能完全排除输尿管梗阻[14]。

肺

由于超声伪像的存在，肺部超声最初被认为是无价值的，然而在过去30年里，肺部超声已经成为重症医学中不可或缺的一部分。肺部超声可用于诊断气胸、胸腔积液、肺实变、急性心源性肺水肿（acute cardiogenic pulmonary edema，ACPE）和急性呼吸窘迫综合征（acute respiratory distress syndrome，ARDS）等[15-18]。

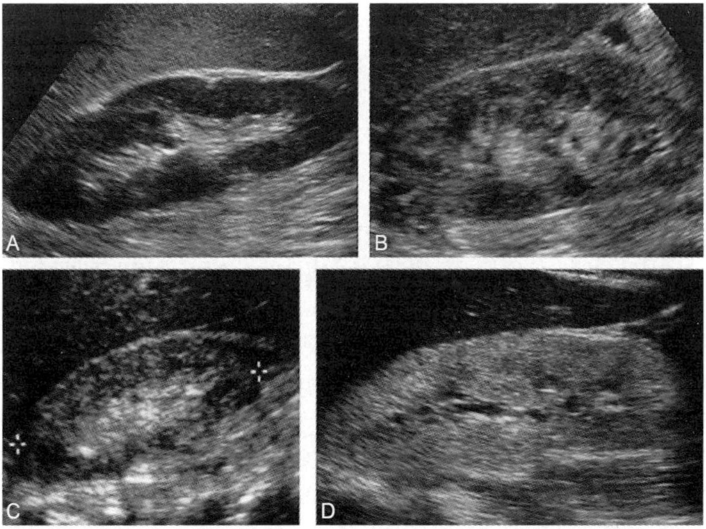

图 18.1 A：肾脏正常回声，肾实质呈低回声（与肝脏相比）；B：肾脏正常回声，肾实质呈等回声（与肝脏相比）；C：肾脏异常回声，肾脏呈偏高回声（与肝脏相比）；D：肾脏异常回声，肾脏呈明显高回声（与肝脏相比）

引自 Khati NJ，Hill MC，Kimmel PL. The role of ultrasound in kidney insufficiency：the essentials. Ultrasound Q. 2005；21（4）：227-244. Figure 2.

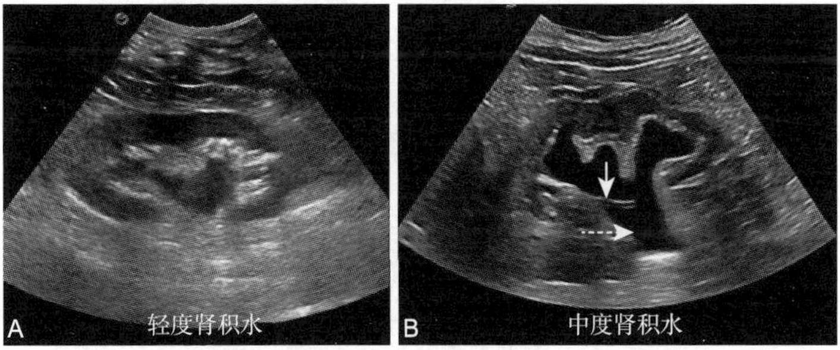

图 18.2 A：轻度肾积水，肾小盏扩张，高回声的肾窦脂肪内出现无回声区。经许可转载；B：中度肾积水，肾大盏、肾小盏扩张，无回声区取代高回声的肾窦脂肪。实线箭头表示输尿管支架。虚线箭头表示扩张的输尿管近端

引自 Koratala A，Bhattacharya D，Kazory A. Point of care renal ultrasonography for the busy nephrologist：a pictorial review. World J Nephrol. 2019；8（3）：44-58.

正常肺部可使用大多数超声探头进行扫查,心脏探头可以置于两肋间隙,线阵探头可提供更高分辨率的胸膜线[19]。在胸膜线深处,脏层胸膜与壁层胸膜随呼吸发生相互滑动,称为“肺滑动征(lung sliding)”[18]。正常情况下,由于胸膜和肺内气体之间的巨大声阻抗差异,超声束在交界面产生混响伪像,故胸膜线的深处看不到解剖细节[18]。这些混响伪像呈强回声线,与胸膜线平行、等间距、多条水平样排列,称为“A”线[18]。“A”线代表肺部通气良好,但也可能出现在因气胸或气道疾病而出现呼吸困难的患者身上[18,20]。

目前已开发出多种扫描模式,根据适应证的不同,其效用也不尽相同。急诊床旁肺部超声方案(bedside lung ultrasound in emergency,BLUE)扫查双侧胸壁的三个位点,用于快速区分急性呼吸困难的病因[17]。除“A”线外,BLUE方案还可以依靠其他肺部超声伪像进行鉴别诊断[17]。“肺滑动征”的存在可以排除气胸[20]。“肺滑动征”消失则多见于气胸,当与“肺点(lung point)”(肺滑动和无滑动之间的交界点)匹配时,诊断气胸的特异性为100%,优于胸部X线检查(CXR)[20-22](图18.3)。

“B”线是胸膜表面的声阻抗差引起的垂直于胸膜线发出的混响伪像,呈高回声,辐射至超声场边缘,可以消除“A”线(与“A”线不同时出现)[17]。一个视野存在一条“B”线是正常表现,超过两条则是病态的,“B”线的数量会随着肺部积液的增加而增加[23-25]。局限性肺“B”线提示肺炎或肺不张;弥漫型肺“B”线提示ACPE(均匀性)或ARDS(非均匀性),并与胸膜线增厚和胸膜

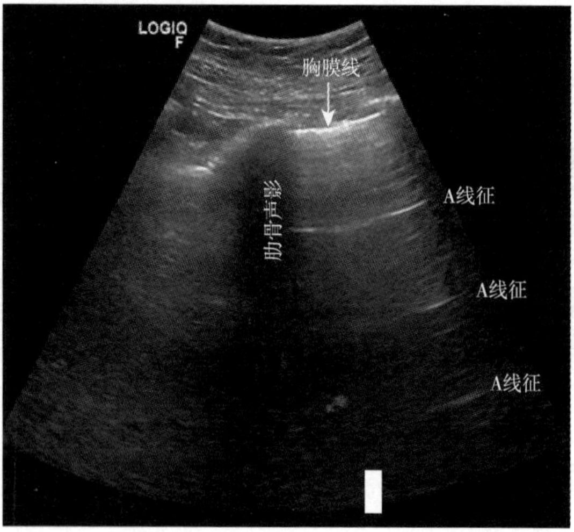

图18.3　肺正常超声表现。高回声的胸膜线,胸膜深度等间距出现的“A”线。该图为正常通气良好的肺,但是该超声表现可出现在气道疾病,如慢性阻塞性肺疾病和哮喘。2020年11月5日转自网络

下肺实变有关[26-28]。一个潜在的混淆因素是存在弥漫性肺间质疾病，表现为与增厚的胸膜线相关的弥漫性均质 B 线形态[29]。

"B"线与血管外肺水肿的程度相关。血液透析患者中，用"B"线诊断液体超负荷的方法优于体格检查，随着超滤的进行而动态减少，"B"线的多少与心血管不良预后呈正相关[30-32]。此外，肺部超声在识别急性心力衰竭方面优于 CXR，结合下肢静脉压迫研究，BLUE 方案诊断重症监护室(intensive care unit，ICU)急性呼吸困难患者的准确率达 90.5%[16,17,33]。

胸腔积液表现为无回声，不同于上述肺伪像模式[23]。胸腔积液能很好地传递声波，通常可在后方看到椎体脊柱，但通常不会被遮挡，这被称为"脊柱征(spine sign)"[34]。肺部超声检查可以很容易地发现微量的胸腔积液，该方法优于体格检查和胸部 X 线检查[29]。超声常用于区分漏出液和渗出液，后者在积液内可见弱回声以及分隔[23]。超声还可以定量胸腔积液，并指导胸腔积液穿刺引流，降低穿刺并发症发生率[35]。

大多数肺部合并症会到达胸膜，并在肺部超声检查中可见。根据实变的位置和范围不同，可表现为小灶状胸膜样改变到组织样实变[36]。肺实变与正常含气的肺组织之间界限不规则，形成"碎片征(shred sign)"或"C 型征(C-profile)"，通常与肺实变深处的"B"线有关[36]。同样地，肺部超声检查优于 CXR，多个 Meta 分析结果显示肺超声诊断肺炎的敏感度和特异度始终在 80% 至 90%[37-41](图 18.4)(图文摘要 18.3)。

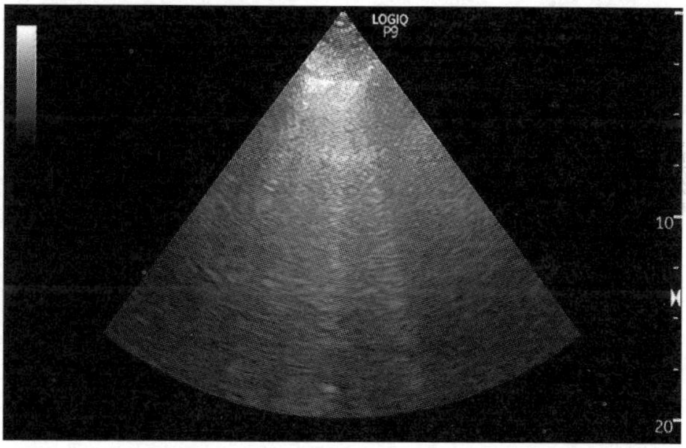

图 18.4 肺超声"B"线。该图片来自心源性肺水肿病人，超声图像显示从胸膜线垂直发出高回声"B"线。2020 年 11 月 5 日转自网络

心血管疾病

不同于门诊经胸超声心动图(transthoracic echocardiography，TTE)，聚焦

心脏超声(focused cardiac ultrasound,FOCUS)被用于医生在ICU进行床旁心脏超声检查,鉴别休克类型以及实时指导治疗,尤其适用于未分化休克患者。FOCUS并不能取代TTE全面评估瓣膜、室壁运动异常或其他心脏功能指标。FOCUS的四个基本切面是胸骨旁长轴(parasternal long axis,PSLA)切面、胸骨旁短轴(parasternal short axis,PSSA)切面、心尖四腔心(apical 4-chamber,A4C)切面和剑突下(subcostal,SC)切面。每个切面都能使用专用的心脏探头系统扫查和获取[42-44]。

第一个切面是PSLA切面,通过将超声探头置于患者胸骨旁左缘第2~4肋间隙,探头方向指向右肩获得。该切面能够观察到的解剖结构包括二尖瓣(mitral valve,MV)和主动脉瓣(aortic valve,AV),且能够用于评估左心室(left ventricle,LV)的大小和功能。左室射血分数(ejection fraction,EF)是依据左室缩短分数和舒张早期二尖瓣前叶与室间隔的距离(E-point septal separation,EPSS)目测估算的。该切面同时还可观察到右心室(right ventricle,RV)、左心室流出道(left ventricular outflow tract,LVOT)和左心房(left atrium,LA)等解剖结构,并且能对双侧心室大小进行粗略比较。心包积液表现为心脏脏层、壁层心包内的无回声区,但需注意降主动脉深方的无回声区为左侧胸腔积液(图18.5)。

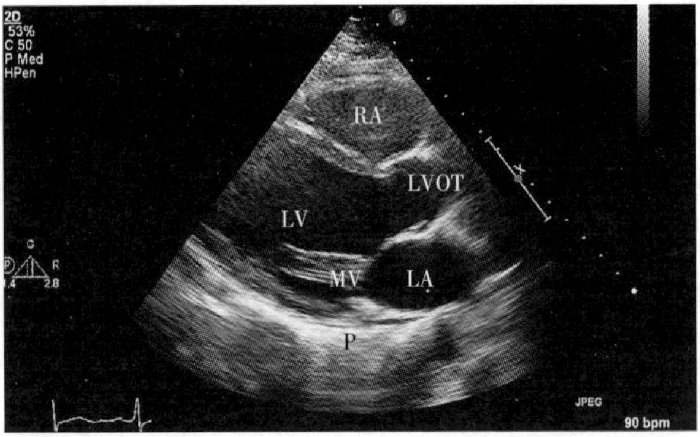

图18.5　胸骨旁长轴切面。LA:左心房;LV:左心室;LVOT:左心室流出道;MV:二尖瓣;P:心包;RA:右心房。SP撰写原文,NR修改

在PSLA的基础上,将超声探头顺时针旋转90°,探头方向指向左肩,以获得PSSA切面。该切面可观察到左心室呈圆形,右心室向上并位于左侧。在乳头肌水平的胸骨旁短轴切面计算EF。若室间隔扁平、左心室形态呈“D”字征,则提示右心室压力负荷增高。将超声探头声束向房室或心尖方向倾斜,可以获得其他诊断信息[44,45](图18.6)。

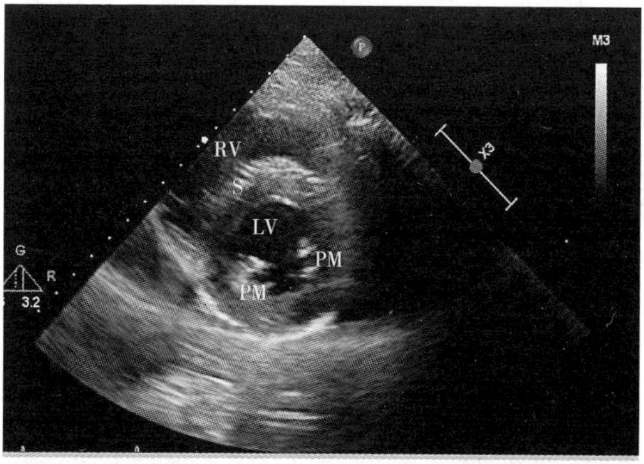

图 18.6 乳头肌水平的胸骨旁短轴切面。LV：左心室；RV：右心室；S：室间隔；PM：乳头肌。SP 撰写原文，NR 修改

将超声探头置于第 4~5 肋间隙锁骨中线外侧（以心尖博动处最佳）以获得 A4C 切面，最好是在患者的最大冲力点，探头方向指向左腋下。首选左侧卧位，该切面可以同时观察到双侧房室腔以及并将室间隔摆放在正中位置以比较腔室大小。正常右心室与左心室大小之比为 0.6~1。心房和心室通过二尖瓣和三尖瓣分开。三尖瓣环收缩期位移（tricuspid annular plane systolic excursion，TAPSE）是指三尖瓣环从舒张末期至收缩末期的位移，用于定量评价右心室收缩功能，常用 M 型超声测量。在此切面基础上将超声探头向检查床方向倾斜，可观察到左室流出道（left ventricular outflow tract，LVOT），并可通过使用速度-时间积分（velocity-time integral，VTI）来测量心输出量[44,45]（图 18.7）。

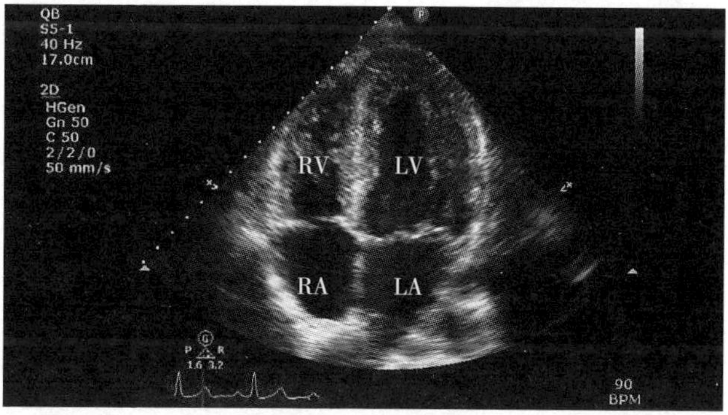

图 18.7 心尖四腔心切面。LA：左心房；LV：左心室；RA：右心房；RV：右心室。SP 撰写原文，NR 修改

最后，观察 FOCUS 的 SC 切面，将超声探头水平置于剑突下，以肝脏作为声窗，探头方向朝向患者左侧。再次观察所有四个心腔后，SC 切面可以很好地观察整体心脏功能，对于因呼吸道疾病或正压通气导致肺部过度充气的患者以及正在进行心肺复苏的患者，SC 切面可能是唯一可行的切面（图 18.8）。在该切面基础下，以长轴方向观察下腔静脉（IVC）。为了确认 IVC，需要注意 IVC 与肝静脉的连续性，以及在 IVC 的左侧能否观察到主动脉。在隔膜下 2cm 处测量 IVC 内径。尽管 IVC 的评估会受到多种因素的影响，但扁平和塌陷的 IVC 都可能提示血容量不足，而扩张和不塌陷的 IVC 则可能提示血管容量过负荷状态、心脏压塞或肺栓塞等情况[44,45]（图 18.9）。

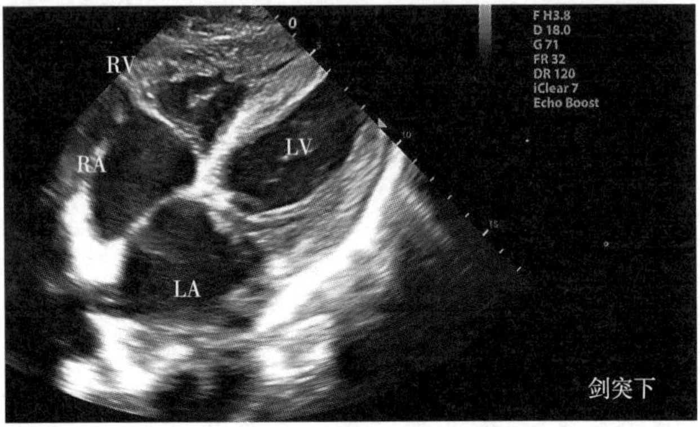

图 18.8　剑突下切面。LA：左心房；LV：左心室；RA：右心房；RV：右心室。SP 撰写原文

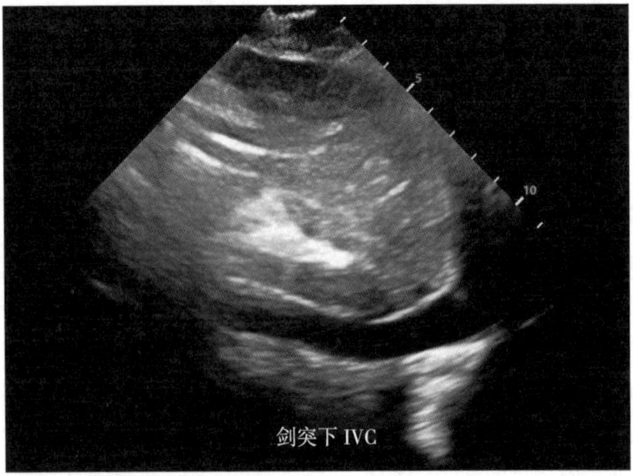

图 18.9　下腔静脉长轴。IVC：下腔静脉

综合超声

ICU 中，FOCUS 可与肺部超声波、用于检测游离液体的腹部超声和血管评估相结合，用于休克期快速超声波（RUSH）方案。RUSH 方案等系统性多器官评估是对休克患者病史和体格检查的补充。医生总结这些信息时会获得一些诊断思路。

例如，肺超声观察到大量心包积液，并伴有 IVC 扩张和“B”线形成，提示心脏压塞导致梗阻性休克。若 FOCUS 观察到右心室扩张且收缩功能下降，以及 IVC 扩张和“A”线，则考虑肺栓塞。若观察到患者左心室室壁运动增强，IVC 扁平、塌陷，肺实变合并胸腔积液，提示该患者因肺炎导致脓毒症休克。尽管综合超声在这些病例的诊断中效果显著，但迄今为止的结果数据还很有限。不过，现有研究数据表明该方案能提供或增强诊断信息，有利于在帮助休克患者制定治疗方案时提供指导[43,46-48]。

结论

POCUS 是在重症监护环境中需要掌握的一项重要技能。在重症监护室运用 POCUS 可获得心功能和血容量等重要信息，从而快速鉴别低氧血症、休克和 AKI 等。随着高质量超便携超声设备成本的降低，便携超声在床旁使用更加广泛，医学生和住院医师已逐渐将 POCUS 纳入日常实践和医疗决策中。在肾脏病重症监护室运用 POCUS，才能跟上不断发展的实践模式。技术创新对推广应用床旁超声至关重要。当前，随着床旁超声的发展，将积累越来越丰富的诊断经验。

（罗渝昆 译，梁馨苓 校）

参考文献

1. Narula J, Chandrashekhar Y, Braunwald E. Time to add a fifth pillar to bedside physical examination. *JAMA Cardiol.* 2018;3(4):346-350. doi:10.1001/jamacardio.2018.0001
2. Moore CL, Copel JA. Current concepts: point-of-care ultrasonography. *N Engl J Med.* 2011;364(8):749-757. doi:10.1056/NEJMra0909487
3. Solomon SD, Saldana F. Point-of-care ultrasound in medical education—stop listening and look. *N Engl J Med.* 2014;370(12):1083-1085. doi:10.1056/NEJMp1311944
4. Phillips RA, Stratmeyer ME, Harris GR. Safety and U.S. regulatory considerations in the nonclinical use of medical ultrasound devices. *Ultrasound Med Biol.* 2010;36(8):1224-1228. doi:10.1016/j.ultrasmedbio.2010.03.020
5. Bahner DP, Goldman E, Way D, Royall NA, Liu YT. The state of ultrasound education in U.S. medical schools: results of a national survey. *Acad Med.* 2014;89(12):1681-1686. doi:10.1097/ACM.0000000000000414
6. Mayo PH, Beaulieu Y, Doelken P, et al. American College of Chest Physicians/la societédé réanimation de langue française statement on competence in critical care ultrasonography. *Chest.* 2009;135(4):1050-1060. doi:10.1378/chest.08-2305
7. Sargsyan AE, Blaivas M, Lumb P, Karakitsos D. *Concepts and Capability.* 1st ed. Elsevier Inc; 2020. doi:10.1155/2018/2764907
8. Aldrich JE. Basic physics of ultrasound imaging. *Crit Care Med.* 2007;35(5 suppl):131-137. doi:10.1097/01.CCM.0000260624.99430.22
9. Mayette M, Mohabir PK. *Ultrasound Physics.* In: Soni NJ, Arntfield R, & Kory P, eds. *Point-of-*

Care Ultrasound. 2nd ed. Philadelphia: Elsevier, 2020:7-20.
10. Faubel S, Patel NU, Lockhart ME, Cadnapaphornchai MA. Renal relevant radiology: use of ultrasonography in patients with AKI. *Clin J Am Soc Nephrol.* 2014;9(2):382-394. doi:10.2215/CJN.04840513
11. Hassani B. Kidneys. In: Soni NJ, Arntfield R, & Kory P, eds. *Point-of-Care Ultrasound.* 2nd ed. Philadelphia: Elsevier, 2020:229-238.
12. O'Neill WC. Renal relevant radiology: use of ultrasound in kidney disease and nephrology procedures. *Clin J Am Soc Nephrol.* 2014;9(2):373-381. doi:10.2215/CJN.03170313
13. Koratala A, Alquadan KF. Parapelvic cysts mimicking hydronephrosis. *Clin Case Rep.* 2018;6(4):760-761. doi:10.1002/ccr3.1431
14. Hassani B. Bladder. In: Soni NJ, Arntfield R, & Kory P, ed. *Point-of-Care Ultrasound.* 2nd ed. Philadelphia: Elsevier, 2020:239-245.
15. Baston C, Eoin West T. Lung ultrasound in acute respiratory distress syndrome and beyond. *J Thorac Dis.* 2016;8(12):E1763-E1766. doi:10.21037/jtd.2016.12.74
16. Maw AM, Hassanin A, Ho PM, et al. Diagnostic accuracy of point-of-care lung ultrasonography and chest radiography in adults with symptoms suggestive of acute decompensated heart failure: a systematic review and meta-analysis. *JAMA Netw Open.* 2019;2(3):e190703. doi:10.1001/jamanetworkopen.2019.0703
17. Lichtenstein D. Lung ultrasound in the critically ill. *Curr Opin Crit Care.* 2014;20(3):315-322. doi:10.1097/MCC.0000000000000096
18. Lichtenstein DA. Ultrasound in the management of thoracic disease. *Crit Care Med.* 2007;35(5 suppl). doi:10.1097/01.CCM.0000260674.60761.85
19. Ketelaars R, Gülpinar E, Roes T, Kuut M, van Geffen GJ. Which ultrasound transducer type is best for diagnosing pneumothorax? *Crit Ultrasound J.* 2018;10(1):1-9. doi:10.1186/s13089-018-0109-0
20. Lichtenstein DA, Mezière G, Lascols N, et al. Ultrasound diagnosis of occult pneumothorax. *Crit Care Med.* 2005;33(6):1231-1238. doi:10.1097/01.CCM.0000164542.86954.B4
21. Lichtenstein D, Mezière G, Biderman P, Gepner A. The "lung point": an ultrasound sign specific to pneumothorax. *Intensive Care Med.* 2000;26(10):1434-1440. doi:10.1007/s001340000627
22. Ding W, Shen Y, Yang J, He X, Zhang M. Diagnosis of pneumothorax by radiography and ultrasonography: a meta-analysis. *Chest.* 2011;140(4):859-866. doi:10.1378/chest.10-2946
23. Volpicelli G, Elbarbary M, Blaivas M, et al. International evidence-based recommendations for point-of-care lung ultrasound. *Intensive Care Med.* 2012;38(4):577-591. doi:10.1007/s00134-012-2513-4
24. Picano E, Pellikka PA. Ultrasound of extravascular lung water: a new standard for pulmonary congestion. *Eur Heart J.* 2016;37(27):2097-2104. doi:10.1093/eurheartj/ehw164
25. Covic A, Siriopol D, Voroneanu L. Use of lung ultrasound for the assessment of volume status in CKD. *Am J Kidney Dis.* 2018;71(3):412-422. doi:10.1053/j.ajkd.2017.10.009
26. Copetti R, Soldati G, Copetti P. Chest sonography: a useful tool to differentiate acute cardiogenic pulmonary edema from acute respiratory distress syndrome. *Cardiovasc Ultrasound.* 2008;6:1-10. doi:10.1186/1476-7120-6-16
27. Lichtenstein DA, Mezière GA. Relevance of lung ultrasound in the diagnosis of acute respiratory failure the BLUE protocol. *Chest.* 2008;134(1):117-125. doi:10.1378/chest.07-2800
28. Lichtenstein D, Goldstein I, Mourgeon E, Cluzel P, Grenier P, Rouby JJ. Comparative diagnostic performances of auscultation, chest radiography, and lung ultrasonography in acute respiratory distress syndrome. *Anesthesiology.* 2004;100(1):9-15. doi:10.1097/00000542-200401000-00006
29. Hasan AA, Makhlouf HA. B-lines: transthoracic chest ultrasound signs useful in assessment of interstitial lung diseases. *Ann Thorac Med.* 2014;9(2):99-103. doi:10.4103/1817-1737.128856
30. Torino C, Gargani L, Sicari R, et al. The agreement between auscultation and lung ultrasound in hemodialysis patients: the LUST study. *Clin J Am Soc Nephrol.* 2016;11(11):2005-2011. doi:10.2215/CJN.03890416
31. Noble VE, Murray AF, Capp R, Sylvia-Reardon MH, Steele DJR, Liteplo A. Ultrasound assessment for extravascular lung water in patients undergoing hemodialysis: time course for resolution. *Chest.* 2009;135(6):1433-1439. doi:10.1378/chest.08-1811
32. Zoccali C, Torino C, Tripepi R, et al. Pulmonary congestion predicts cardiac events and mortality in ESRD. *J Am Soc Nephrol.* 2013;24(4):639-646. doi:10.1681/ASN.2012100990
33. Al Deeb M, Barbic S, Featherstone R, Dankoff J, Barbic D. Point-of-care ultrasonography for the diagnosis of acute cardiogenic pulmonary edema in patients presenting with acute dyspnea: a systematic review and meta-analysis. *Acad Emerg Med.* 2014;21(8):843-852. doi:10.1111/acem.12435
34. Dickman E, Terentiev V, Likourezos A, Derman A, Haines L. Extension of the thoracic spine sign: a new sonographic marker of pleural effusion. *J Ultrasound Med.* 2015;34(9):1555-1561. doi:10.7863/ultra.15.14.06013
35. Vignon P, Chastagner C, Berkane V, et al. Quantitative assessment of pleural effusion in critically ill patients by means of ultrasonography. *Crit Care Med.* 2005;33(8):1757-1763.

doi:10.1097/01.CCM.0000171532.02639.08
36. Lichtenstein DA, Lascols N, Mezière G, Gepner A. Ultrasound diagnosis of alveolar consolidation in the critically ill. *Intensive Care Med.* 2004;30(2):276-281. doi:10.1007/s00134-003-2075-6
37. Long L, Zhao HT, Zhang ZY, Wang GY, Zhao HL. Lung ultrasound for the diagnosis of pneumonia in adults: a meta-analysis. *Med (United States).* 2017;96(3):e5713. doi:10.1097/MD.0000000000005713
38. Staub LJ, Mazzali Biscaro RR, Kaszubowski E, Maurici R. Lung ultrasound for the emergency diagnosis of pneumonia, acute heart failure, and exacerbations of chronic obstructive pulmonary disease/asthma in adults: a systematic review and meta-analysis. *J Emerg Med.* 2019;56(1):53-69. doi:10.1016/j.jemermed.2018.09.009
39. Llamas-Álvarez AM, Tenza-Lozano EM, Latour-Pérez J. Accuracy of lung ultrasonography in the diagnosis of pneumonia in adults: systematic review and meta-analysis. *Chest.* 2017;151(2):374-382. doi:10.1016/j.chest.2016.10.039
40. Winkler MH, Touw HR, van de Ven PM, Twisk J, Tuinman PR. Diagnostic accuracy of chest radiograph, and when concomitantly studied lung ultrasound, in critically ill patients with respiratory symptoms: a systematic review and meta-analysis. *Crit Care Med.* 2018;46(7):e707-e714. doi:10.1097/CCM.0000000000003129
41. Xia Y, Ying Y, Wang S, Li W, Shen H. Effectiveness of lung ultrasonography for diagnosis of pneumonia in adults: a systematic review and meta-analysis. *J Thorac Dis.* 2016;8(10):2822-2831. doi:10.21037/jtd.2016.09.38
42. Arntfield RT, Millington SJ. Point of care cardiac ultrasound applications in the emergency department and intensive care unit—a review. *Curr Cardiol Rev.* 2012;8(2):98-108. doi:10.2174/157340312801784952
43. Cardenas-Garcia J, Mayo PH. Bedside ultrasonography for the intensivist. *Crit Care Clin.* 2015;31(1):43-66. doi:10.1016/j.ccc.2014.08.003
44. Baston C, Moore C, Krebs EA, et al. *Pocket Guide to POCUS: Point-of-Care Tips for Point-of-Care Ultrasound (eBook).* McGraw Hill Professional; 2019.
45. Millington S. *Cardiac Ultrasound Technique.* In: Soni NJ, Arntfield R, & Kory P, ed. *Point-of-Care Ultrasound.* 2nd eds. Philadelphia: Elsevier, 2020: 111-125.
46. Shokoohi H, Boniface KS, Pourmand A, et al. Bedside ultrasound reduces diagnostic uncertainty and guides resuscitation in patients with undifferentiated hypotension. *Crit Care Med.* 2015;43(12):2562-2569. doi:10.1097/CCM.0000000000001285
47. Gidwani H, Gómez H. The crashing patient: hemodynamic collapse. *Curr Opin Crit Care.* 2017;23(6):533-540. doi:10.1097/MCC.0000000000000451
48. Narasimhan M, Koenig SJ, Mayo PH. A whole-body approach to point of care ultrasound. *Chest.* 2016;150(4):772-776. doi:10.1016/j.chest.2016.07.040

图文摘要

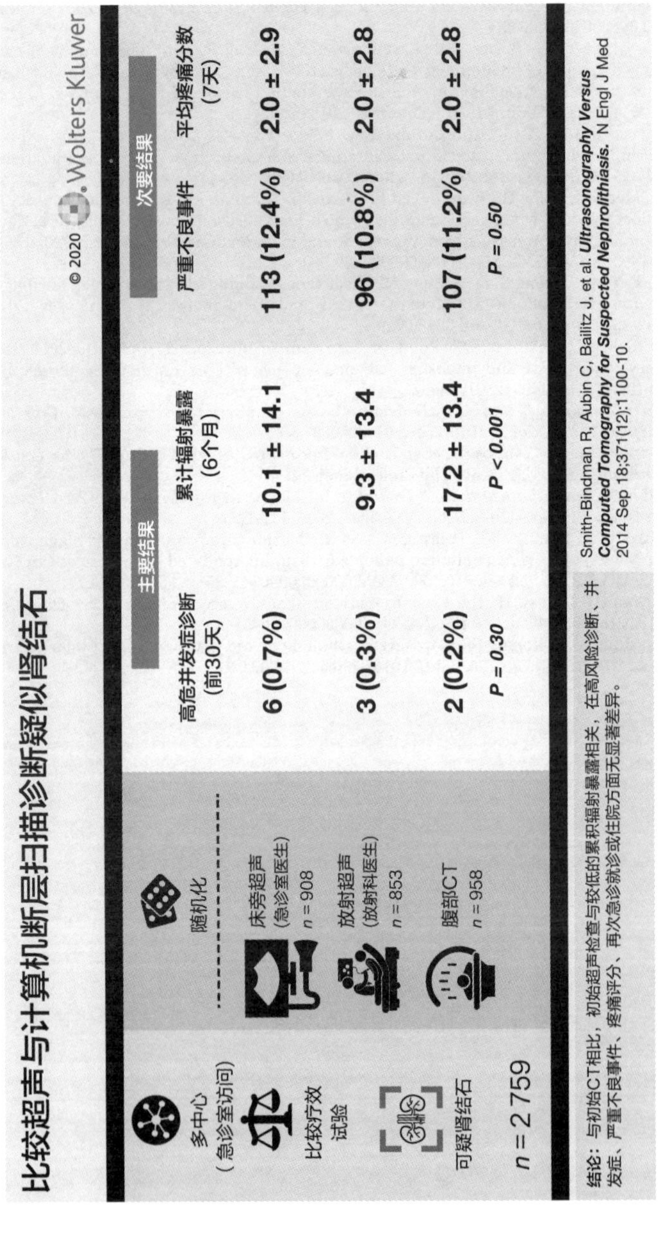
比较超声与计算机断层扫描诊断疑似肾结石
© 2020 Wolters Kluwer
多中心（急诊室访问）
比较疗效试验
可疑肾结石
n = 2 759
随机化
床旁超声（急诊室医生） n = 908
放射超声（放射科医生） n = 853
腹部CT n = 958
主要结果
高危并发症诊断（前30天）
累计辐射暴露（6个月）
次要结果
严重不良事件
平均疼痛分数（7天）
6 (0.7%)
10.1 ± 14.1
113 (12.4%)
2.0 ± 2.9
3 (0.3%)
9.3 ± 13.4
96 (10.8%)
2.0 ± 2.8
2 (0.2%)
17.2 ± 13.4
107 (11.2%)
2.0 ± 2.8
P = 0.30
P < 0.001
P = 0.50
结论：与初始CT相比，初始超声检查与较低的累积辐射暴露相关，在高风险诊断、并发症、严重不良事件、疼痛评分、再次急诊就诊或住院方面无显著差异。
Smith-Bindman R, Aubin C, Bailitz J, et al. Ultrasonography Versus Computed Tomography for Suspected Nephrolithiasis. N Engl J Med 2014 Sep 18;371(12):1100-10.

图文摘要 18.1

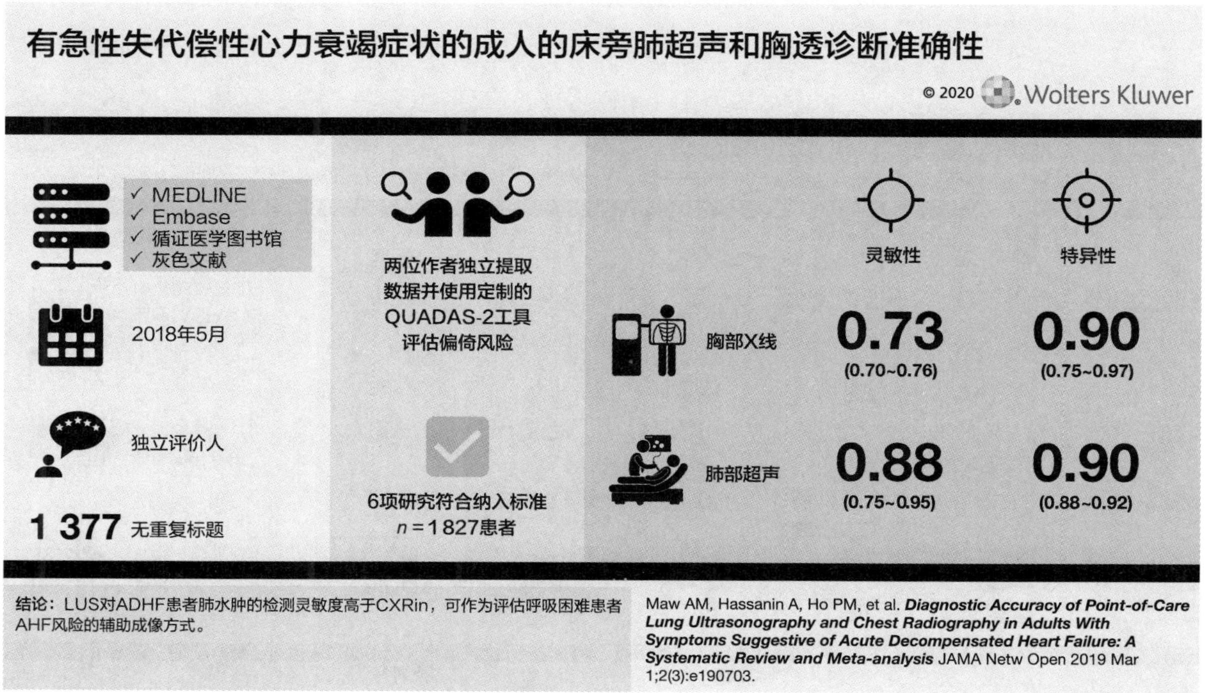
有急性失代偿性心力衰竭症状的成人的床旁肺超声和胸透诊断准确性
© 2020 Wolters Kluwer
✓ MEDLINE
✓ Embase
✓ 循证医学图书馆
✓ 灰色文献
2018年5月
独立评价人
1 377 无重复标题
两位作者独立提取数据并使用定制的QUADAS-2工具评估偏倚风险
6项研究符合纳入标准
n = 1 827患者
灵敏性
特异性
胸部X线
0.73
(0.70~0.76)
0.90
(0.75~0.97)
肺部超声
0.88
(0.75~0.95)
0.90
(0.88~0.92)
结论：LUS对ADHF患者肺水肿的检测灵敏度高于CXRin，可作为评估呼吸困难患者AHF风险的辅助成像方式。
Maw AM, Hassanin A, Ho PM, et al. Diagnostic Accuracy of Point-of-Care Lung Ultrasonography and Chest Radiography in Adults With Symptoms Suggestive of Acute Decompensated Heart Failure: A Systematic Review and Meta-analysis JAMA Netw Open 2019 Mar 1;2(3):e190703.

图文摘要 18.2

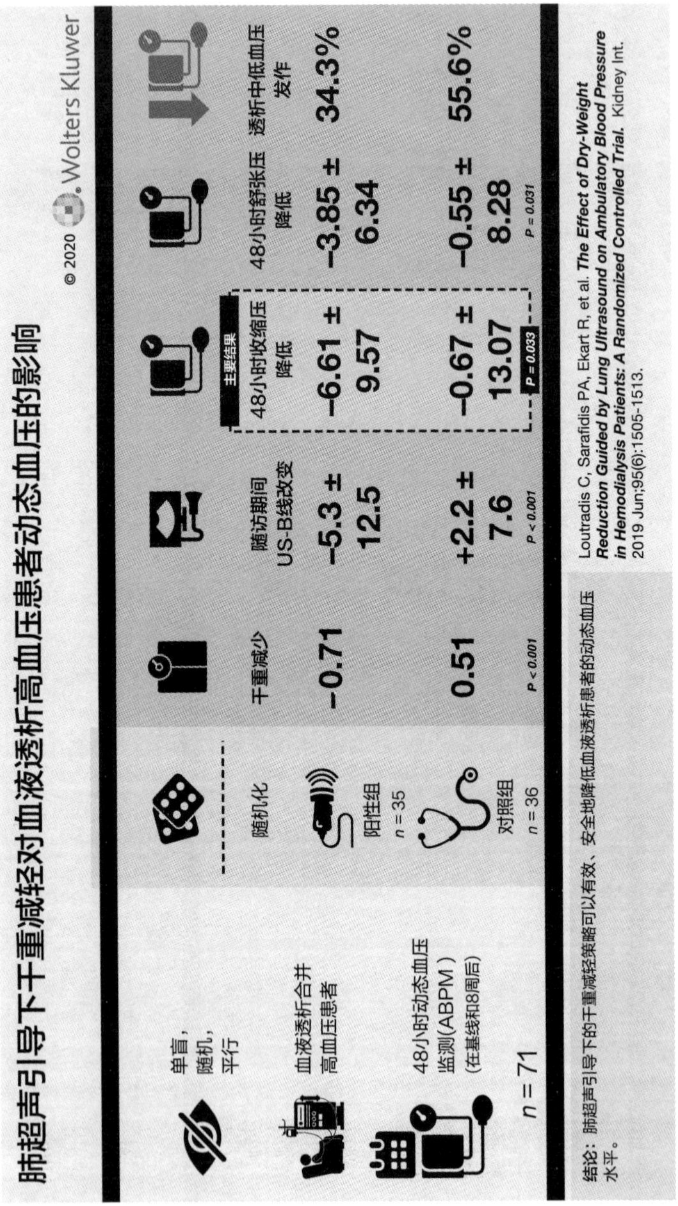

肺超声引导下干重减轻对血液透析高血压患者动态血压的影响
© 2020 Wolters Kluwer
单盲，随机，平行
血液透析合并高血压患者
48小时动态血压监测(ABPM)
(在基线和8周后)
n = 71
随机化
阳性组
n = 35
对照组
n = 36
干重减少
−0.71
0.51
P < 0.001
随访期间US-B线改变
−5.3 ± 12.5
+2.2 ± 7.6
P < 0.001
主要结果
48小时收缩压降低
−6.61 ± 9.57
−0.67 ± 13.07
P = 0.033
48小时舒张压降低
−3.85 ± 6.34
−0.55 ± 8.28
P = 0.031
透析中低血压发作
34.3%
55.6%
结论：肺超声引导下的干重减轻策略可以有效、安全地降低血液透析患者的动态血压水平。
Loutradis C, Sarafidis PA, Ekart R, et al. The Effect of Dry-Weight Reduction Guided by Lung Ultrasound on Ambulatory Blood Pressure in Hemodialysis Patients: A Randomized Controlled Trial. Kidney Int. 2019 Jun;95(6):1505-1513.

图文摘要 18.3

第六篇

电解质紊乱和酸碱失衡

19 低钠血症

Mohammad Y. Alsawah, Awais Zaka,
Joel M. Topf

钠的生理学功能

“钠失衡”是指血液中钠离子浓度呈异常状态的情况。1958 年，Edelman 在一项里程碑式研究定义了血清钠离子浓度的决定因素[1]（详见公式 19.1）。

$$[Na]=[1.03(Na_e+K_e)/TBW]-23.8 \qquad \text{（公式 19.1）}$$

其中，Na_e 代表“可交换钠离子”，K_e 代表“可交换钾离子”（基本上是指溶解在体液中而非储存在骨骼中的钠离子和钾离子），“身体总含水量（total body water，TBW）”用 TBW 表示。简而言之，Edelman 表明，血液中钠离子浓度与总可交换钠离子和钾离子浓度之和与 TBW 之间成正比。在正常情况下，瘦男性体内总水分占体重的 60%，女性较少，儿童和婴儿较多。老年人和肥胖者体内的总水分也会减少。当人体体内渗透压发生变化时，在稳态机制的作用下，机体会通过调整其 TBW 实现对血液中的钠离子浓度的调控。当渗透压升高时，抗利尿激素（antidiuretic hormone，ADH）在刺激作用下会过度释放，并使得人体产生口渴感。而当渗透压降低时，ADH 的释放过程则会被抑制，相应地，肾脏排泄量也会增加。值得注意的是，调节血液中的钠离子浓度主要是通过改变分母（即 TBW）而非改变分子（即总的可交换钠和钾离子浓度之和）来实现。

需要指出的是，并非所有溶质均具有渗透活性。诸如尿素、乙醇和葡萄糖（在胰岛素水平足够时）之类的物质均属“无效渗透物”，该类物质可在不影响水分在体液区室之间移动的情况下发生积累。有效渗透物则是那些在功能上对膜具有不渗透性，但能够通过渗透作用移动水分的粒子。

- “渗透浓度”是指溶液中所有粒子的浓度，无论它们是否能够渗透移动水分。血浆中重要的渗透物包括钠离子、氯离子、白蛋白、尿素和葡萄糖。
- “渗透压”是指溶液中所有渗透活性粒子的浓度。在血浆中，主要的渗透活性粒子是钠离子和氯离子。

钠离子浓度的变化可通过影响组织大小而引起症状。当血浆钠离子浓度升高时，水分会从细胞内腔流入细胞外腔，从而导致细胞脱水，进而导致组织萎缩。反之，当细胞外液中的钠离子浓度降低时，水分会从细胞外移动到细胞内，使得细胞膨胀，进而导致组织肿胀。除此之外，钠离子浓度变化的影响在脑部尤为重要，因为头骨会限制脑部肿胀程度，因此一旦脑部出现肿胀，就会增加颅内压力，进而导致患者出现低钠血症相关且最为严重和危险的症状。除此之外，钠离子浓度的变化还会影响细胞内外液之间的渗透压差和水分流动，进而引起电解质紊乱症状出现。

电解质自由水清除率

评估血钠紊乱，就需要对水平衡进行精密的评估。低渗尿排泄会导致TBW含量下降，从而使血钠浓度升高，而高渗尿的排泄则表示存在自由水产生过程，并且可以降低血钠浓度。但尿液中除有效渗透物外，还可能含有大量无效渗透物（如尿素），所以尿液渗透压并不能很好地说明尿液如何影响血清钠水平。例如，在心力衰竭患者中，肾脏产生的浓缩尿液只有较少的钠离子和钾离子，尽管尿液被浓缩了，但仍会提高血清钠浓度。相反，在抗利尿激素分泌异常综合征（inappropriate antidiuretic hormone secretion，SIADH）中，患者浓缩尿液中含有高浓度钠离子，因此尿液的产生会降低血清钠离子浓度（如图19.1所示）。

需要指出的是，追踪尿液渗透压（尿钠+尿钾）具有重要意义，这是因为，尿液渗透压会对血清渗透压产生直接影响。区分这些病例的最佳方法是使用“电解质自由水清除率”（详见公式19.2）。其思想是将“排尿量（urine output）”

心力衰竭

- 尿渗透压：800
- 血清渗透压：270
- 尿量：800
- 血清钠：125
- 尿钠：5
- 尿钾：40

SIADH

- 尿渗透压：800
- 血清渗透压：270
- 尿量：800
- 血清钠：125
- 尿钠：125
- 尿钾：40

$$Cl_{efw} = U_{vol} \times \left(1 - \frac{Na_{urine} + K_{urine}}{Na_{serum}}\right)$$

$$Cl_{efw} = 0.8 \times \left(1 - \frac{5+40}{125}\right) \qquad Cl_{efw} = 0.8 \times \left(1 - \frac{125+40}{125}\right)$$

$$Cl_{efw} = 0.5\,L \qquad Cl_{efw} = -0.25\,L$$

图19.1 一例典型心力衰竭诱导低钠血症的患者和SIADH患者的电解质自由水清除率比较。在心力衰竭患者中，肾脏能够适当地清除电解质自由水，但由于产生尿量不足，因此患者会出现低钠血症。而在SIADH患者中，肾脏产生的尿液电解质自由水清除率为负数，因此在该类病例中，每排出800ml尿液，患者实际上要向体内添加250ml的水，进一步稀释钠离子

分为“电解质成分”和“电解质自由水成分”。其中，“电解质成分”包含所有与血浆钠浓度相同的所有尿阳离子。失去这种等渗成分不会改变血清浸透压，因此在其对血清钠的影响方面，其可以忽略不计。排尿量的余下部分是电解质游离水成分，该成分会对血清钠产生直接影响，并且在调节血清钠方面能够发挥关键作用。

$$\text{电解质游离水清除率} = \text{排尿量} \times [1-([\text{尿钠}+\text{尿钾}]/\text{血钠})]$$

（公式 19.2）

当尿钠+尿钾大于血清钠时，电解质游离水清除率将成为一个负值，这意味着尽管患者能够排尿，但仍在产生电解质自由水（而非清除它），并且在这种排尿过程中，血清钠将得到进一步稀释。这种影响通常只在 SIADH 中才会出现，其中尿钠升高会推动电解质游离水清除率为负；除此之外，在存在心力衰竭和容量不足问题的患者中，尿钠水平低到足以使电解质游离水清除率不变负。该现象在临床上确实具有一定相关性，因为游离水清除率为负的患者仅通过限制液体摄入无法纠正其血钠水平。

低钠血症

低钠血症是最为常见的电解质紊乱之一，约占急诊入院人数的 15%~20%[2]。并且低血钠症与住院时间延长、住院发病率增加以及心力衰竭和肝硬化等疾病预后不良相关[3]。因此，低钠血症既常见又危险。低钠血症的特殊之处在于，对于急性低钠血症，治疗不足可能危及患者生命，而对于慢性低钠血症，治疗过于激进同样可能危险并造成严重和毁灭性的后果[4]。

临床体征和症状

在出现低钠血症问题时，血清钠的下降会导致水分进入细胞内，这种情况所产生的影响在脑部最为严重，这是因为低钠血症会导致颅内压增加，从而引起大部分低钠血症症状。除颅内压增加外，该类患者所存在的症状还包括步态障碍、增加跌倒风险、认知缺陷、骨质疏松以及骨折风险增加等[5,6]。

症状性低钠血症的管理

针对低钠血症患者而言，其治疗方案需要根据患者症状严重程度确定。因此，了解该类患者所表现症状，并基于“重度”或“中度”进行分类具有重要意义（如表 19.1 所示）。除此之外，低钠血症患者所表现的许多症状是非特异性的，因此必须设法确定低钠血症与症状之间的因果关系。例如，如果低钠血症本身较为轻微，但患者所表现症状十分严重，那么患者很可能还存在其他潜在病因。除此之外，如果采取旨在升高血清钠水平的措施并不能消除或缓解患者症状，那么就有必要就其病因进行进一步筛查[2]。

表 19.1 低血钠症症状分类

中重度低血钠症	重度低血钠症
恶心(无呕吐)	呕吐
意识混乱	心肺窘迫
头痛	异常深度嗜睡
	惊厥
	昏迷(格拉斯哥昏迷量表评分≤8)

由于这些症状许多是非特异性的,因此临床医生必须确定低钠血症以及患者当前症状之间是否存在必然联系。除此之外,应注意症状和低钠血症之间的时间关系,以确定这些症状是不是先于低钠血症出现。From Spasovski G,Vanholder R,Allolio B,et al. Clinical practice guideline on diagnosis and treatment of hyponatraemia. Eur J Endocrinol. 2014;170(3):G1-G47.

伴重度症状的低钠血症的管理

伴重度症状的低钠血症可导致患者出现永久性脑损伤甚至死亡。这种重度症状来源于因有效渗透压急剧下降而导致的脑水肿[7]。相关观察性研究和临床经验发现,对于该类患者,通过将血清钠浓度增加 5mmol/L,可以有效缓解相应症状,并可在一小时内将颅内压降低 50%[8,9]。可以通过小量注射 3% 盐水来实现这一点。例如,《欧洲低钠血症诊疗临床实践指南》建议,对于伴重度症状的低钠血症患者而言,需要每 20 分钟重复给予 150ml 3% 氯化钠,直到钠离子浓度上升 5mmol/L 或症状得到显著改善[2]。

如果患者症状改善,那么进一步纠正低钠血症取决于确定低钠血症的具体病因,并谨慎处理,以免在任何 24 小时内使钠浓度增加超过 8mmol/L,以最小化渗透性脱髓鞘综合征(osmotic demyelination syndrome,ODS)的风险。

如果经过血钠水平上升 5mmol/L 后患者相应症状仍未见改善,应将血钠水平以每小时 1mmol/L 的速率增加,直至总增加量达到 10mmol/L。如果症状仍未改善,则说明相应症状不太可能由低钠血症引起,因此需要寻找其他病因。可使用 Adrogué 和 Madias 的血钠变化公式(详见方程式 19.3)来估算输注 1L 3% 氯化钠后患者血清钠水平的上升幅度[10]。从而估计输注速率在成人中,每 100ml 3% 氯化钠应使血清钠水平升高约 1mmol/L。然而,多项回顾性研究表明,这个广泛使用的方程式严重低估了血钠的变化,因此需要实时且频繁地评估血清钠水平,并调整输注速率,以避免低钠血症被过度纠正[11,12]。

$$\text{血清钠变化} = [(\text{输液钠}+\text{输液钾}) - \text{血清钠}/\text{TBW}] \quad (\text{公式 } 19.3)$$

基于该公式可对患者在输注 1L 氯化钠后患者血清钠水平的上升幅度进行评估。

伴中重度症状的低钠血症的管理

对于症状较轻且无生命危险的患者，应着重确定其具体病因，并进行针对性治疗。《欧洲低钠血症诊疗临床实践指南》指出，对于该类患者而言，任何血清钠水平的进一步下降都可能加重症状，因此建议先进行 150ml 3% 盐水单次静脉注射治疗，治疗时间为 20min。应注意防止在 24 小时内使血清钠升高超过 8mmol/L，以防止 ODS[2]。除此之外，对于 ODS 高危群体中的个体而言（如表 19.2 所示），应考虑更为缓慢纠正其血清钠水平[13]。同时，也应注意到的是，即使在遵循指南血清钠水平纠正速度的情况下，患者依旧可能出现 ODS[2,14]。

表 19.2 ODS 危险因素

血清钠<120mmol/L
快速纠正低钠血症［>8mmol/（L·d）］
低钾血症
酗酒
营养不良
肝脏疾病（尤其是肝移植）

如果患者有发生 ODS 的风险且血清钠水平增加过快，应考虑重新降低其血清钠水平。该治疗策略在大鼠中降低了 ODS 的死亡率，且在人体实验中也取得了成功[15-17]。对于血清钠水平迅速升高的情况，糖皮质类激素（尤其是地塞米松）被认为是一种可替代或附加治疗药物，尽管人类和动物的相关数据还比较有限[13]。

无症状性低钠血症的管理

相关研究已经证实，慢性低钠血症作为一种常见疾病，与住院和非住院患者死亡率增加存在密切相关性[3]。然而，目前尚未明确是低钠血症本身还是潜在疾病是导致患者预后不良的直接原因。需要指出的是，目前尚无数据表明治疗低钠血症能够显著改善患者预后结局，相反，错误治疗会为患者带来十分可怕的后果。

对于存在明显低钠血症问题的患者而言，若其没有出现相关低钠症状，则表明机体已经通过从细胞内排出“渗透活性溶质”的方式（从而使细胞恢复到正常大小）对于血清渗透压降低这一情况实现了适应。除此之外，但这也使得这些细胞面临相对低渗的风险，如果血清钠离子水平得到快速矫正，那么水分就会离开细胞，进而导致细胞萎缩，进而导致一种被称作“ODS”的神经系统综合征出现（如图 19.2 所示）。因此，在无症状性低钠血症的治疗中，预防这种

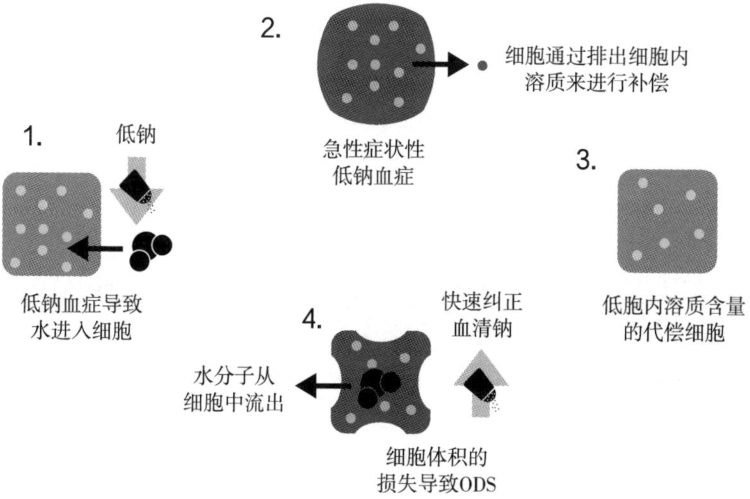

图 19.2 急性低钠血症中，细胞相对于血浆呈低渗状态，导致水分进入细胞，并引起脑水肿。细胞通过排出细胞内溶质进行代偿，以较低的细胞内渗透压恢复细胞体积。如果钠离子迅速被纠正，细胞现在相对于细胞外区域呈低渗状态，水会离开细胞，导致细胞收缩，进而引发 ODS

并发症的发生当被作为一个首要任务。与其采取干预提高血清钠，应更关注的是低钠血症的病因诊断和治疗，同时还应避免血清钠离子水平过快地上升。在很多情况下，很难确定低钠血症是急性还是慢性，但对于无症状患者，保守的方法是假设它是慢性的，并将血清钠离子水平的升高速度限制在每天不超过 8mmol/L。

需要指出的是，慢性低钠血症纠正速度不是 ODS 的唯一危险因素。营养不良、低钾血症和肝脏疾病均会导致 ODS 发生风险增加（如表 19.2 所示）。

在某些情况下，一些方法在治疗低钠血症方面非常有效，以至于患者能够自动纠正低钠血症的速度超过 8mmol/(L·d)。这些情况包括心因性烦渴、茶和吐司综合征、血容量不足、噻嗪类利尿剂引起的低钠血症和肾上腺皮质功能不全。对于这类患者而言，防止血清钠浓度过快升高是首要关注的问题。传统处理方法是监测患者尿量和血清钠浓度，并在钠离子浓度开始过快上升或尿量开始增加时添加 5% 葡萄糖水溶液（D5W）去氨加压素（desmopressin，DDAVP）[18]其中，DDAVP 是一种合成的抗利尿激素，一种选择性 V_2 受体激动剂。DDAVP 可以增加肾脏集合管对水的渗透性，进而导致尿液浓缩（少尿），但不会引起 V1 介导的血管收缩。更主动的方法是在治疗低钠血症开始时就开始使用 DDAVP，这被称为“DDAVP Clamp 方案”（如表 19.3 所示）[19]。需要指出的是，除使用 DDAVP 之外，患者还需要输注 3% 盐水来纠正低钠血症。

表 19.3　DDAVP Clamp 方案

停止输注任何维持液
开始给予 DDAVP 2μg IV（每 8 小时）
开始 3% NaCl（1~1.5ml/kg，超过 6 小时）
液体限制在 1.2L/d
开始时监测血清钠水平（每 2 小时）。一旦血清钠水平出现上升趋势，就将监测频率降低到每 4~6 小时一次
调整 3% NaCl 输注速度，以达到纠正速度<8mmol/（L·d）。尽量避免调整速度超过每 6 小时
关注血清钠水平变化趋势，而不是最新血清钠水平
继续 3% NaCl 和 DDAVP，直到血清钠水平达到 125~130mmol/L

DDAVP，去氨加压素；IV，静脉注射。不适用于容量超负荷或症状性低钠血症患者。

对因治疗

常规治疗

在对症状性低钠血症进行必要的紧急治疗后，医生随后应确定低钠血症发病原因，并依据病因确定具体治疗方案。

尽管使用如图 19.3 所示的流程图可以帮助人们快速寻找低钠血症的病因，但截至目前，任何检测方法均不具备足够的敏感性或特异性来直接做出准确的诊断。而仔细了解病史、对患者进行全面评估以及谨慎使用实验室检测，也有助于医生做出初步诊断。

如果发现患者血清钠水平较低，则需要检查血清渗透压。如果血清渗透压正常或升高，那么就需要进一步进行鉴别诊断[21]。一个解释是在血样中脂质或蛋白质升高时发生的系统实验室错误。这是假性低钠血症的一种情况，应通过检查血清葡萄糖、脂质和总蛋白来解决。增加的葡萄糖将通过渗透作用从细胞内区域抽取水分，从而稀释血清钠。这是可逆的，一旦血糖得到控制，血清钠浓度将会恢复上升。在血糖水平正常时，可使用当前的血清钠浓度和血清葡萄糖值计算预计的血清钠浓度（详见公式 19.4）。

$$\text{经调整后的血清钠} = \text{血清钠} + 1.6 \times (\text{葡萄糖}/100) \qquad (\text{公式 19.4})$$

在确认血清渗透压降低后，应该评估尿渗透浓度。尿渗透浓度低于“100”表明 ADH 受到抑制，这可能导致关于低钠血症的鉴别诊断有限，其中包括溶质摄入不足（啤酒饮用者低钠血症，茶和吐司综合征）或原发性多饮症。肾

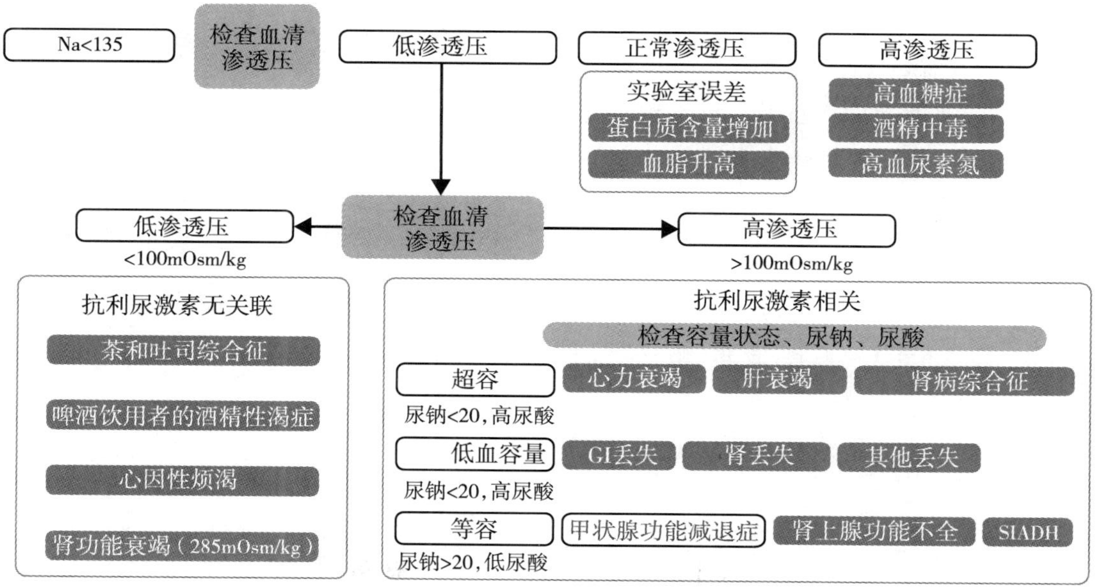

图 19.3　低钠血症诊断流程。其中，甲状腺功能减退症被标记为灰色，因为尽管它传统上被列为低渗性低钠血症的原因之一，但最新的证据表明这很少是临床上显著低钠血症的原因，而且当它导致低钠血症时通常是通过相关的心力衰竭，因此这些患者将是容量过多的，而不是等容量的[20]。肾衰竭被标记为橙色，这是因为尽管它与 ADH 无关，但这些患者的尿液不会像 ADH 无关的低钠血症的其他原因那样稀释。肾衰竭患者的尿液接近等渗血浆。GI，胃肠道；SIADH，抗利尿激素异常分泌综合征

功能衰竭也在这个列表上，因为这些患者发生低钠血症是由于肾小球滤过率(lomerular filtration rate，GFR)降低导致少尿，而不是由于 ADH 增加所致。

尿液渗透浓度大于“100”表明增加的 ADH 是低钠血症的主要驱动因素。对于低钠血症的诊断，需要考虑患者容量状态，并谨慎对待视觉容量状态评估结果，因为即使经验丰富的临床医生，在这一方面也可能出现误差[22]。低容量和高容量引起的低钠血症通常表现为低尿钠和高血尿酸。等容性低钠血症则会伴随高尿钠和低血尿酸。

细胞外液量扩张

细胞外液容量扩张的患者有一种引起肾脏强烈保钠的原发性疾病。给予这些患者 3% 的盐水有加重液体过多的风险。因此相应干预应侧重于恢复正常的体液状态并纠正原发性病症。

心力衰竭

在急性失代偿心力衰竭所致的低钠血症中，主要治疗方案为限制液体摄入并配合利尿剂以及其他治疗方案(例如血管扩张剂、正性肌力药物等)来降低患者潜在的心力衰竭风险。如果血清钠浓度未得到改善，则应考虑容忍轻度到中度的无症状低钠血症，而不是采取进一步干预措施。尽管低钠血症在心力衰竭患者中是不良预后的标志，但目前尚无数据表明纠正低钠血症可以改善患者预后。ADH 受体拮抗剂(包括静脉注射考尼伐坦或口服托伐普坦)适合用来提高血清钠浓度，但目前不存在能够证明该等药物可改善心力衰竭患者的预后情况的证据[23]。

肝硬化

在肝硬化引起的低钠血症治疗中，限制液体摄入是主要疗法。在肝硬化患者中应谨慎使用高渗盐水，因为其会增加腹水积聚。在使用伐普坦类治疗肝硬化患者的低钠血症时应该谨慎，因为存在肝毒性风险。除此之外，复合 V_{1a}/V_2 受体拮抗剂考尼伐坦可以通过阻断腹腔循环中的 V1 受体，并增加门静脉血流量，从而可能诱发静脉曲张出血。

细胞外液量不足

显著低血容量会刺激 ADH 释放，并降低电解质自由水清除率，进而导致低钠血症发生。纠正血容量不足可抑制 ADH 释放，导致水利尿并迅速纠正低钠血症问题。在血流动力学不稳定的患者中，减少器官灌注的直接风险超过了血清钠水平迅速升高的潜在风险，因此应持续使用等渗晶体溶液进行容量复苏，直到患者血压恢复并呈现临床等容状态。在此理想的临床情况下，可考虑使用“DDAVP Clamp”技术，以防止复苏液迅速提高血清钠水平。

在血容量评估不明确的患者中，区分血容量不足和等容性引起的低钠血症(如 SIADH)可能并不是一件易事。在这种情况下，进行容量负荷试验既具有诊断价值又具有治疗作用。对于血容量不足的情况，给予等渗盐水会导致血清钠和尿钠水平升高。而对于 SIADH 而言，给予盐水同样会导致尿钠升高；然而，由于给予的钠被排出少量的浓缩尿液，水分被保留，血清钠可能会下降。在可能的原发诊断为 SIADH，并计划进行液体负荷试验作为诊断手段的情况下，应考虑在血清钠水平已经严重降低（<120mmol/L）的情况下使用 3% 盐水，以避免血清钠水平发生进一步降低。

胃肠道和利尿剂所致低钠血症

经过紧急的液体复苏以稳定血压后，应当调整补给液以纠正其他电解质紊乱。需要注意的是，钾对血清钠水平的影响和钠相同（参见 Edelman 公式，方程 19.1），因此纠正低钾可能会增加患者意外快速纠正低钠血症的风险。因此，低钾血症可能是 ODS 的独立危险因素。

噻嗪类药物所致低钠血症患者存在高复发风险，并且不应再次将噻嗪类药物纳入治疗方案之中[24]。

脑性耗盐综合征

对于在限制液体摄入后出现血容量不稳定和明显容量减少的患者，应考虑到脑性耗盐综合征（cerebral salt wasting，CSW）的可能性，而尿量减少且液体限制后血钠水平有所改善的患者则可能患有 SIADH。在神经外科领域中，绝大多数蛛网膜下腔出血、创伤、手术后出现的低钠血症患者属于 SIADH，而非 CSW。在钠盐输注期间的高尿量和尿钠含量并不能充分区分出 CSW 和 SIADH，因为患有 SIADH 的患者会排出任何给予的钠和液体以维持平衡。同样，血清中的尿酸和血尿素氮（BUN）降低特征在 CSW 和 SIADH 中均会出现，因此无法将该指标作为区分这两种疾病的依据。诊断 CSW 需要证明在发生容量不足和低钠血症之前存在一段时间的不适当的肾排钠和液体丢失。

盐皮质激素缺乏

盐皮质激素缺乏通常表现为慢性低钠血症。对于该类患者，等渗盐水容量补充是一个主要治疗方法。一旦容量缺失得到补充，患者可能会出现自发性尿液增多，进而使得低钠血症得到快速纠正，因此需要就患者血清钠水平进行频繁监测。需要指出的是，仅有在双侧肾上腺功能因肾上腺破坏或切除手术而受损丧失时，才会出现严重到足以导致容量减少和低钠血症的获得性盐皮质激素缺乏。因此，患有盐皮质激素缺乏的患者也应怀疑是否存在糖皮质激素缺乏问题。如果存在糖皮质激素缺乏问题，应使用负荷剂量的氢化可的松进行治疗（例如，每 8 小时静脉注射 50~100mg 的氢化可的松）。一旦确诊，可以开始使用氢化可的松进行治疗。

等血容量性低钠血症的管理

抗利尿激素异常分泌综合征

在 SIADH 中，患者存在未经调节的 ADH 释放，导致持续性肾脏水分潴留。这些患者大致保持钠平衡，因此钠的摄入量等于钠的排泄量；然而，由于过多、未经调节的 ADH，钠会随着小量尿液排出。这种小量高浓度尿液中的钠排泄，会导致尿钠水平较高，这与低容量和高容量的低钠血症病因有所不同。SIADH 可以发生在多种情况下，其中包括恶性肿瘤、中枢神经系统疾病、肺部疾病以及药物诱导(如表 19.4 所示)[25]。

表 19.4 SIADH 病因

恶性肿瘤	肺部疾病	中枢神经系统疾病	药物
肺癌	肺炎	感染	**ADH 激动剂**
头颈部癌	哮喘	血管出血	DDAVP
胃肠道	囊性纤维化	占位病变	催产素
胃和泌尿系统	正压通气	创伤	特利加压素
淋巴瘤		GBS	血管升压素
肉瘤			**CNS 治疗药物**
神经母细胞瘤			SSRI
			三环类
			MAOI
			文拉法新
			卡马西平
			丙戊酸
			MDMA
			阿片类药物
			癌症治疗药物
			铂类化合物
			异环磷酰胺
			环磷酰胺
			美法仑
			甲氨蝶呤
			糖尿病治疗药物
			氯磺丙脲
			甲苯磺丁脲

ADH,抗利尿激素;CNS,中枢神经系统;DDAVP,去氨加压素;GBS,吉兰-巴雷综合征;MAOI,单胺氧化酶抑制剂;MDMA,3,4-亚甲基二氧基甲基苯丙胺;SIADH,抗利尿激素分泌失调综合征;SSRI,选择性 5-羟色胺再摄取抑制剂。

Adapted from Liamis G, Milionis H, Elisaf M. A review of drug-induced hyponatremia. Am J Kidney Dis. 2008;52(1):144-153

尽管限制患者的水摄入量低于尿量可使患者血清钠水平上升,但这通常需要实施高度限制性且令患者不适的液体限制。在 SIADH 患者中,由于尿液渗透压会是固定的,因此增加尿量的唯一方法是增加溶质负荷,这可以通过盐片、高蛋白饮食或尿素片来实现。另外,也可以考虑使用伐普坦类来阻断 ADH,使患者尿液渗透压降低。

尿素已被用于治疗多种疾病引起的低钠血症。在正常肾功能患者中,尿素可以被肾小球自由过滤并快速清除。由于尿素的分子量为 60g/mol,因此 15g 的剂量含有 250mOsm 的溶质。如果患者的尿渗透压为 500,则这将增加半升的尿量[26]。相比之下,要从盐片中获得相似的渗透负荷,需服用 7 片 1g 的盐片(每 1 克氯化钠中含有 17mmol NaCl,分解为 17mmol 的钠离子和 17mmol 的氯离子)。Rondon-Berrios 等人进行的回顾性研究表明,尿素可安全有效地治疗多种疾病包括 SIADH、心力衰竭和肝硬化引起的低钠血症[27]。

抗利尿激素非依赖性低钠血症

大多数低钠血症的病例中,均存在因 ADH 活性过度(包括生理性的低血容量和心力衰竭、非生理性的 SIADH)从而导致肾脏无法清除多余水分的问题。除此之外,还存在一些与 ADH 无关的低钠血症原因。在这些情况下,ADH 的释放被完全抑制,导致尿液稀释(形成低比重尿),而患者无法制造足够的尿液来应对水分摄入。并且这种情况通常发生在两种临床场景中,其一就是强迫性饮水,其二就是低渗性低钠血症。

原发性烦渴症

一名健康成年个体的肾脏每天可以产生 18L 的尿液。有些患者饮水量会超过肾脏最大水分清除能力。并且这种情况常见于精神分裂症患者。对于这类情况,可通过简单限制饮水来进行治疗。一旦限制饮水量,该等患者的身体将迅速清除多余水分,血中钠含量将迅速上升。

低渗透压性低钠血症由于低渗透负荷导致尿量受限。大多数患者的最低尿渗透压在 50 至 100mOsm/L 之间。如果患者的尿渗透压值为 50,那么在只有 100mOsm/d 低渗透负荷的饮食中,患者只能排出 2L 升尿液,远远低于正常渗透负荷 700mOsm/d 时可能排出的 14L 尿液。低渗透负荷的饮食包括以碳水化合物为基础的饮食,存在这种饮食习惯的个体多为酗酒者或节食者。由于尿量不足是由于溶质减少引起的,增加溶质负荷将导致迅速而显著的利尿作用。对于尿渗透压为 50mOsm/kg H_2O 的患者,输注 1L 生理盐水将导致产生 6L 尿液,这将迅速(通常过快)提高血清钠水平。

(刘娜 译,徐岩 校)

参考文献

1. Edelman IS, Leibman J, O'Meara MP, Birkenfeld LW. Interrelations between serum sodium

concentration, serum osmolarity and total exchangeable sodium, total exchangeable potassium and total body water. *J Clin Invest.* 1958;37(9):1236-1256. doi:10.1172/jci103712
2. Spasovski G, Vanholder R, Allolio B, et al. Clinical practice guideline on diagnosis and treatment of hyponatraemia. *Eur J Endocrinol.* 2014;170(3):G1-G47.
3. Liamis G, Rodenburg EM, Hofman A, Zietse R, Stricker BH, Hoorn EJ. Electrolyte disorders in community subjects: prevalence and risk factors. *Am J Med.* 2013;126(3):256-263.
4. Berl T. Treating hyponatremia: damned if we do and damned if we don't. *Kidney Int.* 1990;37(3):1006-1018.
5. Renneboog B, Musch W, Vandemergel X, Manto MU, Decaux G. Mild chronic hyponatremia is associated with falls, unsteadiness, and attention deficits. *Am J Med.* 2006;119(1):71.E1-71.E8.
6. Hoorn EJ, Rivadeneira F, van Meurs JBJ, et al. Mild hyponatremia as a risk factor for fractures: the Rotterdam Study. *J Bone Miner Res.* 2011;26(8):1822-1828.
7. Arieff AI. Hyponatremia, convulsions, respiratory arrest, and permanent brain damage after elective surgery in healthy women. *N Engl J Med.* 1986;314(24):1529-1535.
8. Sterns RH, Nigwekar SU, Hix JK. The treatment of hyponatremia. *Semin Nephrol.* 2009;29(3):282-299.
9. Koenig MA, Bryan M, Lewin JL 3rd, Mirski MA, Geocadin RG, Stevens RD. Reversal of transtentorial herniation with hypertonic saline. *Neurology.* 2008;70(13):1023-1029.
10. Adrogué HJ, Madias NE. Hyponatremia. *N Engl J Med.* 2000;342(21):1581-1589.
11. Hanna RM, Yang W-T, Lopez EA, Riad JN, Wilson J. The utility and accuracy of four equations in predicting sodium levels in dysnatremic patients. *Clin Kidney J.* 2016;9(4):530-539.
12. Mohmand HK, Issa D, Ahmad Z, Cappuccio JD, Kouides RW, Sterns RH. Hypertonic saline for hyponatremia: risk of inadvertent overcorrection. *Clin J Am Soc Nephrol.* 2007;2(6):1110-1117.
13. King JD, Rosner MH. Osmotic demyelination syndrome. *Am J Med Sci.* 2010;339(6):561-567.
14. Reijnders TDY, Janssen WMT, Niamut SML, Kramer AB. Role of risk factors in developing osmotic demyelination syndrome during correction of hyponatremia: a case study. *Cureus.* 2020;12(1):e6547.
15. Gankam Kengne F, Soupart A, Pochet R, Brion J-P, Decaux G. Re-induction of hyponatremia after rapid overcorrection of hyponatremia reduces mortality in rats. *Kidney Int.* 2009;76(6):614-621.
16. Oya S, Tsutsumi K, Ueki K, Kirino T. Reinduction of hyponatremia to treat central pontine myelinolysis. *Neurology.* 2001;57(10):1931-1932.
17. Soupart A, Ngassa M, Decaux G. Therapeutic relowering of the serum sodium in a patient after excessive correction of hyponatremia. *Clin Nephrol.* 1999;51(6):383-386.
18. Perianayagam A, Sterns RH, Silver SM, et al. DDAVP is effective in preventing and reversing inadvertent overcorrection of hyponatremia. *Clin J Am Soc Nephrol.* 2008;3(2):331-336.
19. Sood L, Sterns RH, Hix JK, Silver SM, Chen L. Hypertonic saline and desmopressin: a simple strategy for safe correction of severe hyponatremia. *Am J Kidney Dis.* 2013;61(4):571-578.
20. Pantalone KM, Hatipoglu BA. Hyponatremia and the thyroid: causality or association? *J Clin Med Res.* 2014;4(1):32-36.
21. Rohrscheib M, Rondon-Berrios H, Argyropoulos C, Glew RH, Murata GH, Tzamaloukas AH. Indices of serum tonicity in clinical practice. *Am J Med Sci.* 2015;349(6):537-544.
22. Chung HM, Kluge R, Schrier RW, Anderson RJ. Clinical assessment of extracellular fluid volume in hyponatremia. *Am J Med.* 1987;83(5):905-908.
23. Konstam MA, Gheorghiade M, Burnett JC Jr, et al. Effects of oral tolvaptan in patients hospitalized for worsening heart failure: the EVEREST Outcome Trial. *JAMA.* 2007;297(12):1319-1331.
24. Friedman E, Shadel M, Halkin H, Farfel Z. Thiazide-induced hyponatremia. Reproducibility by single dose rechallenge and an analysis of pathogenesis. *Ann Intern Med.* 1989;110(1):24-30.
25. Liamis G, Milionis H, Elisaf M. A review of drug-induced hyponatremia. *Am J Kidney Dis.* 2008;52(1):144-153.
26. Sterns RH, Silver SM, Hix JK. Urea for hyponatremia? *Kidney Int.* 2015;87(2):268-270.
27. Rondon-Berrios H, Tandukar S, Mor MK, et al. Urea for the treatment of hyponatremia. *Clin J Am Soc Nephrol.* 2018;13(11):1627-1632.

20 高钠血症

Joel M. Topf

相对于低钠血症，高钠血症患者的临床管理更为简单。并且当前对于急性和慢性高钠血症的区分关注较少。治疗错误通常不会导致毁灭性的临床结局，而且高钠血症的诊断也相对简单明了。

为防止渗透压升高，身体通过刺激口渴感增加饮水量并减少肾脏排泄来抵御渗透压的增加，这是通过抗利尿激素（antidiuretic hormone，ADH）主要与肾脏髓质集合管中的 V_2 受体结合介导完成的。需要指出的是，口渴感和饮水的效果非常好，以至于即使完全缺乏 ADH 活性［如完全尿崩症（diabetes insipidus，DI）的情况下］，人们通过增加饮水量也能维持一个正常的渗透压。但在重症监护病房（intensive care unit，ICU）中，由于患者精神状态改变、镇静或插管等原因，患者常常无法对正常口渴感做出反应，因此会失去这种主要防御机制。尽管高血钠症在一般实验室检查结果中极为罕见，但在 ICU 患者中，6% 至 25% 的患者会受到这种问题的影响，这使得高血钠症成为 ICU 环境中一种常见的电解质紊乱问题[1-3]。

临床体征和症状

临床体征和症状方面，随着细胞外液渗透压增加，水分子会从细胞内流出，进而导致细胞萎缩，并导致其功能发生改变。由此造成的主要症状与神经系统问题相关，其中包括倦怠、乏力、易怒、抽搐和昏迷[4]。除此之外，高血钠症还会降低胰岛素敏感性[5]，引起抽筋、横纹肌溶解，并与左心室功能下降有关[6]。该类患者的最明显症状为口渴。除此之外，最令人担忧的发现是，血清钠水平急剧升高可能导致 ODS，而这种综合征常常在慢性低钠血症治疗不当时出现[7]。

需要指出的是，高血钠症所引发的一个最令人担忧的问题就是会导致患者发病率和死亡率增加。并且所有相关研究均证实，高钠血症被认为是一个导致患者死亡的危险因素[3,8,9]。虽然大多数人认为这是疾病严重程度的标志，但即使控制了所有已知的混杂因素，这种关联仍然存在。一些人主张将高血钠症作为 ICU 中患者护理质量较差的标志[10]。

管理

就像大多数电解质紊乱的治疗方案一样，高血钠症的治疗方案依旧缺少坚实的随机对照试验或干预试验的验证。相应治疗建议主要来自回顾性观察性试验，并结合了基本生理学知识和专家意见。高钠血症的标准治疗方法是提供足够的无电解质水来将钠浓度降至正常水平。除提供无电解质水来纠正体液不足问题之外，还需要提供无电解质水来补偿肾脏或非肾脏来源的持续水分流失。需要指出的是，在尿崩症（DI）的情况下，这种水分流失可能相当大。

计算体液不足

通过将血液中钠浓度超过正常值（140mmol/L）的百分比乘以患者预计身体总含水量（total body water，TBW）可以获得与“体液不足”相关的数据。需要指出的是，TBW 的估算需要考虑患者体重、性别和年龄。而性别和年龄用于帮助估算脂肪百分比，由于脂肪几乎不含水分，因此随着脂肪百分比的增加，TBW 百分比会发生下降。与其他群体相比，老年人群体和女性群体通常具有更高的体脂百分比，但个体间存在较大差异。相应标准公式如公式 20.1 所示。

$$\begin{aligned}\text{体液不足} = \text{重量(kg)} \times [&0.6\text{(适用于儿童和男性个体)或}\\ &0.5\text{(适用于女性个体和老年男性个体)或}\\ &0.45\text{(适用于老年女性个体)}] \times \text{(血清钠/140−1)}\end{aligned} \qquad \text{(公式 20.1)}$$

需要指出的是，如果患者存在肥胖，则需要使用与公式 20.2 相比更低的常数。

计算持续性流失

如果患者排尿量适中，则无需将纠正高血钠作为一个优先事项，但随着排尿量增加，将其纳入治疗计划中就变得越来越重要。一种快速估计如何纠正持续流失的方法是忽略第一升排尿。对于每天 1~3L 的尿量，使用无电解质水替换一半的体积，然后使用水替换所有尿量大于 3L 的部分。例如，对于每天排出 6L 尿液的患者：

- 0~1L：忽略
- 1~3L：替换 1 半：1L
- 3~6L：替换 3L
- 全部替换量：4L 无电解质水

对于持续性流失而言，一种更为精确的替代计算方法是使用无电解质水清除率（详见公式 20.2）。

$$无电解质水清除率 = 排液量 \times [1-([尿钠+尿钾]/血清钠)]$$
（公式 20.2）

体液管理

需要指出的是，理想液体为肠内水。然而，ICU 患者通常存在多种禁忌证，不适合肠内进食，因此需要使用 D5W 进行代替。然而，需要谨慎使用。高钠血症可能会增加胰岛素抵抗性，导致高血糖，进而提高渗透压并刺激渗透性利尿，进一步提高血清钠水平[11]。当前专家共识是，纠正高钠血症的速度不应超过 0.5mmol/(L·h) 或 12mmol/d[12]。然而，一项 2019 年的研究并没有发现在 0.5mmol/(L·h) 以下速度纠正的患者中有任何过高的死亡率或发病率[13]。一些数据显示，快速纠正会增加婴儿发生癫痫的风险，但是目前尚无病例系列研究或轶事数据表明快速纠正会导致成人临床结局发生恶化[14]。然而，另一些数据显示，缓慢纠正会导致更糟糕的结果[15]。高钠血症和低钠血症的治疗之间的另一个不同之处在于，低钠血症经常在治疗过程中自发缓解，肾脏恢复了清除多余自由水的能力，因此过度纠正很常见。然而，高钠血症的自发缓解很少见，而治疗不足远比治疗过度更为常见。

寻找并纠正导致水分丢失增加的原因

尽管不喝水或无法对正常口渴反应做出反应是导致高钠血症的根本原因，但在大多数情况下，还存在一个额外因素，即水分丢失增加，这种水分丢失可能是无电解质水的丢失，例如由中枢性疾病或肾原性尿崩症导致的水分丢失，也可以是低渗液体的丢失，例如由利尿剂或渗透性利尿导致的水分丢失。并且应采取措施来识别和纠正这种持续水分丢失问题。

- 纠正渗透性利尿[治疗高血糖，停用钠-葡萄糖共转运蛋白 2 抑制剂(sodium-glucose cotransporter 2 inhibitors，SGLT2i)，停用甘露醇]
- 纠正低血钾和高钙血症
- 停用髓袢利尿剂
- 停用锂盐

如果患者患有肾性尿崩症(nephrogenic diabetes insipidus，NDI)，可通过以下方法减少排尿量：

- 噻嗪类利尿剂和低钠饮食；
- 非甾体抗炎药；
- 乙酰唑胺(这种新型疗法对锂盐引起的 NDI 特别有效)[16]。

诊断

高钠血症的病因始终是饮水不足，而在临床环境中，导致饮水不足的原因包括精神状态改变、意识丧失、插管（使用呼吸机）、因灼伤或手术伤口导致对水分丢失感知丧失等。然而，通常还有另一个推动高钠血症发生的附加因素，它可以进一步细分为以下三类：

1. 肾外水分丧失：因腹泻、出汗、大型开放性伤口（通常是腹部）、发热、烧伤而导致的肾外水分丢失；

2. 肾脏水分丧失：由于肾脏无法充分浓缩尿液，因此会失去低渗透压液体，这种情况被称为肾脏水分丢失。这种情况通常发生在利尿剂使用（如髓袢利尿剂、渗透性利尿剂）或急性肾小管坏死（acute tubular necrosis，ATN）恢复期的多尿期，以及后文将会详细讨论的尿崩症患者身上。

3. 过量钠摄入：多次静脉注射（intravenous，IV）药物可以增加钠负荷，从而导致高钠血症。例如，50ml 安瓿的碳酸氢钠的 Na^+浓度为 1 000mmol/L。使用多剂量碳酸氢钠进行复苏可能会使患者出现高钠血症。此外，无论是故意还是意外摄入 Na^+，都可能导致高钠血症[17,18]。一些药物也含有大量钠，例如替卡西林（ticarcillin）每克含有 5mmol 的 Na^+，每 6 小时用药 3.375g 会导致近 70mmol 的 Na^+摄入。而环丙沙星每克则含有 78mmol 的 Na^+。

尿崩症（diabetes insipidus，DI）

尿崩症（DI）是一种表现为肾脏无法保存水分的病症。患者会排出大量稀释尿，排尿量每小时会多达 1 升。如果患者能够喝水，他们可以通过大量多尿和多饮来维持正常范围内的钠含量。但如果这些患者不能进食或进食受限、昏迷或其他原因无法摄入水分，他们会因排出大量低渗性尿液而迅速脱水并出现高钠血症。可以通过发现低渗性尿液并伴随高钠血症来诊断此疾病。为了区分中枢性尿崩症（central diabetes insipidus，CDI）和肾性尿崩症（nephrogenic diabetes insipidus，NDI），可以给予一定剂量的去氨加压素（desmopressin，DDAVP），这时患者会出现两种反应中的一种：要么尿量减少，尿液浓度升高（观察尿渗透压升高 200mOsm/kg H_2O 或超过 600mOsm/kg H_2O），表明属于 CDI，如尿液浓度和流量不发生变化，则表明其属于 NDI（如表 20.1 所示）[19]。

表 20.1　高钠血症的 DDAVP 试验

条件	DDAVP 之前的尿渗透压	对 DDAVP 的响应
正常	1 200mOsm/kg H_2O，但 CKD 患者可能更低	尿液渗透压或尿量没有增加，因为患者已经处于 ADH 最大活性状态
完全性中枢性尿崩症	低于 290mOsm/kg H_2O	尿渗透压升高 200mOsm/kg H_2O，通常高于 500mOsm/kg H_2O
完全性肾性尿崩症		尿渗透压无变化

续表

条件	DDAVP 之前的尿渗透压	对 DDAVP 的响应
部分性中枢性尿崩症	400~500mOsm/kg H_2O	尿渗透压升高 200mOsm/kg H_2O
部分性肾性尿崩症		尿渗透压无变化

ADH，抗利尿激素；CKD，慢性肾脏疾病；DDAVP，去氨加压素。

中枢性尿崩症（central diabetes insipidus，CDI）

CDI 是一种由于垂体后叶或下丘脑损伤或功能改变所引起的疾病。导致该病的原因包括：肿瘤、创伤、浸润性疾病、感染、缺血性疾病以及手术后的损伤[20]。术后 CDI 可能呈现为三相反应：

1. 患者最初会出现尿崩症，表现为尿量增多，血钠水平升高。这是由于急性垂体损伤所致，阻止了 ADH 的释放。

2. 随后，垂体会分解并释放存储的 ADH，引发第二阶段，症状类似于抗利尿激素异常分泌综合征（antidiuretic hormone secretion，SIADH），表现为尿量减少和血清钠水平下降。

3. 接下来是 CDI 的最后阶段，患者无法再产生或释放 ADH，进而发展为永久性 CDI。

神经外科手术后 CDI 患者需要接受详细的随访，因为很多情况下该病症只是暂时的，随着围术期的进展，水平衡会得到改善。

CDI 的治疗药物包括 DDAVP，这是一种血管升压素 2 受体激动剂（如表 20.2 所示）。

表 20.2 DDAVP 的使用

口服型	IV型	鼻喷雾剂型
从 100μg HS 开始，滴定到 200μg 以防止出现夜尿症 患者可能需要增加给药次数（一日两次或一日三次）以控制多尿症	1~2μg IV（一日两次）	每次喷雾 10μg 1~4 次喷雾，分为三剂

DDAVP，去氨加压素；IV，静脉注射。

肾性尿崩症（nephrogenic diabetes insipidus，NDI）

NDI 是指终末器官对 ADH 的抵抗现象。其中，一些罕见先天性 NDI 起源于 V2 受体或水通道蛋白-2 通道基因的突变。此外，先天性耗盐性肾病“巴特综合征”也会引起 NDI。而在 ICU 病房中，更常见的 NDI 类型为获得性 DI，其发病诱因可能包括药物、电解质紊乱或急性肾损伤恢复等。

药源性肾性尿崩症

众所周知，锂盐是药物致肾性尿崩症发病的罪魁祸首，其中在长期使用锂盐类药物的群体中，高达 55% 的患者会出现 NDI 问题[19]。需要指出的是，在最初阶段，NDI 尚具有可逆性，但其最终会发展为一种不可逆疾病。髓袢利尿剂会阻止髓质间质浓缩过程，这对于使尿液比血浆浓缩至关重要。托伐普坦(tolvaptan)是一种抗利尿激素拮抗剂，可用于减缓多囊肾病的进展，但其会导致 NDI。地美环素(demeclocycline)、膦甲酸钠(foscarnet)和两性霉素 B 也被报道会导致 NDI。请参阅 Garofeanu 等人的系统综述以获得更详细的能够导致 NDI 的药物的列表[21]。需要指出的是，在停用致 NDI 药物后，这种药物所致的 NDI 一般具有可逆性。

电解质引起的肾性尿崩症

高钙血症和低钾血症都可导致 NDI。此外，渗透性利尿也会类似于 NDI，因此纠正高血糖和停止使用甘露醇可起到一定的治疗作用。此外，SGLT2i 会引起糖尿，并在至少一例病例中引起高钠血症[22]。

从 AKI 恢复可能导致 NDI

患者从 AKI 恢复时，通常会经历多尿期，此时他们无法浓缩尿液，易于出现高钠血症，以及低钾和其他电解质流失。这种情况在去梗阻后利尿中尤为常见[23]。

（刘娜 译，徐岩 校）

参考文献

1. Palevsky PM, Bhagrath R, Greenberg A. Hypernatremia in hospitalized patients. *Ann Intern Med.* 1996;124(2):197-203.
2. Funk G-C, Lindner G, Druml W, et al. Incidence and prognosis of dysnatremias present on ICU admission. *Intensive Care Med.* 2010;36(2):304-311.
3. Lindner G, Funk G-C, Schwarz C, et al. Hypernatremia in the critically ill is an independent risk factor for mortality. *Am J Kidney Dis.* 2007;50(6):952-957.
4. Liamis G, Filippatos TD, Elisaf MS. Evaluation and treatment of hypernatremia: a practical guide for physicians. *Postgrad Med.* 2016;128(3):299-306.
5. Hoorn EJ, De Vogel S, Zietse R. Insulin resistance in an 18-year-old patient with Down syndrome presenting with hyperglycaemic coma, hypernatraemia and rhabdomyolysis. *J Intern Med.* 2005;258(3):285-288.
6. Kozeny GA, Murdock DK, Euler DE, et al. In vivo effects of acute changes in osmolality and sodium concentration on myocardial contractility. *Am Heart J.* 1985;109(2):290-296.
7. Shah MK, Mandayam S, Adrogué HJ. Osmotic demyelination unrelated to hyponatremia. *Am J Kidney* Dis. 2018;71(3):436-440.
8. Darmon M, Timsit J-F, Francais A, et al. Association between hypernatraemia acquired in the ICU and mortality: a cohort study. *Nephrol Dial Transplant.* 2010;25(8):2510-2515.
9. O'Donoghue SD, Dulhunty JM, Bandeshe HK, Senthuran S, Gowardman JR. Acquired hypernatraemia is an independent predictor of mortality in critically ill patients. *Anaesthesia.* 2009;64(5):514-520.
10. Polderman KH, Schreuder WO, Strack van Schijndel RJ, Thijs LG. Hypernatremia in the intensive care unit: an indicator of quality of care? *Crit Care Med.* 1999;27(6):1105-1108.

11. Bratusch-Marrain PR, DeFronzo RA. Impairment of insulin-mediated glucose metabolism by hyperosmolality in man. *Diabetes.* 1983;32(11):1028-1034.
12. Adrogué HJ, Madias NE. Hypernatremia. *N Engl J Med.* 2000;342(20):1493-1499.
13. Chauhan K, Pattharanitima P, Patel N, et al. Rate of correction of hypernatremia and health outcomes in critically ill patients. *Clin J Am Soc Nephrol.* 2019;14(5):656-663.
14. Sterns RH. Evidence for managing hypernatremia. *Clin J Am Soc Nephrol.* 2019;14(5):645-647.
15. Bataille S, Baralla C, Torro D, et al. Undercorrection of hypernatremia is frequent and associated with mortality. *BMC Nephrol.* 2014;15:37.
16. Gordon CE, Vantzelfde S, Francis JM. Acetazolamide in lithium-induced nephrogenic diabetes insipidus. *N Engl J Med.* 2016;375(20):2008-2009.
17. Carlberg DJ, Borek HA, Syverud SA, Holstege CP. Survival of acute hypernatremia due to massive soy sauce ingestion. *J Emerg Med.* 2013;45(2):228-231.
18. Baugh JR, Krug EF, Weir MR. Punishment by salt poisoning. *South Med J.* 1983;76(4):540-541.
19. Sands JM, Bichet DG; American College of Physicians, American Physiological Society. Nephrogenic diabetes insipidus. *Ann Intern Med.* 2006;144(3):186-194.
20. Garrahy A, Moran C, Thompson CJ. Diagnosis and management of central diabetes insipidus in adults. *Clin Endocrinol.* 2019;90(1):23-30.
21. Garofeanu CG, Weir M, Rosas-Arellano MP, Henson G, Garg AX, Clark WF. Causes of reversible nephrogenic diabetes insipidus: a systematic review. *Am J Kidney Dis.* 2005;45(4):626-637.
22. Kaur A, Winters SJ. Severe hypercalcemia and hypernatremia in a patient treated with canagliflozin. *Endocrinol Diabetes Metab Case Rep.* 2015;2015:150042.
23. Moeller HB, Rittig S, Fenton RA. Nephrogenic diabetes insipidus: essential insights into the molecular background and potential therapies for treatment. *Endocr Rev.* 2013;34(2):278-301.

21 低钾血症和高钾血症

Benjamin Ko

低钾血症和高钾血症是重症监护室（intensive care unit，ICU）环境中最为常见的电解质紊乱问题。将近一半（约 50%）的 ICU 患者仅患有高钾血症。同时，低钾血症、高钾血症和钾浓度的变化都与全因死亡率独立相关[1,2]。此外，钾浓度也是入住 ICU 后 30 天全因死亡的强预测因素[3]。尽管钾离子是人体内最丰富的阳离子之一，但仅有很小一部分存在于血清中，其余 98% 则位于细胞内。这种细胞内外差异（细胞内 60mEq 与细胞外 3 000mEq）是细胞静息膜电位的主要决定因素。因此，在 ICU 中血清钾必须得到严密调节，任何低钾血症或高钾血症的情况都需要立即得到处理。

正常钾稳态

胞内和胞外 K^+浓度之间的巨大差异由 Na^+/K^+-ATP 酶维持，其活性受胰岛素、儿茶酚胺、渗透压和酸碱状态的调节。其中胰岛素和 β 肾上腺素刺激促进细胞内 K^+的流入，而 α 肾上腺素和渗透压增高则刺激 K^+的流出[4-6]。酸碱和钾之间的关系更加复杂，矿物酸中毒（非间隙性酸中毒）导致 K^+流出的程度远大于有机酸中毒（乳酸中毒）或呼吸性酸中毒。

在肾脏中，K^+经过自由过滤，然后在近曲小管和粗升支中被重吸收[7,8]。当体内出现低钾血症的情况时，集合管中的间质细胞可以进一步吸收 K^+[7,8]。在集合管中，K^+则通过主细胞中的肾脏外髓钾（renal outer medulla potassium，ROMK）通道和主细胞、间质细胞中的大流量钙激活钾通道（big potassium，BK）被分泌出来[7,8]。这些分泌过程受到醛固酮和高管道流速的刺激。需要指出的是，尽管这些 K^+分泌的刺激通常相反，但它们可以确保足够的 K^+分泌，且这一机制与体液容量的状态无关[8]。

低钾血症

临床后遗症

低钾血症定义为血清中的 K^+浓度低于 3.5mEq/L。低钾血症的临床表现与其严重程度密切相关。当患者血清 K^+水平低于 2.5mEq/L 时，其可能会出现肌无力和横纹肌溶解问题；而当患者血清 K^+低于 2.0mEq/L 时，患者才可能会罕见的出现 ICU 中最为担忧的并发症，即“呼吸肌无力”[9,10]。此外，低钾血症还可能导致慢性的肾脏电解质代谢异常和糖耐量障碍。

相反，心脏传导异常与低钾血症的程度无关[11]。因此，期前收缩、室性期前收缩、窦性心动过缓、结节性心律、房室传导阻滞和室性心动过速在低钾血症中的发生情况各不相同[12]。同时，地高辛的存在、镁缺乏或心肌缺血已被证明可能加重低钾血症所致的心律失常。低钾血症患者的心电图(electrocardiogram，ECG)表现经典，其中包括ST段压低、T波幅度降低和U波幅度增高(如图21.1所示)[13]。总而言之，低钾血症的临床后遗症在不同方面表现出不同的症状[12,14]。

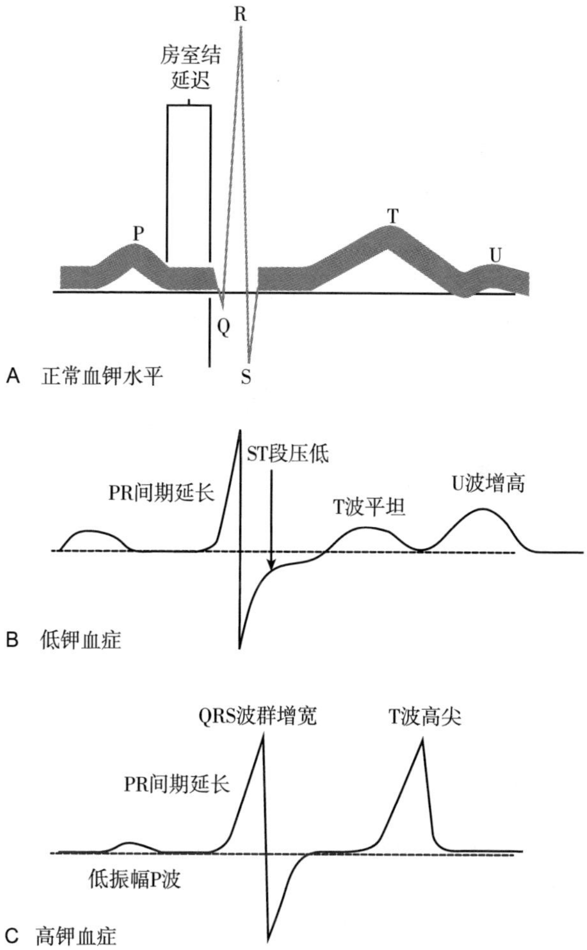

图 21.1 低钾血症/高钾血症患者的心电图改变。AV，房室

病因/诊断

低钾血症通常是由任何一个或多个部位对 K^+的正常处理发生障碍(其中包括减少摄入、增加排泄或细胞内转移增加)引起。其中最常见的病因已列在表 21.1 之中。

表 21.1　ICU 环境中低钾血症的常见病因

减少摄入	肾脏排泄量增加	肾外排泄量增加	细胞内转移
营养不良	利尿剂使用	腹泻	碱中毒
吸收不良	代谢性碱中毒	瘘管	β 受体激动剂
酗酒	尿酮	肠切除/造口	胰岛素
	低镁血症	出汗过多	周期性瘫痪
	盐皮质激素过度分泌		甲状腺毒症
			茶碱/咖啡因

对低钾血症病因的诊断应基于病史、体格检查和实验室评估;并且通过对肾脏反应进行评估可帮助医生更为精确地确定病因。在正常情况下,24 小时尿钾值低于 25mEq/d 为肾脏对低钾血症的正常反应,然而在 ICU 环境下,及时评估肾脏钾处理的情况更具实际意义。不过,需要指出的是,这些评估受尿液浓度的限制,因此需要对数据进行指数化处理。

可以使用即时测定的钾/肌酐比值。尿钾(K^+)/肌酐(Cr)比值小于 13mEq/mg Cr(2.5mEq/mmol Cr)是肾脏对低钾血症的适当反应。高于此值表明存在肾性钾流失[15]。

另外,低钾血症情况下跨肾小管钾离子梯度(transtubular K^+ gradient,TTKG)小于 3 是肾脏对低钾血症的正常反应[16]。然而,TTKG 要求“尿渗透压大于血清渗透压”和“尿钠水平大于 25mEq/L”。此外,TTKG 假设髓质集合管中没有明显的溶质重吸收,因此渗透压的任何增加纯粹是由于水的重吸收作用。由于这一段存在尿素重吸收,因此 TTKG 的有效性受到了质疑[17]。

$$\text{TTKG}=[(\text{尿}(K^+)/\text{血}(K^+)]/(\text{尿渗透压}/\text{血渗透压})$$ [18]

治疗

不出意外的是,在除细胞 K^+内转移引起的低钾血症情况下(详见表 21.1),治疗低钾血症的主要方法是补充钾。在各种可用的制剂中,氯化钾是首选药物。口服氯化钾为首选干预策略,40~60mEq 剂量的氯化钾可使患者血钾峰值水平上升 1~1.5mEq/L[19]。静脉注射氯化钾也可用于治疗低钾血症,但应与生理盐水一起使用,而不是葡萄糖,因为葡萄糖会刺激胰岛素分泌并促使细胞

内 K^+内转移。输注速率可高达 20~40mEq/h,但在这些速率下使用时需要极度谨慎[20]。

除了补充 K^+以外,还应注意血清镁水平。Mg^{2+}通常能够抑制 K^+的分泌,因此低镁血症时,会迫使肾脏排出 K^+[21]。

尽管罕见,但因胞内钾重新分配引起的低钾血症(如甲状腺毒性周期性瘫痪或低钾周期性瘫痪)往往会导致严重的反弹性高钾血症。因此,在治疗后,所有低钾血症患者都需要仔细监测血清钾水平。

高钾血症

临床后遗症

高钾血症被定义为血清钾离子浓度大于 5.3mEq/L。升高的血清钾离子浓度可以导致肌肉无力和代谢性酸中毒,但最令人担忧的是,高钾血症与传导异常和心律失常有关,其中最明显的包括窦性心动过缓、窦性停搏、缓慢的室性节律、室性心动过速、室颤和停搏。

高钾血症会引起多种心电图异常,例如尖峰 T 波、QT 间期缩短、PR 间期和 QRS 间期延长,但是有趣的是,ECG 变化与高钾血症的程度之间并不具有显著相关,具体见图 21.1[14,22]。尽管高钾血症的慢性化似乎提供了一种保护作用,但其具体机制尚不明确。需要指出的是,高钾血症对心脏的影响的不可预测性和严重性使其成为真正的医疗急症。

病因和诊断

高钾血症通常是由于 K^+的排泄减少或 K^+向细胞外转移增加所致。最常见的原因列于表 21.2 中。与低钾血症不同,除非伴有晚期慢性肾脏病(chronic kidney disease,CKD)或终末期肾脏病(end-stage kidney disease,ESKD),饮食摄入很少是单独引起高钾血症的原因。

表 21.2 ICU 中高钾血症的常见病因

摄入增加	肾脏排泄量减少	细胞外转移
饮食	AKI	无机酸血症
补钾	晚期 CKD	细胞缺血/坏死
管饲	容量耗尽	横纹肌溶解症
TPN	有效减少的循环量	肿瘤溶解术
输血	ACE 抑制剂/ARB	溶血
	低醛固酮症	胰岛素缺乏

续表

摄入增加	肾脏排泄量减少	细胞外转移
	肝素	地高辛
	氨苯蝶啶	琥珀酰胆碱
	螺内酯	
	钙调神经磷酸酶抑制剂	
	阿米洛利	

ACE,血管紧张素转换酶;AKI,急性肾损伤;ARB,血管紧张素受体阻滞剂;CKD,慢性肾脏病;TPN,完全肠外营养。

需要指出的是,在诊断过程中,需要仔细对高钾血症与假性高钾血症加以鉴别,然后才可确定其具体病因。其中,假性高钾血症一般与抽血过程中的细胞溶血相关,但也可能与血小板增多或白细胞显著增多有关[23]。

与高钾血症类似,可以使用跨肾小管钾离子梯度(TTKG)来评估肾脏对高钾血症的贡献,不过需要注意其限制条件。对于高钾血症患者,如果TTKG小于6,则说明肾脏的钾分泌和最终排泄存在障碍[16,24]。然而,需要注意的是,钾平衡是摄入、细胞分布和肾脏分泌的净效应,因此高钾血症通常涉及多种因素的参与。除肾脏钾排泄极度降低的情况(例如无尿AKI和ESRD)外,大多数高钾血症的发生都涉及多种因素。在轻度至中度CKD中,机体存在K^+适应性,可增强肾小管K^+分泌,因此,除非肾小球滤过率(GFR)降至10ml/min以下,否则高钾血症通常不会单独发生[25]。因此,在大多数高钾血症病例中,不应仅依赖TTKG(尤其是尿钾)进行临床决策。

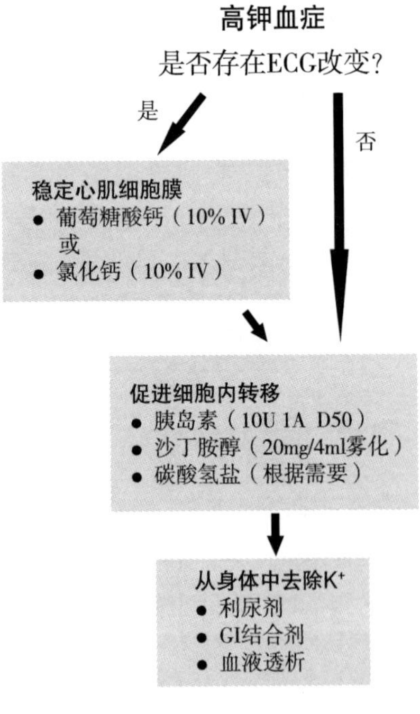

图21.2 治疗高钾血症的方法。ECG,心电图;GI,胃肠道;IV,静脉注射

治疗

高钾血症是一种需要迅速处理的严重医疗紧急情况。需要指出的是,不论其病因如何,急性高钾血症的治疗方法均无二致,因此一旦诊断出高钾血症,就应立即开始治疗(如图21.2和表21.3所示)。

表 21.3 高钾血症紧急治疗药物

治疗	剂量	峰值起效时间	持续时间
钙	1g 葡萄糖酸钙或氯化钙	即刻	60min
胰岛素/葡萄糖	10U 胰岛素/25g 葡萄糖	1h	6h
沙丁胺醇	5ml 雾化吸入，10ml	1~2h	3~6h
碳酸氢钠	400mEq	3h	6+h
聚苯硫酸钠	15~30g（口服或直肠）	2h	4~6h
环硅酸锆盐	10g	1h	6+h

钙起着稳定心脏膜的作用，因此可以缓解因高钾血症引起的心脏传导异常，并能使 ECG 正常化。理论上，氯化钙比葡萄糖酸钙更有效，因为氯化钙中游离钙的可用性更高。然而，由于氯化钙更有可能导致静脉硬化，因此葡萄糖酸钙是首选药物。如果 ECG 变化持续存在，应再次给予钙，并每小时重复给药，直至高钾血症得到缓解。

需要指出的是，胰岛素、沙丁胺醇和碳酸氢钠均可通过引起细胞内外钾离子转移来发挥作用。其中，胰岛素的作用时间为 15 分钟，并在 1 小时的时候达到其效应峰值[26]。并且为了避免低血糖，胰岛素应与葡萄糖一起使用，通常使用 10U 胰岛素和 25g 葡萄糖。而沙丁胺醇通过刺激 β2 受体发挥作用，但由于其主要的副作用是心动过速，因此其使用受到一定限制[27]。尽管碳酸氢钠在经典上被认为是通过诱导细胞内外钾离子转移起作用，但常用剂量（50~100mEq）下尚无证据能够证明其确实具有上述效用[26,28]。这些药物可以协同作用，但由于它们具有相似的作用机制，因此它们发挥临床效用的模式主要是相加而不是协同。需要注意的是，这些治疗仅是暂时性的，一旦高钾血症得到缓解，仍需要处理其根本原因[29]。

口服药物，如聚苯乙烯钠（SPS）、帕替罗姆和环硅酸锆盐，能够结合肠道中的 K^+，因此可以有效清除体内多余的 K^+[30-32]。尽管这些药物在临床实践中被广泛使用，但人们在它们的起效时间和最佳用法仍存在争议。过去的研究表明，SPS 能够有效地降低血清钾水平，但最近的研究结果则显示 SPS 对血清钾水平的影响很小[33,34]。帕替罗姆在急性高钾血症的治疗中可能发挥作用，但目前尚未得到相关数据的证实。环硅酸锆盐在慢性肾病和终末期肾病患者中均有效，除此之外，另外一些研究中也显示其能够在 1 小时内降低血清 K^+水平，但对于高钾血症的 ICU 患者，目前尚无足够的证据能够支持其在该类患者中同样具有良好的效用[31,35]。虽然缺乏在急性肾损伤或 ICU 环境中使用这些药物的相关数据，但已有报道显示这些药物在住院患者中耐受性良好。因此可以预见的是，未来会有更多旨在评估这些药物在这些患者人群中的疗效的研究。

由于K^+的分泌取决于醛固酮和远端钠输送，因此导致醛固酮水平高和远端钠输送量高之间失配的药物（例如髓袢利尿剂）对于高钾血症患者而言是一种有吸引力的治疗方法，尤其是对于没有严重肾功能损伤的患者。尽管如此，目前还没有公布的数据表明利尿剂治疗可明显增加K^+的排泄。

在出现持续危及生命的高钾血症时，即使进行了上述治疗，或者患者存在严重的肾功能损伤的情况下，透析是降低血清钾水平的有效方法。研究表明，透析是最快速的去除K^+的方法。在1小时内，透析可以将血清钾水平降低1.34mEq/L，而在为期4小时的透析过程中，总共可将血清钾水平降低60~140mEq[26,36]。尽管使用1K透析液的方法存在争议，因为人们担心会引发心律失常，但在ICU患者中未观察到1K透析液与猝死之间的关联。相反，人们在慢性ESRD人群中观察到了这种相关性[37,38]。值得注意的是，一项随机交叉研究表明，使用1K透析液进行透析可以减少室性早搏（premature ventricular contraction，PVC）的发生[37,39,40]。对于不能耐受间歇性血液透析（intermittent hemodialysis，IHD）的患者，连续肾脏替代治疗（continuous kidney replacement therapy，CKRT）已被证明是一种有效的治疗方法[41]。

通过透析和使用胃肠道结合剂（gastrointestinal，GI）和利尿剂，由于血清钾降低，且存在有利于钾离子在细胞外的转移的电化学梯度，因此患者血清钾水平会在治疗后约6小时反弹[42]。而导致K^+向细胞内的转移的药物（如胰岛素和沙丁胺醇）则常常加重这种反弹效应，进而导致临床上显著的反弹性高钾血症。在持续发生溶血、细胞死亡或横纹肌溶解等情况下，这些影响可能需要经常进行IHD甚至转换为CKRT，以维持正常血清钾水平。

一旦高钾血症得到及时治疗，针对高钾血症的管理主要是确定其潜在诱因，并尽可能消除可能导致高钾血症的恶化因素。此外，在急性治疗期间，之前提到可在快速治疗过程中使用的口服型钾结合剂也可以长期使用。目前常用的是药物为SPS硫酸盐，用药频率通常为每天1~2次，但近期存在有关其安全性的担忧[43,44]。除此之外，环硅酸锆盐在慢性情况中的表现良好[31]。另一个选择是帕替罗姆，虽然其在急性治疗方面的使用有限，但在慢性治疗中患者对其具有很好的耐受性[30,32]。

总结

- 在ICU环境中，钾的调节失常很常见，并且与显著死亡率有关；
- K^+失调可以由K^+摄入、K^+细胞内转移和肾脏K^+调节紊乱引起；
- 可以使用即刻尿钾/肌酐比值或TTKG来确定肾脏调节在K^+失调中所起的作用；
- 及时治疗低钾和高钾具有至关重要的意义。

（刘娜 译，徐岩 校）

参考文献

1. Hessels L, Hoekstra M, Mijzen LJ, et al. The relationship between serum potassium, potassium variability and in-hospital mortality in critically ill patients and a before-after analysis on the impact of computer-assisted potassium control. *Crit Care.* 2015;19:4.
2. Tongyoo S, Viarasilpa T, Permpikul C. Serum potassium levels and outcomes in critically ill patients in the medical intensive care unit. *J Int Med Res.* 2018;46:1254-1262.
3. McMahon GM, Mendu ML, Gibbons FK, et al. Association between hyperkalemia at critical care initiation and mortality. *Intensive Care Med.* 2012;38:1834-1842.
4. Palmer BF, Clegg DJ. Electrolyte and acid-base disturbances in patients with diabetes mellitus. *N Engl J Med.* 2015;373:548-559.
5. Williams ME, Gervino EV, Rosa RM, et al. Catecholamine modulation of rapid potassium shifts during exercise. *N Engl J Med.* 1985;312:823-827.
6. Zierler KL, Rabinowitz D. Effect of very small concentrations of insulin on forearm metabolism. Persistence of its action on potassium and free fatty acids without its effect on glucose. *J Clin Invest.* 1964;43:950-962.
7. Giebisch G, Wang W. Potassium transport: from clearance to channels and pumps. *Kidney Int.* 1996;49:1624-1631.
8. Palmer BF. Regulation of potassium homeostasis. *Clin J Am Soc Nephrol.* 2015;10:1050-1060.
9. Comi G, Testa D, Cornelio F, et al. Potassium depletion myopathy: a clinical and morphological study of six cases. *Muscle Nerve.* 1985;8:17-21.
10. Shintani S, Shiigai T, Tsukagoshi H. Marked hypokalemic rhabdomyolysis with myoglobinuria due to diuretic treatment. *Eur Neurol.* 1991;31:396-398.
11. Siegel D, Hulley SB, Black DM, et al. Diuretics, serum and intracellular electrolyte levels, and ventricular arrhythmias in hypertensive men. *JAMA.* 1992;267:1083-1089.
12. Helfant RH. Hypokalemia and arrhythmias. *Am J Med.* 1986;80:13-22.
13. Shapiro W. Correlative studies of serum digitalis levels and the arrhythmias of digitalis intoxication. *Am J Cardiol.* 1978;41:852-859.
14. Porth CM. *Essentials of Pathophysiology.* 3rd ed. Wolters Kluwer/Lippincott Williams and Wilkins; 2011.
15. Lin SH, Lin YF, Chen DT, et al. Laboratory tests to determine the cause of hypokalemia and paralysis. *Arch Intern Med.* 2004;164:1561-1566.
16. Ethier JH, Kamel KS, Magner PO, et al. The transtubular potassium concentration in patients with hypokalemia and hyperkalemia. *Am J Kidney Dis.* 1990;15:309-315.
17. Kamel KS, Halperin ML. Intrarenal urea recycling leads to a higher rate of renal excretion of potassium: an hypothesis with clinical implications. *Curr Opin Nephrol Hypertens.* 2011;20:547-554.
18. West ML, Marsden PA, Richardson RM, et al. New clinical approach to evaluate disorders of potassium excretion. *Miner Electrolyte Metab.* 1986;12:234-238.
19. Keith NM, Osterberg AE, Burchell HB. Some effects of potassium salts in man. *Ann Intern Med.* 1942;16:879-892.
20. Hamill RJ, Robinson LM, Wexler HR, et al. Efficacy and safety of potassium infusion therapy in hypokalemic critically ill patients. *Crit Care Med.* 1991;19:694-699.
21. Huang CL, Kuo E. Mechanism of hypokalemia in magnesium deficiency. *J Am Soc Nephrol.* 2007;18:2649-2652.
22. Montague BT, Ouellette JR, Buller GK. Retrospective review of the frequency of ECG changes in hyperkalemia. *Clin J Am Soc Nephrol.* 2008;3:324-330.
23. Palmer BF, Clegg DJ. Hyperkalemia. *JAMA.* 2015;314:2405-2406.
24. Palmer BF, Clegg DJ. The use of selected urine chemistries in the diagnosis of kidney disorders. *Clin J Am Soc Nephrol.* 2019;14(2):306-316.
25. Stanton BA. Renal potassium transport: morphological and functional adaptations. *Am J Physiol.* 1989;257:R989-R997.
26. Blumberg A, Weidmann P, Shaw S, et al. Effect of various therapeutic approaches on plasma potassium and major regulating factors in terminal renal failure. *Am J Med.* 1988;85:507-512.
27. Allon M, Dunlay R, Copkney C. Nebulized albuterol for acute hyperkalemia in patients on hemodialysis. *Ann Intern Med.* 1989;110:426-429.
28. Allon M, Shanklin N. Effect of bicarbonate administration on plasma potassium in dialysis patients: interactions with insulin and albuterol. *Am J Kidney Dis.* 1996;28:508-514.
29. Allon M, Copkney C. Albuterol and insulin for treatment of hyperkalemia in hemodialysis patients. *Kidney Int.* 1990;38:869-872.
30. Bakris GL, Pitt B, Weir MR, et al. Effect of Patiromer on serum potassium level in patients with hyperkalemia and diabetic kidney disease: the AMETHYST-DN Randomized Clinical Trial. *JAMA.* 2015;314:151-161.
31. Kosiborod M, Rasmussen HS, Lavin P, et al. Effect of sodium zirconium cyclosilicate on po-

tassium lowering for 28 days among outpatients with hyperkalemia: the HARMONIZE randomized clinical trial. *JAMA*. 2014;312:2223-2233.
32. Weir MR, Bakris GL, Bushinsky DA, et al. Patiromer in patients with kidney disease and hyperkalemia receiving RAAS inhibitors. *N Engl J Med*. 2015;372:211-221.
33. Batterink J, Lin J, Au-Yeung SHM, et al. Effectiveness of sodium polystyrene sulfonate for short-term treatment of hyperkalemia. *Can J Hosp Pharm*. 2015;68:296-303.
34. Scherr L, Ogden DA, Mead AW, et al. Management of hyperkalemia with a cation-exchange resin. *N Engl J Med*. 1961;264:115-119.
35. Fishbane S, Ford M, Fukagawa M, et al. A phase 3b, randomized, double-blind, placebo-controlled study of sodium zirconium cyclosilicate for reducing the incidence of predialysis hyperkalemia. *J Am Soc Nephrol*. 2019;30:1723-1733.
36. Ahmed J, Weisberg LS. Hyperkalemia in dialysis patients. *Semin Dial*. 2001;14:348-356.
37. Karnik JA, Young BS, Lew NL, et al. Cardiac arrest and sudden death in dialysis units. *Kidney Int*. 2001;60:50-357.
38. Pun PH, Lehrich RW, Honeycutt EF, et al. Modifiable risk factors associated with sudden cardiac arrest within hemodialysis clinics. *Kidney Int*. 2011;79:218-227.
39. Hou S, McElroy PA, Nootens J, et al. Safety and efficacy of low-potassium dialysate. *Am J Kidney Dis*. 1989;13:137-143.
40. Redaelli B, Locatelli F, Limido D, et al. Effect of a new model of hemodialysis potassium removal on the control of ventricular arrhythmias. *Kidney Int*. 1996;50:609-617.
41. John AK, Raghavan M, Mitra KN. *Indications, Timing, and Patient Selection Continuous Renal Replacement Therapy*. Oxford: Oxford University Press.
42. Blumberg A, Roser HW, Zehnder C, et al. Plasma potassium in patients with terminal renal failure during and after haemodialysis; relationship with dialytic potassium removal and total body potassium. *Nephrol Dial Transplant*. 1997;12:1629-1634.
43. Abraham SC, Bhagavan BS, Lee LA, et al. Upper gastrointestinal tract injury in patients receiving kayexalate (sodium polystyrene sulfonate) in sorbitol: clinical, endoscopic, and histopathologic findings. *Am J Surg Pathol*. 2001;25:637-644.
44. Harel Z, Harel S, Shah PS, et al. Gastrointestinal adverse events with sodium polystyrene sulfonate (Kayexalate) use: a systematic review. *Am J Med*. 2013;126:264.e29-264.e24.

22

低钙血症和高钙血症

Anna L. Zisman

钙是一种对体内平衡至关重要的二价阳离子。除了作为骨骼的核心成分外，钙还调节 Na^{+}通道的激活阈值，包括负责心脏动作电位、神经活动、肌肉功能和肠动力的通道。作为第二信使，它调节无数胞内蛋白，且在细胞损伤和死亡过程中起重要作用[1]。血清钙水平受甲状旁腺激素(PTH)、维生素 D(骨化三醇)以及降钙素(程度较低)的密切调节。这些内分泌因素改变了钙在胃肠道(GI)黏膜、肾小管和骨骼中的活动[2]。

人体 99% 以上的钙储存在骨骼中，而只有不到 1% 存在于细胞内。只有 0.1% 的钙存在于细胞外液(extracellular fluid，ECF)中，这是通过实验室检测得到。在 ECF 中，约 50% 的钙以离子钙(生物活性形式)的形式存在，即生物活性形式。约 45% 的钙与蛋白质结合，其余部分则与阴离子络合，如柠檬酸盐、磷酸盐、硫酸盐和碳酸氢盐。因此，离子钙部分取决于血清 pH 值和蛋白质浓度，低白蛋白血症和酸中毒会增加游离钙[3,4]。在低血清白蛋白的情况下，可以估算改变后的血清钙[4]。

$$校正钙 = 血清钙+0.8\times [4.0-血清白蛋白(g/dl)]$$

然而，在重症监护环境中，估计的钙值和测量的游离钙值之间的相关性较差并不罕见。危重症患者常见的酸碱状态紊乱或血清总蛋白变化不会导致血清总钙浓度的变化，因此在重症监护室(ICU)进行常规血清检测时可能会忽略生物活性离子钙浓度的潜在显著变化[5]，由于这些问题，重症监护团队通常依赖于游离钙的测量[6]。

危重症患者血清钙异常的流行病学及意义

游离钙水平的波动在重症监护环境中很常见，超过 50% 的患者在 ICU 期间的某个时刻出现[7-9]。然而，大多数情况下，这些异常不是因为钙稳态的显著潜在紊乱，而是反映了危重疾病状态[8,10,11]。其中，最常见的异常是低钙血症，它已被反复确认为是 ICU 死亡的危险因素[7,8,11,12]。最近的研究指出，一旦校正了游离低钙血症与疾病严重程度评分的显著相关性，其对死亡率的影响就会减弱[7,8]。

重症监护室的低钙血症

临床表现

低钙血症的临床症状取决于异常的严重程度和慢性程度。破伤风是其典型并发症，反映了神经肌肉的过度敏感性[7]。早期症状包括口周麻木、远端感觉异常和肌肉痉挛。更严重的症状可能包括 QT 间期延长导致的局灶性或全身性癫痫发作、支气管痉挛和心律失常[13]。患有慢性病程且血清钙逐渐下降的患者可能会出现疲劳、易怒、焦虑和抑郁，或可能无症状。

鉴别诊断

低钙血症的鉴别诊断范围很广（表 22.1），尽管如前所述，绝大多数危重症患者没有潜在的钙稳态异常。尽管低钙血症的病因有时很明显，如甲状旁腺切除术后患者或根治性颈部淋巴结清扫，但评估低钙血症一般方法是确定 PTH 值是低还是高（表 22.1）。可根据结果和临床表现进行进一步评估。

表 22.1 成人低钙血症的鉴别诊断

- 低 PTH 相关
  - 活性甲状旁腺组织丢失
    - 手术后（甲状腺、甲状旁腺、颈部清扫）
    - 自身免疫性
    - 渗透性的
    - 遗传性疾病
      - X 连锁或常染色体隐性甲状旁腺功能减退症
      - DiGeorge 综合征
  - PTH 调节异常
    - 低镁血症
    - X 连锁或常染色体隐性甲状旁腺功能减退症
    - 钙敏感受体（calcium-sensing receptor，CaSR）突变
- 与高 PTH 相关
  - 慢性肾脏病
  - 维生素 D 缺乏
  - PTH 抵抗（假性甲状旁腺功能减退症）
  - 危重症或败血症
  - 血管外沉积
    - 急性胰腺炎
    - 横纹肌溶解
    - 高磷血症
    - 转移性成骨细胞病
- 药物或治疗
  - 肠外磷酸盐补充
  - 双膦酸盐
  - 地诺单抗
  - 拟钙剂
  - 膦甲酸盐
  - 喷他脒
  - 顺铂
  - 多柔比星
  - 氨基糖苷类
  - 柠檬酸盐（大量输血、抽血、透析）

PTH，甲状旁腺素。

在患有低钙血症的危重症患者中，50%以上的低钙血症病因仍不确定[11]。脓毒症与低钙血症[14-16]、维生素D缺乏和抵抗[16,17]、获得性甲状旁腺功能减退[18,19]以及1-α羟化酶缺乏密切相关，这些都是炎症状态的潜在机制[16]。

治疗

ICU治疗低钙血症的方法取决于低钙血症程度、症状严重程度和病因。

对于严重低钙血症患者，如果出现抽搐、心律失常或癫痫发作的急性症状，应在10至20分钟内给予100~200mg钙，然后再输注钙0.5~1.5mg/(kg·h)，以防止复发低钙血症[11,20]。两种常用的钙溶液是10%氯化钙(每10ml瓶中含272mg钙)和10%葡萄糖酸钙(每10ml小瓶含90mg钙)[11,20]。这两种溶液都是高渗性的，如果可能的话，应该通过中心静脉给药。如果通过外周注射，葡萄糖酸钙是首选药物。接受静脉注射钙的患者需要密切监测，因为钙输注可能会导致心动过缓和心律失常[11,20]。由于镁缺乏导致低钙血症在重症监护中很常见，因此必须同时纠正[11,21]。还应检查并补充血清中25-羟基维生素D的水平，可以考虑用活化维生素D(骨化三醇)治疗，以增加肠道对钙的吸收，有助于更早地停止持续钙输注[11,20]。

对无症状的危重症低钙血症患者的治疗存在争议。低钙血症与心脏功能不全和低血压有关[16,22]，并且钙剂的补充可改善游离钙低于1.05mmol/L的ICU患者的血压和心室功能[23]。然而，2008年Cochrane的一项综述包括了五项涉及159名受试者的随机对照试验，未发现明确的证据表明在危重症患者中补充钙会影响预后[24]，因为没有一项研究评估了死亡率、器官功能障碍或住院时间。此外，数据表明，危重症患者的低钙血症不适合治疗[25]。在一项研究中，在一家医院的一个月内进行了约4 700次游离钙检测，其中约一半异常。在同一时间范围内，大约使用了20 000瓶10ml的葡萄糖酸钙。研究作者注意到，静脉注射钙对随后游离钙水平几乎没有影响[25,26]。一些数据表明，事实上，补钙可能是有害的，因为一些脓毒症的动物模型已经证明补钙会增加死亡率[27-29]。在匹兹堡一项针对低钙血症危重症患者的回顾性队列研究中，补钙也显著增加了死亡率[27]。在526名脓毒症患者中，377名(72%)为低钙血症。93名患者在ICU期间接受了静脉补钙。在调整疾病严重程度和其他合并症后，那些接受钙补充的人死亡风险增加，肾功能不全风险增加，不依赖呼吸机的天数显著减少[27]。

低血钙的特殊情况可能需要一种有针对性的治疗方法，补充是合理的，包括血液透析继发的低血钙，或在大规模输血方案(massive transfusion protocol，MTP)期间与柠檬酸螯合引起的低钙血症[25]。在对需要肾脏替代治疗的AKI患者进行的一项大型试验的二次分析中，即使调整了疾病严重程度，严重的低钙血症也能预测死亡率，尽管补充钙是否会改变这种关联尚不清楚[30]。在创伤相关MTP的设置中，较低的游离钙也与较高的死亡率(和较高的输血量)相关。MTP期间，最佳钙替代治疗方案仍然不确定；然而，每输2~4个单位的血液制品，特别是在预计需要输注超过15个单位的情况下，可能需要至少2g氯化钙(约6g葡萄糖酸钙)。如果存在肝功能不全，可能会进一步损害柠檬酸盐代谢，这种相关性会更明显。尽管尚不清楚钙补充是否会影响发病率和死亡率[31]。

高钙血症

临床表现

高钙血症的临床表现多种多样，涉及多个器官系统，较高的血清浓度会增加出现症状的可能性。通常，患者的血清钙水平低于11.5mg/dl时无症状，高于此水平时，需要紧急的纠正以减少并发症的风险。在神经系统方面，当水平较高时，可能会出现精神状态改变、嗜睡、精神错乱和精神疾病，而心血管症状可能包括高血压和心律失常如QT间期缩短、心脏传导阻滞和心搏骤停。值得注意的是，高钙血症可能会增加洋地黄毒性的风险（见第27章）。胃肠道症状可能包括便秘、恶心呕吐、食欲缺乏、腹痛、胰腺炎和消化性溃疡。可能存在急性和慢性肾病，以及肾结石和肾钙沉积。由于无法最大程度浓缩尿液，可能会出现多尿和多饮。这源于钙介导的水通道蛋白-2的下调[32]和$Na^+K^+:2Cl^-$共转运蛋白的抑制[33]，导致逆流浓缩机制的失调。骨痛、骨折和骨矿物质丢失导致的骨质疏松可能会使临床病程复杂化。

鉴别诊断

虽然高钙血症的鉴别范围很广（表22.2），但到目前为止，住院患者最常见的

表22.2　高钙血症的鉴别诊断

PTH依赖性高钙血症	弥漫性骨髓浸润
原发性甲状旁腺功能亢进	骨转移伴细胞因子释放
偶发	长时间制动
腺瘤或增生	肠外营养
家族性	肉芽肿性疾病
孤立性原发性甲状旁腺功能亢进	结节病
与多发性内分泌肿瘤Ⅰ或Ⅱ相关	肺结核
三发性甲状旁腺功能亢进	球孢子菌病
锂	内分泌失调
家族性低钙尿高钙血症	甲状腺功能亢进
非PTH依赖性高钙血症	肾上腺功能不全
恶性肿瘤	肢端肥大症
内分泌高钙血症	嗜铬细胞瘤
PTH相关蛋白	药物
1,25-羟基维生素D过量	维生素D和维生素D类似物
恶性骨溶解	钙（乳碱综合征）
	维生素A
	噻嗪类利尿药

PTH，甲状旁腺素。

病因是原发性甲状旁腺功能亢进和恶性肿瘤相关的高钙血症。在ICU环境中，长时间制动和肠外营养也可能是导致高钙血症的因素。诊断上，重要的是确定疾病过程是PTH依赖性还是非PTH依赖性的，根据结果进行进一步的检测。

治疗

一般治疗

ICU治疗高钙血症取决于高钙血症的病因和严重程度、症状程度和潜在的合并症，包括低蛋白血症和充血性心力衰竭。初始治疗通常应包括清除任何有害物质，如钙补充剂，以及容量复苏，只要当前没有容量过载的迹象，可以最终引起盐(和钙)利尿。尽管ICU中轻度高钙血症[白蛋白校正血清钙<12mg/dl(3mmol/L)]的患者可能无症状，不需要紧急治疗，但临床医生在选择液体策略或加用潜在风险药物时仍应注意到这些作用。中度高钙血症[白蛋白校正血清钙<14mg/dl(3.5mmol/L)]和重度高钙血症患者[白蛋白校正血清钙>14mg/dl(3.5mmol/L)]通常需要补液和额外的药物治疗。在治疗选择上，应考虑潜在的基础诊断和整体临床过程来指导临床判断。

静脉液体和利尿剂

既往建议在最初24小时内静脉注射4~6L等渗液体，尽管只有有限的数据支持这些建议[34-37]。最近，推荐的最初输注速率为200~300ml/h，直到容量充满，然后降低速率达到100~150ml/h的尿量[38,39]。对于低蛋白血症患者，特别是晚期恶性肿瘤患者，将输注速度限制在75~150ml/h以限制远期并发症是明智的[40]。传统上，建议同时使用高剂量袢利尿剂[41]，以促进在血容量充足时进一步钙排出，尽管很少有证据表明这种方法在低剂量利尿剂下的疗效，但这一方法已经普遍被采用[42]。

药物

降钙素：降钙素起效迅速，可在6小时内通过阻断破骨细胞骨吸收和增加肾脏的钙排泄，降低血清钙1~2mg/dl[43,44]。经典的降钙素剂量为每12小时肌内注射或皮下注射4IU/kg，但如果24小时后发现效果不足，可每6~12小时增加至8IU/kg[38]。由于易产生耐受性，降钙素的使用限制在24~48小时内[44]。

双膦酸盐：双膦酸盐通过阻断各种破骨细胞功能(包括骨吸收)来降低血清钙[45]，并已成为严重高钙血症的标准疗法。起效时间约为48~72小时，因此在超急性环境中可能需要替代药物。目前已经研究了各种双膦酸盐治疗恶性高钙血症[46,47]，所有这些药物都显示出比静脉注射水合钙或降钙素更有效的降钙效果。此外，双膦酸盐已成功用于治疗多种其他病因的高钙血症，包括维生素D中毒[48,49]、维生素A中毒[50,51]、行动不便[52,53]、甲状旁腺功能亢进[54,55]和肉芽肿性疾病[56,57]。在肾功能不全的患者中，由于AKI的风险和可能延长的作用时间，必须谨慎使用双膦酸盐[58]。

糖皮质激素：糖皮质激素通过减少1,25-羟基维生素D的合成来降低血清钙，最终限制肠道钙的吸收。鉴于双膦酸盐在降低血清钙方面的功效，尽管双膦酸盐在降低血清钙方面更为常用，但糖皮质激素仍然是与肉芽肿性疾病或维生素 D 中毒相关的高钙血症的重要治疗工具[59]。

地舒单抗：地舒单抗是一种针对 NF-κB（RANK）配体受体激活剂（破骨细胞活性的刺激剂）的人源单克隆抗体，在多个病例报告中已显示其可显著降低血清钙水平[60,61]。它不经肾脏清除，因此可用于肾功能受损患者。

拟钙剂：西那卡塞和依特卡肽通过激活钙敏感受体和抑制 PTH 来模拟钙的作用。尽管通常不用于急性期，但已有报道成功用于甲状旁腺癌[62]和原发性甲状旁腺功能亢进症的严重高钙血症的例子[63]。

肾脏替代疗法

如果上述措施不成功或出现严重的高钙血症伴昏迷，用低钙或无钙透析液透析可有效地快速降低血清钙[64-66]。然而，鉴别和治疗高钙血症的潜在病因至关重要，因为透析只能作为一种临时缓解措施。

总结和结论

在重症监护环境中，血清钙水平的波动很常见。ICU 中大多数低钙血症患者没有潜在的钙调节障碍，在急性护理环境中无症状低钙血症的纠正并不是必需的。对于 ICU 中的高钙血症患者，治疗评估取决于 PTH 是否被一定程度的抑制。治疗可能包括恰当的容量置换、降钙素和双膦酸盐。

（洪权 译，冯哲 校）

参考文献

1. Marban E, Koretsune Y, Corretti M, Chacko VP, Kusuoka H. Calcium and its role in myocardial cell injury during ischemia and reperfusion. *Circulation.* 1989;80(6 Suppl):IV17-IV22.
2. Favus MJ, Goltzman D. Regulation of calcium and magnesium. In Rosen CJ, ed. *Primer on the Metabolic Bone Diseases and Disorders of Mineral Metabolism.* Hoboken, NJ: American Society for Bone and Mineral Research; 2008:104-108.
3. Moore EW. Ionized calcium in normal serum, ultrafiltrates, and whole blood determined by ion-exchange electrodes. *J Clin Invest.* 1970;49(2):318-334.
4. Payne RB, Little AJ, Williams RB, Milner JR. Interpretation of serum calcium in patients with abnormal serum proteins. *Br Med J.* 1973;4(5893):643-646.
5. Slomp J, van der Voort PH, Gerritsen RT, Berk JA, Bakker AJ. Albumin-adjusted calcium is not suitable for diagnosis of hyper-and hypocalcemia in the critically ill. *Crit Care Med.* 2003;31(5):1389-1393.
6. Zaloga GP, Chernow B, Cook D, Snyder R, Clapper M, O'Brian JT. Assessment of calcium homeostasis in the critically ill surgical patient. The diagnostic pitfalls of the McLean-Hastings nomogram. *Ann Surg.* 1985;202(5):587-594.
7. Zivin JR, Gooley T, Zager RA, Ryan MJ. Hypocalcemia: a pervasive metabolic abnormality in the critically ill. *Am J Kidney Dis.* 2001;37(4):689-698.
8. Egi M, Kim I, Nichol A, et al. Ionized calcium concentration and outcome in critical illness. *Crit Care Med.* 2011;39(2):314-321.
9. Ferreira-Junior M, Lichtenstein A, Sales MM, et al. Rational use of blood calcium determinations. *Sao Paulo Med J.* 2014;132(4):243-248.
10. Kelly A, Levine MA. Hypocalcemia in the critically ill patient. *J Intensive Care Med.* 2013;28(3):166-177.
11. Desai TK, Carlson RW, Geheb MA. Prevalence and clinical implications of hypocalcemia in acutely ill patients in a medical intensive care setting. *Am J Med.* 1988;84(2):209-214.
12. Burchard KW, Gann DS, Colliton J, Forster J. Ionized calcium, parathormone, and mortality in critically ill surgical patients. *Ann Surg.* 1990;212(4):543-549.

13. Tohme JF, Bilezikian JP. Hypocalcemic emergencies. *Endocrinol Metab Clin North Am.* 1993;22(2):363-375.
14. Zaloga GP. Ionized hypocalcemia during sepsis. *Crit Care Med.* 2000;28(1):266-268.
15. Taylor B, Sibbald WJ, Edmonds MW, Holliday RL, Williams C. Ionized hypocalcemia in critically ill patients with sepsis. *Can J Surg.* 1978;21(5):429-433.
16. Zaloga GP, Chernow B. The multifactorial basis for hypocalcemia during sepsis. Studies of the parathyroid hormone-vitamin D axis. *Ann Intern Med.*1987;107(1):36-41.
17. Desai TK, Carlson RW, Geheb MA. Parathyroid-vitamin D axis in critically ill patients with unexplained hypocalcemia. *Kidney Int Suppl.* 1987;22:S225-S228.
18. Canaff L, Hendy GN. Calcium-sensing receptor gene transcription is up-regulated by the proinflammatory cytokine, interleukin-1beta. Role of the NF-kappaB PATHWAY and kappaB elements. *J Biol Chem.* 2005;280(14):14177-14188.
19. Canaff L, Zhou X, Hendy GN. The proinflammatory cytokine, interleukin-6, up-regulates calcium-sensing receptor gene transcription via Stat1/3 and Sp1/3. *J Biol Chem.* 2008;283(20): 13586-13600.
20. Topf J, Worcester EM. Disorders of calcium, phosphorus, and magnesium. In Murray PT, Brady HR, Hall JB, eds. *Intensive Care in Nephrology.* London: Taylor & Francis; 2006:383-389.
21. Hermans C, Lefebvre C, Devogelaer JP, Lambert M. Hypocalcaemia and chronic alcohol intoxication: transient hypoparathyroidism secondary to magnesium deficiency. *Clin Rheumatol.* 1996;15(2):193-196.
22. Desai TK, Carlson RW, Thill-Baharozian M, Geheb MA. A direct relationship between ionized calcium and arterial pressure among patients in an intensive care unit. *Crit Care Med.* 1988;16(6):578-582.
23. Jankowski S, Vincent JL. Calcium administration for cardiovascular support in critically ill patients: when is it indicated? *J Intensive Care Med.* 1995;10(2):91-100.
24. Forsythe RM, Wessel CB, Billiar TR, Angus DC, Rosengart MR. Parenteral calcium for intensive care unit patients. *Cochrane Database Syst Rev.* 2008;(4):CD006163.
25. Aberegg SK. Ionized calcium in the ICU: should it be measured and corrected? *Chest.* 2016;149(3):846-855.
26. Baird GS, Rainey PM, Wener M, Chandler W. Reducing routine ionized calcium measurement. *Clin Chem.* 2009;55(3):533-540.
27. Collage RD, Howell GM, Zhang X, et al. Calcium supplementation during sepsis exacerbates organ failure and mortality via calcium/calmodulin-dependent protein kinase signaling. *Crit Care Med.* 2013;41(11):e352-e360.
28. Zaloga GP, Sager A, Black KW, Prielipp R. Low dose calcium administration increases mortality during septic peritonitis in rats. *Circ Shock.* 1992;37(3):226-229.
29. Malcolm DS, Zaloga GP, Holaday JW. Calcium administration increases the mortality of endotoxic shock in rats. *Crit Care Med.* 1989;17(9):900-903.
30. Afshinnia F, Belanger K, Palevsky PM, Young EW. Effect of ionized serum calcium on outcomes in acute kidney injury needing renal replacement therapy: secondary analysis of the acute renal failure trial network study. *Ren Fail.* 2013;35(10):1310-1318.
31. Giancarelli A, Birrer KL, Alban RF, Hobbs BP, Liu-DeRyke X. Hypocalcemia in trauma patients receiving massive transfusion. *J Surg Res.* 2016;202(1):182-187.
32. Rosen S, Greenfeld Z, Bernheim J, Rathaus M, Podjarny E, Brezis M. Hypercalcemic nephropathy: chronic disease with predominant medullary inner stripe injury. *Kidney Int.* 1990;37(4):1067-1075.
33. Hebert SC. Extracellular calcium-sensing receptor: implications for calcium and magnesium handling in the kidney. *Kidney Int.* 1996;50(6):2129-2139.
34. Hosking DJ, Cowley A, Bucknall CA. Rehydration in the treatment of severe hypercalcaemia. *Q J Med.* 1981;50(200):473-481.
35. Andersen M. Rehydration as a diagnostic and therapeutic measure in hypercalcemia including an assessment of the calcium-lowering effect of porcine calcitonin. *Acta Med Scand.* 1972;192(4):347-351.
36. Sleeboom HP, Bijvoet OL, van Oosterom AT, Gleed JH, O'Riordan JL. Comparison of intravenous (3-amino-1-hydroxypropylidene)-1, 1-bisphosphonate and volume repletion in tumour-induced hypercalcaemia. *Lancet.* 1983;2(8344):239-243.
37. Maier JD, Levine SN. Hypercalcemia in the intensive care unit: a review of pathophysiology, diagnosis, and modern therapy. *J Intensive Care Med.* 2015;30(5):235-252.
38. Bilezikian JP. Clinical review 51: management of hypercalcemia. *J Clin Endocrinol Metab.* 1993;77(6):1445-1449.
39. Bilezikian JP. Management of acute hypercalcemia. *N Engl J Med.* 1992;326(18):1196-1203.
40. Legrand SB. Modern management of malignant hypercalcemia. *Am J Hosp Palliat Care.* 2011;28(7):515-517.
41. Suki WN, Yium JJ, Von MM, Saller-Hebert C, Eknoyan G, Martinez-Maldonado M. Acute treatment of hypercalcemia with furosemide. *N Engl J Med.* 1970;283(16):836-840.

42. Legrand SB, Leskuski D, Zama I. Narrative review: furosemide for hypercalcemia: an unproven yet common practice. *Ann Intern Med.* 2008;149(4):259-263.
43. Kammerman S, Canfield RE. Effect of porcine calcitonin on hypercalcemia in man. *J Clin Endocrinol Metab.* 1970;31(1):70-75.
44. Austin LA, Heath H III. Calcitonin: physiology and pathophysiology. *N Engl J Med.* 1981;304(5):269-278.
45. Fleisch H. Bisphosphonates: mechanisms of action. *Endocr Rev.* 1998;19(1):80-100.
46. Saunders Y, Ross JR, Broadley KE, Edmonds PM, Patel S. Systematic review of bisphosphonates for hypercalcaemia of malignancy. *Palliat Med.* 2004;18(5):418-431.
47. Major P, Lortholary A, Hon J, et al. Zoledronic acid is superior to pamidronate in the treatment of hypercalcemia of malignancy: a pooled analysis of two randomized, controlled clinical trials. *J Clin Oncol.* 2001;19(2):558-567.
48. Selby PL, Davies M, Marks JS, Mawer EB. Vitamin D intoxication causes hypercalcaemia by increased bone resorption which responds to pamidronate. *Clin Endocrinol.* 1995;43(5):531-536.
49. Rizzoli R, Stoermann C, Ammann P, Bonjour JP. Hypercalcemia and hyperosteolysis in vitamin D intoxication: effects of clodronate therapy. *Bone.* 1994;15(2):193-198.
50. Bhalla K, Ennis DM, Ennis ED. Hypercalcemia caused by iatrogenic hypervitaminosis A. *J Am Diet Assoc.* 2005;105(1):119-121.
51. Cordoba R, Ramirez E, Lei SH, et al. Hypercalcemia due to an interaction of all-trans retinoic acid (ATRA) and itraconazole therapy for acute promyelocytic leukemia successfully treated with zoledronic acid. *Eur J Clin Pharmacol.* 2008;64(10):1031-1032.
52. Alborzi F, Leibowitz AB. Immobilization hypercalcemia in critical illness following bariatric surgery. *Obes Surg.* 2002;12(6):871-873.
53. Meythaler JM, Tuel SM, Cross LL. Successful treatment of immobilization hypercalcemia using calcitonin and etidronate. *Arch Phys Med Rehabil.* 1993;74(3):316-319.
54. Witteveen JE, Haak HR, Kievit J, Morreau H, Romijn JA, Hamdy NA. Challenges and pitfalls in the management of parathyroid carcinoma: 17-year follow-up of a case and review of the literature. *Horm Cancer.* 2010;1(4):205-214.
55. Fitzpatrick LA, Bilezikian JP. Acute primary hyperparathyroidism. *Am J Med.* 1987;82(2):275-282.
56. Gibbs CJ, Peacock M. Hypercalcaemia due to sarcoidosis corrects with bisphosphonate treatment. *Postgrad Med J.* 1986;62(732):937-938.
57. Zhang JT, Chan C, Kwun SY, Benson KA. A case of severe 1,25-dihydroxyvitamin D-mediated hypercalcemia due to a granulomatous disorder. *J Clin Endocrinol Metab.* 2012;97(8):2579-2583.
58. Perazella MA, Markowitz GS. Bisphosphonate nephrotoxicity. *Kidney Int.* 2008;74(11):1385-1393.
59. Vucinic V, Skodric-Trifunovic V, Ignjatovic S. How to diagnose and manage difficult problems of calcium metabolism in sarcoidosis: an evidence-based review. *Curr Opin Pulm Med.* 2011;17(5):297-302.
60. Bech A, de Boer H. Denosumab for tumor-induced hypercalcemia complicated by renal failure. *Ann Intern Med.* 2012;156(12):906-907.
61. Boikos SA, Hammers HJ. Denosumab for the treatment of bisphosphonate-refractory hypercalcemia. *J Clin Oncol.* 2012;30(29):e299.
62. Silverberg SJ, Rubin MR, Faiman C, et al. Cinacalcet hydrochloride reduces the serum calcium concentration in inoperable parathyroid carcinoma. *J Clin Endocrinol Metab.* 2007;92(10):3803-3808.
63. Marcocci C, Bollerslev J, Khan AA, Shoback DM. Medical management of primary hyperparathyroidism: proceedings of the fourth International Workshop on the Management of Asymptomatic Primary Hyperparathyroidism. *J Clin Endocrinol Metab.* 2014;99(10):3607-3618.
64. Camus C, Charasse C, Jouannic-Montier I, et al. Calcium free hemodialysis: experience in the treatment of 33 patients with severe hypercalcemia. *Intensive Care Med.* 1996;22(2):116-121.
65. Koo WS, Jeon DS, Ahn SJ, Kim YS, Yoon YS, Bang BK. Calcium-free hemodialysis for the management of hypercalcemia. *Nephron.* 1996;72(3):424-428.
66. Wang CC, Chen YC, Shiang JC, Lin SH, Chu P, Wu CC. Hypercalcemic crisis successfully treated with prompt calcium-free hemodialysis. *Am J Emerg Med.* 2009;27(9):1174.e1-1174.e3.

23 低磷血症和高磷血症

Mina El Kateb,Joel M.Topf

引言

磷是人体几乎所有反应所必需的基本元素。它能以三磷酸腺苷(adenosine triphosphate,ATP)这一人体主要的能量传递物质的形式存在。磷酸盐也以磷脂双分子层以及核糖核酸和脱氧核糖核酸(ribonucleic,RNA 和 deoxyribonucleic,DNA)的形式分别对细胞的结构和遗传物质的完整性起重要作用。人体大部分磷储存在骨骼和牙齿中,只有约 0.1% 的磷游离在细胞外。正常情况下,血清磷水平为 2.5~4.5mg/dl(0.8~1.45mmol/L 或 1.45~2.61mEq/L)。

临床上,磷水平是评估营养状况的一个指标,低磷血症多见于危重患者[1]。在重症监护病房(intensive care unit,ICU)中,低磷与心功能差、拔管困难和横纹肌溶解相关[2-4]。补充磷的做法有其注意事项和局限性,其主要的并发症是高磷血症。同样,高磷血症对 ICU 患者的预后产生负面影响[5]。它与肾功能不全和透析密切相关,有时透析可能是治疗严重症状性高磷血症的唯一方法[6,7]。本章对低磷血症和高磷血症的影响、治疗、原因、相关检查、症状和体征进行了综述,并重点强调了对 ICU 的及时管理。

低磷血症

低磷水平(<2.5mg/dl、0.32mmol/L 或 1.45mEq/L)可见于 20% 的 ICU 患者,在糖尿病酮症酸中毒、心脏手术、脓毒症、持续性肾脏替代治疗、再喂养综合征等人群中低磷血症的发生更为明显和频繁,肝脏大手术患者低磷血症发生率尤其高[1,8-10]。尽管低磷血症可能是疾病的一般标志,但替代治疗已经改善了临床结局,包括心脏病发病率和死亡率[3]。

再喂养综合征

国家健康和临床卓越研究所(National institute for Health and Care Excellence, NICE)提出的指南中专门对 ICU 中常见的再喂养问题进行了阐述[11]。该指南确定了如表 23.1 所示的发生再喂养综合征的危险因素。建议对这些患者的最大营养支持减少至 10kcal/(kg·d),并且在一周内缓慢增加到这一目标,以最小化低磷血症的潜在风险。对血磷水平仍未升高的患者，他们还建议根据经验增加 0.3~0.6mmol/(kg·d)的磷。

表 23.1 再喂养综合征的危险因素

任何至少有以下一种症状的患者：
• 体重指数(body mass index，BMI)<16kg/m^2
• 3~6 个月内体重下降>15%
• 很少的食物摄入量>10 天
• 再喂养前存在低钾、低磷或低镁血症
任何至少有以下两种症状的患者：
• BMI<18.5kg/m^2
• 3~6 个月内体重下降>10%
• 很少的食物摄入量>10 天
• 酗酒史或用药史(如胰岛素、化疗、抗酸剂或利尿剂)

肾脏替代治疗

由于磷可被透析直接清除，所以接受持续肾脏替代治疗(continuous kidney replacement therapy，CKRT)的患者发生低磷血症的风险增加。这种风险可超过 50%，在接受高滤过率透析患者中甚至可高达 65%[12]。CKRT 所致的低磷血症与几乎两倍的延长呼吸衰竭率(由气管切开术定义)相关[13]。虽然标准透析液不含磷，临床医生也应考虑对无高磷血症的患者使用含磷浓度为 1mmol/L 的透析液。

假性低磷血症

用大剂量甘露醇治疗颅内压或眼压升高，可能导致假性血磷水平下降，因此应谨慎解释在该种情况下出现的低磷血症[14]。

原因

低磷血症的原因可归为三大类：肠道吸收减少、尿磷流失和磷向细胞内转移(见表 23.2 和表 23.3)。

表 23.2 重症监护病房中低磷血症的常见原因

脓毒症	呼吸性碱中毒
大量静脉输液(IVF)	代谢性酸中毒
创伤	葡萄糖/胰岛素治疗

续表

再喂养	儿茶酚胺类药物
术后	利尿剂
肾脏替代治疗	

表 23.3 低磷血症的原因

肠道吸收	体内再分配	尿流失
吸收不良综合征	再喂养	甲状旁腺功能亢进
脂肪痢	葡萄糖/胰岛素治疗	容量扩增
维生素 D 缺乏	骨饥饿综合征	维生素 D 缺乏
制酸剂	呼吸性碱中毒	代谢性酸中毒
营养不良		利尿剂
胃抽吸		范科尼综合征(Fanconi syndrome)

肠道吸收减少

磷存在于多种类型食物中,因此饮食导致的磷缺乏非常罕见;此外,如摄入磷减少,肾小管会上调磷重吸收,尿磷丢失接近于零[15]。更常见的情况是因胃肠道丢失或肠道吸收不足导致的低磷血症。吸收障碍综合征还会导致维生素 D 缺乏和继发性甲状旁腺功能亢进;甲状旁腺激素(parathyroid hormone, PTH)促进尿磷排泄,导致肾小管磷流失。因此,在慢性腹泻或脂肪性痢中,肠道丢失合并尿磷流失,导致显著的低磷血症[16]。钙、镁和铝基抗酸剂也可作为磷的结合剂,通过降低肠道吸收导致低磷血症。

细胞内转移

磷的体内再分布发生于以下几种情况,如再喂养综合征、治疗糖尿病酮症酸中毒、呼吸性碱中毒和骨饥饿综合征。胰岛素促使磷向细胞内转移。再喂养综合征经常发生在营养不良、厌食和酗酒患者,其磷储量较低。一段时间的饥饿后,随着碳水化合物的重新摄入,内源性胰岛素释放促使磷向细胞内转移,导致明显的低磷血症[17]。同样,在糖尿病酮症酸中毒时,胰岛素输注也会促使磷向细胞内转移,从而引起低磷血症。在骨饥饿综合征时,甲状旁腺切除后 PTH 下降,钙磷会重新沉积到骨骼中。地舒单抗(denosumab)是一种能拮抗 NF-κB 受体激活蛋白配体(receptor activator nuclear factor kappa B ligand, RANKL),可阻止破骨细胞的成熟[18],进而防止骨转移时的骨破坏,并允许骨重建,进而导致低钙血症和低磷血症,类似于骨饥饿综合征[19]。

尿磷流失

尿磷主要在近端小管中通过钠磷共转运体进行重吸收[15,20]。低磷血症可增加该转运体的活性和数量。另一方面，PTH 和磷调素[如成纤维细胞生长因子 23(fibroblast growth factor 23)，FGF23]会导致这些钠磷共转运体的活性降低[21,22]。因此，无论是原发性还是继发性甲状旁腺功能亢进，均可导致尿磷流失。肿瘤诱导(致癌性)的骨软化症是一种罕见的副肿瘤综合征，其中，间叶肿瘤可释放 FGF23，导致尿磷流失[23]。长期接受透析的患者，即使在移植后，通常仍然持续患有继发性甲状旁腺功能亢进，这被称为三发性甲状旁腺功能亢进症，自主活跃的甲状旁腺在移植后继续分泌 PTH，导致明显的低磷血症。维生素 D 缺乏会导致 PTH 释放增加(继发性甲状旁腺功能亢进)还降低肠道对磷的吸收，导致尿磷流失增加和肠道吸收减少。

有几种原发性的尿磷流失综合征。它们比较罕见且通常有正常的钙平衡。关于其详细的讨论可参阅 Tenenhouse 和 Murer 的综述[24]。一种更为常见的尿磷流失类型见于范科尼综合征(Fanconi syndrome)。它是一种广泛性近端肾小管功能障碍，导致正常血糖的糖尿、氨基酸尿、肾小管酸中毒和低钾血症[25]。范科尼综合征可见于多发性骨髓瘤、重金属暴露和某些药物，如替诺福韦(tenofovir)。

检查

多数情况下，通过病史和临床表现往往能揭示原因。然而，如果低磷血症原因不明，可以通过 24 小时尿磷收集或磷排泄分数(fractional excretion of phosphorus，$FePO_4$)来判断尿磷流失程度。在低磷血症的情况下，24 小时尿磷应小于 100mg，$FePO_4$ 应小于 5%；如果大于这些值表明是肾源性的磷缺乏[26]。

症状和体征

低磷血症可导致多种症状，其中大多数较轻微，且往往不独立出现，难以分辨。在 ICU 中，膈肌收缩力差、呼吸机依赖和脱机失败与低磷血症有关[27,28]。一项针对慢性阻塞性肺疾病急性加重期插管患者的研究发现，与血清磷水平正常的患者相比，低磷血症患者的呼吸机拔管失败率显著升高(34% vs. 10%，$P < 0.05$)[2]。此外，研究者将这种拔管失败与呼吸肌无力联系起来，表现为自发性呼吸潮气量减少、静态肺顺应性降低和肺功能受损。低磷血症还可影响心脏等其他肌肉组织。在 ICU 进行的一项研究显示，血清磷纠正后，心脏指数得到改善(平均提高 18%)[3]。通常在低磷血症发生后 72 小时内，外周肌肉会破坏，导致横纹肌溶解。低磷血症也可造成红细胞溶解，导致溶血。中枢神经系统的表现可包括意识模糊、嗜睡、脑病、癫痫，以及脑桥中央髓鞘溶解，但不太常见[4]。

治疗

在 ICU 进行的前瞻性研究表明，以 6 小时为周期输注基于体重的静脉

(intravenous,IV)替代治疗是一种安全(较少的高磷血症病例)且有效(大于75%的有效率)的纠正严重低磷血症的方法(见表23.4)[29]。如果需要更快纠正,例如在活动性溶血或横纹肌溶解的情况下,以2小时为周期输注15mmol是纠正低磷血症的安全方法。更快的纠正速度可能导致周期性的高磷血症,从而导致低钙血症、心电图改变和急性肾损伤。

表23.4 磷替代治疗速度的建议

磷水平		基于体重的替代治疗方案		
mg/dl	mmol/L	40~60kg	61~80kg	81~120kg
1.0	<0.32	30mmol P	40mmol P	50mmol P
1.0~1.7	0.32~0.54	20mmol P	30mmol P	40mmol P
1.7~2.2	0.55~0.70	10mmol P	15mmol P	20mmol P

高磷血症

高磷血症被定义为血清磷酸盐水平大于4.5mg/dl(1.45mmol/L)。高磷血症的发生率基于不同情况差异很大,但与肾功能密切相关。在一项对2 390名住院患者的研究中,9%患有高磷血症[30]。高磷血症患者的肾小球滤过率(glomerular filtration Rate,eGFR)显著低于正常血磷的患者,平均为22ml/(min·1.73m^2),而正常血磷患者的eGFR平均为93ml/(min·1.73m^2)。高磷血症患者的死亡率也明显更高(11% vs. 2%)。在一项对肾功能正常但有潜在冠状动脉疾病患者的研究中,高磷血症的发生率为0.9%,且与死亡和心血管事件的分级风险相关[5]。在透析患者中,高磷血症更为常见,发病率高达47%[6]。在这些患者中,长期暴露于高磷水平可能导致多种并发症,包括低钙血症、甲状旁腺功能亢进、骨质脱矿以及血管和软组织中的骨质沉积(钙化),导致提前出现心脏病和死亡。

实验室错误

高球蛋白血症与假性磷升高有关[31]。Waldenström巨球蛋白血症和多发性骨髓瘤引起的假性高磷血症可高达32mg/dl[32,33]。高剂量两性霉素B脂质体也可见假性高磷血症[34]。高脂血症也会导致血清磷的假性升高[35]。不建议对上述没有高磷血症证据(同时伴有低钙血症或急性肾损伤)的高磷血症进行治疗[36]。

原因

与低磷血症类似,高磷血症的原因可以追溯到胃肠道、肾脏以及跨细胞的转移或再分布。

肠道吸收增加

以磷酸钠为基础的泻药，如快速灌肠剂，含有大量的磷，标准剂量 250ml 中含有多达 32g 的磷[37]。尽管这种磷负荷很大，但一般耐受性良好，高磷血症只是暂时性的，大部分磷不会被吸收，只起到渗透性利泄作用，且任何被吸收的磷都被肾脏迅速清除。然而，对于肾功能不全的患者、老年人和肠道动力不足的患者，使用磷酸钠作为肠道准备的后果可能是灾难性的，会出现低钙血症、休克，甚至死亡[38,39]。11 例因便秘接受快速灌肠的老年患者，血清磷水平升高至 45mg/dl，钙水平低至 2mg/dl。在这 11 例患者中，有 5 例直接死于高磷血症[40]。

晚期肾衰竭和透析的患者肾脏排磷能力下降，每日的磷负荷持续累积。透析患者的每日磷推荐膳食摄入量应减少至 800mg（典型的美国饮食每天含有 1 300~1 700mg 的磷）[41]。静脉注射抗癫痫药物磷苯妥英钠（fosphenytoin），它可代谢成苯妥英和磷，在肾脏受损的情况下，可导致显著的高磷血症[42]。

细胞转移

ICU 中导致高磷血症的三个常见原因是细胞裂解和细胞内磷释放：肿瘤溶解综合征、溶血性贫血和横纹肌溶解。由于尿酸、血红蛋白和肌红蛋白的肾毒性，也可能导致肾衰竭。高磷血症的治疗通常需要透析，特别是同时伴有高钾血症和少尿的情况下。其他由细胞转移引起的高磷血症的原因包括乳酸性酸中毒和糖尿病性酸中毒[43,44]。部分原因是乳酸酸中毒所致的器官缺血，导致糖酵解减少和细胞死亡，最终导致细胞内磷的释放[44]。在糖尿病酮症酸中毒中，胰岛素相对缺乏阻止了磷从细胞外进入细胞内。

肾脏储积

在高磷血症的发展中，肾衰竭，无论是急性还是慢性，都是普遍存在的。在肾功能正常的情况下，甲状旁腺功能减退是高磷血症的主要原因。甲状旁腺激素促进尿磷排泄，因此甲状旁腺激素的缺乏或抵抗（如假性甲状旁腺功能减退）会导致肾小管重吸收磷增加。甲状旁腺功能减退可以是先天性的，如迪乔治综合征（DiGeorge syndrome），其高磷血症常发生在婴儿期和儿童期[45]。甲状旁腺功能减退也可能是自身免疫性疾病（非常罕见）或术后获得性（更常见）的结果，如部分甲状旁腺切除术、甲状腺切除术或其他颈部手术后[45,46]。同样，维生素 D 中毒能直接抑制甲状旁腺激素的产生，同时增加肠道和肾小管对磷的吸收。肢端肥大症，通过产生过量的生长激素和胰岛素样生长因子，导致肾小管对磷的重吸收增加[47]。家族性高磷血症性肿瘤样钙质沉着症（hyperphosphatemic familial tumoral calcinosis）是一种以高磷血症、正常钙水平、多发性钙化及痛性结节为特征的疾病。目前已经确定的几种突变，最终导致 FGF23 数量减少或其促磷酸盐排泄效应降低[48]（见表 23.5）。

表 23.5 高磷血症的原因

肠道吸收	体内再分布	肾脏储积
磷酸钠导泄剂	横纹肌溶解	急性或慢性肾功能衰竭
透析患者每日磷摄入量>800mg	肿瘤溶解综合征	甲状旁腺功能减退
维生素 D 中毒	溶血	假性甲状旁腺功能亢进症
	乳酸性酸中毒	维生素 D 中毒
	糖尿病酮症酸中毒	肢端肥大症
		肿瘤性钙化症

检查

在肾功能正常的情况下，通过检测尿酸（肿瘤溶解综合征），肌酸激酶（横纹肌溶解），乳酸脱氢酶和结合珠蛋白水平（溶血），以及必要时检测血清乳酸，可以排除细胞内磷释放造成的高磷血症。其他检查应包括 PTH、维生素 D 和胰岛素样生长因子水平（正常水平时排除肢端肥大症）。

症状和体征

急性高磷血症几乎没有症状，可能出现的症状主要是由低钙血症引起的。低钙血症的中枢神经系统症状和体征包括：易怒、麻木、刺痛、喉痉挛、癫痫发作和昏迷。心血管体征包括：QTc 延长、心动过缓、心肌收缩力下降、低血压和休克。

严重的高磷血症也与急性和慢性肾脏疾病的进展有关，肾脏组织病理学显示，小管钙磷沉积可在弥漫性慢性肾小管间质损伤的肾组织中观察到[49]。

慢性高磷血症在晚期慢性肾脏病和接受透析的患者中更为复杂，可导致骨质脱矿、异位钙化、慢性炎症、心血管疾病和过早死亡。肾性骨营养不良表现为骨组织脆弱，更容易发生骨折、骨痛和全身性疲劳。钙化防御也称为钙化性尿毒症性小动脉病，它是一种成骨细胞代替平滑肌细胞的复杂疾病，导致深层组织痛性结节和坏死。组织坏死可以是广泛的，可以波及整个腹部并常合并感染。钙化性尿毒症性小动脉病常常是致命的。

治疗

预防是关键，而维持肾功能是根本。大量静脉输液常用于保护肾功能和增加尿磷清除。然而，在严重的症状性高磷血症中，若肾功能受损，透析是排磷的常用方式。持续性肾脏替代治疗比传统或间歇性血液透析治疗疗效更好，且高磷血症回弹的发生率更低[7]。由于胰岛素治疗可暂时将磷转移至细胞内，所以它与葡萄糖联合用于减轻高磷血症[50]（见表 23.6）。

表 23.6 严重高磷血症的治疗

形式	何时使用
静脉注射(IV)水化	随时
肾脏替代治疗(连续性>间歇性)	明显的肾功能衰竭
胰岛素+葡萄糖	仅作为辅助

(徐双 戴春笋 译,左笑从 校)

参考文献

1. Suzuki S, Egi M, Schneider AG, Bellomo R, Hart GK, Hegarty C. Hypophosphatemia in critically ill patients. *J Crit Care*. 2013;28(4):536.e9-536.e19.
2. Zhao Y, Li Z, Shi Y, et al. Effect of hypophosphatemia on the withdrawal of mechanical ventilation in patients with acute exacerbations of chronic obstructive pulmonary disease. *Biomed Rep*. 2016;4(4):413-416.
3. Zazzo JF, Troché G, Ruel P, Maintenant J. High incidence of hypophosphatemia in surgical intensive care patients: efficacy of phosphorus therapy on myocardial function. *Intensive Care Med*. 1995;21(10):826-831.
4. Michell AW. Central pontine myelinolysis temporally related to hypophosphataemia. *J Neurol Neurosurg Psychiatry*. 2003;74(6):820. doi:10.1136/jnnp.74.6.820
5. Tonelli M, Sacks F, Pfeffer M, Gao Z, Curhan G. Relation between serum phosphate level and cardiovascular event rate in people with coronary disease. *Circulation*. 2005;112(17): 2627-2633. doi:10.1161/circulationaha.105.553198
6. Port FK, Pisoni RL, Bommer J, et al. Improving outcomes for dialysis patients in the international Dialysis Outcomes and Practice Patterns Study. *Clin J Am Soc Nephrol*. 2006;1(2):246-255.
7. Tan HK, Bellomo R, M'Pis DA, Ronco C. Phosphatemic control during acute renal failure: intermittent hemodialysis versus continuous hemodiafiltration. *Int J Artif Organs*. 2001;24(4):186-191.
8. Cohen J, Kogan A, Sahar G, Lev S, Vidne B, Singer P. Hypophosphatemia following open heart surgery: incidence and consequences. *Eur J Cardiothorac Surg*. 2004;26(2):306-310.
9. Yang Y, Zhang P, Cui Y, et al. Hypophosphatemia during continuous veno-venous hemofiltration is associated with mortality in critically ill patients with acute kidney injury. *Crit Care*. 2013;17(5):R205.
10. Salem RR, Tray K. Hepatic resection-related hypophosphatemia is of renal origin as manifested by isolated hyperphosphaturia. *Ann Surg*. 2005;241(2):343-348. doi:10.1097/01.sla.0000152093.43468.c0
11. National Institute for Health and Care Excellence. Nutrition support for adults: oral nutrition support, enteral tube feeding and parenteral nutrition. Published February 22, 2006. Last updated August 4, 2017. Accessed February 6, 2020. https://www.nice.org.uk/guidance/cg32
12. RENAL Replacement Therapy Study Investigators; Bellomo R, Cass A, Cole L, et al. Intensity of continuous renal-replacement therapy in critically ill patients. *N Engl J Med*. 2009;361(17):1627-1638.
13. Demirjian S, Teo BW, Guzman JA, et al. Hypophosphatemia during continuous hemodialysis is associated with prolonged respiratory failure in patients with acute kidney injury. *Nephrol Dial Transplant*. 2011;26(11):3508-3514. doi:10.1093/ndt/gfr075
14. Donhowe JM, Freier EF, Wong ET, Steffes MW. Factitious hypophosphatemia related to mannitol therapy. *Clin Chem*. 1981;27(10):1765-1769.
15. Murer H. Homer Smith Award. Cellular mechanisms in proximal tubular Pi reabsorption: some answers and more questions. *J Am Soc Nephrol*. 1992;2(12):1649-1665.
16. Geerse DA, Bindels AJ, Kuiper MA, Roos AN, Spronk PE, Schultz MJ. Treatment of hypophosphatemia in the intensive care unit: a review. *Crit Care*. 2010;14(4):R147.
17. Marinella MA. Refeeding syndrome and hypophosphatemia. *J Intensive Care Med*. 2005;20(3):155-159.
18. Hsu H, Lacey DL, Dunstan CR, et al. Tumor necrosis factor receptor family member RANK mediates osteoclast differentiation and activation induced by osteoprotegerin ligand. *Proc Natl Acad Sci*. 1999;96(7):3540-3545. doi:10.1073/pnas.96.7.3540
19. Aude T, Thierry R, Bernard C, Aglaia K. Severe hypocalcemia after a single denosumab injec-

tion and tumor-induced persistent hypophosphatemia in a patient with metastatic prostate cancer. *Endocrine Abstracts.* 2019;64:39. doi:10.1530/endoabs.64.039

20. Murer H, Lötscher M, Kaissling B, Levi M, Kempson SA, Biber J. Renal brush border membrane Na/Pi-cotransport: molecular aspects in PTH-dependent and dietary regulation. *Kidney Int.* 1996;49(6):1769-1773.
21. Antoniucci DM, Yamashita T, Portale AA. Dietary phosphorus regulates serum fibroblast growth factor-23 concentrations in healthy men. *J Clin Endocrinol Metab.* 2006;91(8):3144-3149.
22. Habra M, Jimenez C, Huang S-C, et al. Expression analysis of fibroblast growth factor-23, matrix extracellular phosphoglycoprotein, secreted frizzled-related protein-4, and fibroblast growth factor-7: identification of fibroblast growth factor-23 and matrix extracellular phosphoglycoprotein as major factors involved in tumor-induced osteomalacia. *Endocrine Practice.* 2008;14(9):1108-1114. doi:10.4158/ep.14.9.1108
23. Jonsson KB, Zahradnik R, Larsson T, et al. Fibroblast growth factor 23 in oncogenic osteomalacia and X-linked hypophosphatemia. *N Engl J Med.* 2003;348(17):1656-1663. doi:10.1056/nejmoa020881
24. Tenenhouse HS, Murer H. Disorders of renal tubular phosphate transport. *J Am Soc Nephrol.* 2003;14(1):240-248.
25. Clarke BL, Wynne AG, Wilson DM, Fitzpatrick LA. Osteomalacia associated with adult Fanconi's syndrome: clinical and diagnostic features. *Clin Endocrinol.* 1995;43(4):479-490. doi:10.1111/j.1365-2265.1995.tb02621.x
26. Walton RJ, Bijvoet OLM. Nomogram for derivation of renal threshold phosphate concentration. *Lancet.* 1975;306(7929):309-310. doi:10.1016/s0140-6736(75)92736-1
27. Aubier M, Murciano D, Lecocguic Y, et al. Effect of hypophosphatemia on diaphragmatic contractility in patients with acute respiratory failure. *N Engl J Med.* 1985;313(7):420-424. doi:10.1056/nejm198508153130705
28. Agusti AG, Torres A, Estopa R, Agustividal A. Hypophosphatemia as a cause of failed weaning: the importance of metabolic factors. *Crit Care Med.* 1984;12(2):142-143.
29. Taylor BE, Huey WY, Buchman TG, Boyle WA, Coopersmith CM. Treatment of hypophosphatemia using a protocol based on patient weight and serum phosphorus level in a surgical intensive care unit. *J Am Coll Surg.* 2004;198(2):198-204.
30. Haider DG, Lindner G, Wolzt M, et al. Hyperphosphatemia is an independent risk factor for mortality in critically ill patients: results from a cross-sectional study. *PLoS One.* 2015;10(8):e0133426.
31. Adler SG, Laidlaw SA, Lubran MM, Kopple JD. Hyperglobulinemia may spuriously elevate measured serum inorganic phosphate levels. *Am J Kidney Dis.* 1988;11(3):260-263.
32. Jamil MG, Abdel-Raheem MM, Potti A, Levitt R. Pseudohyperphosphatemia associated with Waldenström's macroglobulinemia. *Am J Hematol.* 2000;65(4):329.
33. Izzedine H, Camous L, Bourry E, Azar N, Leblond V, Deray G. The case | The case presentation. *Kidney Int.* 2007;72(8):1035-1036. doi:10.1038/sj.ki.5002485
34. Lane JW, Rehak NN, Hortin GL, Zaoutis T, Krause PR, Walsh TJ. Pseudohyperphosphatemia associated with high-dose liposomal amphotericin B therapy. *Clin Chim Acta.* 2008;387(1-2):145-149.
35. Leehey DJ. Spurious hyperphosphatemia due to hyperlipidemia. *Arch Intern Med.* 1985;145(4):743-744. doi:10.1001/archinte.145.4.743
36. Larner AJ. Pseudohyperphosphatemia. *Clin Biochem.* 1995;28(4):391-393. doi:10.1016/0009-9120(95)00013-y
37. Gumurdulu Y, Serin E, Ozer B, Gokcel A, Boyacioglu S. Age as a predictor of hyperphosphatemia after oral phosphosoda administration for colon preparation. *J Gastroenterol Hepatol.* 2004;19(1):68-72. doi:10.1111/j.1440-1746.2004.03253.x
38. Mendoza J, Legido J, Rubio S, Gisbert JP. Systematic review: the adverse effects of sodium phosphate enema. *Aliment Pharmacol Ther.* 2007;26(1):9-20.
39. Beloosesky Y, Grinblat J, Weiss A, Grosman B, Gafter U, Chagnac A. Electrolyte disorders following oral sodium phosphate administration for bowel cleansing in elderly patients. *Arch Intern Med.* 2003;163(7):803-808.
40. Ori Y, Rozen-Zvi B, Chagnac A, et al. Fatalities and severe metabolic disorders associated with the use of sodium phosphate enemas: a single center's experience. *Arch Intern Med.* 2012;172(3):263-265.
41. González-Parra E, Gracia-Iguacel C, Egido J, Ortiz A. Phosphorus and nutrition in chronic kidney disease. *Int J Nephrol.* 2012;2012:597605.
42. McBryde KD, Wilcox J, Kher KK. Hyperphosphatemia due to fosphenytoin in a pediatric ESRD patient. *Pediatr Nephrol.* 2005;20(8):1182-1185. doi:10.1007/s00467-005-1947-0
43. O'Connor LR, Klein KL, Bethune JE. Hyperphosphatemia in lactic acidosis. *N Engl J Med.* 1977;297(13):707-709. doi:10.1056/nejm197709292971307
44. Kebler R, McDonald FD, Cadnapaphornchai P. Dynamic changes in serum phosphorus levels

in diabetic ketoacidosis. *Am J Med.* 1985;79(5):571-576. doi:10.1016/0002-9343(85)90053-1

45. Shoback D. Hypoparathyroidism. *N Engl J Med.* 2008;359(4):391-403. doi:10.1056/nejmcp0803050
46. Hundahl SA, Cady B, Cunningham MP, et al. Initial results from a prospective cohort study of 5583 cases of thyroid carcinoma treated in the United States during 1996. *Cancer.* 2000;89(1):202-217. doi:10.1002/1097-0142(20000701)89:1<202::aid-cncr27>3.0.co;2-a
47. Feld S, Hirschberg R. Growth hormone, the insulin-like growth factor system, and the kidney. *Endocr Rev.* 1996;17(5):423-480.
48. Sprecher E. Familial tumoral calcinosis: from characterization of a rare phenotype to the pathogenesis of ectopic calcification. *J Invest Dermatol.* 2010;130(3):652-660. doi:10.1038/jid.2009.337
49. Khurana A. The effect of oral sodium phosphate drug products on renal function in adults undergoing bowel endoscopy. *Arch Intern Med.* 2008;168(6):593. doi:10.1001/archinte.168.6.593
50. Helikson MA, Parham WA, Tobias JD. Hypocalcemia and hyperphosphatemia after phosphate enema use in a child. *J Pediatr Surg.* 1997;32(8):1244-1246.

24 重症监护病房的镁离子管理

Mina El Kateb, Joel M. Topf

引言

镁是人体中含量第四多，细胞内含量仅次于钾的第二多阳离子。在大量研究中，镁水平的改变(无论是升高[1]或是降低[2])与住院死亡率密切相关。尽管这些变化与结局存在不同程度的关联，但几乎没有一致的数据表明在缺镁状态下补充镁能改善结局，这提示镁的改变可能只是危重患者的附带表现而不是致病因素。

本章节回顾了低镁血症和高镁血症的治疗及其病理学基础。

镁的正常水平

人体平均约含有 25g 镁，大致相当于 2 000mEq 或 1mmol 镁。近 99% 的镁存在于细胞内，其中略多于一半被储存在于骨骼中。仅有 1% 的镁位于细胞外，其中三分之一(约 2.6mmol)存在于血浆中。与钙一样，只有离子形式的镁才具有代谢活性。离子镁占血清镁的 55%~70%。其正常值因实验室而异，表 24.1 给出了以不同单位表示的典型实验室值。

表 24.1 镁正常值

单位	正常镁浓度
mmol/L	0.7~0.85
mEq/L	1.4~1.7
mg/dl	1.7~2.1
mg/L	17~21

低镁血症

低镁血症被定义为血清镁水平低于 1.7mg/dl(0.7mmol/L)。多达三分之二的重症监护室(ICU)患者[3]和 11% 的普通住院患者[4]存在低镁血症。血清镁仅占全身镁含量的0.3%，且其水平改变可能与全身镁含量变化不一致，因此即使血清镁正常，仍可能存在镁缺乏。一些专家建议，如果患者有低镁血症症状（如低钙血症、低钾血症、快速心律失常），即使镁含量正常，也应考虑补充镁。尤其是有低镁血症危险因素（如酒精中毒、糖尿病、腹泻）的患者更应考虑到这一点[5]。

低镁血症的原因

低镁血症的原因可能是镁吸收减少或肾脏镁丢失增加（表24.2）。

表24.2　低镁血症的病因

肾外因素	肾脏因素
1. 胃肠道	1. 药物
• 腹泻	• 质子泵抑制剂
• 脂肪痢	• 氨基糖苷毒性
• 先天性吸收不良	• 潘他米丁毒性
• 蛋白质-能量营养不良	• 两性霉素B毒性
• 酒精中毒	• 噻嗪类利尿剂
• 肠内营养	• 钙调磷酸酶抑制剂
• 炎症性肠病	• 膦甲酸
• 胃抽吸	• 顺铂
• 呕吐	2. 髓袢
• 短肠综合征	• 袢利尿剂
• 肠道分流术治疗	• 高钙血症
• 肥胖	3. 小管流量增加
• 慢性胰腺炎	• 渗透性利尿剂
2. 皮肤	• 糖尿病Ⅰ型和Ⅱ型
• 烧伤	• 醛固酮增多症
• 中毒性表皮坏死松解	• 容量增加
3. 骨	• 糖尿病酮症酸中毒
• 饥饿骨综合征	4. 小管功能障碍
4. 胰腺炎	• 急性肾小管坏死恢复
	• 梗阻恢复
	• 移植恢复
	5. 先天性肾性失镁
	• 巴特综合征
	• 吉特曼综合征

低镁血症的肾外因素

饮食摄入减少本身很少是引起低镁血症的原因。尽管长时间试验性低镁饮食会导致症状性低镁血症,但这种情况在临床实践中很罕见。然而,由于上、下消化道的分泌物中含有镁,因此消化道损失会导致镁流失。任何吸收不良综合征、腹泻、肠瘘、手术引流管以及脂肪痢都可能是引起低镁血症的主要原因。同样,小肠切除术和炎症性肠病也与低镁血症有关[6]。

在2006年,临床观察发现低镁血症可引起腕关节痉挛,其原因可能与质子泵抑制剂(proton pump inhibitor,PPI)的使用有关。两名患者在发生低镁血症之前接受了奥美拉唑一年或更长时间的治疗,在停用奥美拉唑改用雷尼替丁后,血清镁水平迅速改善[7]。一项对11万名患者的系统回顾和Meta分析发现,PPI的使用可导致低镁血症的风险增加43%,然而最近的一项Meta分析由于数据的异质性无法重现这些结果[8,9]。PPI诱导的低镁血症的机制尚未阐明,但被认为是由于小肠中pH依赖性镁通过瞬时受体电位M6型通道(TRPM6)的再吸收功能丧失而导致吸收不良[10]。

介于胃肠道因素和肾脏因素之间的只有一种疾病,即骨饥饿综合征。甲状旁腺切除术后,PTH的骤然下降可能会导致脱矿类骨质的快速重建,这会降低血清中的钙、磷和镁水平[11]。

肾脏丢失

60%~70%滤过的大多数电解质在近端小管中被重吸收,但与大多数电解质不同的是只有10%~20%的滤过镁在近端小管中被重吸收。滤过的镁大部分(约70%)与钙一起,通过细胞旁途径在髓袢升支粗段中被重吸收。剩余的5%~10%在远曲小管中被再吸收[12]。

镁的重吸收与肾小管流量成反比,因此增加肾小管流量可减少肾对镁的潴留。利尿剂、高血糖、非少尿急性肾小管坏死(acute tubular necrosis,ATN)、静脉输液扩容、醛固酮增多症和不适当的抗利尿激素(syndrome of inappropriate antidiuretic hormone,SIADH)综合征等都增加了肾镁的丢失。鉴于髓袢在镁吸收中的重要性,显而易见,袢利尿剂是造成低镁血症的主要原因。同样,噻嗪类利尿剂也会增加肾脏镁的丢失,使患者容易发生低镁血症。

药物和疾病对肾小管的损伤会减少肾脏对镁的重吸收,常见于氨基糖苷类、慢性酒精滥用、膦甲酸、顺铂和ATN。与肾脏镁丢失相关的遗传因素包括巴特综合征以及更常见和更严重的吉特尔曼综合征。

表皮生长因子(epithelial growth factor,EGF)在远曲小管中通过TRPM6增加镁的转运。抗表皮生长因子药物如西妥昔单抗和帕尼单抗会导致肾镁丢失和低镁血症[13]。

低镁血症在酗酒者中很常见。De Marchi等人研究了61名慢性酒精中毒患者。其中三分之一的人有低镁血症,同时尿镁含量过高。肾镁“泄漏”可在戒酒后 4 周内消失[14]。酗酒障碍患者还会频繁出现呕吐、腹泻和胰腺炎，这可能会增加低镁血症的发生概率。

低镁血症的表现

低钾血症和低钙血症

低镁血症可同时引起生化改变和临床症状。最显著的两个生化改变是低钾血症和低钙血症。细胞内镁的减少增加肾钾的丢失。在低镁血症被纠正之前，很难去纠正低钾血症[15]。低钙血症是由于低镁血症时 PTH 的释放减少以及末端器官对 PTH 的抵抗引起的[16]。

神经肌肉症状

神经肌肉兴奋性亢进往往是低镁血症的最早临床症状。低镁和伴随的低钙血症可降低兴奋阈值。症状表现从抽搐到痉挛，极端情况下还会出现手足搐搦。甚至在没有低钙血症的情况下也可能出现 Chvostek 和 Trousseau 征[17]。

心血管症状和体征

低镁血症可以增加心脏的兴奋性并改变 ECG 的表现。中度低镁血症可引起 QRS 波增宽和尖峰 T 波。严重的低镁血症患者 PR 间隔延长，QRS 波进一步扩大，T 波幅度降低。低镁也与房颤相关。室性心律失常在低镁血症中也很常见。

房颤是冠状动脉搭桥术后的常见并发症，而低镁血症也在术后常见。在对 7 项双盲、安慰剂对照试验的 Meta 分析中，Gu 等人发现静脉注射镁可减少 36% 的术后房颤[18]。

镁一直是治疗尖端扭转型室性心动过速的主要方法；然而，2018 年的关于高级心血管生命支持（Advanced Cardiovascular Life Support，ACLS）的重点更新却并不十分支持这一点，并表示“不建议成人患者常规使用镁治疗心搏骤停（Ⅲ类：无受益；证据水平 C-LD）。可以考虑将镁用于尖端扭转型室性心动过速（即多态室性心动过速伴长 QT 间期）（Ⅱb 类；证据水平 C-LD）。”Ⅱb 类是弱证据，即可能的益处大于或等于风险[19]。

诊断

血清镁仅占全身镁的 0.3%，因此血清镁水平并不能准确体现体内镁总量的变化。在某些情况下，即使血清镁正常，患者也可能有明显的缺镁表现。使用离子镁或红细胞镁并不能更好地评估人体镁的储量[20,21]。测定 24 小时尿镁对于评估可能有帮助。如果患者是低镁血症，镁排泄量每天超过 1mmol（24mg）则提示肾镁丢失[22]。镁耐受性试验是另一种常被讨论的试验。检测患者的 24 小时尿镁，然后给予负荷剂量的镁，再进行第二次 24 小时尿镁测定，以计算受试者对负荷剂量（0.2mEq/kg［2.4mg/kg］）的保留比例。正常镁状态的健康人保留了 14%，而低镁状态的人保留了 85%。患有导致镁消耗的疾病的患者保留了 51%[23]。但镁耐受性试验是否适用于肾镁耗损或慢性肾病患者尚缺乏证据。鉴于目前很少有数据显示基于镁耐受性辅助治疗决策的优势，而且至少需要 48 小时才能完成，因此镁耐受性测试的使用仍然限于研究应用。

治疗

有症状的低镁血症患者应给予静脉注射镁治疗。虽然目前还没有任何试验来确定镁的最佳替代方案，但专家建议根据镁的水平、症状表现，以及疾病的严重程度来进行治疗[24-26]。表 24.3 列出了一些特定镁处方的建议。静脉注射镁可引起肌无力、反射、低血压和肌力下降等副作用。静脉注射 1g 葡萄糖酸钙可以作为镁急性输注毒性的解毒剂[27]。通过口服补充镁由于会引起腹泻而受到限制。因为随着口服镁剂量的增加，腹泻的风险也会增加，而腹泻又是引起低镁血症的一个原因，口服镁可能变成一个恶性循环。

表 24.3 基于疾病严重程度的镁离子替代治疗方案

患者状况	镁离子替代方案
尖端扭转型室性心动过速	静脉注射硫酸镁 2g（16mEq）持续 15 分钟以上，然后每小时 1g（8mEq）[26]
心搏骤停	不再推荐，Ⅲ类，风险>效益[19]
严重、症状性低镁血症—镁水平<1mEq/L 伴有神经肌肉、神经或心律失常	2g（16mEq）硫酸镁，持续 5~10 分钟。 如果症状没有生命危险，也可以持续 1 小时以上。初始治疗后，每日 4~6g（32~48mEq），连续 3~5 天。 肾功能下降的患者应谨慎使用[24-25]
轻度至中度低镁血症—镁水平 1~1.5mg/dl	氧化镁 400mg，每日 2~3 次，如果患者出现腹泻或胃肠道紊乱，建议静脉注射
一般建议	校正血清镁水平后，继续镁替代治疗推测的细胞内镁消耗。使用阿米洛利可以减少肾镁的损失。在纠正低钾和低钙血症之前，先纠正低镁血症

高镁血症

高镁血症被定义为血清镁超过 2.4mg/dl（1.98mEq/L 或 0.99mmol/L）。在 1 033 例连续的电解质测定中（并非全部都要求检测镁离子水平），只有 59 例的镁水平高于 0.99mmol/L[28]。由于肾脏能够将镁的排泄分数增加至将近

100%(正常情况下为 2%~4%),因此高镁血症很罕见。高镁血症大多无症状,镁含量低于 4.8mg/dl(2mmol/L)时临床症状更罕见。

高镁血症的病因

高镁血症可由外源性摄入增加或排泄受损引起(见表 24.4)。

表 24.4 高镁血症的临床病因

常见	急性肾衰竭 慢性肾脏疾病与外源性镁摄入 子痫前期及子痫治疗
少见	无外源性镁摄入的慢性肾病 直肠给药含镁溶液
罕见	寄生虫与外源镁摄入 锂盐治疗 甲状腺功能减退 某些肿瘤累及骨骼 病毒性肝炎 甲状旁腺功能亢进伴肾病 垂体性侏儒症 乳碱综合征 外源性镁摄入导致内脏穿孔 急性糖尿病酮症酸中毒 艾迪生病

镁摄入增加

镁存在于泻药和抗酸剂中。泻盐就是硫酸镁,通常被用作治疗腹痛、便秘、关节炎和流感的偏方。一汤匙泻盐含有大约 35g 硫酸镁。

Clark 和 Brown 报告了 8 例由于口服含镁泻药或抗酸剂而导致严重高镁血症的病例。摄取并不过量,但并发的肠道疾病引起了过量的吸收。尽管 8 名患者中有 7 人先前没有诊断为肾功能不全,但肾小球滤过率(glomerular filtration rate,GFR)可能因患者年龄较大[(70±6)岁]而受损[29]。

高镁血症的另一个典型情况是早产或子痫前期/子痫的治疗。患者在没有评估镁水平的情况下,常规静脉输注镁。典型的输注方案(4~6g 负荷,1~2g/h)导致血清镁水平达到 4~8mg/dl。值得庆幸的是,即使在因意外导致镁含量很高的情况下,患者通常预后良好[30]。

镁排泄减少

多数情况下,镁排泄减少至少在高镁血症的发生中起一定作用。通常情况下，患有进行性肾功能不全的患者能够通过正常的镁摄入来维持镁平衡，直到 GFR 下降到 30ml/min。此后，应提醒患者避免增加口服镁[21]。

家族性低尿钙性高钙血症(familial hypocalciuric hypercalcemia，FHH)是一种常染色体显性小管疾病，其特征是钙感应受体(calcium-sensing receptor，CaSR)的功能缺失突变，使得血清钙无法调节髓袢升支粗段对钙(和镁)的吸收。失调的钙和镁分别导致中度高钙血症和高镁血症。

高镁血症的表现

高镁血症可阻止突触前乙酰胆碱的释放，抑制神经肌肉传递(见表 24.5)。临床上，最先出现的是深层肌腱反射的丧失(通常在 4.8mg/dl 以上)。在镁含量约为 12mg/dl 时，可能会导致嗜睡，并最终导致肌肉瘫痪，包括呼吸肌。心血管影响通常在 4~5mg/dl 左右开始，并以低血压为首发表现。当镁水平高于 7mg/dl 时，会出现持续性的 PR 间隔延长、QRS 波增宽和 QT 间隔延长。随后是心动过缓。最终，高镁血症可引起完全性心脏传导阻滞和心搏骤停。

表 24.5　高镁血症的影响

血清镁水平/($mg \cdot dl^{-1}$)	临床表现
1.7~2.4	正常水平
5~8	恶心，呕吐，头痛，潮红，深层肌腱反射丧失，嗜睡，低血压
12~15	房室传导阻滞，心动过缓，QRS 波增宽，肌无力，瘫痪
>15	心搏骤停，呼吸骤停

镁与钙的代谢密切相关。高镁血症抑制甲状旁腺素的释放，从而导致轻度低钙血症，加重 QT 间期延长，加重复合心律失常。

预防和治疗

高镁血症的首要原则是预防。GFR 受损的患者应避免镁负荷，而抗酸剂和泻药通常含有镁[29]。

如果肾功能完好的患者出现高镁血症，停用镁可以使其迅速恢复。有些人主张在使用或不使用噻嗪类药物的情况下，增加强效盐类利尿剂和袢利尿剂，以增加镁的清除率。高镁血症可导致低血压和急性肾损伤，从而损害肾脏清除镁的能力。钙可以阻断镁的毒性作用，因此严重中毒的患者应给予 1 克静脉葡萄糖酸钙作为临时解毒剂[21]。

如果肾功能受损或症状严重，应给予透析治疗。间歇血液透析能比连续性透析治疗更快地降低镁[31]。连续肾脏替代疗法(Continuous Kidney replacement therapy，CKRT）已成功应用，可预防间歇性血液透析后的反弹性高镁血症；这对于大量摄入柠檬酸镁的患者尤其重要，因为在肠道中残留的含镁泻药可以作为镁的持续吸收的储库[32]。腹膜透析也已成功用于治疗高镁血症[33]。

（吴晗 戴春笋 译，左笑从 校）

参考文献

1. Haider DG, Lindner G, Ahmad SS, et al. Hypermagnesemia is a strong independent risk factor for mortality in critically ill patients: results from a cross-sectional study. *Eur J Intern Med.* 2015;26(7):504-507.
2. Fairley J, Glassford NJ, Zhang L, Bellomo R. Magnesium status and magnesium therapy in critically ill patients: a systematic review. *J Crit Care.* 2015;30(6):1349-1358.
3. Ryzen E, Wagers PW, Singer FR, Rude RK. Magnesium deficiency in a medical ICU population. *Crit Care Med.* 1985;13:312-313.
4. Wong ET, Rude RK, Singer FR, Shaw ST Jr. A high prevalence of hypomagnesemia and hypermagnesemia in hospitalized patients. *Am J Clin Pathol.* 1983;79(3):348-352.
5. Agus ZS. Hypomagnesemia. *J Am Soc Nephrol.* 1999;10(7):1616-1622.
6. Kelly AP, Robb BJ, Gearry RB. Hypocalcaemia and hypomagnesaemia: a complication of Crohn's disease. *N Z Med J.* 2008;121(1287):77-79.
7. Epstein M, McGrath S, Law F. Proton-pump inhibitors and hypomagnesemic hypoparathyroidism. *N Engl J Med.* 2006;355(17):1834-1836.
8. Cheungpasitporn W, Thongprayoon C, Kittanamongkolchai W, et al. Proton pump inhibitors linked to hypomagnesemia: a systematic review and meta-analysis of observational studies. *Ren Fail.* 2015;37(7):1237-1241.
9. Liao S, Gan L, Mei Z. Does the use of proton pump inhibitors increase the risk of hypomagnesemia. *Medicine.* 2019;98(13):e15011. doi:10.1097/md.0000000000015011
10. William JH, Danziger J. Proton-pump inhibitor-induced hypomagnesemia: current research and proposed mechanisms. *World J Nephrol.* 2016;5(2):152-157.
11. Jain N, Reilly RF. Hungry bone syndrome. *Curr Opin Nephrol Hypertens.* 2017;26(4):250-255.
12. Blaine J, Chonchol M, Levi M. Renal control of calcium, phosphate, and magnesium homeostasis. *Clin J Am Soc Nephrol.* 2015;10(7):1257-1272.
13. Petrelli F, Borgonovo K, Cabiddu M, Ghilardi M, Barni S. Risk of anti-EGFR monoclonal antibody-related hypomagnesemia: systematic review and pooled analysis of randomized studies. *Expert Opin Drug Saf.* 2012;11(Suppl 1):S9-S19.
14. De Marchi S, Cecchin E, Basile A, Bertotti A, Nardini R, Bartoli E. Renal tubular dysfunction in chronic alcohol abuse—effects of abstinence. *N Engl J Med.* 1993;329(26):1927-1934.
15. Huang C-L, Kuo E. Mechanism of hypokalemia in magnesium deficiency. *J Am Soc Nephrol.* 2007;18(10):2649-2652.
16. Griffin TP, Murphy M, Coulter J, Murphy MS. Symptomatic hypocalcaemia secondary to PTH resistance associated with hypomagnesaemia after elective embolisation of uterine fibroid. *BMJ Case Rep.* 2013;2013. doi:10.1136/bcr-2013-008708
17. Hansen B-A, Bruserud Ø. Hypomagnesemia in critically ill patients. *J Intensive Care Med.* 2018;6:21.
18. Gu W-J, Wu Z-J, Wang P-F, Aung LHH, Yin R-X. Intravenous magnesium prevents atrial fibrillation after coronary artery bypass grafting: a meta-analysis of 7 double-blind, placebo-controlled, randomized clinical trials. *Trials.* 2012;13:41.
19. Panchal AR, Berg KM, Kudenchuk PJ, et al. 2018 American Heart Association focused update on advanced cardiovascular life support use of antiarrhythmic drugs during and immediately after cardiac arrest: an update to the American Heart Association Guidelines for Cardiopulmonary Resuscitation and Emergency Cardiovascular Care. *Circulation.* 2018;138(23):e740-e749.
20. Elin RJ, Hosseini JM, Gill JR Jr. Erythrocyte and mononuclear blood cell magnesium concentrations are normal in hypomagnesemic patients with chronic renal magnesium wasting. *J Am Coll Nutr.* 1994;13(5):463-466.
21. Swaminathan R. Magnesium metabolism and its disorders. *Clin Biochem Rev.* 2003;24(2):47-66.
22. Fawcett WJ, Haxby EJ, Male DA. Magnesium: physiology and pharmacology. *Br J Anaesth.* 1999;83(2):302-320.
23. Goto K, Yasue H, Okumura K, et al. Magnesium deficiency detected by intravenous loading test in variant angina pectoris. *Am J Cardiol.* 1990;65(11):709-712. doi:10.1016/0002-9149(90)91375-g
24. Ayuk J, Gittoes NJL. Treatment of hypomagnesemia. *Am J Kidney Dis.* 2014;63(4):691-695.

25. Martin KJ, González EA, Slatopolsky E. Clinical consequences and management of hypomagnesemia. *J Am Soc Nephrol.* 2009;20(11):2291-2295.
26. Tzivoni D, Banai S, Schuger C, et al. Treatment of torsade de pointes with magnesium sulfate. *Circulation.* 1988;77(2):392-397.
27. Idama TO, Lindow SW. Magnesium sulphate: a review of clinical pharmacology applied to obstetrics. *Br J Obstet Gynaecol.* 1998;105(3):260-268.
28. Whang R. Frequency of hypomagnesemia and hypermagnesemia. Requested vs routine. *JAMA.* 1990;263(22):3063-3064. doi:10.1001/jama.263.22.3063
29. Clark BA, Brown RS. Unsuspected morbid hypermagnesemia in elderly patients. *Am J Nephrol.* 1992;12(5):336-343.
30. Morisaki H, Yamamoto S, Morita Y, Kotake Y, Ochiai R, Takeda J. Hypermagnesemia-induced cardiopulmonary arrest before induction of anesthesia for emergency cesarean section. *J Clin Anesth.* 2000;12(3):224-226.
31. Schelling JR. Fatal hypermagnesemia. *Clin Nephrol.* 2000;53(1):61-65.
32. Bokhari SR, Siriki R, Teran FJ, Batuman V. Fatal hypermagnesemia due to laxative use. *Am J Med Sci.* 2018;355(4):390-395.
33. Brown AT, Campbell WA. Hazards of hypertonic magnesium enema therapy. *Arch Dis Child.* 1978;53(11):920.

25 重症监护病房的酸碱管理

Roger A. Rodby

引言

处理酸碱失衡问题常常让其他专科的医生望而却步，但却是肾科医生所热衷的领域。在重症监护病房（intensive care unit，ICU）中，准确诊断和治疗酸碱失衡显得尤为重要。ICU 的患者常出现［HCO_3］或［PCO_2］紊乱（或两者并存），导致 pH 明显异常。这里需要强调的是，即使 pH 处在正常范围也不能排除酸碱失衡的存在，因为它可能被隐藏起来且在临床上具有重要意义。临床医生处理这些患者时需要综合考虑血气 pH、［HCO_3］、［PCO_2］以及阴离子间隙（anion gap，AG），以最好地确定酸碱失衡的所有组成部分，从而做出正确的诊断。这对基于这些数值所做出的决策至关重要。本章回顾了决定酸碱失衡的基本要素及其治疗方法。

HENDERSON-HASSELBALCH 简化方程

人体通过调节［HCO_3］（肾脏）和［PCO_2］（肺）的含量将 pH 保持在 7.38~7.42 的狭窄范围内。Hen-derson-Hasselbalch（H/H）方程的简化版是理解 pH 与这些数值关系的最简单方式，其中

$$[H^+]=24([PCO_2]/[HCO_3])$$

［PCO_2］以 mmHg 为单位，［HCO_3］以 mmol/L 为单位。当［HCO_3］和［PCO_2］分别取正常值 24 和 40 时，得出的［H^+］为正常值 40。［H^+］的单位为纳摩尔/升或 40×10^{-9}（Na 和 K 的数值在 10^{-3}，可见血液中［H^+］的浓度有多低）。由于 pH 是［H^+］对数的负值，因此即便使用计算器，将这些以纳摩尔表示的［H^+］值转换为 pH 也有点令人生畏。好在，血浆［H^+］的值通常变化范围有限，使得 pH 和［H^+］的对应关系可以在易于使用的表格中呈现（表 25.1）。使用表格，可以看到 40×10^{-9} 的［H^+］对应 7.40 的正常 pH。［H^+］与 pH 的关系是对数关系而非线性关系，但知道 50×10^{-9} 的［H^+］对应于 7.30 的 pH 和 30×10^{-9} 的［H^+］对应于 7.50 的 pH 是依然是很有用的。

表 25.1 与广泛生理学范围内的[H^+]值对应的 pH

$[H^+]=24([PCO_2]/[HCO_3])$													
pH	[H^+]	pH	[H^+]	pH	[H^+]	pH	[H^+]	pH	[H^+]	pH	[H^+]	pH	[H^+]
8.00	10	7.80	16	7.59	26	7.39	41	7.19	65	6.99	102	6.79	162
7.99	10	7.79	16	7.58	26	7.38	42	7.18	66	6.98	105	6.78	166
7.98	10	7.78	17	7.57	27	7.37	43	7.17	68	6.97	107	6.77	170
7.97	11	7.77	17	7.56	28	7.36	44	7.16	69	6.96	110	6.76	174
7.96	11	7.76	17	7.55	28	7.35	45	7.15	71	6.95	112	6.75	178
7.95	11	7.75	18	7.54	29	7.34	46	7.14	72	6.94	115	6.74	182
7.94	11	7.74	18	7.53	30	7.33	47	7.13	74	6.93	117	6.73	186
7.93	12	7.73	19	7.52	30	7.32	48	7.12	76	6.92	120	6.72	191
7.92	12	7.72	19	7.51	31	7.31	49	7.11	78	6.91	123	6.71	196
7.91	12	7.70	20	7.50	32	7.30	50	7.10	79	6.90	126	6.70	200
7.90	13	7.69	20	7.49	32	7.29	51	7.09	81	6.89	129	6.69	204
7.89	13	7.68	21	7.48	33	7.28	52	7.08	83	6.88	132	6.68	209
7.88	13	7.67	21	7.47	34	7.27	54	7.07	85	6.87	135	6.67	214
7.87	13	7.66	22	7.46	35	7.26	55	7.06	87	6.86	138	6.66	219
7.86	14	7.65	22	7.45	35	7.25	56	7.05	89	6.85	141	6.65	224
7.85	14	7.64	23	7.44	36	7.24	58	7.04	91	6.84	145	6.64	229
7.84	14	7.63	23	7.43	37	7.23	59	7.03	93	6.83	148	6.63	234
7.83	15	7.62	24	7.42	38	7.22	60	7.02	95	6.82	151	6.62	240
7.82	15	7.61	25	7.41	39	7.21	62	7.01	98	6.81	155	6.61	245
7.81	15	7.60	25	7.40	40	7.20	63	7.00	100	6.80	159	6.60	251

[H^+]的值以 10^{-9} 计

有三点值得强调。[HCO_3]可以由典型的实验室自动分析仪测量静脉血样直接得到，也可以由血气机通过测量的 pH 和[PCO_2]计算得到。这造成了一个普遍的误解，即血气分析得到的[HCO_3]是无效的，经常导致临床中只使用血液生化检查测量出的[HCO_3]值。之所以[HCO_3]的值在血气分析中是计算出的是因为它不需要被直接测量。如果有经测量得到且假定有效的[PCO_2]

和 pH,那么 H/H 方程在此[PCO_2]和 pH 的组合下仅允许有唯一的[HCO_3]。如果相信测得的[PCO_2]和测量的 pH,那么除了相信这个计算出的[HCO_3]外别无选择。其次,静脉和动脉血中[HCO_3]通常不同,静脉血通常比动脉血值高 1~2mmol/L,因此使用静脉[HCO_3]解释动脉血气没有意义。最后,尽管测量全身 pH 的金标准是动脉血,但静脉血气测定值与动脉血测定值有很好的相关性,静脉标本测定的[HCO_3]通常比动脉标本高约 1mmol/L,[PCO_2]高约 4mmHg,pH 低 0.03[1]。

酸碱状态评估的一般考虑

异常的血液 pH 可能由多种 pH、[HCO_3]和[PCO_2]值的组合产生。同时发生代谢性与呼吸性的酸中毒或碱中毒会产生正常的 pH,而相反的情况下(酸中毒和碱中毒同时存在),可能出现接近正常甚至正常的 pH,因为二者的影响可能会"抵消"。因此,不应认为 pH 值正常时就不存在酸碱失衡。尽管肺和肾脏分别为代谢性和呼吸性的酸碱失衡进行代偿,但两者都不能使 pH 回到正常范围,因此任何与正常 pH 同时出现的异常[HCO_3]或[PCO_2]值都自动表示存在两种主要的酸碱失衡。人体通过调节每分通气量以减弱[HCO_3]改变引起的 pH 变化,肾脏可以排泄或产生 HCO_3 以减弱[PCO_2]的变化。这种代偿在一定限度内遵循一定规则(表 25.2)。呼吸性代谢性酸碱失衡的代偿可以是即时的(分钟级),因为[PCO_2]可以通过增加或减少每分通气量可以迅速改变。在[HCO_3]改变引起的呼吸代偿反应中,唯一的延迟在于脑脊液与全身 pH 达到平衡所需的时间延迟。在慢性呼吸性碱中毒中,肾脏能相对较快地通过不再重吸收而排泄 HCO_3(小时级),而产生新的 HCO_3 以代偿慢性呼吸性酸中毒则需更长时间(日级)。在评估适当的代偿是否已经发生或仍可能持续时,必须考虑这些时间差。

表 25.2　代谢性和呼吸性酸碱失衡的预期代偿变化

紊乱	预期变化[a]
代谢性酸中毒	[PCO_2]↓=1.0–1.4 × Δ[HCO_3]
代谢性碱中毒	[PCO_2]↑= 0.25–1.0 × Δ[HCO_3]
急性呼吸性酸中毒	[HCO_3]↑=0.1 × Δ[PCO_2](±0.3mmol/L)
慢性呼吸性酸中毒	[HCO_3]↑=0.4 × Δ[PCO_2](±0.4mmol/L)
急性呼吸性碱中毒	[HCO_3]↓=0.1–0.3 × Δ[PCO_2](最低[HCO_3]18mmol/L)
慢性呼吸性碱中毒	[HCO_3]↓=0.2–0.5 × Δ[PCO_2](最低[HCO_3]14mmol/L)

[a] Δ[HCO_3]是 24 –[HCO_3]、Δ[PCO_2]是 40–[PCO_2]。

识别和确定造成酸碱失衡的原因

确定一个患者的酸碱状态有几个步骤，包括：

1. 血液的 pH 是否异常？
2. 代偿是否存在以及代偿的程度是否合适？（表 25.2）
3. AG 是否升高？
4. AG 的升高是否伴随[HCO_3]的下降？
5. 如果 pH 没有异常，是否存在两种相互抵消的原发性酸碱失衡？

对于 AG [Na]-([Cl]+[HCO_3])的正常值是多少并没有共识，不同文献中的范围是 6~12[2]。当未测量的阳离子增多时，如：高丙种球蛋白血症（和严重的高钙血症或高镁血症），或未测量的阴离子减少时，通常如低白蛋白血症，AG 会降低。在 ICU 中，对后者的校正通常是必要的：血清白蛋白从 4.0 每下降 1g/dl，AG 就要增加 2.5。由于正常的 AG 值可能会有所不同，因此临床医生应注意不要过度解释 AG 的轻度增加，因为它们可能不代表临床上显著的代谢性酸中毒[2,3]。

在阴离子间隙代谢性酸中毒（anion gap metabolic acidosis，AGMA）中，[HCO_3]每下降 1mmol，AG 通常增加 1（ΔAG=Δ[HCO_3]，表 25.3）。当 AG 的变化显著大于此值时表示[HCO_3]之前处于更高的值（或者正被驱动着更高）并表明同时存在代谢性碱中毒。如果代谢性碱中毒足够严重，[HCO_3]可以是正常甚至高于正常水平，从而掩盖代谢性酸中毒！因为在乳酸酸中毒（lactic acidosis，LA）中，可能存在显著的细胞内缓冲，所以产酸程度可能不会反映在[HCO_3]中。若要识别与 LA 同时存在的代谢性碱中毒，AG 的增加幅度（以正常值 10 为基线计算的 ΔAG）应至少超过[HCO_3]变化幅度的 1.5 倍。同样，如果 ΔAG 明显少于 Δ[HCO_3]，说明 AGMA 与非阴离子间隙代谢性酸中毒（nonanion gap metabolic acidosis，NAGMA）同时存在。考虑到这些规律，表 25.3 总结了识别潜在代谢性碱中毒或酸中毒或 AGMA 合并 NAGMA 的原则。

表 25.3 使用阴离子间隙分析复杂性酸碱失衡的规则

当存在 AGMA 时 [HCO_3]每↓1mmol/L，AG 应当↑~1 其中：
• Δ[HCO_3] = 24− 患者的[HCO_3]
• ΔAG = 患者的 AG−10
若：
• Δ[HCO_3]>ΔAG = 酸中毒为混合性 AG 和 NAGMA
• ΔAG > 1.5 ×Δ [HCO_3] = AGMA 合并潜在的代谢性碱中毒
• Δ[HCO_3]为 0 或负值（[HCO_3] ≥24）= 潜在的代谢性碱中毒合并潜在的代谢性酸中毒

AG，阴离子间隙；AGMA，阴离子间隙代谢性酸中毒；NAGMA，非阴离子间隙代谢性酸中毒。

何时考虑治疗代谢性酸中毒

为什么区分 AGMA 和 NAGMA，区分呼吸性和代谢性酸中毒以及发现任何隐性酸碱失衡很重要？严重的酸血症（全身血液的 pH 偏酸）对人体多种生理功能产生不利影响，但最大的影响体现在血流动力学的不稳定上，表现为左心室收缩力下降、动脉血管舒张和对儿茶酚胺反应的降低。通常 pH 的警戒阈值为小于或等于 7.20。然而，需要认识到并非所有 7.2 的 pH 都具有相同的临床意义。为了解释这一点，下列四个酸血症示例都具有 7.2 的 pH（使用简化的 H/H 方程：$[H^+]=24([PCO_2]/[HCO_3])$，每个示例中 $[H^+]$ 都为 63，与表 25.1 中 7.2 的 pH 对应）。

pH	$[HCO_3]$	$[PCO_2]$	说明
（A）7.20	20	53	混合性呼吸性与代谢性酸中毒
（B）7.20	15	39	失代偿性代谢性酸中毒
（C）7.20	10	26	代偿的严重代谢性酸中毒
（D）7.20	5	13	混合型严重代谢性酸中毒与呼吸性碱中毒

现在让我们把示例 A~D 中的 $[HCO_3]$ 仅再降低 2mmol/L（保持 $[PCO_2]$ 不变）并确定与这些降低的 $[HCO_3]$ 值（E~H）所对应的新 pH：

$[HCO_3]$		$[HCO_3]-2$		新 pH
（E）20	→	18	→	7.15
（F）15	→	13	→	7.14
（G）10	→	8	→	7.11
（H）5	→	3	→	6.98

这些示例表明，基线 $[HCO_3]$ 越低，$[HCO_3]$ 的任何进一步减少将会导致 pH 以更大的幅度降低，尽管具有相同的基线 pH，与 A 和 B 相比，C 和 D 处于非常脆弱的酸碱状态。

相似地，让我们将 $[PCO_2]$ 仅增加 5mmHg（保持 $[HCO_3]$ 不变），然后确定这些增加的 $[PCO_2]$（I~L）所对应的新的 pH：

$[PCO_2]$		$[PCO_2]+5$		新 pH
（I）53	→	58	→	7.16
（J）39	→	44	→	7.16
（K）26	→	31	→	7.13
（L）13	→	18	→	7.06

同样，基线[PCO_2]越低，任何随后[PCO_2]的任何进一步增加都将对全身pH造成更大的影响。这些例子强调了分析血气成分的重要性，以确定是否需要治疗酸血症，以及如果需要，治疗的目标应当是增加通气还是补充碱($NaHCO_3$、柠檬酸盐、醋酸盐)。举例来说，尽管患者C和D有仍然“可以接受”的7.2的pH，你的目光应当越过pH并补充[HCO_3]以便他们有一个缓冲(没有双关的意思)，以避免当[HCO_3]进一步减少时pH危险地下降。简化的H/H方程和表25.1是非常有用和简单的病床旁工具，可以根据[HCO_3]和[PCO_2]的改变预测pH的变化，并且可以用于计算达到理想pH所必需的参数改变量。改变一个参数，解决另一个参数问题!

在治疗代谢性酸中毒时区分阴离子间隙代谢性酸中毒与非阴离子间隙代谢性酸中毒

上述示例强调了当[HCO_3]小于或等于10mmol/L时，其微小的一点改变便能对pH产生巨大的影响。治疗代谢性酸中毒时的另一个考虑是患者是否患有AGMA或NAGMA。NAGMA患者通常恶化速度较慢(除非存在胃肠道HCO_3大量丢失，例如霍乱患者)，并且先前示例中所见的[HCO_3]和pH急剧下降的风险要小得多。因此，如果一个酸血症范围的pH的主要成分是NAGMA，临床医生对“缓冲空间”不必太过关心。这与在LA中，[HCO_3]水平会急剧下降的情况截然不同。

代谢性酸中毒：治或不治?

有关紧急治疗严重代谢性酸血症的数学论点已经提出。在ICU环境中，通常通过静脉内给予$NaHCO_3$来治疗。$NaHCO_3$的给药被认为有害的原因有很多，包括加重细胞内酸中毒、降低脑pH、增加CO_2产生、增加乳酸产生和Na(细胞外容量)过载[4-6]。然而，最终对严重酸血症不良影响的担忧通常会占上风，因此当“火烧眉毛”时，很少有临床医生会因为对$NaHCO_3$的担忧而不用其治疗严重代谢性酸血症，这给他们分析和治疗根本病因赢得了时间。

许多教科书讨论了“碳酸盐缺失”的计算:(24–患者的[HCO_3])×60%~80%的体重(以kg计);然而，无需做此计算因为没有必要去弥补所有的缺失。与上述例子中[HCO_3]降低几个mmol/L可以显著影响系统pH的原因相同，将[HCO_3]提高几个mmol/L也可以通过“缓冲缓冲液”产生相似的正向影响。假设患者的平均体重为80kg，其中60%是水，用以计算HCO_3补充量的总体液量则是48L。并且一安瓿瓶的$NaHCO_3$有50mmol HCO_3，“估测”对这样一个平均体重的患者，每安瓿的HCO_3可使患者的[HCO_3]增加1mmol/L，因此两安瓿(100mmol)便足够使患者摆脱酸血症。每个安瓿50ml中有50mmol，浓度为1mmol/ml或1 000ml/L，得到的渗透压为2 000mOsm/L。这是相当高渗的，会将水从细胞内拉到细胞外以达到渗透压平衡。另一种方法是使用等渗 $NaHCO_3$ 滴注液即将三个安瓿的 $NaHCO_3$ 添加到 1L 的 D5W 中（终 $[NaHCO_3]$=130mEq/L）。提供相同的 100mmol $NaHCO_3$ 所需的这种滴注液的体积为 666ml，并且两种方法对于细胞外液的扩张几乎没有区别。

乳酸酸中毒的注意事项

上述的计算旨在实现 $[HCO_3]$ 和 pH 的快速上升。乳酸酸中毒（lactic acidosis，LA）是 ICU 中最常见和最严重的代谢性酸碱失衡。尽管它可能与有限的组织缺氧事件相关（例如癫痫发作），但多见于伴有多器官衰竭的脓毒症患者。乳酸的产生可以是大量的，那么用以维持可接受的 pH 的 $NaHCO_3$ 的需要量则同样非常高，导致细胞外容量的急剧扩张，有容量负荷过重的临床风险。治疗的初步重点应该是逆转导致 LA 的原因。但在此之前，患者可能需要补充 $NaHCO_3$ 以维持一个可接受的 pH。然而，在 LA 中需要至少 100mmol/h 的 $NaHCO_3$ 的情况并不少见（接近 1L/h 的等渗 $NaHCO_3$ 滴注液），而这种程度的细胞外容量扩张不能被无限容忍。另一方面，肾脏替代疗法（kidney replacement therapy，KRT）可能是等容供应 $NaHCO_3$ 的更好方案。连续性肾脏替代疗法（continuous kidney replacement therapy，CKRT）可能是常伴有 LA 的血流动力学不稳定的患者的最佳方案。例如，使用典型的有 35mmol/L 的 $[NaHCO_3]$ 的置换液（replacement fluid，RF）进行连续性静脉-静脉血液滤过，可轻易使大量的 $NaHCO_3$ 被等渗和等容地输送。如果患者的 $[HCO_3]$ 为 5mmol/L，每升的血液滤过液（hemofiltrate，HF）将去除 5mmol 的 $NaHCO_3$。但是，如果使用含有 35mmol/L $NaHCO_3$ 的静脉 RF 等容地替换每升 HF，每升 HF 将净增加 35−5=30mmol/L 的 $NaHCO_3$。在现代 CKRT 机器上，以 4~5L 每小时的 HF 速率，实现每小时净增加 120~150mmol $NaHCO_3$ 且不导致细胞外容量增加并不难。

重症监护病房中其他代谢性酸中毒的注意事项

利奈唑胺（linezolid）和丙泊酚（propofol）输注综合征一样可以引起 LA[7,8]。当伴有肾功能障碍时，二甲双胍（metformin）可引起 LA[9]。丙二醇（propyleneglycol）有时用作劳拉西泮（lorazepam）、苯巴比妥（phenobarbital）、地西泮（diazepam）和苯妥英（phenytoin）连续静脉滴注的溶剂，同样可引起 LA[10]。新型药物 SGLT2（钠-葡萄糖协同转运蛋白 2）抑制剂偶尔也会引起非高血糖性糖尿病酮症酸中毒（见第 37 章）[11]。

代谢性碱中毒

尽管 pH 大于或等于 7.6 的严重代谢性碱中毒并不常见，但其与心律失常相关，可能需要治疗。根据病因的不同，小部分患者可能对乙酰唑胺(acetazolamide)治疗有反应，其他可能对含有氯化物的静脉输液有反应，但这些患者中许多同时存在肾功能不全，因此不能期望肾脏能够充分排除 HCO_3。这指向了两种治疗选择：盐酸滴注液和 KRT。前者很难获得，并且对输液的静脉存在严重的化学损伤风险。KRT，特别是使用低碳酸氢盐透析液的血液透析可能是理想的治疗方式。另一种选择是使用低或无碳酸氢盐的透析液(连续静脉-静脉血液透析或 CVVHD)或者置换液(连续性静脉-静脉血液滤过或 CVVH)进行 CKRT。后者可以通过使用生理盐水来实现，但如果这样做，要特别注意血清钾和血清钙的水平，因为如果补充不充分，它们会下降。同样重要的是要记住，碱血症已经降低了离子钙浓度，因此应该经常监测。最后，必须对整个血气进行分析，以确保没有呼吸性的成分导致的碱中毒，因为处理呼吸成分可能是降低全身 pH 的一个相对简单的操作。在极端情况下，可以考虑通过控制每分钟通气量进行镇静甚至呼吸麻痹。

呼吸性酸碱失衡

呼吸系统疾病可引起高碳酸血症(呼吸性酸中毒)和低碳酸血症(呼吸性碱中毒)。尽管在 H/H 方程中，[PCO_2]同样是 pH 的一个重要的组成部分，但这些疾病最好由精通肺生理学的医生通过通气管理来处理。并且需要强调的是，所有酸碱失衡都需要分解成它们个体的代谢和呼吸成分，因为仅通过“修复”任何呼吸性的酸碱异常便可能轻易地改善异常的 pH。

(徐宁 戴春笋 译，左笑丛 校)

参考文献

1. Treger R, Priouz S, Kamangar N, Corry D. Agreement between venous and arterial blood measurements in the intensive care unit. *Clin J Am Soc Nephrol.* 2010;5(3):390-394.
2. Kraut J, Nagami G. The serum anion gap in the evaluation of acid-base disorders: what are its limitations and can its effectiveness be improved? *Clin J Am Soc Nephrol.* 2018;8:2018-2024.
3. Kraut J, Madias N. Serum anion gap: its uses and limitations in clinical medicine. *Clin J Am Soc Nephrol.* 2007;2:162-174.
4. Kraut J, Kurtz I. Use of bicarb in the treatment of severe acidemic states. *Am J Kidney Dis.* 2001;38(4):703-727.
5. Forsythe SM, Schmidt GA. Sodium bicarbonate for the treatment of lactic acidosis. *Chest.* 2000;117(1):260-267.
6. Stacpolle PW. Lactic acidosis: the case against bicarbonate therapy. *Ann Intern Med.* 1986;105(2):276-279.
7. Mirrakhimov A, Voore P, Halytskyy O, Khan M, Ali A. Propofol infusion syndrome in adults: a clinical update. *Crit Care Res Pract.* https://www.hindawi.com/journals/ccrp/2015/260385/
8. Sawyer A, Haley H, Baty S, McGuffey G, Eiland E. Linezolid-induced lactic acidosis corrected with sustained low-efficiency dialysis: a case report. *Am J Kidney Dis.* 2014;64(3): 457-459.
9. Weisberg L. Lactic acidosis in a patient with type 2 diabetes mellitus. *Clin J Am Soc Nephrol.* 2015;10:1476-1483.
10. Zar T, Yusufzai I, Sullivan A, Graeber C. Acute kidney injury, hyperosmolality and metabolic acidosis associated with lorazepam. *Nat Clin Pract Nephrol.* 2007;3(9):515-520.
11. Galaye A, Haidar A, Kassab C, Kazmi S, Sinha P. Severe ketoacidosis associated with canagliflozin (Invokana): a safety concern. *Case Rep Crit Care.* 2016. doi:10.1155/2016/1656182

第七篇

中毒与毒性反应

26 急性肾损伤的药物剂量问题

Soo Min Jang, Bruce A. Mueller

与急性肾损伤相关的药物

在重症监护室(intensive care unit,ICU)中经常会发生急性肾损伤(acute kidney injury,AKI)[1]。虽然在过去的几十年里,临床实践和肾脏替代疗法(kidney replacement therapy,KRT)取得了显著进步,但这一并发症的死亡率仍高达 60%[2-4]。与药物相关的 AKI(例如氨基糖苷类、造影剂、万古霉素)很常见,但在 ICU 中处方肾毒性药物使用依然频繁。在一所大学医院的成人 ICU 中,23% 最常用的处方药物可能具有潜在的肾毒性,而在儿科 ICU 中,40% 的常用处方药物存在潜在的肾毒性[5]。

与药物相关的肾毒性损伤的原因是多因素的(例如年龄、血容量不足、败血症和其他合并症),然而许多情况是可以预防的。Goldstein 等人发现,通过实施一个名曰"及时行动消除肾毒性损伤"(nephrotoxic injury negated by just-in-time action,NINJA)的系统,儿童肾毒性药物使用率减少了 38%,AKI 发生率则减少了 64%[6]。这是一个前瞻性的质量改进项目,通过在儿科医院推行系统的电子健康记录筛查和决策支持流程取得了成功。NINJA 研究表明,通过对肾毒性药物使用进行系统监测并评估 AKI 风险可以预防这些危害。这些发现提示,通过评估 AKI 风险、调整开方遣药以限制肾毒性药物的使用,AKI 是可以预防的。这种方法的务实应用可以用来预防氨基糖苷类药物相关的急性肾小管坏死(acute tubular necrosis,ATN),该病在成人的发生率为 11%~60%[7]。在 NINJA 研究中,临床医生密切监测氨基糖苷类药物的肾毒性,特别是当患者长期接受氨基糖苷类药物治疗、血清氨基糖苷类药物浓度升高,或肾毒素负荷高时[6]。这是降低肾毒性发生率的最佳实践,值得其他医生效仿。万古霉素是另一种抗生素,可引起 ATN、急性间质性肾炎,甚至万古霉素管型阻塞引起的肾病。虽然 AKI 与高水平的万古霉素相关,但高水平的万古霉素是导致 AKI 的原因还是 AKI 所致的结果,仍存在一些争议[8-10]。

哌拉西林(piperacillin)/他唑巴坦(tazobactam)常用于 ICU,并且也与肾损伤有关。越来越多的证据表明,联合使用万古霉素和哌拉西林/他唑巴坦会增加肾毒性的风险[11]。在一项涉及约 1 000 例患者的 6 项观察性研究的元分析(Meta 分析)中,与对照组(单独使用万古霉素或万古霉素合并使用头孢吡肟或美罗培南）相比，联合使用万古霉素和哌拉西林/他唑巴坦的观察组中，肾毒性发生率显著增加（2.26，95%*CI*：1.4~3.6，$p< 0.05$）[11]。联用万古霉素和哌拉西林/他唑巴坦也导致了约 700 名 ICU 患者 AKI 生物标志物（尿液金属蛋白酶抑制剂-2 和胰岛素样生长因子结合蛋白-7）的大量释放[12]。与单用哌拉西林/他唑巴坦治疗的患者相比，接受这组联合药物的患者更容易发生 AKI（P=0.03），但与单用万古霉素治疗的患者相比则没有显著差异（P= 0.29）。进行治疗药物监测和密切监测肾功能以调整药物剂量可能对危重患者预防 AKI 至关重要[13]。临床医生在使用已知的肾毒性药物时应谨慎，并在高风险人群中尽可能选择替代药物。肾毒性药物暴露的增加会导致更高的 AKI 风险，从而延长住院时间、增加住院费用，加重患者疾苦[14]。

急性肾损伤的药物代谢动力学变化

AKI 对药物代谢动力学的影响不仅限于肾脏清除药物的能力降低。包括药物在肝脏代谢在内的所有药代动力学方面都可能发生改变。AKI 患者的非肾清除率（non-renal clearance，CL_{NR}）可能不同于健康受试者或终末期肾病（end-stage kidney disease，ESKD）患者。AKI 患者亚胺培南、美罗培南和万古霉素等抗生素的 CL_{NR} 比健康受试者低，但比 ESRD 患者高[15-17]。鉴于大多数肾衰竭患者的治疗药物剂量推荐是针对稳定的 ESRD 患者制定的，AKI 患者较高的 CL_{NR} 表明，AKI 患者抗生素使用剂量需要高于针对 ESRD 患者推荐的剂量。AKI 与 ESRD 在肝功能上的这一差异可能也会影响到其他药物。确实，据报道透析本身就会改变肝脏的代谢过程[18]。一种常见的药物代谢酶 CYP4503A4 在血液透析后比透析前更活跃。ICU 中应用的 KRT，如持续肾脏替代疗法（continuous kidney replacement therapy，CKRT），在这方面尚无相关研究。

药物吸收和分布在 AKI 时也发生了改变。药物吸收可能因胃肠动力下降而受损。使用血管加压素可降低肠道灌注量，从而改变口服药物的生物利用度。临床医生通常不把液体治疗视为“药物治疗”，但强有力的证据表明，液体超负荷与 ICU 患者预后恶化有关，如第 10 章所述[19,20]。液体超负荷对药物治疗也存在很大影响。例如，由于失血、液体复苏、液体转移、毛细血管渗漏、腹水等引起细胞外体积的变化，液体复苏会显著影响药物的表观分布容积（volume of distribution，V_d）。表观分布容积较小（<0.5L/kg）和/或水溶性的药物，如氨基糖苷类，最有可能受到影响。例如，据报道，与肾功能正常的患者相比，AKI 患者的庆大霉素 V_d 增加了一倍（0.25L/kg vs. 0.35L/kg）。这一知识的临床应用是，为了达到相同的血药浓度，AKI 患者的初始剂量需要是正常患者的两倍。鉴于庆大霉素的疗效依赖于达到峰值的血清浓度，可以预期，如果不增加剂量以适应液体超负荷，对液体超负荷患者的治疗结果将更差[21]。在 AKI 患者中，蛋白质结合率也发生改变，因为危重患者通常存在低蛋白血症。鉴于大多数蛋白质结合的药物是与白蛋白结合，白蛋白的减少会增加游离型药物的

浓度。更多的未结合(游离型)药物导致更多的药物产生药理活性,更多的药物被 KRT 清除,最终导致更大的 V_d。更大的 V_d 再次意味着为了适应患者更大的体液容积,许多药物(尤其是抗生素)需要更高的初始(负荷)剂量。随着肾脏功能恢复或肾脏替代疗法滤除过量液体,药物维持剂量将需要根据容积的变化进行调整。

肾脏替代疗法的剂量考虑

CKRT、间歇性血液透析(intermittent hemodialysis,IHD)和混合 KRT[如延时间歇性肾脏替代疗法(prolonged intermittent kidney replacement therapy,PIKRT)]清除药物的程度可能有很大差异[22]。一个值得记住的、不错的经验法则是:KRT 的持续时间越长、滤出率越高、药物的 V_d 值越低(<0.8L/kg)、分子量越小(<1 000Da)、蛋白质结合率越低,则药物的清除率越高。美国食品药品监督管理局(Food and Drug Administration)不要求制药公司对所有类型 KRT 提供药物剂量建议。推荐剂量最好来自已发表的药代动力学试验,然而这类研究进行得很少[23]。因此,许多已发表的药物剂量表通常是基于专家意见,并不是基于各种类型 KRT 患者的大型药代动力学研究结果。这对临床医生来说是一个挑战,因为 CKRT 中的治疗性抗生素剂量取决于药代动力学、药效学、CKRT 剂量和抗生素敏感性。在接受 PIKRT 或血液透析的患者中,合适的剂量也取决于与相对于给药时间的 KRT 治疗时间选择[22]。对于新药,CKRT 的药物剂量指南通常在药物上市一两年后才会出现。由于 PIKRT 实施方式的众多变量(血液/透析液流速、持续时间和频率),很少有广泛适用的推荐剂量[24]。

对于大多数慢性肾脏疾病 5 期(CKD5)患者,标准 IHD 可提供不匀称的、每周三次、每次 3~4 小时的体外药物清除,而对于危重的 AKI 患者,则可以多达每天一次[25]。IHD 的药物剂量指南主要是针对 CKD5 患者制定的,而不是危重 AKI 患者。因此,有许多原因使得药物说明书上推荐的 IHD 剂量不适合指导 AKI 患者的剂量。AKI 患者与 CKD5 患者之间不仅因生理原因存在药代动力学差异,而且 AKI 患者也可能需要更频繁的 IHD 以更好地控制代谢和液体。适用于每周接受三次血液透析的 CKD5 患者的药物剂量不太可能与每周需要接受 5~7 次 IHD 的 AKI 患者相当。此外,IHD 在 ICU 患者的药物清除率往往低于在血流动力学稳定、血管通路更好、血流率更高的门诊患者中达到的清除率。

与 IHD 不同,CKRT 旨在每天 24 小时运行。然而,CKRT 经常发生中断[26]。这些干扰会影响药物清除,在推荐患者的用药策略时应考虑到这一点。与 IHD 相比,CKRT 中的血流量远高于滤出液(透析液加超滤液)速率。因此,总滤出速率是决定 CKRT 药物清除率(CL_{CKRT})的最重要因素。患者的总药物清除率应等于残余肾清除率+CL_{NR}+CL_{CKRT}。残余肾功能往往被忽视;然而,在

CL_{NR} 中加入残余肾清除率对确定内源性药物的总清除率至关重要。任何这些变化都会影响整个药物的消除和半衰期。

剂量的选择策略

药效学目标

抗生素的剂量选择基于抗生素浓度和抗菌效果之间的药效学关系。抗生素药效学主要有两种类型：浓度依赖性杀菌和时间依赖性杀菌。浓度依赖性抗生素，如氨基糖苷类和氟喹诺酮类，在高药物浓度下最大限度地提高其杀菌率和杀菌程度。治疗目标是最大限度地提高药物的峰浓度，这通常约为对病原体最小抑菌浓度（MIC）的 10 倍。与抗生素疗效相关的主要参数为血药浓度-时间曲线下面积（area under the serum concentration versus time curve，AUC）/MIC 和峰浓度（maximum drug concentration，C_{max}）/MIC。至于时间依赖性抗生素，如 β-内酰胺类（青霉素类，头孢菌素类，碳青霉烯类），当药物血清浓度高于对病原体的最小杀菌浓度（minimum bactericidal concentration，MBC）时，表现出最大的杀菌率和杀菌程度。达到更高的 C_{max} 并不会对增加药物活性有额外益处。因此，治疗目标是最大化药物浓度超过 MBC 的时间，而无需达到可能与药物毒性相关的极高的 C_{max}。通常，超过 MBC 或高于 MIC（T≥MIC）的时间占给药间隔时间的百分比与药物的疗效相关。例如，美罗培南在给药间隔 40% 的时间内浓度在 MIC 以上时，其杀菌效果非常强[27]。这也是时间依赖性抗生素经常长时间给药或持续输注的原因。

药品的监督管理

一般来说，有四种不同类型的静脉给药（IV）策略：①快速弹丸式（推注）给药；②间歇输液；③延长输液；④持续输液。弹丸式给药是在一分钟内给药，间歇输液是在 30~60 分钟内给药（如大多数抗生素一样）。延长输注（长时间给药）发生在缓慢给药时，通常超过约 4 小时或给药间隔的一半时间。最后，持续输液，顾名思义，就是在整个治疗过程中以连续的速率给药。当使用持续输液时，应使用负荷剂量（loading dose，LD）为浓度依赖性抗生素药物提供初始治疗浓度。对于时间依赖性抗生素，使用推注给药或间歇输注是有益的，它可以避免初始抗生素剂量不足，及其诱发的病原体耐药性。尽管推注给药达到峰值浓度最快，但对于某些药物（如万古霉素），应避免推注以免发生副作用（如红人综合征）。延长输液时间和持续输注可延长 T≥MIC，但其疗效在接受 CKRT 的患者中尚未得到广泛研究。尽管缺乏研究，但延长β-内酰胺类输注时间是一种简单的可以增加 T≥MIC 的干预措施[28]。对于接受 CKRT 的严重感染患者，应该考虑采用这种干预措施，而且这种干预可能是有效的，因为连续输注方案可以将 CKRT 导致的连续药物清除因素考虑进来。支持延长输液时间的最佳证据是头孢菌素类、青霉素类和碳青霉烯类药物。如表26.1所示，这些药物也是持续输注的良好候选药物。虽然在大多数中心不常使用，但临床医生试图在避免大峰值浓度的情况下达到万古霉素的药效学目标[29]，评估持续输注万古霉素的研究也在不断发表。在IHD或PIKRT中，匹配连续输液速率与变化的CKRT药物清除率可能会存在问题。表26.1说明了常见的抗微生物药药效学和给药策略需要考虑的因素。

表26.1 常用抗微生物药物药效学和给药注意事项

抗微生物药物药效学	代表药物	用药策略考虑
时间依赖性杀菌	阿昔洛韦 青霉素 头孢菌素 克林霉素 氟康唑 碳青霉烯类 万古霉素	1. 持续或延长CKRT输注 2. 小剂量多次给药 3. PIKRT期间和IHD后补充输注剂量 4. 基于体重计算给药剂量
浓度依赖性杀菌	AMG 多黏菌素 达托霉素 氟喹诺酮类 甲硝唑	1. 予负荷剂量以尽早达到PD目标 2. 延长AMG给药间隔 3. IHD或PIKRT透析前给药AMG 4. 基于体重计算给药剂量

AMG，氨基糖苷类；CKRT，持续肾脏替代疗法；IHD，间歇性血液透析；PD，药效学；PIKRT，延时间歇性肾脏替代疗法。

Lewis SJ, Mueller BA. Antibiotic dosing in critically ill patients receiving CKRT: underdosing is overprevalent. Semin Dial. 2014;27(5):441-445; Trotman RL, Williamson JC, Shoemaker DM, et al. Antibiotic dosing in critically ill adult patients receiving continuous renal replacement therapy. Clin Infect Dis. 2005;41(8):1159-1166.

影响给药剂量的其他因素

将给药技术与KRT技术相匹配(表26.1)可能是最大限度地达到药效学目标的有效方法。在ICU患者，AKI是一个动态过程；因此，随着KRT的变化，临床医生需要直面挑战调整治疗处方(改变技术、给药时间、排出率)。随着液体负荷的纠正，剂量可能需要调整。随着肾功能的恢复，被肾脏清除的药物可能需要增加剂量。除剂量外，开处方者也可以考虑其他方法来改变可能有助于AKI患者的药物治疗。例如，临床医生在开处方时应该注意他们开具的额外液体有多少，因为AKI的危重患者已经液体负荷过载了，需最小化液体输注(例如，在给予药物和营养时避免使用大型静脉输液袋)。药剂师可以适当地协助开发限制液体的药品。另一个考虑因素是准备好对适当剂量的药物订单的不测之需，例如，当 CKRT 因过滤器凝结或通路问题而意外停止时。表 26.2 讨论了 ICU 中常用药物类别的剂量考虑因素。

表 26.2 重症监护室常用药物类别及其给药考虑

药物分类	用药注意事项
抗心绞痛类(如硝酸异山梨酯、硝酸甘油、氨氯地平、维拉帕米、普萘洛尔、阿替洛尔、美托洛尔)	按药效调整剂量。可根据经验减少剂量。监测患者胸痛/PaO_2/心率
抗心律失常类(如胺碘酮、普鲁卡因胺、地高辛、肾上腺素、普萘洛尔)	大多数情况下按药效调整剂量。地高辛需要减少剂量。由于地高辛的高 V_d 值，即使 KRT 也可能无法有效清除此药。监测患者的心电图/心率
抗生素类	确定药物是否具有时间或浓度依赖性杀菌活性。参见表 26.1
抗癫痫类(如地西泮、苯巴比妥、苯妥英、左乙拉西坦、卡马西平、拉莫三嗪)	高度蛋白结合的药物应谨慎监测，因为 AKI 患者中非结合状态的苯妥英比例增加。例如，应该使用游离苯妥英而不是总苯妥英来监测浓度。左乙拉西坦、加巴喷丁和卡马西平需要根据肾功能调整剂量。苯巴比妥和拉莫三嗪也可能需要减少剂量。地西泮不需要调整剂量
抗真菌类	确定药物是否具有时间或浓度依赖性活性。参见表 26.1
抗血小板/抗凝血类药物(如肝素、低分子量肝素、华法林、ASA、氯吡格雷)	低分子量肝素不推荐用于严重肾功能不全患者，因为其 PK 反应具有不可预测的变异性。肝素优于低分子量肝素。华法林、ASA 和氯吡格雷不需要根据肾功能调整剂量。评估出血风险并监测合适的实验室数值(如华法林的 INR)
抗精神病类药物(如氯丙嗪、氟哌啶醇、利培酮)	抗精神病药物通常与蛋白质高度结合，而且透析移除作用不显著。活性代谢物可由肾脏排泄并导致蓄积。谨慎用药并监测患者反应

续表

药物分类	用药注意事项
抗病毒类药物(如阿昔洛韦、拉米夫定、替诺福韦、司他夫定、齐多夫定、奈韦拉平、依非韦伦、利托那韦)	与司他夫定、齐多夫定或奈韦拉平相比,替诺福韦、依非韦伦、拉米夫定和恩曲他滨的毒性更小。大多数抗病毒药物需要根据肾功能调整剂量。依非韦伦和利托那韦不需要根据肾功能调整剂量。阿昔洛韦与AKI的发生相关;在可能的情况下选择替代方案
胰岛素	按药效调整剂量。胰岛素分子量> 5 000Da,且KRT不能清除胰岛素。可根据经验降低或不降低剂量,监测患者的血糖并适当调整剂量
止痛药代谢物(如吗啡)	大多数非鸦片类镇痛药经肝代谢,几乎不需要调整剂量。剂量调整以有效控制疼痛为目标。吗啡和哌替啶的代谢物已显示在肾功能损害患者体内蓄积,导致严重的副作用(吗啡导致呼吸抑制延长,哌替啶具有神经毒性)
麻醉药	按药效调整剂量。可根据经验降低或不降低剂量,监测病人的反应

AKI,急性肾损伤;ASA,阿司匹林;ECG,心电图;INR,国际标准化比值;LMWH,低分子量肝素;PaO_2,氧分压;PD,药效学;PK,药物代谢动力学;KRT,肾脏替代疗法;V_d,表观分布容积。

然而,在VA/ATN和RENAL剂量试验(如第30章所述)中,两种不同滤液强度组使用了相同的抗生素剂量方案。有人认为,这些试验不仅比较了CKRT强度的差异,还比较了抗生素暴露的差异[30]。最近的蒙特卡罗(Monte Carlo)模拟计算得出,在VA/ATN和RENAL剂量试验中,滤液强度对抗生素清除率的影响并不显著。在两项试验中,高强度和低强度CKRT的抗生素目标达标率非常相似[31]。然而,在CKRT中找到最佳的抗生素剂量是很困难的。研究表明,我们通常无法用目前推荐的剂量达到抗生素药代动力学目标。例如,每12小时服用2g头孢他啶的患者只有53%达到药效学目标,而每12小时服用2g头孢吡肟的患者则都没有达到药效学目标[32]。因此,应该采取更积极的给药剂量[33]。尽管如此,高剂量的抗生素也可能导致毒性反应[34]。RENAL试验研究人员报告了试验中5种不同抗生素的谷浓度差异很大(美罗培南6.7倍、哌拉西林3.8倍、他唑巴坦10.5倍、万古霉素1.9倍、环丙沙星3.9倍)[13]。经验性抗生素给药在15%的患者未能达到预定的MIC,40%未能达到更高的目标浓度,但也有10%导致血药浓度过高。这些结果表明了监察治疗药物(只要可能)对于避免危重患者用药不足和过量的重要性。在ICU大多数药物的监察并非通过测量药物浓度来实现，而必须通过其他方式来观察与调整。

结论

对于接受任何类型 KRT 的 AKI 患者进行药物剂量调整，可能是 ICU 临床医生面临的最具挑战性的工作之一。患者特异性的药代动力学因素使得医生需要确保在每天新的基础上做出关键决策。对于液体超负荷的 AKI 患者，第一天的治疗剂量往往会在一周后因为容量和 KRT 的变化而变得不再正确。支持药物剂量临床决策的进展跟不上 KRT 的变化和新药引入的步伐。因此，了解药代动力学和药效学原理至关重要。最后，在高危患者中避免使用肾毒性物质以预防 AKI 可能是 ICU 中最有用的干预措施。

（左笑丛　赵晨蕾 译，徐双　戴春笋 校）

参考文献

1. Hoste EA, Clermont G, Kersten A, et al. RIFLE criteria for acute kidney injury are associated with hospital mortality in critically ill patients: a cohort analysis. *Crit Care.* 2006;10(3):R73. doi:10.1186/cc4915
2. Chang JW, Jeng MJ, Yang LY, et al. The epidemiology and prognostic factors of mortality in critically ill children with acute kidney injury in Taiwan. *Kidney Int.* 2015;87(3):632-639. doi:10.1038/ki.2014.299
3. Uchino S, Kellum JA, Bellomo R, et al; Beginning and Ending Supportive Therapy for the Kidney (BEST Kidney) Investigators. Acute renal failure in critically ill patients: a multinational, multicenter study. *JAMA.* 2005;294(7):813-818. doi:10.1001/jama.294.7.813
4. Xu X, Nie S, Liu Z, et al. Epidemiology and clinical correlates of AKI in Chinese hospitalized adults. *Clin J Am Soc Nephrol.* 2015;10(9):1510-1518. doi:10.2215/CJN.02140215
5. Taber SS, Mueller BA. Drug-associated renal dysfunction. *Crit Care Clin.* 2006;22(2):357-374, *viii.* doi:10.1016/j.ccc.2006.02.003
6. Goldstein SL, Mottes T, Simpson K, et al. A sustained quality improvement program reduces nephrotoxic medication-associated acute kidney injury. *Kidney Int.* 2016;90(1):212-221. doi:10.1016/j.kint.2016.03.031
7. Awdishu L, Wu SE. Acute kidney injury. In: Boucher BA, Haas CE, eds. *Critical Care Self-Assessment Program.* American College of Clinical Pharmacy; 2017.
8. Luque Y, Louis K, Jouanneau C, et al. Vancomycin-associated cast nephropathy. *J Am Soc Nephrol.* 2017;28(6):1723-1728. doi:10.1681/ASN.2016080867
9. Htike NL, Santoro J, Gilbert B, Elfenbein IB, Teehan G. Biopsy-proven vancomycin-associated interstitial nephritis and acute tubular necrosis. *Clin Exp Nephrol.* 2012;16(2):320-324. doi:10.1007/s10157-011-0559-1
10. Nolin TD. Vancomycin and the risk of AKI: now clearer than Mississippi mud. *Clin J Am Soc Nephrol.* 2016;11(12):2101-2103. doi:10.2215/CJN.11011016
11. Mellen CK, Ryba JE, Rindone JP. Does piperacillin-tazobactam increase the risk of nephrotoxicity when used with vancomycin: a meta-analysis of observational trials. *Curr Drug Saf.* 2017;12(1):62-66. doi:10.2174/1574886311666161024164859
12. Kane-Gill SL, Ostermann M, Shi J, Joyce EL, Kellum JA. Evaluating renal stress using pharmacokinetic urinary biomarker data in critically ill patients receiving vancomycin and/or piperacillin-tazobactam: a secondary analysis of the multicenter sapphire study. *Drug Saf.* 2019. doi:10.1007/s40264-019-00846-x
13. Roberts DM, Roberts JA, Roberts MS, et al. Variability of antibiotic concentrations in critically ill patients receiving continuous renal replacement therapy: a multicentre pharmacokinetic study. *Crit Care Med.* 2012;40(5):1523-1528. doi:10.1097/CCM.0b013e318241e553
14. Moffett BS, Goldstein SL. Acute kidney injury and increasing nephrotoxic-medication exposure in noncritically-ill children. *Clin J Am Soc Nephrol.* 2011;6(4):856-863. doi:10.2215/CJN.08110910
15. Macias WL, Mueller BA, Scarim SK. Vancomycin pharmacokinetics in acute renal failure: preser-

vation of nonrenal clearance. *Clin Pharmacol Ther*. 1991;50(6):688-694. doi:10.1038/clpt.1991.208
16. Mueller BA, Scarim SK, Macias WL. Comparison of imipenem pharmacokinetics in patients with acute or chronic renal failure treated with continuous hemofiltration. *Am J Kidney Dis*. 1993;21(2):172-179. https://www.ncbi.nlm.nih.gov/pubmed/8430678
17. Ververs TF, van Dijk A, Vinks SA, et al. Pharmacokinetics and dosing regimen of meropenem in critically ill patients receiving continuous venovenous hemofiltration. *Crit Care Med*. 2000;28(10):3412-3416. doi:10.1097/00003246-200010000-00006
18. Nolin TD, Appiah K, Kendrick SA, Le P, McMonagle E, Himmelfarb J. Hemodialysis acutely improves hepatic CYP3A4 metabolic activity. *J Am Soc Nephrol*. 2006;17(9):2363-2367. doi:10.1681/ASN.2006060610
19. Foland JA, Fortenberry JD, Warshaw BL, et al. Fluid overload before continuous hemofiltration and survival in critically ill children: a retrospective analysis. *Crit Care Med*. 2004;32(8):1771-1776. https://www.ncbi.nlm.nih.gov/pubmed/15286557
20. Kim IY, Kim JH, Lee DW, et al. Fluid overload and survival in critically ill patients with acute kidney injury receiving continuous renal replacement therapy. *PLoS One*. 2017;12(2):e0172137. doi:10.1371/journal.pone.0172137
21. Petejova N, Zahalkova J, Duricova J, et al. Gentamicin pharmacokinetics during continuous venovenous hemofiltration in critically ill septic patients. *J Chemother*. 2012;24(2):107-112. doi:10.1179/1120009X12Z.0000000006
22. Scoville BA, Mueller BA. Medication dosing in critically ill patients with acute kidney injury treated with renal replacement therapy. *Am J Kidney Dis*. 2013;61(3):490-500. doi:10.1053/j.ajkd.2012.08.042
23. Mueller BA, Smoyer WE. Challenges in developing evidence-based drug dosing guidelines for adults and children receiving renal replacement therapy. *Clin Pharmacol Ther*. 2009;86(5):479-482. doi:10.1038/clpt.2009.150
24. Hoff BM, Maker JH, Dager WE, Heintz BH. Antibiotic dosing for critically ill adult patients receiving intermittent hemodialysis, prolonged intermittent renal replacement therapy, and continuous renal replacement therapy: an update. *Ann Pharmacother*. 2020;54(1):43-55. doi:10.1177/1060028019865873
25. Clark WR, Mueller BA, Alaka KJ, Macias WL. A comparison of metabolic control by continuous and intermittent therapies in acute renal failure. *J Am Soc Nephrol*. 1994;4(7):1413-1420. https://www.ncbi.nlm.nih.gov/pubmed/8161723
26. Claure-Del Granado R, Macedo E, Chertow GM, et al. Effluent volume in continuous renal replacement therapy overestimates the delivered dose of dialysis. *Clin J Am Soc Nephrol*. 2011;6(3):467-475. doi:10.2215/CJN.02500310
27. Drusano GL. Antimicrobial pharmacodynamics: critical interactions of "bug and drug." *Nat Rev Microbiol*. 2004;2(4):289-300. doi:10.1038/nrmicro862
28. Jang SM, Lewis SJ, Mueller BA. Harmonizing antibiotic regimens with renal replacement therapy. *Expert Rev Anti Infect Ther*. 2020;18(9):887-895. doi:10.1080/14787210.2020.1764845
29. Akers KS, Cota JM, Chung KK, Renz EM, Mende K, Murray CK. Serum vancomycin levels resulting from continuous or intermittent infusion in critically ill burn patients with or without continuous renal replacement therapy. *J Burn Care Res*. 2012;33(6):e254-e262. doi:10.1097/BCR.0b013e31825042fa
30. Kielstein JT, David S. Pro: renal replacement trauma or Paracelsus 2.0. *Nephrol Dial Transplant*. 2013;28(11):2728-2731; discussion 2731-2733. doi:10.1093/ndt/gft049
31. Jang SM, Pai MP, Shaw AR, Mueller BA. Antibiotic exposure profiles in trials comparing intensity of continuous renal replacement therapy. *Crit Care Med*. 2019;47(11):e863-e871.
32. Seyler L, Cotton F, Taccone FS, et al. Recommended beta-lactam regimens are inadequate in septic patients treated with continuous renal replacement therapy. *Crit Care*. 2011;15(3):R137. doi:10.1186/cc10257
33. Lewis SJ, Mueller BA. Antibiotic dosing in critically ill patients receiving CRRT: underdosing is overprevalent. *Semin Dial*. 2014;27(5):441-445. doi:10.1111/sdi.12203
34. Lewis SJ, Mueller BA. Antibiotic dosing in patients with acute kidney injury: "Enough but not too much." *J Intensive Care Med*. 2016;31(3):164-176. doi:10.1177/0885066614555490

27 药物和解毒剂

Jonathan S. Zipursky, David N. Juurlink

引言

自古以来,万能解毒剂的概念就俘获了医生和治疗师的心[1,2]。今天,大多数急性中毒患者仅通过支持性治疗就能被成功治愈。2018 年,向美国毒物中心报告的患者中有 2.8% 接受了胃肠道(gastrointestinal,GI)净化治疗,例如:活性炭,全肠灌洗(whole bowel irrigation,WBI),接受特定解毒剂的人数更少[3]。从实践的角度来看,因为解毒剂有时很昂贵,使用频率较低且容易过期,所以并不是所有的治疗中心都常备[4]。本章的目的是回顾常用的解毒策略以及在治疗中毒患者时使用的选定解毒剂。

胃肠道解毒

胃肠道解毒背后的理论很直观:如果能最小化摄入有毒物质的吸收,那么危害就应该减少。不幸的是,很少有证据支持这种直觉。胃解毒主要有三种方法:单剂量活性炭(single-dose activated charcoal,SDAC)、口胃灌洗和全肠灌洗(WBI)。

适当时,应在摄入毒物后尽快进行胃肠道解毒。从经验上看,建议在中毒后 1 小时内进行胃肠道解毒[5-7]。然而,较长的治疗窗口期通常是合理的,特别是在摄入大量药物、缓释药物制剂或过量使用可延迟胃排空的药物(如阿片类和抗胆碱能药物)的情况下。此外,与常规治疗剂量相比,药物过量时其吸收动力学会发生改变,药物在摄入后通常在胃中停留数小时[8,9]。

活性炭

SDAC 是最常用的胃肠道解毒方法[10]。非离子化的有机化合物(例如大多数药物)与活性炭紧密结合,而高度离子化的化合物和金属(例如锂、钾)、液体(例如烃)几乎不吸附。

只有两项随机对照试验研究了 SDAC 在急性中毒患者中的疗效,两项试验都没有显示出住院时间、重症监护室(intensive care unit,ICU)入住率或死亡率的差异[11,12]。为了使 SDAC 有效,较高的活性炭与药物比(基于质量)是最佳的。典型的比例是 10∶1，尽管有些人主张更高的比例(40∶1)[10,13]。在大多数情况下，超过 50 克的剂量几乎没有临床或实际上的获益[10]。在以下情况中，摄入毒物 1 小时后使用 SDAC 可能有用：①预期毒性严重且几乎没有其他可用治疗方法；②大量摄入(可能形成胃石)；③同时摄入可延迟胃排空的药物。累积增加使用 SDAC 适当性的因素列于表 27.1 中。

表 27.1 累积增加单剂量活性炭适当性的因素

• 近期摄入毒物
• 预期有严重毒性
• 清醒、合作的患者
• 气道通畅
• 缺乏有效的解药
• 炭与药物的最佳比例
• 服用改良或缓释药物制剂
• 已知可被活性炭吸附的物质
• 无肠梗阻

多剂量活性炭

活性炭有时序贯使用，即多剂量活性炭(multiple dose activated charcoal, MDAC)，通过中断肠-肝再循环或肠-肠再循环来增强对毒物的消除[2]。在服用缓释药物制剂或怀疑胃石的情况下，也可以给予 MDAC。经典的给药方案是每小时 12.5 克活性炭，最常见的是等量分次给药(如：每 2 小时 25g 或每 4 小时 50g)。表 27.2 列出了 MDAC 的潜在适应证和禁忌证。

表 27.2 多剂量活性炭的潜在适应证和禁忌证

适应证	禁忌证
• 摄入以下毒物：印花鹅膏菌、胺碘酮、阿米替林、卡马西平、秋水仙碱、右丙氧酚、洋地黄、地高辛、丙吡胺、度硫平、度洛西汀、敌草快、赭黄裸伞、拉莫三嗪、纳多洛尔、苯巴比妥、保泰松、苯妥英、吡罗西康、喹硫平、奎宁、索他洛尔、茶碱、丙戊酸、维拉帕米、长春瑞滨	• 肠梗阻或肠穿孔

续表

适应证	禁忌证
• 摄入了可经肠肝循环的危及生命剂量的毒药，并可以被活性炭吸附	• 摄入不被活性炭吸附的药物
• 摄入长效/缓释的药物制剂或在大量摄入的情况下已经形成了胃石	• 无气道保护或活性炭会增加误吸的风险 • 必须进行内镜检查的（如：腐蚀剂）

经口胃灌洗

经口胃灌洗（俗称“洗胃”）是通过大口径胃管抽吸排出胃内容物。虽然在急性中毒治疗中，口胃灌洗的作用非常有限，但仍有其潜在的适应证和禁忌证，详见表 27.3[5]。胃灌洗只能由有足够经验的医生进行。一般来说，几乎在所有类型的毒物摄入中，胃灌洗相关的风险（包括误吸、心律失常、食管和胃穿孔以及电解质失衡）几乎在所有摄入情况下都超过了潜在的益处[5]。

表 27.3　口胃灌洗的可能适应证与禁忌证

可能的适应证	禁忌证
摄入已知的致命性毒物或患者表现出毒物致命的迹象，且：	• 预计摄入物的毒性有限
• 有理由相信仍有大量异物存在于胃中（根据摄入时间）	• 这种物质能很好地被活性炭吸附，并且不会超过常规剂量的吸附能力
• 摄入的物质：①不被活性炭所吸附；②无法获得活性炭；③毒物摄入量过大，致所需的活性炭量难以实践	• 已经出现呕吐
• 无适当的解毒剂或清除手段	• 患者已摄入毒物数小时之后且几乎没有临床表现证明毒性
	• 存在并能取得有效的解毒剂
	• 无法安全地进行该操作（例如缺少设备或操作者缺乏经验，不受保护的气道，可疑胃损伤，可疑胃石）

全肠灌洗

全肠灌洗(whole bowel irrigation,WBI)是指给予大剂量渗透性缓泻剂聚乙二醇(polyethylene glycol,PEG)以促进肠蠕动,加快肠道运转以减少毒物吸收。支持WBI使用的大多数数据来自志愿者研究、病例报告以及那些服用了缓释药物制剂的患者的病例系列,以及那些"体内藏毒者",即为了走私,将多个非法药物(如可卡因)包裹在避孕套或气球里吞下或插入直肠的人[14,15]。目前尚无临床试验评估WBI在急性中毒患者中的应用。

以下情况可以考虑使用WBI:摄入具有潜在毒性的缓释药物或肠溶性药物、活性炭无法吸附的药物(如:锂、钾、铁)以及为了排泄"体内藏毒者"中的非法药物。WBI的潜在适应证和禁忌证见表27.4[2]。由于PEG的给药速率约为1~2L/h,因此患者的依从性可能是个问题,建议使用鼻胃管。

表27.4 全肠灌洗的适应证和禁忌证

可能的适应证	禁忌证
• 摄入中毒剂量的物质,且不适合活性炭去毒	• 气道不受保护,或误吸风险高
• 摄入中毒剂量的缓释药物	• 有胃肠道穿孔、肠麻痹、肠梗阻、出血的证据
• 从"体内藏毒者"体内移除毒品包裹	• 血流动力学不稳定 • 控制不住的呕吐 • "体内藏毒者"药物包裹泄漏的迹象

解毒剂

解毒剂用于对抗毒物的影响,通常不会影响物质的全身吸收或消除。表27.5列出了常见的中毒和可用的解毒剂[2,16]。本章剩余部分将讨论特定药物和常用解毒剂。

表27.5 常用解毒剂

解毒剂	适用毒物
• N-乙酰半胱氨酸	• 对乙酰氨基酚
• 安得塞奈	• 利伐沙班,阿哌沙班
• 抗蛇毒血清	• 蛇咬伤
• 阿托品	• 有机磷农药,β受体阻滞剂,CCB

续表

解毒剂	适用毒物
• 苯二氮䓬类	• 兴奋剂
• 钙盐	• CCB,氢氟酸
• 羧肽酶(谷卡匹酶)	• 甲氨蝶呤
• 肉碱	• 丙戊酸
• 赛庚啶	• 血清素综合征(如 SSRI,SNRI,MAOI)
• 丹曲林	• 神经阻滞性恶性综合征,恶性高热综合征
• 去铁胺	• 铁,铝
• 地高辛特异抗体 Fab 片段	• 地高辛,其他强心苷【含洋地黄毒苷的植物(夹竹桃,毛地黄),蟾蜍(蟾蜍毒素)】
• 二巯基丙醇	• 砷
• 乙醇	• 甲醇,乙二醇,二甘醇
• 氟马西尼	• 苯二氮䓬类,佐匹克隆/唑吡坦
• 叶酸	• 甲氨蝶呤
• 胰高血糖素	• β 受体阻滞剂,CCB
• 羟钴胺	• 氰化物
• 依达赛珠单抗	• 达比加群
• 胰岛素	• CCB,β 受体阻滞剂
• 英脱利匹特	• 局部麻醉药(布比卡因,利多卡因)
• 亚甲基蓝	• 高铁血红蛋白血症,难治性休克
• 纳洛酮	• 阿片类
• 奥曲肽	• 磺酰脲类,胰岛素
• 氧气(高压的)	• 一氧化碳,硫化氢,氰化物
• 毒扁豆碱	• 抗胆碱能性谵妄
• 解磷定	• 有机磷酸酯
• 鱼精蛋白	• 肝素

续表

解毒剂	适用毒物
• 普鲁士蓝	• 铊,铯
• 吡哆醇	• 异烟肼,乙二醇
• 水飞蓟	• 印花鹅膏菌
• 碳酸氢钠	• 钠通道阻滞药(例如三环类抗抑郁药)
• 二巯基丁二酸	• 铅,汞,砷
• 维生素 K(和凝血酶原复合物浓缩物)	• 华法林

CCB,钙通道阻滞剂;MAOI,单胺氧化酶抑制剂;SNRI,5-羟色胺-去甲肾上腺素再摄取抑制剂;SSRI,选择性 5-羟色胺再摄取抑制剂。

From Hoffman RS, Howland MA, Lewin NA, Nelson LS, Goldfrank LR. Goldfrank's Toxicologic Emergencies. 11th ed. McGraw Hill Education; 2019; Nickson C. Antidotes summary. Life in the fastlane. Accessed October 7, 2019; Buckley NA, Dawson AH, Juurlink DN, Isbister GK. Who gets antidotes? Choosing the chosen few. Br J Clin Pharmacol. 2016; 81(3): 402-407. doi: 10.1111/bcp.12894

对乙酰氨基酚中毒

对乙酰氨基酚是全球最常见的导致意外过量和蓄意自残的药物之一,也是发达国家急性肝衰竭和肝毒性的最常见原因之一[17,18]。对乙酰氨基酚中毒的治疗涉及一种已充分研究的解毒剂:N-乙酰半胱氨酸(N-acetylcysteine, NAC)。

在典型的治疗剂量下,大部分对乙酰氨基酚通过硫酸化(30%)和葡萄糖醛酸化(55%)代谢[2,19]。此外,少量通过细胞色素 P4502E1(CYP2E1)转化为毒性代谢物 N-乙酰-对苯醌亚胺(N-acetyl-p-benzoquinoneimine, NAPQI),它能与肝脏的受体结合并具有高度的反应性,从而导致肝毒性(图 27.1)。NAPQI 通过与谷胱甘肽结合解毒,并随尿液排出。在乙酰氨基酚过量的情况下,体内会产生大量的超过谷胱甘肽储存的 NAPQI,使得谷胱甘肽耗竭,导致肝细胞死亡[20]。

NAC 用于补充细胞内的谷胱甘肽储备[21]。它是谷胱甘肽的前体,水解后生成半胱氨酸[21]。乙酰半胱氨酸还能提供巯基,直接结合肝脏内的 NAPQI[22]。NAC 既可静脉注射也可口服。在急性对乙酰氨基酚过量的情况下,一般是根据摄入对乙酰氨基酚≥4 小时后所检测的血药浓度来给予 NAC 的。然后可以在 Rumack-Matthew 列线图上绘制该值(图 27.2)。表 27.6 总结了一个典型的 NAC 方案。在慢性对乙酰氨基酚中毒或不知道摄入时间的情况下,不应使用 Rumack-Matthew 曲线来指导治疗。在这些情况下,应在专家毒理学咨询和

对乙酰氨基酚的代谢

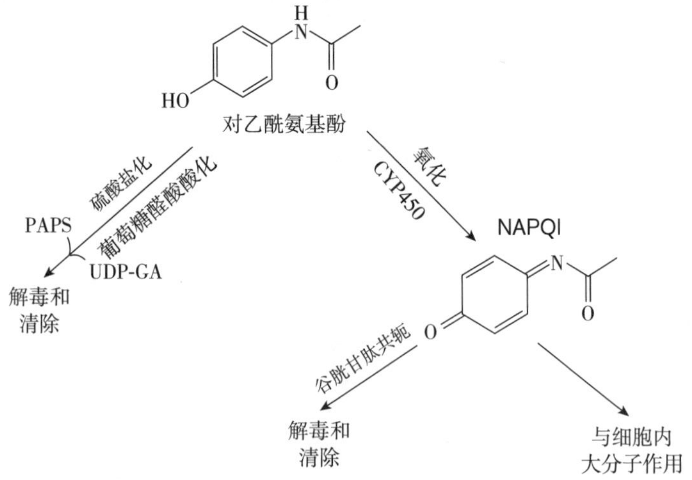

图 27.1　对乙酰氨基酚的代谢：大部分对乙酰氨基酚经硫酸化和葡萄糖醛酸化代谢。在过量的情况下，一大部分对乙酰氨基酚被代谢成 NAPQI，可以和细胞内蛋白结合并造成肝损伤。NAPOI 可以与谷胱甘肽结合而被中和。NAPQI，N-乙酰-对苯醌亚胺；PAPS，3′-磷酸腺苷-5′-磷酸硫酸；UDP-GA，二磷酸尿苷葡糖醛酸。From Moyer AM，Fridley BL，Jenkins GD，et al Acetaminophen-NAPQI hepatotoxicity：a cell line model system genome-wide association study. Toxicol Sci. 2011；120(1)：33-41. doi：10.1093/toxsci/kfq375

区域毒物中心的指导下做出治疗决策。在急性过量服用对乙酰氨基酚后的 8~10 小时内使用 NAC 治疗几乎可以确保对乙酰氨基酚中毒的良好预后，但不能确保避免肝毒性[23]。

表 27.6　典型的 NAC 治疗方案

使用 3% NAC 溶液
该方案在前 4 小时给予 240mg/kg NAC，在接下来的 8 小时给予 24mg/kg NAC
12 小时后重新评估
最大瘦体重为 100kg
负荷剂量：2ml/(kg·h)(最高 200ml/h)
维持剂量：0.2ml/(kg·h)(最高 20ml/h)，直到毒理学家或区域中毒中心建议停止

NAC，N-乙酰半胱氨酸。

单急性对乙酰氨基酚过量列线图

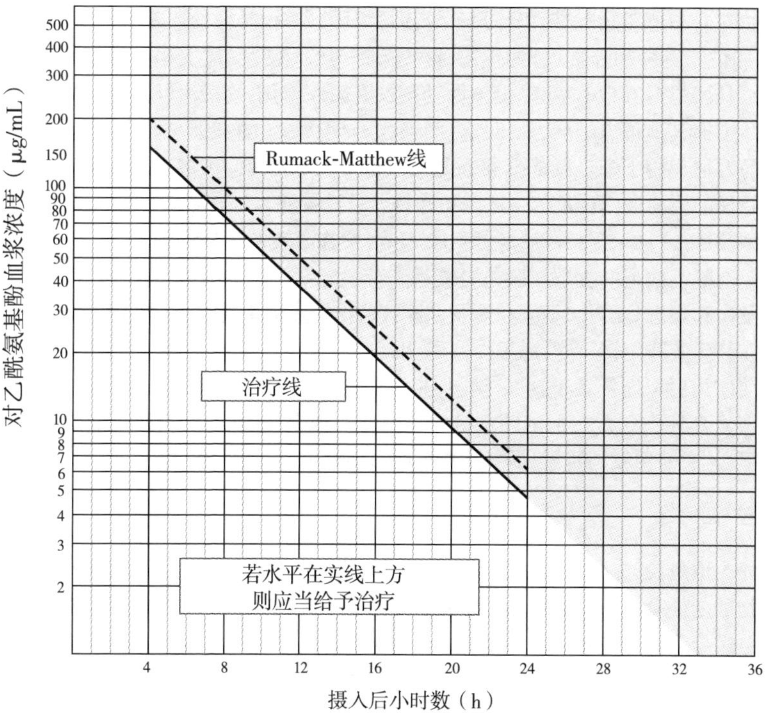

图 27.2 Rumack-Matthew 列线图：对乙酰氨基酚浓度与摄入后时间的关系预测肝毒性。该列线图用来帮助决定治疗-何时开始使用 N-乙酰半胱氨酸-在急性对乙酰氨基酚过量的情况下。From Rumack BH, Matthew H. Acetaminophen poisoning and toxicity. Pediatrics. 1975;55(6):871-876

纳洛酮和氟马西尼

纳洛酮是 μ-、κ-和 δ-三类阿片受体上的竞争性拮抗剂，可以阻断内源性阿片类物质和异源性物质的作用[24,25]。纳洛酮可以通过肌内注射、静脉注射、鼻腔给药或气管插管给药[26]。它起效迅速，通常在几秒钟到几分钟内，临床效果持续长达 1 小时。纳洛酮可用于治疗和诊断阿片类药物中毒引起的呼吸抑制，具有治疗和诊断的双重作用。推荐剂量为 0.4~2mg，通常足以阻断典型的阿片类药物。然而，治疗非法阿片类药物过量可能需要更高剂量（甚至输注），这通常涉及大量芬太尼或类似的非法生产的阿片类药物。在阿片类药物成瘾患者中使用纳洛酮时应谨慎，因为有可能引起完全阻断的风险，从而诱发戒断反应[27]。

氟马西尼是 γ-氨基丁酸 A 型(γ-aminobutyric acid type A, $GABA_A$)受体上一种短效负向变构修饰剂,可阻断大多数苯二氮䓬类药物(如劳拉西泮、咪达唑仑和地西泮)的镇静作用。它还可以阻断其他类似的非苯二氮䓬类药物(如佐匹克隆和唑吡坦)的作用,这些药物与 $GABA_A$ 受体上相同的位点结合。氟马西尼对其他 $GABA_A$ 受体激动剂没有阻断作用,这些激动剂与 $GABA_A$ 受体上的其他位点结合,如巴比妥类药物、异丙酚、乙醇和吸入性麻醉药[25]。氟马西尼适用于苯二氮䓬中毒/过量服用的诊断和治疗。大多数专家认为,氟马西尼的主要适应证是苯二氮䓬类药物严重过量的非苯二氮䓬类依赖患者。典型剂量是每 1~2 分钟静脉注射 0.2 毫克,按临床效果逐渐调整。

氟马西尼的主要风险是可能诱发苯二氮䓬类药物的戒断反应,导致癫痫发作和焦虑。因此,不应在涉及促惊厥药物的多种物质中毒中使用氟马西尼。在临床实践中,氟马西尼很少使用,因为大多数苯二氮䓬类药物过量发生在长期使用后可能依赖于这些药物的患者中,并且患者通常只需支持性护理就能恢复良好。只有在中毒严重且癫痫发作或戒断风险被认为较低的特定情况下,才应使用氟马西尼,最好是在咨询毒理学家后使用。

有毒醇类

甲醇、乙二醇和二甘醇本身是相对无毒的物质,但代谢为有害的羧酸代谢物后变得有毒。甲醇和乙二醇分别常见于挡风玻璃清洁液和防冻液中。它们是迄今为止全世界最常接触到的有毒醇类(图 27.3)。

通过临床病史、特征性生化异常和液相色谱法定量测定有毒醇类浓度,可以诊断有毒醇类摄入。尿液显微镜检查可以发现乙二醇中毒时的针状或信封状结晶。患者通常在摄入后早期出现高渗透压间隙(代表母醇的存在),在转化为有毒羧酸代谢物后出现阴离子间隙。然而,由于有毒醇类暴露的异质性,并非所有患者都会出现阴离子或渗透压间隙,因此绝不能以没有阴离子间隙或渗透压间隙来排除有毒醇类中毒。

$$\text{渗透间隙} = \text{实测血清渗透压} - \text{计算渗透压}$$
$$[2Na + BUN/2.8 + \text{葡萄糖}/18 + (1.25 \times \text{乙醇}/3.7)]$$
$$\text{阴离子间隙} = Na - (Cl + HCO_3)$$

在计算渗透压间隙时,需要考虑乙醇的存在,方法是将血清乙醇浓度乘以 1.25 的校正因子。正常的渗透压间隙可以在–9 和+19 之间变化,这就是为什么用正常的渗透间隙来排除有毒酒精摄入时不可靠的部分原因[28]。当渗透压间隙非常高时(通常>30~40)最有用,可作为近期有毒醇类摄入可能性的线索。

对有毒醇类的解毒剂治疗涉及抑制酒精脱氢酶(alcohol dehydrogenase, ADH),如果怀疑或已确认中毒,则应开始治疗:乙二醇浓度为 62mg/dl;甲醇浓度为 32mg/dl(甲醇或乙二醇浓度超过 10mmol/L),随后进行一系列酸碱评估[29]。

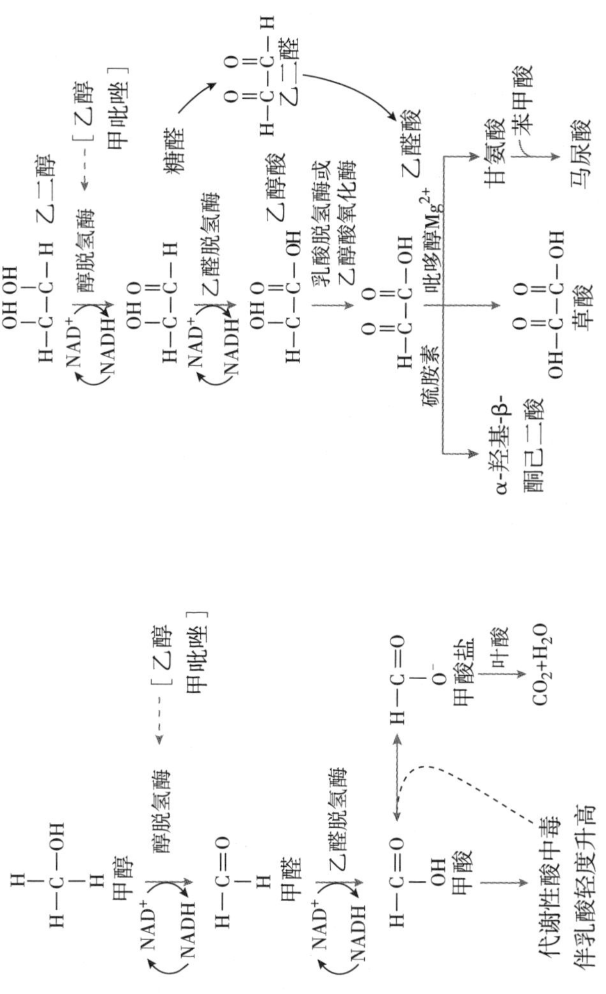

图 27.3 甲醇和乙二醇的代谢：母醇通过醇脱氢酶（ADH）转化为醛中间体。醛中间体随后转化为羧酸衍生物（甲酸；甲醇；草酸；乙二醇），这些是造成有毒醇类毒性的主要原因；NAD^+，烟酰胺腺嘌呤二核苷酸（氧化型）；NADH，烟酰胺腺嘌呤二核苷酸（还原型）。From Hoffman RS, Howland MA, Lewin NA, Nelson LS, Goldfrank LR. Goldfrank's Toxicologic Emergencies. 11th ed. McGraw Hill Education; 2019

解毒治疗有两种选择：用乙醇抑制（这是暂时的，因为乙醇本身也会被 ADH 代谢）或与之竞争性抑制的甲吡唑，这是首选解毒剂。乙醇与其他有毒醇类竞争 ADH（与甲醇和乙二醇相比，对 ADH 的亲和力分别高 10 倍和 20 倍）[30,31]。一种标准方案是口服或静脉注射 600mg/kg 的乙醇作为负荷量，随后维持剂量为 66~154mg/（kg·h）[29]。当血液中乙醇浓度为 100mg/dl（22mmol/L）时通常足以阻断 ADH，并且应每 4~6 小时检查一次血液中的乙醇浓度[30]。给予的乙醇剂量/体积取决于乙醇含量的百分比。乙醇剂量（ml）的计算公式如下：

（剂量 mg/kg × 0.127 × 体重 kg）/以体积百分比表示的酒精浓度 %

甲吡唑［4-甲基吡唑（4-MP）］是抑制 ADH 的首选解毒剂。它是一种强效的 ADH 抑制剂，其亲和力比甲醇或乙二醇高出 1 000 倍以上[32]。经典的给药方案是首次给予负荷剂量 15mg/kg 静脉注射，然后每 12 小时给予 10mg/kg（第 2~4 剂）和 15mg/kg（第 5 剂及以后）[29]。方案后期剂量增加反映了甲吡唑通过 CYP2E1 诱导自身代谢的事实。对于同时接受透析的患者，需要增加给药频率（通常为每 4 小时一次），因为甲吡唑作为一种小分子，容易被透析清除。

钙通道阻滞剂和 β-受体阻滞剂过量

2018 年，钙通道阻滞剂（calcium channel blockers，CCB）和 β-受体阻滞剂（β-blockers，BB）占美国毒物中心报告的中毒相关死亡的近 10%[3]。BBs 拮抗心肌 β1 受体，从而限制了肌细胞内钙的流入，降低了心脏的收缩力和节律性[33]。CCB 直接拮抗心肌细胞和平滑肌细胞中的电压门控型 L 型钙通道，也导致收缩力、节律性的降低，并增加了外周血管舒张的附加效应。CCB 抑制胰腺中胰岛细胞释放胰岛素导致高血糖，并减少葡萄糖向心肌细胞内转运[33]。因此，不明原因高血糖可作为区分 CCB 与 BB 过量的重要临床线索。二氢吡啶类 CCB（例如硝苯地平、非洛地平和氨氯地平）引起的毒性表现更符合血管扩张性休克的临床表现。相比之下，非二氢吡啶类 CCB（例如维拉帕米、地尔硫䓬）的毒性可以通过同时阻滞房室结引起血管松弛和降低收缩力及节律性。然而，在过量服用时，药物特异性可能会丧失，因此两种类型的 CCB 可能导致类似的临床病症[35-40]。

BB 和 CCB 过量服用应进行胃肠道解毒和支持性护理，包括早期气道管理[33]。CCB 和 BB 过量服用的主要治疗方法是维持血糖正常的大剂量胰岛素治疗（high-dose insulin euglycemic therapy，HIET）（表 27.7）[33,34]。在顽固性休克情况下，辅助治疗方法可以包括主动脉球囊反搏、静脉脂质乳剂治疗（英脱利匹特）、亚甲蓝和体外膜氧合（extracorporeal membrane oxygenation，ECMO）[35-40]。

表 27.7 CCB 和 BB 过量的解毒剂

解毒剂	评价
静脉液体	由于大多数患者是等容状态的，因此存在容量过载的风险。过多的液体会加重外周水肿和肺水肿
血管升压剂	同时具有正性肌力和变时性的药物是有用的
钙输注	这是一种临时措施，往往用于 CCB 过量。存在高钙血症的风险
阿托品	不太可能有持续的益处，并且在缓释药物摄入后应用 WBI 时可能适得其反
胰高血糖素	通常推荐用于治疗 BB 过量，因为它能够通过绕过 β-受体增加细胞内 cAMP。然而，由于疗效不一、半衰期短、胃肠道副作用（恶心、呕吐和腹泻）以及高剂量时的高成本，它已不再受到推崇
HIET	HIET 有几种假定的作用机制，但最重要的和改变心肌能量利用相关。健康的心肌利用游离脂肪酸作为主要能量来源，但应激时转变为葡萄糖[49]。HIET 促进葡萄糖、氧气和乳酸转运进入心肌[49]。胰岛素还可以独立促进心肌中钙依赖性变力作用[49] 典型的起始剂量是 0.5~1.0U/kg 的静脉内胰岛素负荷——远高于用于糖尿病酮症酸中毒的剂量——然后根据血流动力学参数滴定 0.5 至高达 10U/(kg·h)的维持输注。血清钾浓度应当频繁监测，并且常常还需要静脉补充输注葡萄糖

BB，β-受体阻滞剂；cAMP，环磷酸腺苷；CCB，钙通道阻滞剂；HIET，高剂量胰岛素-正常血糖治疗；WBI，全肠灌洗。

地高辛和其他强心苷

强心苷是一组种类繁多的化合物，包括外源性物质（地高辛），但也包括植物和动物中存在的天然强心类固醇。它们抑制心脏 Na^+-K^+-ATP 酶，使细胞内 Na^+增多，进而使得细胞内 Ca^{2+}增加（图 27.4）。地高辛还可以通过增加迷走神经张力和减慢房室结传导而引起心动过缓。

地高辛有很长的消除半衰期（20~50 小时），几乎完全通过尿液清除[41]。急性地高辛中毒的早期症状为恶心、呕吐和腹泻[42,43]。其他症状包括乏力、视力改变和视力变绿/变黄[42,43]。心脏毒性是常见的，可表现为心动过缓、心动传导阻滞或其他心律失常（尽管室上性心动过速不常见）。高钾血症是急性地

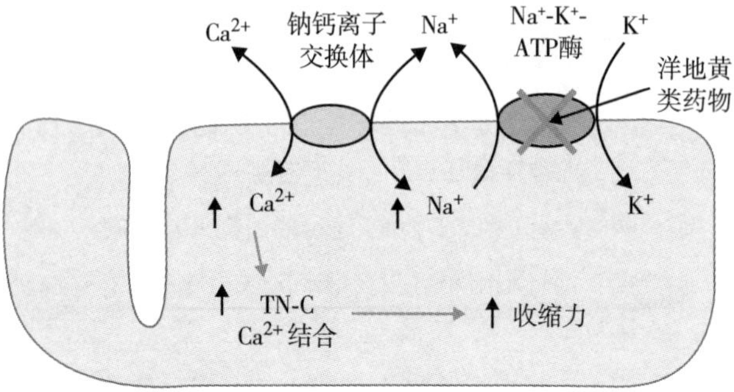

图 27.4 地高辛毒性机制。地高辛和其他强心苷通过选择性阻断 Na^+-K^+-ATP 酶产生毒性。这会导致细胞内 Na^+的增加，从而通过 Na^+/Ca^{2+}交换导致细胞内 Ca^{2+}的积累，这进一步诱发肌质网池贮存的 Ca^{2+}释放，从而增加心脏收缩力。阻断 Na^+-K^+-ATP 酶也会导致高钾血症

高辛中毒的一个特征，通常与中毒的严重程度直接相关[44]。在慢性中毒情况下，高钾血症更可能有其他病因，如慢性地高辛中毒的原因（例如肾损伤），以及合用处方药物［肾素-血管紧张素-醛固酮系统（renin-angiotensin-aldosterone system，RAAS 抑制剂］[42]。

强心苷中毒的主要治疗方法是地高辛抗体 Fab：一种单克隆抗体片段，对地高辛有很高的结合亲和力，可以将其从 Na^+-K^+-ATP 酶通道上取代。表 27.8 总结了心脏糖苷中毒的解毒剂和适应证[45]。

磺酰脲类药物和胰岛素过量

磺酰脲类药物（Sulfonylurea，SU）和胰岛素过量主要引起低血糖。糖尿病患者可能在“正常”血糖水平时出现症状，因为他们习惯于较高的血清血糖基线水平，而合并使用 β-受体阻滞剂可能会减弱或掩盖对低血糖的自主神经反应。

SUs 是促胰岛素分泌剂，刺激胰岛细胞释放胰岛素。它们具有高的口服生物利用度，快速发挥作用（通常在 30 分钟内），胰岛素分泌在 2~3 小时达到峰值效应，主要通过肾脏排泄[46]。因此，它们的治疗指数较窄并有潜在的严重毒性。另一方面，胰岛素直接作用于细胞膜上的胰岛素受体，引发下游效应：包括细胞内葡萄糖摄取增加和肝葡萄糖新生和糖原分解减少。吸收在皮下组织中进行，其峰值效应和作用持续时间主要取决于胰岛素的制备方式。然而，在过量的情况下，吸收的药代动力学可能会改变，导致延长吸收和相应地延长胰岛素效应。

表 27.8 心脏糖苷中毒的解毒剂

解毒剂	临床适应症状	剂量	评价
抗地高辛 Fab	• 地高辛摄入剂量>10mg（成人）或 4mg（儿童）（或>0.1mg/kg） • 心律失常伴血清地高辛>2ng/ml(2.6nmol/L) • 血清 K^+>5mmol/L • 稳定状态的地高辛>7.8ng/ml（10mmol/L） • 地高辛>11.5ng/ml（15nmol/L） • 肾衰竭，对阿托品无反应的心动过缓	每只药瓶包含 40mg 抗地高辛 Fab 并能中和 0.5mg 地高辛 急性中毒： 2 药瓶 慢性中毒： 1 药瓶且如根据临床反应 1 小时内需要的话可重复给药 心搏骤停： 5~10 药瓶不少于 30 分钟	使用抗地高辛 Fab 后血清地高辛浓度并不可靠因为同时测量了有利和结合的地高辛
胰岛素/葡萄糖	高钾血症	50ml 50% 葡萄糖+10U 普通胰岛素Ⅳ	
Ⅳ钙	高钾血症	1 安瓿碳酸钙Ⅳ	细胞内钙升高，给与额外的钙可能会导致持续心脏收缩（石头心）。但是，这是一个理论性的问题，在严重高钾血症时尽管有心脏糖苷毒性仍可以谨慎使用钙
Ⅳ阿托品	心动过缓	0.5~1mg Ⅳ	

Ⅳ，静脉注射。

SU 和胰岛素过量服用的治疗需要通过拮抗胰岛素水平升高的效应，部分恢复正常的血糖水平[47]。葡萄糖通常是初始治疗的一部分，以增加血清葡萄糖浓度。然而，在给予葡萄糖后，特别是在 SU 中毒或患者保留有一些先天胰腺功能时，必须谨慎行事，因为大剂量的葡萄糖可能会引起内源性胰岛素分泌，恶化低血糖[48]。

皮下或静脉注射奥曲肽可以直接阻止胰腺胰岛素的释放。奥曲肽是一种生长抑素类似物，与生长抑素-2 受体结合，并通过阻断钙离子流入胰岛细胞，降低胰岛素分泌（图 27.5）。它特别有助于防止在 SU 中毒后，因葡萄糖给药后胰岛素的额外分泌。大多数专家主张将奥曲肽作为一线治疗，特别是对于 SU 过量服用。在胰岛素过量情况下，奥曲肽不会影响外源性胰岛素，但可以减轻进一步的内源性胰岛素的进一步释放。SU 和胰岛素毒性的首选治疗和解毒剂总结在表 27.9 中。

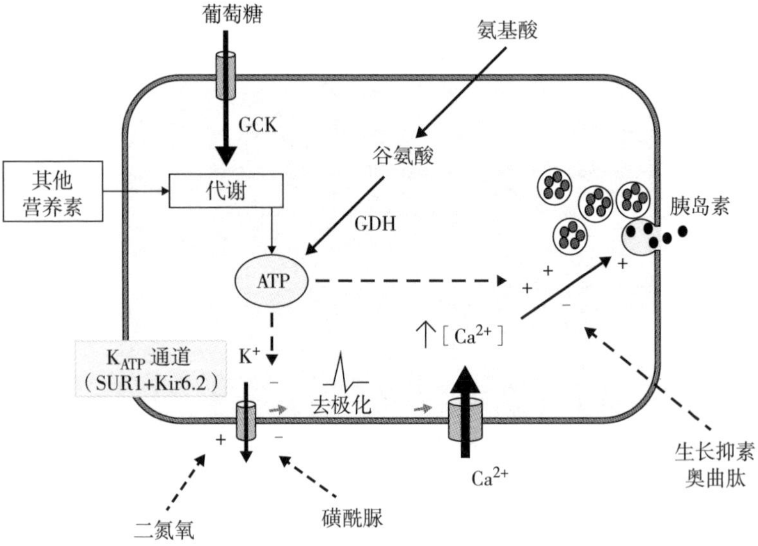

图 27.5 奥曲肽的作用机制：生长抑素阻断胰腺中胰岛细胞上的电压门控钾通道，导致细胞内钾离子的浓度更高，继而细胞内钙离子浓度增加，且胰岛素通过胞吐作用释放增加。奥曲肽与生长抑素-2 受体结合并且阻滞钙离子向细胞内流，导致胰岛素分泌减少。GCK，葡萄糖激酶；GDH，谷氨酸脱氢酶。From Klein-Schwartz W，Stassinos GL，Isbister GK. Treatment of sulfonylurea and insulin overdose. Br J Clin Pharmacol. 2016；81（3）：496-504. doi：10.1111/bcp

表 27.9 SU 和胰岛素过量的解毒剂

解毒剂	适应证	剂量	可能发生的不良反应
葡萄糖（25%~50%）	初始纠正低血糖时，输注 5%~20% 的葡萄糖可维持正常血糖	50~100ml 的 25%~50% 葡萄糖溶液	高血糖和反常低血糖（SU 过量），IV 位置的静脉炎，高渗透压血症
奥曲肽	复发性低血糖症	50~100μg SC 或 IV q6~12h	高血糖，恶心，腹痛，腹泻，心动过缓
胰高血糖素	仅在无法 IV 时使用	1mg IM，IV，SC	恶心，呕吐，低钾血症，高血糖

IM，肌内注射；IV，静脉注射；SC，皮下注射；SU，磺酰脲类。

结论

中毒患者的治疗面临着复杂的挑战。许多治疗决策是基于临床经验和专家意见做出的，因为大多数解毒技术和解毒剂都没有经过严格的临床试验评估。值得一提的是，大多数中毒的患者可以通过良好的支持性护理得到成功治疗。解毒剂确实可以在中毒患者的治疗中发挥独特的作用，但实际上，只能用于少数中毒事件。高昂的费用、缺乏库存、不熟悉用药、不清楚摄入史和时间表以及潜在的不良反应，都可能使解毒剂的管理充满挑战。此外，使用解毒剂的冲动可能会分散医疗护理的其他方面的注意力，从而影响良好的临床结果。应该始终向专家寻求治疗建议，因为每个中毒患者的护理都必须因人而异，在使用专门的解毒技术和解毒剂方面往往存在细微差别。

（赖昌鸿 左笑丛 译，戴春笋 校）

参考文献

1. Thompson C. *Poison and Poisoners.* Harold Shaylor; 1931.
2. Hoffman RS, Howland MA, Lewin NA, Nelson LS, Goldfrank LR. *Goldfrank's Toxicologic Emergencies.* 11th ed. McGraw Hill Education; 2019.
3. Gummin DD, Mowry JB, Spyker DA, et al. 2018 Annual Report of the American Association of Poison Control Centers' National Poison Data System (NPDS): 36th Annual Report. *Clin Toxicol.* 2019;3650:1-194. doi:10.1080/15563650.2019.1677022
4. Juurlink DN, McGuigan MA, Paton TW, Redelmeier DA. Availability of antidotes at acute care hospitals in Ontario. *CMAJ.* 2001;165(1):27-30. http://www.ncbi.nlm.nih.gov/pubmed/11468950
5. Benson BE, Hoppu K, Troutman WG, et al. Position paper update: gastric lavage for gastrointestinal decontamination. *Clin Toxicol (Phila).* 2013;51(3):140-146. doi:10.3109/15563650.2013.770154
6. Chyka PA, Seger D, Krenzelok EP, Vale JA; American Academy of Clinical Toxicology, European Association of Poisons Centres and Clinical Toxicologists. Position paper: single-dose activated charcoal. *Clin Toxicol (Phila).* 2005;43(2):61-87. http://www.ncbi.nlm.nih.gov/pubmed/15822758

7. Vale JA, Kulig K; American Academy of Clinical Toxicology, European Association of Poisons Centres and Clinical Toxicologists. Position paper: gastric lavage. *J Toxicol Clin Toxicol.* 2004;42(7):933-943. http://www.ncbi.nlm.nih.gov/pubmed/15641639
8. Livshits Z, Sampson BA, Howland MA, Hoffman RS, Nelson LS. Retained drugs in the gastrointestinal tracts of deceased victims of oral drug overdose. *Clin Toxicol (Phila).* 2015;53(2):113-118. doi:10.3109/15563650.2014.992528
9. Miyauchi M, Hayashida M, Yokota H. Evaluation of residual toxic substances in the stomach using upper gastrointestinal endoscopy for management of patients with oral drug overdose on admission: a prospective, observational study. *Medicine (Baltimore).* 2015;94(4):e463. doi:10.1097/MD.0000000000000463
10. Juurlink DN. Activated charcoal for acute overdose: a reappraisal. *Br J Clin Pharmacol.* 2016;81(3):482-487. doi:10.1111/bcp.12793
11. Cooper GM, Le Couteur DG, Richardson D, Buckley NA. A randomized clinical trial of activated charcoal for the routine management of oral drug overdose. *QJM.* 2005;98(9):655-660. doi:10.1093/qjmed/hci102
12. Eddleston M, Juszczak E, Buckley NA, et al. Multiple-dose activated charcoal in acute self-poisoning: a randomised controlled trial. *Lancet.* 2008;371(9612):579-587. doi:10.1016/S0140-6736(08)60270-6
13. Olson KR. Activated charcoal for acute poisoning: one toxicologist's journey. *J Med Toxicol.* 2010;6(2):190-198. doi:10.1007/s13181-010-0046-1
14. Thanacoody R, Caravati EM, Troutman B, et al. Position paper update: whole bowel irrigation for gastrointestinal decontamination of overdose patients. *Clin Toxicol (Phila).* 2015;53(1):5-12. doi:10.3109/15563650.2014.989326
15. Kirshenbaum LA, Mathews SC, Sitar DS, Tenenbein M. Whole-bowel irrigation versus activated charcoal in sorbitol for the ingestion of modified-release pharmaceuticals. *Clin Pharmacol Ther.* 1989;46(3):264-271. doi:10.1038/clpt.1989.137
16. Buckley NA, Dawson AH, Juurlink DN, Isbister GK. Who gets antidotes? Choosing the chosen few. *Br J Clin Pharmacol.* 2016;81(3):402-407. doi:10.1111/bcp.12894
17. Larson AM, Polson J, Fontana RJ, et al. Acetaminophen-induced acute liver failure: results of a United States multicenter, prospective study. *Hepatology.* 2005;42(6):1364-1372. doi:10.1002/hep.20948
18. Lancaster EM, Hiatt JR, Zarrinpar A. Acetaminophen hepatotoxicity: an updated review. *Arch Toxicol.* 2015;89(2):193-199. doi:10.1007/s00204-014-1432-2
19. Chiew AL, Isbister GK, Duffull SB, Buckley NA. Evidence for the changing regimens of acetylcysteine. *Br J Clin Pharmacol.* 2016;81(3):471-481. doi:10.1111/bcp.12789
20. Mitchell JR, Jollow DJ, Potter WZ, Gillette JR, Brodie BB. Acetaminophen-induced hepatic necrosis. IV. Protective role of glutathione. *J Pharmacol Exp Ther.* 1973;187(1):211-217. http://www.ncbi.nlm.nih.gov/pubmed/4746329
21. Olsson B, Johansson M, Gabrielsson J, Bolme P. Pharmacokinetics and bioavailability of reduced and oxidized N-acetylcysteine. *Eur J Clin Pharmacol.* 1988;34(1):77-82. doi:10.1007/bf01061422
22. Jones AL. Mechanism of action and value of N-acetylcysteine in the treatment of early and late acetaminophen poisoning: a critical review. *J Toxicol Clin Toxicol.* 1998;36(4):277-285. doi:10.3109/15563659809028022
23. Hendrickson RG, McKeown NJ, West PL, Burke CR. Bactrian ("double hump") acetaminophen pharmacokinetics: a case series and review of the literature. *J Med Toxicol.* 2010;6(3):337-344. doi:10.1007/s13181-010-0083-9
24. Rzasa Lynn R, Galinkin JL. Naloxone dosage for opioid reversal: current evidence and clinical implications. *Ther Adv drug Saf.* 2018;9(1):63-88. doi:10.1177/2042098617744161
25. Sivilotti MLA. Flumazenil, naloxone and the "coma cocktail". *Br J Clin Pharmacol.* 2016;81(3):428-436. doi:10.1111/bcp.12731
26. Wermeling DP. Review of naloxone safety for opioid overdose: practical considerations for new technology and expanded public access. *Ther Adv Drug Saf.* 2015;6(1):20-31. doi:10.1177/2042098614564776
27. Boyer EW. Management of opioid analgesic overdose. *N Engl J Med.* 2012;367(2):146-155. doi:10.1056/NEJMra1202561
28. Aabakken L, Johansen KS, Rydningen EB, Bredesen JE, Ovreb0 S, Jacobsen D. Osmolal and anion gaps in patients admitted to an emergency medical department. *Hum Exp Toxicol.* 1994;13(2):131-134. doi:10.1177/096032719401300212
29. McMartin K, Jacobsen D, Hovda KE. Antidotes for poisoning by alcohols that form toxic metabolites. *Br J Clin Pharmacol.* 2016;81(3):505-515. doi:10.1111/bcp.12824
30. Makar AB, Tephly TR, Mannering GJ. Methanol metabolism in the monkey. *Mol Pharmacol.* 1968;4(5):471-483. http://www.ncbi.nlm.nih.gov/pubmed/4972128
31. Weiss B, Coen G. Effect of ethanol on ethylene glycol oxidation by mammalian liver enzymes. *Enzymol Biol Clin (Basel).* 1966;6(4):297-304. http://www.ncbi.nlm.nih.gov/pubmed/4288711

32. Li TK, Theorell H. Human liver alcohol dehydrogenase: inhibition by pyrazole and pyrazole analogs. *Acta Chem Scand.* 1969;23(3):892-902. http://www.ncbi.nlm.nih.gov/pubmed/4308830
33. Graudins A, Lee HM, Druda D. Calcium channel antagonist and beta-blocker overdose: antidotes and adjunct therapies. *Br J Clin Pharmacol.* 2016;81(3):453-461. doi:10.1111/bcp.12763
34. St-Onge M, Anseeuw K, Cantrell FL, et al. Experts consensus recommendations for the management of calcium channel blocker poisoning in adults. *Crit Care Med.* 2017;45(3):e306-e315. doi:10.1097/CCM.0000000000002087
35. Liang CW, Diamond SJ, Hagg DS. Lipid rescue of massive verapamil overdose: a case report. *J Med Case Rep.* 2011;5:399. doi:10.1186/1752-1947-5-399
36. Young AC, Velez LI, Kleinschmidt KC. Intravenous fat emulsion therapy for intentional sustained-release verapamil overdose. *Resuscitation.* 2009;80(5):591-593. doi:10.1016/j.resuscitation.2009.01.023
37. Baud FJ, Megarbane B, Deye N, Leprince P. Clinical review: aggressive management and extracorporeal support for drug-induced cardiotoxicity. *Crit Care.* 2007;11(2):207. doi:10.1186/cc5700
38. Lo JCY, Darracq MA, Clark RF. A review of methylene blue treatment for cardiovascular collapse. *J Emerg Med.* 2014;46(5):670-679. doi:10.1016/j.jemermed.2013.08.102
39. Jang DH, Nelson LS, Hoffman RS. Methylene blue in the treatment of refractory shock from an amlodipine overdose. *Ann Emerg Med.* 2011;58(6):565-567. doi:10.1016/j.annemergmed.2011.02.025
40. Janion M, Stepień A, Sielski J, Gutkowski W. Is the intra-aortic balloon pump a method of brain protection during cardiogenic shock after drug intoxication? *J Emerg Med.* 2010;38(2):162-167. doi:10.1016/j.jemermed.2007.10.037
41. Bateman DN. Digoxin-specific antibody fragments: how much and when? *Toxicol Rev.* 2004;23(3):135-143. http://www.ncbi.nlm.nih.gov/pubmed/15862081
42. Roberts DM, Gallapatthy G, Dunuwille A, Chan BS. Pharmacological treatment of cardiac glycoside poisoning. *Br J Clin Pharmacol.* 2016;81(3):488-495. doi:10.1111/bcp.12814
43. Kelly RA, Smith TW. Recognition and management of digitalis toxicity. *Am J Cardiol.* 1992;69(18):108-119. doi:10.1016/0002-9149(92)91259-7
44. Pap C, Zacher G, Kárteszi M. Prognosis in acute digitalis poisoning. *Orv Hetil.* 2005;146(11):507-513. http://www.ncbi.nlm.nih.gov/pubmed/15813189
45. Chan BSH, Buckley NA. Digoxin-specific antibody fragments in the treatment of digoxin toxicity. *Clin Toxicol (Phila).* 52(8):824-836. doi:10.3109/15563650.2014.943907
46. Ferner RE, Chaplin S. The relationship between the pharmacokinetics and pharmacodynamic effects of oral hypoglycaemic drugs. *Clin Pharmacokinet.* 1987;12(6):379-401. doi:10.2165/00003088-198712060-00001
47. Klein-Schwartz W, Stassinos GL, Isbister GK. Treatment of sulfonylurea and insulin overdose. *Br J Clin Pharmacol.* 2016;81(3):496-504. doi:10.1111/bcp.12822
48. Henquin JC. Triggering and amplifying pathways of regulation of insulin secretion by glucose. *Diabetes.* 2000;49(11):1751-1760. doi:10.2337/diabetes.49.11.1751
49. Kline JA, Leonova E, Raymond RM. Beneficial myocardial metabolic effects of insulin during verapamil toxicity in the anesthetized canine. *Crit Care Med.* 1995;23(7):1251-1263. doi:10.1097/00003246-199507000-00016

28 中毒的体外治疗

Bourne Lewis Auguste, David N. Juurlink

引言

自 20 世纪 50 年代始，体外技术就已被用于中毒的治疗[1,2]。然而，由于中毒事件相对罕见，来自小型观察性研究的证据有限且缺乏大型前瞻性随机试验，体外治疗（extracorporeal treatments，ECTR）使用的最佳时机仍有待明确。鉴于此，2010 年，由来自全球各地的肾脏病学、药理学、毒理学以及证据分析领域的专家共同商讨成立了体外治疗中毒工作组（EXtracorporeal TReatments In Poisoning，EXTRIP）[3,4]，此后发表了多篇关于在各种中毒事件中使用 ECTR 的系统性综述。

2016 年，美国毒物中心报告了超过 210 万例中毒病例，其中超过 30 万例（占所有报告病例的 17.1%）需要住院治疗[5]。虽然大多数患者采用对症支持性治疗即可，但仍有 0.9% 的住院患者需要进行体外治疗。

根据作用机制，利用 ECTR 清除毒物可分为四个不同的类别，即弥散、对流、吸附和离心。弥散是血液透析和腹膜透析清除毒素的主要机制，对流是血液滤过清除毒素的主要机制，吸附是血液灌流清除毒素的主要机制，离心是血浆置换（plasma exchange，PLEX）清除毒素的主要机制。此外，结合弥散和对流两种方式来清除毒素，即血液透析滤过，还可进一步提高清除效率[6,7]。本章我们将主要探讨血液透析和血液灌流，并对 EXTRIP 工作组关于常见中毒的体外治疗建议进行概述。

体外治疗的方式

血液透析和血液滤过

优点

血液透析过程中，透析液和血液的相向流动为毒素通过半透膜被清除创造了一个有利的浓度梯度。间歇性血液透析是清除水溶性、分子量小、分布容积小（一般为<1L/kg）及低蛋白结合率（<80% 结合）毒物的最有效方式[7,8]。血液透析仍然是中毒治疗中最常用的体外治疗方式[9]。

缺点

除了与治疗过程本身相关的风险，如感染和出血外，间歇性血液透析还存在一个潜在的缺点：由于某些毒物在体内的重新分布，在停止治疗后可能出现”反弹”毒性。为避免这一现象，可在使用间歇性血液透析后采用连续性肾脏替代治疗（kidney replacement therapy，KRT）持续不断清除毒物。KRT 的模式包括连续性静脉-静脉血液滤过（continuous venovenous hemofiltration，CVVH）、连续性静脉-静脉血液透析（continuous venovenous hemodialysis，CVVHD）和连续性静脉-静脉血液透析滤过（continuous venovenous hemodiafiltration，CVVHDF）。KRT 主要用于血流动力学不稳定的患者[10]。与间歇性血液透析相比，KRT 可以通过更低的流出速度更温和地清除水和毒物。但是，较低的流速也导致了清除率的显著降低（与血液透析相比，降低了约 80%）[6,10]。因此，间歇性血液透析在中毒的治疗中优于 KRT。

血液滤过通过对流的机制清除毒物和溶剂，并用生理溶液进行相应的置换。血液滤过能够清除分子量高达 25 000Da 的较大分子的毒物[6]。在某些情况下，可以将对流和弥散的方式结合起来，即使用血液透析滤过，以达到更好的清除作用，这一过程被称为“血液渗滤”。

血液灌流

优点

相比之下，血液灌流是通过将患者的血液引流至装有阴离子交换树脂、活性炭等含有固态吸附剂的灌流器中，利用吸附作用清除血液中的毒物[7,10-12]。与利用弥散的间歇性血液透析相比，血液灌流清除毒物不受毒物分子大小或蛋白质结合特性的限制。

缺点

血液灌流的主要缺点包括对白细胞、钙和血小板的吸附作用[11,13]。对血小板的吸附作用可导致血小板减少，损害原发性止血，使患者出血风险增加。此外，炭涂层滤器的成本可能是高效透析器的 10 倍[9]。这些滤器还需要经常更换，因为它们在几个小时后就会达到饱和，此时对毒物清除的效率就会降低。血液灌流器的保质期也很短，大约只有 2 年[14]。总的来说，血液灌流比血液透析更具实施难度，并且成本更高，还缺乏纠正酸碱和电解质紊乱的能力。

血浆置换

优点

PLEX 是体外治疗清除体内毒物的又一种方法，尤其适用于清除与血浆蛋白紧密结合的毒物，也适用于清除分子量大（>50 000Da）的毒物。血浆置换的作用机制是将患者的血浆（血液中的非细胞成分）从全血中分离出来并弃除，然后于相应的新鲜冷冻血浆或人血白蛋白溶液等等渗置换液进行置换，从而达到清除体内毒物的目的[10,15]。

缺点

考虑到低钙血症和出血的可能性，将 PLEX 用于治疗中毒的风险-效益比不如其他 ECTRs 那么有利[16]。由于 PLEX 中用作体外系统抗凝剂的柠檬酸盐会与游离钙结合发挥抗凝作用，从而降低患者血中离子钙浓度，如果不及时补充游离钙，患者可能出现低钙血症，主要表现为肌肉无力和感觉异常[17]。PLEX 还可能会导致患者出现出血倾向，因为 PLEX 会去除血小板并减少凝血因子，尤其是在使用白蛋白而不是新鲜冷冻血浆作为置换液时。

毒物的可透析性

毒物的透析性由毒物的分子大小、结构和性质所决定。毒物的清除在很大程度上取决于毒物在血浆中的含量，而其临床效益则取决于对它的清除是否能够显著降低体内总毒性。影响毒物透析性的四个主要因素为：①内源性清除率；②分子量；③蛋白结合率；④分布容积[6,7,10]。

(1) 内源性清除率。在毒物或药物的内源性清除率高于外源性清除率的情况下，一般不推荐使用 ECTR。一般认为体外清除率应至少为总清除率的 30% 时，ECTR 才具有临床意义[18]。例如，可卡因的半衰期为 0.5~1.5 小时，内源性清除率高。因此，可卡因所致的相关中毒不适用于透析治疗，因为体外清除率在总清除率中的占比可以忽略不计[3,19]。

(2) 分子量。分子量是另一个重要的影响因素。分子量较小的毒物能够更好地被透析清除。这是因为血液透析是基于弥散原理的，分子量较高的毒物不容易通过这种方法被清除。在过去几十年中，透析器的效率已大幅提高，随着高效能、高截留透析器的出现，血液透析已可清除分子量高达 15 000Da 的毒物[20]。此外，通过对流方式清除毒物的血液滤过和血液透析滤过，可清除分子量高达 25 000Da 的溶质；通过吸附技术清除毒物的血液灌流，可以清除分子量高达 50 000Da 的毒物[21]。

(3) 蛋白结合率。毒物-蛋白复合物的分子量相当大，在某些情况下可能超过 65 000Da[10]，这些大分子复合物很难通过高截留透析器或过滤器。一般认为蛋白结合率大于 80% 的毒物也难以被血液透析清除[10]。不过，由于蛋白结合具有饱和现象，毒物在血浆中都是按一定的比例与血浆蛋白结合的，体内同时存在结合型与游离型的毒物。即使是蛋白结合率高的毒物，过量后使血浆蛋白饱和，游离部分也会增加，血浆中未结合的游离型毒物仍是能通过血液透析或血液滤过被清除的。例如，丙戊酸在治疗浓度（80%~94%）下与血浆蛋白紧密结合[22]。但是在丙戊酸中毒的情况下，游离丙戊酸浓度增加，允许血液透析清除多余的丙戊酸[10,22,23]。

(4) 分布容积。决定毒物透析性的另一个重要因素是表观分布容积（V_d）[3,4]。体外治疗只能够清除血管内的毒物[10]。一种物质的 V_d 值越大，它在血管内的浓度越低[24]。因此，V_d 值小（<1L/kg）的毒物比 V_d 值大（>2L/kg）的毒物更容易通过 ECTR 被清除。这就解释了为何亲脂性毒物不易通过透析被清除。因为亲脂性毒物倾向于分布到血管外组织中，如肌肉和脂肪组织，具有更大的 V_d，而亲水性毒物则倾向于分布于全身体液中，V_d 值较小[10]。普萘洛尔即属此类药物，普萘洛尔具有高度的亲脂性，与其他 β 阻滞剂相比，其 V_d 值更大，因此通过透析的清除效果很差[25,26]。

此外，在某些情况下，V_d 值大的毒物也可能在间歇性血液透析治疗后出现毒物浓度反弹的现象，如锂和二甲双胍。因此，间歇性血液透析治疗后，应密切监测患者的毒性反弹迹象。在毒物浓度反弹风险较高的情况下，也可考虑在血液透析治疗后进行 KRT。观察性研究表明，KRT 可促进锂从细胞内逐渐排出，降低了锂中毒治疗后的反弹风险，尤其是在慢性中毒的情况下[27]。

EXTRIP 工作组在总结既往大量文献的基础上，就 ECTR 治疗各种毒物的具体建议发布了指南[4,7,28-40]。需要特别注意的是，指南中还指出，当对某种毒物进行 ECTR 时的潜在不良反应超过获益时，不推荐使用 ECTR 清除该种毒物。指南建议可在网上获得。这些建议在循证医学证据有限的情况下，为临床医生治疗中毒提供了进一步的指导。

建议使用体外治疗的毒物类型

镇痛药

含有对乙酰氨基酚和水杨酸的镇痛药物仍然是被报告情况中导致中毒的最主要原因。这类药物中毒如不及时进行诊断和干预治疗，致死率极高。2013 年，美国 11.8% 的中毒病例与对乙酰氨基酚和水杨酸有关[41]。

水杨酸

水杨酸可以各种不同形式存在，其中，乙酰水杨酸（阿司匹林，ASA）是临床实践中最常见的类型。它的分子量为 180Da，V_d 值为 0.2L/kg[31,42]。水杨酸可以与蛋白质高度结合（蛋白结合率高达 90%），但当结合位点饱和时，结合率可降至 30%[43]。水杨酸中毒的症状是非特异性的，这可能会延误诊断和治疗。这些非特异性症状包括恶心、呕吐、精神错乱和呼吸困难。如不及时治疗，患者可能会出现躁动、昏迷，最终导致死亡[31]。

水杨酸中毒的初始治疗为支持性治疗，通过静脉输注等渗液体以避免血容量不足。其他的支持性治疗方法包括静脉输注葡萄糖和碳酸氢盐溶液。碳酸氢盐可以促进尿液碱化，阻拦水杨酸（一种弱酸）离子，从而减少近端肾小管的重吸收，增强肾脏的清除[44]。同样，维持全身碱性环境（pH 7.45~7.55）有助于最大限度地减少水杨酸盐通过血脑屏障的转移。

然而，当 ASA 摄入量较大或患者出现精神状态改变或急性呼吸窘迫综合征时，这些治疗措施往往是不够的[45]。EXTRIP 工作组建议对血液中水杨酸浓度极高（>7.2mmol/L［100mg/dl］，出现肾功能损害时应适当降低阈值）、精神状态改变或低氧血症的患者进行间歇性血液透析治疗（表 28.1）。血液透析治疗时间应持续至少 6 小时，或直至症状得到改善、血清水杨酸浓度低于 1.4mmol/L（19mg/dl）[31]。另外，在血液透析治疗期间也应继续进行静脉输注碳酸氢盐的支持性治疗。只有在间歇性血液透析无法进行时，才应考虑 KRT 或血液灌流等替代治疗方式。

表 28.1 水杨酸盐中毒的血液透析建议

如果存在下列任何一种情况，应进行体外治疗：
1. 临床症状：
a. 精神状态改变
b. 需要补充氧气的低氧血症
2. 实验室指征
a. 血清水杨酸水平>7.2mmol/L（100mg/dl）
b. 血清水杨酸>6.5mmol/L（90mg/dl），并伴有肾功能损害。
对于支持性治疗失败的患者，如果存在下列任何一种情况，可以考虑进行体外治疗：
1. 实验室指征：
a. 血清水杨酸>6.5mmol/L（90mg/dl）
b. 血清水杨酸>5.8mmol/L（80mg/dl），并伴有肾功能损害
c. 全身 pH≤7.20

Juurlink DN, Gosselin S, Kielstein JT, et al; on behalf of EXTRIP Workgroup. Extracorporeal treatment for salicylate poisoning: systematic review and recommendations from the EXTRIP workgroup. Ann Emerg Med. 2015; 266(2): 165-181.

对乙酰氨基酚

对乙酰氨基酚是目前最常用的镇痛药。在北美地区和英国，对乙酰氨基酚经常被过量服用，是导致药物性肝衰竭的主要原因[32,46,47]。对乙酰氨基酚的毒性源于其代谢过程中由细胞色素 P_{450} 产生的 N-乙酰苯醌亚胺（NAPQI）。当摄入对乙酰氨基酚的剂量远超过治疗剂量时，对乙酰氨基酚葡萄糖醛酸化和硫酸化途径饱和，NAPQI 合成增加[48,49]。NAPQI 是一种高度活性亲电子体，通常与谷胱甘肽共价结合，形成无毒的硫醇尿酸和半胱氨酸共轭物之后被肾脏排出[50]。然而，随着谷胱甘肽储存量的减少，未与其共价结合的 NAPQI 会与肝细胞内大分子共价结合，从而导致急性肝损伤甚至暴发性肝衰竭。

尽管对乙酰氨基酚具有可透析的特性，如分子量小（151Da）、蛋白结合率低、V_D 值小（0.9~1.0L/kg），但其中毒的一线治疗是给予 N-乙酰半胱氨酸（NAC）[32]。NAC 可以通过补充谷胱甘肽储存，限制 NAPQI 的毒性作用，只要在服用对乙酰氨基酚的 10 小时内给予，几乎普遍有效。只有在 NAC 不可用或对 NAC 存在严重过敏时，才考虑使用 ECTR[32]。此外，在对乙酰氨基酚严重过量的情况下，单独使用 NAC 可能不足以对抗由 NAPQI 引起的广泛的线粒体损伤，这种损伤可导致严重的代谢性酸中毒和精神状态改变。在此类患者中，也可以考虑采用 ECTR 改善代谢性酸中毒以及增强对乙酰氨基酚的清除[51]。虽然目前对于 ECTR 后 NAPQI 及其替代标志物的药代动力学的研究有限，EXTRIP 工作组仍建议在对乙酰氨基酚严重过量时，使用血液透析作为清除对乙酰氨基酚和纠正代谢性酸中毒的一种手段[32]。首选的 ECTR 方式是间歇性血液透析，当间歇性血液透析无法进行时，可考虑采用血液灌流或 KRT 作为替代方案（表 28.2）。ECTR 的使用应持续至临床症状改善。值得注意的是，EXTRIP 工作组不建议在未给予 NAC 的情况下仅根据报告的摄入剂量使用 ECTR。如要使用，应以更高的速率提供 NAC（通常为 2 倍），因为它也会被 ECTR 清除。

表 28.2 对乙酰氨基酚中毒的血液透析建议

如果存在下列任何一种情况，应进行体外治疗：
实验室和临床指征：
1. 未给予 N-乙酰半胱氨酸（NAC）：对乙酰氨基酚水平>1 000mg/L（6 620μmol/L）
2. 未给予 NAC：对乙酰氨基酚水平>700mg/L（4 630μmol/L），伴有精神状态改变、代谢性酸中毒、乳酸水平升高
3. 给予 NAC：对乙酰氨基酚水平>900mg/L（5 960μmol/L），伴有精神状态改变、代谢性酸中毒、乳酸水平升高

Gosselin S, Juurlink DN, Kielstein JT, et al; on behalf of EXTRIP Workgroup. Extracorporeal treatment for acetaminophen poisoning: recommendations from the EXTRIP workgroup. Clin Toxicol. 2014; 52(8): 856-867.

抗惊厥药、情绪稳定剂和镇静剂

丙戊酸

丙戊酸具有很高的治疗指数，除了治疗部分性和全身性癫痫发作外，还具有广泛的临床适应证[52]，亦可用于治疗双相情感障碍和预防偏头痛[53]。丙戊酸钠分子量为 166Da，V_D 值较小（<0.5L/kg），蛋白结合率高[54]。但是当血清浓度超过 1 000mg/L（700μmol/L）时，丙戊酸钠的蛋白结合率会显著降低[23]。对于急性摄入丙戊酸中毒的患者，可考虑采用单剂量活性炭进行胃肠道（gastrointestinal，GI）

灌洗[55]。丙戊酸中毒的最常见临床表现为中枢神经系统(central nervous system, CNS)抑制,最初可能表现为嗜睡,而后进展为脑水肿引起呼吸抑制[54,56]。如果出现脑水肿相关症状或休克时,则建议进行 ECTR(表 28.3)。EXTRIP 工作组指出,血液透析应是丙戊酸中毒的首选体外治疗方式,并应持续进行至临床症状改善或血清丙戊酸水平降至 50~100mg/L(350~700μmol/L)[36]。

表 28.3　丙戊酸中毒的血液透析建议

如果存在下列任何一种情况,应进行体外治疗:
1. 临床症状:
a. 脑水肿
b. 休克
2. 实验室指征
a. 血清丙戊酸水平> 1 300mg/L(9 000μmol/L)
如果存在以下任何一种情况,可以考虑进行体外治疗:
1. 临床症状
a. 需要机械通气的昏迷或呼吸抑制
2. 实验室指征:
a. 血清丙戊酸水平> 900mg/L(6 250μmol/L)
b. 高氨血症
c. pH< 7.10

Ghannoum M, Laliberte M, Nolin TD, et al; on behalf of EXTRIP Workgroup. Extracorporeal treatment for valproic acid poisoning: systematic review and recommendations from the EXTRIP workgroup. Clin Toxicol (Phila). 2015; 53 (5): 454-465.

卡马西平

卡马西平是一种抗惊厥药,也可用于治疗神经病理性疼痛和双相情感障碍,其分子量为 236Da,具有亲脂性和可变的 V_D 值,且蛋白结合率高[57]。当其血清浓度超过 40mg/L(169μmol/L)时,患者通常会出现明显的中毒症状[33]。卡马西平中毒的主要表现是共济失调、意识状态改变和癫痫发作。严重时可表现为呼吸抑制和三环类抗抑郁药(tricyclic antidepressant, TCA)样心律失常,进而导致高度房室传导阻滞和低血压[58]。此外,卡马西平在中毒剂量时还具有抗胆碱作用,可使胃肠蠕动减慢,延长吸收[59](EXTRIP 工作组对于卡马西平的治疗建议见表 28.4)。

表 28.4 卡马西平中毒的血液透析建议

如果存在下列任何一种情况，应进行体外治疗：
1. 临床症状：
a. 难治性癫痫反复发作
b. 危及生命的心律失常
如果存在以下任何一种情况，可以考虑进行体外治疗：
1. 临床症状
a. 需要机械通气的昏迷或呼吸抑制
2. 实验室指征：
a. 使用活性炭及其他支持性疗法后，毒性仍然存在

Ghannoum M, Yates C、Galvao TF, et al; on behalf of EXTRIP Workgroup. Extracorporeal treatment for carbamazepine poisoning: systematic review and recommendations from the EXTRIP workgroup. Clin Toxicol (Phila). 2014; 52 (10): 993-1004.

苯妥英钠

苯妥英钠是治疗全身强直性阵挛和局灶性癫痫发作的一线药物。苯妥英钠的分子量为 252Da，蛋白结合率为 90%，V_d 值为 0.6~0.8L/kg[60]。虽然苯妥英钠的可透析性较差，但在出现中枢神经系统抑制等严重中毒症状时，仍建议使用血液透析或血液灌流进行治疗[38,60]。患者可能出现的其他症状包括低血压、精神错乱、呼吸抑制和昏迷（表 28.5）。EXTRIP 工作组不建议仅根据血清苯妥英浓度或可疑剂量决定是否采用 ECTR[38]。

表 28.5 苯妥英钠中毒的血液透析建议

如果存在下列任何一种情况，可以考虑进行体外治疗：
1. 临床症状：
a. 出现或可能出现持续性昏迷
b. 出现或可能出现持续性失能性共济失调

Anseeuw K, Mowry JB, Burdmann EA, et al; on behalf of EXTRIP Workgroup. Extracorporeal treatment in phenytoin poisoning: systematic review and recommendations from the EXTRIP (Extracorporeal Treatments in Poisoning) workgroup. Am J Kidney Dis. 2016; 67 (2): 187-197.

巴比妥类

依据药代动力学特性，巴比妥类药物可分为长效和短效制剂。在这其中，苯巴比妥是导致中毒的最常见类型[46]。苯巴比妥是巴比妥酸的衍生物，属于长效巴比妥类药物。其分子量为 232Da，蛋白结合率为 50%，V_d 值为 0.5L/kg，这些特征使其可以很好地通过血液透析或血液灌流清除[30,61,62]。苯巴比妥是一种弱酸，约 25% 经尿液排出[62]。碱化尿液可促进苯巴比妥在肾脏的清除，已被用于中度苯巴比妥中毒的治疗[30]。多剂量活性炭(multiple-dose activated charcoal,MDAC)是血流动力学稳定的患者加快苯巴比妥排出的另一种选择[63,64]。然而,当血清水平大于 50mg/L,可能导致昏迷和呼吸抑制[30],若出现上述症状,则应进行血液透析治疗(表 28.6)。

表 28.6　巴比妥类中毒的血液透析建议

如果存在下列任何一种情况,应进行体外治疗:
1. 临床症状:
a. 出现或可能出现持续性昏迷
b. 液体复苏后出现休克
c. 使用多剂量活性炭(MDAC)后,毒性症状仍然存在
如果存在以下任何一种情况,可以考虑进行体外治疗:
1. 临床症状:
a. 需要机械通气的呼吸抑制
2. 实验室指征:
a. 使用 MDAC 后,血清巴比妥类药物浓度仍然很高或继续升高

Mactier R, Laliberte M, Mardini J, et al; on behalf of EXTRIP Workgroup. Extracorporeal treatment for barbiturate poisoning: recommendations from the EXTRIP Workgroup. Am J Kidney Dis. 2014;64(3):347-358.

锂

锂主要用于治疗双相情感障碍患者,目前有液体(柠檬酸锂)或固体(碳酸锂)两种剂型[65,66]。锂的治疗剂量范围狭窄,发生急性和慢性中毒风险较高。锂严重中毒的患者可表现为意识水平的改变和癫痫发作。锂分子量小(7Da),V_d 值小(0.8L/kg),蛋白结合率为 0[66-68],这些特性使得锂可以很容易通过透析清除。对于锂中毒的患者,如果肾功能受损,血清[Li^+]超过 4.0mmol/L,或出现上述任何严重症状,则应进行血液透析[37]。EXTRIP 小组提出的较弱适应证包括血清[Li^+]大于 5.0mmol/L、意识障碍或预期 36 小时内血清[Li^+]无法降至小于 1.0mmol/L(表 28.7)。血液透析或其他形式的 ECTR 可持续至血清[Li^+]小于 1.0mmol/L。由于血清[Li^+]浓度水平与毒性症状的相关性较弱,临床医生应更多地依靠临床症状来确定是否需要进行 ECTR。当血清锂浓度无法测量时,血液透析应至少进行 6 小时[37]。考虑到锂毒性反弹的风险(透析后细胞内锂的转移),建议在 12 小时内进行连续的锂水平监测,以确定是否需要进行进一步血液透析。最后,KRT 模式可能是一个合适的替代方案。

表 28.7 锂中毒的血液透析建议

如果存在下列任何一种情况，应进行体外治疗：
1. 临床症状：
a. 意识水平下降，癫痫发作或危及生命的心律失常，无论血清[Li^+]水平如何
2. 实验室指征
a. 血清[Li^+]>4.0mmol/L 并伴有肾功能损害
如果存在以下任何一种情况，可以考虑进行体外治疗：
1. 临床症状：
a. 意识障碍
2. 实验室指征：
a. 血清[Li^+]>5.0mmol/L
b. 一线治疗下，预期 36 小时内血清[Li^+]无法降至<1.0mmol/L

Decker BS, Goldfarb DS, Dargan PI, et al; on behalf of EXTRIP Workgroup. Extracorporeal treatment for lithium poisoning: systematic review and recommendations from the EXTRIP Workgroup. Clin J Am Soc Nephrol. 2015; 10(5): 875-887.

有毒醇类

甲醇

甲醇是最简单的伯醇，由甲基和羟基组成。甲醇最初是由木材蒸馏产生的，故又称木醇[69]。甲醇是多种家用和工业产品的主要成分，如挡风玻璃清洗液、油漆稀释剂、有机溶剂和不当蒸馏的家用酒精[70]。甲醇中毒早期会引起中枢神经系统抑制，随后经由乙醇脱氢酶和乙醛脱氢酶代谢产生其主要毒性代谢物甲酸，导致酸碱平衡紊乱[71-75](图 28.1)。甲酸会引起严重的阴离子间隙增高的代谢性酸中毒、视网膜毒性和视力损害[76]。与甲醇不同，乙二醇的代谢产物依次为乙醇酸（阴离子间隙的主要贡献者）和草酸，最终导致草酸钙在肾脏中沉积和急性肾衰竭[77]。

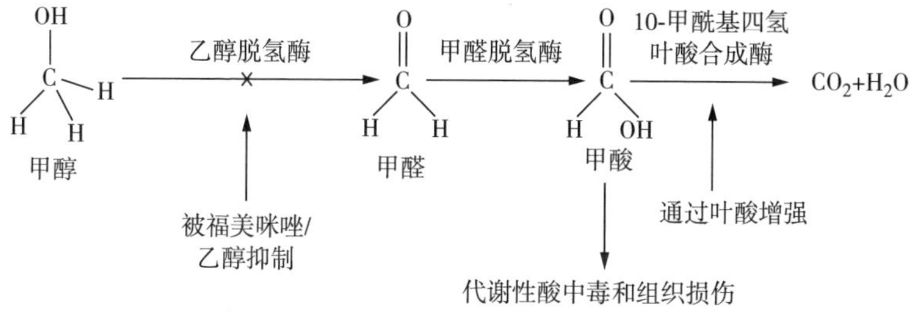

图 28.1 甲醇的代谢转化及其相应产物的相关临床表现。

醇类及其代谢产物具有较低的分子量和较小的 V_d 值，因此易通过血液透析清除。然而，防止氧化代谢产生有毒代谢物是醇类中毒治疗的关键第一步。甲吡唑（第 27 章）是乙醇脱氢酶（ADH）的竞争性抑制剂，应尽早使用，以限制有毒代谢产物的生成（表 28.8）。

表 28.8 使用甲吡唑或乙醇治疗甲醇中毒的建议

如果存在下列任何一种情况，使用甲吡唑 15mg/kg 或乙醇 600mg/kg 进行治疗[a]：

1. 血清甲醇浓度>20mg/dl（6.2mmol/L）
2. 明确的近期摄入中毒量甲醇病史且渗透间隙>10mOsm/kg H_2O[b]
3. 临床高度怀疑甲醇中毒且至少具备以下 2 个条件：
   a. 动脉血 pH <7.3
   b. 血清碳酸氢盐浓度<20mEq/L（mmol/L）
   c. 渗透间隙>10mOsm/kg H_2O[b]

[a] 仅采用冰点降低法进行实验室分析。

[b] 假设初始乙醇浓度为零，剂量与慢性饮酒状态无关。

Modified from Barceloux DG, Bond GR, Krenzelok EP, Cooper H, Vale JA; American Academy of Clinical Toxicology Ad Hoc Committee on the Treatment Guidelines for Methanol Poisoning. American Academy of Clinical Toxicology practice guidelines on the treatment of methanol poisoning. J Toxicol Clin Toxicol. 2002;40:415.

当毒性产物累积引起视力障碍或癫痫发作等症状时，应进行血液透析治疗。EXTRIP 工作组建议治疗甲醇中毒时血液透析优于 KRT（表 28.9）。当甲醇

表 28.9 甲醇中毒的血液透析建议

如果存在下列任何一种情况，应进行体外治疗：

1. 临床症状：
   a. 昏迷
   b. 癫痫发作
   c. 新出现的视野缺损
2. 实验室指征
   a. 动脉血 pH≤7.15
   b. 使用解毒剂和支持性治疗后仍存在代谢性酸中毒
   c. 阴离子间隙>24mEq/L（mmol/L）
   d. 甲吡唑治疗时血清甲醇水平>70mg/dl（21.8mmol/L）
   e. 乙醇治疗时血清甲醇水平>60mg/dl（18.7mmol/L）
   f. 不使用 ADH 阻断剂的情况下，血清甲醇水平>50mg/dl（15.6mmol/L）

Modified from Roberts DM, Yates C, Megarbane B, et al. Recommendations for the role of extracorporeal treatments in the management of acute methanol poisoning: a systematic review and consensus statement. Crit Care Med. 2015;43:461-472.

浓度低于20mg/dl(6.2mmol/L)且临床症状得到改善时,可以停止血液透析[39]。此外,在血液透析期间应继续补充ADH抑制剂和叶酸,以促进甲酸进一步代谢为CO_2和水。对于早期血清甲醇浓度高并接受了ADH抑制剂治疗的患者仍应考虑进行血液透析,因为甲醇在此环境中的半衰期为40~50小时。对这类患者,即使没有症状,及早进行血液透析也有助于减少甲吡唑的治疗时间及住院时长。乙二醇中毒的治疗与甲醇类似,而异丙醇中毒的处理原则是支持性的,不需要进行ECTR。

其他

二甲双胍

二甲双胍是一种可用于治疗2型糖尿病和多囊卵巢综合征的双胍类降糖药物,可以增加细胞对胰岛素的敏感性[78,79]。二甲双胍90%经由肾脏排出,大部分通过肾小管分泌而不是肾小球滤过清除[80]。二甲双胍中毒的临床表现为二甲双胍相关性乳酸性酸中毒(metformin-associated lactic acidosis,MALA):血清乳酸浓度大于5mmol/L,动脉血pH小于7.35[81]。尽管MALA的发病率低于0.01~0.09例/1 000人/年,但它的致死率高达30%[41,82]。二甲双胍的分子量为129Da,不与血浆蛋白结合,但其V_d值较大(高达5L/kg)[83]。这一大V_d值表明二甲双胍还会在红细胞贮藏室内分布,预计这将限制血液透析等ECTR对药物的清除。乳酸性酸中毒可以通过血液透析纠正,EXTRIP工作组建议在严重酸中毒的情况下使用血液透析作为首选的ECTR(表28.10)。

表28.10 二甲双胍中毒的血液透析建议

如果存在下列任何一种情况,应进行体外治疗:

1. 临床症状:
   a. 休克
   b. 意识水平下降
2. 实验室指征
   a. 动脉血 $pH < 7.0$
   b. 血清乳酸浓度>20mmol/L

Calello DP, Liu KD, Wiegand TJ, et al; on behalf of EXTRIP Workgroup. Extracorporeal treatment for metformin poisoning: systematic review and recommendations from the extracorporeal treatments in poisoning workgroup. Crit Care Med. 2015;43(8):1716-1730.

铊

铊是一种有毒的金属,以往被用于合成抗真菌药物和灭鼠剂[84,85]。考虑到其中毒风险,铊目前主要用于工业生产高导电性电气设备和电气照明设备[35]。

然而，由于铊仍被用作灭鼠剂以及滥用受污染的药品或其他中草药等原因，铊中毒事件在全球仍有发生。铊中毒的典型临床表现为脱发、疼痛性周围神经病和自主神经功能紊乱[35,84-86]。胃肠道表现包括恶心、呕吐、腹痛并伴有腹泻或便秘。严重者可表现为精神状态改变、呼吸麻痹以及心搏骤停[87](EXTRIP工作组关于铊中毒治疗的建议见表 28.11)。

表 28.11 铊中毒的血液透析建议

如果存在下列任何一种情况，可以考虑进行体外治疗：
1. 根据病史或临床特征高度怀疑铊中毒
2. 实验室指征：血清铊水平> 0.4mg/dl，然而，更有力的证据支持在血清铊水平> 1.0mg/dl 时再使用透析[a]

[a] 在铊浓度可测得的条件下。

Ghannoum M, Nolin TD, Goldfarb DS, et al; on behalf of EXTRIP Workgroup. Extracorporeal treatment for thallium poisoning: recommendations from the EXTRIP Workgroup. Clin J Am Soc Nephrol. 2012; 7(10): 1682-1690.

茶碱

茶碱常用于治疗气道疾病，尤其是支气管哮喘和慢性阻塞性肺疾病有关的支气管痉挛。同时，它也被用于治疗新生儿呼吸暂停、嗜睡和体重减轻[34]。茶碱是一类甲基黄嘌呤化合物，其药代动力学类似于咖啡因[88]。茶碱的 V_d 值较小(0.5L/kg)，分子量为 180Da，蛋白结合率约为 40%~60%[34,88,89]。茶碱中毒的早期临床症状包括恶心和呕吐。随着血清浓度升高，可出现心血管系统症状如室上性心动过速等心律失常表现以及低血压[90]。同时，作为一种中枢神经系统兴奋剂，随着血清浓度的逐渐升高，茶碱也可导致头痛、烦躁不安和癫痫发作。茶碱的治疗剂量范围为 5~15mg/L(28~83μmol/L)，血清浓度大于 25mg/L(>140μmol/L)时就可能出现中毒症状[91,92]。茶碱中毒的主要治疗方法是对症支持性治疗，纠正低血压、心律失常等潜在症状，同时纠正电解质异常，尤其是低钾血症。活性炭对茶碱具有高度吸附作用，因此 MDAC 可用于增强茶碱的清除；但其应用也存在一定困难，因为茶碱中毒的患者往往伴随有顽固性呕吐[93,94]。在 MDAC 不能有效给药的情况下，建议使用血液透析或血液灌流进行治疗[34]。EXTRIP 工作组还建议对血清茶碱浓度大于 100mg/L(555μmol/L)的急性中毒患者使用 ECTR，其他适应证见表 28.12。工作组还建议，血液透析是首选的 ECTR，并应一直持续至临床症状改善或血清茶碱浓度低于 15mg/L(83μmol/L)。如果患者不存在顽固性呕吐症状，MDAC 应与 ECTR 一同进行。

表 28.12　茶碱中毒的血液透析建议

如果存在下列任何一种情况，应进行体外治疗：

1. 临床症状：
   a. 癫痫发作
   b. 危及生命的心律失常
   c. 一线治疗后症状继续恶化
   d. 休克
2. 实验室指征
   a. 血清茶碱水平>100mg/dl(555μmol/L)
   b. 一线治疗后血清茶碱水平继续升高

如果存在以下任何一种情况，可以考虑进行体外治疗：

1. 临床症状：
   a. 无法使用胃肠道灌洗
2. 实验室指征
   a. 血清茶碱水平>60mg/dl(333μmol/L)的慢性中毒患者
   b. 年龄<6 个月或>60 岁、血清茶碱水平>50mg/L(278μmol/L)的慢性中毒患者

Ghannoum M, Wiegand TJ, Liu KD, et al; on behalf of EXTRIP Workgroup. Extracorporeal treatment for theophylline poisoning: systematic review and recommendations from the EXTRIP workgroup. Clin Toxicol (Phila). 2015; 53(4): 215-229.

不建议使用体外治疗的毒物类型

三环类抗抑郁药

三环类抗抑郁药(tricyclic antidepressants,TCA)自 20 世纪 50 年代诞生以来，就一直被用于抑郁症的治疗。尽管目前已有许多新型抗抑郁药问世(主要是选择性 5-羟色胺及去甲肾上腺素再摄取抑制剂),TCA 仍在临床中广泛使用。TCA 也可用于治疗神经性疼痛、强迫症以及注意力缺陷多动障碍[95-97]。TCA 与血浆蛋白高度结合，亲脂性极强，V_D 值大[98]。因此，这类药物很难通过透析清除。TCA 主要通过抑制 5-羟色胺和去甲肾上腺素的突触前再摄取以及阻断毒蕈碱和 α-肾上腺素能受体来发挥作用[28]。TCA 最常见的不良反应是抗胆碱能不良反应，可表现为心动过速、体温升高、尿潴留、瞳孔散大和皮肤潮红[99,100]。TCA 也会引起心脏钠离子通道阻滞，导致癫痫发作和复杂性心律失常，其中心脏传导阻滞是 TCA 中毒死亡的主要原因[101]。虽然血药浓度的监测具有重要意义，但不能仅根据血药浓度制定治疗方案。静脉注射碳酸氢钠在 TCA 中毒的治疗中起着重要作用。碳酸氢钠可以通过补充钠离子，改善

低血压患者的血流动力学状况，并帮助克服心脏钠离子通道的阻滞[102,103]。鉴于 TCA 的可透析性较差，EXTRIP 工作组不建议对 TCA 中毒的患者使用任何形式的 ECTR[28]。

地高辛

地高辛是一种强心苷类药物，最早于 1930 年从毛地黄属植物长叶洋地黄中提取而得，是治疗心房颤动、心房扑动和收缩期心力衰竭的有效药物[104]。地高辛的分子量为 781Da，蛋白结合率为 20%~30%，V_d 值极大（≈ 6L/kg）[29]。地高辛吸收后，分布浓度最高的部位是心脏、肾脏和骨骼肌，血清仅占不到 1%[105]。地高辛主要由肾脏清除，因此，肾功能受损的患者发生中毒的风险较大。明显的洋地黄中毒通常见于血清地高辛浓度>2.0ng/ml（2.6nmol/L），然而，如果出现低钾血症、低镁血症或高钙血症，甚至更低浓度的地高辛也会导致中毒[106]。地高辛中毒的典型症状是心律失常，可能演变为心室颤动或窦性停搏[107-109]。地高辛中毒的首选治疗药物是地高辛免疫 Fab 片段（Fab），它可迅速与游离地高辛结合，阻止其进一步抑制心肌 Na^+-K^+-ATP 酶泵[110]。Fab 的分子量极大，为 46 200Da，目前大多数高截留透析器都不能将其清除。地高辛-Fab 复合物则更难以清除，其通过血浆置换清除的速率非常缓慢[111]。因此，对于地高辛中毒的患者，无论是否给予 Fab，EXTRIP 工作组都不建议对其进行 ECTR[29]。

小结

大多数中毒都不需要进行 ECTR，通过支持性治疗、洗胃及使用 MDAC 和改变尿液 pH 等增强排毒的技术即可改善症状。然而，在涉及通过 ECTR 清除的毒物的情况下，迅速启动体外清除可能改善结局。此外，对特定病例进行 ECTR 早期治疗可能会减轻并发症负担，进而可能缩短这些患者的住院时间。因此，临床医生必须熟悉掌握各种类型的中毒及相应毒物的毒代动力学特性，了解它们是否适用 ECTR 进行清除。临床医生还应了解各种 ECTR 的优缺点。血液透析由于其方便可得、成本较低、并发症较少及具有纠正酸碱紊乱的能力，是最常用于治疗中毒的体外治疗方式。并且，随着透析器的进步，血液透析清除毒物的能力进一步增强。尽管 EXTRIP 工作组的建议旨在规范 ECTR 的使用，但最终的临床决策仍应基于患者的特征和资源的可用性进行个体化考虑。

（洪权　付章宁 译，冯哲 校）

参考文献

1. Bywaters EG, Joekes AM. The artificial kidney; its clinical application in the treatment of traumatic anuria. *Proc R Soc Med.* 1948;41(7):420-426.
2. Schreiner GE. The role of hemodialysis (artificial kidney) in acute poisoning. *AMA Arch Intern Med.* 1958;102(6):896-913.
3. Ghannoum M, Nolin TD, Lavergne V, Hoffman RS; EXTRIP Workgroup. Blood purification in

toxicology: nephrology's ugly duckling. *Adv Chronic Kidney Dis.* 2011;18(3):160-166.
4. Lavergne V, Nolin TD, Hoffman RS, et al. The EXTRIP (EXtracorporeal TReatments In Poisoning) workgroup: guideline methodology. *Clin Toxicol (Phila).* 2012;50(5):403-413.
5. Gummin DD, Mowry JB, Spyker DA, Brooks DE, Fraser MO, Banner W. 2016 Annual Report of the American Association of Poison Control Centers' National Poison Data System (NPDS): 34th Annual Report. *Clin Toxicol (Phila).* 2017;55(10):1072-1252.
6. Bouchard J, Roberts DM, Roy L, et al. Principles and operational parameters to optimize poison removal with extracorporeal treatments. *Semin Dial.* 2014;27(4):371-380.
7. Ghannoum M, Roberts DM, Hoffman RS, et al. A stepwise approach for the management of poisoning with extracorporeal treatments. *Semin Dial.* 2014;27(4):362-370.
8. Ghannoum M, Lavergne V, Gosselin S, et al. Practice trends in the use of extracorporeal treatments for poisoning in four countries. *Semin Dial.* 2016;29(1):71-80.
9. Bouchard J, Lavergne V, Roberts DM, Cormier M, Morissette G, Ghannoum M. Availability and cost of extracorporeal treatments for poisonings and other emergency indications: a worldwide survey. *Nephrol Dial Transplant.* 2017;32(4):699-706.
10. Ghannoum M, Hoffman RS, Gosselin S, Nolin TD, Lavergne V, Roberts DM. Use of extracorporeal treatments in the management of poisonings. *Kidney Int.* 2018;94(4):682-688.
11. Rahman MH, Haqqie SS, McGoldrick MD. Acute hemolysis with acute renal failure in a patient with valproic acid poisoning treated with charcoal hemoperfusion. *Hemodial Int.* 2006;10(3):256-259.
12. Ouellet G, Bouchard J, Ghannoum M, Decker BS. Available extracorporeal treatments for poisoning: overview and limitations. *Semin Dial.* 2014;27(4):342-349.
13. Shannon MW. Comparative efficacy of hemodialysis and hemoperfusion in severe theophylline intoxication. *Acad Emerg Med.* 1997;4(7):674-678.
14. Shalkham AS, Kirrane BM, Hoffman RS, Goldfarb DS, Nelson LS. The availability and use of charcoal hemoperfusion in the treatment of poisoned patients. *Am J Kidney Dis.* 2006;48(2):239-241.
15. Hastings D, Patel B, Torloni AS, et al. Plasmapheresis therapy for rare but potentially fatal reaction to rituximab. *J Clin Apher.* 2009;24(1):28-31.
16. Perino GC, Grivet V. Hemoperfusion and plasmapheresis complications. *Minerva Urol Nefrol.* 1987;39(2):161-163.
17. Kaplan A. Complications of apheresis. *Semin Dial.* 2012;25(2):152-158.
18. Maher JF, Schreiner GE. The dialysis of poisons and drugs. *Trans Am Soc Artif Intern Organs.* 1968;14:440-453.
19. Jufer RA, Wstadik A, Walsh SL, Levine BS, Cone EJ. Elimination of cocaine and metabolites in plasma, saliva, and urine following repeated oral administration to human volunteers. *J Anal Toxicol.* 2000;24(7):467-477.
20. Kirsch AH, Lyko R, Nilsson LG, et al. Performance of hemodialysis with novel medium cut-off dialyzers. *Nephrol Dial Transplant.* 2017;32(1):165-172.
21. Ghannoum M, Bouchard J, Nolin TD, Ouellet G, Roberts DM. Hemoperfusion for the treatment of poisoning: technology, determinants of poison clearance, and application in clinical practice. *Semin Dial.* 2014;27(4):350-361.
22. Klotz U, Antonin KH. Pharmacokinetics and bioavailability of sodium valproate. *Clin Pharmacol Ther.* 1977;21(6):736-743.
23. van den Broek MP, Sikma MA, Ververs TF, Meulenbelt J. Severe valproic acid intoxication: case study on the unbound fraction and the applicability of extracorporeal elimination. *Eur J Emerg Med.* 2009;16(6):330-332.
24. Oie S. Drug distribution and binding. *J Clin Pharmacol.* 1986;26(8):583-586.
25. Weir MA, Dixon SN, Fleet JL, et al. β-Blocker dialyzability and mortality in older patients receiving hemodialysis. *J Am Soc Nephrol.* 2015;26(4):987-996.
26. Stone WJ, Walle T. Massive propranolol metabolite retention during maintenance hemodialysis. *Clin Pharmacol Ther.* 1980;28(4):449-455.
27. Leblanc M, Raymond M, Bonnardeaux A, et al. Lithium poisoning treated by high-performance continuous arteriovenous and venovenous hemodiafiltration. *Am J Kidney Dis.* 1996;27(3):365-372.
28. Yates C, Galvao T, Sowinski KM, et al. Extracorporeal treatment for tricyclic antidepressant poisoning: recommendations from the EXTRIP Workgroup. *Semin Dial.* 2014;27(4):381-389.
29. Mowry JB, Burdmann EA, Anseeuw K, et al. Extracorporeal treatment for digoxin poisoning: systematic review and recommendations from the EXTRIP Workgroup. *Clin Toxicol (Phila).* 2016;54(2):103-114.
30. Mactier R, Laliberte M, Mardini J, et al. Extracorporeal treatment for barbiturate poisoning: recommendations from the EXTRIP Workgroup. *Am J Kidney Dis.* 2014;64(3):347-358.
31. Juurlink DN, Gosselin S, Kielstein JT, et al. Extracorporeal treatment for salicylate poisoning: systematic review and recommendations from the EXTRIP workgroup. *Ann Emerg Med.* 2015;66(2):165-181.

32. Gosselin S, Juurlink DN, Kielstein JT, et al. Extracorporeal treatment for acetaminophen poisoning: recommendations from the EXTRIP workgroup. *Clin Toxicol (Phila).* 2014;52(8):856-867.
33. Ghannoum M, Yates C, Galvao TF, et al. Extracorporeal treatment for carbamazepine poisoning: systematic review and recommendations from the EXTRIP workgroup. *Clin Toxicol (Phila).* 2014;52(10):993-1004.
34. Ghannoum M, Wiegand TJ, Liu KD, et al. Extracorporeal treatment for theophylline poisoning: systematic review and recommendations from the EXTRIP workgroup. *Clin Toxicol (Phila).* 2015;53(4):215-229.
35. Ghannoum M, Nolin TD, Goldfarb DS, et al. Extracorporeal treatment for thallium poisoning: recommendations from the EXTRIP Workgroup. *Clin J Am Soc Nephrol.* 2012;7(10):1682-1690.
36. Ghannoum M, Laliberte M, Nolin TD, et al. Extracorporeal treatment for valproic acid poisoning: systematic review and recommendations from the EXTRIP workgroup. *Clin Toxicol (Phila).* 2015;53(5):454-465.
37. Decker BS, Goldfarb DS, Dargan PI, et al. Extracorporeal treatment for lithium poisoning: systematic review and recommendations from the EXTRIP workgroup. *Clin J Am Soc Nephrol.* 2015;10(5):875-887.
38. Anseeuw K, Mowry JB, Burdmann EA, et al. Extracorporeal treatment in phenytoin poisoning: systematic review and recommendations from the EXTRIP (extracorporeal treatments in poisoning) workgroup. *Am J Kidney Dis.* 2016;67(2):187-197.
39. Roberts DM, Yates C, Megarbane B, et al. Recommendations for the role of extracorporeal treatments in the management of acute methanol poisoning: a systematic review and consensus statement. *Crit Care Med.* 2015;43(2):461-472.
40. Calello DP, Liu KD, Wiegand TJ, et al. Extracorporeal treatment for metformin poisoning: systematic review and recommendations from the extracorporeal treatments in poisoning workgroup. *Crit Care Med.* 2015;43(8):1716-1730.
41. Mowry JB, Spyker DA, Cantilena LR Jr, McMillan N, Ford M. 2013 Annual Report of the American Association of Poison Control Centers' National Poison Data System (NPDS): 31st Annual Report. *Clin Toxicol (Phila).* 2014;52(10):1032-1283.
42. Levy G. Pharmacokinetics of salicylate elimination in man. *J Pharm Sci.* 1965;54(7):959-967.
43. Lee S, Johnson D, Klein J, Eppler J. Protein binding of acetylsalicylic acid and salicylic acid in porcine and human serum. *Vet Hum Toxicol.* 1995;37(3):224-225.
44. Temple AR. Acute and chronic effects of aspirin toxicity and their treatment. *Arch Intern Med.* 1981;141(3 Spec No):364-369.
45. Fertel BS, Nelson LS, Goldfarb DS. The underutilization of hemodialysis in patients with salicylate poisoning. *Kidney Int.* 2009;75(12):1349-1353.
46. Mowry JB, Spyker DA, Cantilena LR Jr, Bailey JE, Ford M. 2012 Annual Report of the American Association of Poison Control Centers' National Poison Data System (NPDS): 30th Annual Report. *Clin Toxicol (Phila).* 2013;51(10):949-1229.
47. Leise MD, Poterucha JJ, Talwalkar JA. Drug-induced liver injury. *Mayo Clin Proc.* 2014;89(1):95-106.
48. Lee SS, Buters JT, Pineau T, Fernandez-Salguero P, Gonzalez FJ. Role of CYP2E1 in the hepatotoxicity of acetaminophen. *J Biol Chem.* 1996;271(20):12063-12067.
49. Kaplowitz N. Acetaminophen hepatoxicity: what do we know, what don't we know, and what do we do next? *Hepatology.* 2004;40(1):23-26.
50. McGill MR, Jaeschke H. Metabolism and disposition of acetaminophen: recent advances in relation to hepatotoxicity and diagnosis. *Pharm Res.* 2013;30(9):2174-2187.
51. Shah AD, Wood DM, Dargan PI. Understanding lactic acidosis in paracetamol (acetaminophen) poisoning. *Br J Clin Pharmacol.* 2011;71(1):20-28.
52. Mattson RH, Cramer JA, Williamson PD, Novelly RA. Valproic acid in epilepsy: clinical and pharmacological effects. *Ann Neurol.* 1978;3(1):20-25.
53. Kinze S, Clauss M, Reuter U, et al. Valproic acid is effective in migraine prophylaxis at low serum levels: a prospective open-label study. *Headache.* 2001;41(8):774-778.
54. Sztajnkrycer MD. Valproic acid toxicity: overview and management. *J Toxicol Clin Toxicol.* 2002;40(6):789-801.
55. Vale J, Krenzelok EP, Barceloux VD. Position statement and practice guidelines on the use of multi-dose activated charcoal in the treatment of acute poisoning. American Academy of Clinical Toxicology; European Association of Poisons Centres and Clinical Toxicologists. *J Toxicol Clin Toxicol.* 1999;37(6):731-751.
56. Isbister GK, Balit CR, Whyte IM, Dawson A. Valproate overdose: a comparative cohort study of self poisonings. *Br J Clin Pharmacol.* 2003;55(4):398-404.
57. Vree TB, Janssen TJ, Hekster YA, Termond EF, van de Dries AC, Wijnands WJ. Clinical pharmacokinetics of carbamazepine and its epoxy and hydroxy metabolites in humans after an overdose. *Ther Drug Monit.* 1986;8(3):297-304.
58. Hojer J, Malmlund HO, Berg A. Clinical features in 28 consecutive cases of laboratory con-

firmed massive poisoning with carbamazepine alone. *J Toxicol Clin Toxicol.* 1993;31(3): 449-458.
59. Graudins A, Peden G, Dowsett RP. Massive overdose with controlled-release carbamazepine resulting in delayed peak serum concentrations and life-threatening toxicity. *Emerg Med (Fremantle).* 2002;14(1):89-94.
60. Ghannoum M, Troyanov S, Ayoub P, Lavergne V, Hewlett T. Successful hemodialysis in a phenytoin overdose: case report and review of the literature. *Clin Nephrol.* 2010;74(1):59-64.
61. Doenicke A. General pharmacology of barbiturates. Duration of action, metabolism, physicochemical factors. *Acta Anaesthesiol Scand Suppl.* 1965;17:11-16.
62. Roberts DM, Buckley NA. Enhanced elimination in acute barbiturate poisoning—a systematic review. *Clin Toxicol (Phila).* 2011;49(1):2-12.
63. Pond SM, Olson KR, Osterloh JD, Tong TG. Randomized study of the treatment of phenobarbital overdose with repeated doses of activated charcoal. *JAMA.* 1984;251(23): 3104-3108.
64. Mohammed Ebid AH, Abdel-Rahman HM. Pharmacokinetics of phenobarbital during certain enhanced elimination modalities to evaluate their clinical efficacy in management of drug overdose. *Ther Drug Monit.* 2001;23(3):209-216.
65. Cade JF. Lithium salts in the treatment of psychotic excitement. *Med J Aust.* 1949;2(10):349-352.
66. Timmer RT, Sands JM. Lithium intoxication. *J Am Soc Nephrol.* 1999;10(3):666-674.
67. Okusa MD, Crystal LJ. Clinical manifestations and management of acute lithium intoxication. *Am J Med.* 1994;97(4):383-389.
68. Geddes JR, Burgess S, Hawton K, Jamison K, Goodwin GM. Long-term lithium therapy for bipolar disorder: systematic review and meta-analysis of randomized controlled trials. *Am J Psychiatry.* 2004;161(2):217-222.
69. Becker CE. Methanol poisoning. *J Emerg Med.* 1983;1(1):51-58.
70. Barceloux DG, Bond GR, Krenzelok EP, Cooper H, Vale JA; American Academy of Clinical Toxicology Ad Hoc Committee on the Treatment Guidelines for Methanol Poisoning. American Academy of Clinical Toxicology practice guidelines on the treatment of methanol poisoning. *J Toxicol Clin Toxicol.* 2002;40(4):415-446.
71. Choi JH, Lee SK, Gil YE, et al. Neurological complications resulting from non-oral occupational methanol poisoning. *J Korean Med Sci.* 2017;32(2):371-376.
72. Chung JY, Ho CH, Chen YC, et al. Association between acute methanol poisoning and subsequent mortality: a nationwide study in Taiwan. *BMC Public Health.* 2018;18(1):985.
73. Jacobsen D, McMartin KE. Methanol and ethylene glycol poisonings. Mechanism of toxicity, clinical course, diagnosis and treatment. *Med Toxicol.* 1986;1(5):309-334.
74. Paasma R, Hovda KE, Tikkerberi A, Jacobsen D. Methanol mass poisoning in Estonia: outbreak in 154 patients. *Clin Toxicol (Phila).* 2007;45(2):152-157.
75. Rostrup M, Edwards JK, Abukalish M, et al. The methanol poisoning outbreaks in Libya 2013 and Kenya 2014. *PLoS One.* 2016;11(3):e0152676.
76. Sullivan-Mee M, Solis K. Methanol-induced vision loss. *J Am Optom Assoc.* 1998;69(1):57-65.
77. Jacobsen D, Hewlett TP, Webb R, Brown ST, Ordinario AT, McMartin KE. Ethylene glycol intoxication: evaluation of kinetics and crystalluria. *Am J Med.* 1988;84(1):145-152.
78. Lashen H. Role of metformin in the management of polycystic ovary syndrome. *Ther Adv Endocrinol Metab.* 2010;1(3):117-128.
79. Maruthur NM, Tseng E, Hutfless S, et al. Diabetes medications as monotherapy or metformin-based combination therapy for type 2 diabetes: a systematic review and meta-analysis. *Ann Intern Med.* 2016;164(11):740-751.
80. Scheen AJ. Clinical pharmacokinetics of metformin. *Clin Pharmacokinet.* 1996;30(5):359-371.
81. Luft D, Deichsel G, Schmulling RM, Stein W, Eggstein M. Definition of clinically relevant lactic acidosis in patients with internal diseases. *Am J Clin Pathol.* 1983;80(4):484-489.
82. Eppenga WL, Lalmohamed A, Geerts AF, et al. Risk of lactic acidosis or elevated lactate concentrations in metformin users with renal impairment: a population-based cohort study. *Diabetes Care.* 2014;37(8):2218-2224.
83. Graham GG, Punt J, Arora M, et al. Clinical pharmacokinetics of metformin. *Clin Pharmacokinet.* 2011;50(2):81-98.
84. Bank WJ, Pleasure DE, Suzuki K, Nigro M, Katz R. Thallium poisoning. *Arch Neurol.* 1972;26(5):456-464.
85. Mulkey JP, Oehme FW. A review of thallium toxicity. *Vet Hum Toxicol.* 1993;35(5):445-453.
86. Moore D, House I, Dixon A. Thallium poisoning. Diagnosis may be elusive but alopecia is the clue. *BMJ.* 1993;306(6891):1527-1529.
87. Desenclos JC, Wilder MH, Coppenger GW, Sherin K, Tiller R, VanHook RM. Thallium poisoning: an outbreak in Florida, 1988. *South Med J.* 1992;85(12):1203-1206.
88. Lelo A, Birkett DJ, Robson RA, Miners JO. Comparative pharmacokinetics of caffeine and its primary demethylated metabolites paraxanthine, theobromine and theophylline in man. *Br J Clin Pharmacol.* 1986;22(2):177-182.

89. Ogilvie RI. Clinical pharmacokinetics of theophylline. *Clin Pharmacokinet.* 1978;3(4):267-293.
90. Shannon M. Life-threatening events after theophylline overdose: a 10-year prospective analysis. *Arch Intern Med.* 1999;159(9):989-994.
91. Greenberg A, Piraino BH, Kroboth PD, Weiss J. Severe theophylline toxicity. Role of conservative measures, antiarrhythmic agents, and charcoal hemoperfusion. *Am J Med.* 1984;76(5):854-860.
92. Shannon M. Predictors of major toxicity after theophylline overdose. *Ann Intern Med.* 1993;119(12):1161-1167.
93. Berlinger WG, Spector R, Goldberg MJ, Johnson GF, Quee CK, Berg MJ. Enhancement of theophylline clearance by oral activated charcoal. *Clin Pharmacol Ther.* 1983;33(3):351-354.
94. Lim TK, Tan CC. Treatment of severe theophylline toxicity with oral activated charcoal and haemodialysis—a case report. *Singapore Med J.* 1988;29(6):601-603.
95. Benbouzid M, Choucair-Jaafar N, Yalcin I, et al. Chronic, but not acute, tricyclic antidepressant treatment alleviates neuropathic allodynia after sciatic nerve cuffing in mice. *Eur J Pain.* 2008;12(8):1008-1017.
96. Koszewska I, Rybakowski JK. Antidepressant-induced mood conversions in bipolar disorder: a retrospective study of tricyclic versus non-tricyclic antidepressant drugs. *Neuropsychobiology.* 2009;59(1):12-16.
97. McQuay HJ, Tramer M, Nye BA, Carroll D, Wiffen PJ, Moore RA. A systematic review of antidepressants in neuropathic pain. *Pain.* 1996;68(2-3):217-227.
98. Jarvis MR. Clinical pharmacokinetics of tricyclic antidepressant overdose. *Psychopharmacol Bull.* 1991;27(4):541-550.
99. Thorstrand C. Clinical features in poisonings by tricyclic antidepressants with special reference to the ECG. *Acta Med Scand.* 1976;199(5):337-344.
100. Trindade E, Menon D, Topfer LA, Coloma C. Adverse effects associated with selective serotonin reuptake inhibitors and tricyclic antidepressants: a meta-analysis. *CMAJ.* 1998;159(10):1245-1252.
101. Bailey B, Buckley NA, Amre DK. A meta-analysis of prognostic indicators to predict seizures, arrhythmias or death after tricyclic antidepressant overdose. *J Toxicol Clin Toxicol.* 2004;42(6):877-888.
102. Blackman K, Brown SG, Wilkes GJ. Plasma alkalinization for tricyclic antidepressant toxicity: a systematic review. *Emerg Med (Fremantle).* 2001;13(2):204-210.
103. Bradberry SM, Thanacoody HK, Watt BE, Thomas SH, Vale JA. Management of the cardiovascular complications of tricyclic antidepressant poisoning: role of sodium bicarbonate. *Toxicol Rev.* 2005;24(3):195-204.
104. Hollman A. Drugs for atrial fibrillation. Digoxin comes from *Digitalis lanata. BMJ.* 1996;312(7035):912.
105. Mooradian AD. Digitalis. An update of clinical pharmacokinetics, therapeutic monitoring techniques and treatment recommendations. *Clin Pharmacokinet.* 1988;15(3):165-179.
106. Young IS, Goh EM, McKillop UH, Stanford CF, Nicholls DP, Trimble ER. Magnesium status and digoxin toxicity. *Br J Clin Pharmacol.* 1991;32(6):717-721.
107. Smith TW, Antman EM, Friedman PL, Blatt CM, Marsh JD. Digitalis glycosides: mechanisms and manifestations of toxicity. Part III. *Prog Cardiovasc Dis.* 1984;27(1):21-56.
108. Smith TW, Antman EM, Friedman PL, Blatt CM, Marsh JD. Digitalis glycosides: mechanisms and manifestations of toxicity. Part II. *Prog Cardiovasc Dis.* 1984;26(6):495-540.
109. Smith TW, Antman EM, Friedman PL, Blatt CM, Marsh JD. Digitalis glycosides: mechanisms and manifestations of toxicity. Part I. *Prog Cardiovasc Dis.* 1984;26(5):413-458.
110. Antman EM, Wenger TL, Butler VP Jr, Haber E, Smith TW. Treatment of 150 cases of life-threatening digitalis intoxication with digoxin-specific Fab antibody fragments. Final report of a multicenter study. *Circulation.* 1990;81(6):1744-1752.
111. Chillet P, Korach JM, Petitpas D, et al. Digoxin poisoning and anuric acute renal failure: efficiency of the treatment associating digoxin-specific antibodies (Fab) and plasma exchanges. *Int J Artif Organs.* 2002;25(6):538-541.

第八篇

体外治疗

29 肾脏替代治疗的血管通路

Ayham Bataineh, Paul M.Palecsky

急性肾脏替代治疗（kidney replacement therapy，KRT）的血管通路通常使用大口径静脉导管。透析导管通常有两个管腔，为提供足够的血流量进行透析或血液滤过，其直径和长度与其他血管导管不同。通常，非隧道式透析导管用于紧急情况；但是，也可以使用袖带式和隧道式的导管。本章回顾了急性肾脏替代治疗导管的放置、类型、并发症和常规护理。

最佳置管位置（股、锁骨下、颈内）

用于 KRT 的导管可放置在任何足够大的静脉中，包括颈内静脉、股静脉和锁骨下静脉，以提供 KRT 所需的血流量。导管插入的最佳部位尚不确定。一般而言，应避免锁骨下透析导管，因为存在锁骨下静脉狭窄的风险，这可能会限制仍需依赖透析的患者的动静脉通路的置入[1]。此外，锁骨下静脉的位置不利于在大出血时直接止血，尤其是存在凝血障碍的患者。改善全球肾脏病预后组织（Kidney Disease Improving Global Outcomes，KDIGO）建议透析导管部位选择的顺序如下：右颈内静脉，股静脉，左颈内静脉和锁骨下静脉，如果需要，优先使用优势侧，保留对侧用于将来建立透析通路（如有需要）[2]。该建议基于一项研究，该研究证明颈静脉和股静脉透析导管的感染率相似[3]，但股静脉（10.3%）和左颈内静脉（19.5%）的导管功能障碍发生率高于右颈内静脉（6.6%）[4]（图 29.1 和图 29.2）。当其他静脉不可用时，颈外静脉可作为中央静脉替代通路来用于放置导管[5]。

功能

确保导管功能良好对于通过体外循环实现充足的血流、避免再循环以及防止治疗中断至关重要。导管功能取决于多种因素，包括导管设计和管腔直径，尖端位置，是否存在管腔内梗阻（伴有血凝块或细菌污染）和患者体位（例如，导管位于股静脉时患者弯曲髋关节）。特别是与远端上腔静脉相比，使用更长的透析导管使尖端放置于右心房中可以延长回路通畅时间[6]。具体而言，在一项对 100 例接受连续 KRT 患者的研究中，患者被随机分配至插入胸腔大静脉较长（20~24cm）导管和较短（15~20cm）导管，结果发现较长导管可与血液滤器生存期延长有关，平均延长 6.5 小时，改善透析输送剂量和减少凝血的发生(2.3 次 vs. 2.6 次)[6](图 29.3)。

并发症

透析导管的并发症发生率高于其他中心静脉导管，可能与导管直径较大有关。在一项研究中，超过一半的病例因为并发症需要拔出透析导管[7]。这些并发症可分为机械性、感染性和血栓性[8]。机械性并发症通常与实际置管过程相关，包括置管失败、动脉插管、局部血肿和锁骨下或颈内静脉的位置，气胸或血胸。在股骨位置，插入导管可能导致动静脉瘘和动脉供血不足。导管相关血栓形成可能是由于导管成为血凝块形成的病灶或内皮的机械损伤所致，随着导管使用时间的延长，风险增加。尽管在危重患者中，与颈内静脉导管相比，股静脉导管相关感染更常见[9]，但股静脉和颈内静脉透析导管的感染率是相似的，不过股静脉导管感染率随体重指数(body mass index，BMI)升高而升高[3]。当 KRT 的需求预计超过 1~3 周时，使用袖带式和隧道式的导管可能会降低感染风险[2,9]。

最佳导管尖端位置

导管尖端的最佳位置将允许更高的血流量和最小的血液再循环。对于颈内静脉导管，根据导管类型，当导管尖端位于右心房或上腔静脉与右心房的交界处时，导管功能最佳，而不是位于上腔静脉[6]。根据患者体型和导管设计的差异，通常可在右侧颈内静脉中使用 15~20cm 导管或在左侧颈内静脉中使用 20~24cm 导管来实现该导管位置。当股静脉插管时，应尽可能使用最长的导管(≥24cm)，使导管尖端位于下腔静脉中(表 29.1)。

表 29.1 基于插管部位最佳导管长度

插管部位	导管长度/cm
右侧颈内静脉[a]	15~20
左侧颈内静脉[a]	20~24
股静脉	≥24

[a] 尽管应避免锁骨下静脉导管，但最佳的锁骨下静脉导管长度与颈内静脉导管长度一致。

隧道式与非隧道式导管

KDIGO 指南建议使用无袖带的非隧道式透析导管而非隧道式透析导管

启动 KRT[2];然而,这项建议是基于极少的数据。隧道式透析导管感染风险低于非隧道式透析导管[9]。隧道式导管通常建议用于预期透析持续时间延长和导管使用预期使用超过 1~3 周的患者。

最大限度减少导管相关并发症的策略

机械并发症

与解剖标记引导的置管相比,实时超声引导的置管可减少血管插管所需的穿刺次数,降低动脉穿刺率,减少机械性并发症,包括局部血肿,气胸和血胸[2,10]。

导管相关感染

导管相关感染应包括出口部位感染和导管相关血流感染(catheter related bloodstream infections,CRBSI)。专门针对重症监护环境中预防透析导管相关感染的研究很少,最佳实践建议是根据中心静脉导管插入和护理的一般指南以及慢性透析环境中透析导管的护理指南提出的[9]。

使用导管置入"系列措施"以避免感染

导管置入"系列措施"的使用包括手卫生;在置管过程中采取全面的屏障防护措施,包括帽子,口罩,无菌手术衣,无菌手套和无菌全身铺巾;使用氯己定(如果存在氯己定禁忌证,可用 70% 酒精或聚维酮碘)消毒皮肤,可降低导管相关血流感染(CRBSI)风险,该"系列措施"应用于所有透析导管置入术[9](表 29.2)。

表 29.2　导管置入系列措施

手卫生和无菌技术
1. 执行手部卫生程序,用常规肥皂和水洗手或用含酒精的洗手液洗手(alcohol-based hand rubs,ARHBs)。在触诊导管插入部位前后以及插入、更换、进入、修复或包扎血液透析导管前后,应进行手部卫生。在使用消毒剂后,应避免触诊插管部位,除非保持无菌状态。
2. 保持血液透析导管插入和护理的无菌技术。
3. 插入血液透析导管时应佩戴无菌手套。
4. 更换导管时,在接触新的导管前应使用新的无菌手套。
最大无菌屏障预防措施
使用最大无菌屏障预防措施来插入或更换血液透析导管,包括帽子,口罩,无菌手术衣,无菌手套和无菌全身铺巾。

续表

皮肤准备
1. 在血液透析导管插入前和更换辅料时，用含量大于 0.5% 的氯已定乙醇溶液清洁皮肤。如果存在氯已定禁忌证，可使用碘酊、碘伏或 70% 酒精替代。
2. 在放置导管之前，应根据制造商的建议让消毒剂干燥。
导管部位敷料
1. 使用无菌纱布或无菌、透明、半渗透敷料覆盖导管部位。
2. 如果病人出汗或部位出血、渗血，用纱布包扎直至症状缓解。
3. 如果敷料变湿、松动或明显污染，更换导管部位敷料。

Adapted from O'Grady NP, Alexander M, Burns LA, et al. Guidelines for the prevention of intravascular catheter-related infections. Clin infect Dis. 2011; 52(9): e162-e193.

导管部位护理

导管部位护理应遵循机构制定的方案，以尽量减少导管相关感染[9,11]。应遵循标准的无菌技术，包括佩戴口罩，手部卫生和戴手套。使用氯已定(或聚维酮碘，如果皮肤对氯已定过敏)消毒导管出口部位[12]。使用无菌纱布或无菌的、透明的、半渗透的敷料覆盖出口部位[9]。在导管出口部位使用局部抗生素和杀菌软膏的作用尚有争议；通常不推荐用于其他中心静脉导管，因为其可能增加抗生素耐药性和真菌感染，但其可降低血液透析导管导致的 CRBSI 的风险[9]。如果使用，要确保软膏不会与导管材料发生相互作用，因为部分导管，特别是聚氨酯材料，如果接触到不相容的软膏，可能会变脆或破裂[13,14]。

肾脏替代治疗的导管连接

无论何时进入导管以启动或断开 KRT 时，应遵循“擦洗接头”的方案(表 29.3)[15]。使用抗生素或抗菌剂浸渍帽也可降低 CRBSI 的风险[16]。

表 29.3 疾病控制和预防中心(Centers for Disease Control and Prevention, CDC)透析导管连接和断开指南，包括“擦洗接头”方案

连接步骤
1. 进行手卫生和戴上干净的新手套。
2. 夹住导管。(注：在取下导管帽之前，一直夹闭导管。切勿让无帽的导管无人看管。)
3. 使用合适的消毒剂对取下帽的接头消毒。
A. (可选)在取下帽之前，对帽和可接触的接头部分进行消毒，并丢弃消毒垫(即，在下一步中使用单独的消毒垫)。
B. 取下帽，用新的消毒垫对每个接头消毒。用力擦洗接头的侧面(螺纹)和末端，确保清除任何残留物(如血液)。

续表

C. 使用相同的消毒垫,将消毒剂摩擦涂抹在导管上,从接头向导管移动至少数厘米。握住边缘,让消毒剂干燥。 D. 每个接头/导管分支使用单独的消毒垫。尽可能短的时间让接头打开(即,未盖帽和连接)。 4. 始终以无菌方式处理导管接头。一旦消毒,请勿让导管接头接触非无菌表面。 5. 按照方案,连接无菌注射器,松开导管,抽血并冲洗。 6. 对另一个导管分支重复上述步骤(这可以同时进行)。 7. 以无菌方式将血液管路末端连接至导管。 8. 脱下手套并进行手卫生。
断开步骤 1. 进行手卫生并戴上干净的手套。 2. 夹闭导管。(注:在断开前一直夹闭导管。切勿让无帽的导管无人看管。) 3. 在使用新的帽前,使用合适的消毒剂对导管接头进行消毒。 A. (可选)断开连接前,对连接处消毒。如果进行了消毒,请使用单独的消毒垫对接头进行后续消毒。 B. 断开血液管路与导管的连接,用新的消毒垫对接头进行消毒。用力擦洗接头的侧面(螺纹)和末端,确保清除任何残留物(如血液)。 C. 每个接头使用单独的消毒垫。尽可能短的时间让接头打开(即,未盖帽和连接)。 4. 始终以无菌方式处理导管接头。一旦消毒,请勿让导管接头接触非无菌表面。握住导管直到消毒剂干燥。 5. 以无菌方式将新的无菌帽连接到导管。如果使用胶带将帽固定在导管上,请小心。 6. 确保导管依然夹闭。 7. 脱下手套并进行手卫生。

From Centers for Disease Control and Prevention.Hemodialusis central venous catheter scrub-the-hub protocol.

导管"封管"以防止凝血和感染

透析导管在使用间隙的冲洗和封管的最佳方法尚不确定。可选择的方法包括生理盐水,肝素化生理盐水和枸橼酸钠[17-21]。在 Cochrane 综述中,与生理盐水相比,肝素在维持导管通畅性方面存在微小差异[17]。与肝素或生理盐水相比,4% 的枸橼酸钠可改善导管通畅性,降低出血风险并降低导管感染率[18-21];然而,全身输注浓缩的枸橼酸溶液可能导致严重的低钙血症和心律失常[22]。含抗生素的封管液不应常规用于预防 CRBSI[9]。

（赵磊　杨聚荣 译，谢静远 校）

参考文献

1. Hernandez D, Diaz F, Rufino M, et al. Subclavian vascular access stenosis in dialysis patients: natural history and risk factors. *J Am Soc Nephrol.* 1998;9(8):1507-1510.
2. Kidney Disease: Improving Global Outcomes (KDIGO) Acute Kidney Injury Work Group. KDIGO clinical practice guideline for acute kidney injury. *Kidney Int.* 2012;2012(Suppl):1-138.
3. Parienti JJ, Thirion M, Megarbane B, et al. Femoral vs jugular venous catheterization and risk of nosocomial events in adults requiring acute renal replacement therapy: a randomized controlled trial. *JAMA.* 2008;299(20):2413-2422.
4. Parienti JJ, Megarbane B, Fischer MO, et al. Catheter dysfunction and dialysis performance according to vascular access among 736 critically ill adults requiring renal replacement therapy: a randomized controlled study. *Crit Care Med.* 2010;38(4):1118-1125.
5. Cho SK, Shin SW, Do YS, Park KB, Choo SW, Choo IW. Use of the right external jugular vein as the preferred access site when the right internal jugular vein is not usable. *J Vasc Interv Radiol.* 2006;17(5):823-829.
6. Morgan D, Ho K, Murray C, Davies H, Louw J. A randomized trial of catheters of different lengths to achieve right atrium versus superior vena cava placement for continuous renal replacement therapy. *Am J Kidney Dis.* 2012;60(2):272-279.
7. Kairaitis LK, Gottlieb T. Outcome and complications of temporary haemodialysis catheters. *Nephrol Dial Transplant.* 1999;14(7):1710-1714.
8. Clark E, Kappel J, MacRae J, et al. Practical aspects of nontunneled and tunneled hemodialysis catheters. *Can J Kidney Health Dis.* 2016;3:2054358116669128.
9. O'Grady NP, Alexander M, Burns LA, et al. Guidelines for the prevention of intravascular catheter-related infections. *Clin Infect Dis.* 2011;52(9):e162-e193.
10. Rabindranath KS, Kumar E, Shail R, Vaux EC. Ultrasound use for the placement of haemodialysis catheters. *Cochrane Database Syst Rev.* 2011;(11):CD005279.
11. Betjes MG. Prevention of catheter-related bloodstream infection in patients on hemodialysis. *Nat Rev Nephrol.* 2011;7(5):257-265.
12. Rosenblum A, Wang W, Ball LK, Latham C, Maddux FW, Lacson E Jr. Hemodialysis catheter care strategies: a cluster-randomized quality improvement initiative. *Am J Kidney Dis.* 2014;63(2):259-267.
13. Rao SP, Oreopoulos DG. Unusual complications of a polyurethane PD catheter. *Perit Dial Int.* 1997;17(4):410-412.
14. Riu S, Ruiz CG, Martinez-Vea A, Peralta C, Oliver JA. Spontaneous rupture of polyurethane peritoneal catheter. A possible deleterious effect of mupirocin ointment. *Nephrol Dial Transplant.* 1998;13(7):1870-1871.
15. Centers for Disease Control and Prevention. Hemodialysis central venous catheter scrub-the-hub protocol. https://www.cdc.gov/dialysis/prevention-tools/scrub-protocols.html; accessed 21 June 2019.
16. Brunelli SM, Van Wyck DB, Njord L, Ziebol RJ, Lynch LE, Killion DP. Cluster-randomized trial of devices to prevent catheter-related bloodstream infection. *J Am Soc Nephrol.* 2018;29(4):1336-1343.
17. Lopez-Briz E, Ruiz Garcia V, Cabello JB, Bort-Marti S, Carbonell Sanchis R, Burls A. Heparin versus 0.9% sodium chloride locking for prevention of occlusion in central venous catheters in adults. *Cochrane Database Syst Rev.* 2018;7:CD008462.
18. Moran JE, Ash SR. Locking solutions for hemodialysis catheters; heparin and citrate—a position paper by ASDIN. *Semin Dial.* 2008;21(5):490-492.
19. Zhao Y, Li Z, Zhang L, et al. Citrate versus heparin lock for hemodialysis catheters: a systematic review and meta-analysis of randomized controlled trials. *Am J Kidney Dis.* 2014;63(3):479-490.
20. Hermite L, Quenot JP, Nadji A, et al. Sodium citrate versus saline catheter locks for non-tunneled hemodialysis central venous catheters in critically ill adults: a randomized controlled trial. *Intensive Care Med.* 2012;38(2):279-285.
21. Weijmer MC, Debets-Ossenkopp YJ, Van De Vondervoort FJ, ter Wee PM. Superior antimicrobial activity of trisodium citrate over heparin for catheter locking. *Nephrol Dial Transplant.* 2002;17(12):2189-2195.
22. Polaschegg HD, Sodemann K. Risks related to catheter locking solutions containing concentrated citrate. *Nephrol Dial Transplant.* 2003;18(12):2688-2690.

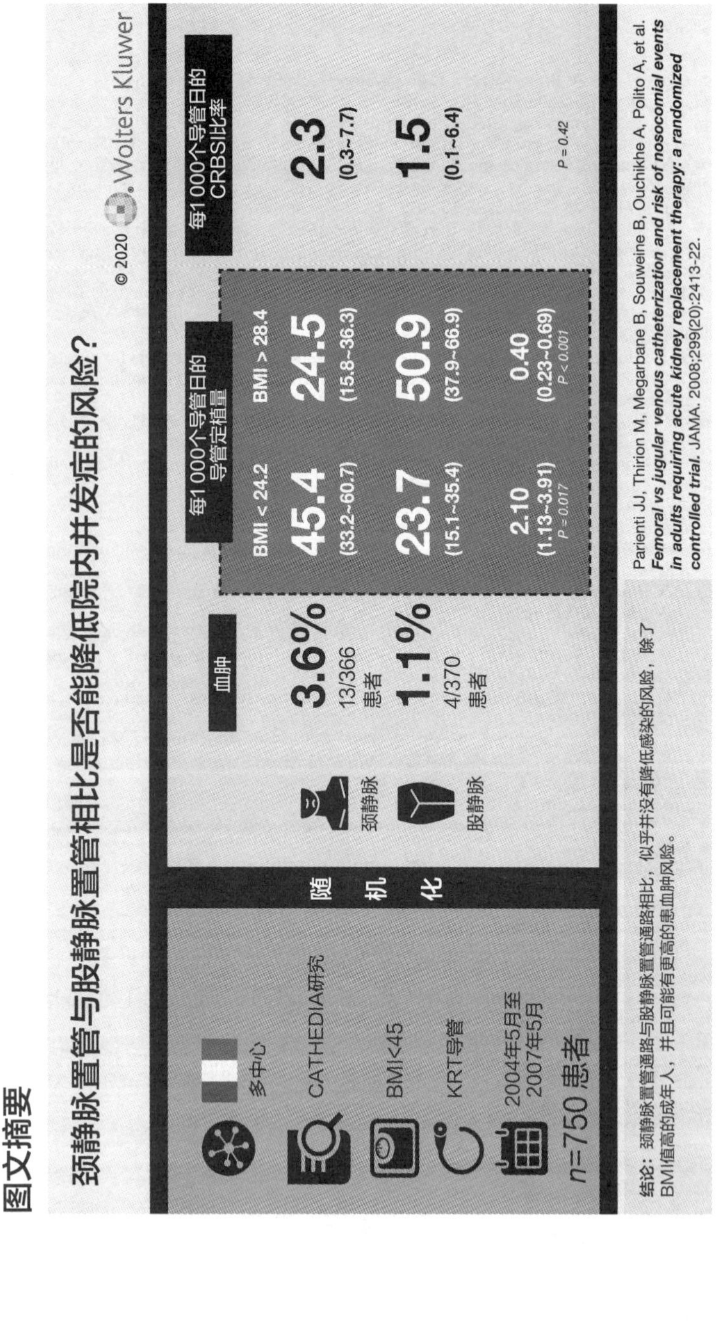
图文摘要
颈静脉置管与股静脉置管相比是否能降低院内并发症的风险？
© 2020 Wolters Kluwer
多中心
CATHEDIA研究
BMI<45
KRT导管
2004年5月至
2007年5月
n=750 患者
随
机
化
颈静脉
股静脉
血肿
3.6%
13/366
患者
1.1%
4/370
患者
每1 000个导管日的
导管定植量
BMI < 24.2
45.4
(33.2~60.7)
23.7
(15.1~35.4)
2.10
(1.13~3.91)
P = 0.017
BMI > 28.4
24.5
(15.8~36.3)
50.9
(37.9~66.9)
0.40
(0.23~0.69)
P < 0.001
每1 000个导管日的
CRBSI比率
2.3
(0.3~7.7)
1.5
(0.1~6.4)
P = 0.42
结论：颈静脉置管通路与股静脉置管通路相比，似乎并没有降低感染的风险，除了BMI值高的成年人，并且可能有更高的患血肿风险。
Parienti JJ, Thirion M, Megarbane B, Souweine B, Ouchikhe A, Polito A, et al. Femoral vs jugular venous catheterization and risk of nosocomial events in adults requiring acute kidney replacement therapy: a randomized controlled trial. JAMA. 2008;299(20):2413-22.

图文摘要 29.1

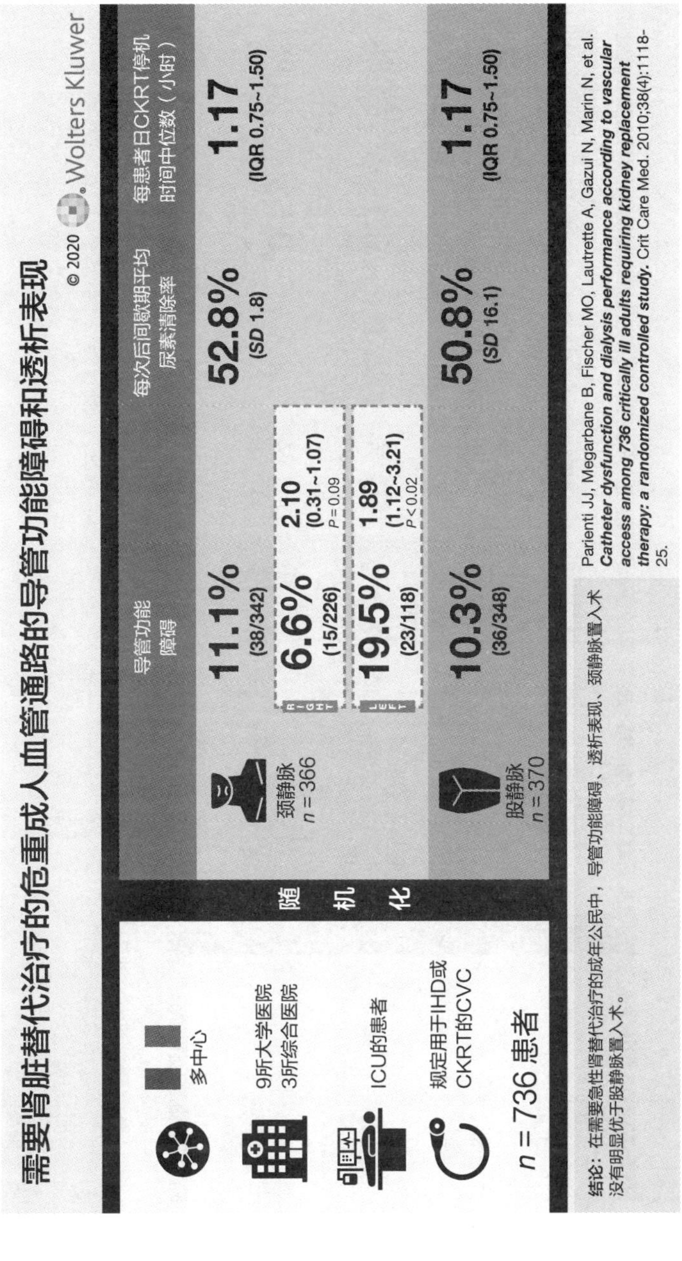
需要肾脏替代治疗的危重成人血管通路的导管功能障碍和透析表现
© 2020 Wolters Kluwer
多中心
9所大学医院
3所综合医院
ICU的患者
规定用于IHD或CKRT的CVC
n = 736 患者
随机化
颈静脉
n = 366
股静脉
n = 370
导管功能障碍
每次后间歇期平均尿素清除率
每患者日CKRT停机时间中位数（小时）
11.1%
(38/342)
RIGHT
6.6%
(15/226)
2.10
(0.31~1.07)
P = 0.09
LEFT
19.5%
(23/118)
1.89
(1.12~3.21)
P < 0.02
52.8%
(SD 1.8)
1.17
(IQR 0.75~1.50)
10.3%
(36/348)
50.8%
(SD 16.1)
1.17
(IQR 0.75~1.50)
结论：在需要急性肾替代治疗的成年公民中，导管功能障碍、透析表现、颈静脉置入术没有明显优于股静脉置入术。
Parienti JJ, Megarbane B, Fischer MO, Lautrette A, Gazui N, Marin N, et al. Catheter dysfunction and dialysis performance according to vascular access among 736 critically ill adults requiring kidney replacement therapy: a randomized controlled study. Crit Care Med. 2010;38(4):1118-25.

图文摘要 29.2

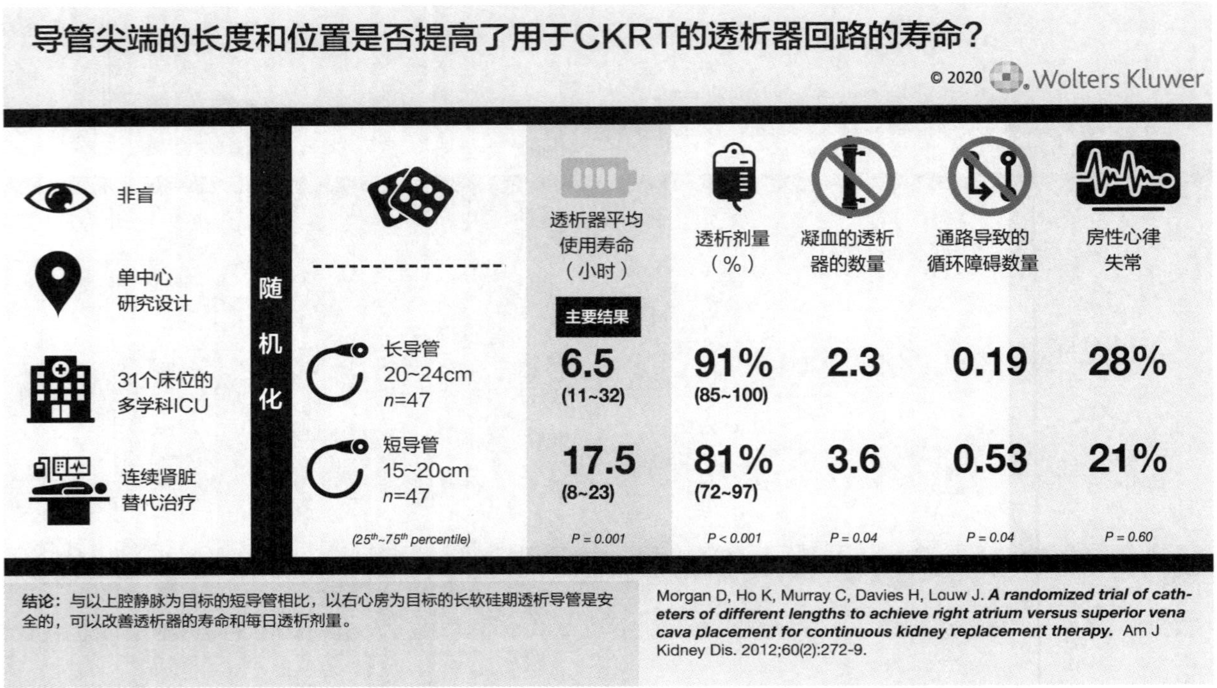
导管尖端的长度和位置是否提高了用于CKRT的透析器回路的寿命？
© 2020 Wolters Kluwer
非盲
单中心
研究设计
31个床位的
多学科ICU
连续肾脏
替代治疗
随
机
化
长导管
20~24cm
n=47
短导管
15~20cm
n=47
(25th~75th percentile)
透析器平均
使用寿命
（小时）
主要结果
6.5
(11~32)
17.5
(8~23)
P = 0.001
透析剂量
（%）
91%
(85~100)
81%
(72~97)
P < 0.001
凝血的透析
器的数量
2.3
3.6
P = 0.04
通路导致的
循环障碍数量
0.19
0.53
P = 0.04
房性心律
失常
28%
21%
P = 0.60
结论：与以上腔静脉为目标的短导管相比，以右心房为目标的长软硅期透析导管是安全的，可以改善透析器的寿命和每日透析剂量。
Morgan D, Ho K, Murray C, Davies H, Louw J. A randomized trial of catheters of different lengths to achieve right atrium versus superior vena cava placement for continuous kidney replacement therapy. Am J Kidney Dis. 2012;60(2):272-9.

图文摘要 29.3

30 肾脏替代治疗的剂量

Huiwen Chen,Paul M.Palevsky

肾脏替代治疗（KRT）是急性肾损伤（AKI）导致肾衰竭的危重患者的主要支持手段。尽管急诊血液透析和其他形式的 KRT 已经常规使用超过半个世纪，但对最佳治疗处方的严格评估直到 21 世纪初才开始[1-7]。如果 KRT 剂量不足，清除毒素和控制电解质和酸碱状态可能不足以控制尿毒症症状和肾衰竭的其他并发症。相反，过量可能导致微量营养素缺乏，药物剂量不足，特别是抗生素；并导致成本增加[8-10]。

什么是肾脏替代剂量?

KRT “剂量” 的评估有多个方面。这些包括清除小的水溶性溶质，比如尿素这些很容易通过弥散清除；清除较大（“中分子量”）的溶质，比如 β2 微球蛋白和细胞因子，这些溶质通过弥散清除效果较差；容量管理；甚至是每种 KRT 模式持续治疗的时间[11]。基于这一提示，大多数 KRT 剂量强度的研究均根据尿素清除率（用作低分子量尿毒症毒素清除的替代标志物）来量化治疗剂量[12-14]。在间隙性血液透析期间，尿素清除通常根据血尿素浓度降低分数（尿素下降率或 URR）或无单位指标 K_t/V_{urea} 进行量化，其中 K 是有效的透析器尿素清除率，t 是透析持续的时间，V 是尿素分布容积。评估 K_t/V_{urea} 标准方法的基础假设，包括氮平衡的稳定性、尿素生成率和重复治疗周期内容量状态的一致性，可能不适用于急性情况。血流动力学不稳定患者局部血流的改变可能导致体液池之间的不平衡，从而违反单池动力学模型的假设[15]。另外，尿素分布容积可能会扩大，并超过全身水分的估计值[16,17]。尽管存在这些局限性，但在缺乏更好的透析剂量指标情况下，URR 和 K_t/V_{urea} 已成功用于危重患者急性血液透析的剂量量化[5,15]。尽管 K_t/V_{urea} 也可用于 KRT 连续性模式[14]，这些模式的小分子溶质清除率的剂量量化通常基于按体重标准化的流出流速［ml/（kg·h）］进行评估[1,5,6]。

间隙性血液透析

间隙性血液透析的治疗剂量可以通过增加固定透析治疗方案中的溶质清

除率或增加治疗频率来改变。目前没有随机对照研究评估每周固定三次或每隔一天治疗方案中每次治疗的合适剂量。一项实验将 160 名患者交替分配每日血液透析组和隔日血液透析组并进行比较，结果发现每日透析与较低的死亡率相关(28% vs. 46%;P=0.01)[2]。尽管这项研究以每次治疗 K_t/V_{urea} 为 1.2 为目标，但实际治疗的剂量是明显较低的(隔日透析组为 0.94±0.11，每日透析组为 0.92±0.16)，导致隔日透析组时间平均血尿素氮(blood urea nitrogen，BUN)相对较高[(104±18)mg/dl]，特别是考虑到该队列败血症、呼吸衰竭和精神状态改变的发生率较高。相反，在急性肾衰竭试验网络(acute reanl failure trial network，ATN)研究中，当血流动力学稳定时，被随机分配接受更强化 KRT 的患者接受每周 6 日(每天，除了星期天)的间隙性血液透析，而被随机分配接受较低强度 KRT 的患者每周接受 3 次间隙性血液透析(隔天，除了星期天)，与较高强度 KRT 相关的死亡率没有差异[5]，即使在仅限于在整个研究中保持血流动力学稳定患者的分析中也是如此[18](图 30.1)。然而，在 ATN 研究中，间隙性血液透析输送的剂量被仔细监测，每次治疗 K_t/V 目标为 1.2~1.4，因此在两个治疗组中，每次治疗的平均 K_t/V_{urea} 为 1.3。

基于这些数据，改善全球肾脏病预后组织(KDIGO)AKI 临床实践指南建议“在 AKI 患者中使用间隙性或延长 KRT 时，每周 K_t/V_{urea} 为 3.9”[19]。这项建议有些误导，K_t/V_{urea} 不是一个算数函数，一周输送的剂量不能通过简单地将这周内每次治疗的 K_t/V_{urea} 相加得出[20]。欧洲肾脏最佳临床实践立场声明主张反对使用 K_t/V_{urea} 作为 AKI 间隙性或延长 KRT 剂量的指标，而是建议调整透析持续时间以维持代谢和容量状态[21]。鉴于间隙性透析经常不能提供实际处方剂量，我们建议监测透析前和透析后血尿素浓度。基于 ATN 研究结果，我们不认为增加透析频率超过 3 次/周是有益的，只要有足够程度的小溶质控制，如 K_t/V_{urea} 达到每次治疗超过 1.2，并且对电解质、酸碱状态和容量状态充分控制。如果不能达到目标溶质清除率，为了控制电解质和酸碱状态，特别是高分解代谢的患者，或者为了容量管理，可能需要更频繁的治疗。此外，需要注意的是在 ATN 研究中，尽管有严格的剂量指南，首次治疗的平均 K_t/V 仅为 1.1，这表明需要进行监测以确保达到目标剂量。考虑到 K_t/V_{urea} 评估存在问题，URR 的评估可为急性环境提供合理的替代方案，URR≥0.67 可作为 K_t/V≥1.2 的合理替代指标(表 30.1)[22]。

表 30.1 急性肾损伤肾脏替代治疗(KRT)的目标剂量

KRT 的模式	通常目标剂量
间隙性血液透析(每周治疗三次)	每次治疗的 K_t/V>1.2 或 URR>0.67
连续肾脏替代治疗	总废液量流速为 20~25ml/(kg·h)

URR，尿素清除率。

连续性肾脏替代治疗

在连续性血液滤过过程中,超滤液中低分子量溶质的浓度通常接近其在血浆中的浓度。在连续性血液透析过程中,透析液的流速通常要比血液流速低得多,使血浆和透析液之间几乎完全平衡。因此,无论何种连续性肾脏替代治疗(continuous kidney replacement therapy,CKRT)模式[例如,连续性静脉-静脉血液滤过(CVVH),连续性静脉-静脉血液透析(CVVHD)或连续性静脉-静脉血液透析滤过(CVVHDF)],废液(由用过的透析液和超滤液组成)中低分子量溶质如尿素的浓度将接近血浆中的浓度,流出液流速与清除率相等。因此,CKRT 期间的溶质控制剂量是基于流出液流速,并与总体重量标准化。

尽管一些研究表明高剂量的 CKRT 可以提高生存率[1,3],但这些结果在两个最大的多中心随机对照试验中没有得到证实[5,6]。在 ATN 研究中,美国 1 124 例重症 AKI 患者随机分为更高强度 KRT 和较低强度 KRT 两组[5](图 30.1)。在每种治疗策略中,血流动力学稳定的患者接受常规间隙性血液透析(在强度较低组中,除星期天外,隔天一次;强化治疗组中,除星期天外,每日一次,),或血流动力学不稳定时延长间隙性 KRT(prolonged intermittent KRT,PIKRT)或 CVVHDF[在强度较低组,CVVHDF 剂量为 20ml/(kg·h)和强化治疗组剂量为 35ml/(kg·h)]。两个治疗组在 60 天内的总死亡率没有差异(强化治疗组 53.6% vs. 较低强度治疗组 51.5%,P=0.47)。同样,在正常与强化替代治疗的随机评估(randomized evaluation of normal versus augmented level,RENAL)研究中,随机将 1 508 名澳大利亚和新西兰重症 AKI 患者分配到 CVVHDF 剂量为 25ml/(kg·h)或 40ml/(kg·h)两组(图 30.2)。随机分组后 90 天两个治疗组的全因死亡率为 44.7%(P=0.99)。在脓毒症相关 AKI 患者中,更高剂量的血液滤过也没有带来额外的获益[23]。对来自多个随机对照实验患者水平数据的 Meta 分析证实,高剂量的 CKRT 缺乏益处,并引起了对这些高剂量可能影响肾功能恢复的担忧[24](图 30.3)。KDIGO AKI 临床实践指南建议"为 AKI 中的 CKRT 提供 20~25ml/(kg·h)的流出液流量"[19](表 30.1)。指南指出这通常需要更高的流出量处方;然而,如果仔细注意尽量减少停药时间,则可能没有必要这样做,我们一般不开剂量超过 25ml/(kg·h)的处方。此外,治疗处方需个体化以确保所提供的治疗能够充分控制电解质、酸碱和液体平衡各个方面,而不仅仅是关注尿素和其他低分子量溶质的清除。在高分解代谢患者中,可能需要强化的 CKRT 以充分控制酸中毒、高钾血症和其他电解质。

总结

治疗 AKI 的 KRT 剂量包括多个方面,AKI 中的 KRT 处方除了要清除尿素等小溶质外，还应满足电解质、酸碱和体液平衡等多重目标。在使用间歇性血液透析时，每周三次的治疗计划将小分子溶质清除率提高到 K_t/V_{urea}=1.2（对应的 URR 至少为 0.67）以上并无额外益处。如果不能达到目标溶质清除率，可能需要更频繁的治疗，以控制高分解代谢患者的电解质和酸碱状态，并在明显容量超负荷的情况下进行容量管理。当使用 CKRT 时，通常 20~25ml/(kg·h) 的流出流量就已足够。当然，剂量需因人而异。

（赵磊　杨聚荣 译，谢静远 校）

参考文献

1. Ronco C, Bellomo R, Homel P, et al. Effects of different doses in continuous veno-venous haemofiltration on outcomes of acute renal failure: a prospective randomised trial. *Lancet.* 2000;356(9223):26-30.
2. Schiffl H, Lang SM, Fischer R. Daily hemodialysis and the outcome of acute renal failure. *N Engl J Med.* 2002;346(5):305-310.
3. Saudan P, Niederberger M, De Seigneux S, et al. Adding a dialysis dose to continuous hemofiltration increases survival in patients with acute renal failure. *Kidney Int.* 2006;70(7):1312-1317.
4. Tolwani AJ, Campbell RC, Stofan BS, Lai KR, Oster RA, Wille KM. Standard versus high-dose CVVHDF for ICU-related acute renal failure. *J Am Soc Nephrol.* 2008;19(6):1233-1238.
5. Palevsky PM, Zhang JH, O'Connor TZ, et al; VA/NIH Acute Renal Failure Trial Network. Intensity of renal support in critically ill patients with acute kidney injury. *N Engl J Med.* 2008;359(1):7-20.
6. Bellomo R, Cass A, Cole L, et al; The RENAL Replacement Therapy Study Investigators. Intensity of continuous renal-replacement therapy in critically ill patients. *N Engl J Med.* 2009;361(17):1627-1638.
7. Faulhaber-Walter R, Hafer C, Jahr N, et al. The Hannover Dialysis Outcome Study: comparison of standard versus intensified extended dialysis for treatment of patients with acute kidney injury in the intensive care unit. *Nephrol Dial Transplant.* 2009;24(7):2179-2186.
8. Mueller BA, Pasko DA, Sowinski KM. Higher renal replacement therapy dose delivery influences on drug therapy. *Artif Organs.* 2003;27(9):808-814.
9. Lewis SJ, Mueller BA. Antibiotic dosing in critically ill patients receiving CRRT: underdosing is overprevalent. *Semin Dial.* 2014;27(5):441-445.
10. Sigwalt F, Bouteleux A, Dambricourt F, Asselborn T, Moriceau F, Rimmele T. Clinical complications of continuous renal replacement therapy. *Contrib Nephrol.* 2018;194:109-117.
11. Vijayan A, Palevsky PM. Dosing of renal replacement therapy in acute kidney injury. *Am J Kidney Dis.* 2012;59(4):569-576.
12. Clark WR, Mueller BA, Kraus MA, Macias WL. Renal replacement therapy quantification in acute renal failure. *Nephrol Dial Transplant.* 1998;13(Suppl 6):86-90.
13. Garred L, Leblanc M, Canaud B. Urea kinetic modeling for CRRT. *Am J Kidney Dis.* 1997;30(5 Suppl 4):S2-S9.
14. Clark WR, Leblanc M, Ricci Z, Ronco C. Quantification and dosing of renal replacement therapy in acute kidney injury: a reappraisal. *Blood Purif.* 2017;44(2):140-155.
15. Kanagasundaram NS, Greene T, Larive AB, et al. Dosing intermittent haemodialysis in the intensive care unit patient with acute renal failure—estimation of urea removal and evidence for the regional blood flow model. *Nephrol Dial Transplant.* 2008;23(7):2286-2298.
16. Himmelfarb J, Evanson J, Hakim RM, Freedman S, Shyr Y, Ikizler TA. Urea volume of distribution exceeds total body water in patients with acute renal failure. *Kidney Int.* 2002;61(1):317-323.
17. Ikizler TA, Sezer MT, Flakoll PJ, et al. Urea space and total body water measurements by stable isotopes in patients with acute renal failure. *Kidney Int.* 2004;65(2):725-732.
18. Vijayan A, Delos Santos RB, Li T, Goss CW, Palevsky PM. Effect of frequent dialysis on renal recovery: results from the acute renal failure trial network study. *Kidney Int Rep.* 2018;3(2):456-463.
19. KDIGO Clinical Practice Guidelines for Acute Kidney Injury. Section 5: dialysis interventions for treatment of AKI. *Kidney Int Suppl (2011).* 2012;2(1):89-115.
20. Gotch FA, Sargent JA, Keen ML. Whither goes Kt/V? *Kidney Int Suppl.* 2000;76:S3-S18.
21. Jorres A, John S, Lewington A, et al. A European Renal Best Practice (ERBP) position statement on the Kidney Disease Improving Global Outcomes (KDIGO) Clinical Practice Guidelines on Acute Kidney Injury: part 2: renal replacement therapy. *Nephrol Dial Transplant.* 2013;28(12):2940-2945.

22. Liang KV, Zhang JH, Palevsky PM. Urea reduction ratio may be a simpler approach for measurement of adequacy of intermittent hemodialysis in acute kidney injury. *BMC Nephrol.* 2019;20(1):82.
23. Joannes-Boyau O, Honore PM, Perez P, et al. High-volume versus standard-volume haemofiltration for septic shock patients with acute kidney injury (IVOIRE study): a multicentre randomized controlled trial. *Intensive Care Med.* 2013;39(9):1535-1546.
24. Wang Y, Gallagher M, Li Q, et al. Renal replacement therapy intensity for acute kidney injury and recovery to dialysis independence: a systematic review and individual patient data meta-analysis. *Nephrol Dial Transplant.* 2018;33(6):1017-1024.

图文摘要

急性肾损伤危重患者肾替代治疗的最佳强度

n=1124

急性肾损伤 ＋ 病情危重患者 ＋ 至少1个非肾器官衰竭或败血症

随机化

强化治疗 n=563
IHD 6x/week
SLED 6x/week
CVVH 35ml/(kg·h)

低强度治疗 n=561
IHD 3x/week
SLED 3x/week
CVVH 20ml/(kg·h)

第60天任何原因的死亡率

主要终点

53.6%

1.09
(0.86~1.40)
P=0.47

51.5%

两组间无显著差异

🕐 KRT持续时间

肾功能或非器官衰竭的恢复率

➡ 强化组IHD期间出现低血压的患者较多

© 2020 Wolters Kluwer

VA/NIH Acute Kidney Failure Trial Network, Palevsky PM, Zhang JH, O'Connor TZ, Chertow GM, Crowley ST, et al. *Intensity of kidney support in critically ill patients with acute kidney injury.* N Engl J Med. 2008;359(1):7-20.

结论：与低强度治疗相比，重症急性肾损伤患者强化肾支持并没有降低死亡、改善肾功能恢复，或降低非肾器官衰竭的发生率。低强度治疗包括每周3次规定剂量的间歇性血液透析和20ml/(kg·h)的持续肾替代治疗。

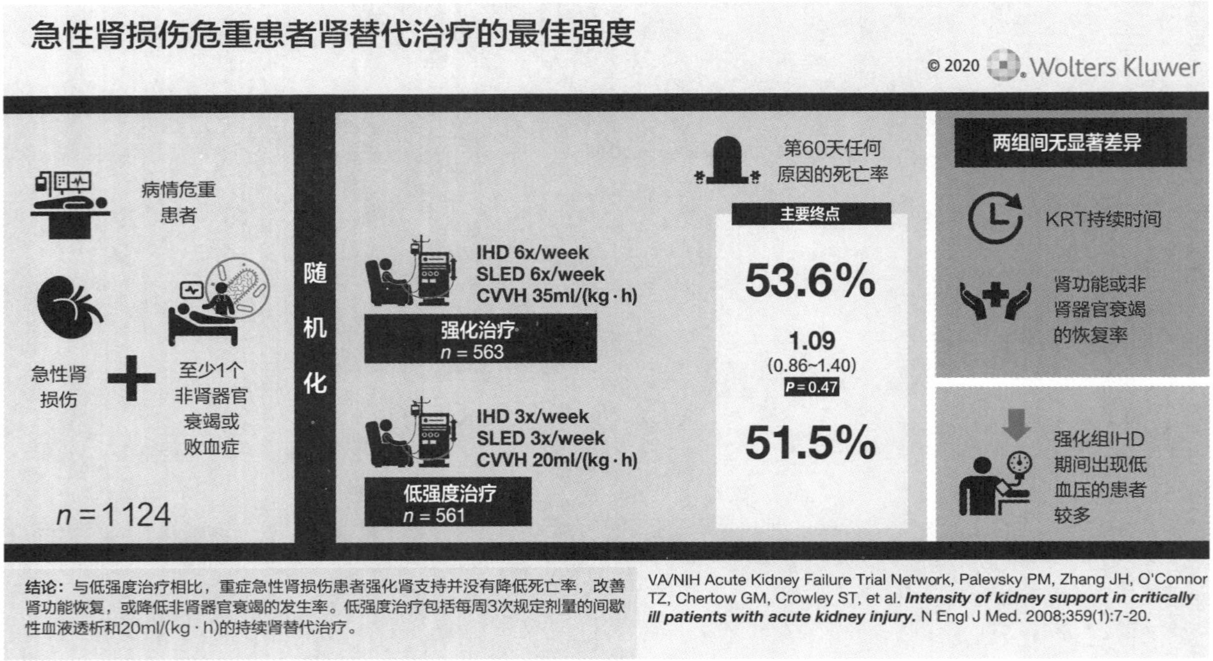

图文摘要 30.1

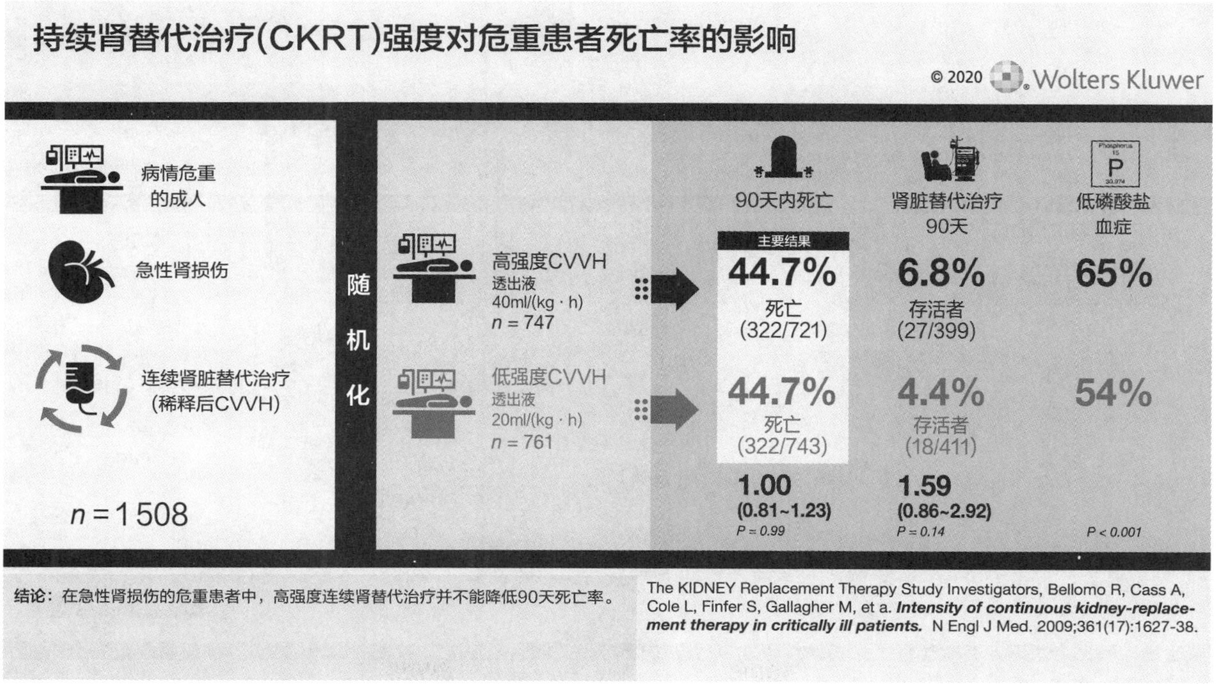
持续肾替代治疗(CKRT)强度对危重患者死亡率的影响
© 2020 Wolters Kluwer
病情危重的成人
急性肾损伤
连续肾脏替代治疗(稀释后CVVH)
n = 1 508
随机化
高强度CVVH
透出液
40ml/(kg · h)
n = 747
低强度CVVH
透出液
20ml/(kg · h)
n = 761
90天内死亡
主要结果
44.7%
死亡
(322/721)
44.7%
死亡
(322/743)
1.00
(0.81~1.23)
P = 0.99
肾脏替代治疗90天
6.8%
存活者
(27/399)
4.4%
存活者
(18/411)
1.59
(0.86~2.92)
P = 0.14
低磷酸盐血症
65%
54%
P < 0.001
结论：在急性肾损伤的危重患者中，高强度连续肾替代治疗并不能降低90天死亡率。
The KIDNEY Replacement Therapy Study Investigators, Bellomo R, Cass A, Cole L, Finfer S, Gallagher M, et a. Intensity of continuous kidney-replacement therapy in critically ill patients. N Engl J Med. 2009;361(17):1627-38.

图文摘要 30.2

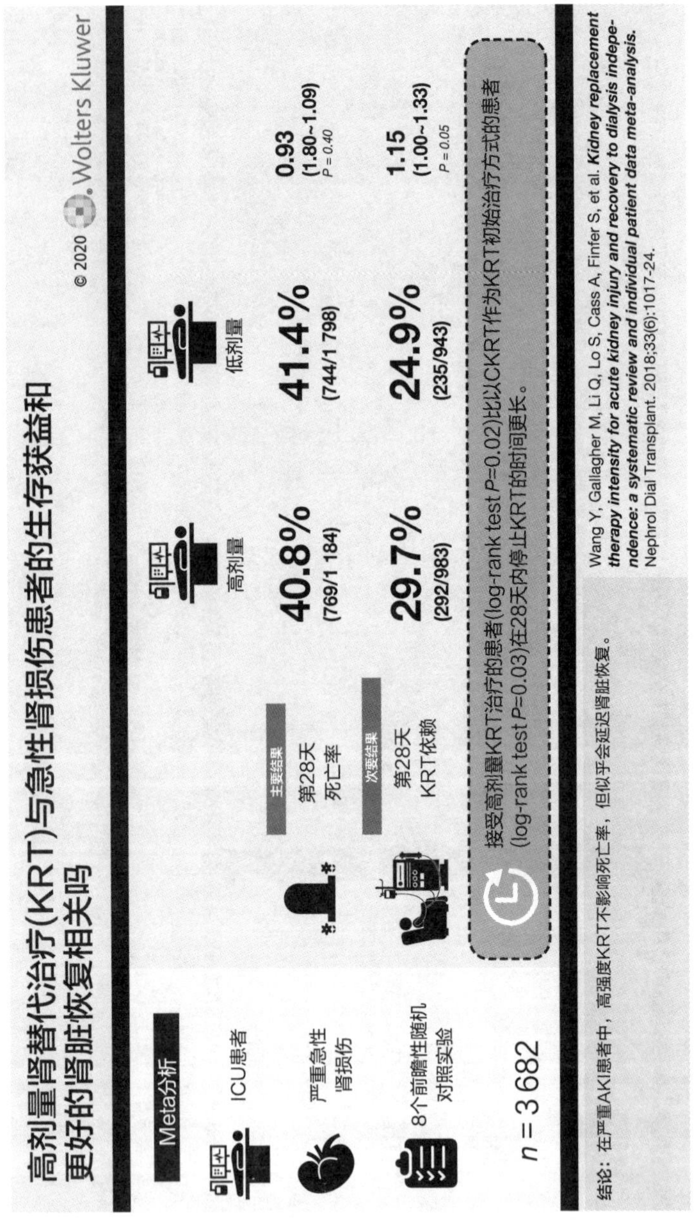
高剂量肾替代治疗(KRT)与急性肾损伤患者的生存获益和更好的肾脏恢复相关吗
© 2020 Wolters Kluwer
Meta分析
ICU患者
严重急性肾损伤
8个前瞻性随机对照实验
n = 3 682
高剂量
低剂量
主要结果
第28天死亡率
40.8% (769/1 184)
41.4% (744/1 798)
0.93 (1.80~1.09) P = 0.40
次要结果
第28天KRT依赖
29.7% (292/983)
24.9% (235/943)
1.15 (1.00~1.33) P = 0.05
接受高剂量KRT治疗的患者(log-rank test P=0.02)比以CKRT作为KRT初始治疗方式的患者(log-rank test P=0.03)在28天内停止KRT的时间更长。
结论：在严重AKI患者中，高强度KRT不影响死亡率，但似乎会延迟肾脏恢复。
Wang Y, Gallagher M, Li Q, Lo S, Cass A, Finfer S, et al. Kidney replacement therapy intensity for acute kidney injury and recovery to dialysis independence: a systematic review and individual patient data meta-analysis. Nephrol Dial Transplant. 2018;33(6):1017-24.

图文摘要 30.3

31 肾脏替代治疗的时机

Alejandro Y. Meraz-Muñoz, Sean M. Bagshaw, Ron Wald

导言

急性肾损伤(AKI)是危重疾病常见的并发症,累及重症监护室(intensive care unit,ICU)中超过三分之二的病人[1,2]。接受KRT治疗AKI的患者死亡风险很高,短期死亡率超过50%[3,4]。然而,即使患者在疾病急性期存活下来仍有持续的慢性肾脏病风险,有些患者进展至依赖长期透析[5-8]。既往研究报道在肾脏替代治疗(KRT)开始90天和1年时,分别有16%和22%的重度AKI患者仍需依赖透析[3,9]。伴有AKI的重症患者的KRT处方是有小分子溶质清除[10,11]、KRT模式选择[12]和抗凝[13]方面高质量证据支持的。然而,何时启动KRT这个根本问题已经争论了几十年。

问题的范围

在伴有明确威胁患者生命的AKI并发症(如药物治疗无效的严重高钾血症,酸中毒和液体超负荷)的危重患者中,假设这与患者的治疗目标一致,那么关于是否紧急启动KRT并无争议[14]。然而,观察数据表明,这些"紧急"指征并不是通常情况下启动KRT的最常见诱因[2,15,16]。对大多数患者来说,开始KRT的决定往往更加微妙复杂,并结合了肾功能和非肾器官功能障碍指标的变化趋势。正如流行病学研究[15,16]和自我报告的实践调查[17-20]所证明的那样,在发生AKI的情况下,临床实践的多样性凸显了指导KRT启动的固有主观性。在没有AKI相关紧急情况下开始KRT是基于提前或先发开始KRT治疗将更有效的控制容量及维持电解质和酸碱平衡这一论据。此外,更早地启动KRT治疗将促进清除在AKI环境下蓄积并可能介导全身毒性的尿毒症溶质。然而,这些假定的毒素的确切身份尚未被明确,使得急性KRT的这部分更加难以客观地被评估。"提前"或"先发"启动的方法得到了几项观察性研究[21-25]和一项随机对照实验(randomized controlled trial,RCT)[26]的支持。

在热衷于提前启动KRT的同时,也应考虑到KRT已确定的风险,从而一定程度地抑制这种热情,包括导管插入过程中发生的医源性并发症、导管相关血流感染、医源性血流动力学不稳定、低磷血症和重要药物的治疗水平降低。

此外，降低启动 KRT 的门槛很可能会导致医疗成本的增加，至少在短期是如此。因此接受 KRT 的 AKI 患者住院费用调整后增加 10 000~15 000 美元[27,28]。

许多严重 AKI 患者的肾功能可能会自发恢复，这一事实增加了决定 KRT 启动时机的复杂性。因此，提前启动 KRT 的策略可能会导致一些本可以自发恢复肾功能的个体接受 KRT。目前，尚没有任何预测评分可以准确预测伴有 AKI 的重症患者对 KRT 的需求。尽管有几种生物标志物显示出良好的前景，但最近的一项 Meta 分析得出结论，由于证据不足，它们无法被常规使用[29]（详见第 16 和 17 章节）。最后，如第 16 章节所述，呋塞米压力测试是一种准确预测患者是否有进展为更严重 AKI 风险的工具，可能有助于指导 KRT 启动的决策。

最近的随机对照试验

自 2016 年以来，随着四项大型比较了对伴有 AKI 的重症患者启动 KRT 的不同策略的随机对照实验的发表，关于 KRT 启动的质量证据得到了极大的提高（表 31.1）。

伴有急性肾损伤的重症患者早期启动与晚期启动的肾脏替代治疗（ELAIN）试验是一项在德国进行的单中心 RCT（图文摘要 31.1）[26]。该研究纳入了 231 例危重患者，其中绝大多数近期接受过手术（50% 为心脏手术），改善全球肾脏病预后组织（KDIGO）分期 2 期（血清肌酐较基线加倍或 12 小时内出现少尿）并且至少患有以下一种疾病：脓毒血症，难治性容量超负荷，序贯器官衰竭检测评估（SOFA）评分恶化或需要血管活性药物支持。参与者随机分为两组：早期启动组（在满足 KDIGO 2 期 AKI 标准后 8 小时内启动 KRT，n=112）或延迟启动组（如果患者进展为 KDIGO 3 期 AKI 或出现传统临床适应证，则启动 KRT，n=119）。连续性肾脏替代治疗（CKRT）是实验两组所有开始 KRT 患者必须接受的治疗方式。早期启动组所有患者都接受了 KRT 治疗，延迟启动组 91% 的患者接受了 KRT 治疗。从随机分组至开始 KRT 时间组间差异的中位数为 21 小时（四分位数间距，18~24）。与延迟启动相比，早期启动 KRT 可降低 90 天死亡率（39% vs. 55%，P=0.03）。

肾损伤人工肾启动（AKIKI）实验是一项在法国 31 个中心进行的多中心 RCT 研究，旨在检验延迟启动 KRT 治疗会降低伴有 AKI 的重症死亡率的假设（图文摘要 31.2）[30]。该实验纳入了 620 例 KDIGO 3 期 AKI 患者，这些患者需要机械通气、儿茶酚胺输注或两者兼用，并且没有与 AKI 相关的危及生命的并发症。在这个内外科混合队列中，大约三分之二的患者患有感染性休克。参与者被随机分配至早期启动组（KDIGO 3 期 AKI 6 小时内，n=311）或延迟启动组［在少尿持续>72 小时，血尿素氮（BUN）>112mg/dl，高钾血症，代谢性酸中毒，和/或液体超负荷导致肺水肿的情况下启动 KRT，n=308］。KRT 模式由临床团队自行决定，大多数开展 KRT 的受试者接受间隙性治疗。早期组几乎所有患者均接受 KRT，而延迟组仅约一半患者接受 KRT。在开展 KRT 的受

表 31.1 近期评估 AKI 危重患者 KRT 启动时间的随机对照试验摘要

	ELAIN（n=231）	AKIKI（n=620）	IDEAL-ICU（n=488）	STAART-AKI（n=3 019）
设置和人口	德国单中心；95% 手术患者（47% 心脏手术）	法国 31 个中心；80% 内科病人	法国 24 个中心；100% 感染性休克病人	15 个国家 168 个中心；67% 内科病人
主要纳入标准	KDIGO 2期AKI，合并NGAL>150ng/ml 和脓毒血症，血管升压药，容量超负荷之一	KDIGO 3 期 AKI 合并机械通气和（或）使用儿茶酚胺	使用升压药 48 小时内发生 AKI，RIFLE F 期	KDIGO 2~3 期 AKI
主要排除标准	KRT 的紧急适应证。既往 eGFR<30ml/（min·1.73m^2）	KRT 的紧急适应证。既往 CrCI<30ml/min	KRT 的紧急适应证	KRT 的紧急适应证。既往行 KRT，既往 eGFR<20ml/（min·1.73m^2）。临床医生判断需立即行 KRT 或肾功能即将恢复
SOFA 评分（早期组 vs. 延迟组）	15.6 vs. 16.0	10.9 vs. 10.8	12.2 vs. 12.4	11.6 vs. 11.8
早期组启动 KRT 的时机	2 期 AKI 发生 8 小时内	3 期 AKI 发生 6 小时内	F 期 AKI 发生 12 小时内	完全符合实验标准 12 小时内
延迟组启动 KRT 的因素	进展到 3 期 AKI 12 小时内，BUN>100mg/dl，K>6MEq/L，或对利尿剂抵抗的水肿	Bun>112mg/dl，K>6mmol/L，pH<7.1，少尿>72 小时，急性肺水肿	纳入后 48 小时，除非肾功能恢复或 K>6mmol/L，pH<7.1，液体超负荷	K≥6.0mmol/L，pH≤7.20，HCO3≤12mmol/L，由容量负荷导致严重低氧血症（PaO_2/FiO_2≤200），或持 AKI≥72 小时
延迟组接受 KRT 患者的比例	随机分组后中位值 25 小时为 91%	随机分组后中位值 57 小时为 51%	随机分组后中位值 51 小时为 62%	随机分组后中位值 31 小时为 62%
初始 KRT 模式	CKRT（CVVHDF）	混合（CKRT 45%）	混合（CKRT 56%）	混合（CKRT 70%）
主要终点（早期组 vs. 延迟组）	90 天死亡率：39% vs. 54%（P=0.03）	60 天死亡率：49% vs. 50%（P=0.79）	90 天死亡率：58% vs. 54%（P=0.38）	90 天死亡率：44% vs. 44%（P=0.92）

AKI，急性肾损伤；BUN，血尿素氮；CrCI，肌酐清除率；CKRT，连续性肾脏替代治疗；CVVHDF，连续性静脉-静脉血液透析滤过；eGFR，估算的肾小球滤过率；KDIGO，改善全球肾脏病预后组织；KRT，肾脏替代治疗；NGAL，中性粒细胞明胶酶相关脂质运载蛋白；PaO_2/FiO_2，动脉氧分压（mmHg）与吸入氧气浓度比；RIFLE，风险期、损伤期、衰竭期、丧失期、终末期肾脏疾病；SOFA，序贯器官衰竭的检测评分。

试者中，随机分配到延迟组的患者比早期组的患者晚 55 小时开始接收 KRT。早期策略组和延迟策略组相比 60 天死亡率没有差异（早期策略组 48.5% vs. 延迟策略组 49.7%，*HR* 1.03，95%*CI*：0.82~1.29，*P*=0.79）。随机分配到早期启动 KRT 的患者无透析天数较少（17 天 vs. 19 天，*P*<0.001）和医源性并发症风险较高，特别是中心静脉导管相关感染和低磷血症。

在法国 29 个中心进行了重症监护室早期启动与延迟启动透析（IDEAL-ICU）实验，并检验了早期启动 KRT 将使感染性休克合并严重 AKI 的重症患者的 90 天全因死亡率绝对下降 10% 的假设（图 31.3）[31]。早期组的患者在 3 期 AKI 后 12 小时内接受 KRT，而随机分配至延迟组的患者则在出现紧急适应证或持续 AKI 超过 48 小时启动 KRT。研究者计划招募 864 例患者，但在随机分配了 488 名参与者后，招募工作因无效而停止。几乎所有分配至早期组的患者（97%）接受了 KRT，而延迟组中 62% 的患者接受了 KRT。在未开始 KRT 的延迟组患者中，大多数人的肾功能都已自发恢复。较早启动 KRT 的策略并未降低 90 天全因死亡率的主要结局（58% vs. 54% 分别在早期和延迟启动组，*P*=0.38）。

急性肾损伤肾脏替代治疗的标准与加速启动（STARRT-AKI）试验在 15 个国家 168 个中心进行，并检验了与标准策略相比，加速启动 KRT 是否能降低 90 天的全因死亡率（图 31.4）[32]。2 期或 3 期 AKI 患者被纳入，但与既往试验不同，入选资格并非基于 AKI 持续时间。主要排除包括 KRT 启动的明显指针（即高钾血症、严重代谢性酸中毒），缺乏提供 KRT 的承诺和既往存在慢性肾脏疾病。一旦患者符合核心纳入标准和初步排除标准被排除，患者就暂时符合条件。最终资格取决于临床医生的平衡：具体而言，主治医生被要求排除他们认为需要立即启动 KRT 治疗或预期肾功能即将恢复而必须推迟 KRT 治疗的患者。这种方法有助于确保试验只招募那些在是否和何时开始 KRT 的问题上确实存在临床不确定性的患者。一旦临床医生确认存在平衡，患者被宣布完全合格，并被随机分配至加速策略（在达到完全合格标准后 12 小时内开始 KRT）或标准策略。标准策略不鼓励临床医生随意开启 KRT，除非符合以下一项或多项标准：血清钾≥6.0mmol/L，pH≤7.20，血清碳酸氢盐≤12mmol/L，或动脉氧分压与吸氧浓度之比小于等于 200 的严重呼吸衰竭且被认为是容量超负荷导致的结果。如果 AKI 持续超过 72 小时，则由临床医生决定是否开启 KRT。与以前的实验不同，即使满足上述条件之一，标准策略也没有规定必须开启 KRT。

在 3 019 例随机化患者中，2 927 例（加速策略组和标准策略组分别为 1 465 例和 1 462 例）符合改良的意向治疗分析的条件。大多数随机加入加速策略组的患者在符合条件后 6 小时内开启 KRT，而 62% 的标准策略受试者在符合条件后 31 小时内开启 KRT。加速组 90 天全因死亡率的主要结局为 43.9%，标准组为 43.7%（*RR* 1.0；0.93~1.09）。这些结果在所有预先指定的亚组中是一致的，包括分别有和没有脓毒症和原有慢性肾脏病的亚组。没有证据表明不同类别的疾病严重程度的治疗效果存在异质性。在幸存者中，随机分配至加速策略组的患者在 90 天时持续透析依赖的可能性显著更高（10.4% vs.

标准组的 6.0%，*RR* 1.74，95%*CI*：1.24~2.43）。加速组的不良事件更常见（23% vs. 16.5%），主要由低血压和低磷血症引起。

尽管研究 KRT 启动时机策略的各种 RCT 在研究设计上存在差异，但优势证据并不支持在出现客观触发因素之前抢先启动 KRT。而且，提前启动方法的代价是各种不良反应和持续依赖 KRT 的可能性更高，这可能是由于 KRT 所致的血流动力学不稳定。

尚不确定的领域

尽管临床试验表明，提早启动 KRT 治疗不会改善结局，反而可能有害，但目前还不清楚，面对严重的持续性 AKI，即使没有出现 KRT 的常规适应证，延迟多久启动 KRT 才是安全的。最近完成的 AKIKI-2 试验评估了在原 AKIKI 试验延迟组中进一步延迟 KRT 治疗以超过 KRT 启动的阈值的影响，希望能阐明这一点（美国临床试验数据库标识符：NCT03396757）。此外，正如 AKIKI、IDEAL-ICU 和 STARRT-AKI 的延迟/标准组中大量未接受 KRT 的患者所显示的那样，识别和炎症预测 AKI 进展的生物标志物可能有助于为 KRT 的准确启动提供信息。

总结与结论

对于治疗理念包括增加器官支持治疗来升级治疗的伴有 AKI 的重症患者来说，如果出现任何可通过 KRT 治疗进行补救的危及生命的 AKI 并发症，则应立即开始 KRT 治疗。在没有此类并发症的情况下开始 KRT 治疗并不能改善患者的生存率，反而会使患者面临更高的不良事件风险。对于不伴有代谢或容量并发症的严重 AKI，建议临床医生推迟开启 KRT 并密切监测肾脏恢复情况。

（赵磊　杨聚荣 译，谢静远 校）

参考文献

1. Hoste EA, Clermont G, Kersten A, et al. RIFLE criteria for acute kidney injury are associated with hospital mortality in critically ill patients: a cohort analysis. *Crit Care.* 2006;10(3):R73.
2. Hoste EAJ, Bagshaw SM, Bellomo R, et al. Epidemiology of acute kidney injury in critically ill patients: the multinational AKI-EPI study. *Intensive Care Med.* 2015;41(8):1411-1423.
3. Bagshaw SM, Laupland KB, Doig CJ, et al. Prognosis for long-term survival and renal recovery in critically ill patients with severe acute renal failure: a population-based study. *Crit Care.* 2005;9(6):R700.
4. Uchino S, Bellomo R, Goldsmith D, et al. An assessment of the RIFLE criteria for acute renal failure in hospitalized patients. *Crit Care Med.* 2006;34(7):1913-1917.
5. Hoste EAJ, Kellum JA, Selby NM, et al. Global epidemiology and outcomes of acute kidney injury. *Nat Rev Nephrol.* 2018;14:607-625.
6. Wald R, Quinn RR, Luo J, et al; for the University of Toronto Acute Kidney Injury Research Group. Chronic dialysis and death among survivors of acute kidney injury requiring dialysis. *JAMA.* 2009;302(11):1179.
7. Wald R, Shariff S, Adhikari NK, et al. The association between renal replacement therapy modality and long-term outcomes among critically ill adults with acute kidney injury: a retro-

spective cohort study. *Crit Care Med.* 2014;42(4):868-877.
8. Chua H-R, Wong W-K, Ong VH, et al. Extended mortality and chronic kidney disease after septic acute kidney injury. *J Intensive Care Med.* 2020;35(6):527-535.
9. Wald R, McArthur E, Adhikari NKJ, et al. Changing incidence and outcomes following dialysis-requiring acute kidney injury among critically ill adults: a population-based cohort study. *Am J Kidney Dis.* 2015;65(6):870-877.
10. Palevsky PM, Zhang JH, O'Connor TZ, et al. Intensity of renal support in critically ill patients with acute kidney injury. The VA/NIH Acute Renal Failure Trial Network. *N Engl J Med.* 2008;359(1):7-20.
11. The RENAL Replacement Therapy Study Investigators, Bellomo R, Cass A. Intensity of continuous renal-replacement therapy in critically ill patients. *N Engl J Med.* 2009;361(17):1627-1638.
12. Vinsonneau C, Camus C, Combes A, et al. Continuous venovenous haemodiafiltration versus intermittent haemodialysis for acute renal failure in patients with multiple-organ dysfunction syndrome: a multicentre randomised trial. *The Lancet.* 2006;368(9533):379-385.
13. Kutsogiannis DJ, Gibney RTN, Stollery D, et al. Regional citrate versus systemic heparin anticoagulation for continuous renal replacement in critically ill patients. *Kidney Int.* 2005;67(6):2361-2367.
14. Kellum JA, Lameire N, Aspelin P, et al. Kidney disease: improving global outcomes (KDIGO) Acute Kidney Injury work group. KDIGO clinical practice guideline for acute kidney injury. *Kidney Int.* 2012;2(1):1-138.
15. Bagshaw SM, Wald R, Barton J, et al. Clinical factors associated with initiation of renal replacement therapy in critically ill patients with acute kidney injury—a prospective multicenter observational study. *J Crit Care.* 2012;27(3):268-275.
16. Clark E, Wald R, Levin A, et al. Timing the initiation of renal replacement therapy for acute kidney injury in Canadian intensive care units: a multicentre observational study. *Can J Anesth Can Anesth.* 2012;59(9):861-870.
17. RENAL Study Investigators. Renal replacement therapy for acute kidney injury in Australian and New Zealand intensive care units: a practice survey. *Crit Care Resusc.* 2008;10(3):225-230.
18. Mehta RL, Letteri JM. Current status of renal replacement therapy for acute renal failure. *Am J Nephrol.* 1999;19(3):377-382.
19. Uchino S, Bellomo R, Morimatsu H, et al. Continuous renal replacement therapy: a worldwide practice survey. *Intensive Care Med.* 2007;33(9):1563-1570.
20. Clark E, Wald R, Walsh M, et al. Timing of initiation of renal replacement therapy for acute kidney injury: a survey of nephrologists and intensivists in Canada. *Nephrol Dial Transplant.* 2012;27(7):2761-2767.
21. Sugahara S, Suzuki H. Early start on continuous hemodialysis therapy improves survival rate in patients with acute renal failure following coronary bypass surgery. *Hemodial Int.* 2004;8(4):320-325.
22. Bagshaw SM, Uchino S, Bellomo R, et al. Timing of renal replacement therapy and clinical outcomes in critically ill patients with severe acute kidney injury. *J Crit Care.* 2009;24(1):129-140.
23. Shiao C-C, Wu V-C, Li W-Y, et al. Late initiation of renal replacement therapy is associated with worse outcomes in acute kidney injury after major abdominal surgery. *Crit Care.* 2009;13(5):R171.
24. Carl DE, Grossman C, Behnke M, et al. Effect of timing of dialysis on mortality in critically ill, septic patients with acute renal failure. *Hemodial Int.* 2010;14(1):11-17.
25. Vaara ST, Reinikainen M, Wald R, et al. Timing of RRT based on the presence of conventional indications. *Clin J Am Soc Nephrol.* 2014;9(9):1577-1585.
26. Zarbock A, Kellum JA, Schmidt C, et al. Effect of early vs delayed initiation of renal replacement therapy on mortality in critically ill patients with acute kidney injury: the ELAIN randomized clinical trial. *JAMA.* 2016;315(20):2190.
27. Collister D, Pannu N, Ye F, et al. Health care costs associated with AKI. *Clin J Am Soc Nephrol.* 2017;12(11):1733-1743.
28. Silver SA, Long J, Zheng Y, et al. Cost of acute kidney injury in hospitalized patients. *J Hosp Med.* 2017;12(2):70-76.
29. Klein SJ, Brandtner AK, Lehner GF, et al. Biomarkers for prediction of renal replacement therapy in acute kidney injury: a systematic review and meta-analysis. *Intensive Care Med.* 2018;44(3):323-336.
30. Gaudry S, Hajage D, Schortgen F, et al. Initiation strategies for renal-replacement therapy in the intensive care unit. *N Engl J Med.* 2016;375(2):122-133.
31. Barbar SD, Clere-Jehl R, Bourredjem A, et al. Timing of renal-replacement therapy in patients with acute kidney injury and sepsis. *N Engl J Med.* 2018;379(15):1431-1442.
32. The STARRT-AKI Investigators, Canadian Critical Care Trials Group, Australian and New Zealand Intensive Care Society Clinical Trials Group, et al. Timing of initiation of renal-replacement therapy in acute kidney injury. *N Engl J Med.* 2020;383(3):240-251.

图文摘要

早期和延迟开始肾脏替代治疗对急性肾损伤重症患者死亡率的影响:ELAIN

© 2020 Wolters Kluwer

单一中心 重症患者

早期开始KRT的标准
KDIGO AKI 2
8小时内

NGAL >150ng/ml

2013年8月至2015年6月

n = 231

随机化

早期KRT
在确诊AKI2的8小时内
n = 112
* 112 接受 KRT

延迟KRT
在确诊为AKI3的12小时内
n = 119
* 108 接受 KRT

差异

	90天死亡率	第90天肾功能恢复情况	KRT持续时间	住院时长
主要终点				
早期KRT	39% (44/112)	54% (60/112)	9 天 [Q1, Q3: 4, 44]	51 天 [Q1, Q3: 31, 74]
延迟KRT	55% (65/119)	39% (46/119)	25 天 [Q1, Q3: 7, >90]	82 天 [Q1, Q3: 67, >90]
差异	-15.4% (-28.1,-2.6) P = 0.03	14.9% (2.2,27.6) P = 0.02	-18 天 (-41,4)	-37 天 (-∞,-19.5)

Zarbock A, Kellum JA, Schmidt C, Van Aken H., et al. *Effect of Early vs Delayed Initiation of Kidney Replacement Therapy on Mortality in Critically Ill Patients With Acute Kidney Injury: The ELAIN Randomized Clinical Trial.* JAMA 2016 May 24-31;315(20):2190-9

结论:在AKI危重患者中,与延迟启动策略相比,早期启动KRT可降低90天全因死亡。

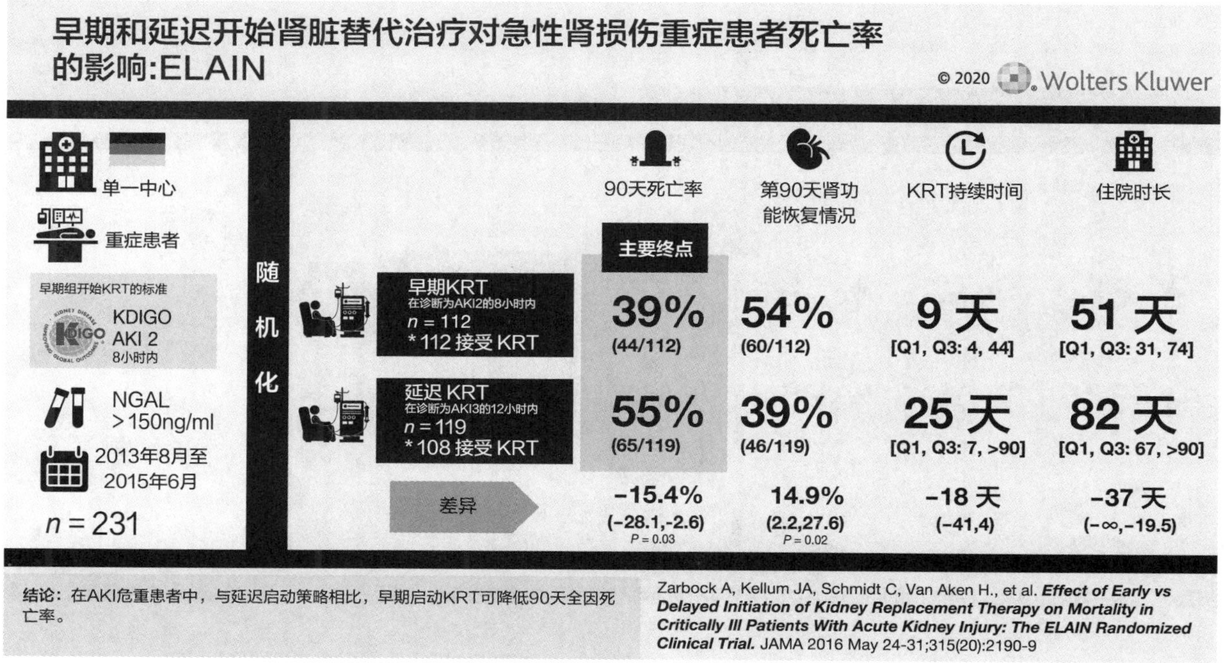

图文摘要 31.1

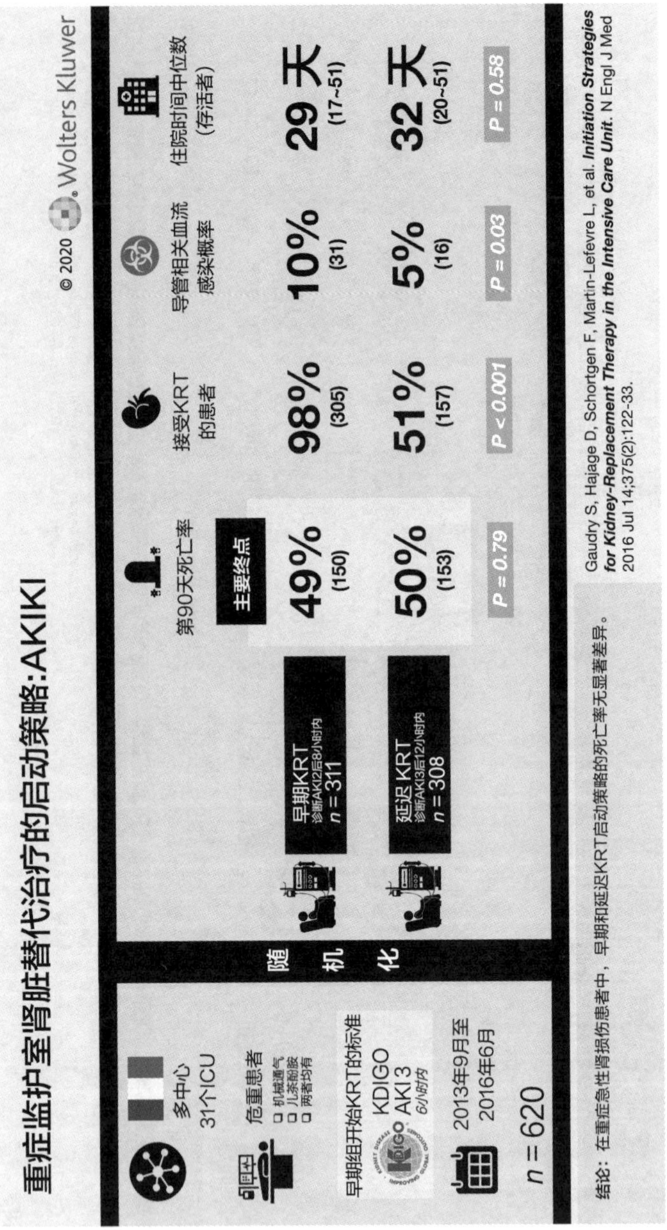
重症监护室肾脏替代治疗的启动策略:AKIKI
© 2020 Wolters Kluwer
多中心
31个ICU
危重患者
机械通气
儿茶酚胺
两者均有
早期组开始KRT的标准
KDIGO
AKI 3
6小时内
2013年9月至
2016年6月
n = 620
随机化
早期KRT
诊断AKI2后8小时内
n = 311
延迟 KRT
诊断AKI3后12小时内
n = 308
第90天死亡率
主要终点
49%
(150)
50%
(153)
P = 0.79
接受KRT
的患者
98%
(305)
51%
(157)
P < 0.001
导管相关血流
感染概率
10%
(31)
5%
(16)
P = 0.03
住院时间中位数
(存活者)
29 天
(17~51)
32 天
(20~51)
P = 0.58
结论：在重症急性肾损伤患者中，早期和延迟KRT启动策略的死亡率无显著差异。
Gaudry S, Hajage D, Schortgen F, Martin-Lefevre L, et al. Initiation Strategies for Kidney-Replacement Therapy in the Intensive Care Unit. N Engl J Med 2016 Jul 14;375(2):122-33.

图文摘要 31.2

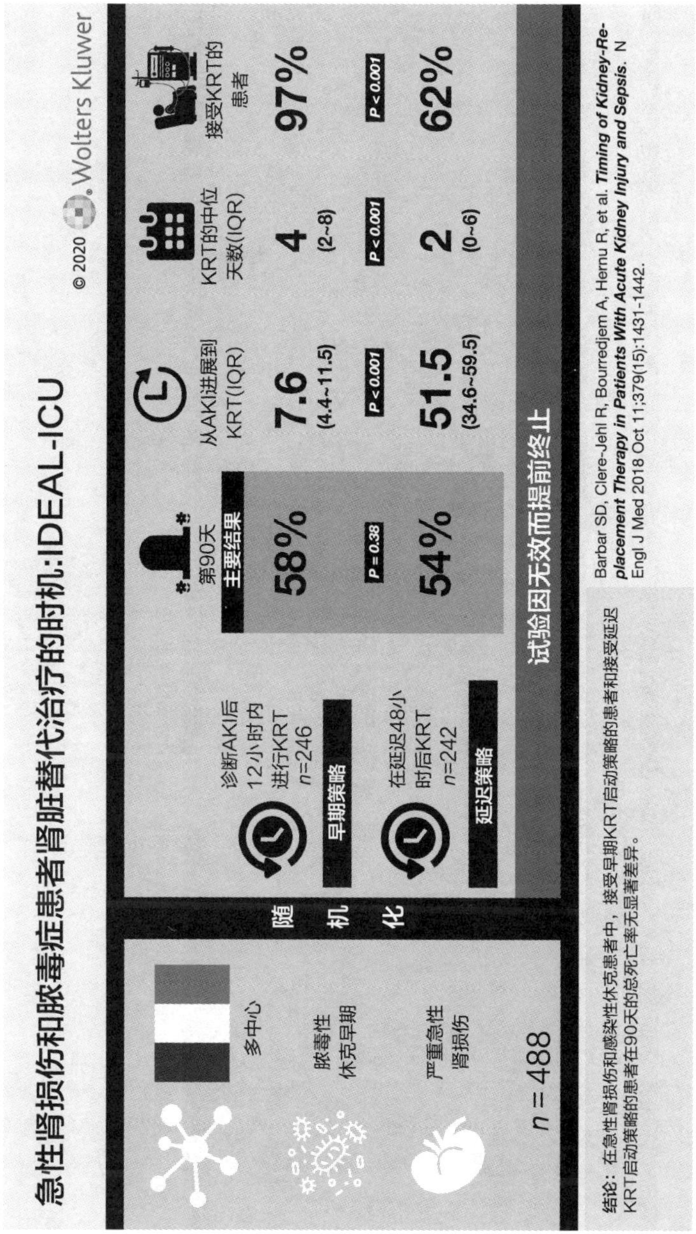
急性肾损伤和脓毒症患者肾脏替代治疗的时机:IDEAL-ICU
© 2020 Wolters Kluwer
多中心
脓毒性休克早期
严重急性肾损伤
n = 488
随机化
诊断AKI后12小时内进行KRT
n=246
早期策略
在延迟48小时后KRT
n=242
延迟策略
第90天
主要结果
58%
P = 0.38
54%
从AKI进展到KRT(IQR)
7.6
(4.4~11.5)
P < 0.001
51.5
(34.6~59.5)
KRT的中位天数(IQR)
4
(2~8)
P < 0.001
2
(0~6)
接受KRT的患者
97%
P < 0.001
62%
试验因无效而提前终止
结论：在急性肾损伤和感染性休克患者中，接受早期KRT启动策略的患者和接受延迟KRT启动策略的患者在90天的总死亡率无显著差异。
Barbar SD, Clere-Jehl R, Bourredjem A, Hernu R, et al. Timing of Kidney-Replacement Therapy in Patients With Acute Kidney Injury and Sepsis. N Engl J Med 2018 Oct 11;379(15):1431-1442.

图文摘要 31.3

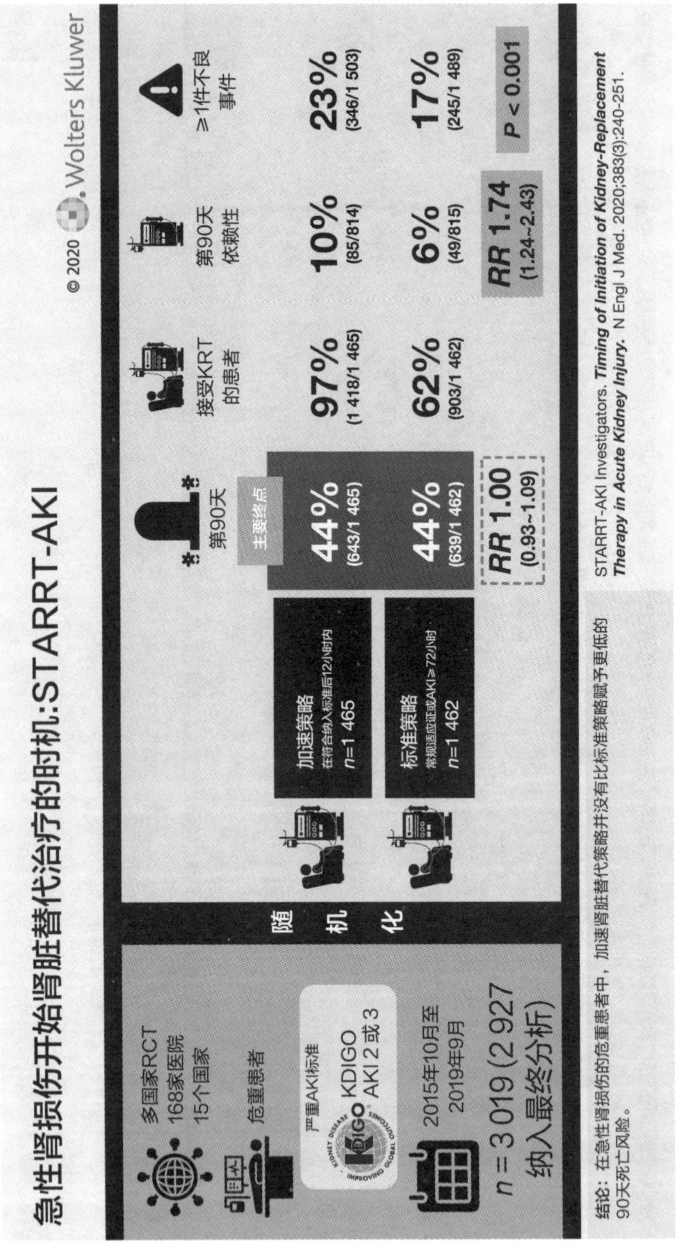
急性肾损伤开始肾脏替代治疗的时机:STARRT-AKI
© 2020 Wolters Kluwer
多国家RCT
168家医院
15个国家
危重患者
严重AKI标准
KDIGO
AKI 2或3
2015年10月至
2019年9月
n = 3 019 (2 927
纳入最终分析)
随机化
加速策略
在符合纳入标准后12小时内
n=1 465
标准策略
常规适应证或AKI≥72小时
n=1 462
第90天
主要终点
44%
(643/1 465)
44%
(639/1 462)
RR 1.00
(0.93~1.09)
接受KRT
的患者
97%
(1 418/1 465)
62%
(903/1 462)
第90天
依赖性
10%
(85/814)
6%
(49/815)
RR 1.74
(1.24~2.43)
≥1件不良
事件
23%
(346/1 503)
17%
(245/1 489)
P < 0.001
结论：在急性肾损伤的危重患者中，加速肾脏替代策略并没有比标准策略赋予更低的90天死亡风险。
STARRT-AKI Investigators. Timing of Initiation of Kidney-Replacement Therapy in Acute Kidney Injury. N Engl J Med. 2020;383(3):240-251.

图文摘要 31.4

32 肾脏替代治疗模式的选择

Madhuri Ramakrishna,Anitha Vijayan

引言

为重症监护病房(ICU)的急性肾损伤(AKI)患者提供安全有效的肾脏替代治疗(KRT)对于改善患者预后至关重要。目前有各种类型的KRT模式可供使用,具体模式的选择取决于患者因素、医生偏好和医疗机构的资源。KRT的模式包括连续性肾脏替代治疗(CKRT)、延长的间歇性肾脏替代治疗(PIKRT)、间歇性血液透析(IHD)和腹膜透析(PD)。在本章中,我们对比了用于治疗AKI的各种KRT模式。

连续性肾脏替代治疗

CKRT期间的溶质清除是通过对流(溶剂拖曳)、扩散或两种机制的组合进行的。吸附(分子黏附到滤膜上)在CKRT期间的溶质清除中并不发挥主要作用。连续性静脉-静脉血液滤过(CVVH)、连续性静脉-静脉血液透析(CVVHD)和连续性静脉-静脉血液透析滤过(CVVHDF)是CKRT进行溶质清除和超滤的三种模式。此外,当体外支持的唯一目的是清除容量时,可以给予缓慢连续超滤(SCUF)。CKRT是血流动力学不稳定,伴有AKI重症患者的推荐模式[1]。CKRT也是AKI合并急性脑损伤或脑水肿患者的首选方式,因为IHD期间血流动力学波动可能增加ICP,并增加神经功能损害的风险[1-3]。CKRT的推荐剂量为流出液流速20~25ml/(kg·h)[1]。表32.1列出了三种模式的透析液、置换液、超滤和血液流速。

表 32.1 CKRT 模式的特点

参数	CVVH	CVVHD	CVVHDF
溶质转运	对流	弥散	对流+弥散
血流速率(Q_B)(ml/min)	150~300	150~300	150~300
透析液流速(Q_D)[ml/(kg·h)]	0	20~25	10~12.5
置换液流速(Q_R)[ml/(kg·h)]	20~25	0	10~12.5

续表

参数	CVVH	CVVHD	CVVHDF
超滤速率(Q_{UF})[ml/(kg·h)][a]	20~31	0~6	10~18.5
净超滤速率(Q_{NET})	$Q_{UF}-Q_R$	Q_{UF}	$Q_{UF}-Q_R$
流出液速率(Q_{FFF})	Q_{UF}	Q_D+Q_{NET}	$Q_{UF}+Q_D$

CKRT,连续性肾脏替代治疗;CVVH,连续性静脉-静脉血液滤过;CVVHD,连续性静脉-静脉血液透析;CVVHDF,连续性静脉-静脉血液透析滤过;UF,超滤。

[a] UF 速率是一个示例,实际的 UF 速率取决于每小时的 UF 目标。

连续性静脉-静脉血液滤过:CVVH 利用对流来清除溶质。由跨膜压力梯度(TMP)驱动的液体跨膜运动将带动溶质通过膜。溶质清除效率由超滤速率确定,较高的超滤速率才能有效去除溶质。为了防止血容量不足并维持内环境稳定,需将置换液(一种电解质成分类似于细胞外液的溶液)重新加入体循环中。因此,净超滤率或净液体清除率是指应用超滤率与置换液流速之间的差值。对流可有效清除小分子(< 100Da)和中分子(100~5 000Da)物质,如细胞因子。置换液可在滤器前或滤器后使用(图 32.1A 和图 32.1B)。滤器前稀释会导致溶质清除率降低约 15%[4]。滤器后稀释将增加滤过分数,但会因凝血导致滤器寿命缩短[5]。

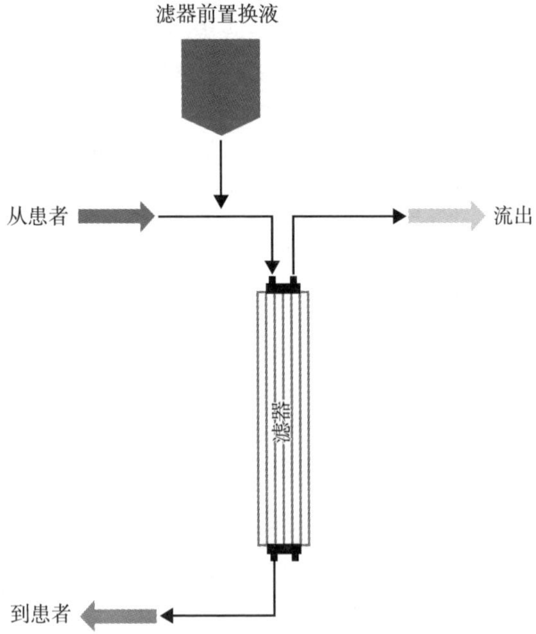

A

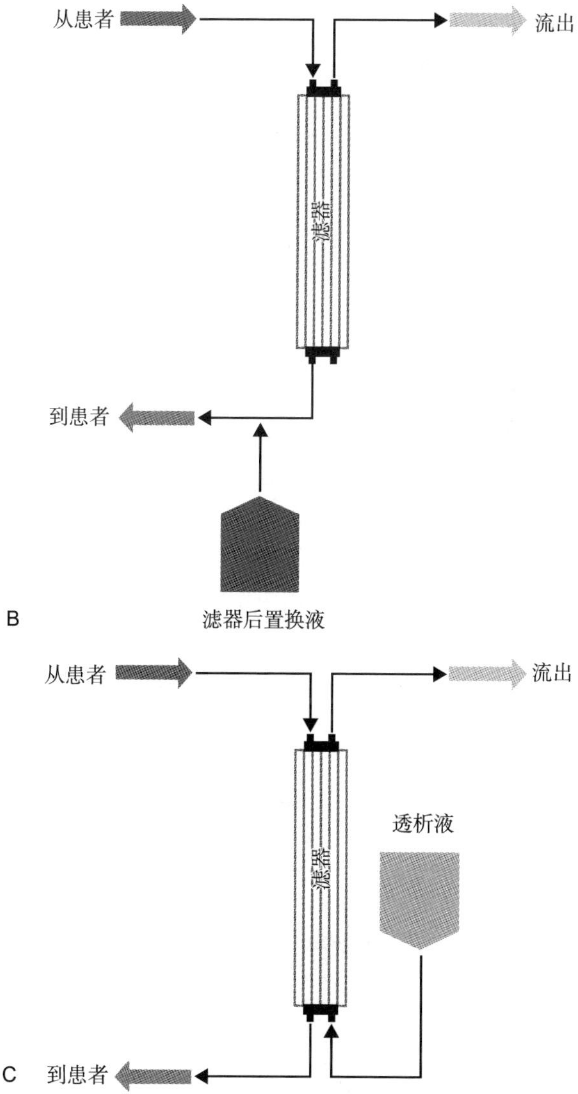
从患者
流出
滤器
到患者
B
滤器后置换液
从患者
流出
透析液
滤器
C
到患者

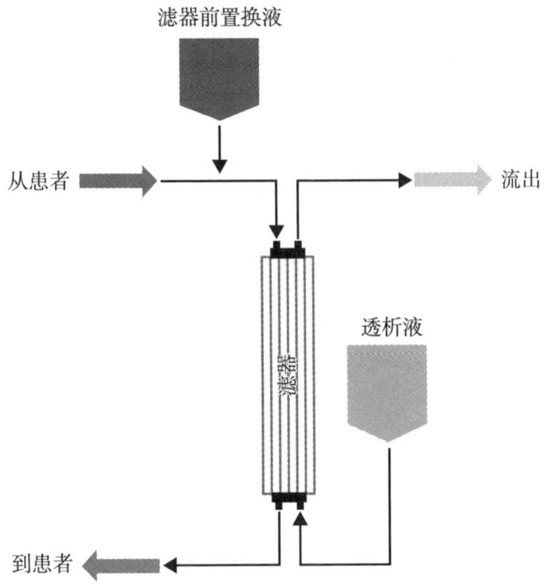

D

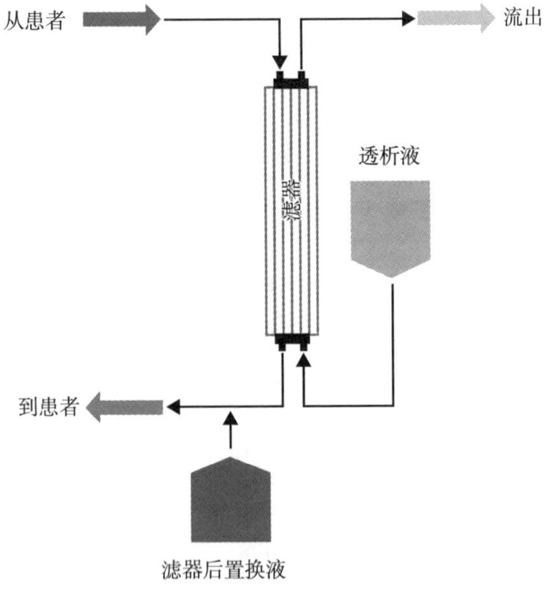

E

图 32.1　A:滤器前给予置换液的连续性静脉-静脉血液滤过(CVVH)示意图;B:滤器后给予置换液的CVVH示意图;C:连续性静脉-静脉血液透析(CVVHD)示意图;D:滤器前给予置换液的连续性静脉-静脉血液透析滤过(CVVHDF)示意图;E:滤器后给予置换液的CVVHDF示意图

连续性静脉-静脉血液透析:CVVHD 通过半透膜利用弥散清除溶质。透析液与血液逆流而行,分子从高浓度向低浓度经过半透膜转运(图 32.1C)。CVVHD 是清除小分子的理想选择,但清除中分子物质的作用不显著[4]。超滤可清除液体;但与连续性血液滤过相比,超滤率较低,且仅限于净液体清除。

连续性静脉-静脉血液透析滤过:CVVHDF 结合了弥散和对流来清除溶质。与 CVVH 相似,净超滤是超滤率与置换液流速之间的差值。与 CVVH 相似,可在滤器前或滤器后给予置换液(图 32.1D 和 E)。

缓慢持续性超滤:SCUF 是一种仅用于去除血浆水的超滤方法。超滤率低,且无法有效清除溶质。因此,只有当启动 KRT 的唯一目的是清除液体时,才建议进行 SCUF。

对流与弥散在连续肾脏替代治疗中的比较

弥散和对流模式之间的小分子清除没有差异[4]。有研究认为对流清除降低了全身炎症反应综合征的炎症介质[6]。然而,CVVH[6,7]治疗降低患者血浆细胞因子和其他炎症介质的水平并不能持续转化为患者结局的差异[8]。Wald 及其同事开展的伴有 AKI 重症患者最佳清除模式(OMAKI)的研究表明,与 CVVHD 相比,CVVH 可减少血管升压药的需求,但对生存率无改善(图文摘要 32.1)[8]。一项纳入 371 例 AKI 患者的单中心研究显示,与 CVVH 相比,CVVHDF 可改善 28 天生存率(分别为 59% 与 39%)[9]。但必须注意的是,CVVHDF 组的 KRT 剂量明显更高[42ml/(kg·h) vs. 25ml/(kg·h)],因此 CVVHDF 所带来的益处不能仅以溶质清除机制的不同来解释。一项纳入 19 项随机对照研究的 Meta 分析表明,CVVH 与 CVVHD 的死亡率或其他临床结局无显著差异[10]。

间歇性血液透析

IHD 主要用于治疗血流动力学稳定的 AKI 患者。当需要快速清除溶质(例如危及生命的高钾血症)、迅速纠正严重代谢性酸中毒或立即清除可透析毒素(例如锂过量)时,IHD 也是理想的选择,即使对于血流动力学不稳定的患者。使用 IHD 治疗时,目前的建议是每周 3 次,单室 K_t/V_{urea} 达到 1.3(表 32.2)[11-13]。对于高血容量、高钾血症或其他适应证,可根据需要提供额外的 IHD 治疗。常规将 IHD 频率增加至每周 3 次以上对结局没有改善,反而可能影响肾脏恢复[11,14]。

表 32.2 CKRT 和 IHD 的优缺点

	CKRT	IHD
血流动力学稳定性	++	–
达到体液平衡	+	–
连续性的代谢控制	+	–
颅内压稳定	++	–
营养无限制	+	–
重症监护护理的需求	+	–
快速去除毒素	–	+
抗凝限制	–	+
血液透析护理的需求	±	+
患者的活动性	–	+

CKRT,连续肾脏替代治疗;IHD,间歇性血液透析。

间歇性血液透析与连续性肾脏替代治疗的比较

经过疾病严重程度校正后,前瞻性观察性研究和随机对照研究均未证实 CKRT 与 IHD 相比可改善患者生存率(图文摘要 32.2)(表 32.3)[15-22]。此外,没有数据显示某种治疗模式在肾脏恢复方面可能优于另一种模式。一项 Meta 分析表明,采用 IHD 初始治疗可能与较高的透析依赖性发生率相关,但该结论的得出基于 16 项观察性研究[23]。随机对照试验未显示开始 IHD 和 CKRT 治疗的 AKI 患者肾脏恢复率有任何差异(图文摘要 32.2)[15,20,21]。在患有创伤性脑损伤、其他原因导致颅内压(ICP)升高或终末期肝病伴脑病的 AKI 患者中,与 IHD 相比,CKRT 与 ICP 稳定和脑灌注改善相关[24]。脑低灌注和血清渗透压的突然波动可能是 IHD 期间 ICP 变化的一些相关因素[23]。血流动力学不稳定的患者,尤其是脓毒症患者,可能从连续模式中受益,因为它提供了较慢的溶质清除和超滤,而这在 4 小时 IHD 治疗中是不可行的。

表 32.3 比较 CKRT 与 IHD 的前瞻性试验

研究者/发表年份	患者人数	研究设计	IHD 死亡率/%	CKRT 死亡率/%	*P* 值
Guerin et al(2002)[17],a	587	IHD/CVVH 或 CVVHDF	58.8	79.4	<0.001

续表

研究者/发表年份	患者人数	研究设计	IHD 死亡率/%	CKRT 死亡率/%	*P*值
Mehta et al (2001)[41]	166	IHD vs. CVVHDF[b]	47.6	65.5	<0.02
Gasparovic et al (2003)[16]	104	IHD vs. CVVH	59.6	71.1	ns
Augustine et al (2004)[15]	80	IHD vs. CVVHD	70	67.5	ns
Uehlinger et al (2005)[20]	125	IHD vs. CVVHDF	51	47	0.72
Vinsonneau et al (2006)[21]	259	IHD vs. CVVHDF	68.5	67.4	0.98
Lins et al (2009)[18]	316	IHD vs. CVVH	62.5	58.1	0.43
Schefold et al (2014)[19]	252	IHD vs. CVVH	60.5	56.1	0.5
Truche et al (2016)[22],[a]	1 360	IHD vs. CVVH 或 CVVHD	35	46.5	ns

不同的研究死亡率报告为院内死亡率、14 天死亡率、30 天死亡率或 60 天死亡率。CKRT，持续性肾脏替代疗法；CVVH，连续静脉血液滤过；CVVHD，连续静脉血液透析；CVVHDF，连续静脉血液透析滤过；IHD，间歇性血液透析。

[a] 前瞻性多中心观察试验。

[b] 15.5% 的 CKRT 接受了 CVVHDF 治疗。

长期间歇性肾脏替代治疗

PIKRT 一词包括了一系列不属于传统连续性或间歇性程序的混合 KRT。在 PIKRT 的早期描述中，使用了改良的间歇性血液透析机，在夜间的 6 到 8 小时内提供扩散清除，以 200ml/min 的血流速率和 300ml/min 的透析液流速率为急性肾损伤（AKI）的危重病患者提供治疗[25]。随后，许多文献描述了使用各种设备和清除方式的混合疗法[26]。最常用的术语是持续低效透析（sustained low-efficiency dialysis，SLED），指在较长时间内开展缓慢的弥散清除。尽管大多数文献报告了 PIKRT 期间的弥散清除，但少数文献中报告了对流清除或两者的组合[27-30]。大多数中心使用了改良的间歇性血液透析机开展 PIKRT 治疗，但我们中心和其他一些中心使用传统的 CKRT 机器开展 PIKRT[26,28]。PIKRT 可作为 CKRT 或 IHD 的替代治疗，或作为从连续 KRT 到间歇 KRT 的过渡治疗。在全球大多数机构中，PIKRT 被用作替代 CKRT，而不是 IHD[31]。与 IHD 相比，PIKRT 的治疗持续时间更长，透析液和血液流速更低，因此血流动力学更稳定。PIKRT 还可以避免在重症监护病房进行 IHD 时通常需要的一对一透析护理。与 CKRT 相比，PIKRT 不会让患者接受 24 小时的 KRT；

同时,PIKRT 允许充分的小分子清除和超滤,而无明显的血流动力学波动[26]。PIKRT 允许血流动力学不稳定的患者进行放射学和外科手术,并进行物理治疗,同时接受足够的 KRT 进行溶质清除和代谢控制。在本中心,PIKRT 在夜间进行,日间留出时间进行各种操作和物理治疗。IHD、CKRT 和 PIKRT 之间的关键差异在表 32.4 中罗列。与 IHD 和 CKRT 不同,PIKRT 治疗的剂量和频率尚未达成共识。

表 32.4 体外 KRT 不同模式的比较

	IHD	CKRT	PIKRT
清除	弥散	弥散、对流或两者兼有	弥散、对流或两者兼有[a]
机器类型	标准 IHD 机器	标准 CKRT 机器	IHD 或 CKRT 机器[b]
Q_b(ml/min)	400~500	100~200	150~400
Q_d(ml/min)	600~800	25~30	100~200
持续时间	3~4 小时	连续的	6~12 小时
频率	3 天/周	连续的	3~7 天/周
操作时间	通常白天	连续的	白天或晚上
抗凝	无需抗凝	通常需要抗凝	无需抗凝
血管通路	AVF/AVG/CVC	CVC[c]	CVC[c]
通常 UF 率	0~5 000ml,每 3~4 小时	0~200ml/h	0~4 000ml,每 6~12 小时
所需透析护理时间	高	低	低到中等
患者位置	ICU、病房、过渡监护病房	ICU	ICU、过渡监护病房
成本	$	$$$	$$

$,成本估算;AVF,动静脉瘘;AVG,动静脉移植物;CKRT,持续性肾脏替代疗法;CVC,中心静脉导管;ICU,重症监护病房;IHD,间歇性血液透析;PIKRT,长期间歇性肾脏替代疗法;Q_b,血流量;Q_d,透析液流速;KRT,肾脏替代疗治疗;UF,超滤。

[a] 大多数 PIKRT 试验都报告了一种弥散方式。

[b] 大多数 PIKRT 试验都使用了 IHD 机器。

[c] 一个中心报告使用 AVF 和 AVG 进行安全的 CKRT[42]。

Table adapted from Edrees F, Li T, Vijayan A. Prolonged intermittent kidney replacement therapy. Adv Chronic Kidney Dis. 2016;23(3):195-202, with permission from Elsevier.

长期间歇性肾脏替代治疗与连续性肾脏替代治疗的比较

对于血流动力学不稳定的患者，PIKRT 被认为是 CKRT 的替代方案[12]。在 232 例合并 AKI 的重症患者中比较 SLED(使用成品透析液)与 CVVH 的最大型随机对照试验中，90 天死亡率的主要结局无差异(分别为 49.6% 和 55.6%)(图文摘要 32.3)[32]。两组血流动力学参数无差异，但 SLED 组机械通气时间和 ICU 停留时间缩短，肾脏恢复时间缩短。SLED 还与护理时间缩短相关。值得注意的是，该研究为一项单中心研究，CVVH 患者的流出液流速为 35ml/(kg·h)，实际达到的流出液流速为 31ml/(kg·h)，高于推荐的流出液流速 20~25ml/(kg·h)。由于未评估溶质清除率(例如，尿素清除率)，因此难以确定两组间的治疗剂量是否相似。一项观察性研究的汇总分析表明，PIKRT 的死亡风险低于 CKRT，但这可能反映了选择偏倚，因为 PIKRT 可能是专门为病情较轻的患者选择的[33]。在同一篇论文中，7 项随机对照试验的 Mate 分析显示 SLED 和 CKRT 之间的死亡率无差异[33]。

腹膜透析

腹膜透析(peritoneal dialysis，PD)是最早用于 AKI 的 KRT 方式，随着 IHD 的出现，其使用率有所下降。PD 被继续用于血流动力学不稳定的患者，直到 20 世纪 80 年代技术进步促进了 CKRT 的发展。然而，最新国际腹膜透析学会(ISPD)的指南推荐将 PD 作为 AKI 血液净化治疗的合适替代疗法[34]。在资源匮乏的环境中，PD 更多用于儿童和成人[34]。在资源匮乏环境中，由于不需要电能源，手动 PD 较基于血液的 KRT 更具有优势。手动 PD 的其他优点包括透析失衡的可能性较小、避免血液与合成膜接触，以及无需抗凝治疗。缺点包括无法预测超滤和溶质清除、存在腹膜炎风险以及无法在腹部手术和/或腹膜损伤患者中进行 PD。

在 ICU 中开展 PD 与在门诊环境中相似，可采用通过循环机进行的自动 PD，也可以选择手动进行。PD 的通路需要放置柔性或刚性导管，ISPD 指南推荐放置隧道式导管以避免泄漏和降低感染率[34]。与门诊 PD 相似，ICU 中 PD 治疗也建议使用封闭 Y 型连接输液系统，但这在资源匮乏的地区似乎不可解。标准门诊 PD 治疗使用乳酸盐缓冲液。然而，与 CKRT 相似，重症患者首选碳酸氢盐溶液，因为在一项小型研究中发现，这种溶液能更快速地改善患者代谢性酸中毒[35]。AKI 患者 PD 治疗的剂量尚不明确，一项系统性综述基于体外疗法推测，建议标准 K_t/V_{urea} 为 2.1。

腹膜透析与间歇性血液透析和连续性肾脏替代治疗的比较

关于在 AKI 中开展 PD 的数据有限。观察性研究表明，PD 可作为 ICU 中

IHD 和 CKRT 治疗 AKI 的安全替代方案[36]。很少有随机试验比较 PD 与体外 KRT 治疗 AKI，且得到的结果不一致[37-40]。一项纳入 24 项研究的系统性综述得出结论，其中包括 4 项随机对照研究，没有证据表明 PD 和体外 KRT 方法在死亡率存在显著差异[36]。

总结

KRT 在合并 AKI 重症患者的管理中起着重要的支持作用。KRT 可以使用任何模式进行——CKRT、PIKRT、IHD 和 PD——取决于可用的设备、人员和资源。一些患者因素和临床情况可能决定 KRT 开始时使用的模式。然而，KRT 模式的选择应被视为一个动态过程，患者的临床状况可能需要根据血流动力学状态和其他因素从一种治疗模式过渡到另一种治疗模式。未来的研究应着眼于优化各种治疗模式的处方，包括标准化 KRT 剂量、解决每种模式的药物剂量以及标准化 KRT 使用的术语和设备。

（陈孜瑾　谢静远 译，杨聚荣 校）

参考文献

1. KDIGO. Section 5: dialysis interventions for treatment of AKI. *Kidney Int Suppl.* 2012;2(1):89-115.
2. Lund A, Damholt MB, Wiis J, Kelsen J, Strange DG, Moller K. Intracranial pressure during hemodialysis in patients with acute brain injury. *Acta Anaesthesiol Scand.* 2019;63(4):493-499.
3. Regolisti G, Maggiore U, Cademartiri C, et al. Cerebral blood flow decreases during intermittent hemodialysis in patients with acute kidney injury, but not in patients with end-stage renal disease. *Nephrol Dial Transplant.* 2013;28(1):79-85.
4. Brunet S, Leblanc M, Geadah D, Parent D, Courteau S, Cardinal J. Diffusive and convective solute clearances during continuous renal replacement therapy at various dialysate and ultrafiltration flow rates. *Am J Kidney Dis.* 1999;34(3):486-492.
5. Uchino S, Fealy N, Baldwin I, Morimatsu H, Bellomo R. Pre-dilution vs. post-dilution during continuous veno-venous hemofiltration: impact on filter life and azotemic control. *Nephron Clin Pract.* 2003;94(4):c94-c98.
6. Kellum JA, Johnson JP, Kramer D, Palevsky P, Brady JJ, Pinsky MR. Diffusive vs. convective therapy: effects on mediators of inflammation in patient with severe systemic inflammatory response syndrome. *Crit Care Med.* 1998;26(12):1995-2000.
7. Morgera S, Slowinski T, Melzer C, et al. Renal replacement therapy with high-cutoff hemofilters: impact of convection and diffusion on cytokine clearances and protein status. *Am J Kidney Dis.* 2004;43(3):444-453.
8. Wald R, Friedrich JO, Bagshaw SM, et al. Optimal mode of clearance in critically ill patients with acute kidney injury (OMAKI)—a pilot randomized controlled trial of hemofiltration versus hemodialysis: a Canadian Critical Care Trials Group project. *Crit Care.* 2012;16(5):R205.
9. Saudan P, Niederberger M, De Seigneux S, et al. Adding a dialysis dose to continuous hemofiltration increases survival in patients with acute renal failure. *Kidney Int.* 2006;70(7):1312-1317.
10. Friedrich JO, Wald R, Bagshaw SM, Burns KE, Adhikari NK. Hemofiltration compared to hemodialysis for acute kidney injury: systematic review and meta-analysis. *Crit Care.* 2012;16(4):R146.
11. Palevsky PM, Zhang JH, O'Connor TZ, et al; VA/NIH Acute Renal Failure Trial Network. Intensity of renal support in critically ill patients with acute kidney injury. *N Engl J Med.* 2008;359(1):7-20.
12. Palevsky PM, Liu KD, Brophy PD, et al. KDOQI US commentary on the 2012 KDIGO clinical practice guideline for acute kidney injury. *Am J Kidney Dis.* 2013;61(5):649-672.
13. Vijayan A, Palevsky PM. Dosing of renal replacement therapy in acute kidney injury. *Am J Kidney Dis.* 2012;59(4):569-576.
14. Vijayan A, Delos Santos RB, Li T, Goss CW, Palevsky PM. Effect of frequent dialysis on renal recovery: results from the acute renal failure trial network study. *Kidney Int Rep.* 2018;3(2):

456-463.
15. Augustine JJ, Sandy D, Seifert TH, Paganini EP. A randomized controlled trial comparing intermittent with continuous dialysis in patients with ARF. *Am J Kidney Dis.* 2004;44(6):1000-1007.
16. Gasparovic V, Filipovic-Grcic I, Merkler M, Pisl Z. Continuous renal replacement therapy (CRRT) or intermittent hemodialysis (IHD)—what is the procedure of choice in critically ill patients? *Ren Fail.* 2003;25(5):855-862.
17. Guerin C, Girard R, Selli JM, Ayzac L. Intermittent versus continuous renal replacement therapy for acute renal failure in intensive care units: results from a multicenter prospective epidemiological survey. *Intensive Care Med.* 2002;28(10):1411-1418.
18. Lins RL, Elseviers MM, Van der Niepen P, et al; SHARF Investigators. Intermittent versus continuous renal replacement therapy for acute kidney injury patients admitted to the intensive care unit: results of a randomized clinical trial. *Nephrol Dial Transplant.* 2009;24(2):512-518.
19. Schefold JC, von Haehling S, Pschowski R, et al. The effect of continuous versus intermittent renal replacement therapy on the outcome of critically ill patients with acute renal failure (CONVINT): a prospective randomized controlled trial. *Crit Care.* 2014;18(1):R11.
20. Uehlinger DE, Jakob SM, Ferrari P, et al. Comparison of continuous and intermittent renal replacement therapy for acute renal failure. *Nephrol Dial Transplant.* 2005;20(8):1630-1637.
21. Vinsonneau C, Camus C, Combes A, et al. Continuous venovenous haemodiafiltration versus intermittent haemodialysis for acute renal failure in patients with multiple-organ dysfunction syndrome: a multicentre randomised trial. *Lancet.* 2006;368(9533):379-385.
22. Truche AS, Darmon M, Bailly S, et al. Continuous renal replacement therapy versus intermittent hemodialysis in intensive care patients: impact on mortality and renal recovery. *Intensive Care Med.* 2016;42(9):1408-1417.
23. Schneider AG, Bellomo R, Bagshaw SM, et al. Choice of renal replacement therapy modality and dialysis dependence after acute kidney injury: a systematic review and meta-analysis. *Intensive Care Med.* 2013;39(6):987-997.
24. Davenport A, Will EJ, Davison AM. Continuous vs. intermittent forms of haemofiltration and/or dialysis in the management of acute renal failure in patients with defective cerebral autoregulation at risk of cerebral oedema. *Contrib Nephrol.* 1991;93:225-233.
25. Kumar VA, Craig M, Depner TA, Yeun JY. Extended daily dialysis: a new approach to renal replacement for acute renal failure in the intensive care unit. *Am J Kidney Dis.* 2000;36(2):294-300.
26. Edrees F, Li T, Vijayan A. Prolonged intermittent renal replacement therapy. *Adv Chronic Kidney Dis.* 2016;23(3):195-202.
27. Abe M, Okada K, Suzuki M, et al. Comparison of sustained hemodiafiltration with continuous venovenous hemodiafiltration for the treatment of critically ill patients with acute kidney injury. *Artif Organs.* 2010;34(4):331-338.
28. Gashti CN, Salcedo S, Robinson V, Rodby RA. Accelerated venovenous hemofiltration: early technical and clinical experience. *Am J Kidney Dis.* 2008;51(5):804-810.
29. Marshall MR, Ma T, Galler D, Rankin AP, Williams AB. Sustained low-efficiency daily diafiltration (SLEDD-f) for critically ill patients requiring renal replacement therapy: towards an adequate therapy. *Nephrol Dial Transplant.* 2004;19(4):877-884.
30. Naka T, Baldwin I, Bellomo R, Fealy N, Wan L. Prolonged daily intermittent renal replacement therapy in ICU patients by ICU nurses and ICU physicians. *Int J Artif Organs.* 2004;27(5):380-387.
31. Marshall MR, Creamer JM, Foster M, et al. Mortality rate comparison after switching from continuous to prolonged intermittent renal replacement for acute kidney injury in three intensive care units from different countries. *Nephrol Dial Transplant.* 2011;26(7):2169-2175.
32. Schwenger V, Weigand MA, Hoffmann O, et al. Sustained low efficiency dialysis using a single-pass batch system in acute kidney injury—a randomized interventional trial: the Renal Replacement Therapy Study in Intensive Care Unit Patients. *Crit Care.* 2012;16(4):R140.
33. Zhang L, Yang J, Eastwood GM, Zhu G, Tanaka A, Bellomo R. Extended daily dialysis versus continuous renal replacement therapy for acute kidney injury: a meta-analysis. *Am J Kidney Dis.* 2015;66(2):322-330.
34. Cullis B, Abdelraheem M, Abrahams G, et al. Peritoneal dialysis for acute kidney injury. *Perit Dial Int.* 2014;34(5):494-517.
35. Thongboonkerd V, Lumlertgul D, Supajatura V. Better correction of metabolic acidosis, blood pressure control, and phagocytosis with bicarbonate compared to lactate solution in acute peritoneal dialysis. *Artif Organs.* 2001;25(2):99-108.
36. Chionh CY, Soni SS, Finkelstein FO, Ronco C, Cruz DN. Use of peritoneal dialysis in AKI: a systematic review. *Clin J Am Soc Nephrol.* 2013;8(10):1649-1660.
37. Phu NH, Hien TT, Mai NT, et al. Hemofiltration and peritoneal dialysis in infection-associated acute renal failure in Vietnam. *N Engl J Med.* 2002;347(12):895-902.
38. Al-Hwiesh A, Abdul-Rahman I, Finkelstein F, et al. Acute kidney injury in critically ill patients: a prospective randomized study of tidal peritoneal dialysis versus continuous renal replace-

ment therapy. *Ther Apher Dial.* 2018;22(4):371-379.
39. George J, Varma S, Kumar S, Thomas J, Gopi S, Pisharody R. Comparing continuous venovenous hemodiafiltration and peritoneal dialysis in critically ill patients with acute kidney injury: a pilot study. *Perit Dial Int.* 2011;31(4):422-429.
40. Gabriel DP, Caramori JT, Martim LC, Barretti P, Balbi AL. High volume peritoneal dialysis vs daily hemodialysis: a randomized, controlled trial in patients with acute kidney injury. *Kidney Int Suppl.* 2008(108):S87-S93.
41. Mehta RL, McDonald B, Gabbai FB, et al; Collaborative Group for Treatment of ARF in the ICU. A randomized clinical trial of continuous versus intermittent dialysis for acute renal failure. *Kidney Int.* 2001;60(3):1154-1163.
42. Al Rifai A, Sukul N, Wonnacott R, Heung M. Safety of arteriovenous fistulae and grafts for continuous renal replacement therapy: the Michigan experience. *Hemodial Int.* 2018;22(1):50-55.

图文摘要

对于需要CKRT的急性肾损伤危重患者，CVVH与CVVHD是否可行比较？

结论：开展CVVH与CVVHD的大型临床试验是可行的。在治疗的第一周，CVVH治疗患者对血滤管加压药的需求有改善的趋势。

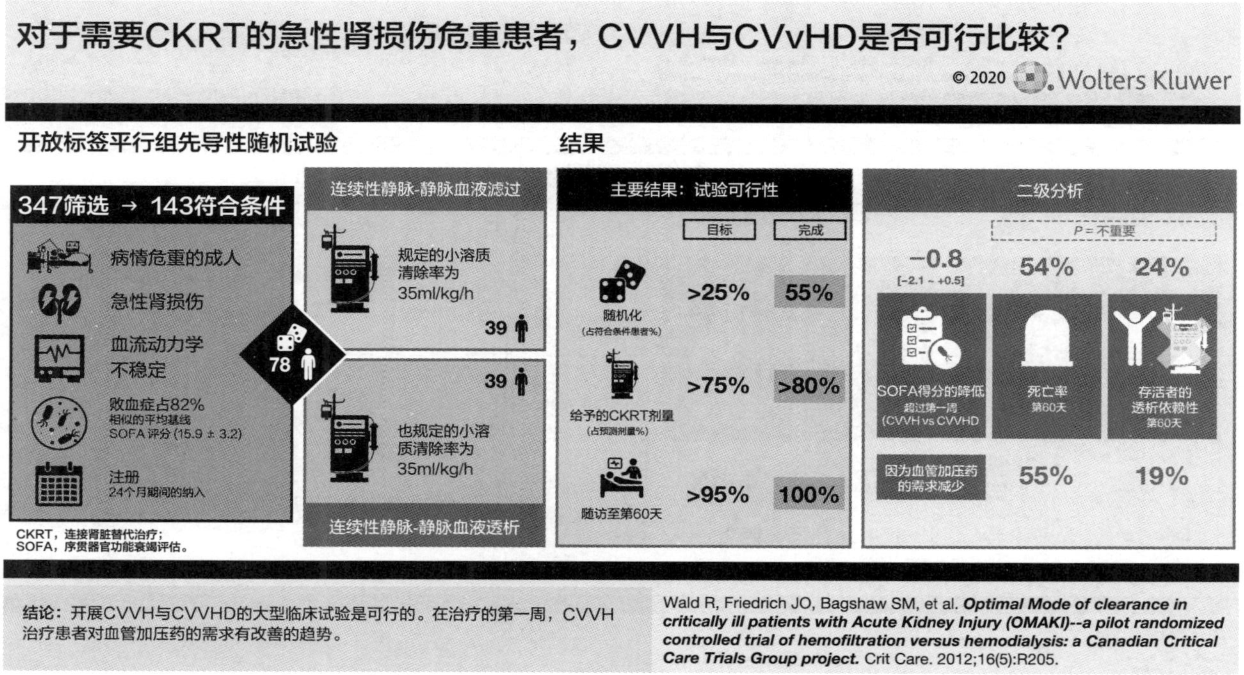

图文摘要 32.1

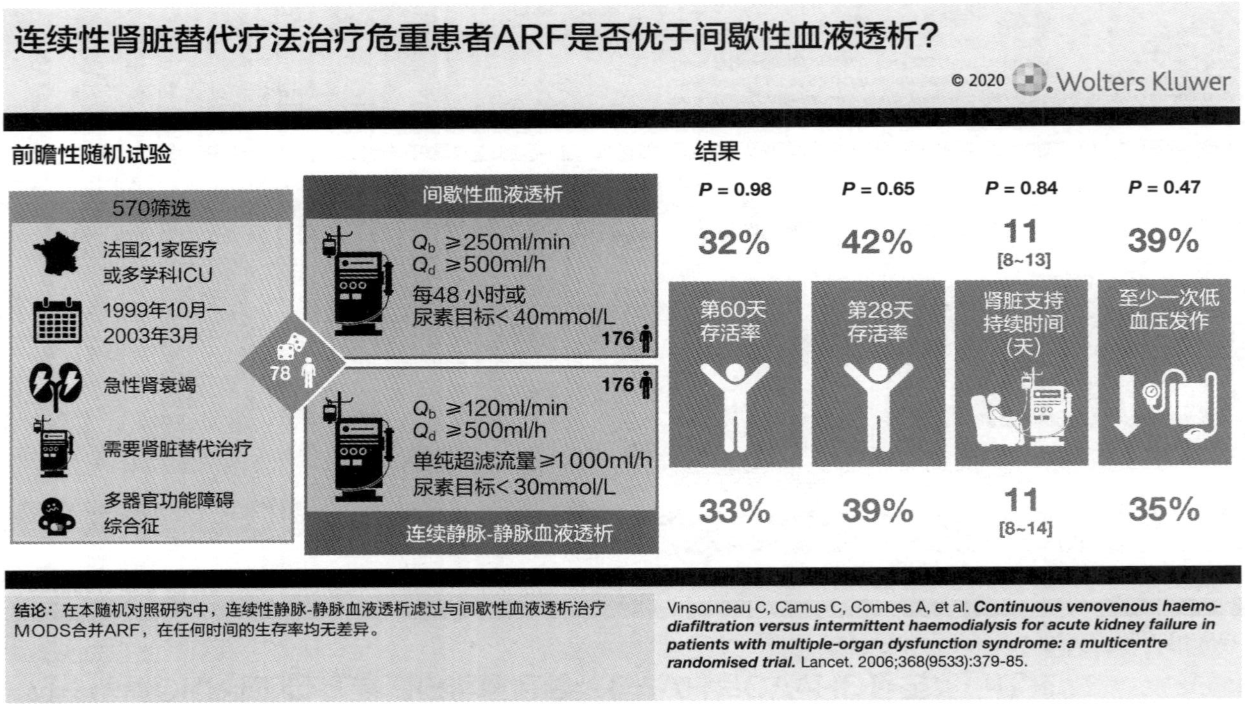
连续性肾脏替代疗法治疗危重患者ARF是否优于间歇性血液透析？
© 2020 Wolters Kluwer
前瞻性随机试验
570筛选
法国21家医疗
或多学科ICU
1999年10月—
2003年3月
急性肾衰竭
需要肾脏替代治疗
多器官功能障碍
综合征
78
间歇性血液透析
Qb ≥250ml/min
Qd ≥500ml/h
每48 小时或
尿素目标< 40mmol/L
176
176
Qb ≥120ml/min
Qd ≥500ml/h
单纯超滤流量≥1 000ml/h
尿素目标< 30mmol/L
连续静脉-静脉血液透析
结果
P = 0.98
P = 0.65
P = 0.84
P = 0.47
32%
42%
11
[8~13]
39%
第60天
存活率
第28天
存活率
肾脏支持
持续时间
(天)
至少一次低
血压发作
33%
39%
11
[8~14]
35%
结论：在本随机对照研究中，连续性静脉-静脉血液透析滤过与间歇性血液透析治疗MODS合并ARF，在任何时间的生存率均无差异。
Vinsonneau C, Camus C, Combes A, et al. Continuous venovenous haemodiafiltration versus intermittent haemodialysis for acute kidney failure in patients with multiple-organ dysfunction syndrome: a multicentre randomised trial. Lancet. 2006;368(9533):379-85.

图文摘要 32.2

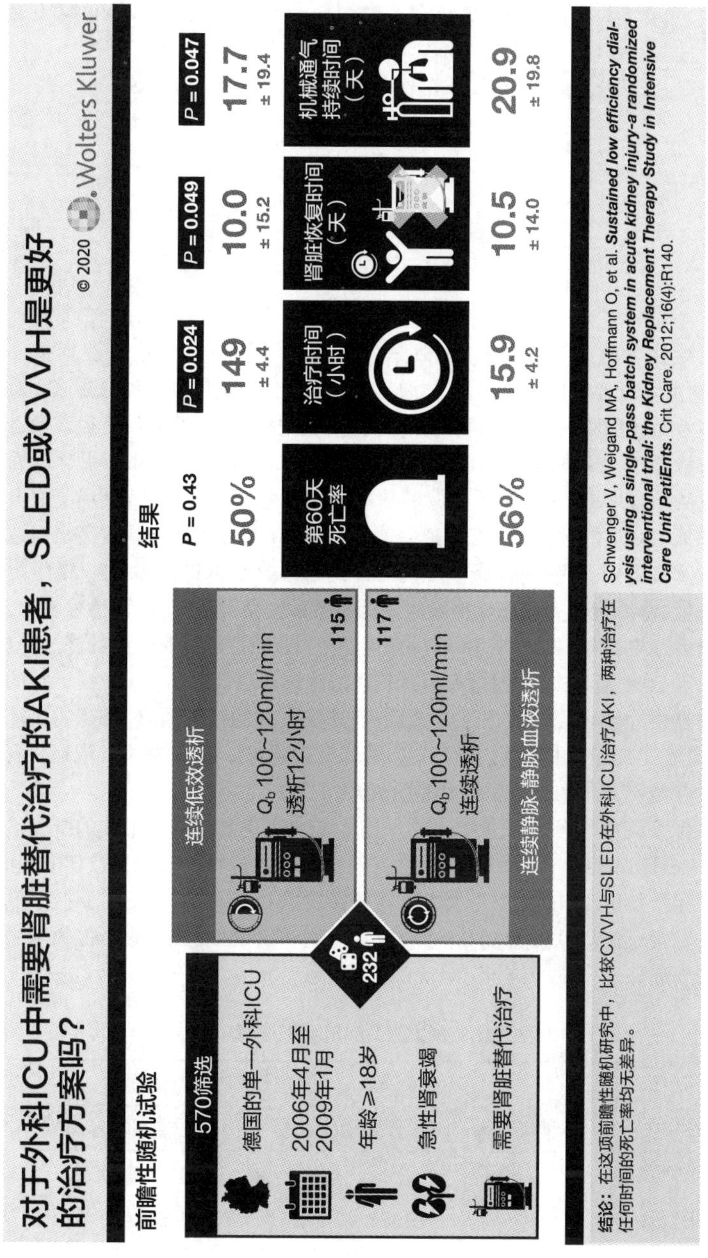
对于外科ICU中需要肾脏替代治疗的AKI患者，SLED或CVVH是更好的治疗方案吗？
© 2020 Wolters Kluwer
前瞻性随机试验
570筛选
德国的单一外科ICU
2006年4月至2009年1月
年龄≥18岁
急性肾衰竭
需要肾脏替代治疗
232
连续低效透析
Q_b 100~120ml/min
透析12小时
115
117
Q_b 100~120ml/min
连续透析
连续静脉-静脉血液透析
结果
P = 0.43
50%
第60天死亡率
56%
P = 0.024
149
± 4.4
治疗时间（小时）
15.9
± 4.2
P = 0.049
10.0
± 15.2
肾脏恢复时间（天）
10.5
± 14.0
P = 0.047
17.7
± 19.4
机械通气持续时间（天）
20.9
± 19.8
结论：在这项前瞻性随机研究中，比较CVVH与SLED在外科ICU治疗AKI，两种治疗在任何时间的死亡率均无差异。
Schwenger V, Weigand MA, Hoffmann O, et al. Sustained low efficiency dialysis using a single-pass batch system in acute kidney injury-a randomized interventional trial: the Kidney Replacement Therapy Study in Intensive Care Unit PatiEnts. Crit Care. 2012;16(4):R140.

图文摘要 32.3

33 抗凝与肾脏替代治疗

Andrew B. Barker, Ashita J. Tolwani

引言

连续性肾脏替代治疗（CKRT）是血流动力学不稳定合并急性肾损伤（AKI）的重症患者的首选透析方式，通常需要抗凝以防止体外循环的凝血。血液与体外循环回路的异物表面接触，会导致内源性和外源性凝血途径以及血小板的激活[1]。虽然 CKRT 计划每天 24 小时运行，但据报告，由于循环凝血等造成的治疗中断，平均每天实际的治疗时间接近 16 小时[2,3]。循环凝血会显著降低 CKRT 的效果[4]。有报道表明，在凝血和肝功能障碍导致高出血风险的危重患者中，不使用抗凝治疗仍可得到足够的 CKRT 血液滤器寿命[5-8]。在血流量、血细胞比容和总流出液流速保持不变的情况下，与弥散治疗相比，纯对流治疗模式如连续性静脉-静脉血液滤过（CVVH）始终有更高的滤过率。保持低于 20% 至 25% 的滤过率可延长血液滤器的通畅时间。无抗凝治疗的血液滤器寿命也可以通过以下方式延长：功能良好的血管通路、较高的血液量、在对流式 CKRT 中使用预稀释置换液降低血液滤过分数，减少气泡捕获器中的血液-空气接触，以及确保对警报做出及时反应[9,10]。

尽管采取这些措施，大多数接受 CKRT 的患者仍需要某种形式的抗凝治疗（表 33.1）。本章将讨论 CKRT 最常见的抗凝治疗选择：普通肝素（UFH）和局部枸橼酸盐抗凝（RCA）。不太常见的选择包括 UFH 联合鱼精蛋白中和、低分子量肝素（LMWH）、凝血酶拮抗剂（阿加曲班和比伐芦定）、肝素类似物和血小板抑制剂。表 33.2 总结了 CKRT 的抗凝剂量。

表 33.1　CKRT 的抗凝剂选择

临床情况	CKRT 的抗凝剂选项	
	无肝功能衰竭	严重肝功能衰竭
低出血风险	RCA，UFH	UFH，不抗凝
高出血风险	RCA	不抗凝
肝素诱导的血小板减少	RCA，阿加曲班	比伐芦定

CKRT，连续肾脏替代治疗；RCA，局部枸橼酸盐抗凝；UFH，普通肝素。

表 33.2 连续肾脏替代治疗常用抗凝剂的剂量

抗凝剂	负荷剂量	速率	监测
肝素 500U/ml	2 000~5 000U	5~10U/(kg·h)	体外环路 APTT 目标值 45~60s 或者抗Xa 活性 0.3~0.6IU/ml
局部肝素联合鱼精蛋白	N/A	滤器前肝素：1 000~1 500U/h 滤器后鱼精蛋白：10~12mg/h	患者 APTT <45s，同时体外环路 APTT 50~80s
局部枸橼酸盐抗凝	N/A	血枸橼酸浓度 3~4mmol/L	滤器后 iCa^{2+} <0.35mmol/L
依诺肝素	0.15mg/kg	0.05mg/(kg·h)	目标抗Xa 0.25~0.35
达肝素钠	15~25U/kg	5U/(kg·h)	目标抗Xa 0.25~0.35
阿加曲班	100μg/kg	1μg/(kg·min)	目标 APTT 为基线值的 1.5~2 倍，肝功能衰竭时起始剂量减少至 0.5μg/(kg·min)
前列环素	N/A	2~8ng/(kg·min) 注入预过滤器	N/A

APTT，活化部分凝血酶时间；iCa^{2+}，离子钙。

普通肝素（UFH）

UFH 广泛用于 CKRT[11]。UFH 使抗凝血酶Ⅲ活性增强 1 000 倍，进而抑制凝血因子Ⅱa(凝血酶)和Xa[12]。UFH 的分子量为 5 000~30 000Da。较大的 UFH 片段主要具有抗Ⅱa 的活性，而较小的片段主要抑制Xa。较大的片段比较小的片段清除更快。因此，在活化部分凝血活酶时间(aPTT)恢复正常范围时，由于较小片段的延迟清除，UFH 仍可通过抑制Xa 发挥抗凝作用[13-15]。UFH 的血浆半衰期约为 90 分钟，但在肾功能不全的情况下可延长至 3 小时。目前有许多使用全身肝素抗凝的 CKRT 方案，但尚未确定 CKRT 肝素抗凝的理想方案。肝素通常以 25~50U/kg 或 2 000~5 000IU 的起始推注剂量给药，然后以 5~10IU/(kg·h)的速度连续输注到透析回路的动脉分支中。最佳的 aPTT(即滤器凝血风险最小，并且几乎不增加出血风险)尚未确定[6,7,15-20]。经典方案的目标是体外循环中的 aPTT 在 45 到 60 秒之间，或抗 Xa 活性在 0.3 到 0.6IU/ml 之间。

UFH 的优点是价格低廉,使用广泛,为医生和护士所熟悉,易于给药,监测简单,并且可被鱼精蛋白逆转。缺点包括 UFH 的药代动力学难以预测且复杂(导致剂量变化)、可能发生 UFH 诱导性血小板减少症(HIT)、由于患者抗凝血酶水平低而产生肝素抵抗,以及增加出血风险[15]。van de Wetering 等人证实,UFH 延长滤器寿命的有效性与 aPTT 成正比,而与 UFH 剂量无关[16]。当 aPTT 增加 10 秒时,血液滤器凝血发生频率较低,但同时颅内或腹膜后出血发生率增加 50%。考虑到 UFH 的所有给药方法,出血事件发生率为 10%~50%,因出血导致的死亡率高达 15%[16-18]。为了最大限度减少 UFH 的全身效应,人们尝试局部肝素抗凝治疗,即滤器前给予 UFH、滤器后给予硫酸鱼精蛋白,从而将抗凝限制在体外环路中。然而,硫酸鱼精蛋白可能导致低血压和过敏反应,而且 UFH 和鱼精蛋白的使用方案难以标准化[21,22]。推荐滤器前 UFH(单位为 U)与滤器后鱼精蛋白(单位为 mg)的初始比值为 100,随后根据 aPTT 进行调整。调整比例的目的是使患者 aPTT 小于 45 秒,体外环路 APTT 在 50~80 秒之间。达到目标 aPTT 所需的鱼精蛋白量可能存在很大差异,因为 UFH-鱼精蛋白复合物会被网状内皮系统摄取并分解,从而将游离 UFH 和质胺释放到血液循环中[23]。在实践中,在滤器前以 1 000~1 500U/h 的速度输注 UFH,在滤器后以 10~12mg/h 的速度输注鱼精蛋白中和。如果使用这种方法,体外环路和患者的 aPTT 都要密切监测。很重要的一点,局部肝素化仍可以引起 HIT。

局部枸橼酸盐抗凝

20 世纪 60 年代,Morita 等人[24]首次报告了枸橼酸盐作为血液透析的抗凝剂,1990 年 Mehta 等人[25]首次报告了枸橼酸盐作为 CKRT 的抗凝剂。枸橼酸盐在体外循环开始时被注入血液,并通过螯合离子钙(iCa^{2+})提供抗凝作用[26-28](图 33.1)。镁离子也被枸橼酸盐螯合,但螯合程度较低。当 iCa^{2+}浓度在体外循环回路低于 0.35mmol/L(以滤过器后 iCa^{2+}水平测量)时,局部抗凝效果最佳,这相当于每升血液约 3~4mmol 枸橼酸盐[29]。由于枸橼酸盐是一种小分子物质,因此大部分钙-枸橼酸盐复合物可通过血液滤器清除。滤器后残留的任何钙-枸橼酸盐复合物被返回至患者体内,并通过肝脏、肾脏和骨骼肌代谢为碳酸氢盐。每个枸橼酸盐分子能产生三个碳酸氢盐分子:3Na 枸橼酸盐 + $3H_2CO_3$↔ 枸橼酸+$3NaHCO_3$[26-28]。钙-枸橼酸盐复合物释放的钙有助于恢复正常的 iCa^{2+}浓度,但需要全身性输注钙剂以补充流出液中丢失的钙。通过向回路末端或单独的静脉注射管路输注氯化钙或葡萄糖酸钙可以逆转 RCA[26-28]。通过频繁测量血浆钙浓度来调整补钙速率,以防止低钙血症或高钙血症。枸橼酸盐抗凝治疗的优势包括避免全身抗凝和 HIT。缺点是枸橼酸盐增加了 CKRT 的复杂性和劳动强度。

尽管 RCA 具有多个优点,但潜在并发症包括使用成品化高渗性枸橼酸盐

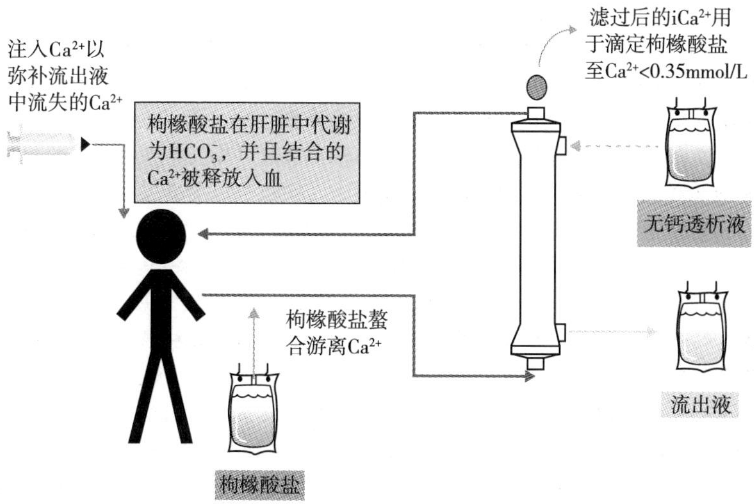

图 33.1 局部枸橼酸盐抗凝循环

溶液[例如，4% 枸橼酸三钠 Trisodium citrate，TSC 和 2.2% 抗凝剂枸橼酸盐葡萄(anticoagulant citrate，ACD)溶液]引起的高钠血症，低钙血症，高钙血症和酸碱平衡紊乱[26-28]。因此，需要经常监测体循环中的酸碱状态、电解质和离子钙。枸橼酸盐负荷过高可能导致代谢性碱中毒。降低碱中毒风险的方法包括减少血流量，从而减少维持治疗水平所需的枸橼酸盐量，或增加流出液流速[30,31]。重度肝衰竭和乳酸酸中毒患者可能出现枸橼酸盐代谢困难并发生枸橼酸盐蓄积，表现为全身 iCa^{2+}低、总血清钙升高、代谢性酸中毒和阴离子间隙增加[32-35]。枸橼酸盐蓄积导致全身 iCa^{2+}浓度下降，而钙结合分数升高。如果为了纠正低 iCa^{2+}而增加钙输入量，则大部分钙将与枸橼酸盐结合。出现总钙不成比例地升高，而 iCa^{2+}仍然维持较低水平。最终，钙间隙(总钙-iCa^{2+})或钙比值(总钙/iCa^{2+})也将升高。当血清总钙与 iCa^{2+}浓度的比值超过 2.5 时，提示可能发生了枸橼酸盐蓄积。可通过减少血流量、增加流出液流速、降低血液滤器中的目标枸橼酸盐浓度或改为其他替代抗方形式来应对枸橼酸盐蓄积[30,31]。如果枸橼酸盐输注不足以充分缓冲酸中毒，也可能导致代谢性酸中毒。这可以通过增加血流量或降低流出液流速来纠正[30,31]。如果监测得当，局部枸橼酸盐相关并发症并不常见，并且 RCA 已安全地应用于晚期肝病患者以及肝移植围术期患者[36-38]。

由于存在发生电解质紊乱的潜在风险，应至少每 6 小时监测一次电解质，包括 iCa^{2+}、镁和计算阴离子间隙。每日至少 2 次监测总血钙浓度，以计算钙比值或钙离子间隙。是否监测循环中抗凝疗效则取决于枸橼酸盐的输注方式。如果枸橼酸盐的剂量相对于血流量固定，只要血流量恒定，就无需频繁监

测循环 iCa^{2+}水平(即滤器后 iCa^{2+}水平)。如果枸橼酸盐剂量未与恒定的血液流速相固定,则应至少每 6 小时测量一次滤过后 iCa^{2+}水平,并滴定枸橼酸盐输入量,使 iCa^{2+}低于 0.35mmol/L。一旦 48~72 小时后达到了稳定状态且患者情况保持稳定,则可将电解质监测频率降至每 12 小时一次。

文献中描述了各种 RCA 方法[39-56]。枸橼酸盐可作为单独的枸橼酸盐溶液给药或添加至不含钙的预稀释置换液中。枸橼酸盐的抗凝作用可以通过滤器后 iCa 和滴定枸橼酸盐来测量,以维持回路 iCa^{2+} 低于 0.35mmol/L,或者可以计算维持血液中 3~4mmol/L 浓度所需的枸橼酸量,并将其固定在血液流速上,而无需测量滤器后 iCa^{2+}水平。表 33.3 列出了使用最常见的枸橼酸盐溶液(4%TSC 和 2.2%ACD-A)时各种血液流速所需的固定枸橼酸盐速率。使用枸橼酸盐抗凝治疗时,可能需要调整透析液成分,具体取决于使用的枸橼酸盐制剂。使用 4%TSC 或其他高渗枸橼酸盐溶液会给患者带来非常大的钠负荷(4%TCA 溶液中 420mmol/L),可能需要代偿性低钠置换液和/或透析液,以防止发生电解质异常。由于枸橼酸盐可提供碱负荷,因此可能需要降低缓冲剂(如碳酸氢盐、乳酸盐)的浓度或从透析液和置换液中去除缓冲剂。透析液和置换液通常不含钙,以防止体外循环中的枸橼酸盐效应发生逆转,但含钙溶液也曾成功使用过[57,58]。

表 33.3 固定血液流速中常用枸橼酸盐制剂的剂量

QB/(ml·min^{-1})	4%TSC/(ml·h^{-1})	ACD-A/(ml·h^{-1})
达到血液枸橼酸盐浓度 3mmol/L 所注入的枸橼酸盐量		
100	132	159
125	165	200
150	199	239
200	265	319
为达到 4mmol/L 血液枸橼酸盐浓度而输送的枸橼酸盐量		
100	175	210
125	218	262
150	262	315
200	350	420

ACD-A,抗凝剂枸橼酸盐-葡萄糖 A;QB,血液流速;TSC,枸橼酸三钠。

多项随机试验[39-43,59-62]和三项 Meta 分析[63-65]表明,RCA 在保持滤器通畅性方面优于 UFH,并降低了包括出血在内的不良事件风险。UFH 或 RCA 均无生存获益(参见图文摘要 33.1、图文摘要 33.2 和图文摘要 33.3)[63-65]。最大型的 Meta 分析(11 项随机试验,992 例患者)比较了 RCA 与全身性(9 项试验)或局部(2 项试验)肝素,RCA 循环损耗的风险低于局部肝素抗凝[*HR* 0.52,95%*CI* 0.35~0.77,*P*= 0.001]和全身肝素抗凝(HR 0.76,95%*CI* 0.59~0.98,*P*=0.04)。与全身肝素抗凝相比,RCA 的出血风险较低(*RR* 0.36,95%*CI* 0.21~0.60,*P*<0.001),与局部肝素抗凝的出血风险相似。作者报告 UFH 组的 HIT 发生率较高,而枸橼酸盐组的低钙血症发生率升高。各组间未见明显生存差异。本研究得出的结论是,对于没有枸橼酸盐禁忌证的 AKI 患者,在进行 CKRT 时应将 RCA 视为比 UFH 更好的抗凝剂。

阿加曲班

阿加曲班是用于 HIT 患者的第二代直接凝血酶抑制剂,是 HIT 患者的首选 CKRT 抗凝剂。对于阿加曲班,最新文献建议先以 100μg/kg 静脉推注,而后以 1μg/(kg·min)的速度输注,或根据危重症程度给药。用于估算阿加曲班输注速率[μg/(kg·min)]的公式如下:2.15–[0.06× 急性生理学和慢性健康状况评分系统(APACHE)Ⅱ评分]或 2.06–[0.03× 简化急性生理学评分(SAPS)Ⅱ评分][66]。肝衰竭时需要减少阿加曲班的剂量。目标 aPTT 为基线的 1.5~2 倍。如果患者患有重度肝病,阿加曲班输注剂量应减少至 0.5μg/(kg·min)。

结论

CKRT 抗凝剂的选择应根据可及性、患者特征、医生和护理人员的专业知识,以及监测的难易程度来决定。尽管过去一直认为全身肝素化是 CKRT 的标准治疗,但多项随机对照试验(RCT)表明,在血液滤过滤器的寿命和出血风险方面,RCA 优于肝素全身抗凝治疗。通过规范流程、适当培训,以及更安全的枸橼酸盐溶液的应用和 CKRT 枸橼酸盐集成软件,可避免 RCA 代谢性并发症的发生。最近的研究表明,肝功能衰竭患者甚至可以通过加强监测和调整枸橼酸盐剂量来使用枸橼酸盐。基于这些原因,改善全球肾脏病预后组织(KDIGO)的 AKI 临床实践指南推荐,对于无禁忌证的重症患者,RCA 是 CKRT 的首选抗凝方式[67]。

(陈孜瑾　谢静远 译,杨聚荣 校)

参考文献

1. Schetz M. Anticoagulation in continuous renal replacement therapy. *Contrib Nephrol.* 2001;(132):283-303.
2. Venkataraman R, Kellum JA, Palevsky P. Dosing patterns for continuous renal replacement therapy at a large academic medical center in the United States. *J Crit Care.* 2002;17:246-250.
3. Luyckx VA, Bonventre JV. Dose of dialysis in acute renal failure. *Semin Dial.* 2004;17:30-36.
4. Tolwani A. Continuous renal-replacement therapy for acute kidney injury. *N Engl J Med.* 2012;367:2505-2514.
5. Bellomo R, Parkin G, Love J, Boyce N. Use of continuous haemodiafiltration: an approach to

the management of acute renal failure in the critically ill. *Am J Nephrol.* 1992;12:240-245.
6. Morabito S, Guzzo I, Solazzo A, et al. Continuous renal replacement therapies: anticoagulation in the critically ill at high risk of bleeding. *J Nephrol.* 2003;16:566-571.
7. Tan HK, Baldwin I, Bellomo R. Continuous veno-venous hemofiltration without anticoagulation in high-risk patients. *Intensive Care Med.* 2000;26:1652-1657.
8. Uchino S, Fealy N, Baldwin I, et al. Continuous venovenous hemofiltration without anticoagulation. *ASAIO J.* 2004;50:76-80.
9. Davies H, Leslie G. Maintaining the CRRT circuit: non-anticoagulant alternatives. *Aust Crit Care.* 2006;19:133-138.
10. Joannidis M, Oudemans-van Straaten HM. Clinical review: patency of the circuit in continuous renal replacement therapy. *Crit Care.* 2007;11:218.
11. Uchino S, Bellomo R, Morimatsu H, et al. Continuous renal replacement therapy: a worldwide practice survey. The beginning and ending supportive therapy for the kidney (B.E.S.T. kidney) investigators. *Intensive Care Med.* 2007;33:1563-1570.
12. Damus PS, Hicks M, Rosenberg RD. Anticoagulant action of heparin. *Nature.* 1973;246: 355-357.
13. Baker BA, Adelman MD, Smith PA, Osborn JC. Inability of the activated partial thromboplastin time to predict heparin levels. Time to reassess guidelines for heparin assays. *Arch Intern Med.* 1997;157:2475-2479.
14. Greaves M, Control of Anticoagulation Subcommittee of the Scientific and Standardization Committee of the International Society of Thrombosis and Haemostasis. Limitations of the laboratory monitoring of heparin therapy. Scientific and Standardization Committee Communications: on behalf of the Control of Anticoagulation Subcommittee of the Scientific and Standardization Committee of the International Society of Thrombosis and Haemostasis. *Thromb Haemost.* 2002;87:163-164.
15. Hirsh J, Warkentin TE, Shaughnessy SG, et al. Heparin and low-molecular-weight heparin: mechanisms of action, pharmacokinetics, dosing, monitoring, efficacy, and safety. *Chest.* 2001;119:64S-94S.
16. van de Wetering J, Westendorp RG, van der Hoeven JG, et al. Heparin use in continuous renal replacement procedures: the struggle between filter coagulation and patient hemorrhage. *J Am Soc Nephrol.* 1996;7:145-150.
17. Davenport A, Will EJ, Davison AM. Comparison of the use of standard heparin and prostacyclin anticoagulation in spontaneous and pump-driven extracorporeal circuits in patients with combined acute renal and hepatic failure. *Nephron.* 1994;66:431-437.
18. Martin PY, Chevrolet JC, Suter P, et al. Anticoagulation in patients treated by continuous venovenous hemofiltration: a retrospective study. *Am J Kidney Dis.* 1994;24:806-816.
19. Bellomo R, Teede H, Boyce N. Anticoagulant regimens in acute continuous hemodiafiltration: a comparative study. *Intensive Care Med.* 1993;19:329-332.
20. Leslie GD, Jacobs IG, Clarke GM. Proximally delivered dilute heparin does not improve circuit life in continuous venovenous haemodiafiltration. *Intensive Care Med.* 1996;22:1261-1264.
21. Kaplan AA, Petrillo R. Regional heparinization for continuous arterio-venous hemofiltration (CAVHV). *ASAIO Trans.* 1987;33:312-315.
22. Horrow JC. Protamine: a review of its toxicity. *Anesth Analg.* 1985;64:348-361.
23. Blaufox MD, Hampers CL, Merrill JP. Rebound anticoagulation occurring after regional heparinization for hemodialysis. *Trans Am Soc Artif Intern Organs.* 1966;12:207-209.
24. Morita Y, Johnson RW, Dorn RE, et al. Regional anticoagulation during hemodialysis using citrate. *Am J Med Sci.* 1961;242:32-43.
25. Mehta RL, McDonald BR, Aguilar MM, et al. Regional citrate anticoagulation for continuous arteriovenous hemodialysis in critically ill patients. *Kidney Int.* 1990;38:976-981.
26. Oudemans-van Straaten HM, Ostermann M. Bench-to-bedside review: citrate for continuous renal replacement therapy, from science to practice. *Crit Care.* 2012;16:249.
27. Tolwani A, Wille KM. Advances in continuous renal replacement therapy. Citrate anticoagulation update. *Blood Purif.* 2012;34:88-93.
28. Davenport A, Tolwani A. Citrate anticoagulation for continuous renal replacement therapy (CRRT) in patients with acute kidney injury admitted to the intensive care unit. *NDT Plus* 2009;2:439-447.
29. Calatzis A, Toepfer M, Schramm W, et al. Citrate anticoagulation for extracorporeal circuits: effects on whole blood coagulation activation and clot formation. *Nephron.* 2001;89:233-236.
30. Morabito S, Pistolesi V, Tritapepe L, et al. Regional citrate anticoagulation for RRTs in critically ill patients with AKI. *Clin J Am Soc Nephrol.* 2014;9:2173-2188.
31. Schneider AG, Journois D, Rimmelé T. Complications of regional citrate anticoagulation: accumulation or overload? *Crit Care.* 2017;21(1):281.
32. Apsner R, Schwarzenhofer M, Derfler K, et al. Impairment of citrate metabolism in acute hepatic failure. *Wien Klin Wochenschr.* 1997;109:123-127.

33. Kramer L, Bauer E, Joukhadar C, et al. Citrate pharmacokinetics and metabolism in cirrhotic and noncirrhotic critically ill patients. *Crit Care Med.* 2003;31:2450-2455.
34. Meier-Kriesche HU, Gitomer J, Finkel K, DuBose T. Increased total to ionized calcium ratio during continuous venovenous hemodialysis with regional citrate anticoagulation. *Crit Care Med.* 2001;29:748-752.
35. Bakker AJ, Boerma EC, Keidel H, et al. Detection of citrate overdose in critically ill patients on citrate-anticoagulated venovenous haemofiltration: use of ionised and total/ionised calcium. *Clin Chem Lab Med.* 2006;44:962-966.
36. Saner FH, Treckmann JW, Geis A, et al. Efficacy and safety of regional citrate anticoagulation in liver transplant patients requiring post-operative renal replacement therapy. *Nephrol Dial Transplant.* 2012;127:1651-1657.
37. Slowinski T, Morgera S, Joannidis M, et al. Safety and efficacy of regional citrate anticoagulation in continuous venovenous hemodialysis in the presence of liver failure: the liver citrate anticoagulation threshold (L-CAT) observational study. *Crit Care.* 2015;19:349.
38. Zhang W, Bai M, Yu Y, et al. Safety and efficacy of regional citrate anticoagulation for continuous renal replacement therapy in liver failure patients: a systematic review and meta-analysis. *Crit Care.* 2019;23:22.
39. Monchi M, Berghmans D, Ledoux D, et al. Citrate vs. heparin for anticoagulation in continuous venovenous hemofiltration: a prospective randomized study. *Intensive Care Med.* 2004;30:260-265.
40. Hetzel GR, Schmitz M, Wissing H, et al. Regional citrate versus systemic heparin for anticoagulation in critically ill patients on continuous venovenous haemofiltration: a prospective randomized multicentre trial. *Nephrol Dial Transplant.* 2011;26:232-239.
41. Oudemans-van Straaten HM, Bosman RJ, Koopmans M, et al. Citrate anticoagulation for continuous venovenous hemofiltration. *Crit Care Med.* 2009;37:545-552.
42. Gattas DJ, Rajbhandari D, Bradford C, et al. A randomized controlled trial of regional citrate versus regional heparin anticoagulation for continuous renal replacement therapy in critically ill adults. *Crit Care Med.* 2015;43:1622-1629.
43. Stucker F, Ponte B, Tataw J, et al. Efficacy and safety of citrate-based anticoagulation compared to heparin in patients with acute kidney injury requiring continuous renal replacement therapy: a randomized controlled trial. *Crit Care.* 2015;19:91.
44. Tolwani AJ, Prendergast MB, Speer RR, et al. A practical citrate anticoagulation continuous venovenous hemodiafiltration protocol for metabolic control and high solute clearance. *Clin J Am Soc Nephrol.* 2006;1:79-87.
45. Mehta RL, McDonald BR, Ward DM. Regional citrate anticoagulation for continuous arteriovenous hemodialysis. An update after 12 months. *Contrib Nephrol.* 1991;93:210-214.
46. Gabutti L, Marone C, Colucci G, et al. Citrate anticoagulation in continuous venovenous hemodiafiltration: a metabolic challenge. *Intensive Care Med.* 2002;28:1419-1425.
47. Bagshaw SM, Laupland KB, Boiteau PJ, Godinez-Luna T. Is regional citrate superior to systemic heparin anticoagulation for continuous renal replacement therapy? A prospective observational study in an adult regional critical care system. *J Crit Care.* 2005;20:155-161.
48. Thoenen M, Schmid ER, Binswanger U, et al. Regional citrate anticoagulation using a citrate-based substitution solution for continuous venovenous hemofiltration in cardiac surgery patients. *Wien Klin Wochenschr.* 2002;114:108-114.
49. Hofmann RM, Maloney C, Ward DM, Becker BN. A novel method for regional citrate anticoagulation in continuous venovenous hemofiltration (CVVHF). *Ren Fail.* 2002;24:325-335.
50. Mitchell A, Daul AE, Beiderlinden M, et al. A new system for regional citrate anticoagulation in continuous venovenous hemodialysis (CVVHD). *Clin Nephrol.* 2003;59:106-114.
51. Morgera S, Scholle C, Melzer C, et al. A simple, safe and effective citrate anticoagulation protocol for the genius dialysis system in acute renal failure. *Nephron Clin Pract.* 2004;98:c35-c40.
52. Swartz R, Pasko D, O'Toole J, Starmann B. Improving the delivery of continuous renal replacement therapy using regional citrate anticoagulation. *Clin Nephrol.* 2004;61:134-143.
53. Cointault O, Kamar N, Bories P, et al. Regional citrate anticoagulation in continuous venovenous haemodiafiltration using commercial solutions. *Nephrol Dial Transplant.* 2004;19:171-178.
54. Egi M, Naka T, Bellomo R, et al. A comparison of two citrate anticoagulation regimens for continuous veno-venous hemofiltration. *Int J Artif Organs.* 2005;28:1211-1218.
55. Bihorac A, Ross EA. Continuous venovenous hemofiltration with citrate-based replacement fluid: efficacy, safety, and impact on nutrition. *Am J Kidney Dis.* 2005;46:908-918.
56. Naka T, Egi M, Bellomo R, et al. Low-dose citrate continuous veno-venous hemofiltration (CVVH) and acid-base balance. *Int J Artif Organs.* 2005;28:222-228.
57. Ong SC, Wille KM, Speer R, Tolwani AJ. A continuous veno-venous hemofiltration protocol with anticoagulant citrate dextrose formula A and a calcium-containing replacement fluid. *Int J Artif Organs.* 2014;37:499-502.
58. Kirwan CJ, Hutchison R, Ghabina S, et al. Implementation of a simplified regional citrate an-

ticoagulation protocol for post-dilution continuous hemofiltration using a bicarbonate buffered, calcium containing replacement solution. *Blood Purif.* 2016;42:349-355.
59. Kutsogiannis DJ, Gibney RT, Stollery D, et al. Regional citrate versus systemic heparin anticoagulation for continuous renal replacement in critically ill patients. *Kidney Int.* 2005;67:2361-2367.
60. Betjes MG, van Oosterom D, van Agteren M, et al. Regional citrate versus heparin anticoagulation during venovenous hemofiltration in patients at low risk for bleeding: similar hemofilter survival but significantly less bleeding. *J Nephrol.* 2007;20:602-608.
61. Fealy N, Baldwin I, Johnstone M, et al. A pilot randomized controlled crossover study comparing regional heparinization to regional citrate anticoagulation for continuous venovenous hemofiltration. *Int J Artif Organs.* 2007;30:301-307.
62. Schilder L, Nurmohamed SA, Bosch FH, et al. Citrate anticoagulation versus systemic heparinisation in continuous venovenous hemofiltration in critically ill patients with acute kidney injury: a multi-center randomized clinical trial. *Crit Care.* 2014;18:472.
63. Zhang Z, Hongying N. Efficacy and safety of regional citrate anticoagulation in critically ill patients undergoing continuous renal replacement therapy. *Intensive Care Med.* 2012;38:20-28.
64. Wu MY, Hsu YH, Bai CH, et al. Regional citrate versus heparin anticoagulation for continuous renal replacement therapy: a meta-analysis of randomized controlled trials. *Am J Kidney Dis.* 2012;59:810-818.
65. Bai M, Zhou M, He L, et al. Citrate versus heparin anticoagulation for continuous renal replacement therapy: an updated meta-analysis of RCTs. *Intensive Care Med.* 2015;41:2098-2110.
66. Link A, Girndt M, Selejan S, Mathes A, Bohm M, Rensing H. Argatroban for anticoagulation in continuous renal replacement therapy. *Crit Care Med.* 2009;37(1):105-110.
67. Kidney Disease: Improving Global Outcomes (KDIGO) Acute Kidney Injury Work Group. KDIGO clinical practice guideline for acute kidney injury. *Kidney Int Suppl.* 2012;2:1.

图文摘要

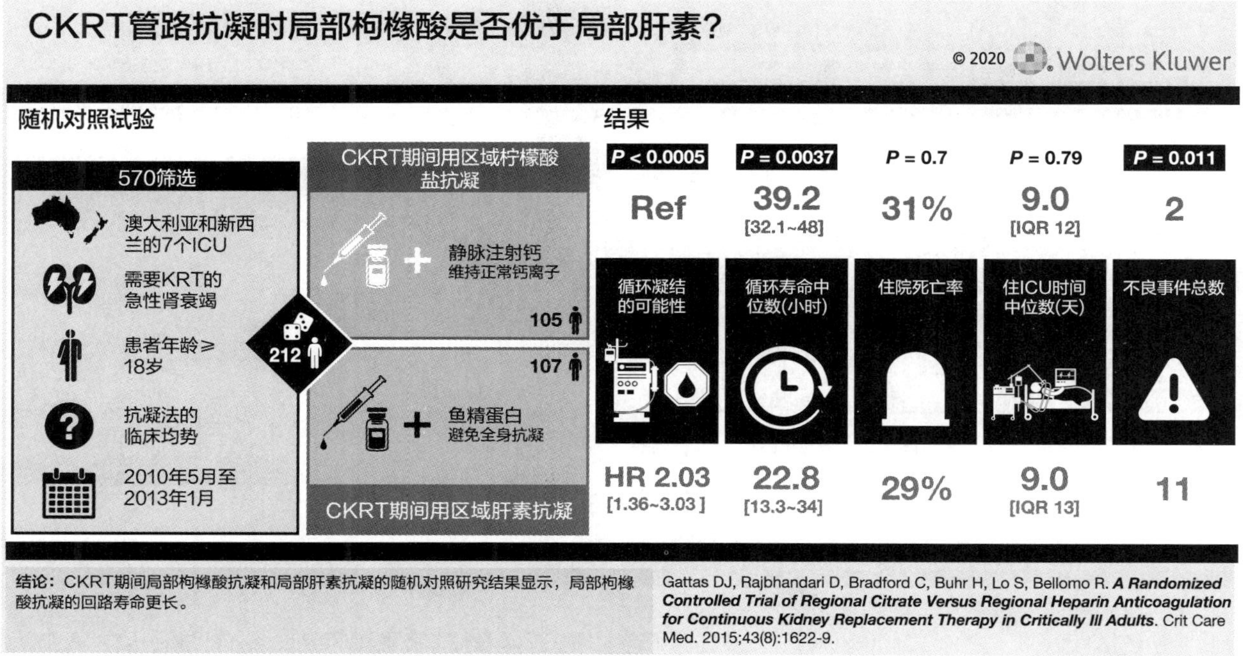

图文摘要 33.1

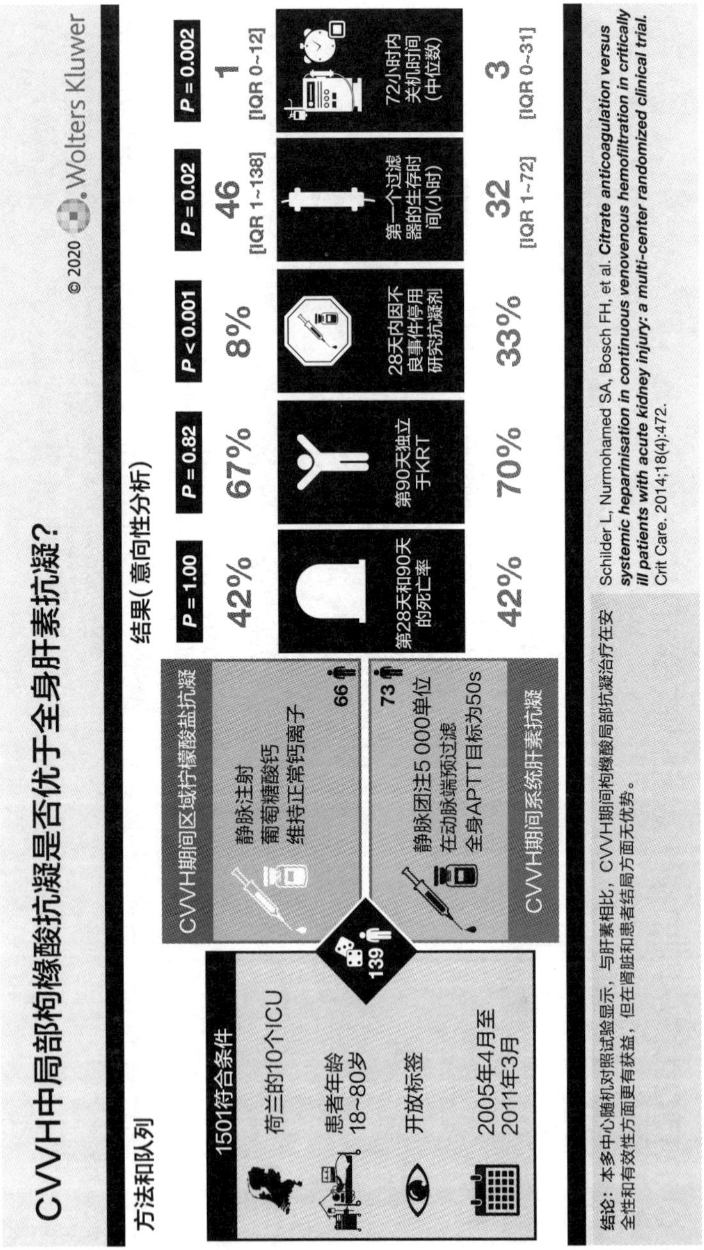
CVVH中局部枸橼酸抗凝是否优于全身肝素抗凝？
© 2020 Wolters Kluwer
方法和队列
1501符合条件
荷兰的10个ICU
患者年龄
18~80岁
开放标签
2005年4月至
2011年3月
139
CVVH期间区域柠檬酸盐抗凝
静脉注射
葡萄糖酸钙
维持正常钙离子
66
73
静脉团注5 000单位
在动脉端预过滤
全身APTT目标为50s
CVVH期间系统肝素抗凝
结果（意向性分析）
P = 1.00
42%
第28天和90天的死亡率
42%
P = 0.82
67%
第90天独立于KRT
70%
P < 0.001
8%
28天内因不良事件停用研究抗凝剂
33%
P = 0.02
46
[IQR 1~138]
第一个过滤器的生存时间(小时)
32
[IQR 1~72]
P = 0.002
1
[IQR 0~12]
72小时内关机时间（中位数）
3
[IQR 0~31]
结论：本多中心随机对照试验显示，与肝素相比，CVVH期间枸橼酸局部抗凝治疗在安全性和有效性方面更有获益，但在肾脏和患者结局方面无优势。
Schilder L, Nurmohamed SA, Bosch FH, et al. Citrate anticoagulation versus systemic heparinisation in continuous venovenous hemofiltration in critically ill patients with acute kidney injury: a multi-center randomized clinical trial. Crit Care. 2014;18(4):472.

图文摘要 33.2

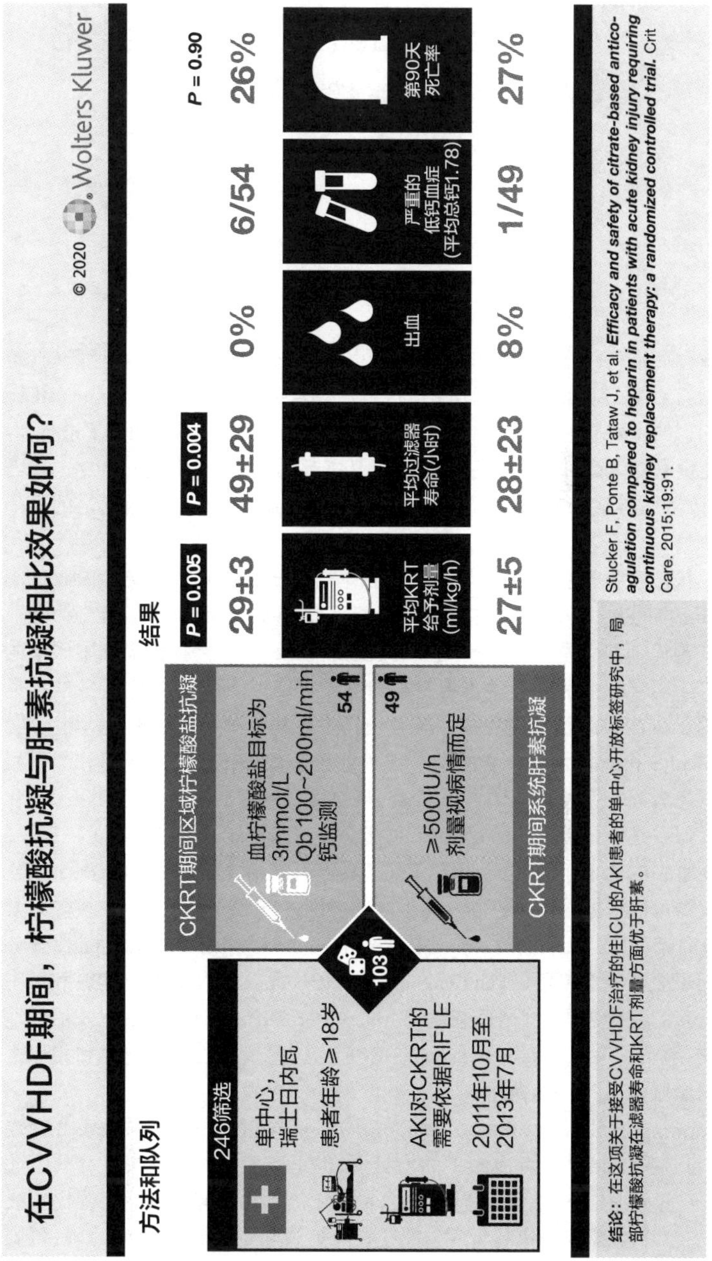
在CVVHDF期间，柠檬酸抗凝与肝素抗凝相比效果如何？
© 2020 Wolters Kluwer
方法和队列
246筛选
单中心，
瑞士日内瓦
患者年龄≥18岁
AKI对CKRT的
需要依据RIFLE
2011年10月至
2013年7月
103
CKRT期间区域柠檬酸盐抗凝
血柠檬酸盐目标为
3mmol/L
Qb 100~200ml/min
钙监测
54
49
≥500IU/h
剂量视病情而定
CKRT期间系统肝素抗凝
结果
P = 0.005
P = 0.004
P = 0.90
29±3
49±29
0%
6/54
26%
平均KRT
给予剂量
(ml/kg/h)
平均过滤器
寿命(小时)
出血
严重的
低钙血症
(平均总钙1.78)
第90天
死亡率
27±5
28±23
8%
1/49
27%
结论：在这项关于接受CVVHDF治疗的住ICU的AKI患者的单中心开放标签研究中，局部柠檬酸抗凝在滤器寿命和KRT剂量方面优于肝素。
Stucker F, Ponte B, Tataw J, et al. Efficacy and safety of citrate-based anticoagulation compared to heparin in patients with acute kidney injury requiring continuous kidney replacement therapy: a randomized controlled trial. Crit Care. 2015;19:91.

图文摘要 33.3

34 重症监护的血液净化

Aron Jansen, Peter Pickkers

介绍

脓毒症定义为宿主对感染反应失调引起的危及生命的器官功能障碍，是导致器官衰竭，包括急性肾损伤(AKI)和重症监护室(intensive care unit，ICU)患者死亡的主要原因之一[1]。尽管在过去几十年中支持性治疗取得了进步，但目前还没有专门针对脓毒症的靶向疗法，其引起的死亡率仍然超过30%[2]。因此，在改善脓毒症患者临床结局的针对性干预措施方面存在未被满足的医疗需求。

在脓毒症病理生理中，循环中的病原体相关分子模式(pathogen-associated molecular patterns，PAMP)，包括内毒素(脂多糖 lipopolysaccharides，LPS)，会被免疫细胞识别并引发快速且压倒性的炎症级联反应。接着，促炎细胞因子的过度产生可导致血流动力学不稳定和内脏器官衰竭，而同样过量释放的抗炎细胞因子可能会严重抑制免疫系统并使宿主容易受到继发感染[3]。相应地，血浆中 LPS 和细胞因子升高的水平与脓毒症患者 AKI 的高发病率和严重程度以及患者死亡率增加相关[4-6]。因此，从血液循环中清除多余的细胞因子和内毒素似乎是一个合理的治疗选择，可能会改善脓毒症的结局。

在过去的几十年间，已经开发了几种具有不同结合能力的血液净化仪器。这些仪器可以根据其作用机制分为不同的类别：LPS 结合装置[例如多黏菌素 B 血液灌流(PMX)装置；Toraymyxin，Toray Medical Co.，Ltd，Tokyo，Japan]，体外细胞因子血液吸附装置(例如 CytoSorb，Cytosorbents Co.，NJ，USA)，LPS 和细胞因子捕获的组合装置(例如百希瑞 oXiris，Baxter，Meyzieu，France)，以及治疗性血浆交换(therapeutic plasma exchange，TPE)。这些仪器之间的差异和相似之处的图形概述如图 34.1 所示。

Toraymyxin 装置由一个血液灌流柱组成，该柱包含固着多黏菌素 B 固定纤维，可选择性结合患者血液中的内毒素，但不能捕获内源性炎症介质。此外，由于它不提供任何溶质清除功能，故 PMX 治疗不能作为肾脏替代疗法(KRT)[7]。中空纤维净化装置 oXiris 具有丙烯腈和甲磺酸盐(AN69)膜，可同时捕获内毒素和细胞因子，并可作为一种 KRT 同时使用，而 CytoSorb 是一种多孔吸附聚合物珠装置，不允许同时进行 KRT 或内毒素的结合，但可以通过

	Toraymyxin	CytoSorb	oXiris	TPE
治疗模式	血液灌流	血液灌流	血液灌流	血液滤过血浆分离/离心分离
核膜的类型及结构	固定了多黏菌素B的编织聚苯乙烯纤维	PVP包覆的PSDVB珠子	中空纤维AN69膜	高透性PE膜
捕获	内毒素	炎症介质	内毒素和炎症介质	所有可溶性血浆因子
清除机制	表面吸附	表面吸附和浆料排除	表面吸附和浆料排除	血液滤过
能否被用作KRT	不能	不能	可以	可以
有效证据	多个大型随机对照试验[10-12]	两项小型随机对照试验[19,20]	病例系列1项回顾性研究[22]	较小的随机对照试验1项荟萃分析[26]
试验结果	对28天死亡率无影响对EAA ↑mHLA-DR表达无影响	对血浆IL-6浓度或临床结局参数无影响	与改善生存和血流动力学参数相关	与成人生存率提高相关

图 34.1 目前可用的体外血液净化技术的异同。AN69,丙烯腈和甲磺酸盐;EAA,内毒素活性测定;HLA,人类白细胞抗原;IL-6,白细胞介素6;PE,聚乙烯;PSDVB,多孔聚苯乙烯二乙烯基苯;PVP,聚乙烯吡咯烷酮;KRT,肾脏替代疗法;TPE,治疗性血浆置换

表面吸附和尺寸排阻选择性地去除分子量高达60kDa的循环细胞因子[例如白细胞介素(interleukin,IL)-1β、IL-6、IL-8、IL-10和肿瘤坏死因子(tumor necrosis factor,TNF]-α)][7]。TPE的原理是从全血中分离出受影响的血浆,并用新鲜冷冻血浆(fresh frozen plasma,FFP)、白蛋白或生理盐水代替,从而去除血液循环中的内毒素、细胞因子和其他潜在有害物质。此外,可以使用TPE补充可能耗尽的有益物质,例如凝血因子。多年来,已经进行了多项研究来评估不同血液净化技术的临床疗效。本章回顾了有关血液净化技术的相关文献,并为临床医生提供在临床实践中使用这些技术的建议。

多黏菌素B血液灌流

多黏菌素B血液灌流自1981年开发,并于1994年被日本健康保险系统批准用于治疗内毒素血症[8],是我们今天所知的最早和研究最透彻的血液净化技术之一。该技术基于多黏菌素B对循环内毒素的选择性结合,多黏菌素B是一种源自多黏芽孢杆菌的抗生素,对革兰氏阴性微生物具有很强的杀菌

活性,并具有 LPS 结合特性。它于 1947 年被发现,并被有效地用于对抗革兰氏阴性菌感染。然而,多黏菌素的早期全身给药与肾脏不良事件的高发生率有关,如肾功能不全、血尿、蛋白尿和急性肾小管坏死[9]。可能的机制是多黏菌素含有 D-氨基酸和脂肪酸成分,这些成分可能会增加膜通透性,最终导致细胞肿胀和裂解。此外,多黏菌素可能与脂质含量高的神经元相互作用,从而引起神经系统副作用,如头晕、感觉异常、(部分)耳聋,甚至神经肌肉阻滞进而导致肌肉无力和呼吸衰竭[9]。鉴于这些严重的肾毒性和神经毒性作用,多黏菌素 B 的全身给药可能将受到限制。为实现对循环内毒素的选择性吸附,将多黏菌素 B 共价固定在 Toraymyxin 血液灌流柱的聚苯乙烯衍生的载体纤维表面。

随机临床试验的结果

三项主要试验研究了 PMX 在脓毒症患者中的临床疗效[10-12]。早期使用多黏菌素 B 血液灌流治疗腹部感染性休克(The Early Use of Polymyxin B Hemoperfusion in Abdominal Septic Shock,EUPHAS)试验[10]发表于 2009 年,是一项在 10 个意大利三级医院重症监护病房开展的开放标签随机对照试验(RCT)(图文摘要 34.1)。64 例术后腹部脓毒性休克患者被随机分配到标准治疗组(n=30)或标准治疗外加连续两天每天两次 2 小时的 PMX 治疗组(n=34)。

EUPHAS 试验原计划每组招募 60 名患者,但在中期分析显示 PMX 组存在生存获益后,实验提前结束。此外,据报道,PMX 组的平均动脉压(mean arterial pressure,MAP)、正性肌力评分、血管加压药依赖指数和序贯器官衰竭评估(sequential organ failure assessment,SOFA)评分等生理终点随着时间的推移显著改善,而这些参数在对照组中没有明显变化。尽管这些结果初看似乎很有前景,但由于统计分析中的局限,EUPHAS 试验受到了质疑。首先,尽管 PMX 组的临床参数显著改善,而对照组则没有,但随着时间的推移,两组之间的变化并无显著差异。其次,报告的死亡率差异,以 0.36 的风险比表示(95%*CI* 0.16~0.80),说明生存时间显著改善,而两组之间的 28 天绝对死亡率并无显著差异,PMX 组为 11/34 名患者(32%),对照组为 16/30 名患者(53%),$c^2(1)=2.88$,P=0.09。第三,该研究的主要终点是血流动力学参数的变化,而该研究还不足以证明死亡率的差异。最后,由于对照组死亡率高达 53%,选择偏倚可能会限制这些结果对其他患者群体的普遍适用性。

2015 年发表的多黏菌素 B 膜血液灌流对脓毒性休克腹膜炎的影响(The Effects of Hemoperfusion With a Polymyxin B Membrane in Peritonitis With Septic Shock,ABDO-MIX)试验[11],是第二项评估 PMX 在腹腔脓毒症患者临床疗效的大型欧洲多中心随机试验(图文摘要 34.2)。在这项法国开放标签试验中,对 243 名患者的标准治疗与标准治疗加两个周期的 2 小时 PMX 治疗进行了比较。PMX 未能证明生存获益,或对解决器官功能障碍或炎症生物标志物的影响。据报告,38% 的患者未完成 PMX 疗程。在一项事后方案分析中,调整基线差异和混杂因素后，两组之间的死亡率或其他临床结局均无差异。然而，在对照组中观察到的死亡率为23%，简化急性生理评分（Simplified Acute Physiologic Score，SAPS）-Ⅱ2的中位数得分为59分，所选患者的病情没有预期的严重，因此可能从PMX治疗中受益较少。此外，由于未评估循环内毒素水平，内毒素水平低的患者可能也被纳入了研究，从而在理论上削弱了PMX治疗的疗效。

2018年发表了评估多黏菌素B血液灌流在治疗成人内毒素血症和脓毒性休克的RCT结果（the evaluating the Use of Polymyxin B Hemoperfusion in a Randomized controlled trial of Adults Treated for Endotoxemia and Septic Shock，EUPHRATES）（图文摘要34.3）[12]。与EUPHAS和ABDOMIX试验相比，其仅纳入确诊为内毒素血症，定义为内毒素活性测定（endotoxin activity assay，EAA）>0.6的患者（n=244）。此外，还采用了详细的安慰性程序作为治疗盲法机制。PMX治疗并未导致28天死亡率或其他临床终点的改善，对多器官功能障碍评分（Multiple Organ Dysfunction Score，MODS）大于9分的选定患者组也没有任何影响。有趣的是，随着时间的推移，PMX和安慰性治疗组之间EAA随时间的变化没有差异，这表明目前的2小时PMX疗程的治疗方案可能太短，不足以从持续内毒素血症患者的血液循环中清除内毒素。

在一项事后分析中，作者报告称，在“可处理”EAA水平（定义为EAA在0.6至0.89之间）的亚组中，完成两个完整PMX疗程的PMX治疗患者的调整后生存获益显著[13]。没有观察到EAA水平较高的患者有治疗获益。正如其他文献所全面描述的那样，一些方法上的局限性削弱了这些事后结果的可信度[14]。

总之，尽管多黏菌素B血液灌流背后的病理生理学理论是可靠的，但目前的证据并不支持在脓毒症患者中使用PMX，因此应仅限于在研究环境中进行[15,16]。

体外细胞因子血液吸附

由于循环细胞因子是脓毒症全身炎症反应的关键驱动因素，与器官功能障碍和死亡率相关[17]，因此从循环中捕获和清除细胞因子的装置可能会改善脓毒症患者的预后。选择靶向细胞因子而不是内毒素的另一个可能的好处是，这些装置还可用于脓毒症以外的过度炎症综合征，例如自身免疫性疾病、（手术）创伤、烧伤或与嵌合抗原受体T细胞（chimeric antigen receptor，CAR-T）治疗相关的细胞因子释放综合征。截至目前，已有两种此类设备可用。然而，由于相对较新，它们尚未在大型RCT中得到广泛测试，现有证据仅限于较小的试验或病例系列。

CytoSorb是一种血液吸附装置，可以很方便地内置到体外血泵回路中。它由含有高度多孔聚苯乙烯二乙烯基苯（polystyrene divinylbenzene，PSDVB）共聚物珠的血液灌流柱组成，该珠子覆盖有聚乙烯吡咯烷酮（polyvinylpyrrolidone，PVP），通过表面吸附和尺寸排阻去除细胞因子和其他中等分子量分子（可达60kDa）。尽管其细胞因子吸附能力已在几项临床前研究中得到证实[7,18]，但与对照组（*n*=18）相比，用CytoSorb治疗（放置在体外循环回路中）未改变19名心脏手术患者的血浆IL-6和其他细胞因子水平，也没有影响临床结局[19]。相应地，与51名对照组患者比较，在标准治疗基础上连续7天每天增加6小时CytoSorb血液灌流，没有改变47名机械通气感染性休克患者的血浆IL-6或其他炎性细胞因子水平[20]。有趣的是，在整个6小时血液灌流期间，过滤器对IL-6消除率为5%~18%不等，因此这些患者的细胞因子清除率得到了证实。尽管这些发现似乎相互矛盾，但根据细胞动力学理论，它们并非不同寻常[21]。由于细胞因子主要由组织中的常驻巨噬细胞产生，在CytoSorb血液灌流期间，细胞因子从间质转移到循环中，使血浆细胞因子水平有可能保持稳定。血液循环发挥了水槽般的引流作用，从组织中排出细胞因子。

中空纤维AN69膜装置百希瑞（oXiris）在闭环循环模型中具有与CytoSorb相似的细胞因子吸附能力[7]。但与CytoSorb不同的是，百希瑞还可以捕获内毒素，并且可以作为KRT的一种方式同时使用。尽管只有病例系列研究，没有前瞻性临床试验数据，在一项针对31名脓毒性休克患者的回顾性队列研究中，发现使用百希瑞过滤器与改善的生存和血流动力学状态相关[22]。目前正在计划进行一项试验，看看这些结果是否可以以前瞻性的方式重现（NCT03914586）。

治疗性血浆置换

治疗性血浆置换（therapeutic plasma exchange，TPE）是一种体外治疗方式，其原理是将含有有害物质（如内毒素和炎症介质）的血浆从全血中分离出来，并补充新鲜冰冻血浆，从而恢复凝血因子等缺乏的血浆蛋白。鉴于其作用机制，TPE传统上已在以血浆溶质过多为特征的疾病中进行了测试。例如，在骨髓瘤患者中，血浆单克隆轻链的水平升高，经过肾脏过滤在远端小管中形成阻塞性管型，导致“管型肾病”，最终导致肾衰竭。尽管目前的证据不支持常规使用TPE治疗骨髓瘤患者肾衰竭[23]，但有迹象表明，如果仅用于活检证实有铸型肾病的患者，并根据降低血清轻链的目标来确定TPE的剂量，TPE可能是有效的[24]。

至于在脓毒症患者中使用TPE，关于其疗效的高质量数据很少，正如其他地方广泛描述的那样，许多试验要么是临床前性质的，要么招募人数很少[25]。在一项Meta分析中，包括4项试验（1项针对成人，2项针对儿童，1项包括成人与儿童）共招募了194名患有脓毒症和脓毒性休克的危重患者，使用TPE与全因死亡率显著降低无关[26]。然而，在亚组分析中，血浆置换与成人死亡率降低有关（*RR* 0.63，95%*CI* 0.42~0.96；I^2 0），但与儿童死亡率降低无关（*RR*

0.96,95%*CI* 0.28~3.38;I^2 60%)。目前正在计划一项前瞻性 RCT 来评估 TPE 在脓毒症中的应用(NCT03065751)[27]。除非大型试验的结果另有提示,否则不建议使用 TPE 治疗脓毒症。

血液净化技术的并发症

临床医生应该意识到血液净化技术的应用并非没有风险。与血液净化技术相关的潜在风险大致分为两个方面:任何体外疗法都有的风险和血液净化技术特有的风险。

体外治疗的常见不良事件一般包括导管相关并发症(如穿刺部位出血或血栓栓塞)、体外回路内血栓形成、溶血、体温过低、低血压或对器械材料的过敏反应。

血液灌流最普遍的副作用是血小板减少症,不过血小板计数会在血液灌流后 1 或 2 天内恢复[28]。其他常见的副作用包括低钙血症、低血糖、中性粒细胞减少和体温过低,这些副作用通常较轻微并且可以自行缓解或很容易纠正。用聚合物溶液包被吸附剂可以通过削弱血小板黏附和补体激活来降低这些副作用的发生频率。临床医生需要考虑的另一个重要考虑因素是,大多数血液灌流治疗以非特异性方式去除其靶分子,其他可能有益的物质(如抗生素或血管活性剂)也可能从血液循环中去除。在间歇性血液灌流方案中,将这些药物的给药推迟到每次疗程后,可以降低这些风险,而治疗药物监测和剂量调整可能会提高连续血液灌流期间的药物疗效。

TPE 并发症的发生频率和类型取决于置换的总量和所用置换液的类型。任何置换液都可能发生枸橼酸盐引起的低钙血症以及相关症状(如感觉异常或 QT 间期延长),和药物的意外清除。用非血浆液体替代可能会导致免疫球蛋白耗尽,建议对接受积极 TPE 的患者监测免疫球蛋白 G(IgG)水平[29]。使用供体血浆作为置换液可能会引发过敏反应,常见的副作用有荨麻疹和喘息[30]。过敏反应和输血相关的急性肺损伤(transfusion-related acute lung injury,TRALI)是使用供体血浆置换时罕见但可能致命的不良反应,因此应在 TPE 期间持续监测生命体征。

结论

总之,血液净化技术根据其作用机制大致可分为三大类:LPS 结合装置、细胞因子吸附装置和 TPE。尽管这些不同技术背后的基本原理是基于有效的病理生理学理论,但这些疗法都没有被证明可以改善患者的预后。目前,由于试验样本量小和方法学的缺陷,一些现有证据的实验是有争议的。然而,有迹象表明,血液净化可能对某些患者亚组和死亡率以外的终点有益,例如血流动力学稳定及免疫学参数。这需要在今后的试验中进一步探讨。需强调的是,血液净化技术并非没有风险，其可能导致与治疗程序或其捕获特性相关的严重并发症。因此，根据目前的证据，血液净化技术应被视为仅用于研究环境的实验性疗法。

（崔方正 毛志国 译，洪权 校）

参考文献

1. Zarjou A, Agarwal A. Sepsis and acute kidney injury. *JASN*. 2011;22:999-1006.
2. Fleischmann C, Scherag A, Adhikari NKJ, et al. Assessment of global incidence and mortality of hospital-treated sepsis. Current estimates and limitations. *Am J Respir Crit Care Med.* 2016;193:259-272.
3. Osuchowski MF, Welch K, Siddiqui J, Remick DG. Circulating cytokine/inhibitor profiles reshape the understanding of the SIRS/CARS continuum in sepsis and predict mortality. *J Immunol.* 2006;177:1967-1974.
4. Kellum JA, Kong L, Fink MP, et al. Understanding the inflammatory cytokine response in pneumonia and sepsis: results of the Genetic and Inflammatory Markers of Sepsis (GenIMS) study. *Arch Inter Med.* 2007;167:1655-1663.
5. Opal SM, Scannon PJ, Vincent JL, et al. Relationship between plasma levels of lipopolysaccharide (LPS) and LPS-binding protein in patients with severe sepsis and septic shock. *J Infect Dis.* 1999;180:1584-1589.
6. Payen D, Lukaszewicz AC, Legrand M, et al. A multicentre study of acute kidney injury in severe sepsis and septic shock: association with inflammatory phenotype and HLA genotype. *PLoS One*. 2012;7:e35838.
7. Malard B, Lambert C, Kellum JA. In vitro comparison of the adsorption of inflammatory mediators by blood purification devices. *Intensive Care Med Exp*. 2018;6:12.
8. Shimizu T, Miyake T, Tani M. History and current status of polymyxin B-immobilized fiber column for treatment of severe sepsis and septic shock. *Ann Gastroenterol Surg*. 2017;1:105-113.
9. Falagas ME, Kasiakou SK. Toxicity of polymyxins: a systematic review of the evidence from old and recent studies. *Crit Care*. 2006;10:R27.
10. Cruz DN, Antonelli M, Fumagalli R, et al. Early use of polymyxin B hemoperfusion in abdominal septic shock: the EUPHAS randomized controlled trial. *JAMA*. 2009;301:2445-2452.
11. Payen DM, Guilhot J, Launey Y, et al. Early use of polymyxin B hemoperfusion in patients with septic shock due to peritonitis: a multicenter randomized control trial. *Intensive Care Med.* 2015;41:975-984.
12. Dellinger RP, Bagshaw SM, Antonelli M, et al. Effect of targeted polymyxin B hemoperfusion on 28-day mortality in patients with septic shock and elevated endotoxin level: the EUPHRATES randomized clinical trial. *JAMA*. 2018;320:1455-1463.
13. Klein DJ, Foster D, Walker PM, et al. Polymyxin B hemoperfusion in endotoxemic septic shock patients without extreme endotoxemia: a post hoc analysis of the EUPHRATES trial. *Intensive Care Med.* 2018;44:2205-2212.
14. Pickkers P, Russell JA. Treatment with a polymyxin B filter to capture endotoxin in sepsis patients: is there a signal for therapeutic efficacy? *Intensive Care Med.* 2019;45:282-283.
15. Chang T, Tu YK, Lee CT, et al. Effects of polymyxin B hemoperfusion on mortality in patients with severe sepsis and septic shock: a systemic review, meta-analysis update, and disease severity subgroup meta-analysis. *Crit Care Med.* 2017;45:e858-e864.
16. Srisawat N, Tungsanga S, Lumlertgul N, et al. The effect of polymyxin B hemoperfusion on modulation of human leukocyte antigen DR in severe sepsis patients. *Crit Care.* 2018;22: 279.
17. Schulte W, Bernhagen J, Bucala R. Cytokines in sepsis: potent immunoregulators and potential therapeutic targets—an updated view. *Mediators Inflamm.* 2013;2013:165974.
18. Kellum JA, Song M, Venkataraman R. Hemoadsorption removes tumor necrosis factor, interleukin-6, and interleukin-10, reduces nuclear factor-kappaB DNA binding, and improves short-term survival in lethal endotoxemia. *Crit Care Med.* 2004;32:801-805.
19. Bernardi MH, Rinoesl H, Dragosits K, et al. Effect of hemoadsorption during cardiopulmonary bypass surgery—a blinded, randomized, controlled pilot study using a novel adsorbent. *Crit Care.* 2016;20:96.
20. Schadler D, Pausch C, Heise D, et al. The effect of a novel extracorporeal cytokine hemoadsorption device on IL-6 elimination in septic patients: a randomized controlled trial. *PLoS One.* 2017;12:e0187015.
21. Honoré PM, Matson JR. Extracorporeal removal for sepsis: acting at the tissue level—the beginning of a new era for this treatment modality in septic shock. *Crit Care Med.* 2004;32:896-897.

22. Schwindenhammer V, Girardot T, Chaulier K, et al. oXiris® use in septic shock: experience of two French centres. *Blood Purif.* 2019; 47:29-35. https://www.karger.com/Article/FullText/499510
23. Clark WF, Stewart AK, Rock GA, et al. Plasma exchange when myeloma presents as acute renal failure: a randomized, controlled trial. *Ann Intern Med.* 2005;143:777-784.
24. Leung N, Gertz MA, Zeldenrust SR, et al. Improvement of cast nephropathy with plasma exchange depends on the diagnosis and on reduction of serum free light chains. *Kidney Int.* 2008;73:1282-1288.
25. Rimmelé T, Kellum JA. Clinical review: blood purification for sepsis. *Crit Care.* 2011;15:205.
26. Rimmer E, Houston BL, Kumar A, et al. The efficacy and safety of plasma exchange in patients with sepsis and septic shock: a systematic review and meta-analysis. *Crit Care.* 2014;18:699.
27. Knaup H, Stahl K, Schmidt BMW. Early therapeutic plasma exchange in septic shock: a prospective open-label nonrandomized pilot study focusing on safety, hemodynamics, vascular barrier function, and biologic markers. *Crit Care.* 2018;22:285.
28. Weston MJ, Langley PG, Rubin MH, et al. Platelet function in fulminant hepatic failure and effect of charcoal haemoperfusion. *Gut.* 1977;18:897-902.
29. Keller AJ, Urbaniak SJ. Intensive plasma exchange on the cell separator: effects on serum immunoglobulins and complement components. *Br J Haematol.* 1978;38:531-540.
30. Reutter JC, Sanders KF, Brecher ME, Jones HG, Bandarenko N. Incidence of allergic reactions with fresh frozen plasma or cryo-supernatant plasma in the treatment of thrombotic thrombocytopenic purpura. *J Clin Apher.* 2001;16:134-138.

图文摘要

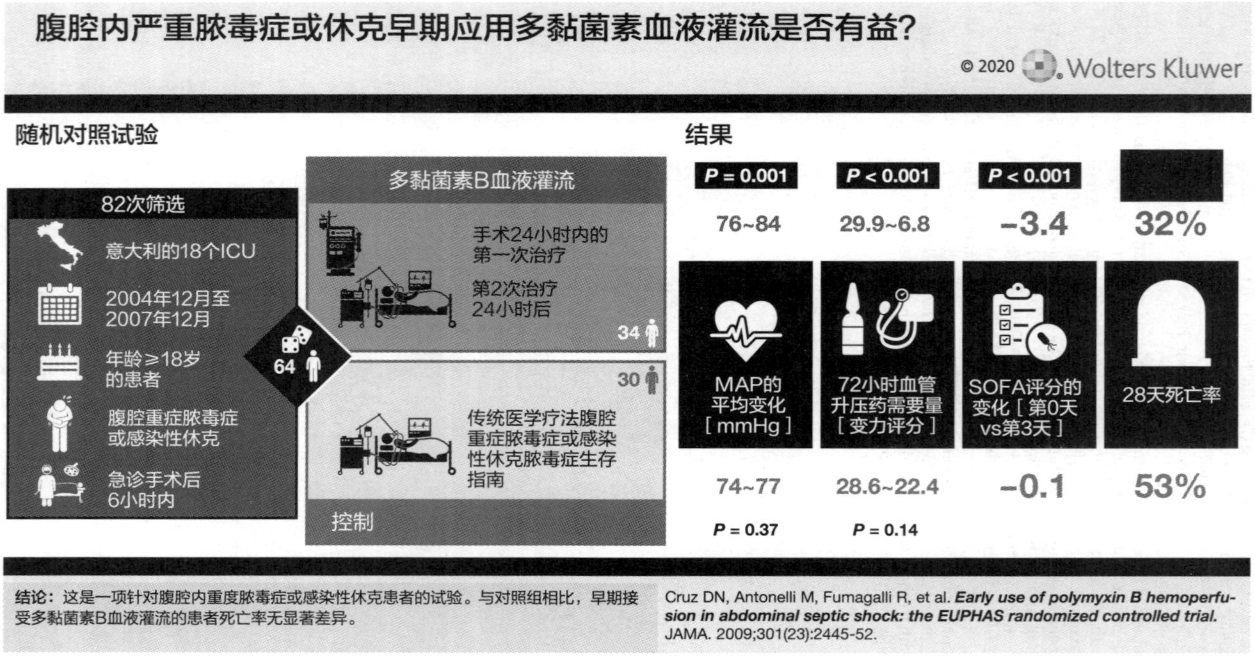

图文摘要 34.1

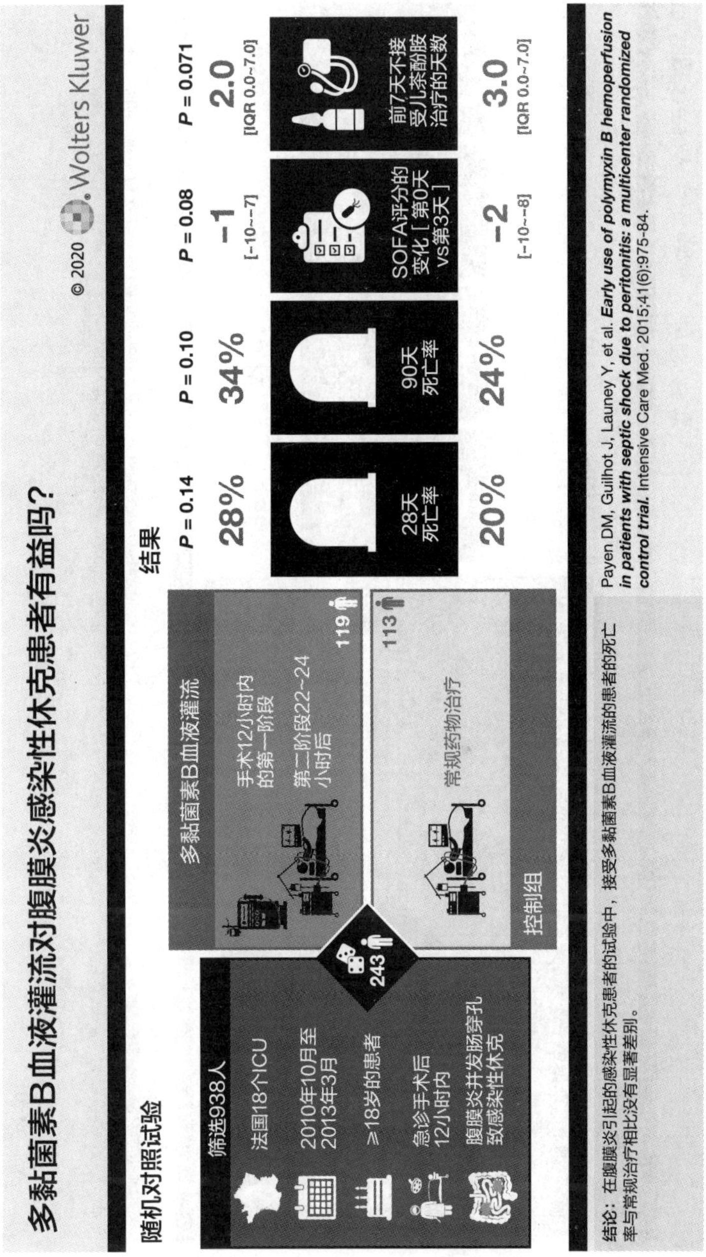
多黏菌素B血液灌流对腹膜炎感染性休克患者有益吗？
© 2020 Wolters Kluwer
随机对照试验
筛选938人
法国18个ICU
2010年10月至2013年3月
≥18岁的患者
急诊手术后12小时内
腹膜炎并发肠穿孔致感染性休克
243
多黏菌素B血液灌流
手术12小时内的第一阶段
第二阶段22~24小时后
119
113
常规药物治疗
控制组
结果
P = 0.14
28%
28天死亡率
20%
P = 0.10
34%
90天死亡率
24%
P = 0.08
−1
[−10~−7]
SOFA评分的变化［第0天vs第3天］
−2
[−10~−8]
P = 0.071
2.0
[IQR 0.0~7.0]
前7天不接受儿茶酚胺治疗的天数
3.0
[IQR 0.0~7.0]
结论：在腹膜炎引起的感染性休克患者的试验中，接受多黏菌素B血液灌流的患者的死亡率与常规治疗相比没有显著差别。
Payen DM, Guilhot J, Launey Y, et al. Early use of polymyxin B hemoperfusion in patients with septic shock due to peritonitis: a multicenter randomized control trial. Intensive Care Med. 2015;41(6):975-84.

图文摘要 34.2

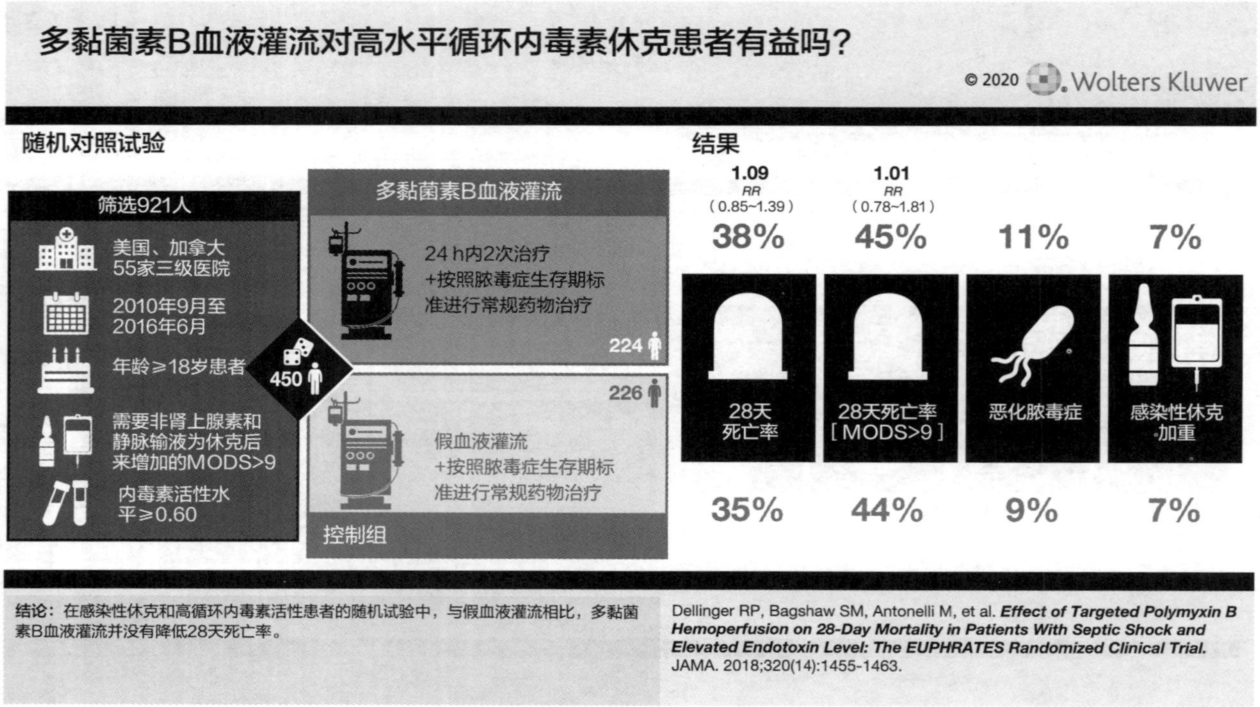

多黏菌素B血液灌流对高水平循环内毒素休克患者有益吗？
© 2020 Wolters Kluwer
随机对照试验
筛选921人
美国、加拿大
55家三级医院
2010年9月至
2016年6月
年龄≥18岁患者
需要非肾上腺素和
静脉输液为休克后
来增加的MODS>9
内毒素活性水
平≥0.60
450
多黏菌素B血液灌流
24 h内2次治疗
+按照脓毒症生存期标
准进行常规药物治疗
224
226
假血液灌流
+按照脓毒症生存期标
准进行常规药物治疗
控制组
结果
1.09
RR
（0.85~1.39）
38%
1.01
RR
（0.78~1.81）
45%
11%
7%
28天
死亡率
28天死亡率
[MODS>9]
恶化脓毒症
感染性休克
加重
35%
44%
9%
7%
结论：在感染性休克和高循环内毒素活性患者的随机试验中，与假血液灌流相比，多黏菌素B血液灌流并没有降低28天死亡率。
Dellinger RP, Bagshaw SM, Antonelli M, et al. Effect of Targeted Polymyxin B Hemoperfusion on 28-Day Mortality in Patients With Septic Shock and Elevated Endotoxin Level: The EUPHRATES Randomized Clinical Trial. JAMA. 2018;320(14):1455-1463.

图文摘要 34.3

35 体外膜肺氧合

Danielle Laufer, Kevin C. Thornton

引言

体外膜肺氧合(extracorporeal membrane oxygenation,ECMO)是一种为严重心力衰竭和(或)呼吸衰竭患者提供临时心肺生命支持的先进治疗形式。自20世纪70年代开发以来,ECMO技术不断变化和完善,但基本概念始终保持不变,即:将血液持续体外循环到一个为身体提供气体交换和灌注的装置中。简而言之,ECMO回路从静脉系统中抽取血液,泵送至人工肺,在人工肺中清除二氧化碳并补充氧气,再将其送回体内。根据血液回输路径的不同,ECMO主要分为两种模式:静脉-静脉模式(V-V)和静脉-动脉(V-A)模式。V-V ECMO适用于心输出量充足的单纯性呼吸衰竭患者,V-A ECMO适用于心衰或混合性心肺衰竭患者。

发展史

1971年,ECMO首次成功用于一名成年创伤患者,在此之前,包括肝素的发现和人工心肺机的开发在内的众多科学进步相继问世[1,2]。该患者在ECMO支持3天后从呼吸衰竭中幸存下来[3]。另一个关键时刻出现在1975年,ECMO首次成功用于支持一名患有呼吸窘迫综合征的婴儿[2]。

1979年,一项随机对照试验将ECMO与传统机械通气治疗在成人严重急性呼吸衰竭患者中进行了比较。结果显示,两组的生存率都很低,并发症发生率很高[4]。尽管ECMO的使用不能改善成人的预后,但新生儿的预后得到明显改善,ECMO也成为了治疗新生儿呼吸衰竭的成熟疗法[3]。

直到21世纪初,ECMO在成人中的使用才变得更加普遍。2009年,一项多中心随机试验比较了常规通气支持与ECMO在严重急性呼吸窘迫综合征(acute respiratory distress syndrome,ARDS)患者中的效果(图文摘要35.1)。这项研究表明,在ECMO中心接受治疗的患者有生存获益[5]。同样在2009年,H1N1流感大流行导致患有严重、进展迅速ARDS的成年人增加,这些患者被ECMO成功救治(图文摘要35.2和图文摘要35.3)[6,7]。2018年发表的一项大型随机试验"ECMO挽救严重ARDS肺损伤(ECMO to Rescue Lung Injury in

Severe ARDS,EOLIA)”比较了 ARDS 患者早期启动 ECMO 与标准治疗的差异(图文摘要 35.4)。虽然两组患者 60 天死亡率在统计学上没有显著差异,但 ECMO 被证实在几个次要终点上更胜一筹。尤其是,ECMO 组患者在 60 天内无肾脏替代治疗(KRT)的天数明显较多(50 天 vs. 32 天;95% *CI*,0 至 51)[8]。尽管有这些近期研究的结果,但仍需要更多数据来更好地定义 ECMO 的作用以及最佳管理策略。

适应证

ECMO 的主要适应证是严重的心脏和(或)呼吸衰竭。

呼吸衰竭

ECMO 是一种挽救疗法,适用于更常规治疗(例如药物麻痹、肺血管扩张剂、俯卧位通气)无效的特定严重呼吸衰竭患者。ECMO 治疗的常见疾病过程列于表 35.1 中,包括导致低氧血症和高碳酸血症呼吸衰竭的疾病。ARDS 是这些适应证中最常见的[9]。ECMO 也是失代偿性肺血管疾病患者的一种治疗选择,包括肺动脉高压和急性大面积肺栓塞。ECMO 常被用作肺移植的过渡治疗,但移植前支持的持续时间在不同的医疗中心间差异很大[10]。

表 35.1 ECMO 治疗呼吸衰竭的适应证

急性呼吸窘迫综合征	哮喘持续状态
肺炎	肺血管疾病
创伤	肺移植前的过渡治疗
COPD 恶化	

COPD,慢性阻塞性肺疾病;ECMO,体外膜肺氧合。

心力衰竭

ECMO 在心力衰竭中的应用已得到充分证实,常见适应证列于表 35.2。最常见的心脏适应证是心脏手术后无法脱离心肺旁路[11]。患有不可逆心脏疾病的患者也可将 ECMO 作为植入心室辅助装置(ventricular assist device,VAD)、高风险心脏手术或心脏移植的过渡治疗[12,13]。最近,ECMO 已被用在标准治疗无效的心搏骤停后重建循环,称为“体外心肺复苏”(extracorporeal cardiopulmonary resuscitation,eCPR)。一些早期研究结果很有前景,但 ECMO 在这种情况下还不是一种成熟的疗法[14]。

表 35.2 心衰患者 ECMO 的适应证

心脏手术后无法脱离 CPB	药物毒性引起的心力衰竭
高危心脏手术	心脏移植后原发性移植物衰竭
心梗后心源性休克	心室辅助装置或心脏移植前的过渡治疗
心肌炎	体外心肺复苏
扩张型心肌病	

CPB，心肺转流；ECMO，体外膜肺氧合。

禁忌证

启动 ECMO 是一项重大决定，应由包括肺科、心脏内科、心脏外科和重症医学科专家组成的多学科团队共同决定。ECMO 的绝对禁忌证包括不适合进行 VAD 植入和（或）心脏移植的不可逆的心脏或肺部疾病、终末期疾病（如广泛转移性疾病）和无法控制的活动性出血[15]。相对禁忌证包括严重脑损伤、无法使用抗凝的疾病、高龄（通常>65 岁）、多器官衰竭、严重主动脉瓣关闭不全、主动脉夹层以及机械通气超过 5 到 10 天[11]。

体外膜肺氧合的配置

静脉体外膜肺氧合

V-V ECMO 传统上包括两个静脉插管部位，一个用于静脉引流，另一个用于氧合血液的回流。最常见的做法是一个插管放置在股静脉，另一个插管放置在右颈内静脉。双插管策略的缺点包括：股静脉插管导致患者无法活动；两处插管如果非常接近，氧合血液会再循环到回路中[16]。一种更新的插管系统是使用双腔单根插管，只需要一个静脉穿刺点。该双腔导管置于右颈内静脉，从上腔静脉（superior vena cava，SVC）和下腔静脉（inferior vena cava，IVC）引流血液，并将氧合血液回输至右心房，流向三尖瓣。这样可以增加患者的活动并减少再循环。这种技术的缺点是插管过程中需要超声心动图或透视引导，以确保插管位置正确。

静脉动脉体外膜肺氧合

V-A ECMO 的血管通路最常见的是通过股静脉和股动脉。一根插管通过股静脉置入右心房，引出体内血液。低氧的静脉血进入 ECMO 机器氧合后，再通过放置在股动脉的插管返回。氧合的血液通过主动脉逆行，来供应冠状动脉和包括脑动脉在内的主动脉弓各分支。大多数患者会有一定程度的心脏功能，流经患者肺部的血液会通过主动脉瓣喷出。经主动脉瓣喷出的血液会在主动脉的某个点与来自 ECMO 回路的逆行氧合血液相遇，两股血流相遇的具体位点由两股血流的相对大小而定，这个区域被称为“混合区”。合并呼吸衰竭时，从心脏流出的血液可能氧合不良。随着心脏功能的改变或 ECMO 流量的改变，“混合区”会在主动脉中向近端或向远端移动。因此，动脉管路通常要放置到主动脉的右上肢动脉发出处，使用脑血氧仪有助于确保足够的脑部氧合。解决此问题的策略包括增加呼吸机支持以改善患者肺部氧合或通过增加股动脉插管的血流量，使“混合区”向近心端移，直至升主动脉。其他可供动脉插管的部位还包括腋动脉/锁骨下动脉或颈动脉，但这些技术会增加肢体缺血或神经损伤的风险[17]。

中央 V-A ECMO 涉及右心房（静脉插管）和主动脉（动脉插管）插管。该操作要通过正中胸骨切口来进行，最常用于心脏切开术后心衰的情况[17]。该技术使用更大的导管，来增加流速和提供血流动力学支持。缺点包括增加出血、感染和心脏血栓形成的风险[18]。

部件

ECMO 装置由五个主要部件组成。

管道和导管

管道负责将血液从患者体内输送到膜氧合器和泵，然后再输送回患者体内。泵获得的最大流量通常取决于插管的尺寸，而插管的尺寸又取决于插管血管的位置和尺寸。成人流速在 60~80ml/(kg·min)之间[19]。管道通常涂有肝素，以降低血栓形成的风险，并最大限度地减少血液暴露于体外物质时的炎症反应[20]。

泵

泵负责使回路获得流量。血泵有两种类型：滚筒泵和离心泵。离心泵最常用于现代 ECMO 平台，因为其引起的溶血较少，从而最大限度地减少了频繁输血的需求[20]。

静脉管路中的压力要连续测量。静脉管路的正常压力为−80~−50mmHg，压力值低于−100mmHg 意味着静脉引流受损[21]。如果管路中负压增大，套管可能会“颤动”或抖动。通常该情况可以通过降低泵流量或容量管理来改善。

膜式氧合器

膜有两种类型：硅胶膜和中空纤维膜，其中硅胶膜在美国更受欢迎[11]。血液流经膜的一侧，“扫描”气流在膜的另一侧以相反的方向通过。空气氧气混合物被输送到膜上，并保持氧气输送和二氧化碳提取的扩散梯度。简单来说，FiO_2 的设定决定了添加到血液中的氧气的百分比，而扫流量决定了二氧化碳的萃取率。通过测量膜前和膜后压力（称为跨膜压）以及氧合器后血气的差异来监测膜功能。氧合器后的血液 O_2 分压降低或 CO_2 升高表明氧合器失效。同样，通常由于血栓引起的跨膜压力升高也是氧合器失效的指标[20]。氧合器的更换涉及以可控方式更换 ECMO 回路，这个过程包括暂时调低流量、夹紧回路、切断连接管，并在无菌情况下快速连接上新的预充回路。

热交换器

热交换器可防止血液在 ECMO 回路中流动时散失热量。通过在氧合器或管道周围循环温水来实现加温。水通常被加热到 37℃至 40℃，为避免过热，加温一般不超过 42℃[11]。

控制台

泵控制台显示泵速（RPM）和流量（L/min）。设计有几项安全机制来应对电气故障，包括控制台中的独立电池，以及可驱动泵运转的应急手摇曲柄。

撤机

一旦基础疾病得到改善，就应该尝试撤机，但几乎没有证据可以指导这一过程。V-V ECMO[22]撤机策略建议如下：

- 回路流量调低（通常每次调低 0.5~1.0L/min）至低于 2.5L/min。
- 将呼吸机调整至肺保护设置：潮气量小于或等于 6ml/kg，气道峰值压力小于 $30mmH_2O$，降低 FiO_2 以维持氧饱和度大于 90%。
- 扫流量逐渐减少到小于 1L/min。

如果血气在降低设置后仍可保持稳定，则表示患者已做好拔管准备。可以通过断开氧合器上的扫流气体来进行脱机试验。血液通过 ECMO 回路循环，无额外的气体交换支持。如果患者不能耐受试验，则重新连接扫流气体。

为了评估从 V-A ECMO 撤机的准备情况，必须同时考虑心和肺的功能。

V-A ECMO[23]撤机策略建议如下：

- 在最低限度的正性肌力支持下，恢复搏动的动脉血流且平均动脉压（MAP）大于 60mmHg。
- 肺功能不得严重受损，PaO_2/FiO_2 大于 100mmHg 且 ECMO FiO_2 设置较低。否则，请考虑从 V-A 过渡到 V-V ECMO。
- 随着 ECMO 流速逐渐降低至最低 1.5 至 1L/min，必须实时监测心功能和血流动力学。从调低试验成功脱机的预测因素包括足够的脉压，超声心动图显示左心室和右心室射血分数改善[23]。

并发症

ECMO 最常见的并发症是插管部位出血，因为全身抗凝是必需的[15]。其他血液学并发症包括血栓形成、溶血、血小板减少症和弥散性血管内凝血[16]。脑卒中，通常为出血性，是导致死亡率增加的最可怕的并发症之一[24]。通过动脉插管时，患者有肢体缺血和室间隔综合征的风险，从而影响远端灌注。通过使用向插管肢体提供前向血流的远端灌注插管可以降低这种风险[25]。感染性并发症的发生率因 ECMO 天数、机械通气时间和住院时间影响而异[26]。

体外膜肺氧合和肾脏

急性肾损伤（AKI）常见于 ECMO 患者，约 50% 的患者需要 KRT 治疗[27]。据报道，ECMO 治疗期间发生 AKI 可使死亡率增加 4 倍[28]。ECMO 治疗期间出现 AKI 的可能原因包括非搏动血流导致的肾灌注减少、溶血、高凝状态、激素因素（例如肾素-血管紧张素-醛固酮轴的破坏）以及强烈的炎症反应[25,26,29]。KRT 可以优化这些患者的体液平衡、电解质和酸碱状态。

持续肾脏替代疗法（CKRT）是 AKI 最常见的治疗方法，同时由于其血流动力学稳定性，故可支持 ECMO，但结合这两种技术也有着特殊的挑战[28]。具体而言，当 ECMO 回路已经占据一到两个血管位置时，很难再满足额外大血管通路的需要。ECMO 回路中的压力通常与 CKRT 压力限制不兼容，并可能导致机器停止。大多数 CKRT 机器的静脉压设计为 0~20mmHg。而 ECMO 回路中的压力范围跨度很大，可以从泵前中的非常负压（<–100mmHg），到泵后的非常正压（>+300mmHg）[19,30]。

有三种技术可将 ECMO 和 CKRT 结合使用。

1. 分离 ECMO 和 CKRT 回路

该技术涉及两套独立的回路和血管通路位点。该技术的优点是 ECMO 流量对 CKRT 功能没有影响，并且超滤速率完全由 CKRT 机器控制。在全身抗凝的情况下，为 CKRT 获得额外的大血管通路并非没有风险。此外，ECMO

静脉回路产生的负压增加了静脉插管时空气卷吸的风险。为避免这个风险，可以在静脉穿刺期间，暂时夹紧 ECMO 管以减少血流量。

2. 内联技术

将血液过滤器放置在 ECMO 回路的泵后高压部分，血液可以在泵前或泵后回流（图 35.1）。该技术的优点包括经济性和较小的预充量。这种技术的主要缺点是它需要外部输液泵，这可能导致体液平衡中较大的测量误差（>800ml）[29]。

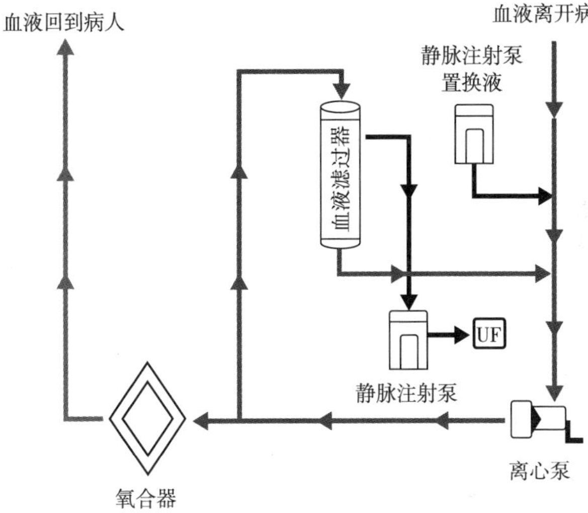

图 35.1　内联技术。在离心泵后连接血液过滤器，血液在泵前返回回路。血液也可以在泵后返回回路。UF，超滤液

3. 结合 ECMO 和 CKRT 回路

CKRT 机器可以多种配置方式连接到 ECMO 回路（图 35.2A~D）。将 CKRT 机器连接到 ECMO 回路时的风险包括连接到回路的高压段时的大量失血和连接到回路低压段时的空气卷吸[29]。在图 35.2C 中，CKRT 机器通过氧合器前和氧合器后接入端口连接。这种配置的优点包括易于连接到预设的端口、氧合器可捕获气泡和血凝块以及易于测量氧合器前后的压力。

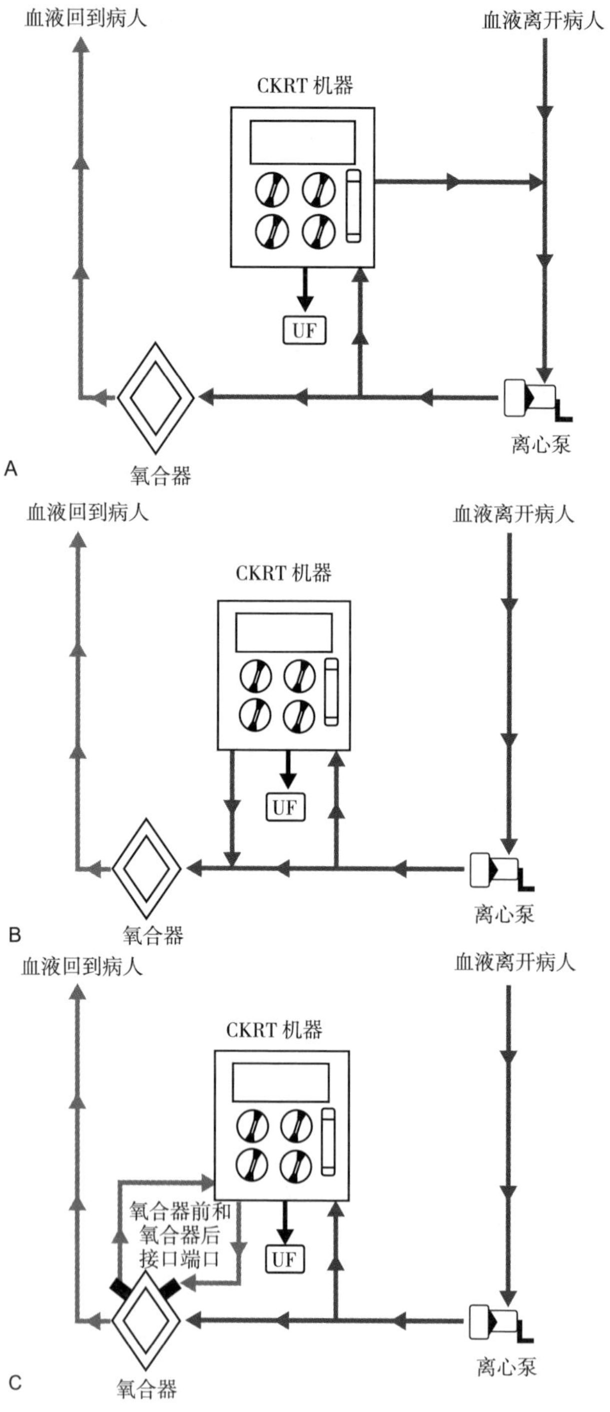
血液回到病人
血液离开病人
CKRT 机器
UF
氧合器
离心泵
A
血液回到病人
血液离开病人
CKRT 机器
UF
氧合器
离心泵
B
血液回到病人
血液离开病人
CKRT 机器
氧合器前和
氧合器后
接口端口
UF
氧合器
离心泵
C

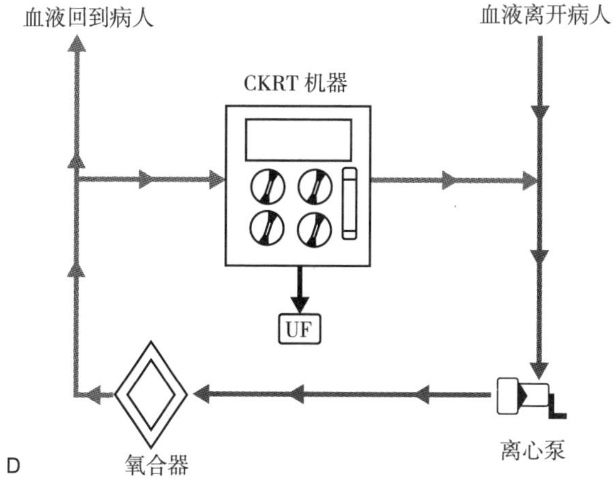

图 35.2 将 CKRT 机器连接到 ECMO 回路的四种配置。A:CKRT 流入接在泵后,流出接在泵前;B:CKRT 机连接在泵和氧合器之间;C:CKRT 机通过氧合器前、后接入口连接;D:CKRT 流入端连接膜氧合器的远端,流出端连接离心泵的近端。CKRT,持续肾替代治疗;ECMO,体外膜氧合;UF,超滤液

体外膜氧合的肾脏替代疗法管理

体外膜氧合引起的强烈全身炎症反应,可导致毛细血管渗漏[27]。因此,许多患者在 ECMO 过程的早期不能耐受大量的液体排出。随着时间的推移,可以增加过滤以去除更多的液体,并帮助肺/心脏恢复。超滤速率过高也可能导致 ECMO 流量减少。导管颤振可能表明血管内容量耗尽,在这种情况下,建议降低超滤速率。ECMO 中使用的全身抗凝通常足以防止 KRT 回路内凝血。如果在没有抗凝的情况下进行 ECMO,则需要使用典型的 KRT 循环抗凝剂,如枸橼酸盐[27]。

结论

ECMO 正成为难治性心肺衰竭患者的越来越多采用的治疗方式。随着技术的进步和临床试验对其疗效的评估,ECMO 已变得更加安全,在重症监护病房的应用也越来越普遍。由于 ECMO 的复杂性,需要 ECMO 的患者应转诊到精通该技术的中心。急性肾损伤是 ECMO 患者常见的并发症,通常需要 KRT。然而在 ECMO 时启动和管理 KRT 是复杂的,需要危重症肾脏病专家对这种不断发展的治疗模式有更深入的了解。

(崔方正 毛志国 译,洪权 校)

参考文献

1. Rashkind WJ, Freeman A, Klein D, et al. Evaluation of a disposable plastic, low volume, pumpless oxygenator as a lung substitute. *J Pediatr*. 1965;66:94-102.
2. Chauhan S, Subin S. Extracorporeal membrane oxygenation, an anesthesiologist's perspective: physiology and principles. Part 1. *Ann Card Anaesth*. 2011;14:218-229.
3. Wolfson PJ. The development and use of extracorporeal membrane oxygenation in neonates. *Ann Thorac Surg*. 2003;76(6):S2224-S2229.
4. Zapol WM, Snider MT, Hill JD, et al. Extracorporeal membrane oxygenation in severe acute respiratory failure. A randomized prospective study. *JAMA*. 1979;242:2193-2196.
5. Peek GJ, Mugford M, Tiruvoipati R, et al. Efficacy and economic assessment of conventional ventilatory support versus extracorporeal membrane oxygenation for severe adult respiratory failure (CESAR): a multicentre randomised controlled trial. *Lancet*. 2009;374(9698):1351-1363.
6. Davies A, Jones D, Bailey M, et al. Extracorporeal membrane oxygenation for 2009 influenza A(H1N1) acute respiratory distress syndrome. *JAMA*. 2009;302:1888-1895.
7. Noah MA, Peek GJ, Finney SJ, et al. Referral to an extracorporeal membrane oxygenation center and mortality among patients with severe 2009 influenza A(H1N1). *JAMA*. 2011;306(15):1659-1668.
8. Combes A, Hajage D, Capellier G, et al. Extracorporeal membrane oxygenation for severe acute respiratory distress syndrome. *New Eng J Med*. 2018;378(21):1965-1975.
9. Abrams D, Brodie D. Extracorporeal membrane oxygenation for adult respiratory failure. *Chest*. 2017;152(3):639-649.
10. Tsiouris A, Budev M, Yun J. Extracorporeal membrane oxygenation as a bridge to lung transplantation in the United States: a multicenter survey. *ASAIO J*. 2018;64(5):689-693.
11. Allen S, Holena D, McCunn M, et al. A review of the fundamental principles and evidence base in the use of extracorporeal membrane oxygenation (ECMO) in critically ill adult patients. *J Intensive Care Med*. 2011;26(1):13-26.
12. Napp L, Kühn C, Bauersachs J. ECMO in cardiac arrest and cardiogenic shock. *Herz*. 2017;42(1):27-44.
13. Dobrilovic N, Lateef O, Michalak L, et al. Extracorporeal membrane oxygenation bridges inoperable patients to definitive cardiac operation. *ASAIO J*. 2019;65(1):43-48.
14. Chen Y, Lin J, Yu H, et al. Cardiopulmonary resuscitation with assisted extracorporeal life-support versus conventional cardiopulmonary resuscitation in adults with in-hospital cardiac arrest: an observational study and propensity analysis. *Lancet*. 2008;372(9638):554-561.
15. Kulkarni T, Sharma NS, Diaz-Guzman E. Extracorporeal membrane oxygenation in adults: a practical guide for internists. *Cleve Clin J Med*. 2016;83(5):373-384.
16. Abrams D, Brodie D. Respiratory extracorporeal membrane oxygenation in the cardiothoracic intensive care unit. In: Valchanov K, Jones N, Hogue CW, eds. *Core Topics in Cardiothoracic Critical Care*. 2nd ed. Cambridge University Press; 2018:202-209.
17. Ali J, Jenkins D. Cardiac extracorporeal membrane oxygenation. In: Valchanov K, Jones N, Hogue CW, eds. *Core Topics in Cardiothoracic Critical Care*. 2nd ed. Cambridge University Press; 2018:193-201.
18. Pavlushkov E, Berman M, Valchanov K. Cannulation techniques for extracorporeal life support. *Ann Trans Med*. 2017;5(4):70.
19. ELSO Guidelines for Cardiopulmonary Extracorporeal Life Support. Extracorporeal Life Support Organization, Version 1.4. 2017.
20. Vuylsteke A, Brodie D, Combes A, et al. The ECMO circuit. In: *ECMO in the Adult Patient (Core Critical Care)*. Cambridge University Press; 2017:25-57.
21. Miller, RD ed. *Miller's Anesthesia*. 7th ed. Elsevier; 2015.
22. Vuylsteke A, Brodie D, Combes A, et al. Liberation from ECMO. In: *ECMO in the Adult Patient (Core Critical Care)*. Cambridge University Press; 2017:165-170.
23. Ortuno S, Delmas C, Diehl J, et al. Weaning from veno-arterial extra-corporeal membrane oxygenation: which strategy to use? *Ann Cardiothorac Surg*. 2019;8(1):E1-E8.
24. Fletcher-Sandersjöö A, Thelin EP, Bartek J, et al. Incidence, outcome, and predictors of intracranial hemorrhage in adult patients on extracorporeal membrane oxygenation: a systematic and narrative review. *Front Neurol*. 2018;9:548.
25. Madershahian N, Nagib R, Wippermann J, et al. A simple technique of distal limb perfusion during prolonged femoro-femoral cannulation. *J Card Surg*. 2006;21(2):168-169.
26. Schmidt M, Bréchot N, Hariri S, et al. Nosocomial infections in adult cardiogenic shock patients supported by venoarterial extracorporeal membrane oxygenation. *Clin Infect Dis*. 2012;55(12):1633-1641.
27. Vuylsteke A, Brodie D, Combes A, et al. Specifics of intensive care management. In: *ECMO in the Adult Patient (Core Critical Care)*. Cambridge University Press; 2017:171-196.

28. Villa G, Katz N, Ronco C. Extracorporeal membrane oxygenation and the kidney. *Cardiorenal Med.* 2015;6(1):50–60.
29. Seczyńska B, Królikowski W, Nowak I, et al. Continuous renal replacement therapy during extracorporeal membrane oxygenation in patients treated in medical intensive care unit: technical considerations. *Ther Apher Dial.* 2014;18(6):523-534.
30. Tymowski CD, Augustin P, Houissa H, et al. CRRT connected to ECMO: managing high pressures. *ASAIO J.* 2017;63(1):48-52.

图文摘要

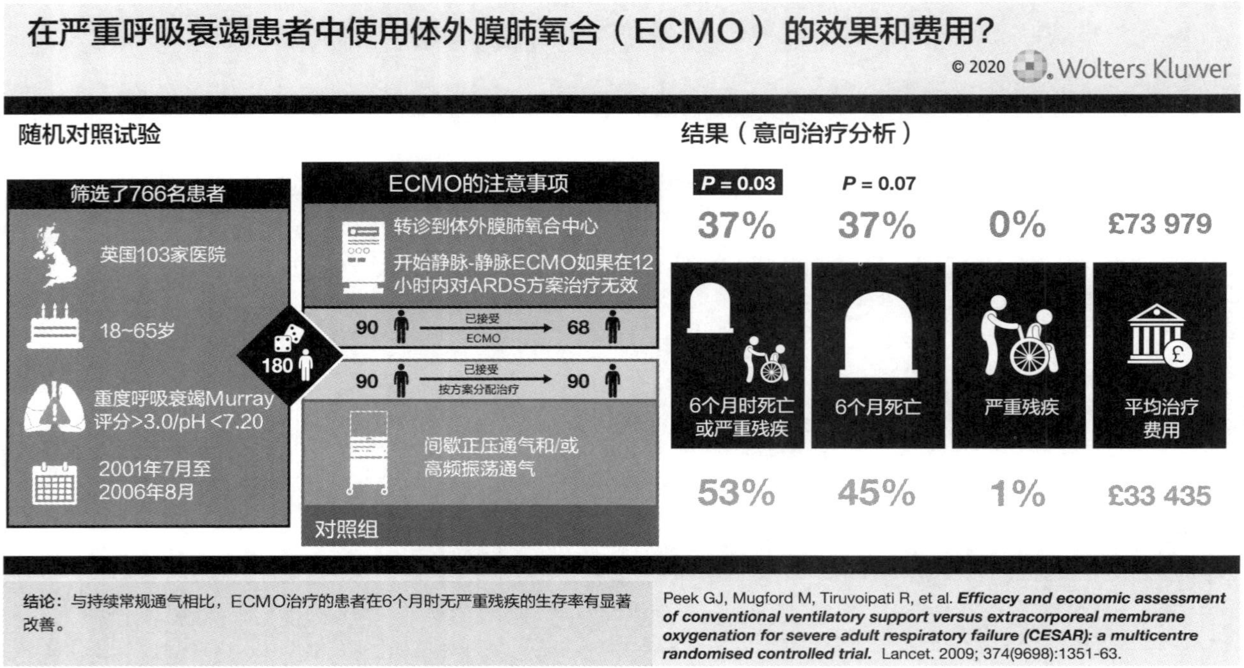

图文摘要 35.1

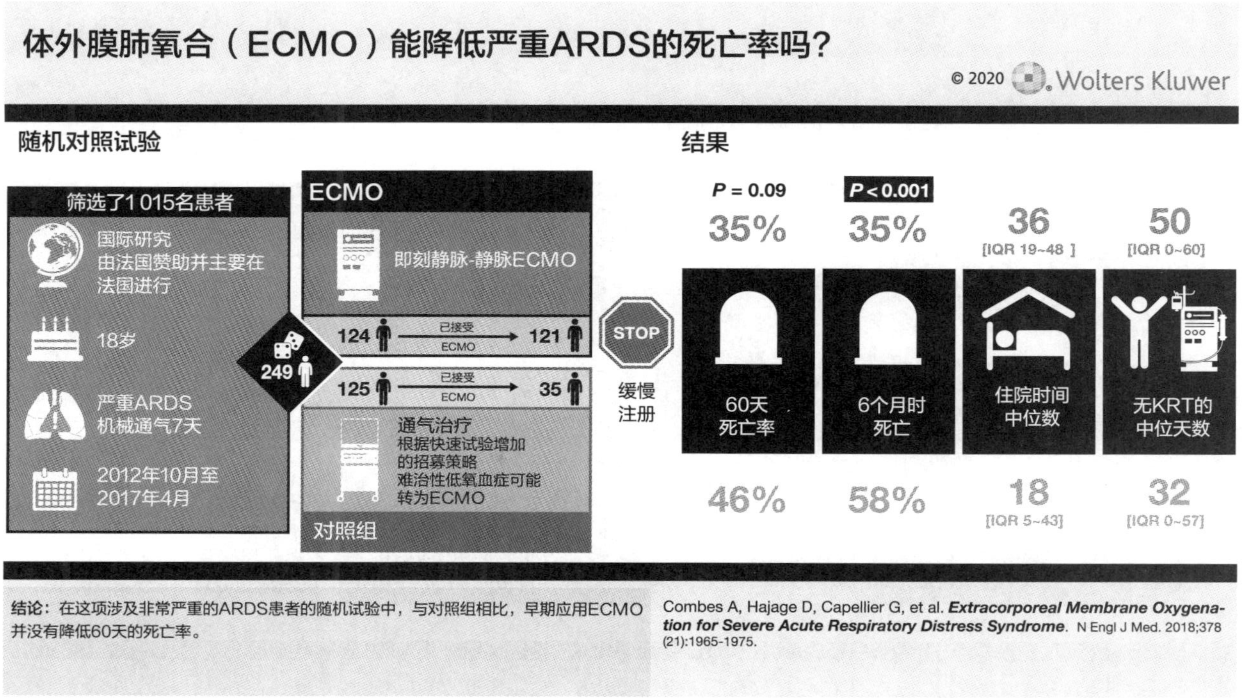
体外膜肺氧合（ECMO）能降低严重ARDS的死亡率吗？
© 2020 Wolters Kluwer
随机对照试验
筛选了1 015名患者
国际研究
由法国赞助并主要在法国进行
18岁
严重ARDS
机械通气7天
2012年10月至
2017年4月
249
ECMO
即刻静脉-静脉ECMO
124
已接受ECMO
121
125
已接受ECMO
35
通气治疗
根据快速试验增加的招募策略
难治性低氧血症可能转为ECMO
对照组
STOP
缓慢注册
结果
P = 0.09
35%
60天死亡率
46%
P < 0.001
35%
6个月时死亡
58%
36
[IQR 19~48]
住院时间中位数
18
[IQR 5~43]
50
[IQR 0~60]
无KRT的中位天数
32
[IQR 0~57]
结论：在这项涉及非常严重的ARDS患者的随机试验中，与对照组相比，早期应用ECMO并没有降低60天的死亡率。
Combes A, Hajage D, Capellier G, et al. Extracorporeal Membrane Oxygenation for Severe Acute Respiratory Distress Syndrome. N Engl J Med. 2018;378(21):1965-1975.

图文摘要 35.2

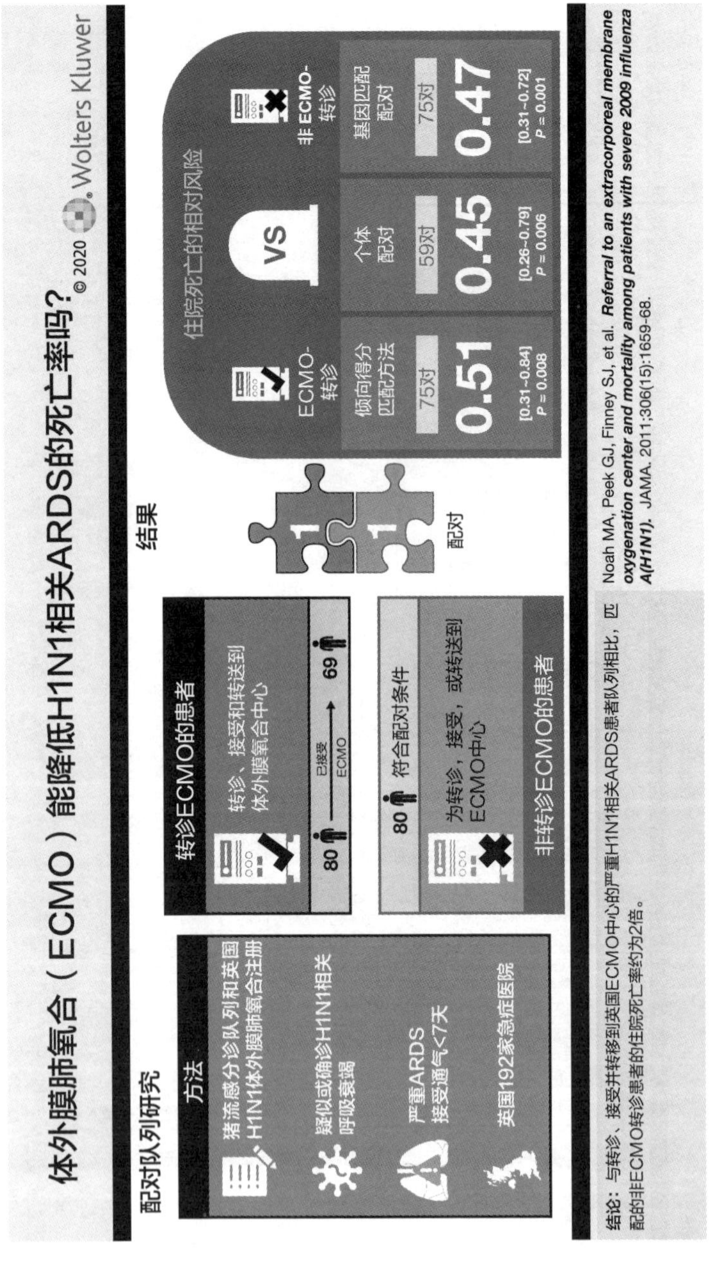
体外膜肺氧合（ECMO）能降低H1N1相关ARDS的死亡率吗？
© 2020 Wolters Kluwer
配对队列研究
方法
猪流感分诊队列和英国H1N1体外膜肺氧合注册
疑似或确诊H1N1相关呼吸衰竭
严重ARDS
接受通气<7天
英国192家急症医院
转诊ECMO的患者
转诊、接受和转送到体外膜氧合中心
80
已接受ECMO
69
80
符合配对条件
为转诊，接受，或转送到ECMO中心
非转诊ECMO的患者
结果
1
1
配对
住院死亡的相对风险
ECMO-转诊
VS
非ECMO-转诊
倾向得分匹配方法
75对
0.51
[0.31~0.84]
P = 0.008
个体配对
59对
0.45
[0.26~0.79]
P = 0.006
基因匹配配对
75对
0.47
[0.31~0.72]
P = 0.001
结论：与转诊、接受并转移到英国ECMO中心的严重H1N1相关ARDS患者队列相比，匹配的非ECMO转诊患者的住院死亡率约为2倍。
Noah MA, Peek GJ, Finney SJ, et al. Referral to an extracorporeal membrane oxygenation center and mortality among patients with severe 2009 influenza A(H1N1). JAMA. 2011;306(15):1659-68.

图文摘要 35.3

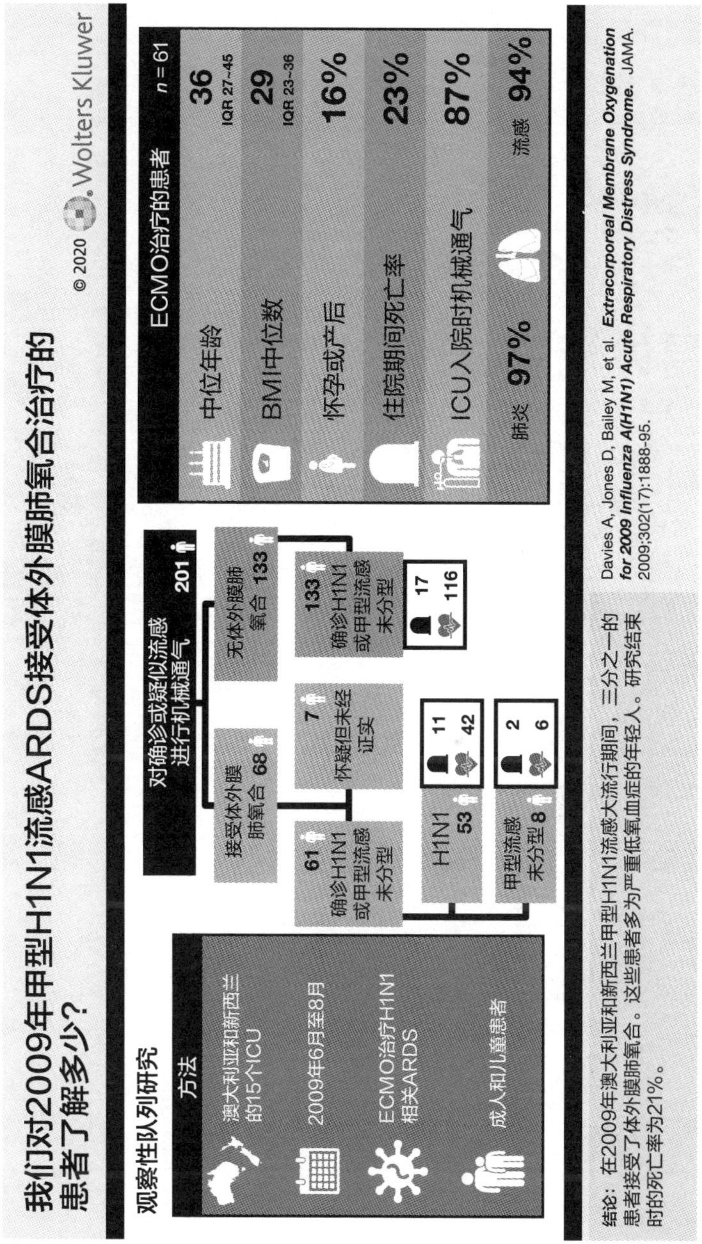
我们对2009年甲型H1N1流感ARDS接受体外膜肺氧合治疗的患者了解多少？
© 2020 Wolters Kluwer
观察性队列研究
方法
澳大利亚和新西兰的15个ICU
2009年6月至8月
ECMO治疗H1N1相关ARDS
成人和儿童患者
对确诊或疑似流感进行机械通气 201
接受体外膜肺氧合 68
无体外膜肺氧合 133
61 确诊H1N1或甲型流感未分型
7 怀疑但未经证实
133 确诊H1N1或甲型流感未分型
17
116
H1N1 53
11
42
甲型流感未分型 8
2
6
ECMO治疗的患者 n = 61
中位年龄 36 IQR 27~45
BMI中位数 29 IQR 23~36
怀孕或产后 16%
住院期间死亡率 23%
ICU入院时机械通气 87%
肺炎 97%
流感 94%
结论：在2009年澳大利亚和新西兰甲型H1N1流感大流行期间，三分之一的患者接受了体外膜肺氧合。这些患者多为严重低氧血症的年轻人。研究结束时的死亡率为21%。
Davies A, Jones D, Bailey M, et al. Extracorporeal Membrane Oxygenation for 2009 Influenza A(H1N1) Acute Respiratory Distress Syndrome. JAMA. 2009;302(17):1888-95.

图文摘要 35.4

第九篇

具体情况

36 脓毒症相关性急性肾损伤

Steven D. Pearson, Neal R. Klauer, Jason T. Poston

介绍

脓毒症是因宿主对感染反应失调而导致器官障碍的一种综合征。脓毒症休克是脓毒症的一个分支，定义为依赖血管紧张素平均动脉压（mean arterial pressure，MAP）维持在 65mmHg 及以上的低血压，经复苏后血清乳酸浓度仍高于 2mmol/L（表 36.1）[1]。几十年来，脓毒症的定义和治疗都随着我们对其潜在病理生理机制理解的增加而不断完善，这使得脓毒症相关的死亡率有所下降。对脓毒症及脓毒症休克的治疗仍主要是支持性的，包括早期抗生素应用，合理液体复苏，适当选择血管紧张素以及机械通气的肺保护策略[2]。急性肾损伤（acute kidney injury，AKI）是脓毒症常见的并发症，高达 60% 的脓毒症与 AKI 相关[3]。本章总结了脓毒症相关性 AKI（sepsis associated AKI，SA-AKI）的定义，危险因素，病理生理机制及治疗方法。

表 36.1 序贯器官衰竭评估评分

Sofa 评分	1	2	3	4
呼吸[a]				
PaO_2/FiO_2 (mm/Hg)	<400	<300	<220	<100
SaO_2/FiO_2	221~301	142~220	67~141	<67
凝血				
血小板 $\times 10^9/L$	<150	<100	<50	<20
肝功能				
胆红素 (mg/dl)	1.2~1.9	2.0~5.9	6.0~11.9	>12.0

续表

Sofa 评分	1	2	3	4
心血管功能[b]				
舒张压	平均动脉压<70mmHg	多巴胺≤5或任意剂量的多巴酚丁胺	多巴胺>5或去甲肾上腺素≤0.1	多巴胺>15或去甲肾上腺素>0.1
中枢神经系统				
格拉斯哥昏迷评分	13~14	10~12	6~9	<6
肾功能				
肌酐(mg/dl)	1.2~1.9	2.0~3.4	3.5~4.9	>5.0
尿量(ml/d)			<500	<200

[a]PaO_2/FiO_2 更常用于呼吸评估，如果情况不允许，改用 SaO_2/FiO_2 进行呼吸评估。

[b]血管活性药物至少使用1小时后再评估[多巴胺或去甲肾上腺素的单位为μg/(kg·min)]。

SaO_2，外周动脉血氧饱和度；SOFA，序贯器官衰竭评估。

From Jones AE, Trzeciak S, Kline JA. The Sequential Organ Failure Assessment score for predicting outcome in patients with severe sepsis and evidence of hypoperfusion at thetime of emergency department presentation. Crit Care Med. 2009;37(5):1649-1654.

定义

长期以来，脓毒症一直被认为是高发病率和高死亡率的重要原因，但直到20世纪后期才有共识的定义来指导其临床实践和研究。首批共识定义引入了全身炎症反应综合征(SIRS)这一概念，由感染引起的SIRS被定义为脓毒症。脓毒症合并器官功能障碍称为严重脓毒症，若脓毒症经充分容量复苏后仍存在低血压即为感染性休克。强调由炎症反应和器官衰竭引起的一系列生理和实验室异常[4]。这些定义在2001年的版本中进行了适度修订，并继续指导脓毒症的临床实践和相关研究近25年[5]。该定义在促进疾病诊治重要进展的同时，其局限性在随后几十年的临床经验中逐渐暴露出来。SIRS具有非特异性和高敏感性的特点，这导致不能预测有意义的临床结果[6,7]。直到2016年，第三版脓毒症的定义作为对这些缺点基于经验的回应而被引入。SIRS和严重脓毒症概念被取缔，脓毒症被重新定义为“人体对感染的反应失调所导致的危及生命的器官功能紊乱”。序贯器官衰竭评分(Sequential Organ Failure Assessment，SOFA)表示，将感染后SOFA评分快速增加≥2作为脓毒症器官功能障碍的临床判断标准，这与 10% 的死亡率有关[1,8]。感染性休克的临床诊断标准为脓毒症患者经充分容量复苏后仍存在持续性低血压，需血管收缩药物维持平均动脉压（MAP）≥65mmHg 且血清乳酸水平 >2mmol/L[9]，根据这一组合标准，感染性休克的住院病死率超过 40%。尽管第三版脓毒症的定义被广泛采用，但在临床环境［急诊科、病房、重症监护室（ICU）］中，其诊断和预测性能各不相同，更新的预测模型可能提供更高的诊断准确性和预后能力[10-12]。

在脓毒症的情况下急性肾损伤（AKI）的标准与其他形式的 AKI 的标准相同。与脓毒症相似的是，这些定义也经历了频繁的修订。目前的标准来源于肾脏疾病改善全球结果（KDIGO）指南[13]，在此之前有急性肾损伤网络（AKIN）和 RIFLE（风险、损伤、失败、丢失、终末期肾脏疾病）分类[14,15]。第 5 章提供了关于这些定义的更多细节。许多符合脓毒症或脓毒症休克共识标准的患者也符合 AKI 的既定标准，并被认为患有脓毒症相关 AKI（SA-AKI）[3]。重要的是，SA- AKI 患者的死亡率高于不合并 AKI 的脓毒症患者，而脓毒症相关 AKI 与其他病因所致的 AKI 相比而言死亡率更高[16]。

流行病学

虽然脓毒症的发病率似乎在上升，但死亡率似乎在下降。在美国，从 1979 年到 2000 年，脓毒症的发病率从每 10 万人中 82.7 人上升到 240.4 人，而住院死亡率从 28% 下降到 18%，与脓毒症有关的死亡总数净增加[17]。来自英国、新西兰和澳大利亚的数据证实了脓毒症发病率增加而死亡率下降的趋势[2,18-20]。虽然 AKI 常见于脓毒症患者，但由于 ICU 患者群体本身存在许多常见的混杂因素，因此仍难以获得有关 SA-AKI 发生率和趋势的准确信息。从现有数据来看，高达 60% 的脓毒症休克患者会出现 AKI，这也与死亡率增加有关[3]。

病理生理学

脓毒症引起的器官功能障碍长期以来被认为主要是由低灌注引起的组织缺氧和缺血性损伤所致。然而，最近的研究进展表明，脓毒症期间即使没有氧气输送减少，也会出现器官功能障碍。导致器官功能障碍的其他机制包括微血管功能障碍、内皮损伤、细胞代谢改变和免疫系统失调[21]。同样，肾脏低血压和缺血性损伤并不是导致 SA-AKI 的唯一原因，炎症、血管反应和代谢变化也发挥了作用[22-24]。肾脏微循环的变化、水肿和炎症造成的扩散限制、活性氧生成以及对内皮屏障和糖胞外基质的损害可能导致 SA-AKI 中观察到的结构和功能变化[25,26]。最近有研究认为线粒体功能失调可能也发挥重要作用[27]。虽然这些机制目前还不完全清楚，但进一步的研究将提高我们对脓毒症相关的炎症级联反应以及肾脏组织学、微循环和大循环变化所产生的影响的认识，并可能为预防和治疗 SA-AKI 的潜在新疗法提供启示。

脓毒症急性肾损伤检测

AKI是脓毒症发病率和死亡率增加的独立危险因素，因此必须及早发现，以确保适当的支持性护理和治疗。目前用于识别和诊断AKI的分类仍局限于对尿量和血清肌酐的依赖，但是这些指标对于早期诊断AKI有一定的限制，如第5[13]章所述，尿分析和尿显微镜检查为早期识别AKI提供了潜在工具，特别是在脓毒症患者中。因为与其他病因的AKI相比，SA-AKI有更多的肾小管损伤的显微镜证据[28]。此外，新出现的白蛋白尿与脓毒症危重患者中AKI的发生有关，并且可用于这些患者功能受损之前预测AKI[29]。血清生物标志物及其预测AKI的潜力在第16章和第17章中有详细讨论。

预防和治疗

表36.2临床随机对照试验，为SA-AKI患者的当前管理策略提供了证据。

液体复苏

脓毒症引起的炎症级联反应导致内皮功能障碍、毛细血管通透性增加和静脉运动神经张力下降，从而导致血容量相对不足和全身血管阻力下降。这些最初的血流动力学变化导致低血压，需要立即静脉输液复苏循环，如必要，随后使用血管活性药物。然而，静脉输液应谨慎进行，脓毒症和脓毒性休克患者的过度复苏和较高的累积液体平衡，与死亡率增加相关。[30]多项研究已经证明了在AKI发展期间和之后，过量液体给药和液体累积的危害，并且证实正液体平衡是死亡的独立危险因素[31-34]。在避免过量补液危害的同时，究竟需要多少容量复苏仍然是一个争论和讨论的领域。以静态生理参数（如中心静脉压、MAP和中心静脉血氧饱和度）正常化为目标的规程化复苏最早显示出前景[35]。然而，最近的研究表明，与标准护理相比，基于指南的液体复苏可导致更高的累积输液量，而不会降低死亡率或AKI的发生率，这在一定程度上可能是由于对标准护理的改进所导致[36,37]。更保守的7g/dl输血阈值与9g/dl输血阈值相比，改善了死亡率，并且与肾脏替代治疗（KRT）需求量的增加无关[38]。目前的临床指南建议在3小时内以适当的输液速度静脉滴注30ml/kg的液体，然后使用动态容量测量（如动脉脉压变化、被动抬腿）评估液体反应性，以指导额外的液体复苏或使用血管活性药物[39]。最近的研究试图通过确定不同的败血症表型（这些表型被假设对目标导向治疗有不同的反应）来解决这些矛盾[40]。

液体选择

多项研究表明，使用高渗淀粉溶液（五聚淀粉和羟乙基淀粉）对脓毒症患者进行复苏会增加AKI的发生率、KRT需求率和死亡风险。脓毒症患者和所

表 36.2 临床随机对照试验

研究	实验设计	人数	病人类别	干预与对照	主要终点指标	结论
晶体平衡液 vs. 生理盐水在 ICU 中的应用	群随机多重交叉试验	总共 15 802 人 晶体平衡液:7 942(50.2%) 生理盐水(49.8%)	单中心的 ICU 病人	晶体平衡液或 0.9% 生理盐水(乳酸林格氏液或 Plasma-LyteA)	30 天内复合终点结局:全因死亡;新增的肾脏替代治疗患者或持续肾脏功能不全(Cr 升高>200% 基础水平)	晶体平衡液可以减少 1% 的复合终点结局
急性肾损伤患者肾脏替代治疗的时机	随机对照试验	总共 477 人 早期干预:239(50.1%) 晚期干预:238(49.9%)	多中心脓毒症休克病人	早期干预:肾功能衰竭后 12h 开始 KRT;晚期干预:肾功能衰竭后 48h 开始 KRT。非两组患者,在出现透析指征时,尽早干预	90 天内的全因死亡	无明显差异
脓毒症休克早期液体复苏[92]	随机对照试验	总共 1 260 人 早期目标导向治疗:623(49.4%) 常规治疗:620(49.2%)	多中心脓毒症休克患者	早期目标导向治疗:使用液体复苏方案;常规治疗	90 天内的全因死亡	无明显差异
脓毒症休克目标导向液体复苏[93]	随机对照试验	总共 1 260 人 早期目标导向治疗:796(46.8%) 常规治疗:804(50.3%)	多中心脓毒症休克患者	早期目标导向治疗:使用液体复苏方案;常规治疗	90 天内的全因死亡	无明显差异
目标导向的早期脓毒症休克随机对照试验[94]	随机对照试验	总共 1 341 人 早期目标导向治疗:438(32.7%) 标准治疗方案:456(34%)	多中心急诊脓毒症休克患者	早期目标导向治疗 vs. 标准治疗方案	60 天内的院内全因死亡	无明显差异

Cr,肌酐;ICU,重症监护病房;KRT,肾脏替代治疗。

有 AKI 进展风险的患者应避免使用这些方案[41-44]。关于白蛋白与晶体溶液的使用,可靠数据显示未能改善肾脏损伤或死亡率,因此,在脓毒症患者的复苏过程中,不推荐使用白蛋白,而应使用成本较低的晶体溶液[45-47]。晶体溶液的选择似乎很重要,越来越多的证据将使用平衡晶体溶液与等渗盐水溶液进行了比较[48,49]。大多数(但并非全部)研究表明,使用平衡晶体溶液可以改善肾脏预后,并有利于降低死亡率,尤其是在脓毒症危重患者中;但没有一项研究表明使用等渗盐水溶液可以改善肾脏预后[50-53]。总的来说,这一证据表明,在没有禁忌证的情况下,平衡晶体溶液应被用作脓毒症的复苏液。

血管活性药物

去甲肾上腺素通常被认为是感染性休克的一线首选药物,因为现有数据在很大程度上表明,与其他血管升压药相比,去甲肾上腺素的疗效更好,并且不良事件发生率较低。使用低剂量多巴胺预防和治疗 AKI 已被证明是无效的[54],与去甲肾上腺素治疗休克相比,多巴胺的使用更容易导致心律失常和死亡率的增加[55,56]。与去甲肾上腺素相比,肾上腺素的不良事件发生率更高[57]。尚未发现苯肾上腺素在脓毒症休克中优于去甲肾上腺素[58],在美国全国性去甲肾上腺素短缺期间,苯肾上腺素作为一线血管升压药与脓毒症相关死亡率增加有关[59]。与去甲肾上腺素相比,血管升压素已被证明具有相似的治疗效果和预后,可以被认为是去甲肾上腺素的可行一线替代品[60-62]。最近,血管紧张素Ⅱ已成为一种新的、有效的血管加压药,用于治疗血管舒张性休克,尽管它尚未与其他血管加压药直接比较[63]。初步数据表明,与安慰剂相比,血管紧张素Ⅱ治疗血管舒张性休克和 AKI 患者效果特别好[64]。

当滴定加压药剂量时,MAP 目标值高于 65mmHg 可降低有高血压病史患者的 KRT 发生率,但未显示死亡率获益,并会导致心律失常发生率的增加[65]。共识指南建议将去甲肾上腺素和血管升压素作为一线血管加压药物,MAP 目标值为 65mmHg,但也需要按照患者的个体特征指导治疗决定[66]。

皮质类固醇类

由于几十年来相互矛盾的数据,皮质类固醇在感染性休克中的使用仍然存在争议。一些大型随机对照临床试验已经证明了使用皮质类固醇治疗感染性休克可以降低死亡率[67],但其他试验的结果显示没有改善[68]。此外,多项 Meta 分析的结果显示可轻度降低死亡率或休克持续时间缩短但没有降低死亡率,并且没有试验表明 AKI 的发生率或 KRT 需求率有所改善[69,70]。目前的专家指南不建议在脓毒症中常规使用皮质类固醇,建议可用于那些即使有足够的液体复苏和血管升压药物,但仍有持续血流动力学不稳定的难治性休克患者。

机械通气

脓毒症和脓毒症休克患者因多系统器官衰竭导致低氧血症和酸中毒,常需要正压有创机械通气。有创机械通气是已知的 AKI 发生的独立危险因素，其机制可能与有害的血流动力学、神经激素和炎症变化有关[71,72]。尽管一些研究显示低潮气量通气可减少肾衰竭，但其他研究显示不同机械通气策略对肾脏预后无差异[73,74]。在不影响呼吸系统支持的情况下预防肾损伤的最佳机械通气策略尚不清楚，应如第 3 章所述，遵循肺保护性通气策略的最佳实践。

肾脏替代疗法

在脓毒症环境下，有关KRT的大多数数据来自异质ICU患者群体的研究，尽管有几项研究专门研究了 SA-AKI 中的 KRT。KRT 的启动时间一直是一个非常有实际意义的领域。现有的数据普遍显示 KRT 没有益处，其中一项研究还表明过早开启 KRT 可能会有潜在的危害；在其中规模最大的一项研究中，近 60% 的入选患者在随机分组时患有脓毒症[75-79]。在 SA-AKI 的特定环境下给予 KRT 的剂量也已得到研究，多项试验显示，与常规剂量[35~40ml/(kg·h)]相比，持续较高剂量[70~80ml/(kg·h)]的 KRT 没有任何益处[80,81]。这些结果与在所有重症肾衰竭患者中进行的更大规模的试验一致，这些试验为当前的指南提供了依据，第 30 章提供了关于这一主题的更多细节[82,83]。此外，没有相互对照研究显示，连续 KRT 或间歇血液透析能带来预后的改善[84]。最近的回顾性分析显示，在过去十年中，无论 KRT 开启时间、剂量或方式如何，ICU 接受 KRT 患者的死亡率呈下降趋势。然而，解释这些观察结果的具体机制尚不清楚[85]。

新兴的治疗方法

虽然还没有特定的药物疗法被证明能有效治疗 SA-AKI，但已经有几种新兴的和已使用的药物正在被研究。在动物脓毒症模型中，碱性磷酸酶减轻了全身炎症反应，并减少了器官功能障碍。然而，在已确诊 SA-AKI 的危重患者中，尽管碱性磷酸酶组的全因死亡率较低，但它未能改善患者肾功能[86]。在一项关于对感染性休克患者使用硫胺素的随机对照试验的二次事后分析中，与安慰剂组相比，接受硫胺素的患者血清肌酐水平较低，对 KRT 的需求较少，尽管这些结果尚未在初步分析中得到重复[87]。在 ATHOS-3 试验的亚组分析中，需要 KRT 的 AKI 患者的预后得到改善，鉴于这一初步研究结果，血管紧张素Ⅱ是一种很有前景的血管活性药物选择，可能会对脓毒症和 AKI 患者带来更多益处，尽管还需要进一步的前瞻性研究[64]。维生素 C 在一项观察性研究后受到了广泛关注，该研究报告了使用维生素 C、硫胺素和皮质类固醇联合治疗的脓毒症休克患者的死亡率显著降低[88]。然而，随后进行的随机对照研究未能重复这些结果。尽管目前还在进行进一步的研究[89,90]，但维生素 C 的潜在益处应该与高剂量静脉注射导致的草酸钙肾病风险相平衡[91]。

（张东山 译，熊京 校）

参考文献

1. Singer M, Deutschman CS, Seymour CW, et al. The Third International Consensus Definitions for Sepsis and Septic Shock (Sepsis-3). *JAMA*. 2016;315:801-810.
2. Gotts JE, Matthay MA. Sepsis: pathophysiology and clinical management. *BMJ*. 2016;353:i1585.
3. Bagshaw SM, Lapinsky S, Dial S, et al. Acute kidney injury in septic shock: clinical outcomes and impact of duration of hypotension prior to initiation of antimicrobial therapy. *Intensive Care Med*. 2009;35:871-881.
4. Bone RC, Balk RA, Cerra FB, et al. Definitions for sepsis and organ failure and guidelines for the use of innovative therapies in sepsis. *Chest*. 1992;101:1644-1655.
5. Levy MM, Fink MP, Marshall JC, et al. 2001 SCCM/ESICM/ACCP/ATS/SIS International Sepsis Definitions Conference. *Intensive Care Med*. 2003;29:530-538.
6. Alberti C, Brun-Buisson C, Goodman SV, et al. Influence of systemic inflammatory response syndrome and sepsis on outcome of critically ill infected patients. *Am J Respir Crit Care Med*. 2003;168:77-84.
7. Sprung CL, Sakr Y, Vincent J-L, et al. An evaluation of systemic inflammatory response syndrome signs in the sepsis occurrence in acutely ill patients (SOAP) study. *Intensive Care Med*. 2006;32:421-427.
8. Ferreira FL, Bota DP, Bross A, et al. Serial evaluation of the SOFA score to predict outcome in critically ill patients. *JAMA*. 2001;286:1754-1758.
9. Shankar-Hari M, Phillips GS, Levy ML, et al. Developing a new definition and assessing new clinical criteria for septic shock: for the Third International Consensus Definitions for Sepsis and Septic Shock (Sepsis-3). *JAMA*. 2016;315:775-787.
10. Churpek MM, Snyder A, Han X, et al. Quick sepsis-related organ failure assessment, systemic inflammatory response syndrome, and early warning scores for detecting clinical deterioration in infected patients outside the intensive care unit. *Am J Respir Crit Care Med*. 2017;195:906-911.
11. Freund Y, Lemachatti N, Krastinova E, et al. Prognostic accuracy of Sepsis-3 criteria for in-hospital mortality among patients with suspected infection presenting to the emergency department. *JAMA*. 2017;317:301-308.
12. Seymour CW, Liu VX, Iwashyna TJ, et al. Assessment of clinical criteria for sepsis: for the Third International Consensus Definitions for Sepsis and Septic Shock (Sepsis-3). *JAMA*. 2016;315:762-774.
13. Kellum JA, Lameire N; KDIGO AKI Guideline Work Group. Diagnosis, evaluation, and management of acute kidney injury: a KDIGO summary (Part 1). *Crit Care*. 2013;17:204.
14. Joannidis M, Metnitz B, Bauer P, et al. Acute kidney injury in critically ill patients classified by AKIN versus RIFLE using the SAPS 3 database. *Intensive Care Med*. 2009;35:1692-1702.
15. Thakar CV, Christianson A, Freyberg R, et al. Incidence and outcomes of acute kidney injury in intensive care units: a veterans administration study. *Crit Care Med*. 2009;37:2552-2558.
16. Bagshaw SM, Uchino S, Bellomo R, et al. Septic acute kidney injury in critically ill patients: clinical characteristics and outcomes. *Clin J Am Soc Nephrol*. 2007;2:431-439.
17. Martin GS, Mannino DM, Eaton S, et al. The epidemiology of sepsis in the United States from 1979 through 2000. *N Engl J Med*. 2003;348:1546-1554.
18. Kaukonen K-M, Bailey M, Suzuki S, et al. Mortality related to severe sepsis and septic shock among critically ill patients in Australia and New Zealand, 2000-2012. *JAMA*. 2014;311:1308-1316.
19. McPherson D, Griffiths C, Williams M, et al. Sepsis-associated mortality in England: an analysis of multiple cause of death data from 2001 to 2010. *BMJ Open*. 2013;3:e002586.
20. Kadri SS, Rhee C, Strich JR, et al. Estimating ten-year trends in septic shock incidence and mortality in United States academic medical centers using clinical data. *Chest*. 2017;151:278-285.
21. Pool R, Gomez H, Kellum JA. Mechanisms of organ dysfunction in sepsis. *Crit Care Clin*. 2018;34:63-80.
22. Gómez H, Kellum JA. Sepsis-induced acute kidney injury. *Curr Opin Crit Care*. 2016;22:546-553.
23. Langenberg C, Gobe G, Hood S, et al. Renal histopathology during experimental septic acute kidney injury and recovery. *Crit Care Med*. 2014;42:e58-e67.
24. Maiden MJ, Otto S, Brealey JK, et al. Structure and function of the kidney in septic shock. A prospective controlled experimental study. *Am J Respir Crit Care Med*. 2016;194:692-700.
25. Post EH, Kellum JA, Bellomo R, et al. Renal perfusion in sepsis: from macro-to microcirculation. *Kidney Int*. 2017;91:45-60.
26. Chelazzi C, Villa G, Mancinelli P, et al. Glycocalyx and sepsis-induced alterations in vascular permeability. *Crit Care*. 2015;19:26.
27. Sun J, Zhang J, Tian J, et al. Mitochondria in sepsis-induced AKI. *J Am Soc Nephrol*. 2019;30:1151-1161.

28. Bagshaw SM, Haase M, Haase-Fielitz A, et al. A prospective evaluation of urine microscopy in septic and non-septic acute kidney injury. *Nephrol Dial Transplant.* 2011;27:582-588.
29. Neyra JA, Manllo J, Li X, et al. Association of de novo dipstick albuminuria with severe acute kidney injury in critically ill septic patients. *Nephron Clin Pract.* 2014;128:373-380.
30. Neyra JA, Li X, Canepa-Escaro F, et al. Cumulative fluid balance and mortality in septic patients with or without acute kidney injury and chronic kidney disease. *Crit Care Med.* 2016;44:1891-1900.
31. Grams ME, Estrella MM, Coresh J, et al. Fluid balance, diuretic use, and mortality in acute kidney injury. *Clin J Am Soc Nephrol.* 2011;6:966-973.
32. Liu KD, Thompson BT, Ancukiewicz M, et al. Acute kidney injury in patients with acute lung injury: impact of fluid accumulation on classification of acute kidney injury and associated outcomes. *Crit Care Med.* 2011;39:2665-2671.
33. Payen D, de Pont AC, Sakr Y, et al. A positive fluid balance is associated with a worse outcome in patients with acute renal failure. *Crit Care.* 2008;12:R74.
34. Bouchard J, Soroko SB, Chertow GM, et al. Fluid accumulation, survival and recovery of kidney function in critically ill patients with acute kidney injury. *Kidney Int.* 2009;76:422-427.
35. Rivers E, Nguyen B, Havstad S, et al. Early goal-directed therapy in the treatment of severe sepsis and septic shock. *N Engl J Med.* 2001;345:1368-1377.
36. Rowan K, Angus D, Bailey M, et al. Early, goal-directed therapy for septic shock—a patient-level meta-analysis. *N Engl J Med.* 2017;376:2223-2234.
37. Kellum JA, Chawla LS, Keener C, et al. The effects of alternative resuscitation strategies on acute kidney injury in patients with septic shock. *Am J Respir Crit Care Med.* 2016; 193:281-287.
38. Holst LB, Haase N, Wetterslev J, et al. Lower versus higher hemoglobin threshold for transfusion in septic shock. *N Engl J Med.* 2014;371:1381-1391.
39. Howell MD, Davis, AM. Management of sepsis and septic shock. *JAMA.* 2017;317:847-848.
40. Seymour CW, Kennedy JN, Wang S, et al. Derivation, validation, and potential treatment implications of novel clinical phenotypes for sepsis. *JAMA.* 2019;321:2003-2017.
41. Brunkhorst FM, Engel C, Bloos F, et al. Intensive insulin therapy and pentastarch resuscitation in severe sepsis. *N Engl J Med.* 2008;358:125-139.
42. Myburgh JA, Finfer S, Bellomo R, et al. Hydroxyethyl starch or saline for fluid resuscitation in intensive care. *N Engl J Med.* 2012;367:1901-1911.
43. Perner A, Haase N, Guttormsen AB, et al. Hydroxyethyl starch 130/0.42 versus Ringer's acetate in severe sepsis. *N Engl J Med.* 2012;367:124-134.
44. Zarychanski R, Abou-Setta AM, Turgeon AF, et al. Association of hydroxyethyl starch administration with mortality and acute kidney injury in critically ill patients requiring volume resuscitation: a systematic review and meta-analysis. *JAMA.* 2013;309:678-688.
45. Caironi P, Tognoni G, Masson S, et al. Albumin replacement in patients with severe sepsis or septic shock. *N Engl J Med.* 2014;370:1412-1421.
46. The SAFE Study Investigators. Impact of albumin compared to saline on organ function and mortality of patients with severe sepsis. *Intensive Care Med.* 2011;37:86-96.
47. Xu J-Y, Chen Q-H, Xie J-F, et al. Comparison of the effects of albumin and crystalloid on mortality in adult patients with severe sepsis and septic shock: a meta-analysis of randomized clinical trials. *Crit Care.* 2014;18:702.
48. Raghunathan K, Bonavia A, Nathanson BH, et al. Association between initial fluid choice and subsequent in-hospital mortality during the resuscitation of adults with septic shock. *Anesthesiology.* 2015;123:1385-1393.
49. Raghunathan K, Shaw A, Nathanson B, et al. Association between the choice of IV crystalloid and in-hospital mortality among critically ill adults with sepsis. *Crit Care Med.* 2014;42:1585-1591.
50. Self WH, Semler MW, Wanderer JP, et al. Balanced crystalloids versus saline in noncritically ill adults. *N Engl J Med.* 2018;378:819-828.
51. Semler MW, Self WH, Wanderer JP, et al. Balanced crystalloids versus saline in critically ill adults. *N Engl J Med.* 2018;378:829-839.
52. Young P, Bailey M, Beasley R, et al. Effect of a buffered crystalloid solution vs saline on acute kidney injury among patients in the intensive care unit: the SPLIT randomized clinical trial. *JAMA.* 2015;314:1701-1710.
53. Yunos NaM, Bellomo R, Hegarty C, et al. Association between a chloride-liberal vs chloride-restrictive intravenous fluid administration strategy and kidney injury in critically ill adults intravenous strategy for kidney injury in adults. *JAMA.* 2012;308:1566-1572.
54. Kellum JA, Decker JM. Use of dopamine in acute renal failure: a meta-analysis. *Crit Care Med.* 2001;29:1526-1531.
55. De Backer D, Biston P, Devriendt J, et al. Comparison of dopamine and norepinephrine in the treatment of shock. *N Engl J Med.* 2010;362:779-789.

56. De Backer D, Aldecoa C, Njimi H, et al. Dopamine versus norepinephrine in the treatment of septic shock: a meta-analysis. *Crit Care Med.* 2012;40:725-730.
57. Myburgh JA, Higgins A, Jovanovska A, et al. A comparison of epinephrine and norepinephrine in critically ill patients. *Intensive Care Med.* 2008;34:2226-2234.
58. Morelli A, Ertmer C, Rehberg S, et al. Phenylephrine versus norepinephrine for initial hemodynamic support of patients with septic shock: a randomized, controlled trial. *Crit Care.* 2008;12:R143.
59. Vail E, Gershengorn HB, Hua M, et al. Association between US norepinephrine shortage and mortality among patients with septic shock. *JAMA.* 2017;317:1433-1442.
60. Gordon AC, Mason AJ, Thirunavukkarasu N, et al. Effect of early vasopressin vs norepinephrine on kidney failure in patients with septic shock: the VANISH randomized clinical trial. *JAMA.* 2016;316:509-518.
61. Lauzier F, Lévy B, Lamarre P, et al. Vasopressin or norepinephrine in early hyperdynamic septic shock: a randomized clinical trial. *Intensive Care Med.* 2006;32:1782-1789.
62. Russell JA, Walley KR, Singer J, et al. Vasopressin versus norepinephrine infusion in patients with septic shock. *N Engl J Med.* 2008;358:877-887.
63. Khanna A, English SW, Wang XS, et al. Angiotensin II for the treatment of vasodilatory shock. *N Engl J Med.* 2017;377:419-430.
64. Tumlin JA, Murugan R, Deane AM, et al. Outcomes in patients with vasodilatory shock and renal replacement therapy treated with intravenous angiotensin II. *Crit Care Med.* 2018;46:949-957.
65. Asfar P, Meziani F, Hamel J-F, et al. High versus low blood-pressure target in patients with septic shock. *N Engl J Med.* 2014;370:1583-1593.
66. Rhodes A, Evans LE, Alhazzani W, et al. Surviving sepsis campaign: international guidelines for management of sepsis and septic shock: 2016. *Crit Care Med.* 2017;45:486-552.
67. Annane D, Renault A, Brun-Buisson C, et al. Hydrocortisone plus fludrocortisone for adults with septic shock. *N Engl J Med.* 2018;378:809-818.
68. Venkatesh B, Finfer S, Cohen J, et al. Adjunctive glucocorticoid therapy in patients with septic shock. *N Engl J Med.* 2018;378:797-808.
69. Rochwerg B, Oczkowski SJ, Siemieniuk RAC, et al. Corticosteroids in sepsis: an updated systematic review and meta-analysis. *Crit Care Med.* 2018;46:1411-1420.
70. Rygård SL, Butler E, Granholm A, et al. Low-dose corticosteroids for adult patients with septic shock: a systematic review with meta-analysis and trial sequential analysis. *Intensive Care Med.* 2018;44:1003-1016.
71. Koyner JL, Murray PT. Mechanical ventilation and lung–kidney interactions. *Clin J Am Soc Nephrol.* 2008;3:562-570.
72. Kuiper JW, Groeneveld ABJ, Slutsky AS, et al. Mechanical ventilation and acute renal failure. *Crit Care Med.* 2005;33:1408-1415.
73. Brower RG, Matthay MA, Morris A, et al. Ventilation with lower tidal volumes as compared with traditional tidal volumes for acute lung injury and the acute respiratory distress syndrome. *N Engl J Med.* 2000;342:1301-1308.
74. van den Akker JP, Egal M, Groeneveld AJ. Invasive mechanical ventilation as a risk factor for acute kidney injury in the critically ill: a systematic review and meta-analysis. *Crit Care.* 2013;17:R98.
75. Barbar SD, Clere-Jehl R, Bourredjem A, et al. Timing of renal-replacement therapy in patients with acute kidney injury and sepsis. *N Engl J Med.* 2018;379:1431-1442.
76. Gaudry S, Hajage D, Schortgen F, et al. Timing of renal support and outcome of septic shock and acute respiratory distress syndrome. A post hoc analysis of the AKIKI randomized clinical trial. *Am J Respir Crit Care Med.* 2018;198:58-66.
77. Payen D, Mateo J, Cavaillon JM, et al. Impact of continuous venovenous hemofiltration on organ failure during the early phase of severe sepsis: a randomized controlled trial. *Crit Care Med.* 2009;37:803-810.
78. Zarbock A, Kellum JA, Schmidt C, et al. Effect of early vs delayed initiation of renal replacement therapy on mortality in critically ill patients with acute kidney injury: the ELAIN randomized clinical trial. *JAMA.* 2016;315:2190-2199.
79. STARRT-AKI Investigators. Timing of initiation of renal-replacement therapy in acute kidney injury. *N Engl J Med.* 2020;383:240-251.
80. Joannes-Boyau O, Honoré PM, Perez P, et al. High-volume versus standard-volume haemofiltration for septic shock patients with acute kidney injury (IVOIRE study): a multicentre randomized controlled trial. *Intensive Care Med.* 2013;39:1535-1546.
81. Park JT, Lee H, Kee YK, et al. High-dose versus conventional-dose continuous venovenous hemodiafiltration and patient and kidney survival and cytokine removal in sepsis-associated acute kidney injury: a randomized controlled trial. *Am J Kidney Dis.* 2016;68:599-608.
82. Bellomo R, Cass A, Cole L, et al. Intensity of continuous renal-replacement therapy in critically ill patients. *N Engl J Med.* 2009;361:1627-1638.

83. Palevsky P, Zhang JH, O'Connor TZ, et al. Intensity of renal support in critically ill patients with acute kidney injury. *N Engl J Med.* 2008;359:7-20.
84. Schefold JC, von Haehling S, Pschowski R, et al. The effect of continuous versus intermittent renal replacement therapy on the outcome of critically ill patients with acute renal failure (CONVINT): a prospective randomized controlled trial. *Crit Care.* 2014;18:R11.
85. Miyamoto Y, Iwagami M, Aso S, et al. Temporal change in characteristics and outcomes of acute kidney injury on renal replacement therapy in intensive care units: analysis of a nationwide administrative database in Japan, 2007–2016. *Crit Care.* 2019;23:172.
86. Pickkers P, Mehta RL, Murray PT, et al. Effect of human recombinant alkaline phosphatase on 7-day creatinine clearance in patients with sepsis-associated acute kidney injury: a randomized clinical trial. *JAMA.* 2018;320:1998-2009.
87. Moskowitz A, Andersen LW, Cocchi MN, et al. Thiamine as a renal protective agent in septic shock. a secondary analysis of a randomized, double-blind, placebo-controlled trial. *Ann Am Thorac Soc.* 2017;14:737-741.
88. Marik PE, Khangoora V, Rivera R, et al. Hydrocortisone, vitamin C, and thiamine for the treatment of severe sepsis and septic shock: a retrospective before-after study. *Chest.* 2017;151:1229-1238.
89. Fowler AA, III, Truwit JD, Hite RD, et al. Effect of vitamin c infusion on organ failure and biomarkers of inflammation and vascular injury in patients with sepsis and severe acute respiratory failure: the CITRIS-ALI randomized clinical trial. *JAMA.* 2019;322:1261-1270.
90. Fujii T, Luethi N, Young PJ, et al. Effect of vitamin c, hydrocortisone, and thiamine vs hydrocortisone alone on time alive and free of vasopressor support among patients with septic shock: the VITAMINS randomized clinical trial. *JAMA.* 2020;323:423-431.
91. Cossey LN, Rahim F, Larsen CP. Oxalate nephropathy and intravenous vitamin C. *Am J Kidney Dis.* 2013;61:1032-1035.
92. Mouncey PR, Osborn TM, Power GS, et al. Trial of early, goal-directed resuscitation for septic shock. *N Engl J Med.* 2015;372:1301-1311.
93. The ARISE Investigators, the ANZICS Clinical Trials Group. Goal-directed resuscitation for patients with early septic shock. *N Engl J Med.* 2014;371:1496-1506.
94. The ProCESS Investigators. A randomized trial of protocol-based care for early septic shock. *N Engl J Med.* 2014;370:1683-1693.

37 糖尿病酮症酸中毒

Joel M. Topf, Nirali Ramani, Claudia Rodriguez Rivera, Andrew Kowalski

介绍

血糖控制不佳的糖尿病患者会导致严重的急性并发症的发生,需要重症监护,称为高血糖危象。该危象根据酮症酸中毒存在与否可分为两种情况。高血糖高渗综合征(hyperglycemic hyperosmolar state,HHS)是指由于胰岛素相对缺乏而导致严重高血糖、高渗和意识状态改变(从嗜睡到昏迷)的严重糖尿病失控。在糖尿病酮症酸中毒(diabetic ketoacidosis,DKA)中,胰岛素绝对缺乏会导致身体从葡萄糖转向酮作为主要燃料,导致严重的阴离子间隙代谢性酸中毒。这两种综合征都会导致一系列代谢异常,需要仔细的监测和管理。

病理生理

高血糖危象始于胰岛素的相对或绝对缺乏。这导致细胞内低血糖,尽管细胞外高血糖,并触发释放对抗调节激素(胰高血糖素、儿茶酚胺、皮质醇、生长激素)的释放,试图增加细胞内葡萄糖。如果胰岛素绝对缺乏,身体主要碳水化合物就会从糖类转变为酮类(如 3-羟基丁酸酯、乙酰乙酸酯或丙酮)从而导致 DKA;另一方面,尽管无法纠正高血糖,但少量的胰岛素仍能控制酮症,从而导致了 HHS。

胰岛素的缺乏和胰高血糖素的增加导致脂肪细胞分解,释放甘油三酯,代谢为甘油和游离脂肪酸。肝脏吸收这些物质,通过糖异生将甘油转化为葡萄糖,并通过 β-氧化将脂肪酸转化为乙酰辅酶 A(CoA)。CoA 可以进入三羧酸(TCA)循环为肝细胞产生三磷酸腺苷(ATP),但为了给身体其他部分提供能量,CoA 通过生酮作用转化为酮(见图 37.1)。

β-羟丁酸和乙酰乙酸是强酸,是导致 DKA 特征性阴离子间隙代谢性酸中毒的原因。β-羟丁酸在疾病早期积累,是主要的酮,直到疾病晚期乙酰乙酸占主导地位。

在 HHS 中,反调节激素增加葡萄糖。现有的胰岛素不足以控制高血糖,但足以抑制酮症酸中毒。HHS的诱发因素是刺激反调节激素释放并促进脱水。

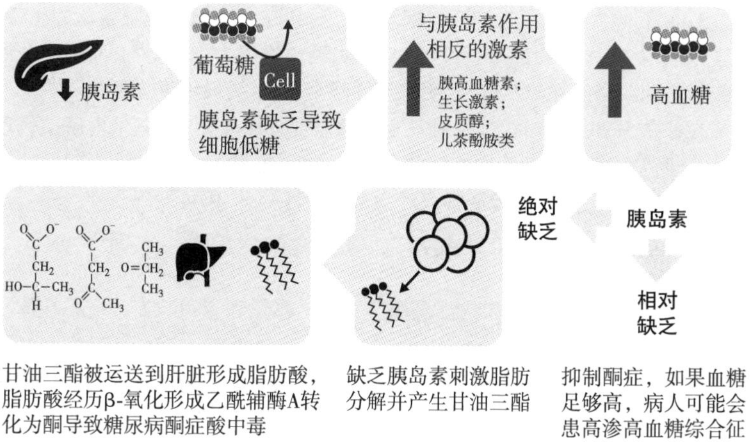
胰岛素
葡萄糖
Cell
胰岛素缺乏导致细胞低糖
与胰岛素作用相反的激素
胰高血糖素；
生长激素；
皮质醇；
儿茶酚胺类
高血糖
胰岛素
绝对缺乏
相对缺乏
甘油三酯被运送到肝脏形成脂肪酸，脂肪酸经历β-氧化形成乙酰辅酶A转化为酮导致糖尿病酮症酸中毒
缺乏胰岛素刺激脂肪分解并产生甘油三酯
抑制酮症，如果血糖足够高，病人可能会患高渗高血糖综合征

图 37.1 通往 DKA 和 HHS 的道路。

流行病学

2009—2014 年，DKA 患病率从每千人 19.5 人增加到 30.2 人。值得庆幸的是，病死率已从 2000 年的 1.1% 降至 2014 年的 0.4%[1]。总体而言，成人 DKA 的死亡率不到 1%，但在老年人中可以上升到 5% 以上[2]。因为 DKA 的病因是绝对缺乏胰岛素，所以它在 1 型糖尿病患者中更常见，因此平均年龄往往比 HHS 患者年轻。尽管有这种特征，但是足足有三分之一的 DKA 患者患有 2 型糖尿病[2]。

HHS 的研究较少，其死亡率比 DKA 高得多，部分原因可能是患者年龄相对较高。在对病例的系统回顾中，Fadini 等人报告 HHS 的平均住院死亡率为 17%[3]。

诊断

实验室评估

DKA 和 HHS 的诊断主要依靠生化指标。DKA 患者通常表现为血或尿中含有酮类，酸中毒（pH<7.3）以及高血糖。其中血糖可能有很大的差异，一些患者表现为正常血糖的 DKA，即血糖低于 200 至 300。

HHS 患者通常表现为高血糖，但无酮症酸中毒，pH>7.3，以及血清碳酸氢盐>18。与 DKA 组相比，HHS 组血糖相对较高（>650mg/dl）。并且血清渗透压通常会超过 350mOsm/kg[4]。渗透压与意识状态变化呈正相关[5]。如果患者有明显的昏迷，渗透压低于 320，则应考虑其他病因[2]。

Schwab 等人回顾了近 700 名因急性疾病和高血糖而来医院就诊的患者，发现尿酮对 DKA 诊断的敏感性为 99%，阴性预测值为 100%[6]。而另一个诊断线索是阴离子间隙异常升高，阴离子间隙大于 16 的灵敏度为 92%。

在评估 DKA 患者时，静脉血气和动脉血气一样准确[7]。其他电解质表现包括由于高血糖导致细胞内水转移到细胞外间隙，稀释血清钠所引起的低钠血症。除此之外，尽管患者通常表现为全身钾耗竭，但仍可发现高钾血症。

体征和症状

DKA 和 HHS 的主要症状都是疲劳、多尿、多饮和意识状态改变。在体检中，患者会出现脱水和容量耗竭的迹象，包括心动过速、黏膜干燥和低血压。除此之外，DKA 患者可表现为 Kussmaul 呼吸，因为患者会过度换气以代偿代谢性酸中毒。恶心、呕吐和弥漫性腹痛在 DKA 中较为常见。而在 HHS 中更常见的是严重的神经系统症状，包括昏迷和癫痫，以及局灶性表现（偏盲和偏瘫）。胰腺炎是 DKA 的已知病因，DKA 患者通常有胃肠道（GI）症状，包括呕吐和腹痛，因此胰腺炎通常被认为是一种诱因。但在某些情况下，胰腺炎可能是由 DKA 引起的。DKA 导致的甘油三酯升高和酸血症可能会诱发急性胰腺炎。DKA 患者的脂肪酶通常会升高。在某些病例中，这是由于急性胰腺炎引起的，但在其他病例中，这只是 DKA 的附带现象[8]。Yadav 等人连续观察了 150 例 DKA 患者，发现三分之一的人都存在脂肪酶升高的情况[9]。

治疗

高血糖危象的主要特征是高血糖，这会导致渗透性利尿，导致水、钠和钾的损失。由此可以推断出治疗高血糖危象最重要的三种药物：

1. 容量
2. 胰岛素
3. 钾

其余的具有争议性。

容量

患有 DKA 和 HHS 的患者通常表现为严重的体液缺乏。在 DKA 中可高达 5L，在 HHS 中可高达 9~12L。

对于中度患者，最初的液体复苏应该是 20ml/kg（约 1L）的输注，前 4 小时内以 500ml/h 的速度进行，之后可以将速率降至 250ml/h。病情轻微的患者可能不需要推注，可以仅以 250ml/h 的等渗晶体开始。病情严重时，输液应该“完全敞开”，直到灌注改善。静脉（IV）输液的目的是恢复灌注和补充液体不足；更高的液体速率可以冲洗出血清酮，导致在纠正酮症后出现长时间的非阴离子间隙代谢性酸中毒[10]。

标准复苏液体是生理盐水(NS),但考虑到NS诱导的非阴离子间隙代谢性酸中毒的副作用,这可能不是理想的复苏液体。然而,随机对照试验发现,平衡溶液在DKA中并无优势。唯一一项关于DKA中使用NS与使用乳酸林格液(LR)的成人试验在其主要结果(pH恢复正常)上的支持率不足,结果发现两者没有差异。不过,随机分配到LR组的患者比随机分配到NS组的患者需要更长的时间才将血糖降至250以下(410分钟 vs. 300分钟)[11]。小型试验NS与平衡溶液Plasma-Lyte(n=66)在儿科DKA中的相似性发现,在新发或进展性AKI的发生率、KA缓解时间、KRT、死亡率、儿科重症监护室(PICU)和住院时间方面没有差异[12]。

渗透性利尿通常导致比钠流失更多的水流失,从而推高渗透压和钠浓度。然而,由于水从细胞内室向细胞外室的渗透导致的稀释作用,血清钠通常正常或偏低。Katz转换法允许医生查看正常血清葡萄糖下的钠含量[13](见公式37.1)。

调整后的钠浓度=测量的钠浓度+[0.016×(葡萄糖浓度-100)]

如果调整后的血清钠升高(有些人认为是正常偏高),则应考虑将复苏液体从NS转换为低渗溶液,如0.45% NaCl[4]。注意:调整后的钠浓度不应用于计算阴离子间隙,它仅用于在修正葡萄糖后给出钠浓度的参考,以帮助医生了解潜在的失衡情况。

胰岛素

患者有严重的血容量不足,这在HHS中更常见,在液体复苏至少部分纠正之前,不应开始胰岛素治疗。胰岛素将葡萄糖转移到细胞内,这可迅速降低细胞外渗透压,导致细胞外液回流到细胞中,这可加重细胞外容量耗竭并加速心衰。美国糖尿病协会(ADA)对这两种情况的建议是相同的:

- 静脉滴注胰岛素
- 以0.1U/kg的推注开始治疗
- 随后以0.1U/(kg·h)的滴注

或者

- 无大剂量推注
- 以0.16U/kg静脉滴注胰岛素

一项回顾性研究显示,在低血糖发作率、血糖变化率和住院时间相同的情况下,DKA的胰岛素推注或非推注治疗结局无差异[14]。虽然静脉注射胰岛素因其半衰期短且易于滴定而成为标准治疗,但通过每小时注射一次常规或类似的速效胰岛素,皮下注射胰岛素也可以治疗轻度至中度DKA。一项关于皮下注射胰岛素的科克伦系统综述和Meta分析对5项随机对照试验进行了回顾,发现数据质量低至极低,与静脉注射常规胰岛素相比,他们未发现治疗轻度或中度DKA的任何优点或缺点[15]。

在DKA中,静脉注射胰岛素不仅用于降低血清葡萄糖,更重要的是为了逆转酮症。胰岛素滴注必须持续到葡萄糖低于200,并且至少满足以下条件中的两项：

1. pH>7.3
2. 血清碳酸氢盐>15
3. 阴离子间隙<12

高血糖通常在入院后的前6小时内得到纠正，但酮症通常会持续12小时，因此胰岛素的使用时长要远远超过纠正高血糖的时间。在此期间，患者应同时输注葡萄糖以防止低血糖。

高渗性高血糖状态的患者应继续静脉注射胰岛素，直至渗透压和意识状态恢复正常。应在停止静脉注射胰岛素前2小时开始皮下注射胰岛素。

钾

高血糖危象患者由于渗透性利尿导致钾流失，因此会出现明显的钾(3~5mmol/kg)缺乏[16]。虽然缺钾，但患者却表现为高钾血症。一旦开始使用胰岛素，高钾血症可能会迅速纠正，从而暴露出潜在的钾缺乏。所以一旦血清钾在正常范围内，就应该开始补钾。但如果钾含量高于3.3mEq/L，可在每升复苏液中加入20~30mEq KCl。如果钾低于3.2mEq/L，则应推迟注射胰岛素，直到血钾恢复正常，以防止低血钾导致致命的心律失常[4]。其次在给任何病人服用钾之前，医生都应该评估肾功能。

临床治疗中的其他问题

碳酸氢盐

不仅缺乏支持DKA患者使用碳酸氢盐的证据，而且在对其进行调查后发现，其趋势是有害的。2011年DKA患者的系统性综述发现，只有两项研究显示碳酸氢盐能在短期内(2小时)提高pH值[17]。其他5项研究在早期对pH的改善情况进行了调查，但未能发现任何结果。更令人担忧的是碳酸氢盐治疗的危害信号。有3项研究发现DKA时间的延长与使用碳酸氢盐有关，另有3项研究发现，碱的使用增加了钾的补充。目前的ADA指南不建议在pH大于7.1的情况下使用碳酸氢盐，因为在这些值上有研究显示有害而无证据显示有益。对于pH低于6.9的患者，ADA建议每小时给予50mmol等渗碳酸氢盐，直到pH超过7.0[2]。

磷

DKA患者通常表现为高磷血症，但与钾一样，这种高磷血症只是掩盖了总磷的下降，由于胰岛素可迅速将磷转回到细胞内，揭示了潜在的低磷血症。有证据表明，治疗低磷血症可以改善呼吸和心脏功能(见第23章)；然而，DKA中的证据显示，治疗低磷血症没有临床益处，反而会带来一些危害(低钙血症和低镁血症)[18,19]。若血磷低于 1mmol/L,可在复苏液中加入 20~30mmol 的磷酸钠进行治疗。DKA 病人的平均缺磷量为 1mmol/kg[2]。目前还没有关于 HHS 低磷血症治疗的数据。

高凝状态

DKA 和 HHS 都被认为是高凝状态,有大量动脉和静脉血栓事件的病例报告[20-21]。目前,由于没有关于完全抗凝治疗的研究或建议,患者应接受标准的预防性抗凝治疗。

主要诱发事件

HHS 和 DKA 通常发生在诱发事件之后。这些事件可能是严重的医疗问题,包括败血症、创伤、急性胰腺炎和心肌梗死。不坚持使用胰岛素是一个重要的诱发因素。诱发事件的性质很可能是导致疾病发病的主要原因。新发糖尿病是 HHS 和 DKA 的常见诱因[22]。

急性肾脏损伤

AKI 是 DKA 常见的并发症,主要由血流动力学异常所导致,大部分患者可通过液体复苏缓解。在重症监护室收治的糖尿病酮症酸中毒回顾性病例系列研究中,Orban 等人发现 50% 的患者入院时肌酐比基础值至少升高了 50%。到 24 小时后,一半的 AKI 患者已经完全恢复了。3% 的患者在最初 24 小时内使用急性透析进行治疗[23]。正如一般 AKI 所发现的那样。由于 DKA 导致的 AKI 的患者恢复后,GFR 下降得更快,与没有 AKI 的 DKA 患者相比,肾脏和生存状况更差[24]。

特殊案例

正常血糖性糖尿病酮症酸中毒

正常血糖的 DKA 是指血糖低于 250mg/dl 的 DKA。它与饥饿或酒精性酮症不一样。在饥饿和酒精性酮症中,低血糖会抑制内源性胰岛素,刺激胰高血糖素,引发脂肪分解和酮症。这种酸中毒往往比 DKA 的症状更轻,但主要区别在于饥饿和酒精性酮症患者在输注葡萄糖后会迅速释放内源性胰岛素,从而抑制酮症。除非病人同时患有糖尿病,否则在酒精性或饥饿性酮症中不需要输注胰岛素来逆转酮症(见表 37.1)。正常血糖的 DKA 的概念是由 Munro 首次描述的,他报告了 311 例中 37 例血糖低于 300mg/dl 的 DKA[25]。目前,这种情况远没有那么常见。导致正常血糖的 DKA 的可能原因包括使用钠葡萄糖共转运体 2 抑制剂(SGLT2i)、来院前使用胰岛素、同时限制食物、呕吐和其他抑制糖代谢的因素(表 37.1)。

表 37.1 阴离子间隙代谢性酸中毒的不同原因

	糖尿病酮症酸中毒	高渗性高血糖状态	饥饿性酮症	尿毒症性酸中毒	酒精性酮症	乳酸酸中毒	毒性酒精摄入
pH	↓	正常	正常	↓	/	↓	↓
Plasma Glucose	↑/↑↑	↑↑↑	↓/正常	正常	↓/正常	正常	正常
Plasma ketones	+++	+/−	+	−	+	−	−
阴离子间隙	↑/↑↑	正常	↑	↑	↑	↑	↑
渗透压	↑	↑↑	正常	↑↑	正常	正常	↑↑

SGLT2i 于 2013 年作为一类新型的降糖药物被推出。自那时起，它们已被发现在糖尿病患者和非糖尿病患者中具有强大的心血管和肾脏保护活性。它们的主要作用机制是阻断近端肾小管对葡萄糖的重吸收，导致葡萄糖尿症。Fralick 等人对 2 型糖尿病患者进行了倾向性匹配研究，发现使用 SGLT2i 的患者每 1 000 人年发生 4.9 次 DKA，而使用二肽基肽酶 4（DPP4）的患者每 1 000 人年发生 2.3 次[26]。这些数值比在心血管和肾脏保护的大规模 4 期临床试验中发现的 DKA 高约 10 倍[27]。值得注意的是，在 CANVAS 试验中，有一半的 DKA 患者实际上是被误诊为 2 型的 1 型糖尿病患者[28]。当药物诱导的葡萄糖尿抑制胰岛素同时刺激胰高血糖素时，SGLT2i 会导致 DKA；但是，这些患者的肝脏糖原生成较少，同时尿液中的葡萄糖持续流失，导致轻度或无高血糖症。胰岛素的减少和胰高血糖素的增加刺激脂肪分解，导致酮症酸中毒，就像标准的 DKA 病理生理学机制一样[29]。需要胰岛素治疗来逆转酮症，同时需要葡萄糖来防止胰岛素引起的低血糖[30]。低血糖可最大限度地减少渗透性利尿和 DKA 的大部分代谢结果。患者的阴离子间隙往往很高，经常超过 30，需要长时间的胰岛素输注来纠正酸中毒[31,32]。

持续肾脏替代疗法

接受连续性肾脏替代治疗法（CKRT）的患者有时可能会出现正常血糖的 DKA。有两个研究小组报告了这种情况，两组实验都使用无葡萄糖替代液[33,34]。患者因为多器官衰竭而无法进食，而无糖透析液一天可除去 30~60g 的葡萄糖，迅速消耗储存的糖原，抑制胰岛素，刺激反调节激素，让患者进入酮症状态[35]。患者对葡萄糖和胰岛素输注的反应迅速。

终末期肾病

无尿终末期肾病(ESKD)患者的高血糖危象与肾功能保存完好的患者截然不同,因为他们缺乏渗透性利尿作用。这意味着他们不会像高血糖危象患者那样出现严重的容量不足和休克。高血糖增加了细胞外渗透压,导致从细胞内向细胞外间隙的液体渗透性移位,使得液体过多和水肿很常见。如果患者有液体过多,无论是由于正常的液体摄入还是由于病理性的细胞内液体向细胞外液体间隙重新分布,都可能需要血液透析来恢复正常的容量。如果无尿患者确实有容量不足,应该给予250~500ml的液体输注,然后重新评估,而不是像对于有正常整肾功能的DKA患者那样进行更积极的液体复苏。

缺乏渗透性利尿也会导致血糖水平升高。在一项病例对照研究中,研究ESKD患者与肾功能正常的患者[估计GFR>60ml/(min·1.73m^2)]的高血糖危象时,ESKD患者的血糖水平高达836mg/dl,而正常肾功能的患者为659mg/dl[36]。

ESKD患者也没有典型的高血糖危象中全身钾离子减少的情况,因此需要重新考虑那些要求积极补钾的方案。

由于钠、钾和磷酸盐缺乏在无尿的ESKD患者中并不常见,因此ESKD患者的DKA治疗大多只需胰岛素输注来完成。血糖应降低50到75mg/(dl·h)。根据观察数据,推荐使用较低速率的胰岛素输注[0.05~0.07U/(kg·h)][36,37]。

(张东山 译,熊京 校)

参考文献

1. Benoit SR, Zhang Y, Geiss LS, Gregg EW, Albright A. Trends in diabetic ketoacidosis hospitalizations and in-hospital mortality—United States, 2000-2014. *MMWR Morb Mortal Wkly Rep.* 2018;67(12):362-365.
2. Kitabchi AE, Umpierrez GE, Miles JM, Fisher JN. Hyperglycemic crises in adult patients with diabetes. *Diabetes Care.* 2009;32(7):1335-1343.
3. Fadini GP, de Kreutzenberg SV, Rigato M, et al. Characteristics and outcomes of the hyperglycemic hyperosmolar non-ketotic syndrome in a cohort of 51 consecutive cases at a single center. *Diabetes Res Clin Pract.* 2011;94(2):172-179.
4. Dingle HE, Evan Dingle H, Slovis C. Diabetic ketoacidosis and hyperosmolar hyperglycemic syndrome management. *Emerg Med.* 2018;50(8):161-171. doi:10.12788/emed.2018.0100
5. Umpierrez GE, Kelly JP, Navarrete JE, Casals MM, Kitabchi AE. Hyperglycemic crises in urban blacks. *Arch Intern Med.* 1997;157(6):669-675.
6. Schwab TM, Hendey GW, Soliz TC. Screening for ketonemia in patients with diabetes. *Ann Emerg Med.* 1999;34(3):342-346.
7. Ma OJ, Rush MD, Godfrey MM, Gaddis G. Arterial blood gas results rarely influence emergency physician management of patients with suspected diabetic ketoacidosis. *Acad Emerg Med.* 2003;10(8):836-841.
8. Manikkan AT. Hyperlipasemia in diabetic ketoacidosis. *Clin Diabetes.* 2013;31(1):31-32.
9. Yadav D, Nair S, Norkus EP, Pitchumoni CS. Nonspecific hyperamylasemia and hyperlipasemia in diabetic ketoacidosis: incidence and correlation with biochemical abnormalities. *Am. J. Gastroenterol.* 2000;95(11):3123-3128.
10. Adrogue HJ. Salutary effects of modest fluid replacement in the treatment of adults with diabetic ketoacidosis. Use in patients without extreme volume deficit. *JAMA.* 1989;262(15):2108-2113. doi:10.1001/jama.262.15.2108
11. Van Zyl DG, Rheeder P, Delport E. Fluid management in diabetic-acidosis—Ringer's lactate versus normal saline: a randomized controlled trial. *QJM.* 2011;105(4):337-343.
12. Williams V, Jayashree M, Nallasamy K, Dayal D, Rawat A. 0.9% saline versus Plasma-Lyte as

initial fluid in children with diabetic ketoacidosis (SPinK trial): a double-blind randomized controlled trial. *Crit Care.* 2020;24(1):1.
13. Katz MA. Hyperglycemia-induced hyponatremia—calculation of expected serum sodium depression. *N Engl J Med.* 1973;289(16):843-844.
14. Goyal N, Miller JB, Sankey SS, Mossallam U. Utility of initial bolus insulin in the treatment of diabetic ketoacidosis. *J Emerg Med.* 2010;38(4):422-427.
15. Andrade-Castellanos CA, Colunga-Lozano LE, Delgado-Figueroa N, Gonzalez-Padilla DA. Subcutaneous rapid-acting insulin analogues for diabetic ketoacidosis. *Cochrane Database Syst Rev.* 2016;(1):CD011281.
16. Fayfman M, Pasquel FJ, Umpierrez GE. Management of hyperglycemic crises: diabetic ketoacidosis and hyperglycemic hyperosmolar state. *Med Clin North Am.* 2017;101(3):587-606.
17. Chua HR, Schneider A, Bellomo R. Bicarbonate in diabetic ketoacidosis—a systematic review. *Ann Intensive Care.* 2011;1(1):23.
18. Fisher JN, Kitabchi AE. A randomized study of phosphate therapy in the treatment of diabetic ketoacidosis. *J Clin Endocrinol Metab.* 1983;57(1):177-180.
19. Winter RJ, Harris CJ, Phillips LS, Green OC. Diabetic ketoacidosis. Induction of hypocalcemia and hypomagnesemia by phosphate therapy. *Am J Med.* 1979;67(5):897-900.
20. Ho J, Pacaud D, Hill MD, Ross C, Hamiwka L, Mah JK. Diabetic ketoacidosis and pediatric stroke. *CMAJ.* 2005;172(3):327-328.
21. Burzynski J. DKA and thrombosis. *CMAJ.* 2005;173(2):132; author reply 132-133.
22. Whelton MJ, Walde D, Havard CW. Hyperosmolar non-ketotic diabetic coma: with particular reference to vascular complications. *Br Med J.* 1971;1(5740):85-86.
23. Orban J-C, Maizière E-M, Ghaddab A, Van Obberghen E, Ichai C. Incidence and characteristics of acute kidney injury in severe diabetic ketoacidosis. *PLoS One.* 2014;9(10):e110925.
24. Chen J, Zeng H, Ouyang X, et al. The incidence, risk factors, and long-term outcomes of acute kidney injury in hospitalized diabetic ketoacidosis patients. *BMC Nephrol.* 2020;21(1):48.
25. Munro JF, Campbell IW, McCuish AC, Duncan LJ. Euglycaemic diabetic ketoacidosis. *Br Med J.* 1973;2(5866):578-580.
26. Fralick M, Schneeweiss S, Patorno E. Risk of diabetic ketoacidosis after initiation of an SGLT2 inhibitor. *N Engl J Med.* 2017;376(23):2300-2302.
27. Neal B, Perkovic V, Mahaffey KW, et al. Canagliflozin and cardiovascular and renal events in type 2 diabetes. *N Engl J Med.* 2017;377(7):644-657.
28. Erondu N, Desai M, Ways K, Meininger G. Diabetic ketoacidosis and related events in the Canagliflozin type 2 diabetes clinical program. *Diabetes Care.* 2015;38(9):1680-1686.
29. Rosenstock J, Ferrannini E. Euglycemic diabetic ketoacidosis: a predictable, detectable, and preventable safety concern with SGLT2 inhibitors. *Diabetes Care.* 2015;38(9):1638-1642.
30. Wang KM, Isom RT. SGLT2 inhibitor–induced euglycemic diabetic ketoacidosis: a case report. *Kidney Med.* 2020;2(2):218-221.
31. Taylor SI, Blau JE, Rother KI. SGLT2 inhibitors may predispose to ketoacidosis. *J Clin Endocrinol Metab.* 2015;100(8):2849-2852.
32. Kum-Nji JS, Gosmanov AR, Steinberg H, Dagogo-Jack S. Hyperglycemic, high anion-gap metabolic acidosis in patients receiving SGLT-2 inhibitors for diabetes management. *J Diabetes Complications.* 2017;31(3):611-614.
33. Coutrot M, Hékimian G, Moulin T, et al. Euglycemic ketoacidosis, a common and underrecognized complication of continuous renal replacement therapy using glucose-free solutions. *Intensive Care Med.* 2018;44(7):1185-1186.
34. Sriperumbuduri S, Clark E, Biyani M, Ruzicka M. High anion gap metabolic acidosis on continuous renal replacement therapy. *Kidney Int Rep.* 2020;5(10):1833-1835. doi:10.1016/j.ekir.2020.07.014
35. Stevenson JM, Heung M, Vilay AM, Eyler RF, Patel C, Mueller BA. In vitro glucose kinetics during continuous renal replacement therapy: implications for caloric balance in critically ill patients. *Int J Artif Organs.* 2013;36(12):861-868.
36. Schaapveld-Davis CM, Negrete AL, Hudson JQ, et al. End-stage renal disease increases rates of adverse glucose events when treating diabetic ketoacidosis or hyperosmolar hyperglycemic state. *Clin Diabetes.* 2017;35(4):202-208.
37. Seddik AA, Bashier A, Alhadari AK, et al. Challenges in management of diabetic ketoacidosis in hemodialysis patients, case presentation and review of literature. *Diabetes Metab Syndr.* 2019;13(4):2481-2487.

38 产科急性肾损伤

Jessica Sheehan Tangren, Michelle A. Hladunewich

介绍

急性肾损伤(acute kidney injury,AKI)是一种罕见但严重的妊娠并发症。任何影响一般成年人 AKI 的因素也可能影响孕妇,但有几种病因在孕妇中更常见。因为治疗策略的差异很大,妊娠期 AKI 的诊断最重要的是区分具有重叠特征的疾病,如子痫前期或 HELLP 综合征(溶血、肝酶升高和血小板减少综合征)、狼疮性肾炎、血栓性血小板减少性紫癜(TTP)或溶血性尿毒症(HUS)和急性妊娠脂肪肝(AFLP)。本章回顾了妊娠期 AKI 的发病率、诊断方法、常见病因和治疗策略。

妊娠期急性肾损伤的流行病学研究

在发展中国家和发达国家中,妊娠期 AKI 都在减少。在印度,妊娠相关的 AKI 的发病率从 20 世纪 80 年代的 15% 下降到 21 世纪 10 年代的 1.5%[1]。发病率的下降也与发生 AKI 的时间变化有关,现在大多数 AKI 都是在产后发生的,反映了流产相关并发症的减少。在中国的病例中,AKI 的最常见原因是高血压和产后出血,其中 6% 的 AKI 需要透析[2]。幸运的是,在发展中国家,妊娠期相关AKI的产妇死亡率也有所改善,目前估计的死亡率约为4%至6%,而在 20 世纪 80 年代,这一比例曾高达 20%。

在发达国家,AKI 发病率的数据是相互矛盾的。意大利的队列报告显示,20 世纪 60 年代到 20 世纪 90 年代,妊娠相关 AKI 的发病率从 1/3 000 下降到 1/18 000。最近加拿大和美国的研究显示,妊娠 AKI 的发病率有所上升[3-5]。尽管总发病率仍保持较低,2003 年至 2010 年,加拿大妊娠 AKI 的发病率从每万例妊娠的 1.66 增加到 2.68,1999 年至 2001 年和 2010 年至 2011 年,美国妊娠 AKI 发病率从每万例妊娠的 2.4 增加到 6.3。幸运的是,大多数(87%)患者的 AKI 病情较轻且可逆,表明至少有一定程度的测量偏倚。目前对于妊娠 AKI 妇女的长期的肾脏随访结果还没有很好的研究。与非妊娠患者相似,重度 AKI 患者的肾脏功能恢复良好,只有 4%~9% 的重度 AKI 的妊娠患者在产后 4~6 个月仍依赖透析[6]。

妊娠期肾功能的变化和急性肾损伤的诊断

妊娠会引起全身血流动力学的变化,导致总循环血容量和心输出量的增加,同时全身血管阻力下降,导致肾脏血流量增加等肾脏生理的多种变化,包括肾血浆流量增加,从而导致肾小球高滤过状态。因此,妊娠期肾小球高滤过导致妊娠期血尿素氮和血清肌酐水平下降,而这些适应性改变对良好的妊娠结局是至关重要的。

由于肾小球血流动力学的改变,以血清肌酐为基础的公式不能准确地估计妊娠期肾小球滤过率(GFR),约 40% 的通过菊粉清除率测量的 GFR 被低估[7]。鉴于 GFR 在整个妊娠期间的纵向动态变化,定义 AKI 也可能是一个挑战。标准的 AKI 定义包括风险、损伤、失败、肾功能丧失和终末期肾病(RIFLE)和急性肾损伤网络(AKIN),这些标准还没有在妊娠人群中得到验证。但一般来说,这些定义已被用于妊娠人群的 AKI。然而,在临床上依靠血清肌酐来评估肾脏功能障碍,且必须认识到“正常”肌酐可能反映出孕妇肾功能的严重受损。最近一项以人群为基础的研究对 30 多万人进行了血清肌酐测量,得出了妊娠每个阶段特定胎龄和产后早期的肾功能估计值[8]。他们注意到在第 50 百分位数和第 95 百分位数之间有大约 0.17mg/dl(15μmol/L)的差异,并建议在怀孕的不同阶段,高于第 95 百分位的值应该进行评估和进一步的检查(表 38.1)。

表 38.1　孕期血清肌酐值范围

时点	肌酐范围/(mg · dl^{-1})
妊娠前	0.68~0.88
孕早期(12 周)	0.53~0.69
孕中期(24 周)	0.51~0.68
孕晚期(36 周)	0.54~0.63
产后	0.71~0.95

高于上限时应被视为异常并进行调查[8]。

孕期急性肾损伤的鉴别诊断

与非怀孕人群的 AKI 一样,妊娠相关的 AKI 可分为肾前性、肾性和肾后性。AKI 发生的时间对缩小鉴别诊断范围非常有帮助[9]。在妊娠的前三个月,妊娠剧吐或败血性流产导致的血流动力学肾损伤[肾前氮质血症/急性肾小管坏死(ATN)]占主导地位。在妊娠中期和晚期发生的 AKI 可归因于子痫前期/HELLP 综合征、血栓性微血管病变、AFLP 或产科出血。非典型溶血性尿毒综合征(aHUS)和其他补体调节障碍通常发生在临近分娩或产后。

肾小球肾炎可发生在妊娠的任何三个月或产后。图 38.1 显示了不同孕

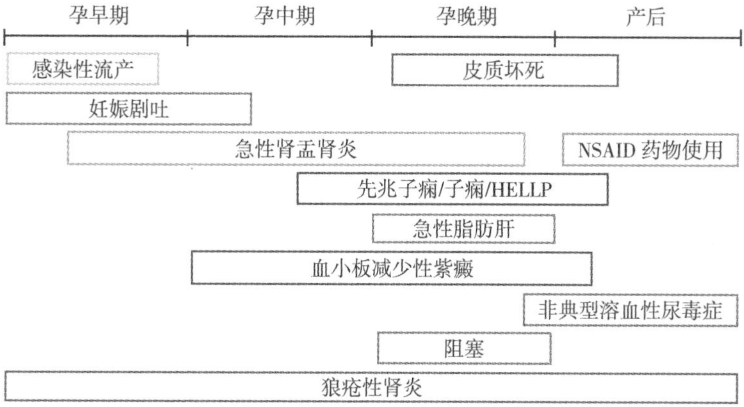

图 38.1 妊娠不同阶段 AKI 的病因。HELLP,溶血、肝酶升高、血小板降低;NSAID,非甾体抗炎药

周中导致妊娠期 AKI 的主要原因。

血流动力学肾损伤与双侧皮质坏死

血流动力学肾损伤是妊娠期 AKI 的常见病因。损伤范围从肾前氮质血症到双侧皮质坏死。妊娠期低血压可由多种原因引起,包括容量耗尽(如妊娠吐)、败血症(如脓毒症流产、绒毛膜羊膜炎、肾盂肾炎、产褥期败血症)或其他严重的产科并发症(如产后出血)。

双侧肾皮质坏死是血流动力学肾损伤的最极端形式,肾活检病理表现为弥漫性皮质坏死,并有血管内血栓形成。皮质坏死是罕见的,与灾难性的产科急症有关,如胎盘早剥伴大出血或羊水栓塞,并发生在低血压休克的情况下,通常合并弥散性血管内凝血(DIC)[10]。与一般人群相比,肾脏严重缺血的孕妇更容易发生肾皮质坏死,这可能是由于内皮功能障碍导致的妊娠高凝状态。该综合征的特点是突然出现的少尿/无尿。计算机断层扫描或超声显示肾皮质低回声或低密度区。大多数患者需要透析,长期肾脏治疗预后较差。

子痫前期/溶血,肝酶升高,血小板降低

子痫前期是一种妊娠相关的多系统综合征,其特征是妊娠 20 周后出现高血压和蛋白尿。在美国,大约 5% 的孕妇都患有此病。AKI 是子痫前期的罕见并发症(1%),更常见的是 HELLP 综合征(7%~15%),这被认为是子痫前期的极端变体。肾小球内皮增生或广泛的肾小球内皮肿胀是子痫前期肾脏的标志性病理表现。子痫前期/HELLP 综合征背景下的肾衰竭与其他妊娠相关的 AKI 病因有相同的临床特征,包括 AFLP、狼疮性肾炎、TTP 和 aHUS(表 38.2)。胎盘抗血管生成因子在子痫前期发病机制中起关键作用。可溶性 fms 样酪氨

酸激酶 1(sFlt1)是一种可溶性血管内皮生长因子受体,与胎盘生长因子(PlGF)等促血管生成因子结合,中和其作用[11]。来自胎盘的过量 sFlt1 会导致广泛的内皮功能障碍。sFlt1 在子痫前期发病前升高,并与疾病严重程度相关[12,13]。在一些研究中,循环水平的 sFlt1 和 PlGF 已显示出作为子痫前期预测生物标志物的前景,这些生物标志物目前在几个国家被用于辅助子痫前期的诊断[13]。子痫前期的高危孕妇应在孕 16 周之前开始服用低剂量阿司匹林,以预防子痫前期的发生[14]。

表 38.2 孕期血栓性微血管病的特点

特点	HELLP	TTP	HUS	AFLP
临床发生	妊娠晚期	任何时间	产后	妊娠晚期
怀孕特有的	是	否	否	是
潜在的病理生理学	不正常的胎位	ADAMTS-13 缺乏	调节补体功能的基因突变	胎儿线粒体 β-脂肪酸氧化缺陷
高血压	是	可变的	是	频繁地
肾衰竭	罕见	罕见	常见	可能的
血小板减少	存在	严重的	存在	存在
肝功能检查	↑↑	正常	正常	↑↑↑
有用的临床/诊断特点	↑sFlt:PIGF	ADAMTS-13 活性<10%	补体水平减少	腹痛,低血糖
治疗	分娩	血浆置换	依库珠单抗	分娩

AFLP,妊娠期急性脂肪肝;HELLP,溶血、肝酶升高和血小板降低;HUS,溶血尿毒综合征;PIGF,胎盘生长因子;sFlt,可溶性 fms 样酪氨酸激酶;TTP,血栓性血小板减少性紫癜。

妊娠期急性脂肪肝

AFLP 是一种发生在妊娠晚期的罕见疾病。AFLP 是由于胎儿线粒体脂肪酸氧化异常所致。胎儿缺乏长链 3-羟酰基辅酶 A 脱氢酶会导致胎儿游离脂肪酸过多,并通过胎盘导致母体肝中毒。临床表现包括乏力、呕吐和黄疸,实验室检查显示血清转氨酶和胆红素水平升高。血小板减少、低血糖、乳酸性酸中毒和 AKI 也是常见的。AFLP 的肾活检表现包括 ATN,小管细胞脂肪空泡化,纤维蛋白样物质阻塞毛细血管管腔。肾和肝衰竭通常在产后得到缓解,但在极端情况下可能需要肝移植[15]。

通过常规的实验室检查区分 AFLP 和 HELLP 综合征可能具有挑战性。AFLP 最常见的临床特征是乏力、恶心、呕吐、腹痛和黄疸。HELLP 综合征多表现为头痛、腹部或上腹疼痛和高血压。肝功能合成障碍,如低血糖,凝血参数异常是 AFLP 特征性的表现,AKI 在 AFLP 中也比在 HELLP 综合征中更常见。

血栓性微血管病

TTP 和 HUS 是妊娠期 AKI 的重要原因,其特征为不明原因的血小板减少和微血管病性溶血性贫血。临床上,当中枢神经系统症状占主导地位时,应考虑 TTP;当出现严重肾衰竭或产后出现该综合征时,应考虑 HUS。

血管性血友病因子裂解蛋白酶(ADAMTS-13)缺乏是 TTP 的病因。在妊娠期,大多数 TTP 病例发生在妊娠中期或晚期。妊娠与 ADAMTS-13 水平降低相关,因此似乎是 TTP 新发或复发的诱因。与妊娠相关的 aHUS 是补体失调的结果,最常继发于补体调节蛋白的基因突变。

妊娠可能是 aHUS 的触发因素;然而,超过三分之二的病例在产后发病。有趣的是,第二次妊娠发生 aHUS 的风险高于第一次妊娠。与非妊娠人群一样,在一半以上的妊娠相关 aHUS 患者中,可以发现补体调节蛋白的遗传缺陷。检出补体基因变异的患者发生严重疾病(包括就诊时需要透析)和较差的长期预后[包括复发和进展为终末期肾病(ESKD)的风险增加]的可能性较高[16]。因此,高度怀疑 aHUS 的患者早期诊断和治疗至关重要。误诊很常见。在一个由妊娠相关 aHUS 病例组成的西班牙队列研究中,有 17/22 例符合子痫前期的临床标准[17]。从诊断到治疗的时间越短,预后越好。

鉴别 TTP/HUS 与伴有 HELLP 综合征的重度子痫前期可能具有挑战性。血小板减少、微血管病性溶血性贫血、AKI、蛋白尿和高血压在 TTP/HUS 和 HELLP 中均有发生,但肝酶升高在 HELLP 综合征中更常见。与非妊娠状态一样,低水平的 ADAMTS-13 可诊断为 TTP,而在 aHUS 中可能会出现补体水平(C3)降低。抗血管生成标志物(sFlt-1/PlGF)也有助于子痫前期的诊断。

狼疮肾炎和其他肾小球疾病

系统性红斑狼疮主要影响育龄女性,30% 的女性会出现临床症状明显的肾脏疾病。妊娠相关的免疫和激素变化可导致妊娠期狼疮肾炎复发或新发。子痫前期是狼疮患者妊娠的常见并发症,狼疮肾炎患者的子痫前期发生率高于无肾脏受累的狼疮患者。狼疮肾炎发作与先兆子痫难以区分。低循环补体水平(或低于正常)、抗双链 DNA 抗体、活动性尿沉渣和肾外狼疮表现有助于诊断。血管炎在育龄女性中罕见,但在出现 AKI、蛋白尿和全身性疾病(肺-肾综合征、关节/肌肉疼痛、发热、体重增加或减少不明显等)的患者中应考虑血管炎。与非妊娠人群一样,血清学可诊断血管炎。其他肾小球疾病可能需要肾活检来诊断。如果根据临床原因无法做出诊断,专家共识建议在胎龄 32 周之前进行肾活检[18]。如果鉴别诊断范围中有子痫前期,则不应进行肾活检,因为高血压和高凝状态可能迅速发展,使肾活检成为高危操作。

肾盂肾炎

无症状的菌尿在妊娠期间更容易发展为有症状的尿路感染,包括肾盂肾炎。平滑肌松弛导致集尿系统扩张,促进细菌从下尿路移位至上尿路。妊娠期肾盂肾炎与母婴不良结局相关,包括孕产妇脓毒症、早产和胎儿生长受限。高达 1/4 的病例会发生 AKI。对无症状菌尿进行常规筛查和治疗可降低妊娠期肾盂肾炎的发病率[19]。

肾后性急性肾损伤

妊娠合并肾后性 AKI 很罕见。梗阻可能难以与妊娠期生理性肾积水鉴别开来,随着妊娠接近足月,生理性肾积水变得更加明显。造成梗阻的原因可能包括双侧肾结石或在剖宫产术中对膀胱和输尿管的医源性损伤。子宫引起的输尿管病理性梗阻不常见,但可发生于多胎妊娠或肾脏原有结构和异常的情况下。磁共振成像有助于区分生理性肾积水和妊娠期梗阻,而超声波在这种情况下则不太可靠。

妊娠期急性肾损伤的管理

成功管理 AKI 需要肾科医生、产科医生和重症监护医生之间的密切合作。确定 AKI 的潜在原因对于指导治疗至关重要。对于肾小球肾炎,需要使用类固醇和免疫抑制疗法。对妊娠安全的免疫抑制剂包括钙调神经酶抑制剂、泼尼松和硫唑嘌呤。对于已有狼疮的妇女,妊娠期应继续使用羟氯喹,因为停药可能导致狼疮复发。在妊娠期的 TTP 治疗中,治疗方式与非妊娠期患者相同。如果怀疑 TTP,即使在确诊之前也应立即进行血浆置换。C5 抑制剂依库珠单抗(eculizumab)是非典型溶血性尿毒症(aHUS)的首选治疗方法,它已经在非肾脏疾病孕妇中安全使用[20]。对于重度子痫前期/HELLP 综合征或 AFLP 病例,应立即进行胎儿分娩。静脉注射(IV)镁可用于预防重度子痫前期妇女癫痫发作。由于镁是经肾排泄的,因此患有严重 AKI 的孕妇有发生镁中毒的风险,应减少镁的剂量,并密切监测中毒症状(肌肉松弛、低血压)。AKI 的并发症可以与非孕期患者进行相似的治疗:容量过载可以使用袢利尿剂进行治疗,高钾血症可用阳离子交换树脂控制,代谢性酸中毒可采用碱疗法,贫血则需要使用促红细胞生成素和口服或静脉铁剂(视情况而定)。

对于出现尿毒症症状的产妇,需要进行肾脏替代治疗。几乎所有情况下,分娩都会先于需要肾脏替代治疗。在极少数情况下,如果没有必要进行分娩,那么肾脏替代治疗应该与 ESKD 孕妇透析管理相似,延长透析时间,增加透析次数,并注意不要使孕妇的血压下降[21]。

致谢

JST 得到了国家卫生研究院的研究经费支持(K23DK120874)。

(张东山 译,熊京 校)

参考文献

1. Prakash J, Pant P, Prakash S, et al. Changing picture of acute kidney injury in pregnancy: study of 259 cases over a period of 33 years. *Indian J Nephrol.* 2016;26:262-267.
2. Huang C, Chen S. Acute kidney injury during pregnancy and puerperium: a retrospective study in a single center. *BMC Nephrol.* 2017;18:146.
3. Stratta P, Besso L, Canavese C, et al. Is pregnancy-related acute renal failure a disappearing clinical entity? *Ren Fail.* 1996;18:575-584.
4. Mehrabadi A, Dahhou M, Joseph KS, Kramer MS. Investigation of a rise in obstetric acute renal failure in the United States, 1999-2011. *Obstet Gynecol.* 2016;127:899-906.
5. Mehrabadi A, Liu S, Bartholomew S, et al. Hypertensive disorders of pregnancy and the recent increase in obstetric acute renal failure in Canada: population based retrospective cohort study. *BMJ.* 2014;349:g4731.
6. Liu Y, Ma X, Zheng J, Liu X, Yan T. Pregnancy outcomes in patients with acute kidney injury during pregnancy: a systematic review and meta-analysis. *BMC Pregnancy Childbirth.* 2017;17:235.
7. Ahmed SB, Bentley-Lewis R, Hollenberg NK, Graves SW, Seely EW. A comparison of prediction equations for estimating glomerular filtration rate in pregnancy. *Hypertens Pregnancy.* 2009;28:243-255.
8. Harel Z, McArthur E, Hladunewich M, et al. Serum creatinine levels before, during, and after pregnancy. *JAMA.* 2019;321:205-207.
9. Fakhouri F, Vercel C, Fremeaux-Bacchi V. Obstetric nephrology: AKI and thrombotic microangiopathies in pregnancy. *Clin J Am Soc Nephrol.* 2012;7:2100-2106.
10. Frimat M, Decambron M, Lebas C, et al. Renal cortical necrosis in postpartum hemorrhage: a case series. *Am J Kidney Dis.* 2016;68:50-57.
11. Maynard SE, Min J-Y, Merchan J, et al. Excess placental soluble fms-like tyrosine kinase 1 (sFlt1) may contribute to endothelial dysfunction, hypertension, and proteinuria in preeclampsia. *J Clin Invest.* 2003;111:649-658.
12. Rana S, Karumanchi SA, Levine RJ, et al. Sequential changes in antiangiogenic factors in early pregnancy and risk of developing preeclampsia. *Hypertension.* 2007;50:137-142.
13. Zeisler H, Llurba E, Chantraine F, et al. Predictive value of the sFlt-1:PlGF ratio in women with suspected preeclampsia. *N Engl J Med.* 2016;374:13-22.
14. Rolnik DL, Wright D, Poon LC, et al. Aspirin versus placebo in pregnancies at high risk for preterm preeclampsia. *N Engl J Med.* 2017;377:613-622.
15. Kushner T, Tholey D, Dodge J, Saberi B, Schiano T, Terrault N. Outcomes of liver transplantation for acute fatty liver disease of pregnancy. *Am J Transplant.* 2019;19:2101-2107.
16. Bruel A, Kavanagh D, Noris M, et al. Hemolytic uremic syndrome in pregnancy and postpartum. *Clin J Am Soc Nephrol.* 2017;12:1237-1247.
17. Huerta A, Arjona E, Portoles J, et al. A retrospective study of pregnancy-associated atypical hemolytic uremic syndrome. *Kidney Int.* 2018;93:450-459.
18. Lindheimer MD, Davison JM. Renal biopsy during pregnancy: "to b... or not to b...?". *Br J Obstet Gynaecol.* 1987;94:932-934.
19. Hill JB, Sheffield JS, McIntire DD, Wendel GD Jr. Acute pyelonephritis in pregnancy. *Obstet Gynecol.* 2005;105:18-23.
20. Kelly RJ, Hochsmann B, Szer J, et al. Eculizumab in pregnant patients with paroxysmal nocturnal hemoglobinuria. *N Engl J Med.* 2015;373:1032-1039.
21. Tangren J, Nadel M, Hladunewich MA. Pregnancy and end-stage renal disease. *Blood Purif.* 2018;45:194-200.

39 心脏手术后急性肾损伤

Raphael Weiss, Alexander Zarbock

简介

近期的数据表明,急性肾损伤(AKI)的发生率被低估了[1]。在这种情况下,心脏手术具有特殊的作用,它不同于其他类型的手术,因为它使用了心肺转流(CPB)。在心脏手术过程中采用体外循环旁路可能诱发溶血、炎症和灌注失衡,进而导致器官功能障碍[2,3]。在这种情况下,对病人进行持续监护很有必要,监护时长甚至远远超过手术本身。接受心脏手术的患者出现 AKI 的比率高达 30%~50%[4-6],这增加了患者在重症监护室(ICU)或医院的住院时间、发病率和死亡率。因此,要采取必要的措施减少风险,避免有害情况的发生以及影响,以实现对这类患者的最佳支持性护理。

病理生理学

围手术期的循环系统抑制(例如麻醉、心肌功能障碍、循环不稳定、体外辅助)、促炎症介质的释放(因手术措施诱发或使用 CPB)、压力(交感神经活性增加)、激素的影响以及身体容量丢失再分配导致肾脏血流量的减少,从而降低肾脏的供氧量。激素的释放以及交感神经系统的刺激导致了血管内皮的损伤、小动脉的收缩,而其他激素的释放则会引起血管的扩张。白细胞被激活并黏附在内皮细胞上[7],微循环血流动力学障碍[7,8]以及炎症应答所致的小血管闭塞,导致了肾脏缺血,从而造成肾功能受损、液体和代谢产物的堆积。

综上所述,肾脏灌注减少合并缺血、炎症是 AKI 发生发展的主要危险因素。手术本身及 CPB 的使用都会引起炎症反应和肾脏缺血。

亚临床急性肾损伤和肾损伤的生物标志物

近期研究表明,许多新的肾脏生物标志物能提供关于肾脏损害的信息[9-11]。检测这些损伤标志物是为了尽早识别和治疗亚临床 AKI。亚临床 AKI 是指生物标志物呈阳性但血清肌酐(仍)呈阴性的状态,这意味着肾脏受损但功能未丧失[12]。大部分肾损伤标志物从肾小管上皮细胞释放。新的标志物在早期诊断、预后和长期死亡率方面优于传统标志物[13,14]。由于生物标志物阳性的患者往往合并了较高的并发症风险(即住院时间、死亡率)[10,11],因此几年前提出了“亚临床 AKI”的概念[15]。因受压或肾小管上皮细胞损害而在早期释放的生物标志物可以为防止进一步损伤和肾功能下降提供一个时间窗[16-18]。额外实施的临床风险评分(如肾脏风险指数)增加了信息量[19]。此外,通过将生物标志物纳入高危患者,同时考虑到患者的临床背景,生物标志物的阴性预测值得到了改善[13,14,20]。关于生物标志物的更多细节,见第16章。

预防措施

AKI 的病理生理学很复杂,预防它的发生需要考虑到许多方面的因素,还需要识别高危患者,这些预防措施可以使这部分人群尤为获益。尽管这部分患者的 AKI 发病率达 50%[5,6,21],需要治疗的人数仍然很少。生物标志物可能有助于识别 AKI 的高危患者,但也必须检查患者、处方药物、血流动力学情况和其他实验室检查结果,以了解 AKI 的根本原因。

肾脏疾病改善全球预后(KDIGO)系列措施

肾脏疾病改善全球预后(KDIGO)指南建议对处于 AKI 高风险的患者采取一系列支持措施。KDIGO 系列措施包括避免使用肾毒性药物、优化液体容量状态和灌注压、维持血糖正常、监测血清肌酐和尿排泄,以及在必要时扩大血流动力学监测[22]。最近发表的两项随机对照试验表明,由生物标志物指导下实施的 KDIGO 系列措施可显著减少心脏或腹部手术患者术后 AKI 的发生(PrevAKI:55.1% vs. 71.1%;P=0.004;BigpAKI:27.1% vs. 48.0%;P=0.03)[18,22,23]。

远端缺血预处理

远端缺血预处理(remote ischemic preconditioning,RIPC)是指通过事先对远处的组织(肢体)进行小范围的缺血,保护目标器官(肾脏)不受缺血影响。这种处理在围手术期用传统的血压袖带就可以完成了。早期的动物实验显示,短暂的缺血再灌注对局部和远端的缺血性器官组织均具有保护作用[24-27]。在大部分情况下,RIPC 是通过一个血压袖带进行,反复泵出超过患者的血压(例如单臂 3 次、每次 5 分钟,且高于收缩压 50mmHg)。RIPC 对肾功能的影响已经在一些临床试验中进行了研究,结果好坏参半。由于在这些研究中患者的异质性和终点不同,只能对数据进行有限的比较。一些研究表明 RIPC 对肾功能有保护作用[28,29],而其他研究则没有[30,31]。这些研究结果相互矛盾的其中一个原因,可能是在某些研究中使用了丙泊酚,而丙泊酚被认为会减弱 RIPC 的作用[32-35]。由于预防性的 RIPC 便宜且无害,特别在高危的患者中为一些学者所推荐使用[31,36]。

血流动力学

最近关于非心脏手术患者的文献表明，围手术期的低血压与术后发生AKI的风险增加相关[37,41]。这甚至会影响到更年轻的患者(小于60岁)[40]。基于这些数据，尤其是在心脏手术期间的低血压很可能与AKI增加的风险相关，因为大多数的心脏病患者已经有额外的AKI风险因素。包括系统回顾在内的一些研究强调了这一假设[42,43]。

在健康患者中，肾脏的自动调节能维持肾小球滤过率，直到平均动脉压(MAP)下降到80mmHg以下[44]。但即使MAP在正常范围内，合并症和药物治疗亦可能会使自动调节功能受损。此外，在心脏手术期间，MAP经常低于正常范围，因此往往超过自动调节的限度。研究发现，持续的低血压发作会导致这一过程的中断[37]。这是在CPB期间人工灌注肾脏的常见情况。此外在CPB期间，血流是非搏动性的。这都表明CPB灌注压和血流模式会影响到肾脏和其他内脏器官的局部血流。研究表明，就器官灌注和结果而言，搏动性血流优于非搏动性血流[45,46]。在CPB阶段维持足够的MAP可能对预防器官功能障碍有显著作用[47,48]。

研究证明，无论是哪种类型的血流动力学监测(如每搏输出量变化、心输出量)，都能显著降低AKI发生率[49-52]。因此，剩下的主要问题是：血压应该保持多高以预防AKI？一些研究表明，如果围手术期MAP低于55mmHg超过10分钟，AKI的风险就会显著增加[39,41]，而其他研究表明，MAP不应低于65mmHg超过10分钟[53]。最近的另一项研究发现，术后AKI与低血压持续时间和严重程度的乘积有关[38]。虽然这些研究不包括心脏手术患者，但他们强调了血流动力学管理的重要性、基本原理的敏锐性和采取行动的必要性。没有理由认为接受心脏手术的患者中可能有所不同，因为他们面临的血流动力学波动风险更大。在术后，射血分数降低是导致低血压的另一个原因。心脏不能维持足够的心输出量与器官灌注减少有关，并可能与AKI的高风险有关[54]。总而言之，任何手术，特别是心脏手术期间应该避免低血压状态的持续(几秒钟或几分钟而不是几小时)或尽可能缩短这种状态的时间[55]。为了实现这一点，必须立即找出并纠正潜在问题。

心排血量降低的右心室功能不全是低血压的一个潜在因素。如果右心室受损，可能发生静脉循环淤血，导致肾脏灌注减少[54]。由于肾脏被Gerota筋膜包裹，间质水肿可能导致肾脏内压力增加，排水障碍增加器官阻力，再加上低心输出量，可能导致肾血流量显著减少，进而增加发生AKI的风险[54]。在这种情况下，保持心脏指数似乎很重要[56]。中心静脉压(CVP)也可能提供有用的信息，因为高CVP可能表明静脉淤血加重，正如不同研究所发现的那样，这不仅与AKI的高风险有关，也与其严重程度更高有关[57-59]。

动脉性低血压的另一个常见原因是低血容量。在过去，试图用液体治疗低血压往往会导致大量输液，从而导致容量负荷过重。如今有研究表明，液体容量负荷重与器官充血、水肿形成和死亡率增加有关[55]。因此，高血容量也可能导致液体在肾脏中的聚积，导致肾脏内压力增加，从而降低肾脏灌注。液体的选择也很重要。等渗生理盐水含有非生理性的高氯化物，这将导致高氯血症性酸中毒，随后可能引起肾血管收缩，降低肾小球滤过率[60]，导致了 AKI 的发展[61]。因此，首选平衡晶体溶液[62]。

在这种情况下，还应该注意器官的相互影响。AKI 的发展会诱发远端器官的通透性增加（如肺水肿、急性呼吸窘迫综合征）[63-65]。因此，目标应该是保持患者的血容量平衡，避免陷入低血容量或高血容量状态[66,67]。总而言之，必须对容量替代进行仔细评估，血制品也应如此。术前的贫血状态（血红蛋白水平<8mg/dl）导致 AKI 的风险会增加 4 倍[68,69]。不幸的是，输血也是心脏和非心脏手术患者中 AKI 的独立危险因素[68-73]。在心脏手术中，一些学者建议仅在血红蛋白水平<8g/dl（<5mmol/L）时输血，除非有低血压[72]。

药品

另一种对抗心脏手术后患者持续低血压的方法是强心药物和血管活性药物。这可能是必要的，不仅因为心脏功能差，还因为围手术期/术后血管痉挛。如果需要儿茶酚胺支持，大多数指南推荐将去甲肾上腺素作为一线治疗。尽管目前还不知道哪种血管抑制剂对 AKI 的发展有最大的延缓作用，但去甲肾上腺素能增加整体和肾髓质血压。如果出现心功能障碍，可给予肾上腺素。然而，尽管这些药物可以改善心输出量，但它们也可能增加心肌耗氧量、心律失常、系统性的灌注不足和器官缺血的情况[74]。

钙离子增敏剂，如左西孟旦（levosimendan）可用于解决低心输出量的问题，但越来越多的证据表明，这些药物并不能减少 AKI 的发生率或对肾脏替代疗法（KRT）及机械心脏辅助装置的需求。虽然它们可能改善心脏指数，但最近的多中心随机试验并没有证明这些药物有助于降低围手术期或术后的死亡率或发病率[75-77]。轻度术后镇静是心脏手术患者恢复的重要支柱。镇静剂可减少病人的不适、缓解应激状态和减少心肌耗氧量。丙泊酚和右美托咪定已成为该领域最广泛使用的药物[78]。右美托咪定是一种高选择性的 α-2 受体激动剂，具有多重效用（包括镇静、镇痛和抗焦虑作用；减少内源性去甲肾上腺素的释放；改善血流动力学的稳定性以及平衡心肌的氧需求/供应）。在心脏手术领域，右美托咪定可以减少术前肾功能正常或轻度受损（CKD 2 期）患者中 AKI 的发生[79-81]。一般认为右美托咪定的肾脏保护作用源于其交感神经阻滞功能和抗炎特性[82]。此外，右美托咪定可减少插管的时间以及术后谵妄的发生率和持续时间[83,84]。然而，需要更多更大的多中心随机试验确认右美托咪定对肾脏的积极作用后才能推荐使用。

值得一提的是，有更多的药物被认为可以减少 AKI 的发病率。其中最著名的是他汀类、碳酸氢钠、甘露醇和 N-乙酰半胱氨酸。然而在大型多中心试验中，没有一种药物被证明能有效预防或治疗 AKI。因此，不推荐在接受心脏手术的患者中使用这些药物[85-98]。

肾脏替代治疗

KRT 是严重的 AKI 患者的唯一治疗选择，然而核心问题是什么时候开始启动 KRT。KDIGO 指南目前建议对出现危及生命的并发症（绝对适应证）的患者启动 KRT，包括使用超大剂量利尿剂无效或明显的代谢/电解质紊乱[22]。然而，大多数患者发生严重的 AKI 时并没有出现立即危及生命的并发症，所以需要重症监护医生或肾科医生评估决定何时启动 KRT。KRT 可以预防增加死亡率相关的并发症，如容量超负荷等，而过早启动 KRT 则会导致不必要的侵入性和昂贵的操作。

对于没有尿毒症症状、电解质失衡或容量负荷的 AKI 患者，何时启动 KRT 仍有争议，一部分原因在试验中对"早期"或"晚期"启动的定义不同[99]。然而，目前只有一项针对心脏手术患者的随机对照试验研究。ELAIN 试验是一项单中心试验，主要招募心脏手术后的患者。在这项试验中，"早期"被定义为 AKI 2 期，而"晚期"被定义为 AKI 3 期。其主要结果是"早期"组在 90 天的全因死亡率比"晚期"组明显要低[100]。另外两项主要针对脓毒症患者的随机对照试验显示，"早期"组和"晚期"组之间的死亡率没有差异。在这些研究中，"晚期"组的很大一部分患者自发地从 AKI 恢复过来而不再需要 KRT。在 ELAIN 试验中，90.8% 的"晚期"组患者接受了 KRT 治疗[100]。这也许表明，在目前的定义下，要更适当地选择早期 AKI 患者，围绕是早期还是晚期启动 KRT 的假设进行验证。

（饶嘉玲　彭晖 译，张东山 校）

参考文献

1. Li PK, Burdmann EA, Mehta RL; World Kidney Day Steering Committee 2013. Acute kidney injury: global health alert. *Kidney Int.* 2013;83(3):372-376.
2. Silvestry FE. Postoperative complications among patients undergoing cardiac surgery. UpToDate; 2015.
3. Scott Stephens R, Whitman GJR. Postoperative critical care of the adult cardiac surgical patient. Part I: routine postoperative care. *Crit Care Med.* 2015 Jul; 43(7):1477-1497.
4. Lagny MG, Jouret F, Koch JN, et al. Incidence and outcomes of acute kidney injury after cardiac surgery using either criteria of the RIFLE classification. *BMC Nephrol.* 2015 May 30;16:76.
5. Bellomo R, Kellum JA, Ronco C. Acute kidney injury. *Lancet.* 2012;380:756-766.
6. Hoste EA, Bagshaw SM, Bellomo R, et al. Epidemiology of acute kidney injury in critically ill patients: the multinational AKI-EPI study. *Intensive Care Med.* 2015;41(8):1411-1423.
7. Bonventre JV, Yang L. Cellular pathophysiology of ischemic acute kidney injury. *J Clin Invest.* 2011;121(11):4210-4221.
8. Aird WC. The role of the endothelium in severe sepsis and multiple organ dysfunction syndrome. *Blood.* 2003;101(10):3765-3777.
9. Heimbürger O, Stenvinkel P, Bárány P. The enigma of decreased creatinine generation in acute kidney injury. *Nephrol Dial Transplant.* 2012;27(11):3973-3974.
10. Nickolas TL, Schmidt-Ott KM, Canetta P, et al. Diagnostic and prognostic stratification in the emergency department using urinary biomarkers of nephron damage: a multicenter prospective cohort study. *J Am Coll Cardiol.* 2012;59(3):246-255.

11. Haase M, Devarajan P, Haase-Fielitz A, et al. The outcome of neutrophil gelatinase-associated lipocalin-positive subclinical acute kidney injury: a multicenter pooled analysis of prospective studies. *J Am Coll Cardiol.* 2011;57(17):1752-1761.
12. Haase M, Kellum JA, Ronco C. Subclinical AKI—an emerging syndrome with important consequences. *Nat Rev Nephrol.*2012;8(12):735-739.
13. Malhotra R, Siew ED. Biomarkers for the early detection and prognosis of acute kidney injury. *Clin J Am Soc Nephrol.* 2017;12(1):149-173.
14. McMahon BA, Koyner JL. Risk stratification for acute kidney injury: are biomarkers enough? *Adv Chronic Kidney Dis.* 2016; 23:167-178.
15. Chawla LS, Bellomo R, Bihorac A, et al; Acute Disease Quality Initiative Workgroup. Acute kidney disease and renal recovery: consensus report of the Acute Disease Quality Initiative (ADQI) 16 Workgroup. *Nat Rev Nephrol.* 2017;13:241-257.
16. Meersch M, Schmidt C, Hoffmeier A, et al. Prevention of cardiac surgery-associated AKI by implementing the KDIGO guidelines in high risk patients identified by biomarkers: the PrevAKI randomized controlled trial. *Intensive Care Med.* 2017;43:1551-1561.
17. Gocze I, Koch M, Renner P, et al. Urinary biomarkers TIMP-2 and IGFBP7 early predict acute kidney injury after major surgery. *PLoS One.* 2015;10(3):e0120863.
18. Meersch M, Schmidt C, Van Aken H, et al. Urinary TIMP-2 and IGFBP7 as early biomarkers of acute kidney injury and renal recovery following cardiac surgery. *PLoS One.* 2014; 9(3):e93460.
19. Basu RK, Wang Y, Wong HR, Chawla LS, Wheeler DS, Goldstein SL. Incorporation of biomarkers with the renal angina index for prediction of severe AKI in critically ill children. *Clin J Am Soc Nephrol.* 2014;9:654-662.
20. Goldstein SL, Chawla LS. Renal angina. *Clin J Am Soc Nephrol.* 2010;5:943-949.
21. Reents W, Hilker M, Börgermann J, et al. Acute kidney injury after on-pump or off-pump coronary artery bypass grafting in elderly patients. *Ann Thorac Surg.* 2014;98:9-15.
22. KDIGO. KDIGO clinical practice guideline for acute kidney injury. *Kidney Int Suppl.* 2012;2:1-138.
23. Göcze I, Jauch D, Götz M, et al. Biomarker-guided intervention to prevent acute kidney injury after major surgery: the prospective randomized BigpAK study. *Ann Surg.* 2018;267:1013-1020.
24. Murry CE, Jennings RB, Reimer KA. Preconditioning with ischemia: a delay of lethal cell injury in ischemic myocardium. *Circulation.* 1986;74:1124-1136.
25. Tapuria N, Kumar Y, Habib MM, Abu Amara M, Seifalian AM, Davidson BR. Remote ischemic preconditioning: a novel protective method from ischemia reperfusion injury—a review. *J Surg Res.* 2008;150:304-330.
26. Jensen HA, Loukogeorgakis S, Yannopoulos F. Remote ischemic preconditioning protects the brain against injury after hypothermic circulatory arrest. *Circulation.* 2011;123:714-721.
27. Er F, Nia AM, Dopp H, et al. Ischemic preconditioning for prevention of contrast medium-induced nephropathy: randomized pilot RenPro trial (renal protection trial). *Circulation.* 2012;126:296-303.
28. Zimmerman RF, Ezeanuna PU, Kane JC, et al. Ischemic preconditioning at a remote site prevents acute kidney injury in patients following cardiac surgery. *Kidney Int.* 2011;80:861-867.
29. Zarbock A, Schmidt C, Van Aken H, et al. Effect of remote ischemic preconditioning on kidney injury among high-risk patients undergoing cardiac surgery: a randomized clinical trial. *JAMA.* 2015;313:2133-2141.
30. Meybohm P, Hasenclever D, Zacharowski K. Remote ischemic preconditioning and cardiac surgery. *N Engl J Med.* 2016;374:489-492.
31. Hausenloy DJ, Candilio L, Evans R, et al. Remote ischemic preconditioning and outcomes of cardiac surgery. *N Engl J Med.* 2015;373:1408-1417.
32. Kottenberg E, Thielmann M, Bergmann L, et al. Protection by remote ischemic preconditioning during coronary artery bypass graft surgery with isoflurane but not propofol—a clinical trial. *Acta Anaesthesiol Scand.* 2012;56:30-38.
33. Ney J, Hoffmann K, Meybohm P, et al. Remote ischemic preconditioning does not affect the release of humoral factors in propofol-anesthetized cardiac surgery patients: a secondary analysis of the RIPHeart study. *Int J Mol Sci.* 2018;19(4):1094.
34. Behmenburg F, van Caster P, Bunte S, et al. Impact of anesthetic regimen on remote ischemic preconditioning in the rat heart in vivo. *Anesth Analg.* 2018;126(4):1377-1380.
35. Bunte S, Behmenburg F, Eckelskemper F, et al. Cardioprotection by humoral factors released after remote ischemic preconditioning depends on anesthetic regimen. *Crit Care Med.* 2019;47(3):e250-e255.
36. Ovize M, Bonnefoy E. Giving the ischaemic heart a shot in the arm. *Lancet.* 2010;375:699-700.
37. Gu WJ, Hou BL, Kwong JSW, et al. Association between intraoperative hypotension and 30-day mortality, major adverse cardiac events, and acute kidney injury after non-cardiac surgery: a meta-analysis of cohort studies. *Int J Cardiol.* 2018;258:68-73.

38. Maheshwari K, Turan A, Mao G, et al. The association of hypotension during non-cardiac surgery, before and after skin incision, with postoperative acute kidney injury: a retrospective cohort analysis. *Anesthesia.* 2018; 73(10):1223-1228.
39. Sun LY, Wijeysundera DN, Tait GA, Beattie WS. Association of intraoperative hypotension with acute kidney injury after elective noncardiac surgery. *Anesthesiology.* 2015;123(3):515-523.
40. Tang Y, Zhu C, Liu J, et al. Association of intraoperative hypotension with acute kidney injury after noncardiac surgery in patients younger than 60 years old. *Kidney Blood Press Res.* 2019;44(2):211-221.
41. Walsh M, Devereaux PJ, Garg AX, et al. Relationship between intraoperative mean arterial pressure and clinical outcomes after noncardiac surgery: toward an empirical definition of hypotension. *Anesthesiology.* 2013;119(3):507-515.
42. Weir MR, Aronson S, Avery EG, Pollack CV. Acute kidney injury following cardiac surgery: role of perioperative blood pressure control. *Am J Nephrol.* 2011;33(5):438-452.
43. Aronson S, Fontes ML, Miao Y, Mangano DT; Investigators of the Multicenter Study of Perioperative Ischemia Research Group; Ischemia Research and Education Foundation. Risk index for perioperative renal dysfunction/failure: critical dependence on pulse pressure hypertension. *Circulation.* 2007;115(6):733-742.
44. Abuelo JG. Normotensive ischemic acute renal failure. *N Engl J Med.* 2007;357(8):797-805.
45. Haines N, Wang S, Ündar A, Alkan T, Akcevin A. Clinical outcomes of pulsatile and non-pulsatile mode of perfusion. *J Extra Corpor Technol.* 2009;41(1):P26-P29.
46. Nakamura K, Harasaki H, Fukumura F, Fukamachi K, Whalen R. Comparison of pulsatile and non-pulsatile cardiopulmonary bypass on regional renal blood flow in sheep. *Scand Cardiovasc J.* 2004;38(1):59-63.
47. Plestis KA, Gold JP. Importance of blood pressure regulation in maintaining adequate tissue perfusion during cardiopulmonary bypass. *Semin Thorac Cardiovasc Surg.* 2001;13(2): 170-175.
48. Fischer UM, Weissenberger WK, Warters RD, Geissler HJ, Allen SJ, Mehlhorn U. Impact of cardiopulmonary bypass management on postcardiac surgery renal function. *Perfusion.* 2002;17(6):401-406.
49. Pearse RM, Harrison DA, MacDonald N, et al. Effect of a perioperative, cardiac output-guided hemodynamic therapy algorithm on outcomes following major gastrointestinal surgery: a randomized clinical trial and systematic review. *JAMA.* 2014;311:2181-2190.
50. Grocott MP, Dushianthan A, Hamilton MA, et al. Perioperative increase in global blood flow to explicit defined goals and outcomes after surgery: a Cochrane systematic review. *Br J Anaesth.* 2013;111:535-548.
51. Benes J, Chytra I, Altmann P, et al. Intraoperative fluid optimization using stroke volume variation in high risk surgical patients: results of prospective randomized study. *Crit Care.* 2010;14:R118.
52. Brienza N, Giglio MT, Marucci M, Fiore T. Does perioperative hemodynamic optimization protect renal function in surgical patients? A meta-analytic study. *Crit Care Med.* 2009;37:2079-2090.
53. Wesselink EM, Kappen TH, Torn HM, Slooter AJC, van Klei WA. Intraoperative hypotension and the risk of postoperative adverse outcomes: a systematic review. *Br J Anaesth.* 2018; 121(4):706-721.
54. Mullens W, Abrahams Z, Francis GS, et al. Importance of venous congestion for worsening of renal function in advanced decompensated heart failure. *J Am Coll Cardiol.* 2009;53: 589-596.
55. Haase-Fielitz A, Haase M, Bellomo R, et al. Perioperative hemodynamic instability and fluid overload are associated with increasing acute kidney injury severity and worse outcome after cardiac surgery. *Blood Purif.* 2017;43(4):298-308.
56. Westaby S, Balacumaraswami L, Sayeed R. Maximizing survival potential in very high risk cardiac surgery. *Heart Fail Clin.* 2007;3(2):159-180.
57. Tarvasmäki T, Haapio M, Mebazaa A, et al. Acute kidney injury in cardiogenic shock: definitions, incidence, haemodynamic alterations, and mortality. *Eur J Heart Fail.* 2018;20(3):572-581.
58. Chen X, Wang X, Honore PM, Spapen HD, Liu D. Renal failure in critically ill patients, beware of applying (central venous) pressure on the kidney. *Ann Intensive Care.* 2018;8(1):91.
59. Damman K, van Deursen VM, Navis G, Voors AA, van Veldhuisen DJ, Hillege HL. Increased central venous pressure is associated with impaired renal function and mortality in a broad spectrum of patients with cardiovascular disease. *J Am Coll Cardiol.* 2009;53(7):582-588.
60. Bullivant EM, Wilcox CS, Welch WJ. Intrarenal vasoconstriction during hyperchloremia: role of thromboxane. *Am J Physiol.* 1989;256:152-157.
61. McCluskey SA, Karkouti K, Wijeysundera D, Minkovich L, Tait G, Beattie WS. Hyperchloremia after noncardiac surgery is independently associated with increased morbidity and mortality: a propensity-matched cohort study. *Anesth Analg.* 2013;117:412-421.

62. Kümpers P. Volumensubstitution mit NaCl 0,9% internist. *Der Internist.* 2015;56(7):773-778.
63. Basu RK, Wheeler DS. Kidney-lung cross-talk and acute kidney injury. *Pediatr Nephrol.* 2013;28(12):2239-2248.
64. Grams ME, Rabb H. The distant organ effects of acute kidney injury. *Kidney Int.* 2012; 81(10):942-948.
65. Feltes CM, Hassoun HT, Lie ML, Cheadle C, Rabb H. Pulmonary endothelial cell activation during experimental acute kidney injury. *Shock.* 2011;36(2):170-176.
66. Shin CH, Long DR, McLean D, et al. Effects of intraoperative fluid management on postoperative outcomes: a hospital registry study. *Ann Surg.* 2018;267(6):1084-1092.
67. Chong MA, Wang Y, Berbenetz NM, McConachie I. Does goal-directed haemodynamic and fluid therapy improve peri-operative outcomes? A systematic review and meta-analysis. *Eur J Anaesthesiol.* 2018;35(7):469-483.
68. Fowler AJ, Ahmad T, Phull MK, Allard S, Gillies MA, Pearse RM. Meta-analysis of the association between preoperative anaemia and mortality after surgery. *Br J Surg.* 2015;102:1314-1324.
69. Walsh M, Garg AX, Devereaux PJ, Argalious M, Honar H, Sessler DI. The association between perioperative hemoglobin and acute kidney injury in patients having noncardiac surgery. *Anesth Analg.* 2013;117:924-931.
70. Karkouti K, Stukel TA, Beattie WS, et al. Relationship of erythrocyte transfusion with short-and long-term mortality in a population-based surgical cohort. *Anesthesiology.* 2012;117:1175-1183.
71. Karkouti K, Grocott HP, Hall R, et al. Interrelationship of preoperative anemia, intraoperative anemia, and red blood cell transfusion as potentially modifiable risk factors for acute kidney injury in cardiac surgery: a historical multicentre cohort study. *Can J Anaesth.* 2015;62:377-384.
72. Haase M, Bellomo R, Story D, et al. Effect of mean arterial pressure, haemoglobin and blood transfusion during cardiopulmonary bypass on post-operative acute kidney injury. *Nephrol Dial Transplant.* 2012;27:153-160.
73. Kindzelski BA, Corcoran P, Siegenthaler MP, Horvath KA. Postoperative acute kidney injury following intraoperative blood product transfusions during cardiac surgery. *Perfusion.* 2018;33(1):62-70.
74. Parissis JT, Rafouli-Stergiou P, Stasinos V, Psarogiannakopoulos P, Mebazaa A. Inotropes in cardiac patients: update 2011. *Curr Opin Crit Care.* 2010;16(5):432-441
75. Slawsky MT, Colucci WS, Gottlieb SS, et al. Acute hemodynamic and clinical effects of levosimendan in patients with severe heart failure. Study Investigators. *Circulation.* 2000;102(18):2222-2227.
76. Mehta RH, Leimberger JD, van Diepen S, et al. Levosimendan in patients with left ventricular dysfunction undergoing cardiac surgery. *N Engl J Med.* 2017;376(21):2032-2042.
77. Landoni G, Lomivorotov VV, Alvaro G, et al. Levosimendan for hemodynamic support after cardiac surgery. *N Engl J Med.* 2017;376(21):2021-2031.
78. Barr J, Fraser GL, Puntillo K, et al. Clinical practice guidelines for the management of pain, agitation, and delirium in adult patients in the intensive care unit. *Crit Care Med.* 2013;41:263-306.
79. Ji F, Li Z, Young JN, Yeranossian A, Liu H. Post-bypass dexmedetomidine use and postoperative acute kidney injury in patients undergoing cardiac surgery with cardiopulmonary bypass. *PLoS One.* 2013;8:e77446.
80. Xue F, Zhang W, Chu HC. Assessing perioperative dexmedetomidine reduces the incidence and severity of acute kidney injury following valvular heart surgery. *Kidney Int.* 2016;89:1164.
81. Kwiatkowski DM, Axelrod DM, Sutherland SM, Tesoro TM, Krawczeski CD. Dexmedetomidine is associated with lower incidence of acute kidney injury after congenital heart surgery. *Pediatr Crit Care Med.* 2016;17:128-134.
82. Ji F, Li Z, Young JN, Yeranossian A, Liu H. Post-bypass dexmedetomidine use and postoperative acute kidney injury in patients undergoing cardiac surgery with cardiopulmonary bypass. *PLoS One.* 2013;8:e77446.
83. Liu X, Xie G, Zhang K, et al. Dexmedetomidine vs propofol sedation reduces delirium in patients after cardiac surgery: a meta-analysis with trial sequential analysis of randomized controlled trials. *J Crit Care.* 2017;38:190-196.
84. Djaiani G, Silverton N, Fedorko L, et al. Dexmedetomidine versus propofol sedation reduces delirium after cardiac surgery: a randomized controlled trial. *Anesthesiology.* 2016;124(2):362-368.
85. Murugan R, Weissfeld L, Yende S, et al. Association of statin use with risk and outcome of acute kidney injury in community-acquired pneumonia. *Clin J Am Soc Nephrol.* 2012;7:895-905.
86. Billings FT, Hendricks PA, Schildcrout JS, et al. High-dose perioperative atorvastatin and acute kidney injury following cardiac surgery: a randomized clinical trial. *JAMA.* 2016;315:877-888.
87. Thakar CV. Perioperative acute kidney injury. *Adv Chronic Kidney Dis.* 2013;20:67-75.

88. Halliwell B, Gutteridge JM. Role of free radicals and catalytic metal ions in human disease: an overview. *Methods Enzymol.* 1990;186:1-85.
89. Haase M, Haase-Fielitz A, Plass M, et al. Prophylactic perioperative sodium bicarbonate to prevent acute kidney injury following open heart surgery: a multicenter double-blinded randomized controlled trial. *PLoS Med.* 2013;10:e1001426.
90. McGuinness SP, Parke RL, Bellomo R, Van Haren FM, Bailey M. Sodium bicarbonate infusion to reduce cardiac surgery-associated acute kidney injury: a phase II multicenter double-blind randomized controlled trial. *Crit Care Med.* 2013;41:1599-1607.
91. Bailey M, McGuinness S, Haase M, et al. Sodium bicarbonate and renal function after cardiac surgery: a prospectively planned individual patient meta-analysis. *Anesthesiology.* 2015;122(2):294-306.
92. Bragadottir G, Redfors B, Ricksten SE. Mannitol increases renal blood flow and maintains filtration fraction and oxygenation in postoperative acute kidney injury: a prospective interventional study. *Crit Care.* 2012;16(4):R159.
93. Kong YG, Park JH, Park JY, et al. Effect of intraoperative mannitol administration on acute kidney injury after robot-assisted laparoscopic radical prostatectomy: a propensity score matching analysis. *Medicine.* 2018;97(26):e11338.
94. DiMari J, Megyesi J, Udvarhelyi N, Price P, Davis R, Safirstein R. N-acetyl cysteine ameliorates ischemic renal failure. *Am J Physiol.* 1997;272:F292-F298.
95. Savluk OF, Guzelmeric F, Yavuz Y, et al. N-acetylcysteine versus dopamine to prevent acute kidney injury after cardiac surgery in patients with preexisting moderate renal insufficiency. *Braz J Cardiovasc Surg.* 2017;32(1):8-14.
96. Naughton F, Wijeysundera D, Karkouti K, Tait G, Beattie WS. N-acetylcysteine to reduce renal failure after cardiac surgery: a systematic review and meta-analysis. *Can J Anaesth.* 2008;55(12):827-835.
97. Nigwekar SU, Kandula P. N-acetylcysteine in cardiovascular-surgery associated renal failure: a meta-analysis. *Ann Thorac Surg.* 2009;87:139-147.
98. Mei M, Zhao HW, Pan QG, Pu YM, Tang MZ, Shen BB. Efficacy of N-acetylcysteine in preventing acute kidney injury after cardiac surgery: a meta-analysis study. *J Invest Surg.* 2018;31(1):14-23.
99. Wierstra BT, Kadri S, Alomar S, Burbano X, Barrisford GW, Kao RL. The impact of "early" versus "late" initiation of renal replacement therapy in critical care patients with acute kidney injury: a systematic review and evidence synthesis. *Crit Care.* 2016;20:122.
100. Zarbock A, Kellum JA, Schmidt C, et al. Effect of early vs delayed initiation of renal replacement therapy on mortality in critically ill patients with acute kidney injury: the ELAIN randomized clinical trial. *JAMA.* 2016;315(20):2190-2199.

40 心肾综合征

David Mariuma, Steven Coca

引言、定义及流行病学

最近的数据表明，每年有超过 500 万人次的急诊科就诊和超过 400 万人次的住院治疗归因于原发性或合并性心力衰竭。心力衰竭患者伴发急性或慢性肾脏疾病（chronic kidney disease，CKD）时会出现“心肾综合征（cardiorenal syndrome，CRS）”[1]。

CRS 于 2008 年被正式定义为描述涉及心脏和肾脏双向功能障碍的综合征[2]。人们试图将 CRS 分为五类，以区分心肾衰竭的因果关系和损害的急性或慢性化，但在临床实践中，这种方向性很难确定，通常对治疗没有指导作用[3]。尤其是在糖尿病和高血压等合并症长期同时影响两个器官，以及受肝硬化或败血症影响的危重病人发生的 CRS（归类为“CRS V 型”）尤其如此。

与肾功能完好的病人相比，因急性或慢性肾功能损害伴急性失代偿性心力衰竭（acute decompensated heart failure，ADHF）入院的患者与更高的机械通气、重症监护病房（intensive care unit，ICU）入院、新发透析、心血管死亡率和全因死亡率风险相关。而 20% 至 40% 的 ADHF 住院患者在住院期间会出现不同程度的急性肾损伤或肾功能恶化（worsening kidney function，WRF）[4,5]。然而，仅用血清肌酐来定义心力衰竭患者的肾功能损害是不够的，因为营养和肌肉体积的减少可以改变血清肌酐而不改变肾小球滤过率（glomerular filtration rate，GFR），而液体超负荷可能会产生稀释效应从而出现虚假降低的血清肌酐，使得估算的肾小球滤过率（estimated glomerular filtration rate，eGFR）偏低[6,7]。但到目前为止，除了使用血清肌酐之外，还没有其他简便易行的常规替代方法（见第 16 章）。多年来，这些担忧和 CRS 病理生理学理论框架的转变导致对 CRS 患者的管理方法发生了重大变化。

病理生理学

按照传统，CRS 的病理生理学由 Guyton 假说定义，该假说指出心脏功能受损导致心输出量减少，引起肾脏小动脉充盈不足，进而导致肾脏灌注不良[8]。这使得肾脏释放肾素，从而增加钠滞留、血管充血和入球小动脉收缩，进一步降低 GFR[3]。然而,临床试验未能显示肾功能障碍与心输出量之间的相关性,并且心输出量的改善并未使无心源性休克患者的肾功能改善[9]。此外,"灌注不足"理论受到临床经验的质疑,临床发现 CRS 患者可在没有任何明显低血压发作的情况下出现 WRF[6]。最近,多项研究表明,静脉充血增加、右心衰竭和全身液体超负荷对促进肾功能下降具有重要甚至是主导作用。中心静脉压(central venous pressure,CVP)的升高是静脉充血和容量超负荷的标志,与 CRS 患者的 WRF 相关,并可作为死亡的独立预测因子[10]。肾小球滤过取决于平均动脉压(MAP)和 CVP 之间的差异,因此,CVP 增加会导致肾小管毛细血管扩张和肾间质水肿,导致缺氧,从而刺激交感神经系统(sympathetic nervous system,SNS)、肾素-血管紧张素-醛固酮系统(renin-angiotensin-aldosterone system,RAAS),并释放炎性细胞因子(图 40.1)。这些机制最初有助于防止 GFR 下降,但随着时间的推移,会引发心脏和肾脏的双重功能障碍[6]。在 SNS 和 RAAS 轴激活、容量过多和免疫激活的背景下,肾小管功能的改变进一步增加了水钠潴留,导致病理性反馈回路,进一步升高 CVP[11,12]。RAAS 轴激活增加血管紧张素Ⅱ(AngⅡ)和醛固酮的释放。AngⅡ刺激全身血管收缩以保持血压,但也促

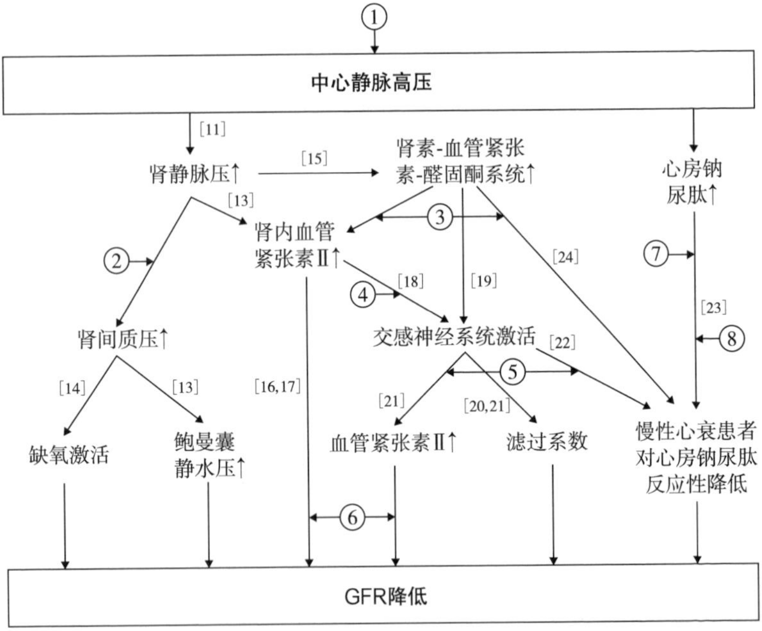

图 40.1 中心静脉高压引起血流动力学和神经激素紊乱,导致肾功能下降。Damman K, Navis G, Smilde TD, et al. Decreased cardiac output, venous congestion and the association with renal impairment in patients with cardiac dysfunction. Eur J Heart Fail. 2007;9(9):872-878

进钠潴留和细胞外体积扩张，进一步促进心脏肥大和纤维化以及肾小管纤维化[13]。在 AngⅡ释放的刺激下，醛固酮促进钠离子重吸收，从而促进远端小管对水的重吸收[14]。CRS 的其他损伤机制包括氧化应激和线粒体功能障碍，以及蛋白结合尿毒症毒素（PBUT）、代谢性酸中毒、贫血和电解质紊乱的影响[15]。

已知肾功能不全对心脏功能有不良影响。代谢性酸中毒通过改变 β 受体的表达和细胞内钙敏感性来降低心肌收缩能力，并降低严重低血压患者对血管升压药的反应[16,17]。PBUT，如二甲精氨酸、吲哚硫酸盐和对甲酚硫酸盐，降低心输出量，促进动脉粥样硬化，并加剧心脏和肾脏的氧化应激[3,18]。作为增加磷排泄的一种机制，肾功能不全的患者中升高的成纤维细胞生长因子 23 已多次被证明导致左心室（left ventricular，LV）肥厚，并与死亡风险增加有关[19]。肾衰竭所致的促红细胞生成素缺乏性贫血可通过减少红细胞抗氧化剂输送而加重心脏和肾脏的氧化应激[20]。最重要的可能是，肾功能不全时无尿或钠潴留增加所导致的容量超负荷是上述所有病理机制的关键。因此，CRS 的治疗的主要目标已从增加心输出量以防止充盈不足，转变为专注于清除过多的血容量。

治疗

目标

CRS 患者最初应根据血容量和血流状态进行分类。大多数患者处于“温湿”状态，静脉充血导致终末器官损伤但并没有出现休克迹象。在这种情况下，治疗的重点是使用药物抑制 RAAS 和 SNS 激活的下游效应，以及积极减少全身静脉充血。比较少见的是，患者因心源性休克而出现“湿冷“状态，在这种情况下，治疗的重点是使用强心药和升压药，以维持心输出量和全身灌注，并尽量减少对 RAAS 和 SNS 轴的抑制。

在没有休克的高容量患者中，目标是在清除液体的同时将明显的低血压或低灌注风险降至最低。缓解充血和维持或最大限度地提高肾功能之间的平衡关系是一个临床常见的难题。然而，大量研究一再表明，在 CRS 患者积极利尿的情况下，WRF（定义为肌酐增加超过基线 0.3mg/dl 或 eGFR 下降 20%）与较低的死亡风险相关，而在需要肾脏替代治疗（kidney replacement therapy，KRT）的危重患者中，每日液体负平衡与患者预后的改善相关（图 40.2）[21-23]。此外，DOSE 试验的事后分析表明，接受 CRS 治疗肾功能改善的患者（improved kidney function，IKF，定义为肌酐较基线下降>0.3mg/dl）死亡和再住院率较高[24]。这些发现既符合对 CRS 病理生理学的新认识，也符合 WRF 可能代表了容量超负荷对血清肌酐稀释效应的事实[25]。因此，合理的肌酐升高（即 20%~30%）不仅可以耐受，而且对于持续高血容量的情况下，通过利尿实现每日液体负平衡的患者来说应被视为一个积极的预后因素。肌酐升高的确切临界值尚未被研究确定。有必要进一步的研究，以确定什么情况下血肌酐的升

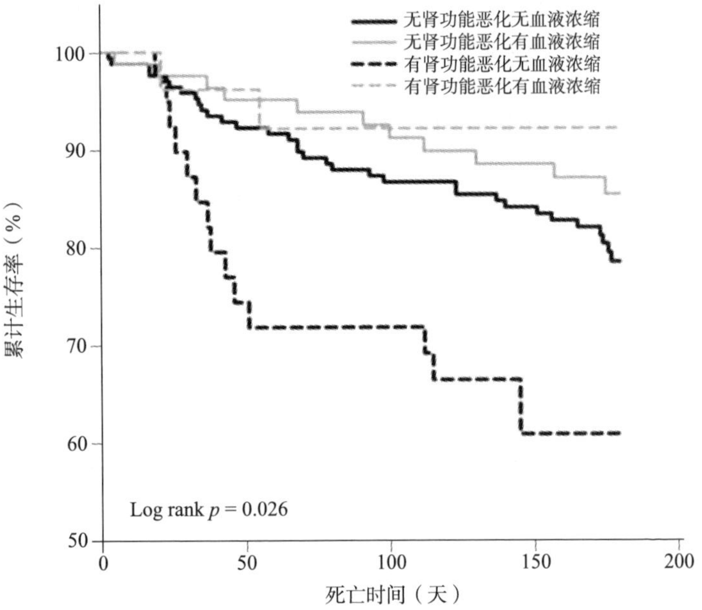

图 40.2　在 ADHF 入院期间，有血液浓缩的 WKF 患者，与没有血液浓缩和没有 WKF 的患者相比，6 个月的存活率最高。有 WKF 但没有血液浓缩的患者 6 个月存活率最低

高应重新考虑容量状态和利尿剂的使用。

血管扩张剂和强心剂

与 CRS 的病理生理学一致，在大多数 CRS 患者中心脏指数的改善并不能改善肾功能。研究一再表明，在接受强心剂治疗的患者中，临床预后或肾脏结局没有得到改善。值得注意的是，这些研究排除了心源性休克的患者，在这些患者中，治疗的标准是使用强心剂来维持心输出量。然而，在没有心源性休克的 CRS 患者中，正性肌力药如多巴酚丁胺和多巴胺的益处并没有得到证实[26,27]。血管扩张剂，如奈西立肽和替唑生坦，理论上可以改善心输出量，从而改善肾脏灌注，但实际并未显示心脏或肾脏终点的变化[28-30]。在最近对 8 000 多名 ADHF 患者进行的一项回顾性研究中，除了收缩压>180mmHg 的患者外，接受急性血管扩张剂治疗（包括硝酸酯类）的患者与没有接受血管扩张剂治疗的患者在死亡率和 ICU 住院时间方面没有差异[31]。一些数据表明，使用增加心输出量的机械装置的病人的肾功能有所改善：一项回顾性试验显示，尽管随访时间仅为 6 个月，与未接受心脏再同步化治疗的心力衰竭患者相比，接受心脏再同步化治疗的心力衰竭患者肾功能得到改善[32]。然而最终，在治疗无心源性休克

的 CRS 患者中,强心药物和血管扩张剂目前并无常规用途。

利尿剂

减少静脉充血的主要药物之一是袢利尿剂,如呋塞米(静脉注射剂量相当于口服剂量的 2 倍)、托拉塞米(20mg 相当于 40mg 呋塞米)或布美他尼(其 1mg 相当于 40mg 呋塞米)。袢利尿剂可排出多达 25% 的滤过性钠负荷[33]。DOSE 试验是一项里程碑式的试验,采用 2×2 析因设计,将 ADHF 患者随机分为每天两次静脉推注或连续输注呋塞米以及低剂量(等于家庭口服剂量)或高剂量(家庭口服剂量的 2.5 倍)组。尽管大剂量治疗显示结果略有改善,但连续给药和推注给药之间的结果没有差异[34]。虽然目前尚没有正式的利尿剂剂量和升阶的指南,但专家们正在努力建立标准化算法。2017 年,Ellison 和 Felker 在 CARRESS-HF 试验[35]中建议了一种以分步算法为基础的指引(表 40.1)。在该方案中,患者应开始每天两次静脉注射呋塞米,总剂量为每日家庭剂量的 2.5 倍。每日尿量的评估应以 24 小时内 3~5L 的尿量为目标,直到达到临床正常血容量。如果目标没有达到,应计算每日呋塞米的总剂量,并用其来决定第二天的推注剂量和每日总呋塞米剂量(连续或通过推注),并应使用或增加美托拉酮(一种噻嗪类利尿剂)的使用频率[36]。

表 40.1 根据当前尿量的阶梯式利尿方案

分级 [a]	呋塞米等效剂量 [b]	噻嗪类剂量
A	≤80mg	N/A
B	81~160mg	5mg 美托拉宗 QD
C	161~240mg	5mg 美托拉宗 BID
D	>240mg	5mg 美托拉宗 BID
尿量	处理	
3~5L	维持目前剂量	
<3L	增加 1 个级别	
>5L	如果需要则减少剂量 [c]	

[a] 初始步骤:家庭口服剂量的 2.5 倍。

[b] 超过 24 小时:既可以作为静脉推注,也可以作为前一次推注的连续滴注。

[c] 血容量接近正常,关注血流动力学的快速变化等。

在 CRS 患者中使用利尿剂的挑战之一是发生利尿剂抵抗。在这种情况下,即使在容量超负荷的患者中使用大剂量利尿剂,尿量也只有微小的增加。利尿剂抵抗的原因是多方面的。利尿剂是与白蛋白结合的,因此 CRS 患者的低白蛋白血症会导致对肾脏的输送减少和反应性降低[6]。然而,仍然没有证据表明在利尿的同时给予白蛋白可以改善预后或尿量。理论上,肠水肿也会导致容量超负荷患者对利尿剂的吸收减少,这就是住院患者经常受益于静脉利尿而对口服利尿剂反应欠佳的原因。长期服用袢利尿剂的患者可发展为远端小管肥大和集合小管肥厚,从而限制疗效,而低钾血症通过激活氯化钠转运体会进一步加重这种情况[37-39]。针对这种利尿剂抵抗(除补钾外)的其中一种方法是改用持续输注。另一种方法是使用作用于肾小管不同部位的不同药物。例如,作用于亨氏襻的袢利尿剂可与作用于远曲小管的噻嗪类利尿剂、主要作用于集合小管的阿米洛利和盐皮质激素受体拮抗剂(mineralocorticoid receptor antagonists,MRA)同时给药。钠-葡萄糖协同转运蛋白-2(Sodium-glucose cotransporter-2,SGLT2)抑制剂,通过减少肾小球灌注和增强近端小管的利钠作用,在治疗糖尿病肾病方面具有新的作用,也可以考虑。然而,应该注意的是,这里描述的"序贯肾单位阻断"的策略还没有进行过高质量的随机对照试验(randomized controlled trials,RCT)研究,尽管各种观察性和较小的 RCT 已经显示一定益处,例如给利尿剂抵抗的患者添加螺内酯[40]。尽管复合利尿剂的使用经常受到电解质差异的影响,如低钠血症、低钾血症或高钾血症,但这些个别情况都是可以治疗的,当利尿剂能有效地改善尿量时,这些情况不应妨碍利尿治疗。例如,高钾血症可以用 Patiromer[41]等钾离子交换剂来治疗,在利尿剂导致的代谢性碱中毒的高容量患者中,碳酸酐酶抑制剂乙酰唑胺既可以增强碳酸氢盐的排出,又可以提供利尿作用。最后,由于严重的肾功能损害和肾小球滤过率降低,可能会出现利尿剂抵抗,在这种情况下,唯一可行的选择是慢速持续超滤(slow continuous ultrafiltration,SCUF)或 KRT。

超滤

另一种减少充血的方法是通过静脉-静脉 SCUF,这是一种体外容量清除方法,可以通过外周静脉通路实现,从而实现等渗容量和钠的去除。当将 SCUF 与药物利尿进行直接比较时,研究得出了相互矛盾的结果,特别是在减轻体重的效果、液体清除和不良反应发生率方面[35,42-44]。目前,指南建议使用利尿剂作为一线治疗,只有在利尿剂失败的情况下才开始 SCUF[45]。一般情况下,使用 SCUF 时超滤率不应超过 250ml/h,以避免血流动力学的危害[46]。一些人主张在 CRS 患者中使用连续性静脉血液滤过(continuous venovenous hemofiltration,CVVH)取代 SCUF。一项对 120 名患者进行的两年多的观察性研究显示,与 SCUF 相比,接受 CVVH 的患者的平均生存时间有所改善,但这仅见于因原发性心肌病(不同于冠心病或心脏瓣膜病)而患有 CRS 的患者,并且尚未通过 RCT 试验进行充分研究[47]。

另一种 CRS 患者容量去除的方法是腹膜透析(PD)。PD 是一种有效的全身排钠的方法,可对标准的 PD 处方进行调整以增加钠的排出。一些调整包括使用艾烤糊精作为透析液,以及使用持续非卧床腹膜透析(continuous ambulatory peritoneal dialysis，CAPD）代替自动腹膜透析，因为较长的周期允许通过对流去除更多的钠[48]。

监测容量状态的改善

当使用任何方法来减少血容量时，应常规监测容量状态，以便在达到正常血容量时下调利尿剂或 SCUF。监测容量状况的手段包括血压趋势、体重趋势、体格检查（外周水肿、湿润或干燥的黏膜、颈静脉压和皮肤肿胀的改善）、影像和肺部听诊评估是否有肺水肿、床边超声检查下腔静脉（inferior vena cava，IVC）直径和折陷性。极少数情况下，可通过 SwanGanz 插管有创地测量肺毛细血管楔压和右心静脉压。一项使用 DOSE 和 CARRESS 试验数据的事后研究发现，只要肾功能下降伴随着 N 末端前脑利钠肽（N-terminal pro-brain natriuretic peptide，NTproBNP）水平的下降，死亡风险就会更低，这强调了在试图缓解 WRF 患者的充血时使用充血标志物的重要性[49]。在 ADHF 治疗期间达到血液浓缩的患者中也可以看到类似的现象，即血红蛋白或血细胞比容高于入院值。如果发生在治疗早期，血液浓缩与增加液体排出、降低短期死亡风险及再住院率相关[50]。

交感神经系统/肾素-血管紧张素醛固酮系统轴的抑制

抑制 SNS 和 RAAS 轴的作用是治疗 CRS 的另一方法，但在心源性休克的情况下应该避免这样做。尽管正式指南[51]主要针对充血性心力衰竭使用这些药物，而不考虑伴随的肾功能障碍或 WRF，但多项试验表明，与安慰剂相比，使用这些药物可降低 CRS 患者的住院率、心血管事件、死亡率和症状[52-54]。推荐的药物包括血管紧张素转换酶抑制剂（ACEI）或血管紧张素受体阻滞剂（ARB），β 受体阻滞剂，以及在某些情况下，还包括 MRA。ACEI 应在耐受范围内调高至最高推荐剂量，通常每 4~8 周增加一次剂量。然而，如果血肌酐比用药前增加 30% 以上，就有理由暂停 ACEI 剂量并调查肾动脉狭窄或肾脏低灌注的其他原因[50]。然而，在没有低灌注或低血容量证据的情况下，ADHF 患者在 WRF 的情况下不应常规保留 ACEI。尽管新的沙库巴曲（脑啡肽酶抑制剂）-缬沙坦联合药[血管紧张素受体脑啡肽酶抑制剂（ARNI）]已证明可以降低收缩期心力衰竭患者的死亡率和住院率，但许多已发表的研究排除了治疗期间患有 CKD 或 AKI 的患者[6]。一项分析发现，与 ACEI 相比，ARNI 导致 GFR 下降速度较慢，并且 ARNI 对心力衰竭患者心血管死亡率的临床获益与 CKD 患者是一致的[55]。尽管理论上直接肾素抑制剂阿利吉伦（aliskiren）应该改善 CRS 患者的预后，但研究表明，在标准治疗中添加该药物的患者，死亡率或再住院率没有降低且不良反应反而增加[56]。

（赖渭妍　彭晖 译，张东山 校）

参考文献

1. Jackson SL, Tong X, King RJ, Loustalot F, Hong Y, Ritchey MD. National burden of heart failure events in the United States, 2006 to 2014. *Circulation.* 2018;11.
2. Ronco C. The cardiorenal syndrome: basis and common ground for a multidisciplinary patient-oriented therapy. *Cardiorenal Med.* 2011;1:3-4.
3. Kumar U, Wettersten N, Garimella PS. Cardiorenal syndrome: pathophysiology. *Cardiol Clin.* 2019;37:251-265.
4. Hata N, Yokoyama S, Shinada T, et al. Acute kidney injury and outcomes in acute decompensated heart failure: evaluation of the RIFLE criteria in an acutely ill heart failure population. *Eur J Heart Fail.* 2009;12:32-37.
5. Heywood JT, Fonarow GC, Costanzo MR, et al. High prevalence of renal dysfunction and its impact on outcome in 118,465 patients hospitalized with acute decompensated heart failure: a report from the ADHERE database. *J Card Fail.* 2007;13:422-430.
6. Ronco C, Bellasi A, Di Lullo L. Implication of acute kidney injury in heart failure. *Heart Fail Clin.* 2019;15:463-476.
7. Nohria A, Hasselblad V, Stebbins A, et al. Cardiorenal interactions: insights from the ESCAPE trial. *J Am Coll Cardiol.* 2008;51:1268-1274.
8. Ronco C, Cicoira M, McCullough PA. Syndrome type 1: pathophysiological crosstalk leading to combined heart and kidney dysfunction in the setting of acutely decompensated heart failure. *J Am Coll Cardiol.* 2012;60:1031-1042.
9. Binanay C, Califf RM, Hasselblad V, et al. Evaluation study of congestive heart failure and pulmonary artery catheterization effectiveness: the ESCAPE trial. *JAMA.* 2005;294:1625-1633.
10. Damman K, van Deursen VM, Navis G, et al. Increased central venous pressure is associated with impaired renal function and mortality in a broad spectrum of patients with cardiovascular disease. *J Am Coll Cardiol.* 2009;53:582-588.
11. Mullens W, Abrahams Z, Francis GS, et al. Importance of venous congestion for worsening of renal function in advanced decompensated heart failure. *J Am Coll Cardiol.* 2009;53:589-596.
12. Colombo PC, Jorde UP. The active role of venous congestion in the pathophysiology of acute decompensated heart failure. *Rev Esp Cardiol.* 2010;63:5-8.
13. Brilla CG, Rupp H. Myocardial collagen matrix remodeling and congestive heart failure. *Cardiologia.* 1994;39:389-393.
14. Harrison-Bernard LM. The renal renin-angiotensin system. *Adv Physiol Educ.* 2009;33:270-274.
15. Di Lullo L, Reeves PB, Bellasi A, Ronco C. Cardiorenal syndrome in acute kidney injury. *Semin Nephrol.* 2019;39:31-40.
16. Saegusa N, Garg V, Spitzer KW. Modulation of ventricular transient outward K^+ current by acidosis and its effects on excitation-contraction coupling. *Am J Physiol Heart Circ Physiol.* 2013;304:H1680-H1696.
17. Nimmo AJ, Than N, Orchard CH, Whitaker EM. The effect of acidosis on beta-adrenergic receptors in ferret cardiac muscle. *Exp Physiol.* 1993;78:95-103.
18. Kielstein JT, Impraim B, Simmel S, et al. Cardiovascular effects of systemic nitric oxide synthase inhibition with asymmetrical dimethylarginine in humans. *Circulation.* 2004;109:172-177.
19. Faul C, Amaral AP, Oskouei B, et al. FGF23 induces left ventricular hypertrophy. *J Clin Invest.* 2011;121:4393-4408.
20. Grune T, Sommerburg O, Siems WG. Oxidative stress in anemia. *Clin Nephrol.* 2000;53:S18-S22.
21. Grams ME, Estrella MM, Coresh J, Brower RG, Liu KD. Fluid balance, diuretic use, and mortality in acute kidney injury. *Clin J Am Soc Nephrol.* 2011;6:966-973.
22. Bellomo R, Cass A, Cole L, et al. RENAL replacement therapy study investigators: an observational study fluid balance and patient outcomes in the randomized evaluation of normal vs. augmented level of replacement therapy trial. *Crit Care Med.* 2012;40:1753-1760.
23. Testani JM, Chen J, McCauley BD, et al. Potential effects of aggressive decongestion during the treatment of decompensated heart failure on renal function and survival. *Circulation.* 2010;122:265-272.
24. Brisco MA, Zile MR, Hanberg JS, et al. Relevance of changes in serum creatinine during a heart failure trial of decongestive strategies: insights from the DOSE trial. *J Card Fail.* 2016;22:753-760.
25. Testani JM, McCauley BD, Chen J, Shumski M, Shannon RP. Worsening renal function defined as an absolute increase in serum creatinine is a biased metric for the study of cardio-renal interactions. *Cardiology.* 2010;116:206-212.
26. Bellomo R, Chapman M, Finfer S, Hickling K, Myburgh J. Low-dose dopamine in patients with early renal dysfunction: a placebo-controlled randomised trial. Australian and New Zealand

Intensive Care Society (ANZICS) Clinical Trials Group. *Lancet.* 2000;356:2139-2143.
27. Lauschke A, Teichgräber UKM, Frei U, EcKardt KU. "Low-dose" dopamine worsens renal perfusion in patients with acute renal failure. *Kidney Int.* 2006;69:1669-1674.
28. O'Connor CM, Starling RC, Hernandez AF, et al. Effect of Nesiritide in patients with acute decompensated heart failure. *N Engl J Med.* 2011;365:32-43.
29. Witteles RM, Kao D, Christophers D, et al. Impact of Nesiritide on renal function in patients with acute decompensated heart failure and pre-existing renal dysfunction. *J Am Coll Cardiol.* 2007;50:1835-1840.
30. McMurray JJ, Teerlink RJ, Cotter G, et al. Effects of Tezosentan on symptoms and clinical outcomes in patients with acute heart failure. *JAMA.* 2007;298:2009-2019.
31. Shiraishi Y, Kohsaka S, Katsuki T. Benefit and harm of intravenous vasodilators across the clinical profile spectrum in acute cardiogenic pulmonary oedema patients. *Eur Heart J Acute Cardiovasc Care.* 2020. doi:10.1177/2048872619891075
32. Boerrigter G, Costello-Boerrigter LC, Abraham WT. Cardiac resynchronization therapy improves renal function in human heart failure with reduced glomerular filtration rate. *J Card Fail.* 2008;14:539-546.
33. Puschett JB. Pharmacological classification and renal actions of diuretics. *Cardiology.* 1994;84:4-13.
34. Felker GM, Lee KL, Bull DA, et al. Diuretic strategies in patients with acute decompensated heart failure. *N Engl J Med.* 2011;364:797-805.
35. Bart BA, Goldsmith SR, Lee KL, et al. Ultrafiltration in decompensated heart failure with cardiorenal syndrome. *N Engl J Med.* 2012;367:2296-2304.
36. Ellison DH, Felker GM. Diuretic treatment in heart failure—from physiology to clinical trials. *N Engl J Med.* 2017;377:1964-1975.
37. Terker AS, Zhang C, McCormick JA, et al. Potassium modulates electrolyte balance and blood pressure through effects on distal cell voltage and chloride. *Cell Metab.* 2015;21:39-50.
38. Wade JB, Liu J, Coleman RA, Grimm PR, Delpire E, Welling PA. SPAK mediated NCC regulation in response to low K+ Diet. *Am J Physiol Renal Physiol.* 2015;308:F923-F931.
39. Vitzthum H, Seniuk A, Schulte LH, Muller ML, Hetz H, Ehmke H. Functional coupling of renal K+ and Na+ handling causes high blood pressure in Na+ replete mice. *J Physiol.* 2014;592:1139-1157.
40. Bansal S, Munoz K, Brune S, Bailey S, Prasad A, Velagapudi C. High-dose spironolactone when patients with acute decompensated heart failure are resistant to loop diuretics: a pilot study. *Ann Intern Med.* 2019;171:443.
41. Di Lullo L, Ronco C, Granata A, et al. Chronic hyperkalemia in cardiorenal patients: risk factors, diagnosis, and new treatment options. *Cardiorenal Med.* 2019;9:8-21.
42. Costanzo MR, Saltzberg MT, Jessup M, et al. Ultrafiltration is associated with fewer rehospitalizations than continuous diuretic infusion in patients with decompensated heart failure: results from UNLOAD. *J Card Fail.* 2010;16:277-284.
43. Costanzo MR, Ronco C. Isolated ultrafiltration in heart failure patients. *Curr Cardiol Rep.* 2012;14:254-264.
44. Bart BA, Boyle A, Bank AJ, et al. Ultrafiltration versus usual care for hospitalized patients with heart failure: the relief for acutely fluid-overloaded patients with decompensated congestive heart failure (RAPID-CHF) trial. *J Am Coll Cardiol.* 2005;46:2043-2046.
45. Yancy CW, Jessup M, Bozkurt B, et al. 2013 ACCF/AHA guideline for the management of heart failure: executive summary: a report of the American College of Cardiology Foundation/American Heart Association Task Force on practice guidelines. *Circulation.* 2013;128:1810.
46. Gheorghiade M, Follath F, Ponikowski P, et al. Assessing and grading congestion in acute heart failure: a scientific statement from the acute heart failure committee of the heart failure association of the European Society of Cardiology and endorsed by the European Society of Intensive Care Medicine. *Eur J Heart Fail.* 2010;12:423-433.
47. Premuzic V, Basic-Jukic N, Jelakovic B, Kes P. Continuous veno-venous hemofiltration improves survival of patients with congestive heart failure and cardiorenal syndrome compared to slow continuous ultrafiltration. *Ther Apher Dial.* 2017;21:279-286.
48. Kazory A, Koratala A, Ronco C. Customization of peritoneal dialysis in cardiorenal syndrome by optimization of sodium extraction. *Cardiorenal Med.* 2019;9:117-124.
49. McCallum W, McCallum W, Tighiouart H, Kiernan MS, Huggins GS, Sarnak MJ. Relation of kidney function decline and NT-proBNP with risk of mortality and readmission in acute decompensated heart failure. *Am J Med.* 2020;133(1):115-122.e2.
50. Rubinstein J, Sanford D. Treatment of cardiorenal syndrome. *Cardiol Clin.* 2019;37:267-273.
51. Ponikowski P, Voors AA, Anker SD, et al. 2016 ESC guidelines for the diagnosis and treatment of acute and chronic heart failure. *Eur Heart J.* 2016;27:2129-2200.
52. Bowling CB, Sanders PW, Allman RM, et al. Effects of enalapril in systolic heart failure patients with and without chronic kidney disease: insights from the SOLVD treatment trial. *Int J Cardiol.* 2013;167:151-156.

53. Anand IS, Bishu K, Rector TS, et al. Proteinuria, chronic kidney disease, and the effect of an angiotensin receptor blocker in addition to an angiotensin-converting enzyme inhibitor in patients with moderate to severe heart failure. *Circulation.* 2009;120:1577-1584.
54. Florea VG, Rector TS, Anand IS, Cohn JN. Heart failure with improved ejection fraction: clinical characteristics, correlates of recovery, and survival: results from the Valsartan Heart Failure Trial. *Circ Heart Fail.* 2016;9(7).
55. Damman K, Gori M, Claggett B, et al. Renal effects and associated outcomes during angiotensin-neprilysin inhibition in heart failure. *JACC Heart Fail.* 2018;6:489-498.
56. Gheorghiade M, Bohm M, Greene SJ, et al. Effect of aliskiren on post-discharge mortality and heart failure readmissions among patients hospitalized for heart failure. *JAMA.* 2013;309:1125-1135.

41 左心室辅助装置

Bethany Roehm, Gaurav Gulati, Daniel E. Weiner

引言

据估计，美国有 650 万心力衰竭患者，通常合并慢性肾脏病(CKD)[1]。合并或不合并 CKD 的晚期心力衰竭患者的 1 年生存率为 25%；如果植入左心室辅助装置(LVAD)，这种情况可能会改善 3 倍以上(图文摘要 41.1 和图文摘要 41.2)[2]。自 2006 年以来，美国已有超过 25 000 名成年人植入了 LVAD[3]。

左心室辅助装置的基本原理

左心室辅助装置的适应证和类型

LVAD 是一种机械泵，手术将其通过流入套管连接到患者的左心室心尖，并通过流出套管连接到患者的主动脉，将血液从心脏输送到身体的其他部位，以此来增加心输出量[4]。LVAD 可以作为"移植的桥梁"，在患者等待心脏移植期间提供支持；如果患者不适合心脏移植，则可以作为永久性的最终治疗方法；如果心脏移植的资格不明确，可以作为"决策的桥梁"。LVAD 的适应证和禁忌证见表 41.1[4-6]。

目前的 LVAD 包括以下三种：HeartMate Ⅱ，它采用轴流泵，位于心包外；HeartWare 心室辅助装置，是一种心包内离心血流泵，其叶轮是部分磁悬浮的；HeartMate 3(图 41.1)，是心包内离心泵，叶轮是完全磁悬浮的。目前，HeartMate 3 比两种老式装置更受青睐，因为其泵血栓形成的风险较低。在最近的一项开创性试验中，HeartMate 3 LVAD 泵血栓形成的比例低于 2%，而轴流式 LVAD 则为 14%[7]。

机械原理

目前的 LVAD 是连续而非脉冲式的流量装置。LVAD 的流量取决于前负荷、后负荷和泵速；泵速由心脏病专家设定，并根据病人的因素进行个体化调整。在左心室的流入套管和主动脉的流出套管之间存在压力差，LVAD 必须对其进行泵送。在心室收缩期间，当左心室和主动脉压之间的差异最小时，会

表 41.1 左心室辅助装置的适应证和禁忌证

适应证	禁忌证
D 期心力衰竭	严重的右心衰竭
因心力衰竭住院≥3 次/年	解剖学问题
强心药依赖	不能服用华法林
心力衰竭引起的肾功能不全	活动性感染
心力衰竭引起的肝功能障碍	严重的内科合并症

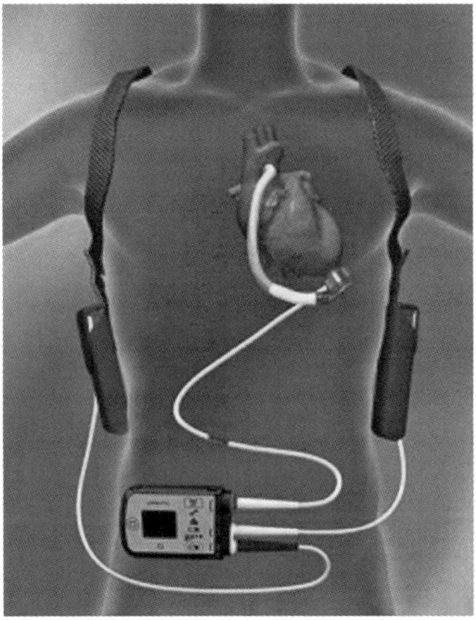

图 41.1 HeartMate 3 左心室辅助装置

产生更高的流量[8]。装置根据设置的泵速和测量的功率使用情况估算流量。脉动指数测量最大流量和最小流量随时间的差异，并受多种因素影响，包括泵速、容量状态、左心室后负荷和右心室功能。

常见的左心室辅助装置警报

许多 LVAD 警报与流量问题有关。如果泵内存在阻塞，就会出现高功率警报，如泵血栓形成时，为了保持泵速而增加功率。低流量警报可在低循环量状态或存在阻塞事件（如套管阻塞和套管填塞）时出现。当流入的导管拉扯到室间隔时，就会发生抽吸事件报警，例如当左心室前负荷不足以满足泵速的要求时。这两种事件最初都是通过输液来处理;抽吸事件也可能对降低泵速有反应。

重症监护室中左心室辅助装置患者的护理

血压和左心室辅助装置

许多 LVAD 患者摸不到脉搏,因此不可能使用自动袖带或听诊进行传统的血压测量。因此,通常使用多普勒探头来评估血压;在低搏动的患者中,这种“开放压力”接近于平均动脉压(MAP)[9]。在极少数具有显著残余心脏收缩力的患者中,可通过自动袖带感受和测量脉搏。在这些患者中,如果使用多普勒探头,“开放压力”比 MAP 更接近收缩压。在重症监护室也可使用动脉导管测量。目标 MAP 为 70 至 90mmHg,低血压定义为 MAP 低于 60mmHg[10]。应避免高血压和低血压。高血压控制不佳导致后负荷增加,使通过 LVAD 的血流减少,与卒中、血栓栓塞事件和主动脉功能不全的风险增加有关[11]。在低血压的情况下,可以在咨询心力衰竭心脏病专家后使用升压药和正性肌力药,但最终应解决低血压的原因。

抗凝剂

所有 LVAD 患者都要使用抗血栓和抗血小板药物进行抗凝。阿司匹林和华法林在门诊中使用,国际标准化比率(INR)目标为 2~3。静脉使用普通肝素和依诺肝素可用作手术前或 INR 未达治疗水平时桥接治疗。在肝素引起血小板减少的情况下,直接口服抗凝剂可替代肝素[6]。直接口服抗凝剂如阿哌沙班尚未在 LVAD 患者中进行研究。

心肺复苏

尽管有两项小型研究显示心肺复苏(CPR)后插管没有脱落,但理论上仍存在标准胸外按压可能使 LVAD 插管脱落的担忧[12,13]。由于 LVAD 患者通常没有脉搏,评估心搏骤停具有挑战性,应使用多普勒探头测量血压。胸外按压的适应证包括低血压伴无反应或 LVAD 无血流,心肺复苏术遵循高级心脏生命支持(ACLS)的常规指南。同样,体外除颤或心脏复苏也没有禁忌证。

左心室辅助装置的并发症

右心衰竭

右心衰竭通常发生在植入 LVAD 后的前几周,但也可能发生晚期右心衰竭。右心衰竭有两个主要机制。首先,当 LVAD 为左心室减负时,室间隔向左移位,改变了右心室的形状,降低了其收缩力。其次,当左心室的心输出量通过 LVAD 得到改善时,右心室必须能够与该心输出量匹配。这可能是困难的,因为许多患者同时存在右心室功能障碍,也因为长期的左心衰竭会导致肺动脉高压,从而使已经受损的右心室后负荷增加[14]。对 LVAD 接受者的右心衰竭的处理不在本章讨论范围之内。

泵血栓的形成

LVAD 泵血栓形成是指叶轮上形成血栓。LVAD 的功率飙升和实验室检查结果提示溶血迹象表明泵血栓形成,乳酸脱氢酶超过正常上限的 2.5 倍被认为具有诊断意义[15]。其他实验室标志物包括血红蛋白尿和血浆游离血红蛋白升高。泵血栓也可以通过超声心动图来诊断,即随着泵速度的增加,左心室不能减压,或者在少数情况下,通过造影剂增强的计算机断层扫描(CT)成像直接观察到血栓的存在。内科治疗包括使用普通肝素进行静脉抗凝或使用口服抗凝药,甚至是溶栓治疗。也可能需要进行手术来更换 LVAD。如果血栓在流出管内,可以进行支架植入[11]。

胃肠道出血

LVAD 患者因全身抗凝而容易发生胃肠道(GI)出血,而且有动静脉(AV)畸形的倾向,这被认为是由于 LVAD 内较高的剪切应力导致 von Willebrand 因子清除率增加而引起的获得性 von Willebrand 综合征[16],这与主动脉瓣狭窄相关 GI 出血的病理生理学相似。这种情况在合并 CKD 时尤为常见。处理方法与普通人群相似,需要对抗凝药物的使用进行仔细的风险评估[11,16]。奥曲肽和沙利度胺正在成为难治性病例的潜在疗法。

卒中

LVAD 患者是缺血性和出血性卒中的高危人群。观察数据表明,MAP 低于 85mmHg 以及使用抗血小板药物和华法林的患者,缺血性卒中风险较低[11,17]。最新的 2019 年欧洲心胸外科协会(EACTS)指南建议,LVAD 患者急性缺血性卒中时不要使用全身溶栓药物,因为出血风险高到难以让人接受[11]。出血性卒中导致 1 个月的存活率为 45%,1 年的存活率为 30%[18]。管理是具有挑战性的,通常涉及逆转抗凝[11]。

装置感染

泵相关感染是初始植入期后最常见的装置相关并发症[2,3]。装置感染可能涉及 LVAD 的任何部分,并且可能由植入装置的其他地方感染或可能通过传动系统进入。皮肤菌群,如金黄色葡萄球菌和表皮葡萄球菌,占所有感染的一半以上[19,20]。治疗可能具有挑战性,需要长期治疗,有时甚至需要终生抑菌治疗[19]。

左心室辅助装置和肾脏

LVAD 提供的机械循环支持与肾脏功能之间的相互作用是复杂的。虽然大多数患者在植入 LVAD 后肾脏功能有所改善,但随着时间的推移,这种改善并不持久(图文摘要 41.3)。

急性肾损伤和急诊透析

LVAD 患者是急性肾损伤(AKI)的高危人群,可能需要肾脏替代治疗。由于血流动力学损伤,急性肾损伤最常发生在 LVAD 植入术后的围术期和术后初期。其他 AKI 病因包括任何原因引起的休克、右心衰竭和泵血栓形成。发生 AKI 的患者死亡率很高,在需要透析的患者中达到 75%[21,22]。目前还不清楚是肾衰竭本身导致死亡风险增加,还是肾衰竭只是多器官衰竭的标志[23]。如果血流动力学不稳定,在过渡到间歇性血液透析(IHD)或腹膜透析之前,持续肾脏替代治疗可能是最初的治疗方式。

维持性透析

尽管许多需要急性肾脏替代治疗的 LVAD 接受者会死亡,但有些人的肾脏功能会恢复,而有些人则需要维持性透析。间歇性血液透析是最常用的治疗方式,但腹膜透析或每日家庭血液透析也是一种选择[23-25]。考虑到较低的超滤率和较低的心脏需求,后两种方式可能更可取,特别是对于右心衰竭的患者。

在接受血液透析的 LVAD 患者中,透析导管是最常用的血管通路,尽管一旦发生血流感染,其感染风险和复杂性都很高。导管的频繁使用反映了肾脏损伤的急性性质,而且由于有经静脉植入式心脏装置和用于家庭输液的经外周静脉穿刺中心静脉导管(PICC)等,静脉选择可能有限。这些手术会损伤血管,限制自体动静脉内瘘和移植方案[26]。如果有足够的血管,应考虑建立自体动静脉内瘘或移植;有报道描述了在 LVAD 患者中成功建立动静脉内瘘的情况,甚至是那些没有搏动性血流的患者[27-29]。这强调了在有肾衰竭风险的 LVAD 患者中采取静脉保留策略的重要性。

由于担心泵血栓形成的风险增加,LVAD 患者通常避免使用红细胞生成刺激剂(ESA),因为有观察研究发现,在估算肾小球滤过率(eGFR)>60ml/(min·1.73m^2)且无严重贫血的 ESA 使用患者中,LVAD 血栓形成的风险呈剂量依赖性增加[30]。鉴于该研究的局限性,根据目前针对肾衰竭人群的指南,对晚期肾脏疾病的 LVAD 患者考虑使用 ESA 似乎是合理的,但应避免大剂量 ESA 的使用。临床上应根据每个病人的具体情况,权衡潜在的风险和益处,对其进行个体化治疗。

尽管许多需要肾脏替代治疗的重症 LVAD 患者在血流动力学稳定后会开始接受持续性肾脏替代治疗,但 LVAD 患者往往会过渡到 IHD。对于那些在重症监护室(ICU)的危重病人,确定和达到“干体重”可能是个挑战。鉴于长期住院往往会出现恶病质,这一点尤其值得注意。

容量评估不仅包括体格检查结果,还包括现有的右心导管提供的数据和LVAD本身的数据。如前所述,如果有动脉导管,可以通过动脉导管监测血压,或者通过多普勒压力监测血压。脉动指数可与这些方法结合使用,以帮助确定容量状态,但不应作为评估容量状态的唯一手段。回顾一下,脉动指数反映了LVAD流量随时间变化的最大和最小的差异程度[8]。较高的前负荷可引起左心室扩张,导致脉动指数升高,从而提示高血容量;反之,低血容量可导致脉动指数降低[31]。然而,其他因素(如高后负荷)也可引起高脉动指数。右心衰竭、填塞或泵血栓形成可引起低脉动指数,与容量状态无关[31,32]。认识到这些可能影响脉动指数的临床因素,并将其与其他现有数据相结合,可能有助于优化血容量状况。

结论

病情危重的LVAD患者病情复杂,往往有多个器官受累,包括急性肾脏病或CKD,需要多学科的配合。具有LVAD专业知识的心力衰竭专家应始终参与其中。合并肾脏疾病的LVAD患者治疗效果不佳,尤其是接受透析的患者。

致谢

Bethany Roehm 由 NIH T32 DK007777 项目资助。Gaurav Gulati 由 NIH F32HL149251 和 TL1TR002546 项目资助。

(叶增纯　彭晖 译,张东山 校)

参考文献

1. Benjamin EJ, Virani SS, Callaway CW, et al. Heart disease and stroke statistics—2018 update: a report from the American Heart Association. *Circulation.* 2018;137:e67-e492.
2. Kirklin JK, Pagani FD, Kormos RL, et al. Eighth annual INTERMACS report: special focus on framing the impact of adverse events. *J Heart Lung Transplant.* 2017;36:1080-1086.
3. Kormos RL, Cowger J, Pagani FD, et al. The Society of Thoracic Surgeons Intermacs database annual report: evolving indications, outcomes, and scientific partnerships. *J Heart Lung Transplant.* 2019;38:114-126.
4. Englert JAR 3rd, Davis JA, Krim SR. Mechanical circulatory support for the failing heart: continuous-flow left ventricular assist devices. *Ochsner J.* 2016;16:263-269.
5. Ammirati E, Oliva F, Cannata A, et al. Current indications for heart transplantation and left ventricular assist device: a practical point of view. *Eur J Intern Med.* 2014;25:422-429.
6. Miller LW, Guglin M. Patient selection for ventricular assist devices: a moving target. *J Am Coll Cardiol.* 2013;61:1209-1221.
7. Mehra MR, Uriel N, Naka Y, et al. A fully magnetically levitated left ventricular assist device—final report. *N Engl J Med.* 2019;380:1618-1627.
8. Tchoukina I, Smallfield MC, Shah KB. Device management and flow optimization on left ventricular assist device support. *Crit Care Clin.* 2018;34:453-463.
9. Bennett MK, Roberts CA, Dordunoo D, et al. Ideal methodology to assess systemic blood pressure in patients with continuous-flow left ventricular assist devices. *J Heart Lung Transplant.* 2010;29:593-594.
10. Feldman D, Pamboukian SV, Teuteberg JJ, et al. The 2013 International Society for Heart and Lung Transplantation Guidelines for mechanical circulatory support: executive summary.

J Heart Lung Transplant. 2013;32:157-187.
11. Potapov EV, Antonides C, Crespo-Leiro MG, et al. 2019 EACTS Expert Consensus on long-term mechanical circulatory support. *Eur J Cardiothorac Surg.* 2019;56:230-270.
12. Shinar Z, Bellezzo J, Stahovich M, et al. Chest compressions may be safe in arresting patients with left ventricular assist devices (LVADs). *Resuscitation.* 2014;85:702-704.
13. Garg S, Ayers CR, Fitzsimmons C, et al. In-hospital cardiopulmonary arrests in patients with left ventricular assist devices. *J Card Fail.* 2014;20:899-904.
14. Bellavia D, Iacovoni A, Scardulla C, et al. Prediction of right ventricular failure after ventricular assist device implant: systematic review and meta-analysis of observational studies. *Eur J Heart Fail.* 2017;19:926-946.
15. Scandroglio AM, Kaufmann F, Pieri M, et al. Diagnosis and treatment algorithm for blood flow obstructions in patients with left ventricular assist device. *J Am Coll Cardiol.* 2016;67:2758-2768.
16. Kim JH, Brophy DF, Shah KB. Continuous-flow left ventricular assist device-related gastrointestinal bleeding. *Cardiol Clin.* 2018;36:519-529.
17. Teuteberg JJ, Slaughter MS, Rogers JG, et al. The HVAD left ventricular assist device: risk factors for neurological events and risk mitigation strategies. *JACC Heart Fail.* 2015;3:818-828.
18. Acharya D, Loyaga-Rendon R, Morgan CJ, et al. INTERMACS analysis of stroke during support with continuous-flow left ventricular assist devices: risk factors and outcomes. *JACC Heart Fail.* 2017;5:703-711.
19. Kusne S, Mooney M, Danziger-Isakov L, et al. An ISHLT consensus document for prevention and management strategies for mechanical circulatory support infection. *J Heart Lung Transplant.* 2017;36:1137-1153.
20. Gordon RJ, Weinberg AD, Pagani FD, et al. Prospective, multicenter study of ventricular assist device infections. *Circulation.* 2013;127:691-702.
21. Topkara VK, Coromilas EJ, Garan AR, et al. Preoperative proteinuria and reduced glomerular filtration rate predicts renal replacement therapy in patients supported with continuous-flow left ventricular assist devices. *Circ Heart Fail.* 2016;9(12):e002897.
22. Walther CP, Winkelmayer WC, Niu J, et al. Acute kidney injury with ventricular assist device placement: national estimates of trends and outcomes. *Am J Kidney Dis.* 2019;74(5):650-658.
23. Roehm B, Vest AR, Weiner DE. Left ventricular assist devices, kidney disease, and dialysis. *Am J Kidney Dis.* 2018;71:257-266.
24. Guglielmi AA, Guglielmi KE, Bhat G, et al. Peritoneal dialysis after left ventricular assist device placement. *ASAIO J.* 2014;60:127-128.
25. Hanna RM, Cruz D, Selamet U, et al. Left ventricular assist device patient maintained on home hemodialysis: a novel class of patients to the home dialysis population. *Hemodial Int.* 2018;22:E36-E38.
26. Drew DA, Meyer KB, Weiner DE. Transvenous cardiac device wires and vascular access in hemodialysis patients. *Am J Kidney Dis.* 2011;58:494-496.
27. Schaefers JF, Ertmer C. Native arteriovenous fistula placement in three patients after implantation of a left ventricular assist device with non-pulsatile blood flow. *Hemodial Int.* 2017;21:E54-E57.
28. Chin AI, Tong K, McVicar JP. Successful hemodialysis arteriovenous fistula creation in a patient with continuous-flow left ventricular assist device support. *Am J Kidney Dis.* 2017;69:314-316.
29. Sasson T, Wing RE, Foster TH, et al. Assisted maturation of native fistula in two patients with a continuous flow left ventricular assist device. *J Vasc Interv Radiol.* 2014;25:781-783.
30. Nassif ME, Patel JS, Shuster JE, et al. Clinical outcomes with use of erythropoiesis stimulating agents in patients with the HeartMate II left ventricular assist device. *JACC Heart Fail.* 2015;3:146-153.
31. Schaefer JJ, Sajgalik P, Kushwaha SS, et al. Left ventricular assist device pulsatility index at the time of implantation is associated with follow-up pulmonary hemodynamics. *Int J Artif Organs.* 2020;43(7):452-460.
32. Uriel N, Morrison KA, Garan AR, et al. Development of a novel echocardiography ramp test for speed optimization and diagnosis of device thrombosis in continuous-flow left ventricular assist devices: the Columbia ramp study. *J Am Coll Cardiol.* 2012;60:1764-1775.

图文摘要

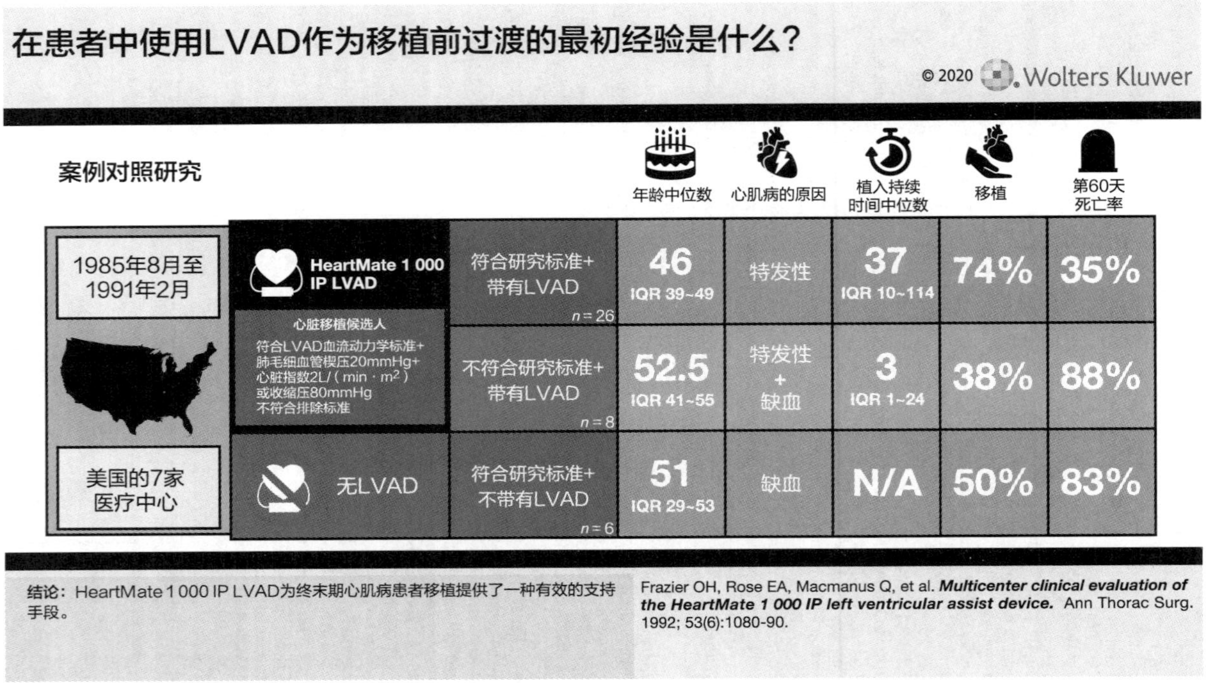

在患者中使用LVAD作为移植前过渡的最初经验是什么？

案例对照研究

1985年8月至

1991年2月

美国的7家

医疗中心

	年龄中位数	心肌病的原因	植入持续时间中位数	移植	第60天死亡率
HeartMate 1 000 IP LVAD 心脏移植候选人 符合LVAD血流动力学标准+ 肺毛细血管楔压20mmHg+ 心脏指数2L/（min·m²） 或收缩压80mmHg 不符合排除标准					
符合研究标准+ 带有LVAD n = 26	**46** IQR 39-49	特发性	**37** IQR 10-114	**74%**	**35%**
不符合研究标准+ 带有LVAD n = 8	**52.5** IQR 41-55	特发性 + 缺血	**3** IQR 1-24	**38%**	**88%**
无LVAD 符合研究标准+ 不带LVAD n = 6	**51** IQR 29-53	缺血	**N/A**	**50%**	**83%**

结论：HeartMate 1 000 IP LVAD为终末期心肌病患者移植提供了一种有效的支持

Frazier OH, Rose EA, Macmanus Q, et al. *Multicenter clinical evaluation of the HeartMate 1 000 IP left ventricular assist device.* Ann Thorac Surg. 1992; 53(6):1080-90.

© 2020 **.** Wolters Kluwer

图文摘要 41.1

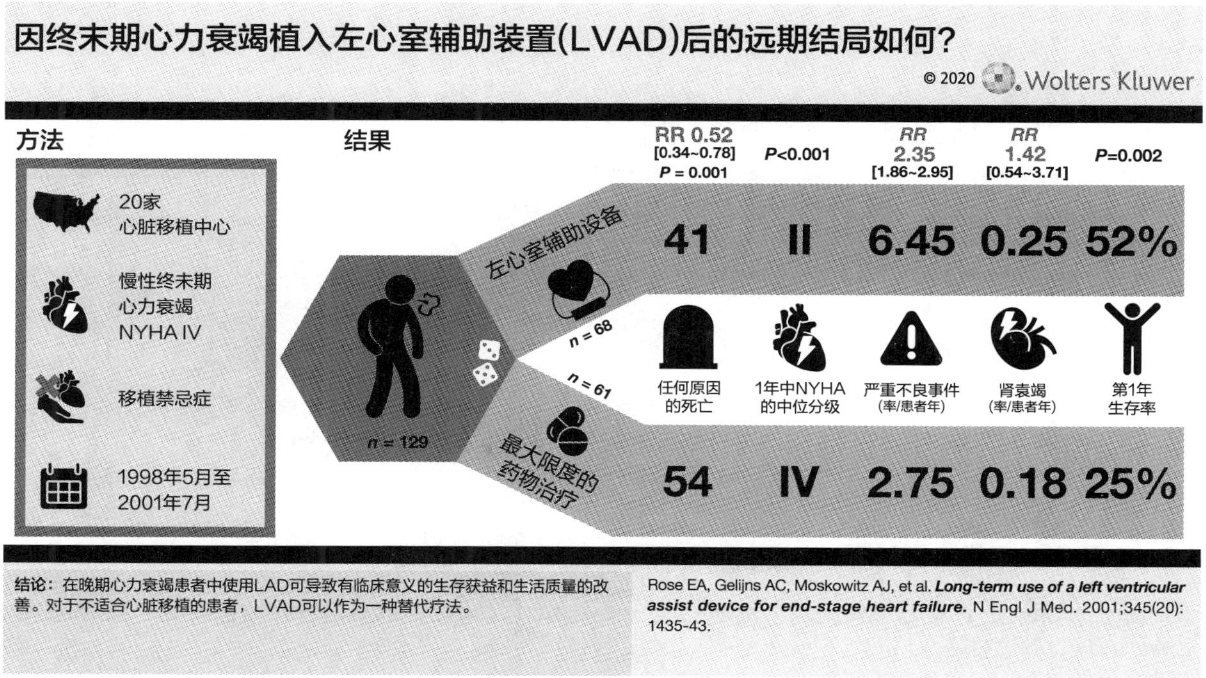
因终末期心力衰竭植入左心室辅助装置(LVAD)后的远期结局如何?
© 2020 Wolters Kluwer
方法
20家
心脏移植中心
慢性终末期
心力衰竭
NYHA IV
移植禁忌症
1998年5月至
2001年7月
结果
n = 129
左心室辅助设备
n = 68
n = 61
最大限度的
药物治疗
RR 0.52
[0.34~0.78]
P = 0.001
P<0.001
RR
2.35
[1.86~2.95]
RR
1.42
[0.54~3.71]
P=0.002
41
II
6.45
0.25
52%
任何原因
的死亡
1年中NYHA
的中位分级
严重不良事件
(率/患者年)
肾衰竭
(率/患者年)
第1年
生存率
54
IV
2.75
0.18
25%
结论：在晚期心力衰竭患者中使用LAD可导致有临床意义的生存获益和生活质量的改善。对于不适合心脏移植的患者，LVAD可以作为一种替代疗法。
Rose EA, Gelijns AC, Moskowitz AJ, et al. Long-term use of a left ventricular assist device for end-stage heart failure. N Engl J Med. 2001;345(20):1435-43.

图文摘要 41.2

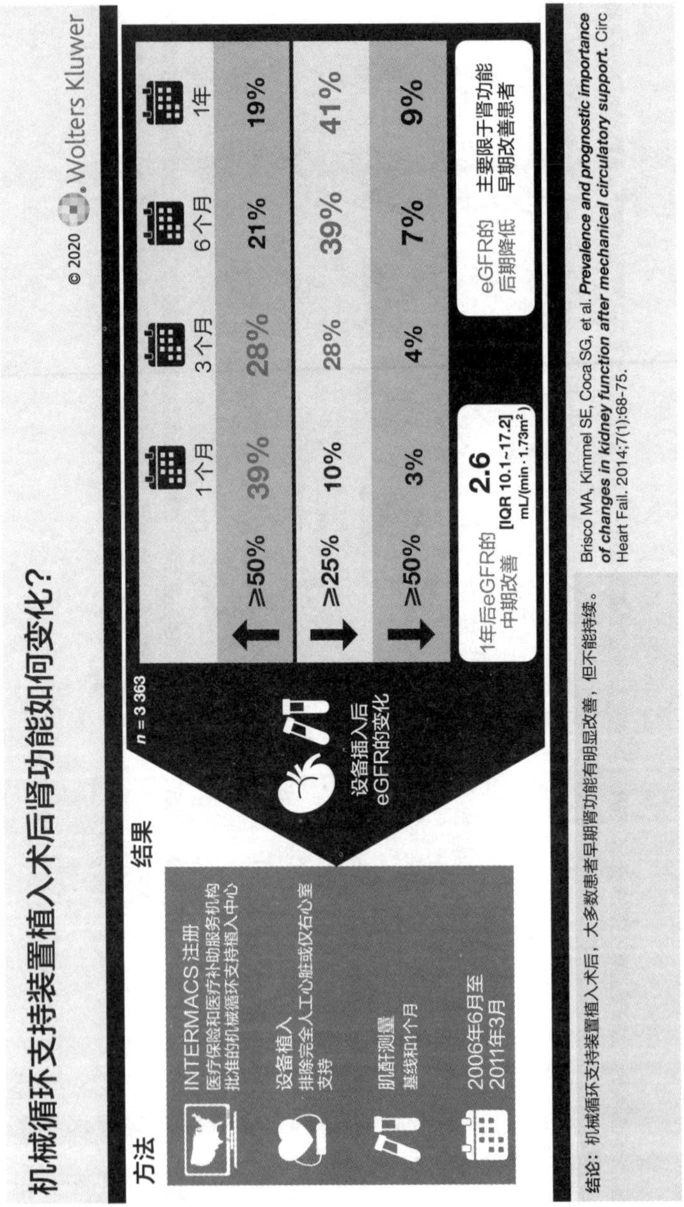
机械循环支持装置植入术后肾功能如何变化？
© 2020 Wolters Kluwer
方法
INTERMACS 注册
医疗保险和医疗补助服务机构批准的机械循环支持植入中心
设备植入
排除完全人工心脏或仅右心室支持
肌酐测量
基线和1个月
2006年6月至2011年3月
结果
n = 3 363
设备植入后eGFR的变化
1个月
3个月
6个月
1年
↑ ≥50% 39% 28% 21% 19%
↓ ≥25% 10% 28% 39% 41%
↓ ≥50% 3% 4% 7% 9%
1年后eGFR的中期改善
2.6
[IQR 10.1~17.2]
mL/(min·1.73m²)
eGFR的后期降低
主要限于肾功能早期改善患者
结论：机械循环支持装置植入术后，大多数患者早期肾功能有明显改善，但不能持续。
Brisco MA, Kimmel SE, Coca SG, et al. Prevalence and prognostic importance of changes in kidney function after mechanical circulatory support. Circ Heart Fail. 2014;7(1):68-75.

图文摘要 41.3

42 肝病患者的急性肾损伤

Yan Hong, Claire Francoz, Francois Durand, Mitra K. Nadim

引言

急性肾损伤(acute kidney injury,AKI)是肝硬化患者的常见并发症,约50%的住院肝硬化患者会发生AKI。肝硬化状态下,肾脏血管收缩和体循环变化(低血压)导致肾血流量减少,是AKI进展的核心因素。早期识别和明确AKI的病因对于制定合适的治疗措施至关重要。

病理生理学

目前我们对肝肾综合征(hepatorenal syndrome,HRS)病理生理学的理解进展表明,全身炎症和肾内循环变化与全身和内脏循环变化并行(图42.1)[1,2]。在失代偿肝硬化中,心脏输出量的增加不能满足全身血管舒张的需求,从而导致有效血容量的减少以及随后的肾素-血管紧张素-醛固酮系统(renin-angiotensin-aldosterone system,RAAS)、交感神经系统(sympathetic nervous system,SNS)和血管加压素的激活。随着肝脏衰竭的进展,全身血管舒张无法得到控制,RAAS、SNS和血管加压素的强血管收缩作用超过了前列腺激素的血管舒张作用,导致肾内循环衰竭。

肠道通透性的改变是门静脉高压的一个特征,它促进细菌和细菌产物的移位,从而导致循环促炎细胞因子水平和血管活性因子水平增加。这些炎症介质可能导致循环功能障碍的进一步加重,促进HRS的进展[2]。

肾功能评估

血清肌酐(serum creatinine,sCr)现在仍是AKI临床定义的基础,也是终末期肝病模型(Model for End-Stage Liver Disease,MELD)评分的关键组成部分。然而,在肝硬化患者中,由于肝脏产生的肌酸减少、蛋白质热量营养不良、肌肉萎缩和液体超负荷等混合因素导致sCr偏低,继而肾小球滤过率(glomerular filtration rate,GFR)被高估。因此,sCr在正常范围内并不排除肾脏损害。

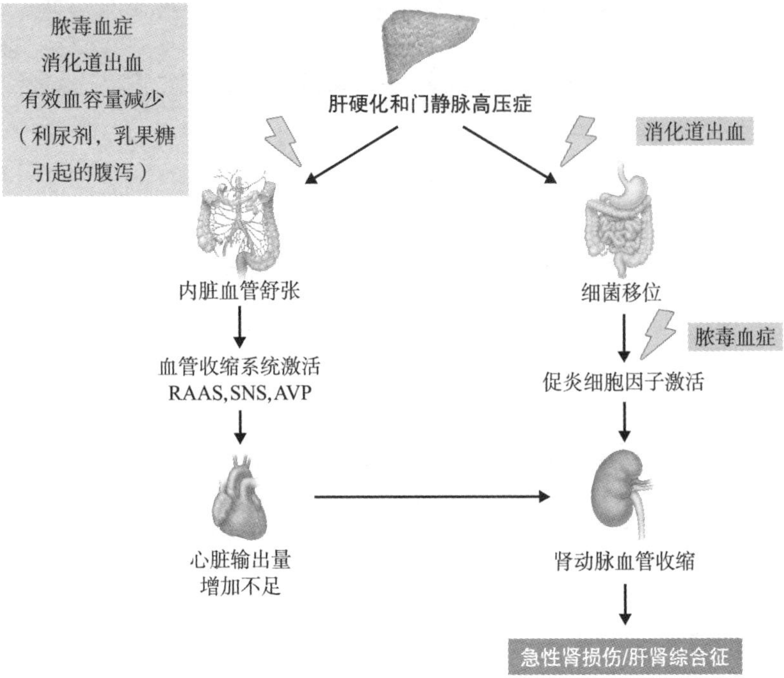

图 42.1 失代偿性肝硬化导致急性肾损伤(acute kidney injury, AKI)的机制。在失代偿性肝硬化中，一些因素如脓毒症、胃肠道(GI)出血、利尿剂引起的低血容量和腹泻导致有效血容量减少和严重的内脏/全身血管舒张，导致肾素-血管紧张素-醛固酮系统(RAAS)、交感神经系统(SNS)和精氨酸加压素(AVP)的激活。再加上心输出量增加不足，强大的血管收缩系统导致肾脏内循环衰竭，导致肝肾综合征(HRS)的发生。此外，肠道菌群移位引起的全身性炎症导致循环促炎细胞因子激活以及血管活性因子水平升高。这些炎症介质可能导致循环功能障碍的进一步加重，促进 HRS 的进展

与 sCr 相比，胱抑素 C 受年龄、性别和肌肉质量的影响较小，而且能比 sCr 更早检测到 AKI。但由于胱抑素 C 的检测仍然很昂贵，目前并没有被广泛使用。菊粉或放射性同位素的清除率被认为是评估 GFR 的金标准。然而，它们并没有在临床实践中常规使用，也没有在晚期肝硬化和腹水患者中进行严格的研究。如果操作得当，定时收集尿肌酐和尿素可以克服上述方法的不足。但检测结果可能不准确，主要是因为 GFR 下降时肾小管会增加肌酐的排泌。

在肝硬化患者中，所有估计 GFR(estimated GFR，eGFR)的计算公式精确度都很低，而且往往会高估真实的 GFR，尤其是在 GFR 小于 40ml/min 的患者中。MDRD-6 公式已被证明是肝硬化患者中最准确的基于肌酐估计 GFR 的计算公式[3]。但最近的一项单中心研究通过收集超过 10 000 例基于碘酞

酸清除率计算 GFR 的样本，证明了与 MDRD-6 公式相比，在低 GFR 患者中，GRAIL 公式（肝脏疾病中的肾小球滤过率评估；www.bswh.md/grail）更准确，偏倚更小；在 GFR 小于 30ml/(min·1.73m^2) 的患者中，GRAIL 公式计算 GFR 的准确率为 75% 而 MDRD-6 的准确率为 52.8%（P<0.01）[4]。

急性肾损伤和肝肾综合征的定义

2010 年，急性疾病质量倡议（Acute Disease Quality Initiative，ADQI）基于急性肾损伤网络（Acute Kidney Injury Network，AKIN）的标准，为肝硬化患者提出了一个关于 AKI 的新定义[5]。2015 年，国际腹水俱乐部（International Club of Ascites，ICA）根据肾脏疾病改善全球预后（Kidney Disease Improving Global Outcomes，KDIGO）的 sCr 标准修订了 AKI 的定义，包括对基线 sCr 和 HRS 的定义做出修订[6]。根据 ICA 标准，将过去 3 个月内最近的 sCr 值作为基线 sCr。由于 AKI 定义的改变，对 HRS 的定义也进行了修改，不再使用大于 1.5mg/dl 的固定 sCr 截止值的传统定义，而是根据 KDIGO 基于 sCr 的 AKI 定义来定义。HRS 的其他标准，与以前的标准相同，包括①连续停用利尿剂 2 天和输注白蛋白扩充血浆容量后，仍无明显应答；②无休克；③目前或近期均未使用肾毒性药物；(d) 无结构性肾损伤征象，如蛋白尿（>500mg/d），微量血尿（每个高倍视野>50 个红细胞），和（或）肾脏超声异常。此外，HRS 的急性表现，以前的 HRS-1，被重新命名为 AKI-HRS；HRS 的慢性表现，以前的 HRS-2，被重新命名为慢性肾脏病（chronic kidney disease，CKD）-HRS。虽然目前 AKI 的定义中未包括，但已发现尿量是 AKI 的敏感和早期标志物，并与危重患者的不良结局相关[7]。最近一项关于危重症肝硬化患者管理的国际共识会议建议，无论 sCr 是否上升，少尿（尿量<400ml/24h）均应视为肝硬化患者的 AKI，直到有证据证明并非如此[8]。

肾功能不全的病因

住院患者中 AKI 最常见的原因是肾前性氮质血症（主要是由于低血容量诱导的 AKI，只有三分之一是由于 HRS），其次是急性肾小管坏死（acute tubular necrosis，ATN）。AKI 的病因可通过既往的病史、尿液分析、对利尿剂停用和容量负荷的反应来鉴别。扩容试验既可作为一种潜在的治疗措施，也作为一种诊断工具（以区分 HRS-AKI 与其他形式的肾前性氮质血症）。液体的选择包括血液（在消化道出血的情况下）等渗晶体溶液（在腹泻或过度利尿的情况下）和白蛋白（在 HRS、SBP 或未知诱因的情况下）（图 42.2）。但这些标准在一定的情况下也可能会产生误导，如存在 CKD 或近期使用过利尿剂。最近的研究表明，除了尿微量白蛋白尿或尿钠排泄分数外，还可以使用尿液生物标志物区分 HRS 和 ATN[9,10]。然而，所有这些研究中，ATN 的诊断都是基于非特异性标准，没有金标准（活检），因此应该谨慎解读。除了上述 AKI 的病因外，肝病患者可能会出现各种影响肾

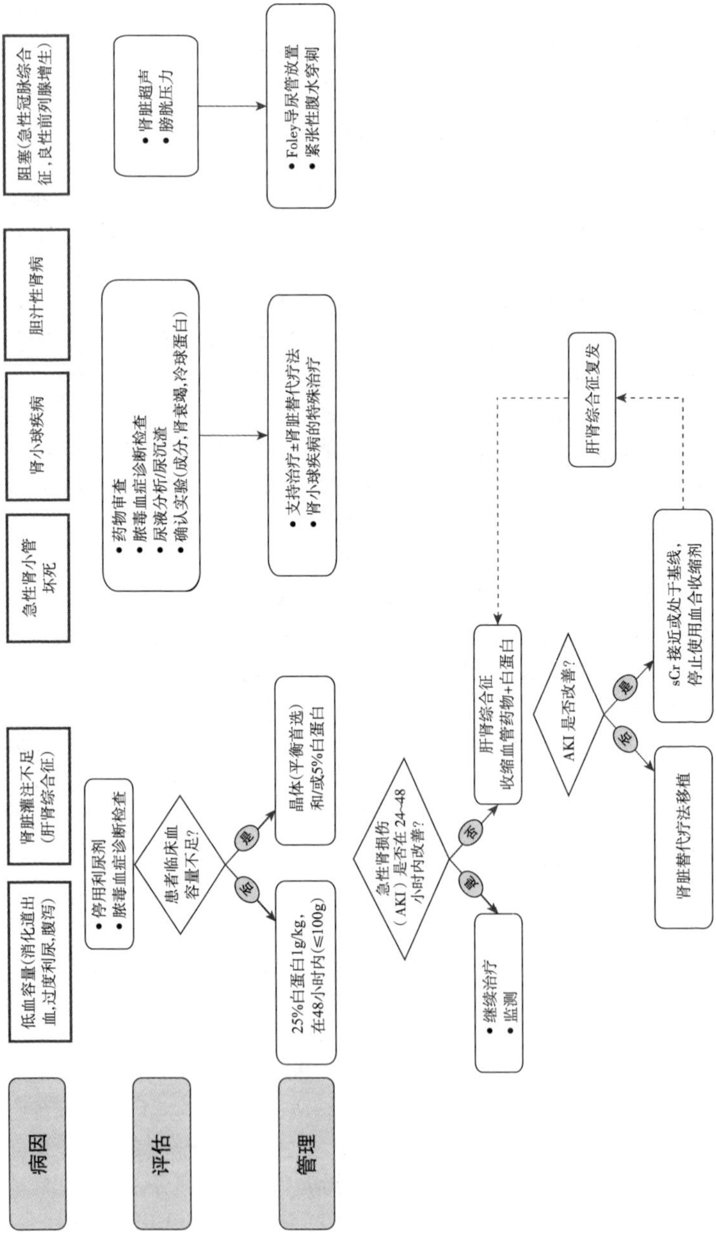

图 42.2 急性肾损伤(AKI)的评估和管理算法。sCr,血清肌酐

脏功能的特殊情况,在评估患者是否发生 AKI 时应予以考虑(表 42.1)。

表 42.1 与肝病相关的肾脏疾病

肝脏疾病	肾脏疾病
丙型肝炎	膜增生性肾小球肾炎;膜性肾病;冷球蛋白血症;肾小管间质性肾炎;纤维样肾小球肾炎;IgA 肾病
乙型肝炎	膜性肾病;局灶节段性肾小球硬化;膜增生性肾小球肾炎;结节性多动脉炎、IgA 肾病
酒精性肝硬化	IgA 肾病
原发性胆汁性肝硬化	远端肾小管酸中毒;肾小管间质性肾炎;ANCA 阳性血管炎;抗肾小球基底膜病;膜性肾病;显微镜下多血管炎
原发性硬化性胆管炎	膜性肾病;膜增生性肾小球肾炎;ANCA 阳性血管炎
非酒精性脂肪性肝炎(NASH)	糖尿病肾病
自身免疫性肝炎	免疫复合物型肾小球肾炎;肾小管酸中毒
高胆红素血症	胆汁性肾病

ANCA,抗中性粒细胞胞浆抗体;IgA,免疫球蛋白 A。

急性肾损伤的预防

在 AKI/HRS 的发展过程中,识别和去除潜在的诱因,防止肾脏进一步损伤和灌注减少是极其重要的。谨慎使用利尿剂,腹腔穿刺大量放液时输注白蛋白(放液超过 5L 以上可以补充白蛋白 6~8g/L),消化道出血后预防性使用抗生素,早期使用广谱抗生素都已被证明可以降低 HRS 的发生率。一项大型随机对照研究表明,肝硬化失代偿期的患者长期使用白蛋白与降低自发性细菌性腹膜炎(spontaneous bacterial peritonitis,SBP)、SBP 以外的细菌感染、HRS-1、肾功不全(定义为 sCr>1.5mg/dl)的发生率和提高患者的生存率密切相关[11]。

急性肾损伤的治疗

扩容不仅是 AKI 治疗的重要手段,在病因的鉴别诊断中也至关重要。扩容所需的液体类型应根据 AKI 病因和患者的容量状态进行调整(图 42.2)。肝硬化患者输液时必须谨慎，以避免发生液体超负荷和肺水肿。

药物治疗

一旦诊断为 HRS，药物治疗的原则是使用血管收缩剂改善全身血流动力学，补充白蛋白恢复有效的循环血容量(表 42.2)。推荐使用浓缩白蛋白 1g/kg，初始最大剂量为 100g，维持剂量可为 20~40g/d。血管收缩剂的运用可根据患者住院的位置(ICU 或普通病房)和可行性进行选择，特利加压素目前在包括美国在内的许多国家无法获得。几项随机对照研究表明，特利加压素联合白蛋白(初始剂量为 20%~25% 白蛋白 1g/kg，维持剂量为 20~50g/d)比单独使用白蛋白在 HRS 治疗中更有效(图文摘要 42.1 和 42.2)。危重患者和 ICU 患者，可使用去甲肾上腺素(目标是使平均动脉压升高 10~15mmHg)和白蛋白联合治疗。但特利加压素与去甲肾上腺素相比没有显著差异[12]。普通病房患者，特别是在无法获得特利加压素的国家，米多君 7.5~12.5mg 口服，每日三次(一种口服的肾上腺素能 α1 受体激动剂)联合奥曲肽 100~200μg 皮下注射，每日三次(一种长效生长抑素类似物)可用于减少门脉高压和内脏血管收缩。sCr<5mg/dl 且血清胆红素<10mg/dl 时使用血管收缩剂，平均动脉压升高大于 5mmHg 可作为反应的预测因素。开始接受肾脏替代治疗(kidney replacement therapy，KRT)或出现副作用的患者若 5~7 天后 sCr 仍没有改善，则应停止使用血管收缩剂治疗。

表 42.2　血管收缩剂治疗肝肾综合征

药物	作用机制	剂量	注意事项
特利加压素	加压素类似物	每 4~6h 注射 1mg，静脉推注或连续静脉输注。48h 后如果 sCr 较基线相比降低不超过 25%，只要没有副作用，剂量可增加至每 4~6h 静脉注射 2mg，最大不超过每天 12mg。最长治疗时间为 14 天	美国未批准使用。 在不能使用特利加压素的国家，开始可以联合使用奥曲肽/米多君，最多使用 3 天，如果 sCr 无下降，可将病人转运至 ICU 行去甲肾上腺素治疗。 既往患有缺血性心脏病，脑血管疾病，外周动脉疾病，高血压或哮喘的患者禁用
去甲肾上腺素	α-肾上腺素能激动剂	0.5~3.0mg/h(连续输注)，滴定到 MAP 增加 15mmHg	需在 ICU 病房进行

续表

药物	作用机制	剂量	注意事项
米多君+奥曲肽	α-肾上腺素能激动剂(米多君); 生长抑素类似物(奥曲肽)	米多君 7.5mg,口服,TID;根据需要增加至12.5~15mg,TID,使MAP增加15mmHg。 奥曲肽100μg,皮下注射,TID;第二天若肾功能无改善,可增至200μg,皮下注射,TID	

ICU,重症监护病房;MAP,平均动脉压;sCr,血清肌酐;TID,一日三次。

肾脏替代治疗的限时试验

在非移植候选者的患者中,特别是那些HRS患者中,启动KRT一直存在争议。然而,急性/慢性肝衰竭患者的疾病严重程度和器官衰竭的数量已被证明比AKI的病因更能预测死亡率[13,14]。因此,作者认为,无论移植的候选资格或AKI的病因如何,都应该考虑在选定的患者中启动KRT的试验。KRT的启动应该基于临床依据(表42.3),并且应该在更广泛的临床背景下且在出现明显的AKI并发症之前,考虑对"非肾脏"适应证的治疗和(或)支持性治疗。当AKI作为多器官衰竭的一部分时,应降低启动的阈值[8,15]。对于严重血流动力学不稳定的患者,应优先选择连续的KRT治疗。

表42.3 肝脏疾病患者考虑启动肾脏替代治疗

疾病
急性肾损伤
液体过量伴或不伴肺水肿,未能达到负液体平衡
有发生液体超负荷风险的患者(例如,需要大量血液制品,全肠外营养,大剂量抗生素)
严重/危及生命的电解质和酸碱紊乱
利尿剂抵抗/不耐受
尿毒症并发症——心包炎,出血,心包积液,脑病
暴发性肝衰竭伴或不伴肝性脑病的高血氨症(>100~120mmol/L)

(熊京 译,李冰 校)

参考文献

1. Durand F, Graupera I, Gines P, et al. Pathogenesis of hepatorenal syndrome: implications for therapy. *Am J Kidney Dis*. 2016;67:318-328.
2. Gines P, Sola E, Angeli P, et al. Hepatorenal syndrome. *Nat Rev Dis Primers*. 2018;4:23.
3. Francoz C, Nadim MK, Baron A, et al. Glomerular filtration rate equations for liver-kidney transplantation in patients with cirrhosis: validation of current recommendations. *Hepatology*. 2014;59:1514-1521.
4. Asrani SK, Jennings LW, Trotter JF, et al. A model for glomerular filtration rate assessment in liver disease (GRAIL) in the presence of renal dysfunction. *Hepatology*. 2019;69:1219-1230.
5. Nadim MK, Kellum JA, Davenport A, et al. Hepatorenal syndrome: the 8th International Consensus Conference of the Acute Dialysis Quality Initiative (ADQI) group. *Crit Care*. 2012;16:R23.
6. Angeli P, Gines P, Wong F, et al. Diagnosis and management of acute kidney injury in patients with cirrhosis: revised consensus recommendations of the International Club of Ascites. *J Hepatol*. 2015;62:968-974.
7. Amathieu R, Al-Khafaji A, Sileanu FE, et al. Significance of oliguria in critically ill patients with chronic liver disease. *Hepatology*. 2017;66:1592-1600.
8. Nadim MK, Durand F, Kellum JA, et al. Management of the critically ill patient with cirrhosis: a multidisciplinary perspective. *J Hepatol*. 2016;64:717-735.
9. Francoz C, Nadim MK, Durand F. Kidney biomarkers in cirrhosis. *J Hepatol*. 2016;65:809-824.
10. Huelin P, Sola E, Elia C, et al. Neutrophil gelatinase-associated lipocalin for assessment of acute kidney injury in cirrhosis. A prospective study. *Hepatology*. 2019;70:319-333.
11. Caraceni P, Riggio O, Angeli P, et al. Long-term albumin administration in decompensated cirrhosis (ANSWER): an open-label randomised trial. *Lancet*. 2018;391:2417-2429.
12. Best LM, Freeman SC, Sutton AJ, et al. Treatment for hepatorenal syndrome in people with decompensated liver cirrhosis: a network meta-analysis. *Cochrane Database Syst Rev*. 2019;9:CD013103.
13. Allegretti AS, Parada XV, Eneanya ND, et al. Prognosis of patients with cirrhosis and AKI who initiate RRT. *Clin J Am Soc Nephrol*. 2018;13:16-25.
14. Angeli P, Rodriguez E, Piano S, et al. Acute kidney injury and acute-on-chronic liver failure classifications in prognosis assessment of patients with acute decompensation of cirrhosis. *Gut*. 2015;64:1616-1622.
15. Rosner MH, Ostermann M, Murugan R, et al. Indications and management of mechanical fluid removal in critical illness. *Br J Anaesth*. 2014;113:764-771.

图文摘要

特利加压素联合白蛋白能否逆转1型肝肾综合征？

随机对照试验

© 2020 ⬤ Wolters Kluwer

结果

	P = 0.22	NS	P = 0.60	
	20%	23.8	58%	37%

证实的肝肾综合征逆转	无移植存活率中位数（天）	第90天存活率	第90天肾脏替代治疗的使用
13%	20.7	55%	42%

2 221筛选

北美国家 50个地点在美国 2个在加拿大

患者年龄 ≥18岁

肝硬化和腹水

2010年10月至 2013年2月

肝肾综合征1型 2007年国际腹水协会标准

196

特利加压素+白蛋白

特利加压素 每6小时1mg +白蛋白 (20–40g/d)

97

安慰剂 每6小时 +白蛋白 (20–40g/d)

99

安慰剂+白蛋白

结论：在这项对HRS-1患者进行的比较特利加压素和安慰剂的对照试验中，达到肝肾综合征确证逆转的人数无统计学差异。

Boyer TD, Sanyal AJ, Wong F, et al. *Terlipressin Plus Albumin Is More Effective Than Albumin Alone in Improving Kidney Function in Patients With Cirrhosis and Hepatorenal Syndrome Type 1.* Gastroenterology. 2016;150(7):1579-1589.e2.

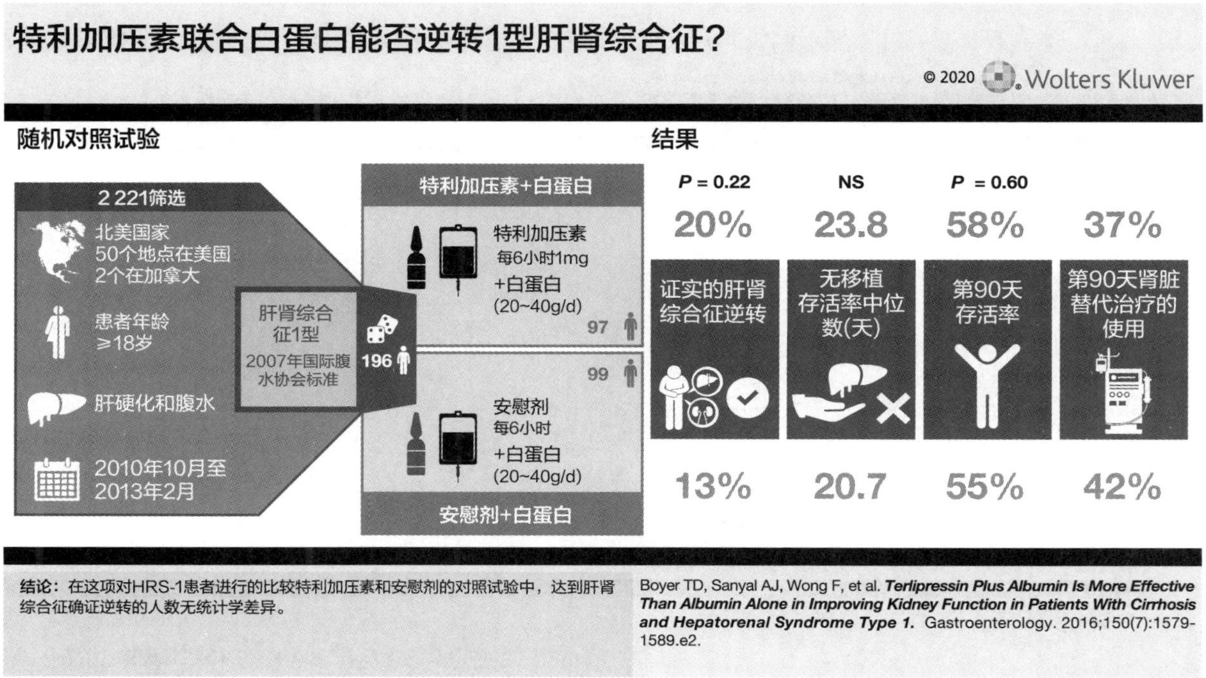

图文摘要 42.1

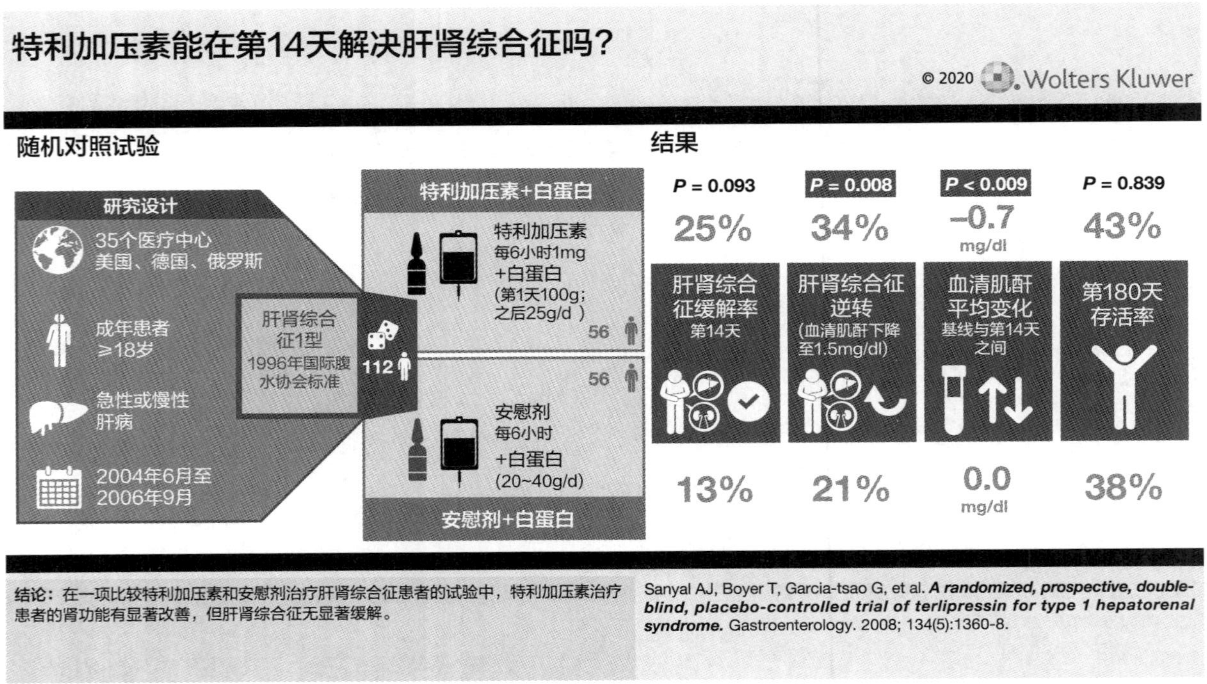
特利加压素能在第14天解决肝肾综合征吗？
© 2020 Wolters Kluwer
随机对照试验
研究设计
35个医疗中心
美国、德国、俄罗斯
成年患者
≥18岁
急性或慢性
肝病
2004年6月至
2006年9月
肝肾综合
征1型
1996年国际腹
水协会标准
112
特利加压素+白蛋白
特利加压素
每6小时1mg
+白蛋白
(第1天100g；
之后25g/d)
56
56
安慰剂
每6小时
+白蛋白
(20~40g/d)
安慰剂+白蛋白
结果
P = 0.093
25%
肝肾综合
征缓解率
第14天
13%
P = 0.008
34%
肝肾综合征
逆转
(血清肌酐下降
至1.5mg/dl)
21%
P < 0.009
–0.7
mg/dl
血清肌酐
平均变化
基线与第14天
之间
0.0
mg/dl
P = 0.839
43%
第180天
存活率
38%
结论：在一项比较特利加压素和安慰剂治疗肝肾综合征患者的试验中，特利加压素治疗患者的肾功能有显著改善，但肝肾综合征无显著缓解。
Sanyal AJ, Boyer T, Garcia-tsao G, et al. A randomized, prospective, double-blind, placebo-controlled trial of terlipressin for type 1 hepatorenal syndrome. Gastroenterology. 2008; 134(5):1360-8.

图文摘要 42.2

43 腹腔间隔室综合征

Anis Abdul Rauf, Joel M. Topf, Emily Temple-Woods

介绍和定义

腹腔间隔室综合征的特点是腹腔内高压导致终端器官功能损伤，是腹腔内病变和创伤患者发病和死亡的重要原因之一。肾衰竭及心血管衰竭是该综合征的特征[5]。

世界腹腔间隔室综合征学会（World Society of the Abdominal Compartment Syndrome，WSACS）已经建立了腹内压（intra-abdominal pressure，IAP）、腹腔内高压（intra-abdominal hypertension，IAH）和腹腔间隔室综合征（abdominal compartment syndrome，ACS）的定义共识[1]。

IAP 的测量是通过膀胱内压力导管进行的[1]。IAP 的测量受到患者体位、呼吸周期和腹肌收缩的影响，因此，必须在患者仰卧、呼气末、没有腹肌收缩的情况下在腋中线处测量 IAP[1-3]。

正常状态下，IAP 平均为 5~7mmHg，危重病人可上升到 10mmHg[1,4]。IAH 被定义为持续或反复腹内压力超过 12mmHg，而当 IAP 超过 20mmHg 并伴有器官衰竭［如新发急性肾损伤（acute kidney injury，AKI）］时，就会发生 ACS。腹腔灌注压（abdominal perfusion pressure，APP）等于平均动脉压（mean arterial pressure，MAP）减去 IAP，APP 小于 60mmHg 不是诊断 ACS 的必要条件，但也是一种支持性证据[1]。

重症成人患者中，IAH 与随后的多器官衰竭（尤其是心血管衰竭和 AKI）导致的发病率和死亡率增加密切相关[5]。在一项对来自 19 个不同中心的 1 669 名患者进行的荟萃分析中，Malbrain 及其同事证明了 IAH 是危重病死亡率的独立预测因子（*RR*=1.85，95%*CI*：1.12~3.0，*P*=0.01）[6]。IAH 的最早表现是 AKI[5,7]。

病因和病理生理学

IAH 和随后的 ACS 的病因，按潜在的病理生理学分类：

1. 腹腔间隔顺应性减弱；
2. 腹腔内或管腔内内容物增加；

3. 第三间隙或其他体液失衡；

4. 胸腔压力增加[1]。

腹部可以被认为是一个简单的隔间，在横膈膜和前腹壁处具有部分顺应性边界。任何降低膈肌或前腹壁顺应性的情况都会增加IAH的罹患率[8]。随着腹部容积增加，腹壁通过拉伸进行代偿，最终腹部冠状切面从椭圆形变为圆形。一旦腹直肌及其附属筋膜被最大程度地拉伸，腹部容积的进一步增加会导致IAP迅速增加。

IAH和ACS最常见的原因是腹部脂肪组织和严重水肿。腹部脂肪（内脏或皮下）和水肿导致腹腔冠状切面变成圆形，即使是在正常的IAP下也是如此，从而使正常IAP直接快速发展成ACS。瘢痕和粘连通过防止腔室内体积增加而改变形状，从而降低整体顺应性。同样，继发于慢性阻塞性肺疾病（COPD）的横膈肌扁平化会降低该腔室的头侧顺应性[4]。

胸腔和腹腔由隔膜隔开，IAP的增加会降低胸腔的顺应性，胸腔压力的增加会降低腹腔的顺应性。许多重症患者由于通气需求增加胸腔压力。高胸腔压力传递到腹腔隔室的风险因素包括使用正压通气、高呼气末正压（positive end-expiratory pressure，PEEP）、自动PEEP以及床头抬高30°以上[9,10]。

在血管层面，IAH的特点是最初对微血管的压迫，主要影响毛细血管。随着压力在毛细血管床的积累，静脉血流受阻，动脉血流减少。随着IAP的上升，下腔静脉（inferior vena cava，IVC）在腹部受压，导致进一步的静脉充血。压力通过横膈膜从腹腔传递向胸腔也会对心脏造成直接压迫，导致类似填塞的生理反应（充盈受损和收缩力下降）。所有这些机制都会导致内脏缺血。此外，内脏和门静脉循环中的静脉充血都会导致水肿，并增加腹腔内容积，进一步增加IAH，形成正反馈循环[5]。

危险因素

表43.1证明了ACS发展的几个既定危险因素。

表43.1 ACS发展的危险因素

病史	合并症	治疗	外科手术相关	通气
年龄[7]	肥胖[11]	早期或大量晶体液输注[8]	焦痂[8]	俯卧位[12],a
IAP[8]	ARDS[5]	休克[8]	入院当天进行剖腹手术[10,11]	PEEP>10cmH_2O[10]

续表

病史	合并症	治疗	外科手术相关	通气
肝硬化，腹水[11]	急性胰腺炎[13],b	肠梗阻[8]	ECMO 或搭桥[14],c	$PaO_2/FiO_2<300$[11]
	腹部外伤[8]	需要升压剂或正性肌力药		
	严重烧伤[8]			
	GI 出血[8]			
	AAA 破裂[8]			

AAA,腹主动脉瘤;ACS,腹腔间隔室综合征;ARDS,急性呼吸窘迫综合征;ECMO,体外膜肺氧合;GI,胃肠道;IAP,腹内压;PEEP,呼气末正压。

[a] 俯卧位导致 IAP 增加,但在 ACS 时没有临床意义。

[b] 急性胰腺炎时发生 ACS 的独立危险因素包括治疗后 24 小时内的正液体平衡、血清钙紊乱和大量腹腔积液[13]。

[c] 在心脏手术患者中[14]。

诊断

IAH 和 ACS 的诊断取决于连续的和及时的 IAP 测量,而不是体格检查或实验室结果[1,15]。IAH 和 ACS 除了那些通常显示终末器官损伤的表现外,没有任何一致的体征或实验室异常。此外,WSACS 建议对高危患者和 IAP 升高的患者进行连续的 IAP 测量(每 4 小时)[1]。股静脉压(femoral venous pressure,FVP)的测量并不能充分代替膀胱内 IAP 的测量,但当膀胱内测量禁忌时,FVP 或胃内压力测量可以用来评估[8,16]。

IAH 和 ACS 的征象是终末器官衰竭的表现。在有多种器官损伤病因的危重患者中,其他病理生理过程可能掩盖 ACS 的征象。

预防措施

对于尚未进展为 ACS 的 IAH 患者,早期干预以减少 IAP,从而优化腹腔脏器的灌注是必要的。监测和减少液体过量有助于防止 IAP 的增加。WSACS 建议的 IAP 靶目标值为小于 15mmHg[1]。APP 可能是比 IAP 更好的关于生存和手术干预的预测指标[5,17]。

液体平衡

避免过度复苏和遵循目标导向的液体复苏原则可以预防基于液体的医源

性 ACS[1,8]。IAP 增加导致 IVC 压缩，表现为低血容量。同样，胸廓顺应性的降低也会导致脉压变化（pulse pressure variation，PPV）的增加，这可能被误认为是低血容量性低血压。因此，在已知有 IAH 的情况下，PPV 和 IVC 直径不是血流动力学的可靠指标，可能会导致误诊，导致液体超负荷[8]。

在需要液体复苏时，使用高渗液和胶体液维持入院后 3 天内液体平衡或负平衡，可防止 IAH 的发展或恶化[1]。为保持液体平衡或负平衡，建议必要时使用利尿或高效超滤血液透析[1,8]。

腹壁顺应性

增加腹壁的顺应性可以降低 IAH。疼痛和焦虑等引起的高腹肌张力可以增加 IAP。因此，缓解症状，包括镇静和神经肌肉阻滞，可以显著增加腹壁的顺应性[1,8]。

体位也会导致 IAH，特别是将床头抬高 30 度并长时间髋关节屈曲时。腹部黏合剂与 IAP 增加有关，并在 IAH 中禁用[1,4,8]。术后 IAH 可能需要切开焦痂来增加腹壁顺应性[1]。

开腹的应用

创伤患者或术后 ACS 患者可预防性使用开腹手术。这对于术中内脏或腹膜后严重肿胀的患者可能是需要的。在这些病例中，伤口负压系统可用于临时闭合，但这些患者需要每 48 小时重复多次手术[8]。脓毒症患者禁止预防性开腹。

肠内和腹腔内容积

急性肠内容量的增加是发生 IAH 和 ACS 的危险因素之一。根据增加的容量是在上消化道或下消化道（gastrointestinal，GI），使用机械减压治疗或使用促动力学药物可能是有效的[8]。

没有证据表明上消化道减压可有效预防 IAH，但有其他适应证时，可使用鼻胃管（nasogastric，NG）[1,4,18]。灌肠和直肠管可以用于下消化道减压[1,5]。减少或停止肠内营养也可有效减压[5]。结肠镜减压可用于 Ogilvie 综合征（假性结肠梗阻），也可用于促动力药物肠内减压无效时[1,4]。

新斯的明是一种潜在的适合治疗 IAH 患者结肠梗阻的药物[19]。其他促动力学药物包括西沙必利、胃复安和红霉素[1,4]。穿刺术并不优于剖腹减压手术；然而，清除腹部占位性病变（如体积超过 1L 的血肿）可有效减压[1,4,8]。

呼吸机管理

由于胸腔内压力通过膈肌传递到腹腔间隔室，适当的气道压力管理可作为预防 ACS 的重要辅助措施。值得注意的是，虽然机械通气患者中 PEEP 的存在会增加 IAP，但尚不清楚在什么时候与临床相关[8]。

疾病转归及后遗症

如果不加以治疗，ACS 的自然转归倾向于不可避免的死亡。即使经过及时和适当的治疗，IAH 也会有诸多临床后遗症，即不同形式的终末器官损伤。

胃肠道和肝胆系统

如果 IAP 升高的最终原因不是肠体积的增加，那么肠管腔的压迫发生在 IAH 进展过程中的相对早期。肠壁水肿是由于内脏血管阻力高或液体正平衡而引起的缺血后遗症。肝脏也受到类似的影响，直接压迫和血管压迫导致肝脏缺血[5,8]。

肾

AKI 合并 ACS 的病因是多因素的。肾静脉压升高，一方面阻碍肾小球血流量，另一方面激活肾血管紧张素-醛固酮系统，引起血管收缩。IAP 的增加可传递到肾实质和肾小管，进一步损害肾脏[5,8]。

呼吸系统

随着 IAP 的增加，压力被传递到胸腔，使肺顺应性降低约 50%，并导致平台期、峰值和平均气道压力增加，潮气量减少。还可通过直接压迫肺实质而导致功能残余容量的丧失。以上机制共同导致了显著的肺通气/灌注失配[5,8]。

心血管系统

ACS 患者肺动脉压升高，使右心室后负荷增加，肺静脉回流减少，心输出量降低。IVC 受压降低前负荷，进一步减少心输出量[8]。IVC 受压还会导致下肢静脉系统压力增高和动脉阻力增加，下肢血流量减少[8]。

神经系统

IAP 的升高与颅内压（intracranial pressure，ICP）升高和伴随的脑灌注压（CPP）降低相关[20]。这被认为是由于下腔静脉受压导致颈静脉高压，因此脑血管充血[8]。

治疗

尽管临床医生尽了最大努力进行预防，原发性 ACS，即由原发性盆腹腔病变引起的 ACS，仍可能发生。在这种情况下，WSACS 建议紧急剖腹减压手术，延迟闭合和放置负压伤口护理系统，而不是采用保守措施[1]。ACS 的治疗方法是剖腹减压手术[8]。图 43.1 和图 43.2 描述了处理增加的 IAP 的方案和医疗管理步骤。

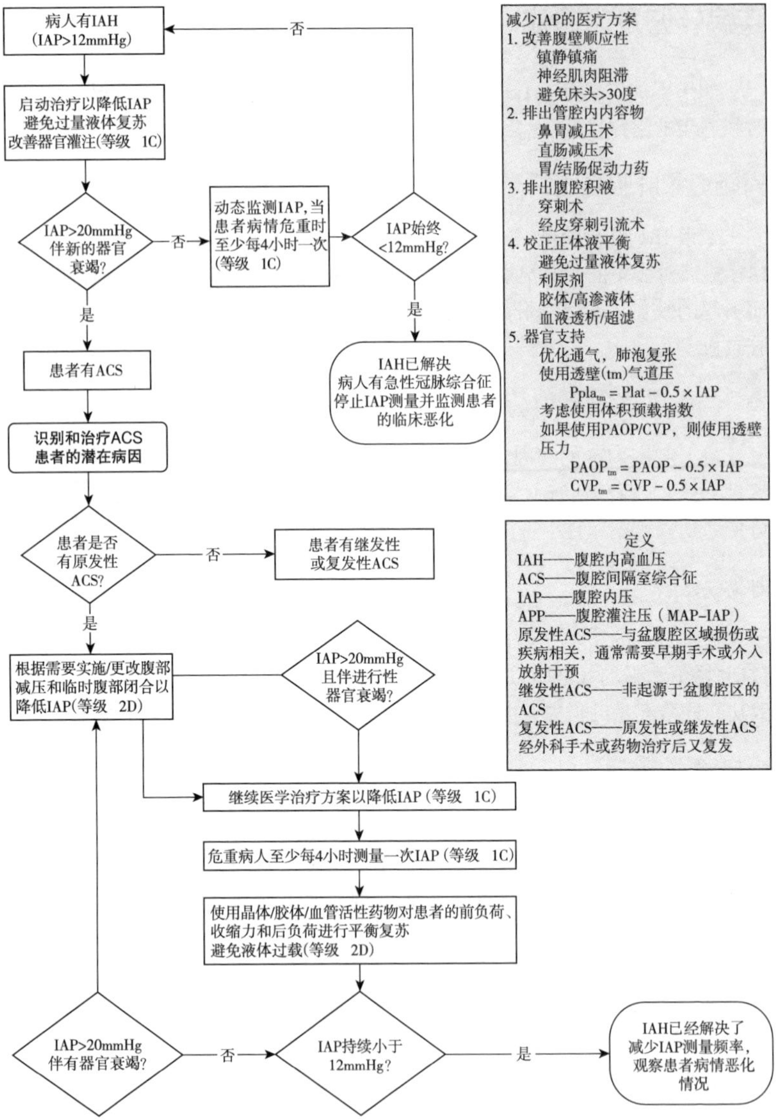
病人有IAH
(IAP>12mmHg)
否
启动治疗以降低IAP
避免过量液体复苏
改善器官灌注(等级 1C)
IAP>20mmHg
伴新的器官
衰竭?
否
动态监测IAP,当
患者病情危重时
至少每4小时一次
(等级 1C)
IAP始终
<12mmHg?
是
是
IAH已解决
病人有急性冠脉综合征
停止IAP测量并监测患者
的临床恶化
患者有ACS
识别和治疗ACS
患者的潜在病因
患者是否
有原发性
ACS?
否
患者有继发性
或复发性ACS
是
根据需要实施/更改腹部
减压和临时腹部闭合以
降低IAP(等级 2D)
IAP>20mmHg
且伴进行性
器官衰竭?
继续医学治疗方案以降低IAP (等级 1C)
危重病人至少每4小时测量一次IAP (等级 1C)
使用晶体/胶体/血管活性药物对患者的前负荷、
收缩力和后负荷进行平衡复苏
避免液体过载(等级 2D)
IAP>20mmHg
伴有器官衰竭?
否
IAP持续小于
12mmHg?
是
IAH已经解决了
减少IAP测量频率,
观察患者病情恶化
情况
减少IAP的医疗方案
1. 改善腹壁顺应性
镇静镇痛
神经肌肉阻滞
避免床头>30度
2. 排出管腔内内容物
鼻胃减压术
直肠减压术
胃/结肠促动力药
3. 排出腹腔积液
穿刺术
经皮穿刺引流术
4. 校正正体液平衡
避免过量液体复苏
利尿剂
胶体/高渗液体
血液透析/超滤
5. 器官支持
优化通气，肺泡复张
使用透壁(tm)气道压
$Ppla_{tm}$ = Plat − 0.5 × IAP
考虑使用体积预载指数
如果使用PAOP/CVP，则使用透壁
压力
$PAOP_{tm}$ = PAOP − 0.5 × IAP
CVP_{tm} = CVP − 0.5 × IAP
定义
IAH——腹腔内高血压
ACS——腹腔间隔室综合征
IAP——腹腔内压
APP——腹腔灌注压（MAP–IAP）
原发性ACS——与盆腹腔区域损伤或
疾病相关，通常需要早期手术或介入
放射干预
继发性ACS——非起源于盆腹腔区的
ACS
复发性ACS——原发性或继发性ACS
经外科手术或药物治疗后又复发

图 43.1 IAH/ACS 医疗管理流程图

Adapted from Kirkpatrick AW, Roberts DJ, De Waele J, et al. Intra-abdominal hypertension and the abdominal compartment syndrome: updated consensus definitions and clinical practice guidelines from the World Society of the Abdominal Compartment Syndrome.Intensive Care Med. 2013;39(7):1190-1206. doi:10.1007/s00134-013-2906-z.

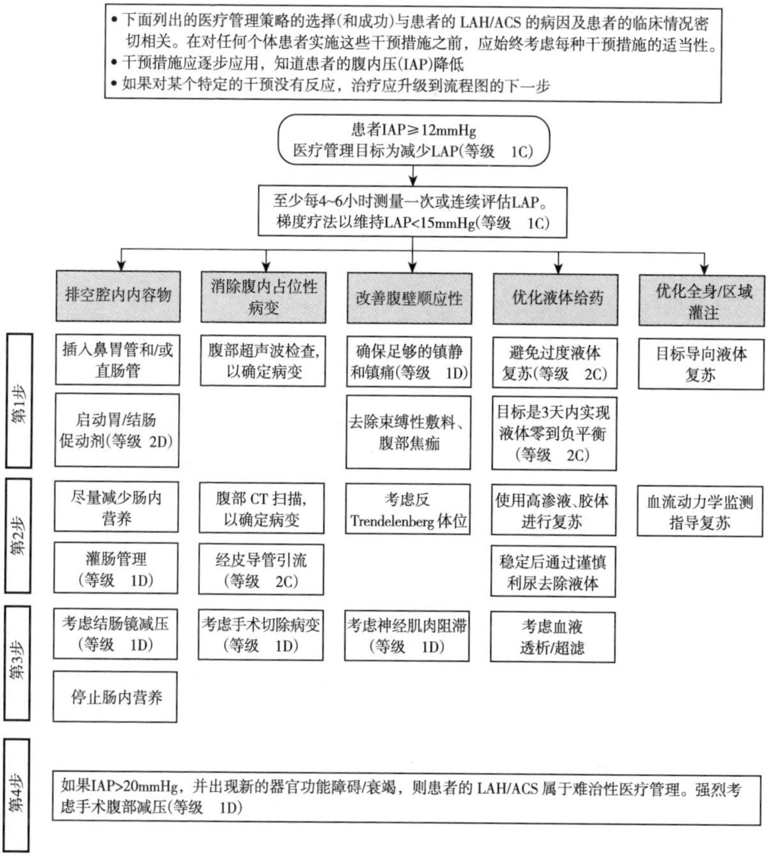
• 下面列出的医疗管理策略的选择(和成功)与患者的 LAH/ACS 的病因及患者的临床情况密切相关。在对任何个体患者实施这些干预措施之前，应始终考虑每种干预措施的适当性。
• 干预措施应逐步应用，知道患者的腹内压(IAP)降低
• 如果对某个特定的干预没有反应，治疗应升级到流程图的下一步
患者IAP≥12mmHg
医疗管理目标为减少LAP(等级 1C)
至少每4~6小时测量一次或连续评估LAP。
梯度疗法以维持LAP<15mmHg(等级 1C)
排空腔内内容物
消除腹内占位性病变
改善腹壁顺应性
优化液体给药
优化全身/区域灌注
第1步
插入鼻胃管和/或直肠管
启动胃/结肠促动剂(等级 2D)
腹部超声波检查，以确定病变
确保足够的镇静和镇痛(等级 1D)
去除束缚性敷料、腹部焦痂
避免过度液体复苏(等级 2C)
目标是3天内实现液体零到负平衡(等级 2C)
目标导向液体复苏
第2步
尽量减少肠内营养
灌肠管理(等级 1D)
腹部 CT 扫描，以确定病变
经皮导管引流(等级 2C)
考虑反Trendelenberg体位
使用高渗液、胶体进行复苏
稳定后通过谨慎利尿去除液体
血流动力学监测指导复苏
第3步
考虑结肠镜减压(等级 1D)
停止肠内营养
考虑手术切除病变(等级 1D)
考虑神经肌肉阻滞(等级 1D)
考虑血液透析/超滤
第4步
如果IAP>20mmHg，并出现新的器官功能障碍/衰竭，则患者的 LAH/ACS 属于难治性医疗管理。强烈考虑手术腹部减压(等级 1D)

图 43.2 IAH/ACS 医疗管理流程图。ACS,腹腔间隔室综合征;IAH,腹腔内高压
Adapted from Kirkpatrick AW, Roberts DJ, De Waele J, et al. Intra-abdominal hypertension and the abdominal compartment syndrome: updated consensus definitions and clinical practice guidelines from the World Society of the Abdominal Compartment Syndrome. Intensive Care Med. 2013;39(7):1190-1206. doi:10.1007/s00134-013-2906-z.

在无法进行手术治疗的情况下,也可采取医疗预防措施进行治疗。在这些情况下,APP 是复苏成功的最合适的指标,优于单独使用 MAP 或 IAP、动脉 pH、碱剩余、乳酸和尿量。Cheatham 等人在对 149 例外科重症监护病房(surgical intensive care unit,SICU)和创伤患者的前瞻性研究中,将 APP 作为终点进行多变量回归分析,发现其在预测 IAH 患者生存方面优于其他复苏终点(P=0.002)[17]。APP 作为一个治疗靶点的重要性,开启了通过使用升压剂来临

时管理 ACS 增加 MAP 的可行性。一些专家建议 MAP 的靶目标值为 60mmHg + IAP[21]。

当选择采用开腹减压术或穿刺术治疗 ACS 时，由于腹压突然下降，有可能出现低血压和心血管衰竭。这是由于全身血管阻力（systemic vascular resistance，SVR）的突然下降和危重症患者无法进行适当的代偿所致。再灌注损伤也被认为在这些患者的任何减压治疗模式或复苏方式中起作用[8]。

（熊京 译，李冰 校）

参考文献

1. Kirkpatrick AW, Roberts DJ, De Waele J, et al. Intra-abdominal hypertension and the abdominal compartment syndrome: updated consensus definitions and clinical practice guidelines from the World Society of the Abdominal Compartment Syndrome. *Intensive Care Med.* 2013;39(7):1190-1206. doi:10.1007/s00134-013-2906-z
2. Cheatham ML, De Waele JJ, De Laet I, et al. The impact of body position on intra-abdominal pressure measurement: a multicenter analysis. *Crit Care Med.* 2009;37(7):2187-2190. doi:10.1097/CCM.0b013e3181a021fa
3. Yi M, Leng Y, Bai Y, Yao G, Zhu X. The evaluation of the effect of body positioning on intra-abdominal pressure measurement and the effect of intra-abdominal pressure at different body positioning on organ function and prognosis in critically ill patients. *J Crit Care.* 2012;27(2):222.e1-222.e6. doi:10.1016/j.jcrc.2011.08.010
4. Malbrain MLNG, Peeters Y, Wise R. The neglected role of abdominal compliance in organ-organ interactions. *Crit Care.* 2016;20(1):67. doi:10.1186/s13054-016-1220-x
5. Sosa G, Gandham N, Landeras V, Calimag AP, Lerma E. Abdominal compartment syndrome. *Dis Mon.* 2019;65(1):5-19. doi:10.1016/j.disamonth.2018.04.003
6. Malbrain MLNG, Chiumello D, Cesana BM, et al. A systematic review and individual patient data meta-analysis on intra-abdominal hypertension in critically ill patients: the wake-up project. World initiative on Abdominal Hypertension Epidemiology, a Unifying Project (WAKE-Up!). *Minerva Anestesiol.* 2014;80(3):293-306.
7. Dalfino L, Tullo L, Donadio I, Malcangi V, Brienza N. Intra-abdominal hypertension and acute renal failure in critically ill patients. *Intensive Care Med.* 2008;34(4):707-713. doi:10.1007/s00134-007-0969-4
8. Rogers WK, Garcia L. Intraabdominal hypertension, abdominal compartment syndrome, and the open abdomen. *Chest.* 2018;153(1):238-250. doi:10.1016/j.chest.2017.07.023
9. Kirkpatrick AW, Pelosi P, De Waele JJ, et al. Clinical review: intra-abdominal hypertension: does it influence the physiology of prone ventilation? *Crit Care.* 2010;14(4):232. doi:10.1186/cc9099
10. De Waele JJ, Malbrain ML, Kirkpatrick AW. The abdominal compartment syndrome: evolving concepts and future directions. *Crit Care.* 2015;19(1). doi:10.1186/s13054-015-0879-8
11. Blaser AR, Parm P, Kitus R, Starkopf J. Risk factors for intra-abdominal hypertension in mechanically ventilated patients. *Acta Anaesthesiol Scand.* 2011;55(5):607-614. doi:10.1111/j.1399-6576.2011.02415.x
12. Hering R, Wrigge H, Vorwerk R, et al. The effects of prone positioning on intraabdominal pressure and cardiovascular and renal function in patients with acute lung injury. *Anesth Analg.* 2001;92(5):1226-1231. doi:10.1097/00000539-200105000-00027
13. Ke L, Ni H-B, Sun J-K, et al. Risk factors and outcome of intra-abdominal hypertension in patients with severe acute pancreatitis. *World J Surg.* 2012;36(1):171-178. doi:10.1007/s00268-011-1295-0
14. Dalfino L, Sicolo A, Paparella D, Mongelli M, Rubino G, Brienza N. Intra-abdominal hypertension in cardiac surgery. *Interact Cardiovasc Thorac Surg.* 2013;17(4):644-651. doi:10.1093/icvts/ivt272
15. Kirkpatrick AW, Brenneman FD, McLean RF, Rapanos T, Boulanger BR. Is clinical examination an accurate indicator of raised intra-abdominal pressure in critically injured patients? *Can J Surg J Can Chir.* 2000;43(3):207-211.
16. De Keulenaer BL, Regli A, Dabrowski W, et al. Does femoral venous pressure measurement correlate well with intrabladder pressure measurement? A multicenter observational trial. *Intensive Care Med.* 2011;37(10):1620-1627. doi:10.1007/s00134-011-2298-x
17. Cheatham ML, White MW, Sagraves SG, Johnson JL, Block EF. Abdominal perfusion pressure: a superior parameter in the assessment of intra-abdominal hypertension. *J Trauma.* 2000;49(4):621-626; discussion 626-627. doi:10.1097/00005373-200010000-00008

18. Nelson R, Edwards S, Tse B. Prophylactic nasogastric decompression after abdominal surgery. *Cochrane Database Syst Rev*. 2007;(3):CD004929. doi:10.1002/14651858.CD004929.pub3
19. Valle RGL, Godoy FL. Neostigmine for acute colonic pseudo-obstruction: a meta-analysis. *Ann Med Surg (Lond)*. 2014;3(3):60-64. doi:10.1016/j.amsu.2014.04.002
20. Deeren DH, Dits H, Malbrain MLNG. Correlation between intra-abdominal and intracranial pressure in nontraumatic brain injury. *Intensive Care Med.* 2005;31(11):1577-1581. doi:10.1007/s00134-005-2802-2
21. Farkas J. Abdominal compartment syndrome. EMCrit Project. Published March 13, 2019. Accessed November 2, 2020. https://emcrit.org/ibcc/abdominal-compartment-syndrome/

44 造影剂相关急性肾损伤

Winn Cashion, Steven D. Weisbord

引言

急性肾损伤(acute kidney injury,AKI)是公认的血管内碘造影剂暴露的并发症。造影剂相关 AKI(contrast-associated AKI,CA-AKI)通常表现为注射造影剂后 4 天内发生的肾功能的短暂下降。CA-AKI 与严重的不良后果相关,包括死亡和长期肾功能丧失;然而,两者之间的因果关系仍未得到证实。越来越多的证据表明,出于对 CA-AKI 的担心,在慢性肾脏病(chronic kidney disease, CKD)和急性冠脉综合征(acute coronary syndrome,ACS)患者中,未充分利用临床上指明的、潜在的能挽救生命的血管造影术。由于在重症监护室(intensive care unit,ICU)住院的患者经常需要对比增强成像以进行诊断和治疗,ICU 医生应该对这种医源性并发症的危险因素、相关后果以及预防这种医源性并发症的经验性证据有充分的认识。

造影剂相关急性肾损伤的病理生理学和发病率

CA-AKI 的病理生理学基础是血管内造影剂带来的影响,包括肾髓质氧气的供需不平衡导致部分肾髓质氧分压特别低、直接的肾小管上皮细胞毒性作用和氧自由基生成加剧肾小管上皮细胞损伤(图 44.1)。CA-AKI 的发病率因所研究的患者人群、手术类型以及用于定义 AKI 的血清肌酐(serum creatinine, sCr)升高阈值而异。Weisbore 等人发现,3~4 期 CKD 患者在进行非急诊非冠状动脉造影、冠状动脉造影和增强计算机体层成像(computed tomography,CT)后,CA-AKI(定义为 sCr 升高 25% 或更多)的发病率分别为 13.2%、8.5% 和 6.5%[1]。Valette 等人发现,外科 ICU 住院患者中高达 19% 的会出现 CA-AKI,其中 10% 的患者需要肾脏替代治疗[2]。Case 及同事的流行病学研究综述报道了在 ICU 患者中,CA-AKI 的发病率为 11.5%~19%[3]。解释 CA-AKI 的发病率需要认识到,sCr 的增加可能同时发生,但与碘化造影剂的使用是独立的。Bruce 等人发现,在 CKD 患者中[定义为 CKD1~5 期,包括许多估计肾小球滤过率(eGFR)>60ml/(min·1.73m^2) 的患者],CT 平扫后 AKI 发病率(8.8%)与造影剂增强 CT 后的发病率(使用等渗碘克沙醇组的 9.7%,低渗碘海醇组的 9.9%)相近[4]。最近

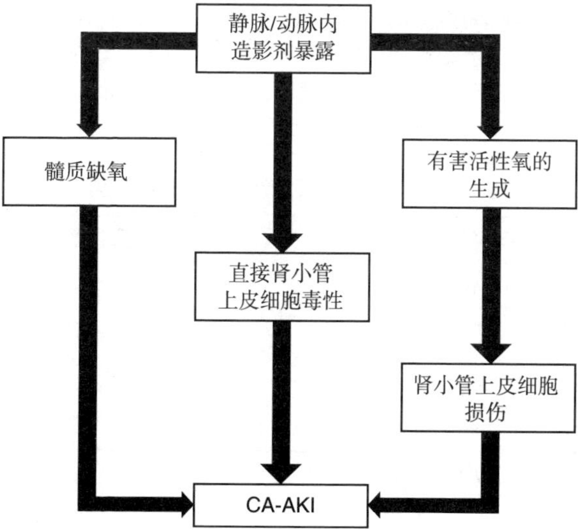

图 44.1 造影剂相关急性肾损伤(CA-AKI)的病理生理学
包括髓质缺氧、直接肾小管毒性和活性氧的损伤作用

一系列观察性研究对碘造影剂的肾毒性提出了质疑,并提出了在接受造影剂增强操作(包括在ICU)的患者中,肾功能变化通常可能是由血管内造影剂以外的其他因素造成的[5-9]。McDonald 等人对 13 项研究进行 Meta 分析发现,接受造影剂增强放射成像后发生 AKI 风险与接受非造影剂增强的放射成像的 AKI 风险相当(*RR*=0.79;95% *CI*: 0.62~1.02)[10]。一项对 6 877 名 ICU 患者的观察性研究中,在经过倾向评分校正后,同一组患者接受造影剂后 AKI 风险无差异(*OR*=0.88;95%*CI*: 0.75~1.05)[11]。这项研究的方法学局限性包括其本身是一项观察性设计,以及可能无法测量的混杂因素。尽管如此,这些研究强调了一个事实,特别是如果是通过小范围血清肌酐(sCr)变化来定义的,即在估计 CA-AKI 发病率时,应考虑 sCr 的基线波动和与碘造影剂无关的因果因素下。

造影剂相关急性肾损伤的危险因素

CA-AKI 的危险因素包括患者相关因素和手术相关因素(表 44.1)。潜在的肾脏损害是与患者相关的主要危险因素[12]。如果存在 CKD、糖尿病会增加患者发生 AKI 的风险,但似乎不会增加肾功能正常的患者的风险。绝对或有效循环血容量减少可能会加剧造影剂诱导的肾脏血管收缩,从而增加 CA-AKI 的风险[13,14]。同样,使用选择性和非选择性的非甾体抗炎药物,可抑制血管舒张性前列腺素的生成,导致 CA-AKI 的风险增加[15]。尽管诱导高危患者肾损伤的造影剂阈值还没有明确界定,但大量造影剂的使用势必会增加肾损伤风险[16-19]。在短时间内重复使用血管内造影剂也会增加风险。低渗造影剂的肾毒性低于高渗造影剂,但目前普遍认为等渗造影剂与低渗造影剂在诱导CA-AKI风险方面无明显差异[20]。最后,与静脉注射(intravenous,IV)造影剂暴露相比,动脉内注射造影剂的风险似乎更高。

表44.1 造影剂相关急性肾损伤的危险因素

患者相关	手术相关
急性或慢性肾功能损伤	高渗造影剂
糖尿病[a]	大剂量造影剂
血容量减少	重复使用造影剂
使用肾毒性药物	

[a] 增加有潜在肾功能损害患者的风险。

造影剂相关急性肾损伤的后果

大量研究报道,CA-AKI的发生与患者近期和远期死亡风险增加相关(表44.2)[17,21-25]。McCullough等人发现,在接受经皮介入治疗的患者中,发生CA-AKI的患者更有可能发生院内死亡(7.1% vs. 1.1%,$P<0.000\,1$)[17]。Solomon等人证实,与未发生CA-AKI的患者相比,血管造影后发生CA-AKI的患者在1年内发生死亡、卒中、心肌梗死和/或终末期肾病(end-stage kidney disease,ESKD)的风险增高约3倍[26]。

表44.2 造影剂相关急性肾损伤(CA-AKI)和死亡率

研究作者	例数	CA-AKI定义	矫正 *OR/HR*	95% *CI*
短期死亡率				
Levy et al[21]	357	↑sCr≥25%且≥21mg/dl	5.5	2.9~13.2
Gruberg et al[33]	439	↑sCr≥25%	3.9	2.0~7.6
Shema et al[34]	1 111	↑sCr≥50%或↓eGFR≥25%	3.9	1.2~12.0
McCullough et al[17]	1 826	↑sCr≥25%	6.6	3.3~12.9
From et al[23]	3 236	↑sCr≥25%或≥0.5mg/dl	3.4	2.6~4.4

续表

研究作者	例数	CA-AKI 定义	矫正 *OR/HR*	95% *CI*
Rihal et al[25]	7 586	↑sCr≥0.5mg/dl	10.8	6.9~17.0
Bartholomew et al[22]	20 479	↑sCr≥1.0mg/dl	22	16~31
Weisbord et al[24]	27 608	↑sCr0.25~0.5mg/dl	1.8	1.4~2.5
长期死亡率				
Goldenberg et al[30]	78	↑sCr≥0.5mg/dl 或≥25%	2.7	1.7~4.5
Solomon et al[26]	294	↑sCr≥0.3mg/dl	3.2[a]	1.1~8.7
Harjai et al[35]	985	↑sCr≥0.5mg/dl	2.6	1.5~4.4
Roghi et al[36]	2 860	↑sCr≥0.5mg/dl	1.8	1.0~3.4
Brown et al[37]	7 856	↑sCr≥0.5mg/dl	3.1	2.4~4.0

[a] 表示由死亡、脑血管意外、心肌梗死和终末期肾病构成的复合结局的发生率比。

CI,置信区间;eGFR,估算的肾小球滤过率;*HR*,风险比;*OR*,比值比;sCr,血清肌酐。

CA-AKI 也与住院时间延长有关。Adolph 等人发现发生 CA-AKI 的患者的住院时间比无 CA-AKI 的患者平均长 2 天[27]。根据 Subramanian 等人的决策分析,CA-AKI 住院时间的延长会导致超过 1 万美元的医疗成本的增加[28]。CA-AKI 还与潜在 CKD 的进展速度相关[29-32]。Goldenberg 等研究证实,血管造影后出现短暂性 CA-AKI 的患者比无 CA-AKI 的患者 2 年后肾功能丧失更严重[ΔeGFR(-20 ± 11) vs (-6 ± 16)ml/(min·1.73m^2),P=0.02][30]。其他研究也证实 CA-AKI 患者的 CKD 进展加速[29,32]。但 CA-AKI 与严重不良后果和医疗费用增加之间的因果关系仍未得到证实。CA-AKI 可能不是这些不良后果的诱导因素,而只是一个标志物,这些患者可能由于具有极不稳定的血流动力学和肾脏储备减少而更容易发生这些不良后果。认识到这种可能性很重要,因为有多篇文献报道了可能是由于医生担心诱导 CA-AKI,在 CKD 和 ACS 患者中,有临床适应证且可能挽救患者生命的血管造影术利用不足。这种做法被称为"肾主义",最初是由 Chertow 等人在一项超过 5.7 万名急性心肌梗死患者的研究中描述的,其中患有 CKD 的患者接受冠状动脉造影术的比例比没有 CKD 的患者低约 50%[38]。在其他多篇论文中也提出这些发现[39-42]。尽管"肾主义"的提出可能是出于善意,但鉴于观察性数据显示,接受冠状动脉造影和血运重建的 CKD 患者更有生存优势,以及美国心脏学会(American Heart Association)/美国心脏病学会(American College of Cardiology)临床实践指南支持在许多合并 ACS 的 CKD 患者中使用侵入性冠状动脉治疗,故"肾主义"的做法可能是医源性的错误[38,41,43-45]。在这种背景下,我们认识到 CA-AKI 与不良后果没有因果关系，而且即使因果关系确实存在，基于使用造影剂的心脏介入治疗的净获益可能超过肾脏风险，因此在有临床适应证的情况下进行造影增强术很重要，尽管要实施基于循证的预防性护理。

造影剂相关急性肾损伤的预防

一旦确定需要进行血管内碘造影剂的操作，重点应转向实施基于循证的预防性处理。先前的研究包括了四种主要的预防方法：①肾脏替代疗法，清除血管内造影剂；②使用肾毒性较小的造影剂；③使用药物拮抗造影剂的肾毒性作用；④静脉输液水化治疗以减轻造影剂对肾脏血流动力学的不良影响和直接肾小管毒性作用。预防性血液透析已被证明具有潜在的危害，不推荐作为预防方法[46]。关于持续性肾脏替代治疗使用的数据存在矛盾，缺乏足够的证据支持这一策略。几十年来，碘造影剂的化学性质发生了变化。与"低渗"造影剂相比，以往使用的"高渗"造影剂与 CA-AKI 风险显著升高相关。相反，比较低渗造影剂和等渗造影剂的试验和荟萃分析结果有冲突。目前美国心脏病学会/美国心脏学会和欧洲泌尿生殖放射学会（European Society of Urogenital Radiology）的临床实践指南建议使用低渗或等渗造影剂[47,48]。

已经评估了多种药物用于预防 CA-AKI。一些药物被认为无效，在某些情况下可能是有害的（例如多巴胺）。然而关于其他药物的数据不一，一些研究表明有益，而另一些研究表明无效（表 44.3）。许多评估 N-乙酰半胱氨酸（N-acetylcysteine，NAC）作用的临床试验和荟萃分析的结果是矛盾的，导致了不确定这种血管舒张抗氧化剂是否有益处。最近发表的预防血管造影后严重不良事件（Prevention of Serious Adverse Events Following Angiography，PRESERVE）试验纳入了 4 993 例接受非急诊血管造影的患者，证明与口服安慰剂相比，口服 NAC（每次 600mg，每天 2 次）5 天未降低 90 天死亡率、需要透析、持续肾功能损害（OR=1.02；95%CI：0.78~1.33）或 CA-AKI，定义为血管造影后 4 天，sCr 升高≥25% 或 0.5mg/dl（OR=1.06；95%CI：0.87~1.28）。因此，目前 NAC 或其他药物干预对预防 CA-AKI 没有作用（图文摘要 44.1）。

表 44.3　既往用于预防造影剂相关急性肾损伤的试验药物

无效的	效果不确定
呋塞米[a]	心房钠尿肽
多巴胺[a]	茶碱/氨茶碱
非诺多泮[a]	阿托伐他汀/瑞舒伐他汀
钙通道阻滞剂	前列腺素类似物

续表

无效的	效果不确定
N-乙酰半胱氨酸	别嘌呤
	乙酰唑胺

[a] 可能有害的。

近年来关于预防 CA-AKI 的静脉输液成分的研究主要集中在等渗碳酸氢钠和等渗氯化钠的效果比较上。Merten 等人的初步试验纳入了 119 例患者，结果显示和静脉注射等渗盐水组相比，静脉注射等渗碳酸氢盐组的 CA-AKI 发生率更低（1.6% vs. 13.6%，P=0.02）[49]。这一发现导致了相关临床试验和荟萃分析的激增，一些报告显示静脉注射碳酸氢钠的 CA-AKI 发生率较低，而另一些显示无差异[27,31,50-64]。为了明确解决临床上对静脉注射碳酸氢钠的作用一直存在的分歧，PRESERVE 试验将高危患者随机分组，分别在血管造影之前、期间和之后静脉注射等渗碳酸氢钠（n=2 511）或等渗氯化钠（n=2 482）[65]。与静脉注射氯化钠相比，静脉注射碳酸氢钠并未降低患者 90 天死亡率、需要透析和持续性肾功能损害的发生率（OR=0.93；95%CI：0.72~1.22），也未降低 CA-AKI 的发生率（OR=1.16；95%CI：0.96~1.41）[65]。因此，鉴于目前的数据，静脉注射等渗性晶体液应被视为预防 CA-AKI 和相关不良后果的标准静脉输液干预措施。

关于预防造影剂相关急性肾损伤的现行建议

对于有 CA-AKI 风险的患者，应考虑不需碘化造影剂但诊断效果与其相当的替代性成像技术。在需要血管内造影剂的患者，在造影剂给药前应停用非甾体抗炎药，直到排除 CA-AKI 的可能。应使用所需的最低剂量的低渗或等渗造影剂。如果生理学上有害的容量超负荷的风险较低（例如患者在静脉补液前已处于失代偿性心力衰竭），则术前、术中和术后都应静脉注射等渗氯化钠[65]。对于那些住院接受非急诊手术的患者，适当的治疗方案包括：术前、术中和术后 12 小时以 1ml/（kg·h）的速度静脉输注，或术前 1 小时 3ml/（kg·h）、术中及造影剂暴露后 4~6 小时 1~1.5ml/（kg·h）输注。不同水化策略预防造影剂肾损伤（prevention of contrast renal injury with different hydration strategies，POSEIDON）试验表明，静脉输液对接受冠状动脉造影的左室舒张末压升高的患者是有效和安全的[66]。因此，非失代偿性心衰患者应静脉注射等渗氯化钠，但要密切监测肺淤血的发生。现有数据不支持在造影剂给药前停用利尿剂或肾素-血管紧张素-醛固酮抑制剂。此外，目前还没有足够的数据支持常规使用他汀类药物能减少 CA-AKI 的发生风险。对于有 CA-AKI 风险的患者，包括接受了适当预防性治疗的患者，必须在造影剂给药后 48~96 小时评估 sCr，以确定是否发生了 CA-AKI，从而提醒医生提供肾脏支持性治疗。

肾源性系统性纤维化

肾源性系统性纤维化表型及钆毒理学

肾源性系统性纤维化(nephrogenic systemic fibrosis,NSF,以前称为肾源性纤维化皮肤病)以皮肤和结缔组织的纤维化为特征,可累及内脏器官。这种疾病与严重肾功能损伤的患者在核磁共振成像(magnetic resonance imaging,MRI)检查中使用钆造影剂有关[67,68]。钆干扰钙代谢和信号通路,NSF的组织学特征是成纤维细胞和巨噬细胞浸润[69,70]。诊断金标准包括皮肤软组织活检和临床/组织学相关性[71]。

游离钆本身是剧毒的。钆造影剂(gadolinium-based contrast agents,GBCA)中钆与能有效结合钆的一种线形(Ⅰ类)或大环形(Ⅱ类)配体相螯合[70]。在发现NSF之前,由于考虑到肾脏病患者使用碘造影剂会诱发AKI,钆增强MRI是肾脏病患者首选的成像方式[70]。

肾源性系统性纤维化的流行病学

迄今为止,文献中已经报道了少量NSF病例,自2009年确定NSF与GBCA相关以来几乎没有文献报道[73]。绝大多数NSF病例发生于ESRD、CKD5期或重度AKI患者,但也有罕见的CKD4期病例[68,73]。也有报道在AKI恢复或肾移植后,NSF可部分或完全缓解[74,75]。

尽管自1988年就开始使用钆,但直到2000年,*Lancet*杂志发表了15例最早可追溯到1997年的病例,NSF才被认识到[76,77]。2006年首次提出NSF与钆的相关性[78]。NSF的症状通常在钆暴露后数周至数月内出现,但也有早在MRI当天和晚至数年后的病例报告[70]。

美国食品药品监督管理局(The Food and Drug Administration,FDA)在2007年发布了钆风险的黑框警告,随后报告的新NSF病例数量有所下降[79]。例如,2019年一项对173篇论文和639例活检证实的NSF患者进行的系统综述发现,639个病例中只有7例是在2008年之后使用钆的情况下发生的[72]。有证据表明NSF的风险很大程度上依赖于钆暴露的类型,经验证明大环形(Ⅱ类)制剂的风险要低得多。2020年,一项对近5 000名CKD4~5期Ⅱ类GCA(gadolinium contrast agents,GCA)暴露的患者进行了荟萃分析,未观察到后续的NSF病例[80]。

血液透析可能预防肾源性系统性纤维化

在危重患者中,在晚期CKD或AKI的情况下,使用GBCA的决策需要根据对影像学检查的需求和NSF风险进行个体化评估。当有不需要GBCA的替代影像学检查,且替代检查方法与GBCA诊断效果相当时,应强烈考虑该替代检查。对于需要钆增强MRI的患者,应使用与较低NSF发生率相关的合理钆剂量和钆制剂。过去,有建议对使用 GBCA 的患者进行每日 3 次的血液透析(hemodialysis,HD)以降低 NSF 的风险[72]。然而,美国国家肾脏基金会(National Kidney Foundation)和美国放射学会(American College of Radiology)的最新指南不再支持这一做法[81]。此外,在 GBCA 给药前未接受血液透析治疗的患者或接受慢性腹膜透析的患者中,也没有关于血液透析的可靠数据。

结论

在个体患者中,必须平衡碘造影剂和钆造影剂的风险和获益。血管内碘造影剂的使用与 AKI 相关,这一观察结果可能是导致对有指征需要使用造影剂的 CKD 患者在诊断和治疗程序中使用造影剂不足的原因。然而,这些关联的因果关系仍未得到证实,并且放弃使用造影剂可能对临床产生有害的影响。因此,有临床指征需要接受血管内碘造影剂且 CA-AKI 风险增加的患者应接受这些程序,但应实施基于循证的预防性治疗。预防的基石是围术期静脉注射等渗性晶体液。我们需要开展更多精心设计的研究来确定CA-AKI是否(以及在何种程度上)诱导严重的不良结局,如果是的话,还需要确定针对这一医源性疾病实施其他有效预防措施。钆增强 MRI 的适应证、特定的钆制剂和造影剂剂量的选择应在最大限度地提高 MRI 诊断率的同时,尽量减少 NSF 风险。

(熊京 译,李冰 校)

参考文献

1. Weisbord SD, Mor MK, Resnick AL, et al. Prevention, incidence, and outcomes of contrast-induced acute kidney injury. *Arch Intern Med.* 2008;168:1325-1332.
2. Valette X, Parienti JJ, Plaud B, et al. Incidence, morbidity, and mortality of contrast-induced acute kidney injury in a surgical intensive care unit: a prospective cohort study. *J Crit Care.* 2012;27:322.e1-322.e5.
3. Case J, Khan S, Khalid R, et al. Epidemiology of acute kidney injury in the intensive care unit. *Crit Care Res Pract.* 2013;2013:479730.
4. Bruce RJ, Djamali A, Shinki K, et al. Background fluctuation of kidney function versus contrast-induced nephrotoxicity. *AJR Am J Roentgenol.* 2009;192:711-718.
5. McDonald JS, McDonald RJ, Carter RE, et al. Risk of intravenous contrast material-mediated acute kidney injury: a propensity score-matched study stratified by baseline-estimated glomerular filtration rate. *Radiology.* 2014;271:65-73.
6. McDonald JS, McDonald RJ, Lieske JC, et al. Risk of acute kidney injury, dialysis, and mortality in patients with chronic kidney disease after intravenous contrast material exposure. *Mayo Clin Proc.* 2015;90:1046-1053.
7. McDonald RJ, McDonald JS, Bida JP, et al. Intravenous contrast material-induced nephropathy: causal or coincident phenomenon? *Radiology.* 2013;267:106-118.
8. McDonald RJ, McDonald JS, Newhouse JH, et al. Controversies in contrast material-induced acute kidney injury: closing in on the truth? *Radiology.* 2015;277:627-632.
9. Wilhelm-Leen E, Montez-Rath ME, Chertow G. Estimating the risk of radiocontrast-associated nephropathy. *J Am Soc Nephrol.* 2017;28:653-659.
10. McDonald JS, McDonald RJ, Comin J, et al. Frequency of acute kidney injury following intravenous contrast medium administration: a systematic review and meta-analysis. *Radiology.* 2013;267:119-128.
11. McDonald JS, McDonald RJ, Williamson EE, et al. Post-contrast acute kidney injury in intensive care unit patients: a propensity score-adjusted study. *Intensive Care Med.* 2017;43:774-784.
12. McCullough PA, Adam A, Becker CR, et al. Risk prediction of contrast-induced nephropathy. *Am J Cardiol.* 2006;98:27K-36K.

13. Taliercio CP, Vlietstra RE, Fisher LD, et al. Risks for renal dysfunction with cardiac angiography. *Ann Intern Med.* 1986;104:501-504.
14. Gomes AS, Baker JD, Martin-Paredero V, et al. Acute renal dysfunction after major arteriography. *AJR Am J Roentgenol.* 1985;145:1249-1253.
15. Ahmad SR, Kortepeter C, Brinker A, et al. Renal failure associated with the use of celecoxib and rofecoxib. *Drug Saf.* 2002;25:537-544.
16. Marenzi G, Assanelli E, Campodonico J, et al. Contrast volume during primary percutaneous coronary intervention and subsequent contrast-induced nephropathy and mortality. *Ann Intern Med.* 2009;150:170-177.
17. McCullough PA, Wolyn R, Rocher LL, et al. Acute renal failure after coronary intervention: incidence, risk factors, and relationship to mortality. *Am J Med.* 1997;103:368-375.
18. Nyman U, Almen T, Aspelin P, et al. Contrast-medium-Induced nephropathy correlated to the ratio between dose in gram iodine and estimated GFR in ml/min. *Acta Radiol.* 2005;46:830-842.
19. Worasuwannarak S, Pornratanarangsi S. Prediction of contrast-induced nephropathy in diabetic patients undergoing elective cardiac catheterization or PCI: role of volume-to-creatinine clearance ratio and iodine dose-to-creatinine clearance ratio. *J Med Assoc Thai.* 2010;93(suppl 1):S29-S34.
20. Laskey W, Aspelin P, Davidson C, et al. Nephrotoxicity of iodixanol versus iopamidol in patients with chronic kidney disease and diabetes mellitus undergoing coronary angiographic procedures. *Am Heart J.* 2009;158:822-828.e3.
21. Levy EM, Viscoli CM, Horwitz RI. The effect of acute renal failure on mortality. A cohort analysis. *JAMA.* 1996;275:1489-1494.
22. Bartholomew BA, Harjai KJ, Dukkipati S, et al. Impact of nephropathy after percutaneous coronary intervention and a method for risk stratification. *Am J Cardiol.* 2004;93:1515-1519.
23. From AM, Bartholmai BJ, Williams AW, et al. Mortality associated with nephropathy after radiographic contrast exposure. *Mayo Clin Proc.* 2008;83:1095-1100.
24. Weisbord SD, Chen H, Stone RA, et al. Associations of increases in serum creatinine with mortality and length of hospital stay after coronary angiography. *J Am Soc Nephrol.* 2006;17:2871-2877.
25. Rihal CS, Textor SC, Grill DE, et al. Incidence and prognostic importance of acute renal failure after percutaneous coronary intervention. *Circulation.* 2002;105:2259-2264.
26. Solomon RJ, Mehran R, Natarajan MK, et al. Contrast-induced nephropathy and long-term adverse events: cause and effect? *Clin J Am Soc Nephrol.* 2009;4:1162-1169.
27. Adolph E, Holdt-Lehmann B, Chatterjee T, et al. Renal Insufficiency Following Radiocontrast Exposure Trial (REINFORCE): a randomized comparison of sodium bicarbonate versus sodium chloride hydration for the prevention of contrast-induced nephropathy. *Coron Artery Dis.* 2008;19:413-419.
28. Subramanian S, Tumlin J, Bapat B, et al. Economic burden of contrast-induced nephropathy: implications for prevention strategies. *J Med Econ.* 2007;10:119-134.
29. James MT, Ghali WA, Tonelli M, et al. Acute kidney injury following coronary angiography is associated with a long-term decline in kidney function. *Kidney Int.* 2010;78:803-809.
30. Goldenberg I, Chonchol M, Guetta V. Reversible acute kidney injury following contrast exposure and the risk of long-term mortality. *Am J Nephrol.* 2009;29:136-144.
31. Maioli M, Toso A, Leoncini M, et al. Sodium bicarbonate versus saline for the prevention of contrast-induced nephropathy in patients with renal dysfunction undergoing coronary angiography or intervention. *J Am Coll Cardiol.* 2008;52:599-604.
32. James MT, Ghali WA, Knudtson ML, et al. Associations between acute kidney injury and cardiovascular and renal outcomes after coronary angiography. *Circulation.* 2011;123:409-416.
33. Gruberg L, Mintz GS, Mehran R, et al. The prognostic implications of further renal function deterioration within 48 h of interventional coronary procedures in patients with pre-existent chronic renal insufficiency. *J Am Coll Cardiol.* 2000;36:1542-1548.
34. Shema L, Ore L, Geron R, Kristal B. Contrast-induced nephropathy among Israeli hospitalized patients: incidence, risk factors, length of stay and mortality. *Isr Med Assoc J.* 2009;11:460-464.
35. Harjai KJ, Raizada A, Shenoy C, et al. A comparison of contemporary definitions of contrast nephropathy in patients undergoing percutaneous coronary intervention and a proposal for a novel nephropathy grading system. *Am J Cardiol.* 2008;101:812-819.
36. Roghi A, Savonitto S, Cavallini C, et al. Impact of acute renal failure following percutaneous coronary intervention on long-term mortality. *J Cardiovasc Med (Hagerstown).* 2008;9:375-381.
37. Brown JR, Block CA, Malenka DJ, et al. Sodium bicarbonate plus N-acetylcysteine prophylaxis: a meta-analysis. *JACC Cardiovasc Interv.* 2009;2:1116-1124.
38. Chertow GM, Normand SL, McNeil BJ. "Renalism": inappropriately low rates of coronary angiography in elderly individuals with renal insufficiency. *J Am Soc Nephrol.* 2004;15:2462-2468.
39. Han JH, Chandra A, Mulgund J, et al. Chronic kidney disease in patients with non-ST-segment elevation acute coronary syndromes. *Am J Med.* 2006;119:248-254.
40. Szummer K, Lundman P, Jacobson SH, et al. Relation between renal function, presentation,

use of therapies and in-hospital complications in acute coronary syndrome: data from the SWEDEHEART register. *J Intern Med.* 2010;268:40-49.
41. Goldenberg I, Subirana I, Boyko V, et al. Relation between renal function and outcomes in patients with non-ST-segment elevation acute coronary syndrome: real-world data from the European Public Health Outcome Research and Indicators Collection Project. *Arch Intern Med.* 2010;170:888-895.
42. Nauta ST, van Domburg RT, Nuis RJ, et al. Decline in 20-year mortality after myocardial infarction in patients with chronic kidney disease: evolution from the prethrombolysis to the percutaneous coronary intervention era. *Kidney Int.* 2013;84:353-358.
43. Amsterdam EA, Wenger NK, Brindis RG, et al. 2014 AHA/ACC guideline for the management of patients with non-ST-elevation acute coronary syndromes: a report of the American College of Cardiology/American Heart Association Task Force on Practice Guidelines. *Circulation.* 2014;130:e344-e426.
44. Amsterdam EA, Wenger NK. The 2014 American College of Cardiology ACC/American Heart Association guideline for the management of patients with non-ST-elevation acute coronary syndromes: ten contemporary recommendations to aid clinicians in optimizing patient outcomes. *Clin Cardiol.* 2015;38:121-123.
45. Fox CS, Muntner P, Chen AY, et al. Use of evidence-based therapies in short-term outcomes of ST-segment elevation myocardial infarction and non-ST-segment elevation myocardial infarction in patients with chronic kidney disease: a report from the National Cardiovascular Data Acute Coronary Treatment and Intervention Outcomes Network registry. *Circulation.* 2010;121:357-365.
46. Reinecke H, Fobker M, Wellmann J, et al. A randomized controlled trial comparing hydration therapy to additional hemodialysis or N-acetylcysteine for the prevention of contrast medium-induced nephropathy: the Dialysis-versus-Diuresis (DVD) Trial. *Clin Res Cardiol.* 2007;96:130-139.
47. Anderson JL, Adams CD, Antman EM, et al. 2012 ACCF/AHA focused update incorporated into the ACCF/AHA 2007 guidelines for the management of patients with unstable angina/non-ST-elevation myocardial infarction: a report of the American College of Cardiology Foundation/American Heart Association Task Force on Practice Guidelines. *Circulation.* 2013;127:e663-e828.
48. European Society of Urogenital Radiology. ESUR guidelines on contrast media. 2008. www.esur.org
49. Merten GJ, Burgess WP, Gray LV, et al. Prevention of contrast-induced nephropathy with sodium bicarbonate: a randomized controlled trial. *JAMA.* 2004;291:2328-2334.
50. Brar SS, Shen AY, Jorgensen MB, et al. Sodium bicarbonate vs. sodium chloride for the prevention of contrast medium-induced nephropathy in patients undergoing coronary angiography: a randomized trial. *JAMA.* 2008;300:1038-1046.
51. Kanbay M, Covic A, Coca SG, et al. Sodium bicarbonate for the prevention of contrast-induced nephropathy: a meta-analysis of 17 randomized trials. *Int Urol Nephrol.* 2009;41:617-627.
52. Masuda M, Yamada T, Mine T, et al. Comparison of usefulness of sodium bicarbonate versus sodium chloride to prevent contrast-induced nephropathy in patients undergoing an emergent coronary procedure. *Am J Cardiol.* 2007;100:781-786.
53. Ozcan EE, Guneri S, Akdeniz B, et al. Sodium bicarbonate, N-acetylcysteine, and saline for prevention of radiocontrast-induced nephropathy. A comparison of 3 regimens for protecting contrast-induced nephropathy in patients undergoing coronary procedures. A single-center prospective controlled trial. *Am Heart J.* 2007;154:539-544.
54. Pakfetrat M, Nikoo MH, Malekmakan L, et al. A comparison of sodium bicarbonate infusion versus normal saline infusion and its combination with oral acetazolamide for prevention of contrast-induced nephropathy: a randomized, double-blind trial. *Int Urol Nephrol.* 2009;41:629-634.
55. Recio-Mayoral A, Chaparro M, Prado B, et al. The reno-protective effect of hydration with sodium bicarbonate plus N-acetylcysteine in patients undergoing emergency percutaneous coronary intervention: the RENO Study. *J Am Coll Cardiol.* 2007;49:1283-1288.
56. Vasheghani-Farahani A, Sadigh G, Kassaian SE, et al. Sodium bicarbonate plus isotonic saline versus saline for prevention of contrast-induced nephropathy in patients undergoing coronary angiography: a randomized controlled trial. *Am J Kidney Dis.* 2009;54:610-618.
57. Zoungas S, Ninomiya T, Huxley R, et al. Systematic review: sodium bicarbonate treatment regimens for the prevention of contrast-induced nephropathy. *Ann Intern Med.* 2009;151:631-638.
58. Navaneethan SD, Singh S, Appasamy S, et al. Sodium bicarbonate therapy for prevention of contrast-induced nephropathy: a systematic review and meta-analysis. *Am J Kidney Dis.* 2009;53:617-627.
59. Meier P, Ko DT, Tamura A, et al. Sodium bicarbonate-based hydration prevents contrast-induced nephropathy: a meta-analysis. *BMC Med.* 2009;7:23.
60. Hoste EA, De Waele JJ, Gevaert SA, et al. Sodium bicarbonate for prevention of contrast-induced

acute kidney injury: a systematic review and meta-analysis. *Nephrol Dial Transplant.* 2010;25(3):747-758.
61. Joannidis M, Schmid M, Wiedermann CJ. Prevention of contrast media-induced nephropathy by isotonic sodium bicarbonate: a meta-analysis. *Wien Klin Wochensch.* 2008;120:742-748.
62. Hogan SE, L'Allier P, Chetcuti S, et al. Current role of sodium bicarbonate-based preprocedural hydration for the prevention of contrast-induced acute kidney injury: a meta-analysis. *Am Heart J.* 2008;156:414-421.
63. Ho KM, Morgan DJ. Use of isotonic sodium bicarbonate to prevent radiocontrast nephropathy in patients with mild pre-existing renal impairment: a meta-analysis. *Anaesth Intensive Care.* 2008;36:646-653.
64. Kunadian V, Zaman A, Spyridopoulos I, et al. Sodium bicarbonate for the prevention of contrast induced nephropathy: a meta-analysis of published clinical trials. *Eur J Radiol.* 2011;79(1):48-55.
65. Weisbord SD, Gallagher M, Jneid H, et al. Outcomes after angiography with sodium bicarbonate and acetylcysteine. *N Engl J Med.* 2018;378(7):603-614.
66. Brar SS, Aharonian V, Mansukhani P, et al. Haemodynamic-guided fluid administration for the prevention of contrast-induced acute kidney injury: the POSEIDON randomised controlled trial. *Lancet.* 2014;383:1814-1823.
67. Galan A, Cowper SE, Bucala R. Nephrogenic systemic fibrosis (nephrogenic fibrosing dermopathy). *Curr Opin Rheumatol.* 2006;18(6):614-617.
68. Rudnick M, Wahba I, Miskulin D. Nephrogenic systemic fibrosis/nephrogenic fibrosing dermopathy in advanced kidney disease. *UpToDate.* Retrieved June 22, 2020. https://www.uptodate.com/contents/nephrogenic-systemic-fibrosis-nephrogenic-fibrosing-dermopathy-in-advanced-kidney-disease?search=NSF&source=search_result&selectedTitle=1~41&usage_type=default&display_rank=1
69. Idée JM, Port M, Raynal I, et al. Clinical and biological consequences of transmetallation induced by contrast agents for magnetic resonance imaging: a review. *Fundam Clin Pharmacol.* 2006;20(6):563-576.
70. Wagner B, Drel V, Gorin Y. Pathophysiology of gadolinium-associated systemic fibrosis. *Am J Physiol Renal Physiol.* 2016;311(1):F1-F11.
71. Girardi M, Kay J, Elston DM, et al. Nephrogenic systemic fibrosis: clinicopathological definition and workup recommendations. *J Am Acad Dermatol.* 2011;65(6):1095-1106.e7.
72. Attari H, Cao Y, Elmholdt TR, et al. A systematic review of 639 patients with biopsy-confirmed nephrogenic systemic fibrosis. *Radiology.* 2019;292(2):376-386.
73. Shibui K, Kataoka H, Sato N, et al. A case of NSF attributable to contrast MRI repeated in a patient with Stage 3 CKD at a renal function of eGFR >30 mL/min/1.73 m^2. *Jpn J Nephrol.* 2009;51:676.
74. Leung N, Shaikh A, Cosio FG, et al. The outcome of patients with nephrogenic systemic fibrosis after successful kidney transplantation. *Am J Transplant.* 2010;10(3):558-562.
75. Wilson J, Gleghorn K, Seigel Q, et al. Nephrogenic systemic fibrosis: a 15-year retrospective study at a single tertiary care center. *J Am Acad Dermatol.* 2017;77(2):235-240.
76. Lohrke J, Frenzel T, Endrikat J, et al. 25 years of contrast-enhanced MRI: developments, current challenges and future perspectives. *Adv Ther.* 2016;33(1):1-28.
77. Cowper SE, Robin HS, Steinberg SM, et al. Scleromyxoedema-like cutaneous diseases in renal-dialysis patients. *Lancet.* 2000;356(9234):1000-1001.
78. Grobner T. Gadolinium—a specific trigger for the development of nephrogenic fibrosing dermopathy and nephrogenic systemic fibrosis? *Nephrol Dial Transplant.* 2006;21(4):1104-1108.
79. U.S. Food & Drug Administration. FDA Drug Safety Communication: new warnings for using gadolinium-based contrast agents in patients with kidney dysfunction. 2018. https://www.fda.gov/drugs/drug-safety-and-availability/fda-drug-safety-communication-new-warnings-using-gadolinium-based-contrast-agents-patients-kidney
80. Woolen SA, Shankar PR, Gagnier JJ, et al. Risk of nephrogenic systemic fibrosis in patients with stage 4 or 5 chronic kidney disease receiving a group II gadolinium-based contrast agent: a systematic review and meta-analysis. *JAMA Intern Med.* 2019;180(2):223-230.
81. Weinreb JC, Rodby RA, Yee J, et al. Use of intravenous gadolinium-based contrast media in patients with kidney disease: consensus statements from the American College of Radiology and the National Kidney Foundation. *Radiology.* 2021;298(1):28-35. doi:10.1148/radiol.2020202903

图文摘要

静脉注射碳酸氢钠或乙酰半胱氨酸可否预防造影剂相关的急性肾损伤？

© 2020 · Wolters Kluwer

方法与队列

4 993 意向性分析

- 53个中心随机的
- 肾脏并发症的高风险
- 计划血管造影
- 2013年2月至2017年3月

| 1.26% NaHCO₃ | 0.9% NaCl |
| 2×2析因设计 |

乙酰半胱氨酸

安慰剂

结果

主要结果
90天死亡、透析和血清肌酐基线持续≥50%的综合情况

	1.26% NaHCO₃		乙酰半胱氨酸
4.4% (110/2 511)		**4.6%** (114/2 495)	
OR 0.93 [0.72-1.22]	没有相互作用 P = 0.33	OR 1.02 [0.78-1.33]	
4.7% (116/2 482)		**4.5%** (112/2 498)	
0.9% NaCl		安慰剂	

结论：在该队列中，静脉输注碳酸氢钠与静脉输注氯化钠相比，或口服乙酰半胱氨酸与安慰剂相比，在预防的90天死亡、透析需求、肾功能持续下降、预防造影剂相关急性肾损伤方面均无益处。

Weisbord SD, Gallagher M, Jneid H et al; PRESERVE Trial Group. *Outcomes after angiography with Sodium Bicarbonate and Acetylcysteine.* N Engl J Med. 2018 Feb 15;378(7):603-614.

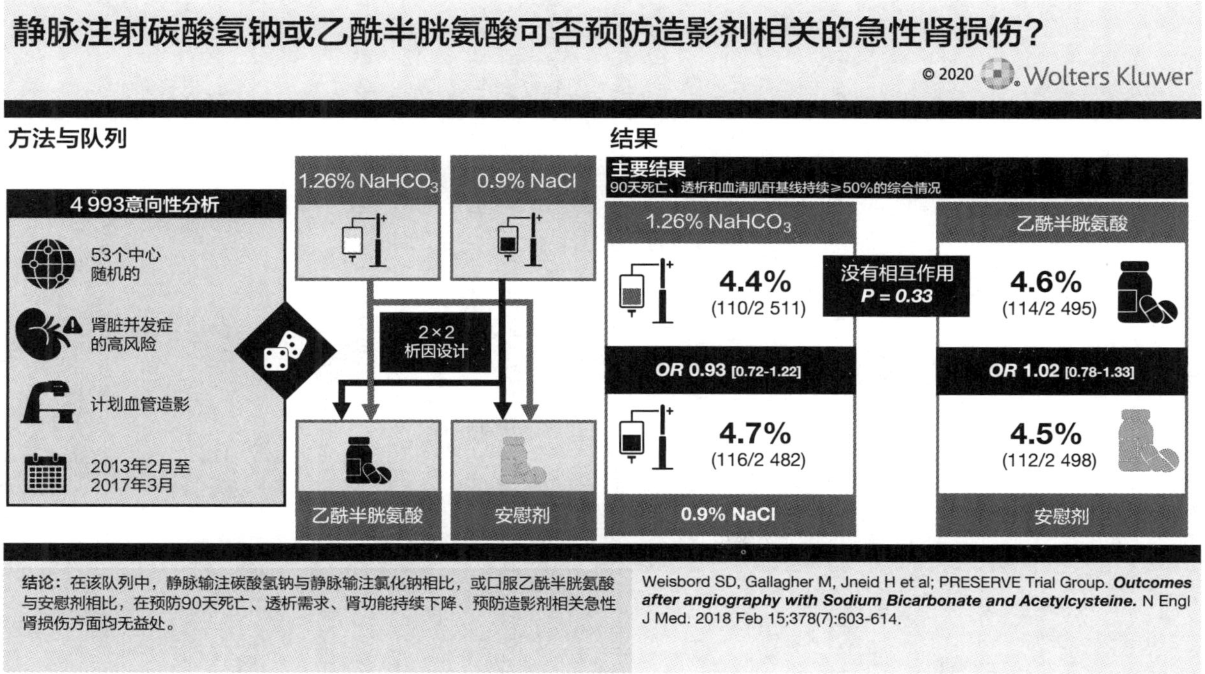

图文摘要 44.1

45 高血压急症

Waleed E. Ali, George L. Bakris

引言

成人严重高血压（BP）升高的特征和定义是基于急性靶器官损害的证据。高血压急症，是指收缩压大于 180mmHg 和/或舒张压大于 120mmHg，伴有急性终末器官损害的症状或体征。

然而，尽管血压升高在同一范围内，高血压急症患者也相对或完全的无症状。治疗方法是不同的，高血压急症需要立即治疗，并在密切监测下静脉注射降压药，以确保快速但可控地降低血压，从而保护靶器官功能。高血压亚急症患者的控制需要循序渐进，在更长的时间内降压，并确保充分地随访以改善长期血压的控制。本章讨论了高血压急症、高血压亚急症的发病机制，流行病学和诊断方法，介绍了目前治疗这些疾病的药物选择。

高血压急症是指血压急性升高，具有严重的潜在威胁生命的靶器官损伤，例如，冠状动脉缺血，夹层主动脉瘤，肺水肿，高血压脑病，脑出血和子痫。在上述情况下，患者需要住院和重症监护病房（ICU）的监护，使用肠外药物治疗在数分钟至 1 小时内迅速控制血压，以限制内脏器官的损伤[1]。

高血压亚急症的临床表现为血压显著升高而无急性靶器官功能障碍。此类患者既不需要住院也不急于降压，可以在门诊环境中安全管理，使用口服降压药物在数小时内安全地逐渐降压[2-4]。

病因和发病机制

高血压急症和亚急症，即高血压危象，与不良结局、较高的再住院率及医疗保健系统的使用率增加相关。在此背景下，了解病因和危险因素是减轻医疗负担的第一步[5]。框 45.1 阐述了高血压危象最常见的病因。一些研究评估了医疗保健系统和患者的行为特点，以解决与高血压危象相关的危险因素。据报道，男性、年龄较大和心血管病合并史增加了高血压危象的可能性[6]。在城市内的少数群体中，由于其所面临的经济困难，难以获得医疗保障和缺乏保险导致血压控制较差进而引发高血压危象，这也是预测的重要因素[6,7]。

在某些高血压危象中，触发因素或潜在条件是急性血压升高的明确原因（框 45.1）。然而，在某些情况下，可能很难区分血压升高是高血压危象的原因还是结果。例如颅内出血的患者，一方面急性显著的血压升高可能是主要原因；另一方面，其他病因（即凝血功能缺陷）也可能引起颅内出血，随后血压升高以保证脑组织供血。因此，对高血压急症和亚急症的仔细诊断评估对于指导正确的治疗至关重要。

框 45.1 高血压危象的常见诱因

慢性高血压加重

- 心血管方面
  - 冠状动脉疾病引起的急性心肌缺血/梗死
  - 急性主动脉夹层
  - 冠状动脉搭桥或其他血管手术后的严重高血压
- 肾脏方面
  - 急进性肾小球肾炎（RPGN）
  - 肾血管性高血压
  - 硬皮病或胶原血管引起的肾危象
- 神经系统方面
  - 高血压脑病
  - 颅内出血
  - 蛛网膜下腔出血
  - 急性头部创伤
- 循环儿茶酚胺过量的情况
  - 嗜铬细胞瘤危象
  - 含有酪胺的食品与单胺氧化酶抑制剂的相互作用
  - 突然停用中枢作用的 α_2- 激动剂后的反跳性高血压（可乐定、甲基多巴或其他）
  - 使用拟交感神经药物（苯环己哌啶、苯丙醇胺、可卡因或其他）
  - 脊髓损伤后的自动反射亢进
- 妊娠相关方面
  - 子痫前期和子痫

高血压危象的确切发病机制十分复杂，目前尚不完全清楚。然而，至少有两种综合机制在高血压危象的病理生理学中起主要作用。第一个机制起着核心作用，即血管无法根据灌注压力的变化进行扩张或收缩，即所谓的自主调节。因此，血压正常者的动脉可以在平均动脉压（70~150mmHg）和收缩压（约 90~180mmHg）范围内维持血流。然而，慢性血压升高会导致代偿性小动脉循环的变化，使高血压患者在较高血压水平下也能维持正常灌注[8,9]。随着时间的推移,这些代偿机制可能导致小动脉失去正常自主调节能力[4,10,11]。

第二种机制是由于长期血压升高导致的肾功能不全和肾小动脉硬化,从而激活肾素-血管紧张素系统(RAS)。这反过来又会进一步促进血管收缩,从而产生内皮细胞损伤和血压持续升高的恶性循环。因此,这些有害事件增加组织缺血,最终导致纤维素样坏死[4,9](图 45.1)。

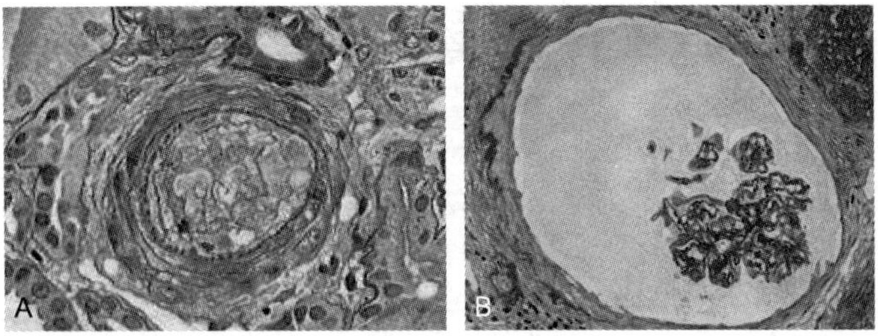

图 45.1　高血压肾小动脉硬化伴纤维素样改变——高血压控制不佳的多年结果。A:长期高血压的影响;B:纤维素样坏死

高血压急症相关肾病患者的组织学和病理变化研究表明,肾脏结构图的变化,可描述为小动脉同心样内皮下水肿性增厚(洋葱皮外观)。小动脉纤维样坏死和血栓性微血管病尽管在许多病理过程中普遍存在,但在高血压急症中却不太常见[10]。

流行病学

尽管高血压危象非常重要并具有临床意义,但该疾病的确切发病率和负担仍存在争议,并随研究人群的不同而变化。以往的报告估计 1% 到 2% 的高血压患者在一生中的某个阶段会出现高血压急症[12,13]。最近的一项研究调查了 2006—2013 年全国急诊科(ED)高血压急症的发生率[14]。作者发现从 2006 年到 2013 年,高血压急症的总数每年增加 16.2%。在这项研究的急性器官损伤的诊断中,心力衰竭是最常见的表现,其次是卒中和脑血管并发症。

相反,高血压亚急症更为常见,由于血压未控制或其他原因,这些患者占急诊就诊人数的 5%。一项研究发现,5% 的门诊患者患有高血压亚急症[15]。与高血压急症相比,没有研究显示,高血压亚急症在短期随访中也有类似的急性风险。然而,长期严重且未控制的血压预示着不良心血管事件和肾脏结局[16]。一项对 120 名患者的研究中,对恶性高血压患者中位随访 67 个月,24% 的患者出现终末期肾病(ESKD)并开始透析,另有 7% 的人估计肾小球滤过率(eGFR)下降 50% 或更高[17]。

诊断性评价

由于治疗方法不同,诊断过程的主要目标是区分高血压急症和高血压亚急症。为此诊断评估应该侧重有针对性的临床病史、仔细的体格检查,以及一些实验室检查,以区分这两种疾病,快速评估目前靶器官损伤的类型和严重程度(框 45.2)。在一些高血压急症中,病史(例如,急性头痛,创伤,先兆子痫,硬皮病)或明显症状和体征(例如,胸部/背部疼痛,呼吸困难,腹部肿块搏动)可作为诊断的依据,而在其他情况下(例如,重度高血压伴意识状态改变)则需要综合性评估。

框 45.2　高血压急症和亚急症的诊断评估

病史

- 心脏、大脑、肾脏和视力损害的症状、既往诊断和治疗
- 服用升压剂:拟交感神经药、违禁药物

体格检查

- 重复血压测量(双臂首次测量)
- 心脏
- 肺部
- 神经学
- 光学眼底

实验室和影像学检查

- 全血细胞计数(红细胞、血小板、白细胞)、尿液分析、肌酐、尿素氮,电解质
- 血浆肾素活性、醛固酮和儿茶酚胺(如果继发性高血压可疑)
- 心电图
- 胸片
- 肾脏超声
- 脑部 CT 扫描或 MRI
- 超声心动图(经胸、经食道)
- 胸腹部 CT 扫描或 MRI

CT,计算机断层扫描;MRI,磁共振成像。

在早期检查时,不应忽视继发性高血压的症状。例如,腹部杂音可能提示肾血管性高血压;可触及的腹部肿块提示腹部动脉瘤或多囊肾;桡股动脉脉搏延迟提示主动脉缩窄;库欣综合征可观察到腹纹和向心性肥胖;眼球突出可能表明甲亢。具有溶血性贫血和血小板减少特征的患者应进行血栓性微血管病的病因评估。

初步实验室检查是发现和记录急性器官损伤重要的方法。实验室检查应

包括：①完整的外周血涂片计数，来观察碎片红细胞，提示微血管病性溶血性贫血；②完整的代谢检查(肌酐和尿素氮浓度，以及电解质)；③以红细胞和管型为主的尿液分析，辨别急性肾小球和肾小管损伤[4,18]。如果疑似继发性高血压，在开始治疗前还应抽取样本检测血浆肾素活性、醛固酮浓度和血浆游离儿茶酚胺以及甲氧基肾上腺素。有症状的患者应进行心电图检查以排除心肌缺血和左心室劳损或肥大，并进行胸部造影[18]。肾脏超声也有助于排除肾脏大小或灌注的差异，尤其是患者伴有肾功能改变或尿液分析异常。

紧急情况下的头部成像最好使用计算机断层扫描(CT)，因为它对高血压急症相关的急性神经症状可以提供明确诊断。疑似主动脉夹层或嗜铬细胞瘤，应完善超声心动图、胸腹 CT 或 MRI，或腹部超声检查。

治疗

高血压急症的一般治疗原则

目前还没有随机对照试验(RCT)证据支持，高血压急症的治疗降低了发病率或死亡率；然而，如果不治疗，其 1 年死亡率为 79%，中位生存期 10.4 个月[19]。此外，临床经验表明，高血压急症的治疗可以限制或阻止靶器官进一步损伤。尽管急诊可以使用肠外抗高血压药物治疗，但高血压急症患者仍应在 ICU 进行持续血压监测、临床监测，并持续肠外注射适当药物(表 45.1 和表 45.2)。使用短效 IV 药物(表 45.1)逐步和严格控制血压降低，如果反应过度，其效果则可以立即逆转。由于合适随访人群的大型随机对照试验相对较少，以前的系统性评价和 Meta 分析显示，这些药物降血压的程度存在微小差异，发病率或死亡率没有差异[20,21]。表 45.1 提供已用于治疗高血压急症药物的药理学特征和副作用。表 45.2 包含了根据高血压急症使用这些药物的一般指南。

了解自主调节对治疗选择至关重要。大多数高血压急症患者血压-流速曲线右移，在较高血压下维持合理的组织灌注水平[9]。因此血压突然降至“正常”范围，可能会导致组织灌注不足和缺血事件[22]。临床数据表明在高血压急症情况下，血压降低是有益的，如：视盘水肿和渗出物消退，高血压脑病消失，肺水肿消退，肾功能改善。然而也有证据表明，突然降低血压可能是有害的。例如，舌下服用硝苯地平可有效降压，但血压降低不可预测，可能将血液分流离开大脑半影(缺血半影)，从而导致血管梗死[23,24]。因此，降压治疗的目标，不是为了快速恢复血压，而是通过逐渐降低血压来防止靶器官受损，同时将低灌注的风险降至最低。

除需要快速降低血压的情况外，大多数高血压急症患者的平均血压应逐渐降低，第一个小时内，降幅不应超过 20% 至 25%，在接下来的 2~6 小时内降到 160/100~110mmHg[7,12,25]。舒张压降低至 90mmHg 以下或降至初始平均血压的 35%，这与主要器官功能障碍、昏迷和死亡相关。如果血压降低耐受性良好，患者临床情况稳定，在接下来的 24 至 48 小时内，应逐步降低血压至

表 45.1 高血压急症的治疗药物

血管舒张药物	作用机制	剂量	起效时间	持续时间	不良反应[a]	特殊情况
盐酸尼卡地平	钙通道阻滞剂	每小时静脉注射 5~15mg	5~15min	15~30min，可能延长至 4 小时	心动过速，头痛，面色潮红，恶心，呕吐，局部静脉炎	除急性心力衰竭外，大多数高血压急症
甲磺酸非诺多泮	多巴胺-1 受体激动剂	0.1~0.3μg/(kg·min)静脉输注	>5min	30min	心动过速，头痛，恶心，面色潮红	大多数高血压急症；青光眼需谨慎
丁酸氯维地平	钙通道阻滞剂	1~2mg/h 静脉滴注；每 5~10min 增加至 16mg/h	2~4min	5~15min	心动过速，头痛，面色潮红，心力衰竭恶化	大多数高血压急症；对严重的主动脉狭窄要谨慎
硝普钠	cGMP 增加，阻断细胞内 Ca^{2+}增加	0.25~10g/(kg·min)静脉输注[b]	立即	1~2min	恶心，呕吐，肌肉抽搐，硫氰酸盐和氰化物中毒，大脑自主调节功能受损，冠状动脉窃血综合征	在伴有中枢神经系统表现、肝或肾衰竭的情况下要谨慎；如果服用其他药物，应该避免使用，尤其是非诺多巴胺
硝酸甘油	硝酸盐受体	5~100μg/min 静脉输注	2~5min	5~10min	头痛，呕吐，高铁血红蛋白血症	冠状动脉缺血，肺水肿

续表

血管舒张药物	作用机制	剂量	起效时间	持续时间	不良反应[a]	特殊情况
依那普利	血管紧张素转化酶抑制剂	1.25~5mg，每6小时静注	15~30min	6~12h	高肾素状态下血压急剧下降，反应不定，急性肾衰竭	急性左心衰竭；避免急性心肌梗死使用怀孕
伊拉地平	钙通道阻滞剂	0.15μg/(kg·min) 每15分增加0.002 5μg/(kg·min) 维持注射量0.15μg/(kg·min)	1~10min	1~2h	头痛，面色潮红，周围水肿，晕厥、心动过速	围术期，受孕
盐酸肼屈嗪	开启K^+通道	10~20mg静脉注射	10~20min	1~4h	心动过速，头痛，呕吐，心绞痛加重	不是首选 初始治疗选择必须同时予β受体阻滞剂使用，以避免心绞痛发作
肾上腺素能抑制剂 盐酸拉贝洛尔	α，β-阻断剂	每10分钟，20~80mg静脉推注或 0.5~2mg/min静脉滴注	5~10min	3~6h	恶心，呕吐，支气管收缩，头晕，心脏传导阻滞，心力衰竭	除急性心力衰竭外，大多数高血压急症

续表

血管舒张药物	作用机制	剂量	起效时间	持续时间	不良反应[a]	特殊情况
盐酸艾司洛尔	β_1-阻断剂		1~2min	10~30min	恶心，支气管收缩，一度房室导阻滞，心力衰竭，血栓性静脉炎，COPD	主动脉夹层，围术期，心排血量和心率增加
乌拉地尔	α_1-阻断剂 5-羟色胺受体激动剂（5-HT1A）	12.5~25mg 静脉推注后，5~40mg/h 静脉滴注	3~5min	4~6h	头痛、头晕	围手术期
酚妥拉明	α_1-阻断剂	5~ 15mg 静脉推注	1~2min	10~30min	心动过速，面色潮红，头痛	儿茶酚胺过量

COPD，慢性阻塞性肺病；GMP，鸟嘌呤核苷酸。

[a] 所有药物均可发生低血压。

[b] 运输过程需要避光。

表 45.2 特殊类型高血压急症的治疗

急症类型	首选药物	第二选择或补充药物	避免使用的药物	降低血压的目的
心脏冠状动脉缺血/梗死	硝酸甘油，尼卡地平，氯维地平，拉贝洛尔	若无心衰，则用硝普钠，艾司洛尔	二氮嗪，肼屈嗪	提高心脏灌注改善
心力衰竭，肺水肿	硝酸甘油，非诺多泮，氯维地平	硝普钠，依那普利；袢利尿剂	二氮嗪、肼屈嗪；β-受体阻断剂	降低后负荷
主动脉夹层	拉贝洛尔或艾司洛尔联合硝普钠、非诺多泮或尼卡地平		二氮嗪，肼屈嗪	主动脉壁压力下降 在 20 分钟内收缩压降低<100~120mmHg（尽可能）
肾急性肾小球肾炎、胶原血管性肾病或肾动脉狭窄	非诺多泮	尼卡地平、拉贝洛尔、氯维地平	硝普酸钠； ACE 抑制剂和 ARB	在不影响肾血流量或肾小球滤过率的情况下，降低血管阻力和容量过载
硬皮病危象	依那普利或其他 ACE 抑制剂	ARB，非诺多泮	糖皮质激素[a]、利尿剂	血压降至<140/90mmHg，长期目标<130/85mmHg
神经系统高血压脑病	尼卡地平，非诺多泮，拉贝洛尔，氯维地平	硝普钠，艾司洛尔，乌拉地尔		在 1~2 小时内平均血压降低 20%~25%

续表

急症类型	首选药物	第二选择或补充药物	避免使用的药物	降低血压的目的
缺血性卒中	尼卡地平，拉贝洛尔，氯维地平	硝普钠，尼莫地平，艾司洛尔，乌拉地尔		血压高于 220/120mmHg(平均血压>130mmHg) 24 小时内降低不超过 10%~15%，以避免影响半影带脑血流量
颅内出血	尼卡地平，拉贝洛尔，氯维地平	非诺多泮，硝普钠，艾司洛尔，乌拉地尔，尼莫地平		治疗蛛网膜下腔出血，收缩压 150~220mmHg 且没有急性降压治疗禁忌证的患者，将收缩压降低至 140mmHg，因为这是安全的，可以改善功能结局。对于收缩压>220mmHg 的患者，在血压正常的患者蛛网膜下腔出血时，可以考虑积极降低血压，持续静脉输注并频繁监测血压，将收缩压降至 130~160mmHg
儿茶酚胺过量嗜铬细胞瘤	酚妥拉明或拉贝洛尔	β-阻滞剂联合酚妥拉明，硝普钠	利尿剂，单用 β 受体阻滞剂	控制交感神经刺激引起的阵发性血压升高
摄入可卡因或其他拟交感神经物质	酚妥拉明或拉贝洛尔	β-阻滞剂联合酚妥拉明，硝普钠	利尿剂	控制交感神经刺激引起的阵发性血压升高
围手术期及术后高血压冠状动脉手术	硝酸甘油，尼卡地平，氯维地平	艾司洛尔，拉贝洛尔，非诺多泮，伊拉地平，乌拉地尔		避免靶器官损伤和手术并发症(保持血压<140/90 平均血压<105mmHg)

续表

急症类型	首选药物	第二选择或补充药物	避免使用的药物	降低血压的目的
非心脏手术	艾司洛尔,拉贝洛尔,非诺多泮,尼卡地平,氯维地平,乌拉地尔,硝酸甘油			避免器官损伤和外科手术并发症
妊娠相关子痫	拉贝洛尔,乌拉地尔	硝苯地平、伊拉地平、尼卡地平,$MgSO_4$,甲基多巴	硝普钠,ACE 抑制剂,ARB	控制血压(特别是舒张压<90mmHg 通常更低)和保护胎盘血流

ACE,血管紧张素转换酶;ARB,血管紧张素受体阻滞剂。

[a] 皮质类固醇可加重硬皮病肾危象患者的高血压。

140/90mmHg 以下的水平。

开始静脉治疗前需评估患者的容量状态。除了容量过载和肺水肿的患者外，一些高血压急症患者，由于压力性尿钠排泄，可能导致容量消耗，因此通常不推荐使用利尿剂；相反，液体管理可能有助于恢复器官灌注，并防止血压急剧下降[4]。然而长期使用静脉扩张剂（非诺多泮除外）治疗，会引起水潴留并抵抗血压的进一步降低，此时应谨慎使用利尿剂。

这些治疗建议的主要例外情况包括：①急性卒中患者。没有明确的证据支持，缺血性卒中需立即降低血压，但符合治疗条件的患者如接受溶栓治疗或伴有重度高血压除外。这些情况建议尽早开始治疗，以避免出血性转换[26]；②出血性卒中患者治疗方法不同，需要强化降压。近期出血性卒中的患者，予以强化降压减少患者急性脑出血试验（INTERACT2）显示，收缩压在 1 小时内降低到 140mmHg 较安全，并且可以改善器官功能结局[27]，从而导致相关指南发生变化[7]；③急性主动脉瘤夹层患者，应将收缩压降至 100~120mmHg[12,18]。

当血压在足够长的时间内（通常为 12~24 小时）降至安全水平，从而重新建立自主调节功能后，此时可以开始口服治疗，同时不断减少肠外降压药物，以避免反弹性高血压。可以使用钙通道阻滞剂（CCB），α-阻断剂和 β-阻断剂或 RAS 阻断剂，药物的选择取决于病因以及是否为继发性高血压[11]。

高血压亚急症的治疗

虽然高血压亚急症特别常见，但目前显然还缺乏对无症状血压升高患者进行广泛的靶器官损害诊断测试的价值、住院治疗的必要性、治疗类型和最佳随访的高质量研究[28]。应为所有高血压亚急诊患者提供一个安静的休息室，因为这样使得三分之一的此类患者血压下降大于或等于 20/10mmHg[29]。

对于没有急性靶器官损害的无症状患者，快速降压并没有证据支持有益，有证据支持快速降压的危害包括卒中甚至死亡。因此大多数人同意，血压下降应持续数小时至数天。当患者在急诊给予口服药物后，血压可在 2 至 4 小时内降到 160/100mmHg 以下的水平。高血压亚急症治疗最重要的一点不是达到血压目标，而是确保适当的随访（一般在 1 周内），将患者送往合适的慢性高血压治疗机构，以优化治疗，改善未控制高血压患者的血压控制情况[4,18,22]。然而，有数据表明，这些患者中的大多数并没有像文献中传统描述的那样在急诊室接受药物或指导，医疗服务提供者也高估了他们转诊患者接受随访的频率，从而导致长期门诊血压控制的改善值得怀疑。

处方用药前要考虑的另一个主要因素是疼痛评估。对于心源性或脑源性的剧烈疼痛患者应首先给予镇痛药以改善疼痛。如果这类患者伴有高血压急症，并服用了可乐定或拉贝洛尔等急性作用药物，那么一旦使用非甾体类药物、阿片类药物或类固醇缓解疼痛，他们就可能出现低血压。

与治疗高血压急症相比，治疗高血压亚急症的药物选择很多，因为几乎所有的抗高血压药物都能在合理的时间内有效降低血压（表 45.3）。所使用的药

表 45.3 治疗高血压亚急症的药物

药物[a]	作用机制	剂量	起效时间	持续时间	不良反应	特殊情况
卡托普利	血管紧张素转化酶抑制剂	每 1~2 小时 12.5~25mg PO	15~30 分钟	4~6 小时	血管性水肿、咳嗽、急性肾衰竭	已知或疑似肾动脉狭窄
可乐定	中央型 α2 受体激动剂	每 1~2 小时 0.1~0.2mg PO	30~60 分钟	6~8 小时	镇静，口干，心动过缓，停药后出现反弹性高血压	无
拉贝洛尔	α-受体阻滞剂，β-受体阻滞剂	每 2~3 小时 200~40mg PO	30~120 分钟	6~8 小时	支气管收缩，心脏传导阻滞，充血性心力衰竭	动脉瘤破裂，心律失常
呋塞米	袢利尿剂	每 2~3 小时 20~40mg PO	30~60 分钟	8~12 小时	容量不足，低钠血症，低钾血症	肾脏或心脏衰竭导致的容量过载
伊伊拉地平	钙通道阻滞剂	每 4~6 小时 5~10mg PO	30~90 分钟	8~16 小时	头痛、心动过速、动脉血管痉挛、面色潮红，周围水肿	动脉血管痉挛

PO，口服。

[a] 通常在急诊室使用的短效剂。然而，如文中所述，有时也可以使用长效药物。

物应该满足良好的依从性、价格合理,并方便服用。因此,每天必须服用三次的可乐定、卡托普利和拉贝洛尔不是理想的药物。每日一次钙通道阻滞剂与每日一次血管紧张素受体阻滞剂和低至中等剂量的利尿剂的联合使用,是患者出院时的合理选择,并在 2~3 周内由主治医生进行复诊。

血管紧张素转换酶(ACE)抑制剂的使用需谨慎,因为会导致或加重危重肾动脉狭窄患者的肾功能损害[9,18]。如果血压升高与容量过载有关,呋塞米也可有效降低血压,特别是如果患者存在肾功能障碍。然而肾脏对血压升高常见的生理反应是尿钠排泄增加,所以尤其是肾功能正常的患者,他们的容量反而减少[4,18]。此外呋塞米由于其作用时间短不作为原发性高血压的选择。

如前所述,舌下含服或口服短效硝苯地平虽然曾被频繁使用,但现在已被列为禁忌,因为患者从急诊出院后,卒中、心肌梗死和死亡的发生率较高[23,24]。随机研究显示,此药可用的例外是孕妇急性血压升高时,口服硝苯地平显示比静脉注射拉贝洛尔更快地降低血压,且无安全问题[30]。长效 CCB,如每日一次硝苯地平或硝苯地平 XL、氨氯地平和依沙地平缓释,在急诊降压方面不起作用。但是,这些药物和其他主要降压药中的长效药物仍是长期控制血压的重要手段,前面已经讨论了对这些患者进行管理的最重要方面。

(李冰 译,周晓霜 校)

参考文献

1. Muiesan ML, Salvetti M, Amadoro V, et al. For the working Group on Hypertension, Prevention, Rehabilitation of the Italian Society of Cardiology, the Societa' Italiana dell'Ipertensione Arteriosa: an update on hypertensive emergencies and urgencies. *J Cardiovasc Med (Hagerstown)*. 2015;16(5):372-382.
2. Elliott WJ. Clinical features and management of selected hypertensive emergencies. *J Clin Hypertens (Greenwich)*. 2004;6:587-592.
3. Rosei EA, Salvetti M, Farsang C. European Society of Hypertension Scientific Newsletter: treatment of hypertensive urgencies and emergencies. *J Hypertens*. 2006;24(12):2482-2485.
4. Sarafidis PA, Georgianos PI, Malindretos P, Liakopoulos V. Pharmacological management of hypertensive emergencies and urgencies: focus on newer agents. *Expert Opin Investig Drugs*. 2012;21:1089-1106.
5. Benenson I, Waldron FA, Jadotte YT, et al. Risk factors for hypertensive crisis in adult patients: a systematic review protocol. *JBI Database System Rev Implement Rep*. 2019;17(11):2343-2349.
6. Hyman DJ, Pavlik VN. Characteristics of patients with uncontrolled hypertension in the United States. *N Engl J Med*. 2001;345(7):479-486.
7. Shea S, Misra D, Ehrlich MH, et al. Predisposing factors for severe, uncontrolled hypertension in an inner-city minority population. *N Engl J Med*. 1992;327(11):776-781.
8. Palmer BF. Renal dysfunction complicating the treatment of hypertension. *N Engl J Med*. 2002;347:1256-1261.
9. Kaplan NM, Victor RG. Hypertensive crises. In: Kaplan NM, Victor RG, eds. *Kaplan's Clinical Hypertension*. Wolters Kluwer; 2014.
10. Nonaka K, Ubara Y, Sumida K, et al. Clinical and pathological evaluation of hypertensive emergency-related nephropathy. *Intern Med*. 2013;52:45-53.
11. Ruland S, Aiyagari V. Cerebral autoregulation and blood pressure lowering. *Hypertension*. 2007;49(5):977-978.
12. Marik PE, Rivera R. Hypertensive emergencies: an update. *Curr Opin Crit Care*. 2011;17:569-580.
13. Chobanian AV, Bakris GL, Black HR, et al; National Heart, Lung, and Blood Institute Joint National Committee on Prevention, Detection, Evaluation, and Treatment of High Blood Pressure; National High Blood Pressure Education Program Coordinating Committee. The Seventh Report of the Joint National Committee on Prevention, Detection, Evaluation, and Treatment of High Blood Pressure: the JNC 7 report [published correction appears in *JAMA*. 2003;290(2):197]. *JAMA*. 2003;289:2560-2572.

14. Janke A, McNaughton C, Body A, et al. Trends in the incidence of hypertensive emergencies in US Emergency Departments from 2006 to 2013. *J Am Heart Assoc.* 2016;5(12) e004511.
15. Patel KK, Young L, Howell EH, et al. Characteristics and outcomes of patients presenting with hypertensive urgency in the office setting. *JAMA Intern Med.* 2016;176(7):981-988.
16. Lewington S, Clarke R, Qizilbash N, et al; Prospective Studies Collaboration. Age-specific relevance of usual blood pressure to vascular mortality: a meta-analysis of individual data for one million adults in 61 prospective studies. *Lancet.* 2002;360(9349):1903-1913.
17. Amraoui F, Bos S, Vogt L, van den Born BJ. Long-term renal outcome in patients with malignant hypertension: a retrospective cohort study. *BMC Nephrol.* 2012;13:71.
18. Agabiti-Rosei E, Salvetti M, Farsang C. European Society of Hypertension Scientific Newsletter: treatment of hypertensive urgencies and emergencies. *J Hypertens.* 2006;24:2482-2485.
19. Keith NM, Wagener HP, Barker NW. Some different types of essential hypertension: their course and prognosis. *Am J Med Sci.* 1974;268(6):336-345.
20. Cherney D, Straus S. Management of patients with hypertensive urgencies and emergencies: a systematic review of the literature. *J Gen Intern Med.* 2002;17:937-945.
21. Perez MI, Musini VM. Pharmacological interventions for hypertensive emergencies: a Cochrane systematic review. *J Hum Hypertens.* 2008;22:596-607.
22. Elliott WJ. Clinical features in the management of selected hypertensive emergencies. *Prog Cardiovasc Dis.* 2006;48:316-325.
23. Messerli FH, Grossman E. The use of sublingual nifedipine: a continuing concern. *Arch Intern Med.* 1999;159:2259-2260.
24. Chobanian AV, Bakris GL, Black HR, et al. Seventh Report of the Joint National Committee on Prevention, Detection, Evaluation, and Treatment of High Blood Pressure. *Hypertension.* 2003;42:1206-1252.
25. Mancia G, Fagard R, Narkiewicz K, et al. 2013 ESH/ESC guidelines for the management of arterial hypertension: the Task Force for the management of arterial hypertension of the European Society of Hypertension (ESH) and of the European Society of Cardiology (ESC). *J Hypertens.* 2013;31:1281-1357.
26. Wajngarten M, Silva GS. Hypertension and stroke: update on treatment. *Eur Cardiol.* 2019;14(2):111-115.
27. Anderson CS, Heeley E, Huang Y, et al. Rapid blood-pressure lowering in patients with acute intracerebral hemorrhage. *N Engl J Med.* 2013;368:2355-2365.
28. Wolf SJ, Lo B, Shih RD, Smith MD, Fesmire FM. Clinical policy: critical issues in the evaluation and management of adult patients in the emergency department with asymptomatic elevated blood pressure. *Ann Emerg Med.* 2013;62:59-68.
29. Grassi D, O'Flaherty M, Pellizzari M, et al. Hypertensive urgencies in the emergency department: evaluating blood pressure response to rest and to antihypertensive drugs with different profiles. *J Clin Hypertens (Greenwich).* 2008;10:662-667.
30. Shekhar S, Sharma C, Thakur S, Verma S. Oral nifedipine or intravenous labetalol for hypertensive emergency in pregnancy: a randomized controlled trial. *Obstet Gynecol.* 2013;122:1057-1063.

46 烧伤患者的急性肾损伤

Anthony P. Basel, Garrett W. Britton, Kevin K. Chung

简介

危重烧伤患者的护理既复杂又具有挑战性。由于烧伤的性质，严重烧伤患者是一个特别脆弱的人群。烧伤患者在重症监护室(intensive care unit, ICU)面临以下风险：在整个疾病过程中反复发生休克的风险，每一次休克都会增加器官衰竭和死亡风险。烧伤患者的成功管理主要包括多器官支持，同时保护患者在烧伤伤口愈合之前免受进一步的伤害。因为复杂的病理生理学和持续威胁生命等原因，烧伤与严重的发病率和死亡率相关，特别是烧伤患者进展成急性肾损伤(acute kidney injury, AKI)。过去与烧伤创伤相关的 AKI，预计死亡率为 50% 至 100%，其中需要接受肾脏替代治疗(kidney replacement therapyKRT)的患者死亡率最高[1,2]。

本章深入了解 AKI 在烧伤人群中的发生，强调功能损伤与细胞损伤的概念，提供了烧伤复苏概述，以及讨论严重烧伤患者 KRT 和其他体外模式的应用。

流行率、分期和影响

过去十年，AKI 的定义在烧伤人群中得到了标准化，结果显示，20% 至 40% 住在 ICU 的烧伤患者出现一定程度的 AKI，而不需要 ICU 护理的烧伤患者发生 AKI 的比例只有 1%~2%[3,5]。当使用风险、损伤、衰竭、肾功能丧失和终末期肾病(RIFLE)系统和急性肾损伤网络(AKIN)标准，ICU 烧伤患者的 AKI 发生率分别为 24% 和 33%[4,6]。有趣的是，使用 AKIN 标准确定了一组患者，由于血肌酐的微小变化，当使用 RIFLE 系统则会发生遗漏。检测早期 AKI 的重要性体现在相关的住院时间延长、死亡率增加以及指导特定疗法。改善全球肾脏预后组织(KDIGO)对 AKI 的定义甚至比 AKIN 标准更具体，这也是由于血清肌酐在较长时间内的变化较小。KDIGO 尚未在烧伤人群中得到验证，但研究仍在进行中[7,8]。

在烧伤人群中，AKIN Ⅰ级与 8%~12% 死亡率相关，而 AKIN Ⅱ级和Ⅲ级的死亡率分别为 15%~19% 和 53%~57%[6]。需要某种形式的 KRT 的烧伤患者死亡率最高(62%~100%)[4,9]。

急性肾损伤早期识别(功能性与细胞性损伤)

血清肌酐和尿量对评估 AKI 的局限性众所周知,新生物标志物对肾脏细胞损伤的检测改变了 AKI 检测的模式。许多新的血清和尿液生物标志物已通过正式标准预测 AKI,如第 16 章所述。血浆和尿液的中性粒细胞明胶酶相关脂质运载蛋白(NGAL)在预测烧伤患者发生 AKI 方面优于血清胱抑素 C 和血清肌酐[10,11]。许多其他生物标志物也已被评估用于检测烧伤人群中的 AKI,但结果不一,研究仍在进行中。

治疗

烧伤患者死亡的最大原因是烧伤的程度和未愈合的伤口负担[12]。严重烧伤患者早期复苏的目标是优化灌注,以保护终末器官功能和伤口处的微循环。积极复苏、逆转休克,如果烧伤患者伤口创面较大,尽早手术干预或接受组织移植[13]。

许多公式可以用来预测烧伤后早期 24~48 小时内复苏所需液体量。美国陆军外科研究所(USAISR)的“10 秒法则”是:从所有用于计算评估复苏的液体作为起始速率,根据患者的反应进行持续滴定。10s 法则以 ml/h 为单位估算初始液体速率,乘以受影响的总体表面积(TBSA%)再乘以 10 可以精确到 10%,对于 80kg 以上的患者,每 10kg 再加 100ml/hr[14]。首次达到复苏速率后,额外的液体根据临床情况个体化治疗,通常以各种复苏终点为指导,如尿液和血清乳酸。临床医生必须警惕避免过度复苏。复苏体积在 24 小时内大于 250ml/kg 的复苏量(lvy 指数),通常被认为复苏失控并且增加腹腔间隔室综合征的风险[15]。为了防止失控复苏、降低其发病率和死亡率,辅助疗法包括胶体复苏,即以晶体液输注每小时三分之一的速度输入 5% 的白蛋白[16,17]。另一个重新受到青睐的辅助疗法,是使用血浆复苏来限制烧伤患者复苏时的液体流动[18]。最后高剂量维生素 C 被认为可以恢复内皮细胞多糖蛋白复合物,限制水肿形成及血管内液体损失[19]。值得注意的是,据报道使用高剂量维生素 C 会导致草酸性肾病[20]。

烧伤创伤中心预防 AKI 的关键在于早期积极抢救和避免肾脏受损。AKI 的早期发现对烧伤患者的管理至关重要。我们认为采用新型生物标志物的方法,将使临床医生能够以更加针对患者的方式制定治疗方案。识别高危患者,防止不必要的肾毒素暴露,如静脉注射造影剂和某些抗菌药物,并尽早确定从 KRT 中受益的患者。

肾脏替代治疗

过去需要 KRT 的严重烧伤患者据报道死亡率高达 100%[5]。由于烧伤患者血流动力学状态通常不稳定,间歇性血液透析(intermittent hemodialysis, IHD)实施起来很困难[21]。随着技术的进步和不同模式的 KRT 实施,已经改善了烧伤患者的结局。

连续性肾脏替代治疗

连续肾脏替代疗法(continuous kidney replacement therapy,CKRT)在过去的十年里广泛应用于烧伤群体。众所周知,持续治疗患者耐受性更好,因此更适合血流动力学不稳定的患者。这使得CKRT对于烧伤患者是理想模式,尤其是在自体移植术后,以维持对敏感脆弱的新移植组织充分灌注[1,21,22]。USAISR小组发现,与既往没有接收任何KRT相比,接受连续静脉血液滤过(CVVH)的患者28天死亡率显著降低(38% vs. 71%,P=0.011)[23]。最大规模的多中心观察试验包括8个不同的烧伤中心和170名主要接受CKRT治疗的患者,结果显示,接受CKRT治疗的患者住院死亡率最低,截至目前报告为50%,在幸存者中对长期KRT的需求不足10%[22]。根据上述数据,CKRT似乎是安全有效的,应被视为血流动力学不稳定的AKI危重烧伤患者的标准治疗。

开始持续肾脏替代治疗的时机

众所周知,KRT的传统适应证很快就会出现,有时甚至出乎烧伤临床新手的意料。早期启动CKRT的时机仍有争议,因为内科医生和外科ICU医生对其效果意见不统一[24-26]。尽管读者可以查阅第30章关于KRT时机的内容,将这些研究结果推而广之用于AKI烧伤患者的护理可能并不合适。早期且积极的CVVH启动,与满足任一传统标准的既往死亡对照组相比,启动CVVH可以改善预后[23]。最近的多中心观察性研究发现,半数患者在AKIN Ⅱ期或Ⅱ期以下时开始接受KRT。事实上,6%的患者不符合AKI的任何标准[22]。上述数据综合表明,早期积极使用KRT可能对烧伤合并AKI患者有益。

连续肾脏替代治疗剂量

在需要CKRT的AKI普通ICU患者中,一般ICU的标准剂量为20~30ml/(kg·h)[27,28]。高容量血液滤过(high-volume hemofiltration ,HVHF)治疗感染性休克所致的AKI患者肾脏本身和AKI肾外表现,在一般的ICU人群中仍有争议。小型单中心研究已经提出了HVHF对调节血流动力学益处、免疫系统对脓毒症的反应、毒素的清除,以及脓毒性休克中炎症介质导致器官衰竭的益处,但更大规模的试验未能显示出其益处[29-32]。

HVHF在AKI的重症烧伤患者中显示出前景(图文摘要46.1和图文摘要46.2)。可能是由于这类特殊患者严重的代谢紊乱。大多数早期报告显示,CKRT在烧伤人群中的使用剂量高于正常替代治疗剂量[30~120ml/(kg·h)][21,23]。最近一项多中心随机对照试验研究了HVHF[70ml/(kg·h) vs. 标准剂量]对危重烧伤患者的影响。虽然由于研究中的患者登记缓慢该研究已终止,但在研究的患者中,HVHF组在48小时降低了对血管升压药的依赖,然而在对照组没有出现该情况,证实了先前的观察结果。炎症标志物或死亡率方面则无差异[12,21,23]。HVHF需要考虑其对药物动力学和电解质异常的影响。此外需要频繁更换流体袋,护理和支持人员的劳动强度可能会相当大。重要的是团队相互合作,包括药房、额外的技术支持人员，以及药物和电解质的监测及更换[12]。

需要强调的是在烧伤患者中使用 HVHF 与在普通 ICU 患者中使用 HVHF 有很大不同。HVHF 对烧伤患者加速逆转休克和严重代谢紊乱似乎有效。需要进一步的临床试验来巩固其对死亡率等结果的影响。无论哪种方式，CKRT 的剂量应根据每个患者的临床情况进行个体化设定。AKI 继发于严重代谢紊乱的烧伤患者，CKRT 剂量可能需要高于通常的 20~30ml/(kg·h)。对于烧伤休克和/或严重代谢紊乱的患者，HVHF 剂量为 70ml/(kg·h) 持续 48 小时。

体外治疗：未来展望

体外膜肺氧合(extracorporeal membrane oxygenation，ECMO)允许氧合和二氧化碳的清除，并且可以提供部分或全部的肺和/或心脏支持。我们在烧伤人群中使用 ECMO 的经验一直在增加。多个小组报告了烧伤患者伴严重急性呼吸窘迫综合征(ARDS)，用 ECMO 治疗获得良好生存率[33,34]。被称为膜肺的小型聚合物气体交换过滤器可连接到标准的 CKRT 平台上，虽然不能提供氧气，但在血液流量为 250ml/min 时，可以提供超过 50% 二氧化碳的清除。这种" 部分肺支持" 可能是增强肺保护策略的理想选择，可以最大限度地减少严重吸入性损伤和 ARDS 烧伤患者的潮气量[35]。血液净化已被证明可以改善某些形式的感染性休克的结局[36]。Peng 等人证明，使用血液净化降低烧伤患者的内毒素水平。仍需进一步研究[37]。随着该领域的发展，重症监护团队能力的迅速提升。严重烧伤患者都有着一些最严重的多器官功能障碍，需要多种体外疗法，但他们仍能存活到出院，并拥有正常而充实的生活。随着技术的进步，也许有一天我们会看到一种多器官支持疗法(multiorgan support therapy，MOST)，将体外治疗整合到单个回路和系统上，甚至可以部署在偏远或资源有限的地区。

(李冰 译，周晓霜 校)

参考文献

1. Chung KK, Wolf SE, Cancio LC, et al. Resuscitation of severely burned military casualties: fluid begets more fluid. *J Trauma.* 2009;67(2):231-237.
2. Mustonen K, Vuola J. Acute renal failure in intensive care burn patients. *J Burn Care Res.* 2008;29(1):227-237.
3. Clemens MS, Stewart IJ, Sosnov JA, et al. Reciprocal risk of acute kidney injury and acute respiratory distress syndrome in critically ill burn patients. *Crit Care Med.* 2016;44(10):e915-e922.
4. Stewart IJ, Tilley MA, Cotant CL, et al. Association of AKI with adverse outcomes in burned military casualties. *Clin J Am Soc Nephrol.* 2011;7(2):199-206.
5. Brusselaers N, Monstrey S, Colpaert K, et al. Outcome of acute kidney injury in severe burns: a systematic review and meta-analysis. *Intensive Care Med.* 2010;36(6):915-925.
6. Chung KK, Stewart IJ, Gisler C, et al. The Acute Kidney Injury Network (AKIN) criteria applied in burns. *J Burn Care Res.* 2012;33(4):483-490.
7. Clark A, Neyra JA, Madni T, et al. Acute kidney injury after burn. *Burns.* 2017;43(5):898-908.
8. Coca SG, Bauling P, Schifftner T, et al. Contribution of acute kidney injury toward morbidity and mortality in burns: a contemporary analysis. *Am J Kidney Dis.* 2007;49(4):517-523.
9. Mosier MJ, Pham TN, Klein MB, et al. Early acute kidney injury predicts progressive renal dysfunction and higher mortality in severely burned adults. *J Burn Care Res.* 2010;31(1):83-92.
10. Kashani K, Al-Khafaji A, Ardiles T, et al. Discovery and validation of cell cycle arrest biomark-

ers in human acute kidney injury. *Crit Care.* 2013;17(1):R25.
11. Sen S, Godwin ZR, Palmieri T, et al. Whole blood neutrophil gelatinase–associated lipocalin predicts acute kidney injury in burn patients. *J Surg Res.* 2015;196(2):382-387.
12. Chung KK, Coates EC, Smith DJ, et al. High-volume hemofiltration in adult burn patients with septic shock and acute kidney injury: a multicenter randomized controlled trial. *Crit Care.* 2017;21(1):289.
13. Rowan MP, Cancio LC, Elster EA, et al. Burn wound healing and treatment: review and advancements. *Crit Care.* 2015;19(1):243.
14. Parrillo JE, Dellinger RP, eds. *Critical Care Medicine: Principles of Diagnosis and Management in the Adult.* 5th ed. Elsevier; 2019.
15. Ivy ME, Atweh NA, Palmer J, et al. Intra-abdominal hypertension and abdominal compartment syndrome in burn patients. *J Trauma.* 2000;49(3):387-391.
16. Navickis RJ, Greenhalgh DG, Wilkes MM. Albumin in burn shock resuscitation. *J Burn Care Res.* 2016;37(3):e268-e278.
17. Joint Trauma System. Published March 15, 2019. Retrieved April 19, 2019. https://jts.amedd.army.mil/assets/docs/cpgs/JTS_Clinical_Practice_Guidelines_(CPGs)/Burn_Care_11_May_2016_ID12.pdf
18. O'Mara MS, Slater H, Goldfarb IW, et al. A prospective, randomized evaluation of intra-abdominal pressures with crystalloid and colloid resuscitation in burn patients. *J Trauma.* 2005;58(5):1011-1018.
19. Tanaka, H., Matsuda, T., Miyagantani, Y., et al. Reduction of resuscitation fluid volumes in severely burned patients using ascorbic acid administration: a randomized, prospective study. *Archives of Surgery.* 2000;135(3):326-331.
20. Buehner M, Pamplin J, Studer L, et al. Oxalate nephropathy after continuous infusion of high-dose vitamin C as an adjunct to burn resuscitation. *J Burn Care Res.* 2016;37(4):e374-e379.
21. Chung K, Juncos L, Wolf S, et al. Continuous renal replacement therapy improves survival in severely burned military casualties with acute kidney injury. *J Trauma.* 2008;64(suppl):S179-S187.
22. Chung KK, Coates EC, Hickerson WL, et al. Renal replacement therapy in severe burns: a multicenter observational study. *J Burn Care Res.* 2018;39(6):1017-1021.
23. Chung KK, Lundy JB, Matson JR, et al. Continuous venovenous hemofiltration in severely burned patients with acute kidney injury: a cohort study. *Crit Care.* 2009;13(3):R62.
24. Zarbock A, Kellum JA, Schmidt C, et al. Effect of early vs delayed initiation of renal replacement therapy on mortality in critically ill patients with acute kidney injury. *JAMA.* 2016;315(20):2190.
25. Gaudry S, Hajage D, Schortgen F, et al. Initiation strategies for renal replacement therapy in the intensive care unit. *N Engl J Med.* 2016;375(2):122-133.
26. Bhatt GC, Das RR. Early versus late initiation of renal replacement therapy in patients with acute kidney injury—a systematic review & meta-analysis of randomized controlled trials. *BMC Nephrol.* 2017;18(1):78.
27. Palevski PM, Zhang JH, O'Conner T, et al. Intensity of renal support in critically ill patients with acute kidney injury. *N Engl J Med.* 2008;359(1):7-20.
28. Bellomo R, Cass A, Cole L, et al. Intensity of renal-replacement therapy in critically ill patients. *N Engl J Med.* 2009;361(17):1627-1638.
29. Joannes-Boyau O, Honore PM, Perez P, et al. High-volume versus standard volume haemofiltration for septic shock patients with acute kidney injury (IVOIRE study): a multicenter randomized controlled trial. *Intensive Care Med.* 2013;39:1535-1546.
30. Boussekey N, Chiche A, Faure K, et al. A pilot randomized study comparing high and low volume hemofiltration on vasopressor use in septic shock. *Intensive Care Med.* 2008;34(9):1646-1653.
31. Bellomo R, Lipcsey M, Calzavacca P, et al. Early acid-base and blood pressure effects of continuous renal replacement therapy intensity in patients with metabolic acidosis. *Intensive Care Med.* 2013;39:429-436.
32. Borthwick EM, Hill CJ, Rabindranath KS, et al. High-volume haemofiltration for sepsis in adults. *Cochrane Database Syst Rev.* 2017;1:1-39.
33. Ainsworth CR, Dellavolpe J, Chung KK, et al. Revisiting extracorporeal membrane oxygenation for ARDS in burns: a case series and review of the literature. *Burns.* 2018;44(6):1433-1438.
34. Chiu Y, Ma H, Liao W, et al. Extracorporeal membrane oxygenation support may be a lifesaving modality in patients with burn and severe acute respiratory distress syndrome: experience of Formosa Water Park dust explosion disaster in Taiwan. *Burns.* 2018;44(1):118-123.
35. Neff LP, Cannon JW, Stewart IJ, et al. Extracorporeal organ support following trauma: the dawn of a new era in combat casualty critical care. *J Trauma Acute Care Surg.* 2013;75(2 suppl 2):S121-S129.
36. Cruz DN, Antonelli M, Fumagalli R, et al. Early use of polymyxin B hemoperfusion in abdominal septic shock: the EUPHAS randomized controlled trial. *JAMA.* 2009;301:2445-2452.
37. Peng Y, Yuan Z, Li H. Removal of inflammatory cytokines and endotoxin by veno-venous continuous renal replacement therapy for burned patients with sepsis. *Burns.* 2005;31:623-628.

图文摘要

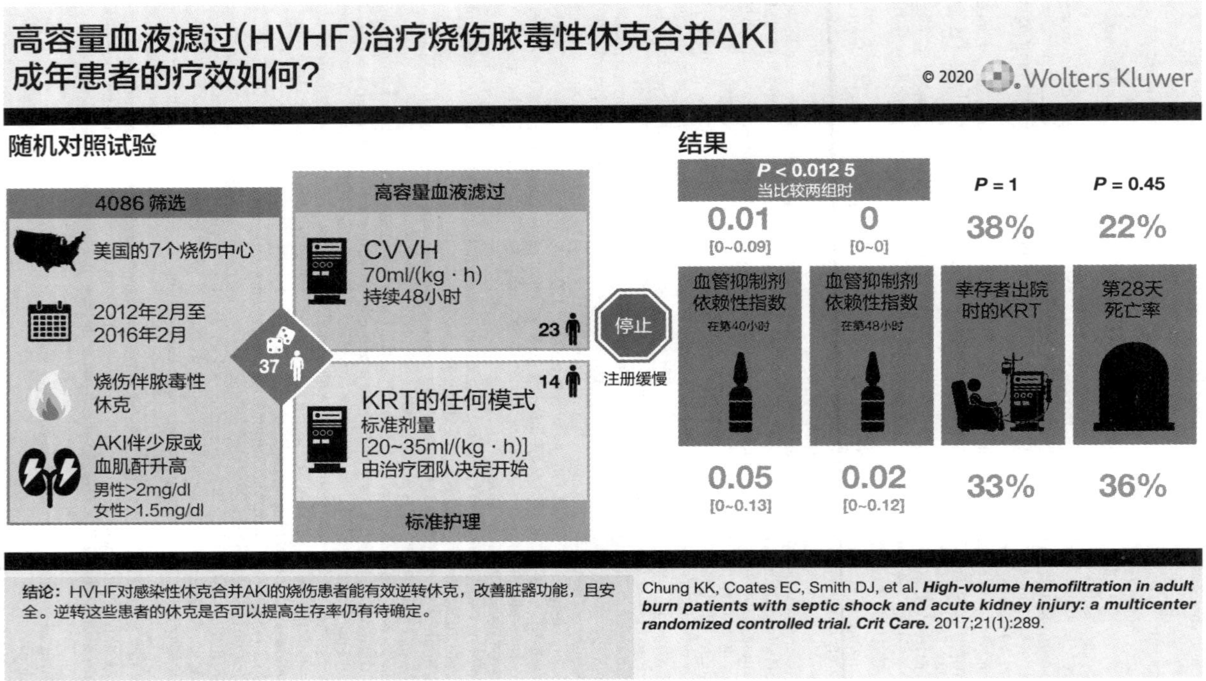

图文摘要 46.1

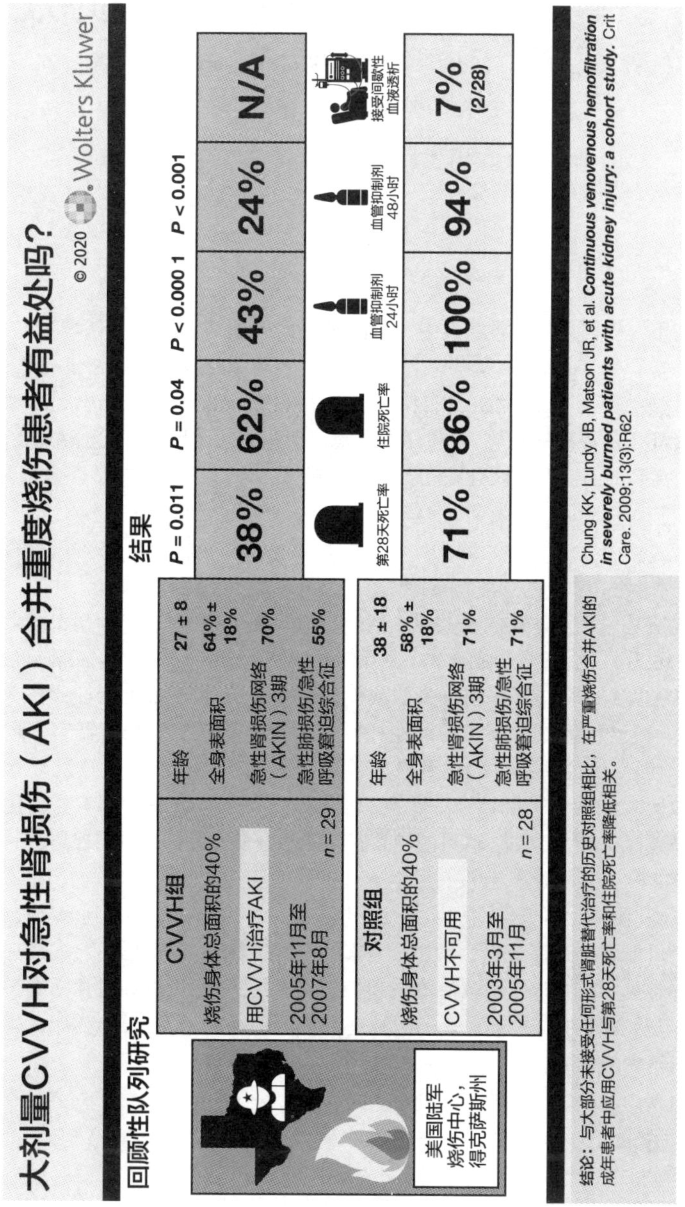

大剂量CVVH对急性肾损伤（AKI）合并重度烧伤患者有益处吗？
© 2020 Wolters Kluwer
回顾性队列研究
美国陆军
烧伤中心，
得克萨斯州
CVVH组
烧伤身体总面积的40%
用CVVH治疗AKI
2005年11月至
2007年8月
n = 29
年龄 27 ± 8
全身表面积 64% ± 18%
急性肾损伤网络（AKIN）3期 70%
急性肺损伤/急性呼吸窘迫综合征 55%
对照组
烧伤身体总面积的40%
CVVH不可用
2003年3月至
2005年11月
n = 28
年龄 38 ± 18
全身表面积 58% ± 18%
急性肾损伤网络（AKIN）3期 71%
急性肺损伤/急性呼吸窘迫综合征 71%
结果
P = 0.011
P = 0.04
P < 0.000 1
P < 0.001
38%
62%
43%
24%
N/A
第28天死亡率
住院死亡率
血管抑制剂
24小时
血管抑制剂
48小时
接受间歇性
血液透析
71%
86%
100%
94%
7%
(2/28)
结论：与大部分未接受任何形式肾脏替代治疗的历史对照组相比，在严重烧伤合并AKI的成年患者中应用CVVH与第28天死亡率和住院死亡率降低相关。
Chung KK, Lundy JB, Matson JR, et al. Continuous venovenous hemofiltration in severely burned patients with acute kidney injury: a cohort study. Crit Care. 2009;13(3):R62.

图文摘要 46.2

47 创伤相关急性肾损伤

Zane Perkins, Ryan W. Haines, John R. Prowle

概述

在重大创伤后的危重病人中，约有五分之一会并发急性肾损伤（AKI）。严重创伤常影响年轻患者，这些患者并发症较少，可以从健康到病情迅速恶化。因此，这些情况的 AKI 可能具有特殊的损伤原因。AKI 作为损伤引起的急性生理紊乱严重程度的标志，它与死亡风险密切相关。在护理有发生 AKI 风险的创伤患者时，需要考虑 AKI 的原因和机制。

背景

创伤是一个全球性的公共卫生问题。世界卫生组织估计，创伤引起全球每年 510 万人死亡，并造成 8 000 多万伤残调整生命年（disability-adjusted life years，DALY）的损失[1-3]。由于失血或创伤性脑损伤，大多数创伤性死亡在受伤后迅速发生，但是可预防的晚期死亡与长期危重症疾病和多器官衰竭相关[4,5]。创伤后最初幸存的危重症患者，AKI 是常见的。在这种情况下，AKI 可导致肾功能突然下降以及一系列综合征[6]。每个 AKI 案例都有特定的病因、发病机制和治疗方式，这可能导致肾功能不全从轻度损伤到需要肾脏替代治疗（KRT）。总体而言，与没有发生 AKI 的患者相比，发生 AKI 的创伤患者死亡率更高，住院时间更长[7,8]。此外，仍不清楚 AKI 后肾功能恢复到何种程度，幸存者可能容易进展成慢性肾脏病（CKD）甚至晚期并发症及死亡，尤其在年轻人中常见[9]。随着创伤救治体系和护理技术的进步，患者即时存活率得到提高，包括 AKI 在内的器官衰竭的管理和资源的需求，可能会给临床医生带来越来越大的挑战。

流行病学

由于 AKI[10]的诊断、分期及标准化的发展，使得其对创伤人群的流行病学有着更严格的研究，对入住重症监护的受伤患者更为严格。最近两次系统性综述显示，重症患者中创伤相关性 AKI 的总发病率约为 20%~24%[7,8]。在这些 AKI 中,56%~59% 为轻度(1 期),23%~30% 为中度(2 期),14%~18% 为重度(3 期)。总体而言,约 1/10 发生 AKI 的创伤患者需要 KRT 治疗[7,11]。

据报道,一般创伤人群中 AKI 的发病率更难以确定。其问题包括更大的临床研究(例如,研究人群的暴露差异和危险因素分布)和方法学(诊断标准的差异和估算基线血清肌酐)研究之间的差异。最近两个大型观察研究,对伦敦[11]和巴黎[12]受伤患者的观察研究显示 AKI 总的发生率为 13%。大多数(>95%)进展成 AKI 的患者被送入重症监护室,大约 58% 患者是轻度 AKI(1 期),23% 为中度(2 期),19% 为重度(3 期)。此外,最近对美国近一百万例创伤患者统计显示,重度 AKI(3 期)的发生率为 0.68%[13]。

大多数创伤相关 AKI 病例(75% 至 95%)发生在受伤后 5 天内,从受伤到满足 AKI 诊断标准的平均时间为 2~3 天[7,11,12]。

病因及危险因素

几种病理生理机制可能促进创伤后 AKI 的发生。因为绝大多数患者在创伤后的最初几天内发生 AKI,这表明 AKI 通常作为创伤的直接后遗症而不是其他并发症的结果[7,11,12]。AKI 的早期诱因包括出血性休克、横纹肌溶解、直接肾损伤、大量输血的并发症和损伤相关分子模式大量释放后的全身炎症反应。虽然 AKI 的延迟诱因不太常见但仍至关重要,很多诱因是可以预防的。AKI 晚期诱因包括肾毒素的暴露和一些并发症,如败血症或腹腔隔室综合征。

这些因果机制的临床检测表明 AKI 形成的强相关性(表 47.1)。例如,与 AKI 密切相关的休克临床标志物,包括院前和入院低血压[7,11,12,14-16],心动过速[12],入院后升高的乳酸[11,12,17],凝血功能障碍[14],体温过低[17],酸中毒[15],复苏液体的体积管理[18],血液制品输注的体积[7,11,12,17,19-21]和血管加压剂的使用需求[12,18]。此外,许多与 AKI 相关的临床变量可能是 AKI 形成机制的多个标志物。例如,腹部明显损伤[7,21]可能表明低血容量性休克风险增加,直接造成肾损伤或腹腔隔室综合征;接受抗生素治疗可能使患者合并脓毒血症[7],或使用某些肾毒性抗生素[11]。同样,较高的损伤严重程度评分(injury severity score,ISS)[7,11,12,14,16,19]可以作为组织损伤程度或出血风险增加、低血容量性休克以及大量输血的标志物。输血一直被认为是创伤环境中最重要的 AKI 危险因素[7,11,12,20]。伤后 24 小时内每输血 1 个单位,风险就会增加(调整后风险比率 1.08)[11,17,20],以及所有成分(红细胞、血浆、和血小板)的输注与进展至 AKI 风险增加相关[12,21]。虽然输血量是出血性休克一个替代指标,但有研究报告称,输血与 AKI 的关联性强于其他衡量损伤严重程度的指标,这表明还存在其他输血特异性风险因素。这些风险因素包括溶血产物、血浆游离血红素、铁[22,23]和输血相关免疫抑制剂的暴露[24]。总体而言,AKI 通常与多种潜在的损伤原因相关,而且往往无法区分每个因素的具体作用[25,26]。

最后,接触碘化造影剂被认为是可避免 AKI 的一个重要原因,大多数多

表 47.1　创伤后急性肾损伤的病因和发病机制

发现	病因	病理生理学	时机
低血容量性休克	出血	低心输出量组织低灌注 复苏后二次再灌注损伤	立即
直接肾损伤	腹腔盆腔创伤	可能是直接通向肾脏，下尿路，或者供应肾脏的血管	立即
横纹肌溶解	挤压伤 治疗药物 栓塞或止血的血管闭塞装置	低血容量 亚铁血红素色素肾病 磷酸钙 尿酸	早期
大量输血	大出血和消耗性凝血	亚铁血红素色素肾病 全身炎症 免疫抑制	早期
凝血障碍	消耗性的凝血障碍	全身炎症反应 微血管血栓形成	早期
腹内高压	原发性腹部损伤，需要大手术	肾静脉充血 压迫 低灌注	早晚
系统性炎症	直接和再灌注的组织损伤 释放损伤相关的分子模式	血管麻痹 全身性低血压 内皮激活和微血管损伤	早晚
肾毒素	需要紧急放射造影手术 药物包括抗生素和非甾体消炎药	直接肾毒性损伤 特别是合并休克和全身性炎症	早晚
继发感染	创伤和输血引起的免疫抑制	感染相关 AKI	晚期
既往的合并症	CKD，糖尿病，慢性肝脏疾病 心力衰竭	既往存在的 AKI 危险因素	随时

AKI，急性肾损伤；CKD，慢性肾脏疾病。

发性创伤患者在入院早期都会接触到碘化造影剂。然而,在同时给予低渗透压或等渗透压造影剂时,只有微弱的证据支持具有明显临床意义的因果关系[25,26]。对大型混合医院人群进行的 Meta 分析表明,接受静脉注射(IV)造影剂手术的患者与不接受静脉注射造影剂手术的患者在 AKI 发生率、KRT 需要量或存活率方面没有明显差异[27,28]。近期关于创伤患者的 Meta 分析证明了类似的结果,事实上与创伤后未接受造影剂的患者相比,接受造影剂的创伤患者,出现 AKI 的风险较低。当然,目前没有证据证明,由于担心造影剂相关 AKI,在创伤患者必要的诊断和治疗程序中,限制使用放射造影剂是合理的。

急性肾损伤的基线危险因素

虽然许多创伤患者都很年轻,合并症很少,但是受伤患者可能预先存在危险因素,使得在各种损伤后进展至 AKI 的易感性增加。就重大创伤而言,AKI 的风险因素包括:创伤、高龄、糖尿病、慢性高血压、CKD、肥胖和非洲人群[7,13,29]。关于性别在创伤中的影响,如创伤对女性[30]有着更大的影响,对男性[7,16]风险很高或没有影响,文献中的报告是有争论的[11,20]。重要的是,混杂变量如损伤机制,在男性和女性患者群体中分布不均衡。

病理生理学

由于创伤相关 AKI 是一种复杂的异质性疾病,具有多种病因,不同的病理生理学机制可能参与其发展(表 47.1)大体上可分为全身性和肾小球血流动力学改变,从而导致肾小球滤过减少和(或)肾脏缺血,损伤相关分子模式的局部和全身释放,肾毒素和炎症介质导致局部炎症反应,从而造成肾小球毛细血管内皮细胞损伤、微循环功能障碍以及肾小管细胞损伤。这些不同机制之间的相互作用是复杂的,并且发生在整个器官、肾单位及微循环水平。整个过程在图 47.1 显示。在个体患者中,AKI 的机制和程度不尽相同[6]。因此鉴于这种复杂性,对任何特定下游途径的单独干预可能不会对整个病程产生重大影响。

治疗

有一些研究提供了关于创伤相关 AKI 治疗的前瞻性证据。可以从检查 AKI 环境(包括术后 AKI)的研究中得出推论,包括术后 AKI;然而创伤相关 AKI 有其独特的方面,通常涉及更为异质性的危重病人组[31]。在过去 20 年,关于严重多发性创伤初步治疗的完善理论依据不断发展。创伤患者从院前管理到立即进行挽救生命的手术,现代创伤管理,包括允许性低血压、早期使用血液制品和损伤控制性手术,证明可以改善院前和住院死亡率[32,33]。因此,这些必要的管理步骤优先于任何针对 AKI 的方法,至少在初期是如此。在创

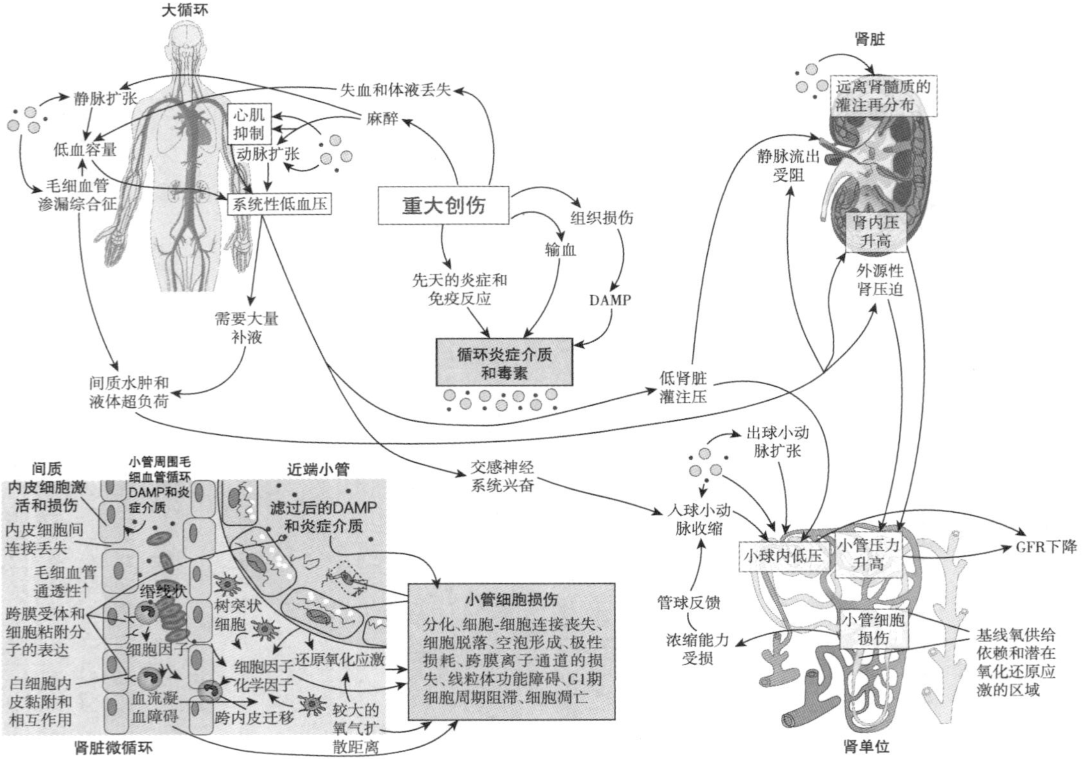

图 47.1 创伤后急性肾损伤的主要病理生理机制。DAMP，损伤相关分子模式；GFR，肾小球滤过率。Reproduced with permission from Perkins ZB，Haines RW，Prowle JR. Traumaassociated acute kidney injury. Curr Opin Crit Care. 2019；25(6)：565-572.

伤系统中，低血压复苏已被证明与提高生存率有关，最近的 Meta 分析报告显示，当采取这些治疗方案后，AKI 的发病率没有增加[34]，表明这种方法对肾脏是安全的。几乎没有数据监测创伤性损伤超过 24 小时的血压目标；因此临床医生对于创伤手术后病人（推荐灌注指数），通常关注平均动脉压（mean arterial pressure，MAP）大于或等于 65。血管升压剂通常用于疾病的这一阶段，目前正在进行的研究，有助于指导重大创伤后和其他重症监护室（ICU）对于血管升压药物的选择。

值得注意的，尽管目前 AKI 指南来自改善全球肾脏病预后组织，且该组织指导了预防和管理 AKI 的最佳方案，但这些指南和方案通常只是建议，总体来讲支持证据质量较低[35]。这需要临床医生针对患者进行个体化治疗，创伤处理的最初 24 小时之后以及患者在重症监护室接受治疗期间，根据临床情况适当调整治疗方案。

液体治疗的容量和选择，是创伤患者早期和后期复苏治疗重点。通常血液制品是首选的复苏液体，尽量避免选择晶体[36]。如前所述，输血需求与创伤后 AKI 始终相关。在对其他危重症患者的队列研究中，如心脏手术[37]，发现当患者血流动力学稳定，限制输血靶目标较非限制输血靶目标而言是安全的，在创伤中也可采用此类策略；然而一般来说，输血量是由出血严重程度和持续出血时间决定的，而非输血目标水平。

由于血液稀释在凝血、持续出血和氧气输送的副作用，现代创伤治疗方案限制晶体疗法在院前和急性复苏期使用[36]。最近观察研究显示，在入院前 24 至 48 小时内更多地使用晶体增加了成人[38]和儿童创伤患者的死亡率[39]。此外越来越多的证据表明，在整个过程中更严格使用液体对危重症患者可能有益[40,41]，创伤患者入院前 7 天，非限制性使用液体与患者机械通气延长和 ICU 住院时间增加相关[42]。脓毒症患者的多中心随机对照试验中（RCT），通过限制液体使用，观察对 AKI 死亡率的影响。如果正在进行的研究证实了观察相关性，对创伤患者的液体限制需要进行适当的观察研究。最后，当需要使用大量液体时，使用平衡晶体溶液与生理盐水相比，对于一般重症监护患者较安全[43,44]，这很可能适用于创伤人群。

横纹肌溶解症是创伤患者常见的一种特殊 AKI 病因。目前的肾脏管理一般遵循横纹肌溶解方案（见 47 章）。重要的是，预防和/或缓解与横纹肌溶解症相关的 AKI，首先要识别和治疗潜在病因（如缓解骨筋膜室综合征），然而维持尿量以稀释肌红蛋白所致肾毒性，只应被视为尽可能去除病源的辅助治疗手段。

肾脏替代治疗

对危重症患者启动 KRT 的最佳时机仍然存在争议，尽管最近进行了随机对照试验但仍存在不确定性因素[45,46]，而且很少有证据指导我们处理创伤相关 AKI。为应对大量输血对代谢的影响，需要尽早进行 KRT 的情况并不少见，可能需要高于标准方案的清除率来实现电解质平衡。疾病进程晚期进展至AKI时,KRT的最佳时机是不确定的,这一点详见第30章。

结论

创伤相关AKI是常见的、可预测的,并且与不良预后相关。总的来说,它通常是多因素的,同时存在立即、早期或晚期AKI的特定风险。这些风险因素可能以复杂的方式相互作用。考虑到相互作用的致病因素,创伤患者的AKI风险管理应侧重于对主要损伤源的最佳管理和避免继发性损伤,特别是通过最大限度地减少可避免的肾毒素暴露和预防败血症等重要并发症。

(李冰 译,周晓霜 校)

参考文献

1. Lozano R, Naghavi M, Foreman K, et al. Global and regional mortality from 235 causes of death for 20 age groups in 1990 and 2010: a systematic analysis for the Global Burden of Disease Study 2010. *Lancet*. 2012;380(9859):2095-2128.
2. Murray CJ, Vos T, Lozano R, et al. Disability-adjusted life years (DALYs) for 291 diseases and injuries in 21 regions, 1990-2010: a systematic analysis for the Global Burden of Disease Study 2010. *Lancet*. 2012;380(9859):2197-2223.
3. Haagsma JA, Graetz N, Bolliger I, et al. The global burden of injury: incidence, mortality, disability-adjusted life years and time trends from the Global Burden of Disease study 2013. *Inj Prev*. 2016;22(1):3-18.
4. Sauaia A, Moore FA, Moore EE, et al. Epidemiology of trauma deaths: a reassessment. *J Trauma Acute Care Surg*. 1995;38(2):185-193.
5. Sobrino J, Shafi S, eds. *Timing and Causes of Death After Injuries*. Taylor & Francis; 2013.
6. Kellum JA, Prowle JR. Paradigms of acute kidney injury in the intensive care setting. *Nat Rev Nephrol*. 2018;14(4):217-230.
7. Søvik S, Isachsen MS, Nordhuus KM, et al. Acute kidney injury in trauma patients admitted to the ICU: a systematic review and meta-analysis. *Intensive Care Med*. 2019;45(4):407-419.
8. Haines RW, Fowler AJ, Kirwan CJ, et al. The incidence and associations of acute kidney injury in trauma patients admitted to critical care: a systematic review and meta-analysis. *J Trauma Acute Care Surg*. 2019;86(1):141-147.
9. Gallagher M, Cass A, Bellomo R, et al. Long-term survival and dialysis dependency following acute kidney injury in intensive care: extended follow-up of a randomized controlled trial. *PLoS Med*. 2014;11(2):e1001601.
10. Kellum JA, Lameire N. Diagnosis, evaluation, and management of acute kidney injury: a KDIGO summary (Part 1). *Crit Care*. 2013;17(1):204.
11. Perkins ZB, Captur G, Bird R, et al. Trauma induced acute kidney injury. *PLoS One*. 2019;14(1):e0211001.
12. Harrois A, Soyer B, Gauss T, et al. Prevalence and risk factors for acute kidney injury among trauma patients: a multicenter cohort study. *Crit Care*. 2018;22(1):344.
13. Farhat A, Grigorian A, Nguyen NT, et al. Obese trauma patients have increased need for dialysis. *Eur J Trauma Emerg Surg*. 2019:1-8.
14. Ferencz S-AE, Davidson AJ, Howard JT, et al. Coagulopathy and mortality in combat casualties: do the kidneys play a role? *Mil Med*. 2018;183(suppl_1):34-39.
15. Skinner DL, Hardcastle TC, Rodseth RN, et al. The incidence and outcomes of acute kidney injury amongst patients admitted to a level I trauma unit. *Injury*. 2014;45(1):259-264.
16. Harbrecht BG, Broughton-Miller K, Frisbie M, et al. Risk factors and outcome of acute kidney injury in elderly trauma patients. *Am J Surg*. 2019;218(3):480-483.
17. Bihorac A, Delano MJ, Schold JD, et al. Incidence, clinical predictors, genomics, and outcome of acute kidney injury among trauma patients. *Ann Surg*. 2010;252(1):158-165.
18. Yuan F, Hou FF, Wu Q, et al. Natural history and impact on outcomes of acute kidney injury in patients with road traffic injury. *Clin Nephrol*. 2009;71(6):669-679.
19. Eriksson M, Brattström O, Mårtensson J, et al. Acute kidney injury following severe trauma: risk factors and long-term outcome. *J Trauma Acute Care Surg*. 2015;79(3):407-412.

20. Haines RW, Lin S-P, Hewson R, et al. Acute kidney injury in trauma patients admitted to critical care: development and validation of a diagnostic prediction model. *Sci Rep.* 2018;8(1):3665.
21. Shashaty MGS, Meyer NJ, Localio AR, et al. African American race, obesity, and blood product transfusion are risk factors for acute kidney injury in critically ill trauma patients. *J Crit Care.* 2012;27(5):496-504.
22. Rother RP, Bell L, Hillmen P, et al. The clinical sequelae of intravascular hemolysis and extracellular plasma hemoglobin: a novel mechanism of human disease. *JAMA.* 2005;293(13):1653-1662.
23. Jones AR, Bush HM, Frazier SK. Injury severity, sex, and transfusion volume, but not transfusion ratio, predict inflammatory complications after traumatic injury. *Heart Lung.* 2017;46(2):114-119.
24. Torrance HD, Brohi K, Pearse RM, et al. Association between gene expression biomarkers of immunosuppression and blood transfusion in severely injured polytrauma patients. *Ann Surg.* 2015;261(4):751-759.
25. Wilhelm-Leen E, Montez-Rath ME, Chertow G. Estimating the risk of radiocontrast-associated nephropathy. *J Am Soc Nephrol.* 2017;28(2):653-659.
26. Mehran R, Dangas GD, Weisbord SD. Contrast-associated acute kidney injury. *N Engl J Med.* 2019;380(22):2146-2155.
27. Aycock RD, Westafer LM, Boxen JL, et al. Acute kidney injury after computed tomography: a meta-analysis. *Ann Emerg Med.* 2018;71(1):44-53.
28. McDonald JS, McDonald RJ, Comin J, et al. Frequency of acute kidney injury following intravenous contrast medium administration: a systematic review and meta-analysis. *Radiology.* 2013;267(1):119-128.
29. Fujinaga J, Kuriyama A, Shimada N. Incidence and risk factors of acute kidney injury in the Japanese trauma population: a prospective cohort study. *Injury.* 2017;48(10):2145-2149.
30. Bagshaw SM, George C, Gibney RTN, et al. A multi-center evaluation of early acute kidney injury in critically ill trauma patients. *Ren Fail.* 2008;30(6):581-589.
31. Lyons RA, Kendrick D, Towner EM, et al. Measuring the population burden of injuries—implications for global and national estimates: a multi-centre prospective UK longitudinal study. *PLoS Med.* 2011;8(12):e1001140.
32. Rehn M, Weaver A, Brohi K, et al. Effect of prehospital red blood cell transfusion on mortality and time of death in civilian trauma patients. *Shock.* 2019;51(3):284-288.
33. Glen J, Constanti M, Brohi K, et al. Assessment and initial management of major trauma: summary of NICE guidance. *BMJ.* 2016;353:i3051.
34. Owattanapanich N, Chittawatanarat K, Benyakorn T, et al. Risks and benefits of hypotensive resuscitation in patients with traumatic hemorrhagic shock: a meta-analysis. *Scand J Trauma Resusc Emerg Med.* 2018;26(1):107.
35. Pickkers P, Ostermann M, Joannidis M, et al. The intensive care medicine agenda on acute kidney injury. *Intensive Care Med.* 2017;43(9):1198-1209.
36. Harris T, Davenport R, Mak M, et al. The evolving science of trauma resuscitation. *Emerg Med Clin North Am.* 2018;36(1):85-106.
37. Mazer CD, Whitlock RP, Fergusson DA, et al. Restrictive or liberal red-cell transfusion for cardiac surgery. *N Engl J Med.* 2017;377(22):2133-2144.
38. Jones DG, Nantais J, Rezende-Neto JB, et al. Crystalloid resuscitation in trauma patients: deleterious effect of 5L or more in the first 24h. *BMC Surg.* 2018;18(1):93.
39. Coons BE, Tam S, Rubsam J, et al. High volume crystalloid resuscitation adversely affects pediatric trauma patients. *J Pediatr Surg.* 2018;53(11):2202-2208.
40. Hjortrup PB, Haase N, Bundgaard H, et al. Restricting volumes of resuscitation fluid in adults with septic shock after initial management: the CLASSIC randomised, parallel-group, multicentre feasibility trial. *Intensive Care Med.* 2016;42(11):1695-1705.
41. Silversides JA, Fitzgerald E, Manickavasagam US, et al. Deresuscitation of patients with iatrogenic fluid overload is associated with reduced mortality in critical illness. *Crit Care Med.* 2018;46(10):1600-1607.
42. Mezidi M, Ould-Chikh M, Deras P, et al. Influence of late fluid management on the outcomes of severe trauma patients: a retrospective analysis of 294 severely-injured patients. *Injury.* 2017;48(9):1964-1971.
43. Semler MW, Kellum JA. Balanced crystalloid solutions. *Am J Respir Crit Care Med.* 2019; 199(8):952-960.
44. Semler MW, Self WH, Rice TW. Balanced crystalloids versus saline in critically ill adults. *N Engl J Med.* 2018;378(20):1951.
45. Zarbock A, Kellum JA, Schmidt C, et al. Effect of early vs delayed initiation of renal replacement therapy on mortality in critically ill patients with acute kidney injury: the ELAIN randomized clinical trial. *JAMA.* 2016;315(20):2190-2199.
46. Gaudry S, Hajage D, Schortgen F, et al. Initiation strategies for renal-replacement therapy in the intensive care unit. *N Engl J Med.* 2016;375(2):122-133.

48 神经系统急症

Fernando D. Goldenberg, Christopher Kramer, Christos Lazaridis, Hussain Aboud

引言

急性肾损伤(acute kidney injury,AKI)和慢性肾脏疾病(chronic kidney disease,CKD),可能对从大脑到周围神经的整个神经轴的功能存在直接或间接的损伤。此外,对 AKI 和 CKD 的治疗,如透析和肾移植等也有可能独立诱发或加剧神经系统损伤[1,2]。其中一些情况是急症,需要迅速鉴别、及时处理,从而避免永久性神经损伤及其导致的残疾(见表 48.1)[3,4]。

相反,AKI 是神经危重症护理中最常见的病症之一,其发病率为 5.3% 至 15%。急性脑和肾损伤的共同发生与一些严重的后果相关,包括较高的其他院内并发症的发生率、缺血性脑梗死的出血性转化、较差的神经系统结局,并且,与无 AKI 的急性脑损伤患者相比具有更高的死亡率。虽然脓毒症是神经重症监护室中 AKI 的最常见原因,但 CKD 也是 AKI 进展的一个突出的独立风险因素[2,4-7]。

在本章中,我们将探讨肾脏功能障碍及其治疗可能对神经系统产生急性和不利影响的最常见方式。

尿毒症脑病

在肾功能不全的患者中,脑病常常发生,可由多种原因诱发。这些原因包括肾衰竭导致的毒素积累,兴奋性和抑制性神经递质的失衡,某些内源性化合物代谢的明显紊乱以及转运功能的下降,中枢神经系统的通透性增加导致神经元功能障碍。此外,由于有机阴离子转运蛋白(organic anion transporter, OAT)受到抑制,尿毒症患者体内某些药物的代谢物可能会增加。重要的是,阿片类药物的血浆水平可能因排泄减少而增加[8]。肾衰竭脑病的其他原因可能包括硫胺素缺乏、透析时的渗透压变化、透析时低血压相关的脑缺血、继发于高血压的脑血管水肿[可逆性后部脑病综合征(posterior reversible encephalopathy syndrome,PRES)],或电解质和酸碱异常[9-12]。脑病的发生在 AKI 患者中比 CKD 更常见,因为 AKI 发病速度快,神经代偿机制相对缺乏时间来缓冲损伤。

表 48.1 与肾脏疾病和透析相关的神经系统急症

定位	疾病	症状	机制	预防/治疗
颅内轴外间腔	硬膜下血肿	精神状态改变，局部神经功能缺失，癫痫	抗凝剂使用和尿毒症导致的凝血障碍	考虑使用 DDAVP 治疗；进行连续透析；减缓或缩短间歇透析；请神经内科/神经外科会诊
大脑皮质显著受累（虽然皮层下组织也会受累）	脑病	意识模糊，抑郁，意识水平，焦虑，肌肉痉挛，扑翼样震颤	• 内源性有毒代谢物的累积 • 电解质紊乱（钠，钙，磷），酸碱失衡 • 药物的清除受损	透析，电解质补充/消除，避免使用需要通过肾脏排出的药物，谨慎地、逐渐地降低血压
	缺血性脑梗死	局灶性神经缺陷	• 共病血管危险因素 • 包括同型半胱氨酸升高的高凝状态 • 动脉粥样硬化形成 • 导管相关血栓导致的反常栓子 • 脓毒性栓子 • 透析过程中伴有脑血管狭窄的低血压	神经内科会诊，积极管理血管危险因素，评估和治疗与血管相关的并发症，避免透析期间的低血压 考虑对合适的患者进行全身溶栓和/或机械取栓

续表

定位	疾病	症状	机制	预防/治疗
	透析失衡综合征(dialysis disequilibrium syndrome,DDS)	恶心/呕吐,痉挛,脑病,癫痫,昏迷	• 反向尿素假说 • 特发性渗透压假说	• 识别 DDS 高风险患者(见正文)并采取措施降低 DDS 风险(见表 48.3) • 在严重的案例中考虑请神经内科会诊和渗透疗法
	可逆性后部脑病综合征	头痛,意识模糊/焦虑,意识水平下降,恶心/呕吐,局灶性神经功能缺损,癫痫	• 血压波动 • 高血压 • 肾移植后的免疫抑制	降血压波动最小化,小心谨慎降低血压,暂停和考虑更换免疫抑制剂药物,请神经内科会诊,考虑是否需要抗癫痫药物

DDAVP,去氨加压素。

所有脑病患者都会出现的症状和体征包括注意力和警觉程度的变化(从躁动到昏迷),认知能力的改变(包括定向障碍、持续重复的行为、执行功能下降和记忆受损),精神运动障碍(例如,扑翼样震颤、肌痉挛、副肌强直),情绪调节障碍和昼夜节律障碍。尿毒症脑病、高血压性脑病/PRES 和各种电解质紊乱也可能与癫痫发作阈值降低有关。在本章中,我们将重点讨论尿毒症脑病,这是急性期中最常见的脑病形式之一[7,8]。

尿毒症脑病通常在肾小球滤过率(glomerular filtration rate,GFR)下降至15ml/min 以下时才会发生,不过在基线 GFR 较高时,GFR 下降更快可能会导致更严重的症状或临床表现。尿毒症脑病的发生是由于数百种内源性毒性代谢物的积累,以及激素紊乱和神经递质失衡造成的。例如尿素、胍类化合物、肌醇、尿酸等相关的有毒分子,这些分子在尿毒症脑病患者的血清、脑脊髓液(cerebrospinal fluid ,CSF)和大脑中大量增加。兴奋性的 N-甲基 D-天门冬氨酸(N-methyl D-aspartate,NMDA)神经递质受体的激活和抑制性的 γ-氨基丁酸 A 型[gamma-aminobutyric acid type A,GABA(A)]神经递质受体的抑制也出现在尿毒症脑病患者身上,这也解释了这些患者癫痫发作频率较高的原因[11,12]。此外,转酮酶的抑制在尿毒症患者中更加常见,转酮酶是一种依赖硫胺素的戊糖途径的酶,对维持髓鞘很重要。最后,GFR 小于 20ml/min 时出现的胰岛素抵抗增加和胰岛素清除率显著降低、甲状旁腺激素增加、催乳素水平增加、黄体生成素的产生减少等激素紊乱都可能导致尿毒症脑病[12,13]。

精神运动症状,包括震颤、肌阵挛和扑翼样震颤,是尿毒症脑病的常见特征,但并非该病的特异性症状[7-9]。运动检查中出现的不对称表现、视线偏斜或其他局灶性神经系统表现很少见,尽管其在严重程度和侧别上常有波动。这些症状可能在透析后得到改善,但强制性病情检查应排除局灶性神经功能障碍的其他原因,包括卒中。脑电图(electroencephalogram,EEG)的变化,通常表现为背景变慢、θ 和 δ 波爆发以及多次三相波,这些都是非特异性的,血液透析后可能不会立即恢复。脑磁共振成像(magnetic resonance imaging ,MRI)虽然正常,但可能显示基底神经节 T_2 信号增高(见图 48.1),有时在皮层及皮层下也可见弥散受限及 T_2 高信号。上述影像学中的众多表现在 AKI 缓解后会消失[14]。

符合护理目标的情况下,尿毒症脑病的治疗方法是清除溶质。清除溶质也使患者临床症状趋于正常,但 CKD 患者可能会残留轻微的长期的认知障碍。然而,从开始透析到临床改善,通常会有 1 到 2 天的滞后期。如果疑似尿毒症脑病患者在透析后数天仍未得到改善,应及时考虑引发脑病的其他机制。

透析失衡综合征

透析失衡综合征(dialysis disequilibrium syndrome,DDS)最常见的表现为,

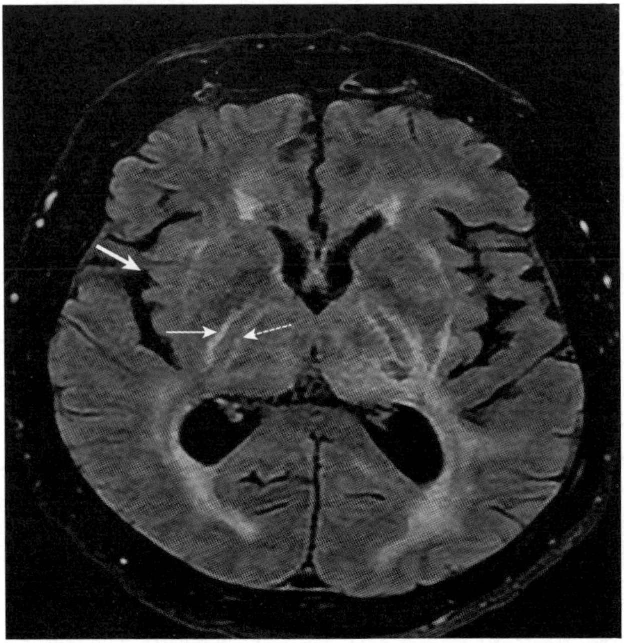

图 48.1 脑轴向 MRI,FLAIR 序列显示“透镜状叉征”,外囊(粗线箭头)T_2 高信号,外髓质层(细线箭头),内髓质层(虚线箭头)描绘出基底神经节内的几个核(壳核和苍白球)。FLAIR:流体衰减反转恢复;MRI:磁共振成像

在常规血液透析后或血液透析期间,由于突然和明显的渗透压变化导致的急性脑病[15-17]。DDS 的症状有恶心、痉挛、脑病、癫痫、昏迷、脑水肿、脑疝和潜在的死亡(图 48.2)。与 DDS 相关的体征和症状与脑水肿的发展和透析过程存在时间关系。

症状往往出现在透析的最后,它们反映了治疗早期的尿素变化。目前没有用于衡量透析失衡综合征的尿素下降率的最低阈值,但低至 17% 的尿素下降率与 DDS 有关[15]。

DDS 主要诱因见表 48.2[15,18,19]。

虽然 DDS 的病理生理学可能是多因素的,但最公认的病理生理学解释是尿素反向效应假说。这一假说认为,由于血脑屏障(blood-brain barrier,BBB)的紧密连接和其他成分的存在,尿素不能在神经元组织的细胞外和细胞内间隙之间自由移动。

血浆尿素浓度在间歇性透析过程中可迅速降低,但尿素分子从细胞(包括神经元)中移出的速度很慢,导致脑脊液尿素浓度相对于血浆暂时升高(大脑中的尿素需要 12~24 小时才能与血液达到平衡)。水通过水通道蛋白的速度

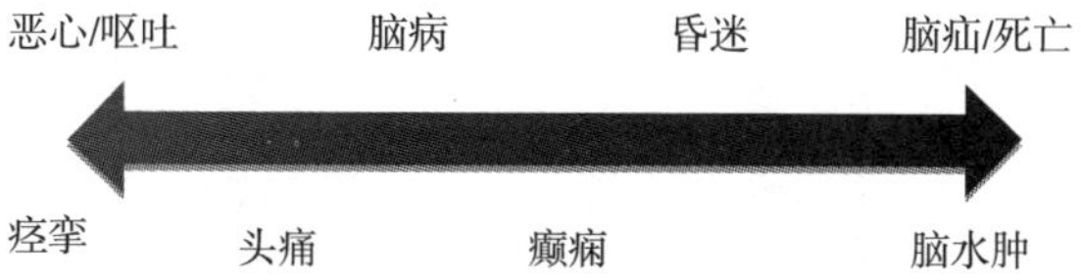

图 48.2 透析失衡综合征的临床谱

表 48.2 DDS 危险因素

• 首次透析治疗
• 儿童
• 老年人
• 高尿素氮(如>175mg/dl 或 60mmol/L)
• 高血钠
• 高血糖
• 代谢性酸中毒
• 先前存在的神经系统障碍
• 先前存在的脑水肿/血脑屏障通透性增加

DDS,透析不平衡综合征。

Modified from Mistry K. Dialysis disequilibrium syndrome prevention and management. Int J Nephrol Renovasc Dis. 2019;12:69-77 and Agarwal R. Dialysis disequilibrium syndrome.

大约是尿素的 20 倍,水会沿着尿素浓度差产生的浓度梯度移动,进入大脑,导致脑肿胀,最终导致颅内压(the intracranial pressure,ICP)升高(图 48.3)[20-23]。在一项巧妙的研究中,Walters 等人对透析前后的肾病患者和对照受试者的大脑进行了成像,结果显示肾脏病患者在透析后的脑容量平均增加了 32.8ml(相当于脑容量的 3%)。透析前尿素含量最高和尿素绝对减少量最多的患者通常会出现更严重的脑水肿[24]。

特发性渗透物质学说是另一种对 DDS 的病理生理学解释。特发性渗透是指在高钠血症和高血糖的情况下脑细胞产生的具有渗透活性的颗粒物质(如牛磺酸、甘氨酸、肌醇)[25]。虽然特发性渗透物质的产生似乎在与 CKD 相关的透析失衡综合征的发生中起着不太重要的作用[27],但 1973 年 Arieff 等人提出,这些颗粒物质也会在犬的快速血液透析过程中发生,导致脑水肿的发生[26]。

高浓度的透析液——碳酸氢盐,是另一个导致脑水肿形成的潜在因素。在透析过程中,血液 pH 的快速增加导致酸碱平衡失调。虽然在血浆中碳酸氢盐与氢离子反应生成水和二氧化碳,然后可以快速穿过细胞膜,但由于碳酸

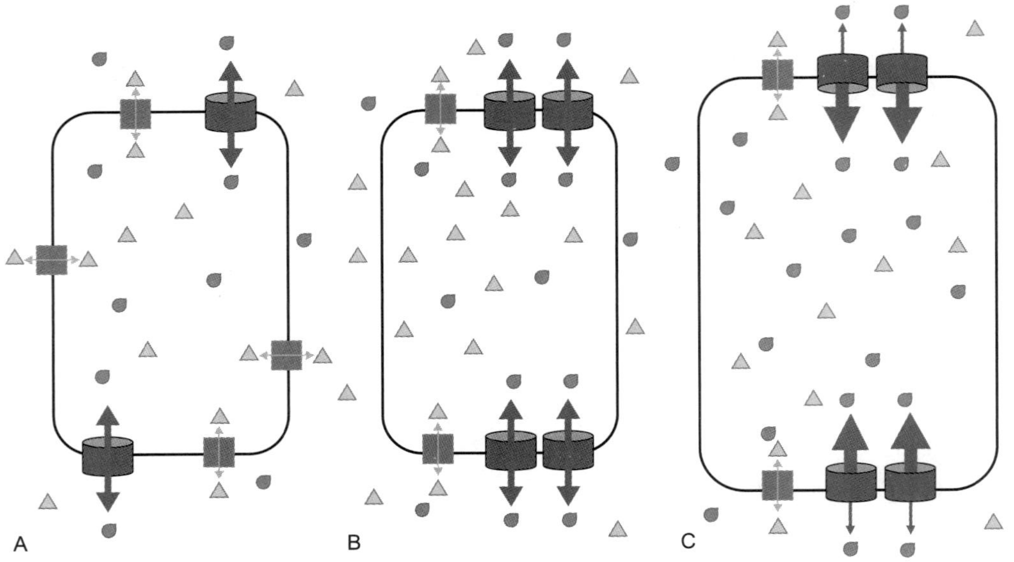

图 48.3 尿素反向效应学说。在正常情况下(A),细胞内外的水(水滴形)和尿素(三角形)通过尿素转运体(方形)和水通道(圆柱体)在细胞膜上保持平衡状态。当尿素在肾衰竭时积累(B),细胞通过减少尿素转运体的数量和增加水通道的数量来适应。由于透析的结果,尿素迅速从细胞外间隙清除。然而,尿素转运蛋白的下调减缓了尿素从细胞内的扩散,水通道的上调促进了尿素向相对高渗的细胞内扩散,并导致细胞肿胀(C)。Adapted from Patel N,Dalal P,Panesar M. Dialysis disequilibrium syndrome:a narrative review. Semin Dial. 2008;21(5):493-498. doi:10.1111/j.1525-139X.2008.00474.x

氢盐带有电荷,它只能缓慢地穿过富含脂质的细胞膜。一旦水和二氧化碳进入脑细胞,它们就会产生氢离子,产生一种反常性酸中毒,进一步增加细胞内渗透压,促进水的进入和脑水肿[28,29]。

识别 DDS 高危患者至关重要,因为调整透析处方可以降低 DDS 的发生率(见表 48.3)[18,19]。透析过程中发生急性脑病,特别是在高风险患者中,应立即停止透析。确保气道通畅和心肺稳定后,对于表现出如昏睡或昏迷、急性瞳孔异常、运动姿势反应(屈肌/去皮质或伸肌/去脑强直运动姿势)ICP 增加或脑疝的急性临床体征的患者,应考虑紧急给予高渗盐水和/或甘露醇的渗透治疗。应迅速采取脑成像[第一时间往往采用计算机断层扫描(computerized tomography,CT)平扫]以评估脑水肿的存在,以及排除其他可能的急性神经损伤。透析期间,一般不对 ICP 进行有创监测,但在没有相关禁忌证的特殊情况下,除了积极降低 ICP 的治疗外,还可以考虑对 ICP 进行有创监测。除对治疗的临床反应和整体临床进程的评估外,透析设备数据和透析前后实验室的检查结果也应该指导下一步的治疗。严重的 DDS 患者在一开始可能就需要持续肾脏替代治疗(continuous kidney replacement therapy,CKRT),以进一步减少渗透转移,同时提供所需的清除和超滤[18,19,30-33]。DDS 举例如图 48.4 所示。

表 48.3 降低透析期间透析失衡综合征风险的措施

• 采用表面积更小的透析器膜
• 使用较慢的血流率(50~200ml/min)或 CKRT
• 尽量缩短一次透析时间(2 小时),必要时可增加透析频率
• 在透析的第二小时通过钠建模和甘露醇输注增加血清中的渗透活性物质干预
• 提高透析液钠浓度(143~146mEq/L)
• 降低透析液中碳酸氢盐的浓度
• 维持透析过程中的血流动力学稳定
• 必要时提供溶质清除,可行时使用分离的超滤液清除液体
• 冷却透析液至 35℃

CKRT,持续性肾脏替代疗法。

在减少的脑顺应性或颅内压升高的情况下进行的肾脏替代治疗

颅穹窿是一个密闭的腔隙,里面通常有脑组织、脑脊液和血液。这三种不可压缩的颅内成分总容量是恒定的,被称为 Monro-Kellie 假设。其中一种成

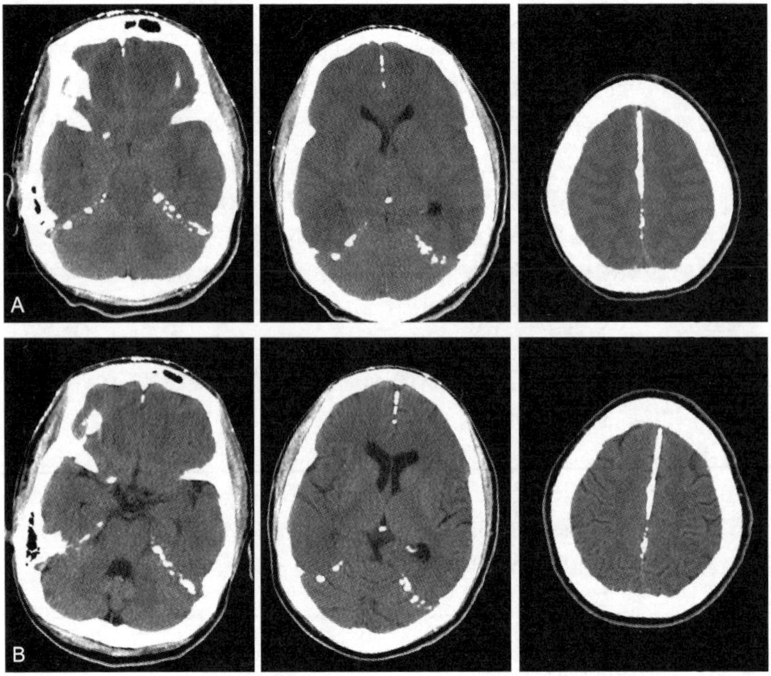

图 48.4　A 和 B：透析失衡综合征患者头部断层扫描。56 岁男性，有高血压(hypertension，HTN)、糖尿病(diabetes mellitus，DM)、终末期肾病(end-stage kidney disease，ESKD)透析史，在错过最后三剂透析后出现脑病。入院时血尿素氮(blood urea nitrogen，BUN) 212mg/dl，Cr 10.2mg/dl，K^+ 6.6mEq/L，Na^+ 138mEq/L，HCO_3 14mEq/L。他接受了透析治疗，并严重昏迷，瞳孔固定扩张。紧急插管以保护气道；头部 CT 显示弥漫性脑水肿，并发脑沟和基底池全部闭塞，以及双侧钩回/下行性小脑幕切迹疝(A)。他接受了积极的渗透治疗，瞳孔反应性迅速恢复。透析后相关实验室检查：BUN 94mg/dl，Na 136mEq/L，HCO_3 20mEq/L。第一次 CT 检查 20 小时后再次进行头部 CT 检查，显示脑水肿完全消退(B)。2 天后，患者神经功能恢复至基线

分的增加会导致其余两种成分中的一种或两种成分都减少。代偿机制允许一定量的脑脊液和/或血液流向颅外，以容纳其他组分的增加。这些代偿机制是有限的，只能容纳少量成分的增加。因此，成分增加明显的急性占位性病变，无论是血肿、血源性或细胞毒性水肿，还是因引流阻塞导致的脑脊液过多，都有可能增加颅内压(intracranial pressure，ICP)[34]。占位性病变的体积与其增加 ICP 的程度之间的关系不是线性的，而是在超过代偿限度后变为对数的关系——最初，脑脊液和一些血液可以转移到颅外，在不增加 ICP 基础的同时适应新病变的出现。然而，由于脑脊液和颅内血容量仅占颅内总含量的约 20%，

随着病变的持续扩大,会超过代偿限度。在这种情况下,即使颅内病变体积的微小增加也会导致相对较大的 ICP 增加。ICP 突然和持续升高可能会产生阻碍血流进入大脑的压力,即平均动脉压(mean arterial pressure,MAP),从而降低脑灌注压(cerebral perfusion pressure,CPP),即灌注大脑的净压力(CPP=MAP - ICP),从而可能导致全脑缺血[35]。此外,占位性肿块产生的 ICP 梯度可导致破口周围形成脑疝和将其划分为不同腔室的纤维带,造成进一步的压迫和潜在的局部缺血。

正如 DDS 部分所讨论的,所有形式的肾脏替代疗法都有可能引起急性脑水肿,因此它也可能导致或加剧 ICP 升高。对于 DDS 患者来说,由于大的渗透转移引起弥漫性脑水肿而导致 ICP 严重升高是相对罕见的;然而,需要透析的急性脑损伤和脑顺应性受损患者在透析期间通常会出现颅内高压[36-38],因为脑水肿略微增加就会导致 ICP 骤增。

其他与透析相关的因素也可能导致这些患者的继发性脑损伤——急性脑损伤患者通常因高血钠值而使用渗透疗法,通过透析可大幅降低血清钠含量。血清钠相对快速下降可诱发 ICP 危象,损害脑灌注,最终诱发脑疝。考虑到许多颅内高压患者一直在接受高渗盐水溶液治疗,并且已有高钠血症,应特别强调在肾脏替代疗法期间和之后维持血清钠水平,并避免明显波动。商用的用于 CKRT 的标准预混置换液含有 140mEq/L 的钠浓度,这通常低于此类患者的血清钠。因此,建议过滤后持续输注 3% 高渗盐水(Na^+浓度为 513mEq/L)维持或诱导高钠血症。有一个公式可以确定 3% NaCl 输注率=(目标血清 Na^+–140mEq/L)/(513mEq/L–140mEq/L)×所需清除率(L/h–替代液/透析液流速)。这个公式适用于旨在诱导高钠血症的情况,而不一定适用于需要维持相同程度的已经建立的高钠血症。此外,该公式仅考虑了替代液或血液透析液的流速和高渗盐水的流速。所有其他静脉输液对最终电解质和水输送的独立影响因素也必须考虑在内。我们建议在这些情况下,每 4 至 6 小时检查一次血清 Na^+浓度,并进行相应的纠正[39,40]。

此外,血小板减少和血小板聚集抑制是 AKI、透析和肾脏疾病的常见并发症,这可能是颅内出血患者的危险因素。虽然在这些患者中已经描述了血小板功能障碍,但对于血小板缺陷的量化和在患有颅内出血的患者中采取的纠正措施的作用尚未得到充分的研究。对于需要外科颅内手术并有血小板功能障碍的患者,可以尝试使用去氨加压素进行矫正。去氨加压素的作用通常持续 4 至 8 小时,在第二次剂量后通常会出现过敏反应。

此外,急性脑损伤住院患者深静脉血栓和血栓栓塞的发生率较高,肾脏替代疗法需要的大口径中心静脉通路可进一步加剧这种风险。由于大脑的静脉引流主要通过颈内(internal jugular,IJ)静脉进行,任何对这一引流通路的阻塞都可能导致因随后颅内的血液回流引起的 ICP 增加。因此,如果需要临时透析导管,要特别注意避免与其他常用医疗设备共同连接于颈内静脉。

最后,即使 ICP 在正常范围内,透析相关的 MAP 突然下降可导致 CPP 下降和潜在的脑缺血。在仍存在大脑自身调节的患者中，MAP 的下降将促进脑血管扩张，以维持正常的脑血流量（cerebral blood flow，CBF）。这种血管扩张导致颅内血容量（颅内三大成分之一）的增加，可促使或加剧颅内高压，进一步损害 CPP。

在一项比较间歇性血液透析（intermittent hemodialysis，IHD）和 CKRT 急性脑损伤患者的小型回顾性研究中，两种方式的 ICP 均升高；然而，与 CKRT 相比，IHD 组更早达到 ICP 峰值（分别为治疗开始后 75 分钟和 375 分钟）[41]。然而，在大多数文献中和我们自己的经验来看，在急性脑损伤和 ICP 监测患者中，使用 CKRT 与较低频率和较轻的 ICP 升高相关。我们建议对怀疑脑顺应性低或 ICP 升高的患者使用 CKRT。最新的重度创伤性脑损伤治疗指南将 ICP 达到 22mmHg 作为颅内高压治疗的阈值[42]。

此外，应使用含有最高钠浓度的透析液，并且如果希望维持血清钠水平高于透析液浓度，应开始或增加高渗盐水的给予。

对于急性脑损伤患者何时从 CKRT 过渡到 IKRT，目前还没有明确的指南。在理想的情况下，一旦颅内高压得到解决，大脑的顺应性得到允许，在维持 ICP 监测下就可以尝试这种过渡。在这些条件下进行过渡，可以让临床医生能够观察临床表现和 ICP 的变化，以及病人对这种变化的耐受性，如果发现 ICP 升高，也可以立即采取行动。我们建议尽可能采取谨慎和保守的方法。

（周晓霜　译，戎瑞明　校）

参考文献

1. Ali T, Khan I, Simpson W, et al. Incidence and outcomes in acute kidney injury: a comprehensive population-based study. *J Am Soc Nephrol.* 2007;18:1292-1298.
2. Covic A, Schiller A, Mardare NG, et al. The impact of acute kidney injury on short-term survival in an eastern European population with stroke. *Nephrol Dial Transplant.* 2008;23:2228-2234.
3. Khatri M, Himmelfarb J, Adams D, Becker K, Longstreth WT, Tirschwell DL. Acute kidney injury is associated with increased hospital mortality after stroke. *J Stroke Cerebrovasc Dis.* 2014;23(1):25-30.
4. Tsagalis G, Akrivos T, Alevizaki M, et al. Long-term prognosis of acute kidney injury after first acute stroke. *Clin J Am Soc Nephrol.* 2009;4:616-622.
5. Bagshaw SM, George C, Bellomo R. Early acute kidney injury and sepsis: a multicentre evaluation. *Crit Care.* 2008;12:R47.
6. Büttner S, Stadler A, Mayer C, et al. Incidence, risk factors, and outcome of acute kidney injury in neurocritical care. *J Intensive Care Med.* 2020;35(4):338-346.
7. Mahoney CA, Arieff AI. Uremic encephalopathies: clinical, biochemical, and experimental features. *Am J Kidney Dis.* 1982;2(3):324-336.
8. Seifter JL, Samuels MA. Uremic encephalopathy and other brain disorders associated with renal failure. *Semin Neurol.* 2011;31:139-143.
9. Kunze K. Metabolic encephalopathies. *J Neurol.* 2002;249(9):1150-1159.
10. Hou SH, Bushinsky DA, Wish JB, Cohen JJ, Harrington JT. Hospital-acquired renal insufficiency: a prospective study. *Am J Med.* 1983;74(2):243-248.
11. Guisado R, Arieff AI, Massry SG, Lazarowitz V, Kerian A. Changes in the electroencephalogram in acute uremia. Effects of parathyroid hormone and brain electrolytes. *J Clin Invest.* 1975;55(4):738-745.
12. Vanholder R, De Smet R, Glorieux G, et al; European Uremic Toxin Work Group. Review on uremic toxins: classification, concentration, and interindividual variability. *Kidney Int.* 2003;63(5):1934-1943.
13. De Deyn PP, D'Hooge R, Van Bogaert PP, Marescau B. Endogenous guanidino compounds as uremic neurotoxins. *Kidney Int Suppl.* 2001;78:S77-S83.

14. Kim DM, Lee IH, Song CJ. Uremic encephalopathy: MR imaging findings and clinical correlation. *Am J Neuroradiol.* 2016;37:1604-1609.
15. Lopez-Almaraz E, Correa-Rotter R. Dialysis disequilibrium syndrome and other treatment complications of extreme uremia: a rare occurrence yet not vanished. *Hemodial Int.* 2008;12:301-306.
16. United States Renal Data System. *2018 USRDS Annual Data Report. Epidemiology of Kidney Disease in the United States.* National Institutes of Health, National Institute of Diabetes and Digestive and Kidney Diseases; 2018.
17. Dalia T, Tuffaha AM. Dialysis disequilibrium syndrome leading to sudden brain death in a chronic hemodialysis patient. *Hemodial Int.* 2018;22(3):E39-E44.
18. Mistry K. Dialysis disequilibrium syndrome prevention and management. *Int J Nephrol Renovasc Dis.* 2019;12:69-77.
19. Meyer TW, Hostetter TH. Approaches to uremia. *JASN.* 2014:25(10):2151-2158.
20. Schoolar JC, Barlow CF, Roth LJ. The penetration of carbon-14 urea into cerebrospinal fluid and various areas of the cat brain. *J Neuropathol Exp Neurol.* 1960;19:216-227.
21. Kleeman CR, Davson H, Levin E. Urea transport in the central nervous system. *Am J Physiol.* 1962;203:739-747.
22. Rosen SM, O'Connor K, Shaldon S. Haemodialysis disequilibrium. *Br Med J.* 1964;2(5410):672-675.
23. Arieff AI, Kleeman CR. Studies on mechanisms of cerebral edema in diabetic comas. Effects of hyperglycemia and rapid lowering of plasma glucose in normal rabbits. *J Clin Invest.* 1973;52(3):571-583.
24. Walters RJL, Fox NC, Crum WR, Taube D, Thomas DJ. Haemodialysis and cerebral oedema. *Nephron.* 2001;87:143-147.
25. Lien YH, Shapiro JI, Chan L. Effects of hypernatremia on organic brain osmoles. *J Clin Invest.* 1990;85(5):1427-1435.
26. Arieff AI, Massry SG, Barrientos A, Kleeman CR. Brain water and electrolyte metabolism in uremia: effects of slow and rapid hemodialysis. *Kidney Int.* 1973;4(3):177-187.
27. Silver SM. Cerebral edema after rapid dialysis is not caused by an increase in brain organic osmolytes. *J Am Soc Nephrol.* 1995;6(6):1600-1606.
28. Tratchtman H, Futterweit S, Tonidandel W, Gullans SR. The role of organic osmolytes in the cerebral cell volume regulatory response to acute and chronic renal failure. *J Am Soc Nephrol.* 1993;3(12):1913-1919.
29. Posner JB, Plum F. Spinal-fluid pH and neurologic symptoms in systemic acidosis. *N Engl J Med.* 1967;277(12):605-613.
30. Davenport A. Practical guidance for dialyzing a hemodialysis patient following acute brain injury. *Hemodial Int.* 2008;12:307-312.
31. Davenport A. Renal replacement therapy for the patient with acute traumatic brain injury and severe acute kidney injury. *Contrib Nephrol.* 2007;156:333-339.
32. Port FK, Johnson WJ, Klass DW. Prevention of dialysis disequilibrium syndrome by use of high sodium concentration in the dialysate. *Kidney Int.* 1973;3(5):327-333.
33. Bagshaw SM, Peets AD, Hameed M, Boiteau PJ, Laupland KB, Doig CJ. Dialysis disequilibrium syndrome: brain death following hemodialysis for metabolic acidosis and acute renal failure—a case report. *BMC Nephrol.* 2004;5:9.
34. Macintyre I. A hotbed of medical innovation: George Kellie (1770-1829), his colleagues at Leith and the Monro-Kellie doctrine. *J Med Biogr.* 2014;22(2):93-100.
35. Rosner MJ, Rosner SD, Johnson AH. Cerebral perfusion pressure: management protocol and clinical results. *J Neurosurg.* 1995;83:949-962.
36. Kumar A, Cage A, Dhar R. Dialysis induced worsening of cerebral edema in intracranial hemorrhage: a case series and clinical perspective. *Neurocrit Care.* 2015;22(2):283-287.
37. Kennedy AC, Linton AL, Luke RG, Renfrew S, Dinwoodie A. The pathogenesis and prevention of cerebral dysfunction during dialysis. *Lancet.* 1964;1(733):790-793.
38. Davenport A. Changing the hemodialysis prescription for hemodialysis patients with subdural and intracranial hemorrhage. *Hemodial Int.* 2013;17:S22-S27.
39. Yessayan L, Frinak S, Szamosfalvi B. Continuous renal replacement therapy for the management of acid-base and electrolyte imbalances in acute kidney injury. *Adv Chronic Kidney Dis.* 2016;23(3):203-210
40. Fulop T, Zsom L, Rodriguez RD, Chabrier-Rosello JO, Hamrahian M, Koch CA. Therapeutic hypernatremia management during continuous renal replacement therapy with elevated intracranial pressures and respiratory failure. *Rev Endocr Metab Disord.* 2019;20:65-75.
41. Lund A, Damholt MB, Wiis J, Kelsen J, Strange DG, Møller K. Intracranial pressure during hemodialysis in patients with acute brain injury. *Acta Anaesthesiol Scan.* 2019;63:493-499.
42. Carney N, Totten AM, O'Reilly C, et al. Guidelines for the management of severe traumatic brain injury, fourth edition. *Neurosurgery.* 2017;80(1):6-15.

49 横纹肌溶解综合征

Maria Clarissa Tio, Gearoid M. McMahon

引言

横纹肌溶解综合征是骨骼肌坏死伴随细胞内容物释放到血液循环的一种综合征。患者表现为电解质改变、肌酸激酶(creatine kinase,CK)、乳酸脱氢酶(lactate dehydrogenase,LDH)、丙氨酸转氨酶(alanine aminotransferase,ALT)、天冬氨酸转氨酶(aspartate aminotransferase,AST)和肌红蛋白升高。肌红蛋白是一种17kDa 氧载体[1],与横纹肌溶解相关的急性肾损伤(AKI)的发病机制有关[2-4]。1940 年,Bywaters 和 Beall 首次报道了横纹肌溶解综合征,他们详细描述了二战期间被倒塌建筑物压伤的 4 名患者的临床过程[5]。这 4 名受害者在不同时间点获救,表现为严重的肢体创伤、血容量不足、休克、恶心、呕吐、发热、血清生化异常和四肢肿胀,并伴有感觉、体温和搏动障碍。值得注意的是,4 名患者均出现了少尿症状,据报道 3 人有心电图改变(如 QRS 增宽、Q 波、T 波改变和束支传导阻滞),并且死亡时都出现"氮潴留"。尸检显示,色素沉积物堵塞了肾小管。此外,作者注意到这种病理表现与接受过错配输血或子痫的患者之间具有相似性。到 20 世纪 70 年代,横纹肌溶解综合征的非创伤性病因也得到认可[6,7]。

横纹肌溶解综合征中急性肾损伤的病理生理学

横纹肌溶解导致 AKI 的机制尚不确定,涉及的几个过程包括肾血管收缩、缺血性肾小管损伤、管型形成和肌红蛋白介导的直接肾小管毒性(表 49.1)[2,3,8,9]。肾血管收缩在横纹肌溶解综合征患者中普遍存在,是全身和局部因素共同作用的结果。肌肉坏死使液体流入第三间隙引起水肿,造成血容量不足,导致肾素-血管紧张素系统和交感神经系统激活。横纹肌肉坏死释放内源性毒素和细胞因子进入血液循环,引起肾血管收缩;在局部,肌红蛋白似乎清除了一氧化氮,这是一种内源性血管舒张剂[8,10,11]。

在第一批确诊为横纹肌溶解综合征患者的尸检标本中发现了棕色色素管型。这些管型是肌红蛋白与 Tamm-Horsfall 蛋白共沉淀的结果。这种情况的发生,需要增加肾小管中肌红蛋白浓度(通常是由于有效血容量减少导致肾血流量减少和受损骨骼肌细胞漏出肌红蛋白增加)以及形成有利于沉淀的酸性尿

表 49.1 横纹肌溶解引起急性肾损伤的潜在机制

肾内血管收缩与缺血性肾小管损伤	管型形成	肌红蛋白介导的直接肾小管毒性
肌肉坏死导致第三间隙水肿,内毒素和细胞因子释放以及血容量不足	Tamm-Horsfall 蛋白与肌红蛋白相互作用形成管型。肾血管收缩和肾小管 PH 降低可促进管型的形成	肌红蛋白中的血红素成分与缺血性肾小管损伤、ATP 消耗、氧化应激和脂质过氧化有关
低血容量激活 RAAS 系统、引起肾血管收缩、加速管型形成,加重肌红蛋白引起的肾小管毒性	管型形成会使肾小管阻塞,增加管腔内压力,降低肾小球滤过率	肌红蛋白介导的肾小管毒性可因低血容量和酸性尿而加重

ATP,三磷酸腺苷;RAAS,肾素-血管紧张素-醛固酮系统。

液环境[3,4,9]。这些管型通过两种机制引起肾损伤:肾小管阻塞导致肾小球滤过率(glomerular filtration rate ,GFR)降低和直接肾小管毒性导致急性肾小管坏死[8,12,13]。目前尚不清楚肌红蛋白本身是否直接具有肾毒性,但一些研究表明,肌红蛋白可能通过脂质过氧化、炎症和氧化损伤直接引起肾小管损伤[8,14,15]。

横纹肌溶解综合征的病因

表 49.2 列出了导致横纹肌溶解综合征的 8 种主要损伤类型[2-4,9]。横纹肌溶解综合征的结局在很大程度上取决于潜在的病因,因此在发病后明确病因是帮助确定是否需要积极的液体管理的关键。随着合成新型药物的研发和遗传代谢性疾病新诊断工具的开发,横纹肌溶解综合征的新病因正在被逐步发现。

表 49.2 横纹肌溶解征的常见原因

生理因素	内分泌疾病和风湿性疾病	感染因素
挤压综合征	肾上腺功能不全	甲型和乙型流感病毒
创伤	甲状腺功能减退	柯萨奇病毒
高强度/长时间运动	醛固酮增多症	EB 病毒
酒精戒断综合征	糖尿病酮症酸中毒	疱疹病毒
过度使用非自主性肌肉	高渗性	人类免疫缺陷病毒
痉挛-癫痫发作和哮喘持续状态	皮肌炎	军团菌
严重躁动	多发性肌炎	化脓性链球菌
触电		金黄色葡萄球菌
		梭状芽孢杆菌
		沙门菌
		恶性疟疾

续表

肌肉缺血/低氧	体温变化	电解质异常
长时间固定引起的肢体血管闭塞 肥胖患者或非肥胖患者长时间手术导致压力相关肌肉损伤 动脉或静脉血栓形成 弥漫性血管闭塞(如镰状细胞、血管炎) 骨筋膜室综合征 一氧化碳暴露 氰化物暴露	体温过低 中暑 恶性高热 抗精神病药物恶性综合征(喹硫平、阿立哌唑)	低磷血症 低钾血症 低钙血症 低钠血症

遗传缺陷和代谢障碍	药物和毒性
糖酵解或糖原分解障碍 脂质代谢障碍 线粒体疾病 G6PD 缺乏症 肌腺苷酸脱氨酶缺乏症 麦卡德尔病	他汀类药物和贝特类药物,尤其是与细胞色素 P450 抑制剂一起服用时,如环孢菌素、华法林、胺碘酮、唑类抗真菌药物和钙通道阻滞剂 丙泊酚 达托霉素 乙醇(静止不动、营养不良、电解质异常) 重金属 可卡因 苯丙胺/甲基苯丙胺 浴盐(甲氧麻黄酮、亚甲基二氧基吡咯戊酮) 蜜蜂、黄蜂、蚂蚁、蜈蚣、蝎子、棕色隐遁蛛的有机毒素

G6PD,葡萄糖-6-磷酸脱氢酶。

临床特征

横纹肌溶解征的典型特征是肌肉疼痛、肌无力和尿色加深,但只有不到 50% 的病例表现为肌肉疼痛。此外,体检结果表明不到 10% 的病例出现肌肉压痛和肿胀,通常见于输液后出现肌肉肿胀[16]。

横纹肌溶解征可通过血清 CK、肌红蛋白和其他肌酶的升高来诊断。与肌红蛋白相比,由于其清除和降解缓慢,CK 是判断是否存在肌肉损伤和损伤程度的更可靠的标志[2]。CK 临界值尚未确定，高于 CK 正常值 5 倍可用于诊断横纹肌溶解征[4,16-18]。应该注意的是，CK 是横纹肌溶解征患者 AKI 的预后不良预测因子。CK 水平大于 40 000U/L 增加了 AKI 的风险[19]，较低水平的 CK 也可能出现 AKI，通常发生在有其他全身性疾病的其情况下，如败血症或近期手术，但并不一定是由于肌红蛋白诱导的肾损伤。

横纹肌溶解中代谢紊乱是肌肉坏死释放的细胞内容物，以及在继发性肾衰竭清除率降低的情况下积聚的结果。这些代谢紊乱包括高钾血症、高磷血症、核苷释放引起的高尿酸血症、高镁血症、乳酸脱氢酶升高以及高阴离子间隙代谢性酸中毒（乳酸、磷酸盐和其他有机阴离子）[2-4]。有趣的是，这些患者低钙血症的发展与肾功能无关，而是钙与受损肌肉结合造成的。这具有重要的临床意义，因为随着损伤的缓解，钙从肌肉中释放，这可能导致显著的高钙血症甚至转移性钙化。1,25-二羟基维生素 D 的增加加剧了这种情况的发生[20,21]。因此，应避免在低钙期过度补充钙[2]。

尿试纸试验（urine dipstick test，UDT）是横纹肌溶解征的筛查试验。据报告，超过 80% 的病例 UDT 阳性[7,22]。血红素是血红蛋白和肌红蛋白中共有的一种化合物，过氧化物酶与血红素发生反应，导致结果呈假阳性[23]。在一项 1 796 例横纹肌溶解症患者的回顾性研究中，85% 的患者血液 UDT 阳性，而只有一半的患者在尿液沉渣分析中发现红细胞（red blood cells，RBC）[22]。因此，它是一种很好的横纹肌溶解筛查试验，缺乏 RBC 但 UDT 呈血液阳性应进一步分析。UDT 可作为肌红蛋白尿阴性的可靠预测指标[23]。

虽然尿中的肌红蛋白可以定量检测，但其临床用途尚不明确，特别是在 AKI 预测中的作用，因此不建议常规检测[24]。典型的尿沉淀物中可见色素管型，特别是在严重 AKI 患者中，但对横纹肌溶解征的诊断无特异性。它们可能在预测 AKI 患者的预后中发挥作用[25]。

预后

横纹肌溶解征预后差异很大，从无症状到电解质紊乱，甚至危及生命，如 AKI 患者，包括肾脏替代疗法（kidney replacement therapy，KRT）和死亡。在横纹肌溶解征住院患者中，13% 至 50% 发生 AKI，4% 至 13% 需要 KRT，1.7% 至 46% 在住院期间死亡[4,9,17,19,26-28]。发生 AKI 伴横纹肌溶解症患者的住院死亡率明显高于未发生 AKI 的患者［（22%~62%）vs.（7%~18%）］[19,28]。尽管 CK 升高提示存在横纹肌溶解，但 CK 升高的程度本身就是 AKI 和 KRT 的弱预测因子[16,17,28]，还取决于临床情况。在一项对 203 名健康志愿者运动诱发横纹肌溶解的研究中，受试者要求进行 50 次最大程度的肘关节屈肌偏心收缩运动，运动 4 天后的平均 CK 6 400U/L，即使 CK 水平高于 10 000U/L，也没有在参与者中发现肾脏损害[29]。

横纹肌溶解风险评分是 KRT 和住院死亡率——综合结局的风险预测评

分（表 49.3）。预测这些结果的重要临床变量包括年龄、性别为女性、横纹肌溶解的病因、初始肌酸、入院后 72 小时内的初始 CK 以及血清磷酸盐、钙和碳酸氢盐的浓度。以 5 分为临界值，McMahon 评分对 KRT 和死亡结局的阴性预测值为 97%，阳性预测值为 29.6%。评分每增加 1 分，发生的风险概率增加约 1.5 倍[19]。该评分在一项对重症监护室（intensive care unit，ICU）横纹肌溶解患者的回顾性研究中验证，入院时评分为 6 对预测 KRT 的敏感性为 83%，特异性为 55%[28]。

表 49.3　横纹肌溶解征风险评分表

变量	分值
年龄（岁）	
50~70	1.5
70~80	2.5
>80	3
女性	1
初始肌酐	
1.4~2.2mg/dl（124~195μmol/L）	1.5
>2.2mg/dl（>195μmol/L）	3
初始钙<7.5mg/dl（<1.88μmol/L）	2
初始 CPK>40 000U/L	2
病因非癫痫、晕厥、运动、他汀类药物或肌炎	3
初始磷	
4.0~5.0mg/dl（1.0~1.4mmol/L）	1.5
>5.4mg/dl（>1.4mmol/L）	3
初始碳酸氢盐<19mEq/L（19mmol/L）	2

当评分结果<5 时，意味着患者死亡或需要 KRT 的风险仅为 2.3%。然而，当评分结果>10 时，死亡或 KRT 的风险则高达 61.2%。

CPK，肌酸磷酸激酶；KRT，肾脏替代治疗。

Source：McMahon GM，Zeng X，Waikar SS. A risk prediction score for kidney failure or mortality in rhabdomyolysis. JAMA Intern Med. 2013；173（19）：1821-1828. doi：10.1001/jamainternmed.2013.9774

处理

医疗处理

医疗处理的基础包括阻止和逆转横纹肌溶解征的病因,以防止进一步的骨骼肌损伤,预防肾脏损伤,治疗危及生命的代谢并发症。在此过程中,积极静脉补液是必不可少的措施之一,因为横纹肌溶解征患者通常会因水滞留在受伤的肌肉中而引起血容量减少。尚无明确证据表明哪种补液方法更为优越[3]。目前,0.9%生理盐水(生理盐水或NS)是最常用的补液方案之一,其目的在于保证患者排尿量大于200ml/h,从而预防管型形成和AKI。

一项包括28例摄入多西拉敏的骨骼肌溶解征患者的小规模随机对照试验(randomized controlled trial,RCT)研究,比较了在使用乳酸林格(lactated Ringer,LR)和NS进行治疗的效果。研究发现,NS组在酸中毒和利尿剂增强时需要补充更多的碳酸氢钠,没有任何参与者需要KRT[30]。有理论认为,尿液碱化有利于横纹肌溶解征的治疗。动物模型研究表明,当尿液呈酸性时,肌红蛋白对肾脏的毒性增强,导致管型形成增加[14],氧化应激和脂质过氧化增加[31],以及肌红蛋白引起的血管收缩等现象[32]。然而,在人类中,一项涉及98例多西拉敏引起的横纹肌溶解征患者的随机对照试验并未发现使用NS组或碳酸氢盐组的组别间在AKI发生方面存在差异[33]。此外,尿液碱化治疗方法会有潜在的不良后果,其中最重要的是通过增加蛋白质结合而恶化低钙血症[9]。同时,还存在肾脏中钙磷沉积增加的风险[3,34,35]。综上所述,我们认为碱化不应作为严重横纹肌溶解征的一线治疗方法,因为对于较轻病例可能效果甚微,并且存在潜在的不良反应风险。此外,由于甘露醇具有抗氧化性能,已经对肌纤维溶解症中的碱化和甘露醇的联合应用进行了研究[2,3],但这种联合组合是否能预防AKI尚不确定[36-40]。需要注意的是,高浓度甘露醇可能通过血管收缩和肾小管毒性而具有肾脏毒性作用[3,41,42]。

2013年,Sever和Vanholder[43]针对大规模灾难中挤压伤患者的管理进行了回顾,建议将NS作为首选液体,因其在血容量扩容方面的有效性及广泛的可用性。在可能的情况下,应在急救期开始输注液体,建议前2小时将输液速度控制在1 000ml/h。如果解救时间持续超过2小时,输液量应减少至少50%。具体输注速率可能因临床情况和尿量程度而异,如果无法进行密切监测,每天3~6L的总液体量是一个合理的范围[43,44]。虽然作者不推荐在挤压伤患者中使用LR和其他含钾液体,但考虑到患者可能存在发生更高风险的致命性高钾血症的情况,可以使用LR但目前还没有证据表明LR是这些患者血钾水平升高的原因[43,45]。

循环利尿剂可用来增加尿量以防止肌红蛋白沉淀;然而,它们是否能明确地降低AKI风险尚未得到确切的证据[3]。循环利尿剂用于横纹肌溶解征的适应证与它在管理其他原因导致的AKI容量过载方面的作用没有区别[3]。

肾脏替代治疗

当出现难治性高钾血症、代谢性酸中毒或容量负荷时，应考虑开始 KRT。大多数对横纹肌溶解征的 KRT 研究都侧重于肌红蛋白清除上。

常规血液透析在清除肌红蛋白方面效果不佳，效率低下，原因如下：①肌红蛋白是一种带电分子，呈非球形；②肌红蛋白分子量大，达到 17kDa，因此，对流是清除肌红蛋白的首选方法；③它在人体中分布在两个池中——血管内腔室和肌肉组织。过去，旧的纤维素膜对肌红蛋白是相对不渗透，然而现代高通量透析器不存在这个问题[46,47]。在体外研究中，微卷曲技术可使中空纤维波形更弯曲，将肌红蛋白的清除率提高 30% 到 60%[48]。

连续肾脏替代疗法（continuous kidney replacement therapy，CKRT）解决了 IHD 在肌红蛋白清除方面的局限性。一项早期 CKRT 研究表明，肌红蛋白清除率为 4.6ml/min，治疗期间肌红蛋白去除率为 0.08g/h[49,50]。此后，各种过滤器开始开发和研究。Naka 及其同事对初始血清肌红蛋白浓度为 100 000μg/L 的患者使用了分子截断点为 100kDa 的新型超高通量（super high-flux，SHF）膜，其结果是肌红蛋白清除率高达 30.5~39.2ml/min（置换液流速达到 3~4L/h），治疗期间肌红蛋白去除率为 0.18~0.21g/h。SHF 过滤器的一个问题是血清白蛋白的损失（69kDa），这就需要补充白蛋白（该病人 24 小时内需补充 100g）。蛋白质结合药物和凝血因子的可能损失也是一个问题[51]。Premru 及其同事对 6 例横纹肌溶解征引起的 AKI 患者使用了高截留（high cutoff，HCO）血液过滤器（45kDa 截止值）进行血液滤过透析治疗，每次治疗持续 6 至 12 小时。结果显示，有效的肌红蛋白清除率为 81ml/min，一天最高可清除 5g 肌红蛋白。在此过程中，积极的白蛋白替代治疗是必要的，作者注意到血清肌红蛋白的显著反弹，高达滤过后肌红蛋白水平的 244%[52]。

目前，还没有建立随机对照试验比较横纹肌溶解征患者早期和晚期启动 KRT 启动的即时和长期结果。KRT 模式之间的直接比较数据也很少。一项对横纹肌溶解征 CKRT 的随机对照试验和准随机对照试验的 Meta 分析仅包括来自中国的 3 项小型研究，共 101 名参与者。该报告指出 CKRT 与低血清肌红蛋白显著降低、代谢参数（肌酐、血尿素氮和钾）改善、少尿期时间缩短和住院天数减少有关，但在死亡率方面未见差异。此外，作者指出这些研究的总体方法学质量差，对重要临床结局的评估不充分[53]。

总的来说，基于横纹肌溶解征治疗的现有数据，尚乏良好的临床试验，我们的建议总结在表 49.4 中。表 49.5 总结了本章的几个要点。

表 49.4 作者对横纹肌溶解征的治疗建议

横纹肌溶解症治疗建议指南
1. 根据横纹肌溶解征的病因和入院时的实验室异常评估发生 AKI 的可能性
2. 如果患者处于 AKI 的高风险期,则静脉(IV)输注的目标是尿量>200ml/h
3. 输注液选择生理盐水或 LR。碳酸氢盐应保留用于酸血症患者
4. 如果使用碳酸氢盐,目标是尿液 pH>6.5 并密切检测低钙血症
5. 尽管有足够的容量恢复性,但尿量仍低于预期范围时,可使用利尿剂来增加尿量
6. 目前还不清楚预防性透析在预防横纹肌溶解征相关的 AKI 中的作用,但在需要 KRT 的情况下,高通量透析在降低肌红蛋白水平方面更有效

AKI,急性肾损伤;LR,乳酸林格液;KRT,肾脏替代治疗。

表 49.5 横纹肌溶解征要点

横纹肌溶解征是由于横纹肌分解导致细胞内成分释放导致并发症,包括临床显著的电解质异常和肌红蛋白尿继发的 AKI
横纹肌溶解症的病因包括创伤、运动诱发、缺血/缺氧、脑电异常、遗传和代谢障碍、感染、电解质异常、药物和毒素
肌红蛋白通过三种机制引起 AKI:①体积衰竭加剧肾血管收缩;②肌红蛋白和 Tamm-Horsfall 蛋白相互作用形成血红素管型;③氧化应激和脂质过氧化直接导致血红素毒性
横纹肌溶解征包括临床和生化诊断。肌酐激酶的增加作为生物标志物用于诊断,通常接受的临界值为正常上限的 5 倍。横纹肌溶解征的典型生化异常包括高钾血症、高磷血症、低钙血症、肌酐和血尿素氮升高,以及血液 UDT 阳性
横纹肌溶解症风险评分是一种临床计算器,用于预测横纹肌溶解住院患者的肾脏替代治疗需求和住院死亡率。5 分或 5 分以下的患者需要 KRT 或死亡的风险较低。分数每增加 1 分,发生这些结果的概率就增加近 1.5 倍
直到 KRT 出现,当横纹肌溶解征治疗的医疗管理未见成效。医疗管理包括积极补充液体。目前,没有研究表明哪种流体成分明显优于另一种。甘露醇的使用也一直存在争议

续表

目前,还没有比较 KRT 治疗横纹肌溶解的大型随机对照试验。肌红蛋白由于其电荷、形状和大小,只能通过血液滤过去除。目前用于间歇性血液透析的高通量透析器与肌红蛋白去除相容。连续 KRT 模式具有更好的肌红蛋白清除的优势。SHF 和高截止膜已被研究并证明在去除肌红蛋白方面更有效,尽管存在权衡,因为这些膜导致白蛋白的显著损失,并且可能导致其他蛋白结合药物和凝血因子的损失。

AKI,急性肾损伤;KRT,肾脏替代治疗;SHF,新型超高通量膜;UDT,尿试纸试验。

(周晓霜 译,戎瑞明 校)

参考文献

1. Zaia J, Annan RS, Biemann K. The correct molecular weight of myoglobin, a common calibrant for mass spectrometry. *Rapid Commun Mass Spectrom.* 1992;6(1):32-36. doi:10.1002/rcm.1290060108
2. Vanholder R, Sever MS, Erek E, Lameire N. Rhabdomyolysis. *J Am Soc Nephrol.* 2000;11(8):1553-1561.
3. Bosch X, Poch E, Grau JM. Rhabdomyolysis and acute kidney injury. *N Engl J Med.* 2009;361(1):62-72. doi:10.1056/NEJMra0801327
4. Zimmerman JL, Shen MC. Rhabdomyolysis. *Chest.* 2013;144(3):1058-1065. doi:10.1378/chest.12-2016
5. Bywaters EG, Beall D. Crush injuries with impairment of renal function. *Br Med J.* 1941;1(4185):427-432. doi:10.1136/bmj.1.4185.427
6. Grossman RA, Hamilton RW, Morse BM, Penn AS, Goldberg M. Nontraumatic rhabdomyolysis and acute renal failure. *N Engl J Med.* 1974;291(1):807-811. doi:10.1056/NEJM197410172911601
7. Koffler A, Friedler RM, Massry SG. Acute renal failure due to nontraumatic rhabdomyolysis. *Ann Intern Med.* 1976;85(1):23-28. doi:10.7326/0003-4819-85-1-23
8. Zager RA. Rhabdomyolysis and myohemoglobinuric acute renal failure. *Kidney Int.* 1996;49(2):314-326. doi:10.1038/ki.1996.48
9. Huerta-Alardín AL, Varon J, Marik PE. Bench-to-bedside review: rhabdomyolysis—an overview for clinicians. *Crit Care.* 2005;9:158-169. doi:10.1186/cc2978
10. Better OS. The crush syndrome revisited (1940–1990). *Nephron.* 1990;55(2):97-103. doi:10.1159/000185934
11. Vetterlein F, Hoffmann F, Pedina J, Neckel M, Schmidt G. Disturbances in renal microcirculation induced by myoglobin and hemorrhagic hypotension in anesthetized rat. *Am J Physiol.* 1995;268:F839-F846. doi:10.1152/ajprenal.1995.268.5.f839
12. Zager RA, Burkhart KM, Conrad DS, Gmur DJ. Iron, heme oxygenase, and glutathione: effects on myohemoglobinuric proximal tubular injury. *Kidney Int.* 1995;48:1624-1634. doi:10.1038/ki.1995.457
13. Zager RA. Myoglobin depletes renal adenine nucleotide pools in the presence and absence of shock. *Kidney Int.* 1991;39:111-119. doi:10.1038/ki.1991.14
14. Zager RA. Studies of mechanisms and protective maneuvers in myoglobinuric acute renal injury. *Lab Invest.* 1989;60:619-629.
15. Nara A, Yajima D, Nagasawa S, Abe H, Hoshioka Y, Iwase H. Evaluations of lipid peroxidation and inflammation in short-term glycerol-induced acute kidney injury in rats. *Clin Exp Pharmacol Physiol.* 2016;43:1080-1086. doi:10.1111/1440-1681.12633
16. Gabow PA, Kaehny WD, Kelleher SP. The spectrum of rhabdomyolysis. *Medicine (Baltimore).* 1982;61(3):141-152. doi:10.1097/00005792-198205000-00002
17. Melli G, Chaudhry V, Cornblath DR. Rhabdomyolysis: an evaluation of 475 hospitalized patients. *Medicine (Baltimore).* 2005;84(6):377-385. doi:10.1097/01.md.0000188565.48918.41
18. Chavez LO, Leon M, Einav S, Varon J. Beyond muscle destruction: a systematic review of rhabdomyolysis for clinical practice. *Crit Care.* 2016;20(1):135. doi:10.1186/s13054-016-1314-5
19. McMahon GM, Zeng X, Waikar SS. A risk prediction score for kidney failure or mortality in rhabdomyolysis. *JAMA Intern Med.* 2013;173(19):1821-1828. doi:10.1001/jamainternmed.2013.9774
20. Akmal M, Goldstein DA, Telfer N, Wilkinson E, Massry SG. Resolution of muscle calcification in rhabdomyolysis and acute renal failure. *Ann Intern Med.* 1978;89(6):928-930.

doi:10.7326/0003-4819-89-6-928
21. Akmal M, Bishop JE, Telfer N, Norman AW, Massry SG. Hypocalcemia and hypercalcemia in patients with rhabdomyolysis with and without acute renal failure. *J Clin Endocrinol Metab.* 1986;63(1):137-142. doi:10.1210/jcem-63-1-137
22. Alhadi SA, Ruegner R, Snowden B, Hendey GW. Urinalysis is an inadequate screen for rhabdomyolysis. *Am J Emerg Med.* 2014;32(3):260-262. doi:10.1016/j.ajem.2013.10.045
23. Schifman RB, Luevano DR. Value and use of urinalysis for myoglobinuria. *Arch Pathol Lab Med.* 2019;143(11):1378-1381. doi:10.5858/arpa.2018-0475-OA
24. Rodríguez-Capote K, Balion CM, Hill SA, Cleve R, Yang L, El Sharif A. Utility of urine myoglobin for the prediction of acute renal failure in patients with suspected rhabdomyolysis: a systematic review. *Clin Chem.* 2009;55(12):2190-2197. doi:10.1373/clinchem.2009.128546
25. Perazella MA, Coca SG, Hall IE, Iyanam U, Koraishy M, Parikh CR. Urine microscopy is associated with severity and worsening of acute kidney injury in hospitalized patients. *Clin J Am Soc Nephrol.* 2010;5(3):402-408. doi:10.2215/CJN.06960909
26. Delaney KA, Givens ML, Vohra RB. Use of RIFLE criteria to predict the severity and prognosis of acute kidney injury in emergency department patients with rhabdomyolysis. *J Emerg Med.* 2012;42(5):521-528. doi:10.1016/j.jemermed.2011.03.008
27. Sever MS, Erek E, Vanholder R, et al. The Marmara earthquake: epidemiological analysis of the victims with nephrological problems. *Kidney Int.* 2001;60(3):1114-1123. doi:10.1046/j.1523-1755.2001.0600031114.x
28. Simpson JP, Taylor A, Sudhan N, Menon DK, Lavinio A. Rhabdomyolysis and acute kidney injury: creatine kinase as a prognostic marker and validation of the McMahon Score in a 10-year cohort: a retrospective observational evaluation. *Eur J Anaesthesiol.* 2016;33(12):906-912. doi:10.1097/EJA.0000000000000490
29. Clarkson PM, Kearns AK, Rouzier P, Rubin R, Thompson PD. Serum creatine kinase levels and renal function measures in exertional muscle damage. *Med Sci Sports Exerc.* 2006;38(4):623-627. doi:10.1249/01.mss.0000210192.49210.fc
30. Cho YS, Lim H, Kim SH. Comparison of lactated Ringer's solution and 0.9% saline in the treatment of rhabdomyolysis induced by doxylamine intoxication. *Emerg Med J.* 2007;24(4):276-280. doi:10.1136/emj.2006.043265
31. Moore KP, Holt SG, Patel RP, et al. A causative role for redox cycling of myoglobin and its inhibition by alkalinization in the pathogenesis and treatment of rhabdomyolysis-induced renal failure. *J Biol Chem.* 1998;273(48):31731-31737. doi:10.1074/jbc.273.48.31731
32. Heyman SN, Greenbaum R, Shina A, Rosen S, Brezis M. Myoglobinuric acute renal failure in the rat: a role for acidosis? *Exp Nephrol.* 1997;5(3):210-216.
33. Kim E, Choi YH, Lim JY, Lee J, Lee DH. The effect of early urine alkalinization on occurrence rhabdomyolysis and hospital stay in high dose doxylamine ingestion. *Am J Emerg Med.* 2018;36(7):1170-1173. doi:10.1016/j.ajem.2017.11.058
34. Better OS, Abassi ZA. Early fluid resuscitation in patients with rhabdomyolysis. *Nat Rev Nephrol.* 2011;7(7):416-422. doi:10.1038/nrneph.2011.56
35. Holt SG, Moore KP. Pathogenesis and treatment of renal dysfunction in rhabdomyolysis. *Intensive Care Med.* 2001;27(5):803-811. doi:10.1007/s001340100878
36. Gunal AI, Celiker H, Dogukan A, et al. Early and vigorous fluid resuscitation prevents acute renal failure in the crush victims of catastrophic earthquakes. *J Am Soc Nephrol.* 2004;15(7):1862-1867. doi:10.1097/01.ASN.0000129336.09976.73
37. Altintepe L, Guney I, Tonbul Z, et al. Early and intensive fluid replacement prevents acute renal failure in the crush cases associated with spontaneous collapse of an apartment in Konya. *Ren Fail.* 2007;29(6):737-741. doi:10.1080/08860220701460095
38. Brown CV, Rhee P, Chan L, Evans K, Demetriades D, Velmahos GC. Preventing renal failure in patients with rhabdomyolysis: do bicarbonate and mannitol make a difference? *J Trauma.* 2004;56(6):1191-1196. doi:10.1097/01.ta.0000130761.78627.10
39. Homsi E, Leme Barreiro MFF, Orlando JMC, Higa EM. Prophylaxis of acute renal failure in patients with rhabdomyolysis. *Ren Fail.* 1997;19(2):283-288. doi:10.3109/08860229709026290
40. Scharman EJ, Troutman WG. Prevention of kidney injury following rhabdomyolysis: a systematic review. *Ann Pharmacother.* 2013;47(1):90-105. doi:10.1345/aph.1r215
41. Better OS, Rubinstein I, Winaver JM, Knochel JP. Mannitol therapy revisited (1940–1997). *Kidney Int.* 1997;52(4):886-894. doi:10.1038/ki.1997.409
42. Visweswaran P, Massin EK, DuBose TD. Mannitol-induced acute renal failure. *J Am Soc Nephrol.* 1997;8(6):1028-1033.
43. Sever MS, Vanholder R. Management of crush victims in mass disasters: highlights from recently published recommendations. *Clin J Am Soc Nephrol.* 2013;8(2):328-335. doi:10.2215/CJN.07340712
44. Sever MS, Vanholder R, Ashkenazi I, et al. Recommendations for the management of crush victims in mass disasters. *Nephrol Dial Transplant.* 2012;27:i1-i67. doi:10.1093/ndt/gfs156

45. Sever MS, Erek E, Vanholder R, et al. Serum potassium in the crush syndrome victims of the Marmara disaster. *Clin Nephrol.* 2003;59(5):326-333. doi:10.5414/CNP59326
46. Ronco C. Extracorporeal therapies in acute rhabdomyolysis and myoglobin clearance. *Crit Care.* 2005;9(2):141-142. doi:10.1186/cc3055
47. Cruz DN, Bagshaw SM. Does continuous renal replacement therapy have a role in the treatment of rhabdomyolysis complicated by acute kidney injury? *Semin Dial.* 2011;24(4):417-420. doi:10.1111/j.1525-139X.2011.00892.x
48. Leypoldt JK, Cheung AK, Chirananthavat T, et al. Hollow fiber shape alters solute clearances in high flux hemodialyzers. *ASAIO J.* 2003;49(1):81-87. doi:10.1097/00002480-200301000-00013
49. Sorrentino SA, Kielstein JT, Lukasz A, et al. High permeability dialysis membrane allows effective removal of myoglobin in acute kidney injury resulting from rhabdomyolysis. *Crit Care Med.* 2011;39(1):184-186. doi:10.1097/CCM.0b013e3181feb7f0
50. Bellomo R, Daskalakis M, Parkin G, Boyce N. Myoglobin clearance during acute continuous hemodiafiltration. *Intensive Care Med.* 1991;17(8):509.
51. Naka T, Jones D, Baldwin I, et al. Myoglobin clearance by super high-flux hemofiltration in a case of severe rhabdomyolysis: a case report. *Crit Care.* 2005;9(2):R90-R95. doi:10.1186/cc3034
52. Premru V, Kovač J, Buturovič-Ponikvar J, Ponikvar R. High cut-off membrane hemodiafiltration in myoglobinuric acute renal failure: a case series. *Ther Apher Dial.* 2011;15(3):287-291. doi:10.1111/j.1744-9987.2011.00953.x
53. Zeng X, Zhang L, Wu T, Fu P. Continuous renal replacement therapy (CRRT) for rhabdomyolysis. *Cochrane Database Syst Rev.* 2014;(6):CD008566. doi:10.1002/14651858.CD008566.pub2

50 肿瘤相关肾脏急症

Krishna Sury, Mark A. Perazella

肿瘤患者通常会发生急性肾损伤(acute kidney injury,AKI),这预示着更高的患病率和死亡率[1-4]。肿瘤及其治疗引发 AKI 有多种发病机制。恶性肿瘤可通过浸润或外部压迫肾脏直接诱发 AKI,也可通过旁肿瘤效应和代谢并发症间接诱发 AKI。肿瘤治疗可能通过直接损伤肾组织或引发系统性炎症进而引发 AKI。肾损伤的严重程度因病因而异。本章讨论了导致需要密切监护的重症医疗护理的肿瘤相关 AKI 的病因。

肿瘤与肾损伤

肾脏浸润

肿瘤细胞直接侵入肾实质是肿瘤相关 AKI 的发病机制之一,常见于 B 淋巴细胞增生性疾病中。AKI 在这类疾病中的发生率高达 85%,最常见的原因是淋巴瘤性或白血病性肾间质浸润[5,6]。由于尿液检查和先进的影像学技术在空间分辨率方面存在固有的局限性,导致小的组织浸润病灶无法被检出,因此浸润只能通过肾活检才能明确诊断。影像学上看到的巨大肾脏肿物可能是恶性浸润的提示。虽然大多数报道的侵犯相关肾衰竭病例在肿瘤治疗后只有部分恢复[6,7],但也有一些病例在迅速成功地治疗恶性肿瘤后肾脏功能得到完全恢复,因此早期识别肿瘤扩散至肾脏极为重要[8]。

梗阻性肾病

某些恶性肿瘤可能涉及集合系统、输尿管、膀胱、尿道受累的梗阻性 AKI。例如前列腺癌导致膀胱出口梗阻,膀胱癌阻塞输尿管孔,以及肾癌,特别是肾切除术后的肾细胞癌,单侧输尿管梗阻可导致其余肾脏的暴发性 AKI。此外,腹部或盆腔内的巨大淋巴瘤和实质脏器肿瘤会对尿路流出道造成外在压迫。经皮肾造瘘管、输尿管支架或膀胱导管置入通常可部分或完全恢复肾功能。肾盂积水应立即干预以缓解梗阻。由于肿瘤可以包裹集合系统并阻止其扩张,因此没有肾盂积水并不能完全排除所有情况下的恶性梗阻。

骨髓瘤轻链管型肾病

多发性骨髓瘤(multiple myeloma,MM)是AKI的常见原因,可危及生命[9]。MM相关肾损伤有多种发病机制,包括由单克隆免疫球蛋白和轻链(light-chain,LC)产生引起的常见旁肿瘤效应,代谢紊乱[高钙血症,肿瘤溶解综合征(tumor lysis syndrome,TLS)]和药物性肾毒性[10]。副蛋白的产生可导致肾脏血管、肾小球和肾小管间质的损伤[10]。由于LC管型肾病是最常见的肾脏病变,因此它是本节研究的重点。

LC管型肾病是由LC和尿素结合物聚集引起的,这是由于LC上的一个结合位点与尿素上的碳水化合物部分相互作用,导致不溶性管型在管腔内沉淀[11]。管型的形成刺激间质中的单核细胞反应,导致肾小管间质进一步损伤[10]。这可能导致肾小管阻塞、肾小管破裂进一步引发萎缩和肾小管间质炎症。在这种情况下,AKI得以发生,如果得不到有效的治疗,会进一步发展为慢性肾脏病(chronic kidney disease,CKD)以及需要透析治疗。因此,早期、有效的治疗对肾功能的恢复至关重要。

管型肾病AKI的治疗主要取决于对恶性克隆的有效根除。一些药物(蛋白酶体抑制剂、类固醇、环磷酰胺以及其他药物)可有效地逆转或稳定肾功能[9,10]。由于通过血浆置换对LC进行体外清除来治疗管型肾病的数据不一,该方法被认为是二线治疗。鉴于此,两项随机对照试验研究了能更有效地清除LC的高临界值血液透析(high cut-off hemodialysis,HCO-HD)[12,13],将因管型肾病而需透析的AKI患者随机分为标准骨髓瘤单独治疗组或标准治疗加HCO-HD组,MYRE试验显示标准治疗加HCO-HD组在6个月和12个月时有AKI恢复的信号,但EuLITE(图文摘要50.1)和MYRE(图文摘要50.2)试验显示该方案对主要终点(无须透析)或死亡率方面无获益。因此,这种方式的效果仍未得到证实。

肿瘤和肾脏损伤的代谢并发症

高钙血症

高钙血症是肿瘤的常见并发症,占所有恶性肿瘤的30%[1,14]。高钙血症的症状具有非特异性,在变得严重之前通常不会引起人们的注意(见第22章)[14,15]。

恶性肿瘤相关高钙血症,可能由以下因素引起:恶性肿瘤侵犯骨骼导致骨质溶解和钙释放,恶性肿瘤产生的活性维生素D(淋巴瘤)使肠道吸收钙过量,以及恶性肿瘤分泌的甲状旁腺激素相关蛋白(parathyroid hormone-related protein,PTHrP)可促进钙从骨骼释放并增加钙肠道吸收[14]。

高钙血症对肾脏会产生不良影响,它可直接收缩肾脏血管[16,17],从而降低肾小球滤过率(glomerular filtration rate,GFR),同时还会激活髓袢升支粗段的钙感受器(导致Na-K-2Cl同向转运体失活),引起明显的钠丢失和容量耗竭所致的 AKI[18]。高钙血症还会干扰抗利尿激素(antidiuretic hormone,ADH)的作用,损害远端肾单位对水的重吸收,导致更多的液体丢失和高钠血症[14]。这些作用进一步降低了 GFR,加剧了尿钙排泄不足,从而加重了高钙血症的程度。

治疗急性高血钙症的主要方法是通过静脉注射生理盐水积极扩容,以恢复正常血容量并改善 GFR。过去,袢利尿剂被推荐作为生理盐水的辅助药物;然而,现在人们认识到袢利尿剂会影响患者的扩容治疗,因此除非患者有容量过高,否则不应该使用[19]。如果因为无尿性 AKI 或严重的高容量血症而不能安全地给予生理盐水扩容,则可能需要低钙透析。如果是骨钙释放引起的高钙血症,治疗必须针对抑制破骨细胞的骨吸收为目标(表 50.1 和图 50.1)。降钙素、双膦酸类和地诺单抗(详见第 22 章)可以用于减少骨骼钙的释放。严重 AKI 时,禁止使用唑来膦酸治疗,而帕米膦酸钠则可以使用较小的剂量(60mg)和配合较长的输液时间(4~6 小时)。当 AKI 存在时,抗核因子 kappa-B 配体(receptor activator of nuclear factor kappa-B ligand,RANKL)的抗受体激活剂抗体地诺单抗是一个很好的替代方案,因为它对肾功能受损的人是高效和安全的。对于恶性肿瘤相关活性维生素 D 过量释放引起的高钙血症时,皮质类固醇通常是有效的[14]。

肿瘤溶解综合征(tumor lysis syndrome,TLS)

TLS 是肿瘤细胞死亡和细胞内内容物释放到体循环系统时引发的一系列特定的代谢紊乱。其典型表现包括高钾血症、高磷血症、低钙血症和高尿酸血症,这些症状的程度轻重不一,严重情况下可能威胁生命。TLS 可分为实验室 TLS 和临床 TLS 两种形式,前者依据每种代谢紊乱的特定偏离程度以及定义发病和持续时间的标准进行诊断,而后者的判定除了实验室 TLS 的特征外,还包括器官功能障碍。

由 Cairo 和 Bishop 最初提出的 TLS 定义经过了多年的修改,但所有版本都区分了实验室 TLS 和临床 TLS,特别强调了实验室中发生的紊乱可能不会引起器官功能障碍,如表 50.2 所示[20-23]。这种区分较为合理,因为当肾功能正常时,即使出现高钾血症或高磷血症,肾脏仍然能够通过排泄钾和磷,将血清水平恢复到正常范围,并将低钙血症的风险降至最低。同样,尿酸也可以通过肾脏排出,但是在严重的高尿酸血症、容量不足以及尿液 pH 低于 7.0 的情况下,尿酸会在肾小管管腔内沉淀,从而导致急性尿酸性肾病并造成 AKI。

在少尿或无尿的 AKI 情况下,高钾血症和高磷血症等电解质紊乱可能难以控制,从而导致危及生命的心律失常和低钙血症发作。应进行静脉注射生理盐水以维持高尿流量并预防血容量不足。由于存在在肾小管内形成磷酸钙和黄嘌呤晶体的风险,因此不再建议进行尿液碱化。每种电解质紊乱的管理都有详细的描述[24],有时需要肾脏替代疗法(kidney replacement therapy,KRT)(见图 50.2)。别嘌醇用于预防高尿酸血症,但通常需要尿酸氧化酶(拉布立酶)用于快速有效地纠正 TLS 引起的高尿酸症[24]。

表 50.1 急性高钙血症的治疗

疗法	作用机理	使用理由	使用限制
降血钙素	阻止肾小管重新吸收钙 干扰破骨细胞活性	快速起效可在数小时内降低血清钙	2天内产生快速耐受性
双膦酸盐类 帕米膦酸盐 唑来膦酸 伊班膦酸盐	焦磷酸盐的结构类似物;结合到破骨细胞三磷酸腺苷中,使其失去功能 破坏破骨细胞骨架,使其无法与骨表面保持接触	血清钙水平持续下降	起效缓慢,需要48~72小时才能完全起效 唑来膦酸盐比帕米膦酸盐更有效,但在AKI或晚期CKD,血清肌酐达到或大于4.5mg/dl或肌酐清除率<30ml/min时禁用。帕米膦酸盐可用于AKI,但需要将剂量降至60mg,并延长输液时间4~6小时
地诺单抗	抗RANKL抗体;RANKL由成骨细胞分泌,与破骨细胞上的RANK受体结合,迫使骨分解。地诺单抗阻断RANKL与RANK的结合,抑制破骨细胞的成熟、活化和功能	肾功能受损患者血清钙水平持续降低且无使用限制	因为存在低钙血症的风险,施用地诺单抗后必须密切监测血清钙水平 非典型股骨骨折的风险很小
皮质类固醇	恶性细胞募集巨噬细胞表达1-α-羟化酶,将骨化二醇转化为骨化三醇(活性维生素D)。类固醇抑制1-α-羟化酶并激活24-羟化酶,从而限制活性维生素D的形成并导致高钙血症	以维生素D生成增加为特征的伴恶性肿瘤高钙血症	必须监测血糖水平

AKI,急性肾损伤;CKD,慢性肾脏疾病;RANKL,核因子 kappa-B 配体活化因子配体。

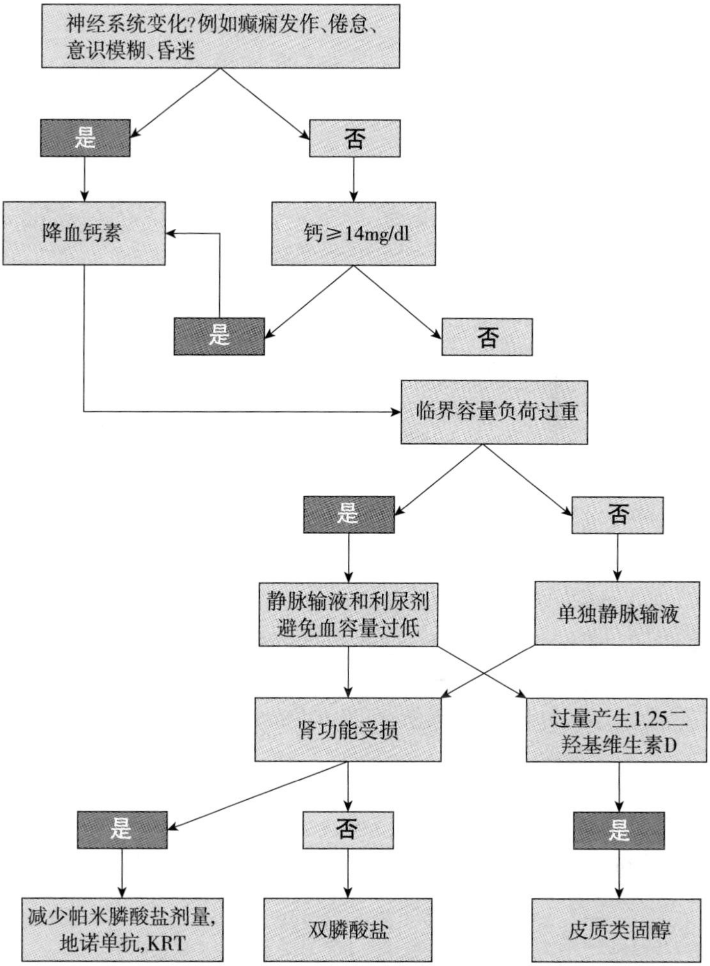

图 50.1　急性高钙血症的治疗算法。急性高钙血症患者的初步评估和治疗以神经系统状况为重点。在维持神经机能或药物恢复的情况下,进一步的处理主要是生理盐水扩容(仅限于患者有临界容量超负荷风险的情况)和破坏破骨细胞活性。KRT,肾脏替代疗法

表 50.2　肿瘤溶解综合征定义

实验室肿瘤溶解综合征（laboratory tumor lysis syndrome，LTLS）[a]	临床肿瘤溶解综合征（clinical tumor lysis syndrome，CTLS）[b]
血尿酸≥8mg/dl（≥476μmol/L）或比基线增加 25%	对于年龄>12 岁的患者，如果肌酐水平低于年龄/性别定义的正常值上限，那么肌酐应该≥1.5 倍于检测机构的正常值上限
血钾≥6meq/L（≥6mmol/L）或比基线增加 25%	非直接或可能归因于药物治疗的心律失常/猝死
儿童血磷≥6.5mg/dl（≥2.1mmol/L），成人血磷≥4.5mg/dl（≥1.45mmol/L）或比基线增加 25%	非直接或可能由治疗剂引起的癫痫发作
血钙≤7.0mg/dl（≤1.75mmol/L）或比基线下降 25%	

修改意见

Howard 等[22]

1. 要求同时出现两种或两种以上的代谢异常
2. 消除标准中 25% 的增长
3. 扩大 CTLS 的定义以包括任何有症状的低钙血症

Wilson 和 Berns[23]

1. 取消患者开始化疗的要求，包括自发的 TLS
2. 将 CTLS 的肌酐范围标准更改为包含 CKD 患者的既定定义，例如绝对肌酐增加 0.3mg/dl 或相对高于基线增加 50%

[a]Cairo-Bishop 对 LTLS 的定义要求在开始化疗前 3 天或化疗后 7 天内出现两种或更多种代谢异常。假设患者已经接受了充分的补液和服用降尿酸的药物，那么代谢物血清浓度变化需为 25%。

[b]Cairo-Bishop 对 CTLS 的定义要求一种或多种临床表现以及多条 LTLS 的标准。

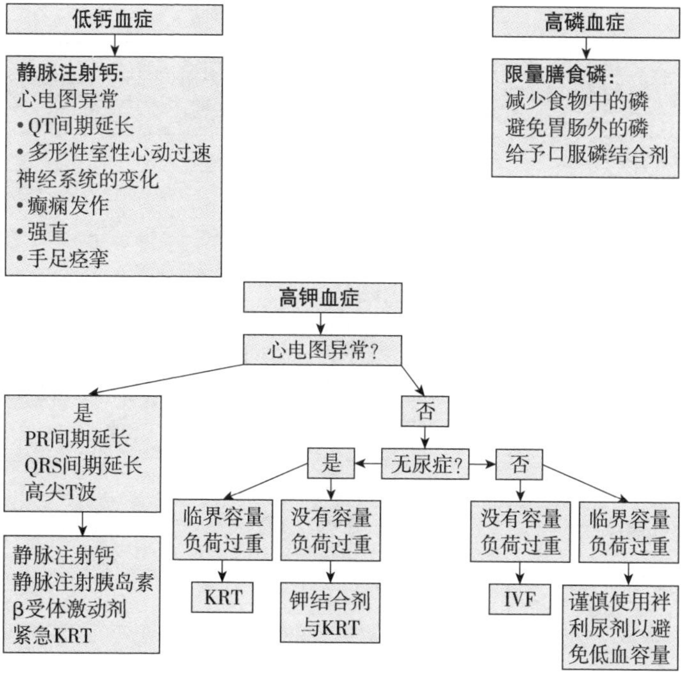

图 50.2 TLS 相关电解质紊乱的治疗算法。严重时,高钾血症和低钙血症可导致危及生命的心律失常,必须紧急处理。高磷酸盐血症本身不会严重威胁生命,但会导致低钙血症。KRT,肾脏替代疗法;TLS,肿瘤溶解综合征

肿瘤治疗和肾损伤

化疗是大多数肿瘤的一线治疗方法,但对于许多晚期或化疗无效恶性肿瘤,免疫治疗已被证明有效。与传统化疗相比,免疫治疗能利用患者自身免疫系统的特异性来对恶性细胞进行靶向攻击。然而,与常规化疗一样,免疫治疗也会因脱靶效应而引起肾损伤,脱靶效应属于免疫相关不良事件(immune-related adverse events,irAE)。虽然常规化疗和其他靶向肿瘤药物会导致肾脏损伤(表 50.3),但本文的讨论将仅限于与免疫检查点抑制剂(immune-checkpoint inhibitors,ICPI)和嵌合抗原受体(chimeric antigen receptor,CAR)T 细胞相关的潜在危及生命的 irAE。

免疫检查点抑制剂

肿瘤微环境赋予肿瘤对化疗的耐药性,因此新的免疫疗法是通过靶向微环境的特定成分开发的,如肿瘤浸润淋巴细胞(tumor-infiltrating lymphocytes,TIL),包围和浸润肿瘤的 B 和 T 细胞[25,26]。抗原提呈细胞(Antigen-presenting

表 50.3 抗癌药物相关性肾毒性

药物	肾综合征	肾脏组织病理学	预防措施
传统的化疗			
吉西他滨、丝裂霉素C、顺铂(罕见)	AKI、HTN(新发或恶化),血尿,蛋白尿	TMA	NA
铂类(顺铂、卡铂、奥沙利铂)	AKI,近端小管病,范可尼综合征,NDI,SIAD,NA^{+}和Mg^{2+}消耗	ATI 和 ATN	静脉输液,调整剂量,静脉注射镁
异环磷酰胺	AKI,近端小管病,范可尼综合征,NDI,SIAD	ATI 和 ATN,AIN	静脉输液,调整剂量
培美曲塞	AKI,近端小管病,范可尼综合征,NDI	ATI 和 ATN,间质性纤维化	静脉输液
甲氨蝶呤	AKI	水晶肾病和ATI	静脉输液,尿碱化
抗代谢药(阿扎胞苷、卡培他滨、氯法拉滨、氟达拉滨、5-氟尿嘧啶、硫鸟嘌呤、巯基嘌呤)	AKI,范可尼综合征,NDI	ATI	静脉输液
环磷酰胺、长春新碱	低钠血症(SIAD)、出血性膀胱炎(环磷酰胺)	无肾组织病理病变	静脉输液,用环磷酰胺治疗出血性膀胱炎
亚硝基脲	慢性肾病	慢性间质性肾炎	静脉输液

续表

药物	肾综合征	肾脏组织病理学	预防措施
靶向抗癌药物			
抗 VEGF 药物(贝伐单抗,阿柏西普)	HTN、AKI、蛋白尿(有时为肾病)	TMA	NA
酪氨酸激酶/多激酶抑制剂(舒尼替尼,索拉非尼,帕佐帕尼,伊马替尼)	HTN、AKI、蛋白尿	TMA、FSGS、AIN、ATI(伊马替尼)	NA
EGFR 抑制剂(西妥昔单抗,吉非替尼,帕尼单抗,厄洛替尼)	低镁血症,电解质紊乱	肾脏无组织病理病变	NA
BRAF 抑制剂(维罗芬尼,达帕菲尼)	AKI,电解质紊乱	ATI 和 AIN	NA
ALK 抑制剂(克唑替尼)	AKI,电解质紊乱、肾内微囊肿	ATI 和 AIN	NA
利妥昔单抗	肿瘤溶解综合征引起的 AKI	尿酸肾病	静脉输液
其他抗癌药物			
磷酸盐	肾病综合征,AKI	FSGS,ATI 和 ATN	调整剂量,增加输液时间
唑来膦酸	AKI,罕见肾病综合征	ATI 和 ATN	调整剂量(禁忌和 GFR<30ml/min)

AIN,急性间质性肾炎;AKI,急性肾损伤;ALK,间变淋巴瘤激酶;ATI,急性肾小管损伤;ATN,急性小管坏死;BRAF;EGFR,表皮生长因子受体,FSGS,局灶节段性肾小球硬化;GN,肾小球肾炎;HTN,高血压;MCD,微小变化病;NA,不可用;NDI,肾源性尿崩症;SIAD,抗利尿不适当综合征;TMA,血栓性微血管病;VEGF,血管内皮生长因子。

cells,APCs)利用主要组织相容性复合体(major histocompatibility complex,MHC)向T细胞呈递抗原,T细胞通过T细胞表面受体和MHC之间的相互作用与APC结合。APC和T细胞结合后,APC表面的B7配体与T细胞表面的刺激性(CD28)或抑制性[细胞毒性T淋巴细胞抗原4(cytotoxic T-lymphocyte antigen 4,CTLA-4]受体相结合,决定了T细胞对该抗原的反应。如果CD28被触发,T细胞将被激活,而与CTLA-4结合将抑制T细胞的激活[27,28]。CTLA-4主要作用于区域淋巴结,而在外周组织中,T细胞的激活通过T细胞表面受体程序性死亡1(programmed death 1,PD1)与APC表面配体PD-L1的结合而被抑制[28-30]。虽然通过CTLA-4和PD1抑制T细胞是为了防止T细胞攻击健康组织,但肿瘤细胞可通过上调CTLA-4、PD1和PD-L1的表达,以阻断T细胞的激活并抑制免疫细胞的抗肿瘤免疫应答[31,32]。

克服这种肿瘤引发的T细胞抑制是新型免疫治疗的目标,如免疫检查点抑制剂(ICPI)。这些药物是可结合CTLA-4、PD1或PD-L1的单克隆抗体,可阻止肿瘤抑制TIL活性和增殖。而阻止抑制TIL增强驱动的抗癌反应,通常伴随导致肾脏的irAE。ICPI的早期Ⅰ期和Ⅱ期试验估计AKI的发生率为2.2%[33]。然而,随着ICPI的使用越来越普遍,许多病例报告和病例系列被发表,最近的分析表明真实的AKI发病率可能高达29%[34]。由于现有的包括报告在内的文献在ICPI暴露和AKI发病之间的预期时间差以及预期的临床表现方面存在很大差异,因此诊断ICPI诱导的AKI较为困难[33-43]。最常见的肾脏病理是急性间质性肾炎(acute interstitial nephritis,AIN),而急性肾小管损伤(acute tubular injury,ATI)和其他肾脏病变则不常见[38,41,43]。其他的肾损害包括微小病变型肾病、膜性肾病、免疫球蛋白A(immunoglobulin A,IgA)肾病、局灶性节段性肾小球硬化、狼疮性肾炎、血栓性微血管病、免疫复合物肾小球肾炎和寡免疫复合物新月体肾炎[33-43]。对服用ICPI的患者使用质子泵抑制剂(proton pump inhibitor,PPI)或非甾体抗炎药(nonsteroidal anti-inflammatory drug,NSAID)似乎会增加患AIN的风险。ICPI相关AIN的可能机制是广泛的T细胞激活,导致机体对这些药物的免疫耐受性降低[33,35,41,42]。

ICPI后发生AKI通常需要停用ICPI,但最佳管理应包括仔细阅读药物说明书,最重要的是进行肾活检。经肾活检证实或临床诊断为AIN的AKI通常需要使用糖皮质激素治疗[33,35,41-43]。通过停药和糖皮质激素治疗,多达85%的患者可观察到肾功能完全或部分缓解[41,42]。在ICPI诱导的AKI所导致长时间无尿或危及生命的电解质紊乱(如高钾血症)的紧急情况下,HD可能是必要的。

嵌合抗原受体T细胞(chimeric antigen receptor T Cells,CAR-T)

CAR-T细胞疗法是利用患者自身的T细胞,通过单采取出,然后附以一个基因工程的T细胞受体。CAR T细胞群体随后在体外通过白细胞介素-2(interleukin-2,IL-2)进行扩增,并输注回患者体内。CAR被设计成特异性针对肿瘤抗原,因此,在重新输注后,它将结合靶抗原,增殖并分泌细胞因子,进而对肿瘤细胞发起细胞毒性反应[39,44]。在许多晚期恶性肿瘤的病例中成功地验证了 CAR-T 疗法的抗肿瘤反应,但通常伴有影响多个器官的不良事件,包括肾脏。

CAR-T 细胞疗法的毒性包括细胞因子释放综合征(cytokine release syndrome, CRS)和噬血细胞性淋巴组织细胞增多症(hemophagocytic lymphohistiocytosis, HLH)。这些综合征,由广泛的细胞因子释放和免疫激活引起,进而导致多器官功能障碍,如果不迅速治疗,将会引起较高的发病率和死亡率[39,44]。CRS 是 CAR-T 细胞治疗后最常见的 irAE,通常在 T 细胞输注后的几天内出现,其严重程度与 CAR-T 细胞扩增程度和疾病负担相关。CRS 的特征是高热、缺氧和血管扩张性休克引起的低血压,由于血管舒张性休克导致广泛的毛细血管渗漏和心脏功能降低(从而减少器官灌注),进而导致 AKI 和肝功能障碍[45]。免疫系统的大量激活可能导致 HLH,其特征是高铁蛋白、低纤维蛋白原、血细胞减少和 AKI,如果免疫失调得不到控制,将会危及生命。高水平的 IL-6 是一个治疗靶点,抗 IL-6 抗体托珠单抗的使用已经成功地逆转了危及生命的 CRS[46]。最近的研究使用小鼠 CRS 模型发现 IL-1 的药物阻断也可能有治疗潜力,但这尚未在人类中进行试验[47]。

除了这些细胞因子介导的毒性之外,CAR-T 细胞疗法还可触发自身免疫介导的重度器官功能障碍,称为靶向、肿瘤外毒性,即 CAR 与存在于健康组织中的肿瘤抗原结合[39,45,48]。

结论

AKI 常见于肿瘤患者,可继发于肿瘤本身或者抗肿瘤治疗。在某些情况下,肾脏损害会很严重,需要高级生命支持,如 KRT。明确肿瘤相关 AKI 的病因是确定最佳治疗方案的关键。

(周晓霜 译,戎瑞明 校)

参考文献

1. Lam AQ, Humphreys BD. Onco-nephrology: AKI in the cancer patient. *Clin J Am Soc Nephrol.* 2012;7:1692.
2. Libório AB, Abreu KLS, Silva JGB, et al. Predicting hospital mortality in critically ill cancer patients according to acute kidney injury severity. *Oncology.* 2011;80:160-166
3. Darmon M, Lebert C, Perez P, et al. Acute kidney injury in critically ill patients with haematological malignancies: results of a multicentre cohort study from the Groupe de Recherche en Réanimation Respiratoire en Onco-Hématologie. *Nephrol Dial Transplant.* 2015;30:2006-2013.
4. Rosner MH, Perazella MA. Acute kidney injury in patients with cancer. *N Engl J Med.* 2017;376:1770-1781.
5. Törnroth T, Heiro M, Marcussen N, et al. Lymphomas diagnosed by percutaneous kidney biopsy. *Am J Kidney Dis.* 2003;42:960-971.
6. Corlu L, Rioux-Leclercq N, Ganard M, et al. Renal dysfunction in patients with direct infiltration by B-cell lymphoma. *Kidney Int Rep.* 2019;4:688-697.
7. Chauvet S, Bridoux F, Ecotière L, et al. Kidney diseases associated with monoclonal immunoglobulin M–secreting B-cell lymphoproliferative disorders: a case series of 35 patients. *Am J Kidney Dis.* 2015;66:756-767.
8. da Silva WF Jr, de Farias Pinho LL, de Farias CLG, et al. Renal infiltration presenting as acute

kidney injury in Hodgkin lymphoma—a case report and review of the literature. *Leuk Res Rep.* 2018;10:41-43.
9. Heher EC, Rennke HG, Laubach JP, et al. Kidney disease and multiple myeloma. *Clin J Am Soc Nephrol.* 2013;8:2007-2017.
10. Shah M, Perazella MA. AKI in multiple myeloma: paraproteins, metabolic disturbances, and drug toxicity. *J Onco-Nephrol.* 2017;1:188-197.
11. Huang ZQ, Sanders PW. Localization of a single binding site for immunoglobulin light chains on human Tamm-Horsfall glycoprotein. *J Clin Invest.* 1997;99:732-736.
12. Hutchison CA, Cockwell P, Moroz V, et al. High cutoff versus high-flux haemodialysis for myeloma cast nephropathy in patients receiving bortezomib-based chemotherapy (EuLITE): a phase 2 randomised controlled trial. *Lancet Haematol.* 2019;6:e217-e228.
13. Bridoux F, Carron P-L, Pegourie B, et al. Effect of high-cutoff hemodialysis vs conventional hemodialysis on hemodialysis independence among patients with myeloma cast nephropathy: a randomized clinical trial. *JAMA.* 2017;318:2099-2110.
14. Rosner MH, Dalkin AC. Onco-nephrology: the pathophysiology and treatment of malignancy-associated hypercalcemia. *Clin J Am Soc Nephrol.* 2012;7:1722-1729.
15. Turner JJO. Hypercalcaemia—presentation and management. *Clin Med.* 2017;17:270-273.
16. Levi M, Ellis MA, Berl T. Control of renal hemodynamics and glomerular filtration rate in chronic hypercalcemia. Role of prostaglandins, renin-angiotensin system, and calcium. *J Clin Invest.* 1983;71:1624-1632.
17. Castelli I, Steiner LA, Kaufmann MA, et al. Renovascular responses to high and low perfusate calcium steady-state experiments in the isolated perfused rat kidney with baseline vascular tone. *J Surg Res.* 1996;61:51-57.
18. Moor MB, Bonny O. Ways of calcium reabsorption in the kidney. *Am J Physiol Renal Physiol.* 2016;310:F1337-F1350.
19. LeGrand SB, Leskuski D, Zama I. Narrative review: furosemide for hypercalcemia: an unproven yet common practice furosemide for hypercalcemia. *Ann Intern Med.* 2008;149:259-263.
20. Cairo MS, Bishop M. Tumour lysis syndrome: new therapeutic strategies and classification. *Br J Haematol.* 2004;127:3-11.
21. Cairo MS, Coiffier B, Reiter A, et al. Recommendations for the evaluation of risk and prophylaxis of tumour lysis syndrome (TLS) in adults and children with malignant diseases: an expert TLS panel consensus. *Br J Haematol.* 2010;149:578-586.
22. Howard SC, Jones DP, Pui C-H. The tumor lysis syndrome. *N Engl J Med.* 2011;364:1844-1854.
23. Wilson FP, Berns JS. Tumor lysis syndrome: new challenges and recent advances. *Adv Chronic Kidney Dis.* 2014;21:18-26.
24. Sury K. Update on the prevention and treatment of tumor lysis syndrome. *J Onco-Nephrol.* 2019;3:19-30.
25. Klemm F, Joyce JA. Microenvironmental regulation of therapeutic response in cancer. *Trends Cell Biol.* 2015;25:198-213.
26. Yu Y, Cui J. Present and future of cancer immunotherapy: a tumor microenvironmental perspective. *Oncol Lett.* 2018;16:4105-4113.
27. Alegre M-L, Frauwirth KA, Thompson CB. T-cell regulation by CD28 and CTLA-4. *Nat Rev Immunol.* 2001;1:220.
28. Greenwald RJ, Latchman YE, Sharpe AH. Negative co-receptors on lymphocytes. *Curr Opin Immunol.* 2002;14:391-396.
29. Iwai Y, Hamanishi J, Chamoto K, et al. Cancer immunotherapies targeting the PD-1 signaling pathway. *J Biomed Sci.* 2017;24:26.
30. Parry RV, Chemnitz JM, Frauwirth KA, et al. CTLA-4 and PD-1 receptors inhibit T-cell activation by distinct mechanisms. *Mol Cell Biol.* 2005;25:9543-9553.
31. Gatalica Z, Snyder C, Maney T, et al. Programmed cell death 1 (PD-1) and its ligand (PD-L1) in common cancers and their correlation with molecular cancer type. *Cancer Epidemiol Biomarkers Prev.* 2014;23:2965-2970.
32. Perazella MA, Shirali AC. Immune checkpoint inhibitor nephrotoxicity: what do we know and what should we do? *Kidney Int.* 2020;97(1):62-74.
33. Cortazar FB, Marrone KA, Troxell ML, et al. Clinicopathological features of acute kidney injury associated with immune checkpoint inhibitors. *Kidney Int.* 2016;90:638-647.
34. Wanchoo R, Karam S, Uppal NN, et al. Adverse renal effects of immune checkpoint inhibitors: a narrative review. *Am J Nephrol.* 2017;45:160-169.
35. Shirali AC, Perazella MA, Gettinger S. Association of acute interstitial nephritis with programmed cell death 1 inhibitor therapy in lung cancer patients. *Am J Kidney Dis.* 2016;68:287-291.
36. Mamlouk O, Selamet U, Machado S, et al. Nephrotoxicity of immune checkpoint inhibitors beyond tubulointerstitial nephritis: single-center experience. *J Immunother Cancer.* 2019;7:2.
37. Izzedine H, Mateus C, Boutros C, et al. Renal effects of immune checkpoint inhibitors. *Nephrol Dial Transplant.* 2017;32:936-942.

38. Izzedine H, Lambotte O, Goujon J-M, et al. Renal toxicities associated with pembrolizumab. *Clin Kidney J.* 2018;12:81-88.
39. Perazella MA, Shirali AC. Nephrotoxicity of cancer immunotherapies: past, present and future. *J Am Soc Nephrol.* 2018;29(8):2039-2052.
40. Sury K, Perazella MA, Shirali AC. Cardiorenal complications of immune checkpoint inhibitors. *Nat Rev Nephrol.* 2018;14:571-588.
41. Perazella MA, Shirali AC. Immune checkpoint inhibitor nephrotoxicity. What do we know and what should we do? *Kidney Int.* 2020;97(1):62-74.
42. Cortazar FB, Kibbelaar ZA, Glezerman IG, et al. Clinical features and outcomes of immune checkpoint inhibitor-associated AKI: a multicenter study. *J Am Soc Nephrol.* 2020;31(2):435-446.
43. Cassol C, Satoskar A, Lozanski G, et al. Anti-PD-1 immunotherapy may induce interstitial nephritis with increased tubular epithelial expression of PD-L1. *Kidney Int Rep.* 2019;4(8):1152-1160.
44. Jhaveri KD, Rosner MH Chimeric antigen receptor T cell therapy and the kidney: what the nephrologist needs to know. *Clin J Am Soc Nephrol.* 2018;13:796-798.
45. Neelapu SS, Tummala S, Kebriaei P, et al. Chimeric antigen receptor T-cell therapy—assessment and management of toxicities. *Nat Rev Clin Oncol.* 2018;15:47-62.
46. Teachey DT, Rheingold SR, Maude SL, et al. Cytokine release syndrome after blinatumomab treatment related to abnormal macrophage activation and ameliorated with cytokine-directed therapy. *Blood.* 2013;121:5154-5157.
47. Giavridis T, van der Stegen SJC, Eyquem J, et al. CAR T cell-induced cytokine release syndrome is mediated by macrophages and abated by IL-1 blockade. *Nat Med.* 2018;24:731-738.
48. Zhang E, Xu H. A new insight in chimeric antigen receptor-engineered T cells for cancer immunotherapy. *J Hematol Oncol* 2017;10:1.

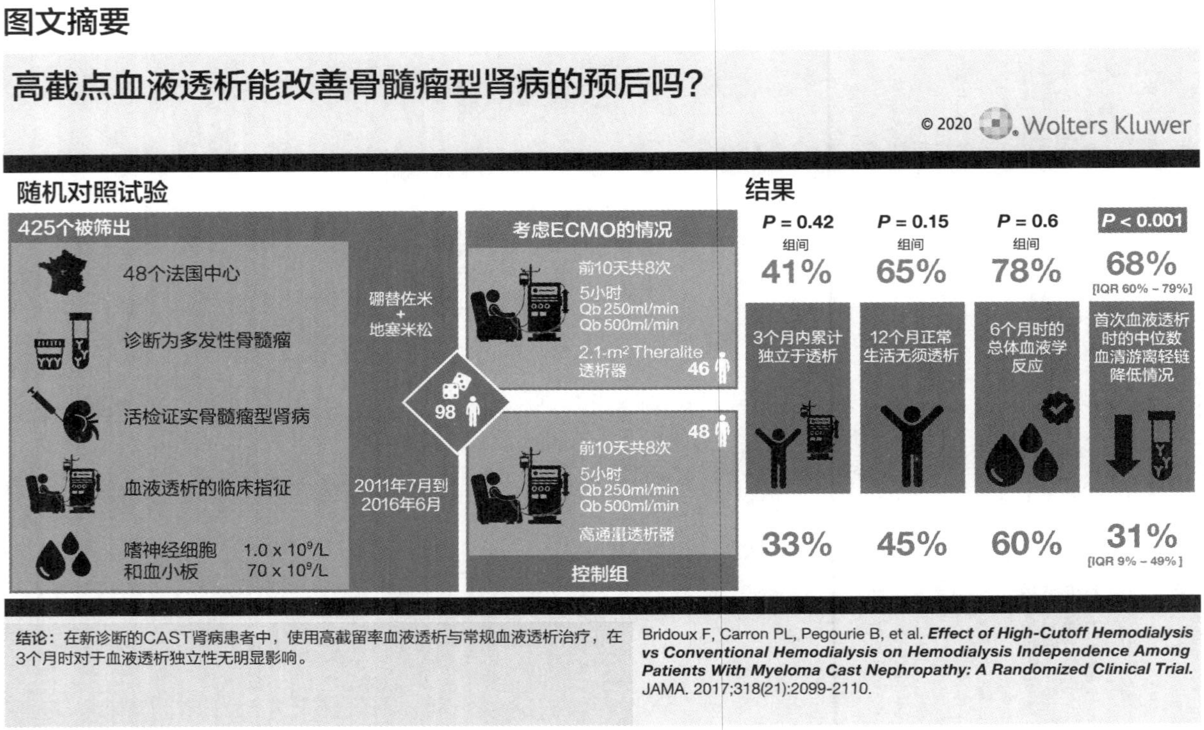
图文摘要
高截点血液透析能改善骨髓瘤型肾病的预后吗？
© 2020 Wolters Kluwer
随机对照试验
425个被筛出
48个法国中心
诊断为多发性骨髓瘤
活检证实骨髓瘤型肾病
血液透析的临床指征
嗜神经细胞 1.0 x 10⁹/L
和血小板 70 x 10⁹/L
硼替佐米
+
地塞米松
2011年7月到
2016年6月
98
考虑ECMO的情况
前10天共8次
5小时
Qb 250ml/min
Qb 500ml/min
2.1-m² Theralite
透析器
46
48
前10天共8次
5小时
Qb 250ml/min
Qb 500ml/min
高通量透析器
控制组
结果
P = 0.42
组间
41%
P = 0.15
组间
65%
P = 0.6
组间
78%
P < 0.001
68%
[IQR 60% – 79%]
3个月内累计
独立于透析
12个月正常
生活无须透析
6个月时的
总体血液学
反应
首次血液透析
时的中位数
血清游离轻链
降低情况
33%
45%
60%
31%
[IQR 9% – 49%]
结论：在新诊断的CAST肾病患者中，使用高截留率血液透析与常规血液透析治疗，在3个月时对于血液透析独立性无明显影响。
Bridoux F, Carron PL, Pegourie B, et al. Effect of High-Cutoff Hemodialysis vs Conventional Hemodialysis on Hemodialysis Independence Among Patients With Myeloma Cast Nephropathy: A Randomized Clinical Trial. JAMA. 2017;318(21):2099-2110.

图文摘要 50.1

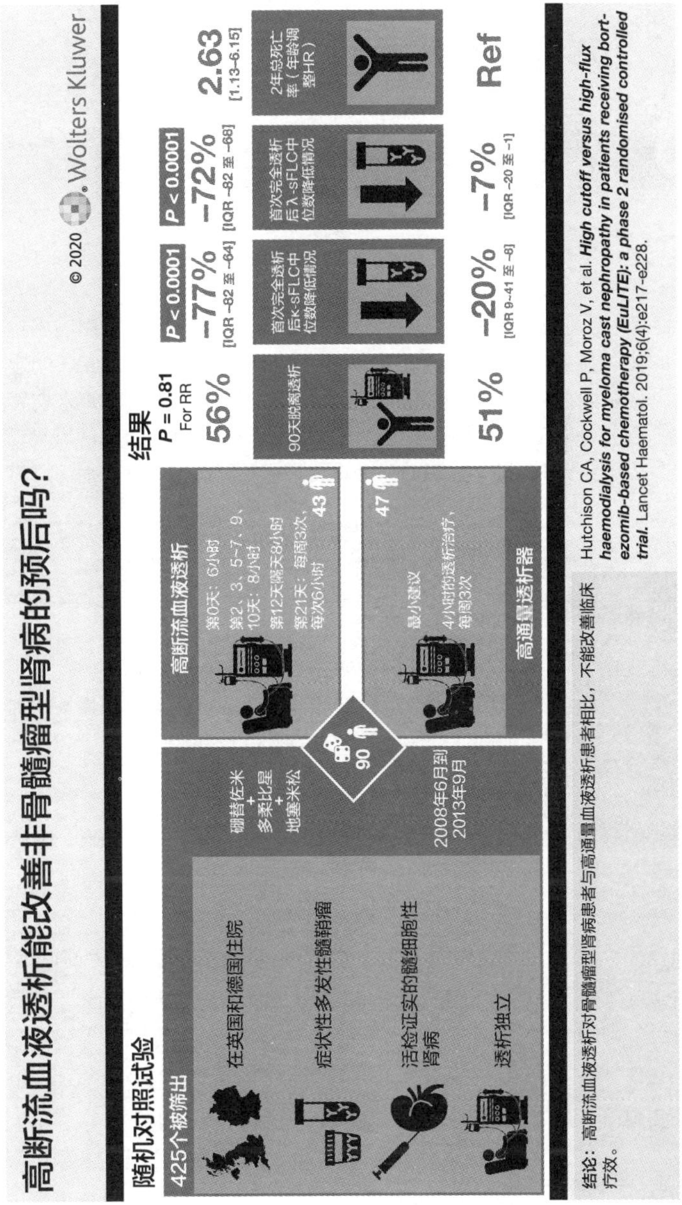
高断流血液透析能改善非骨髓瘤型肾病的预后吗？
© 2020 Wolters Kluwer
随机对照试验
425个被筛出
在英国和德国住院
症状性多发性骨髓瘤
活检证实的髓细胞性肾病
透析独立
硼替佐米
+
多柔比星
+
地塞米松
2008年6月到2013年9月
90
高断流血液透析
第0天：6小时
第2、3、5~7、9、10天：8小时
第12天隔天8小时
第21天：每周3次，每次6小时
43
47
最小建议
4小时的透析治疗，每周3次
高通量透析器
结果
P = 0.81
For RR
56%
51%
90天脱离透析
P < 0.0001
−77%
[IQR −82 至 −64]
−20%
[IQR 9~41 至 −8]
首次完全透析后κ-sFLC中位数降低情况
P < 0.0001
−72%
[IQR −82 至 −68]
−7%
[IQR −20 至 −1]
首次完全透析后λ-sFLC中位数降低情况
2.63
[1.13~6.15]
Ref
2年总死亡率（年龄调整HR）
结论：高断流血液透析对骨髓瘤型肾病患者与高通量血液透析患者相比，不能改善临床疗效。
Hutchison CA, Cockwell P, Moroz V, et al. High cutoff versus high-flux haemodialysis for myeloma cast nephropathy in patients receiving bortezomib-based chemotherapy (EuLITE): a phase 2 randomised controlled trial. Lancet Haematol. 2019;6(4):e217-e228.

图文摘要 50.2

51 急性肾损伤患者的管理

Michael Heung

背景

急性肾损伤(AKI)是卫生保健环境中最常见的并发症之一,影响多达五分之一的住院患者,并与医院死亡风险显著增加相关[1]。然而,AKI 的影响远远超出住院阶段。AKI 发作的幸存者发生慢性肾病(CKD)和终末期肾病(ESKD)[2]、复发性 AKI[3]、主要不良心血管事件[4]和长期死亡率[5]的风险较高(表 51.1)。因此,AKI 后随访管理的一个重要目标是降低这些并发症的风险。

表 51.1 急性肾损伤后的长期并发症

并发症	要点
肾脏的结果	
CKD/ESKD	• 可能导致新的和/或进行性 CKD • 风险随着严重程度(阶段)或 AKI 的增加而逐渐增加,但即使是最温和形式的 AKI 也存在
蛋白尿	AKI 后进行性 CKD 的高危因素
复发性 AKI	• 在高达 30% 的 AKI 患者中发生 • 与更糟糕的结果相关
心血管结果	
高血压	动物模型提示急性肾损伤后可能伴有盐敏感性高血压
心血管事件(心力衰竭、心肌梗死、卒中)	观察到的最强烈的关联是 AKI 和心力衰竭之间
远期死亡率	• AKI 与全因和心血管死亡风险增加有关 • 管理仍然主要是支持性的,并侧重于可改变的风险因素
生活质量	减少似乎主要与身体功能限制相关,因此应注意康复需求

AKI,急性肾损伤;CKD,慢性肾脏疾病;ESKD,终末期肾病。

急性肾损伤后随访

适当管理 AKI 幸存者的先决条件是强调随访管理的重要性。患者和提供者都需要接受有关 AKI 发作后并发症风险的适当教育。2012 年改善全球肾脏预后组织(KDIGO)AKI 指南建议在 AKI 发作后 3 个月对患者进行评估，以确定其缓解与 CKD 的发展或恶化[6]。然而,AKI 后肾脏随访率似乎很低，一项研究中只有不到 10% 的患者被转诊[7]。在加拿大的另一项研究中，肾内科医生接受了调查，以确定哪些 AKI 患者应该接受肾内科随访管理；在符合这些标准的实际患者中，只有 24% 的患者接受了这样的随访(图文摘要 51.1)[8]。值得注意的是，在另一项观察性研究中，严重急性肾损伤(需要透析)发作后早期(90 天内)门诊肾病随访管理与死亡率降低相关(图文摘要 51.2)[9]。

急性疾病质量倡议(ADQI)于 2018 年举行了 AKI 管理质量会议，并建议将随访率作为 AKI 管理的潜在质量衡量标准[10]。显然，并不是所有从 AKI 发作中恢复的患者都需要肾内科专业管理，随访也可以由非肾内科医生进行，特别是在不太严重的病例中。鼓励卫生系统和临床实践建立监测和确保 AKI 后随访管理的机制。最近，一些中心已经建立了专门的诊所，致力于 AKI 后的管理[11]。正式的研究正在进行中，以评估这种方法的临床影响。

随访管理的一般方面

一些原则可被广泛应用于 AKI 后存活的患者(表 51.2)。首先，需要进行肾功能监测，包括评估肾小球滤过率(eGFR)和蛋白尿。评估的准确时间将取决于初始损伤的严重程度和肾功能恢复的轨迹。然而，即使是肾功能恢复到基线的患者，也应该在急性发作后至少 2~3 个月进行肾功能评估(如本章肾脏结局部分所述)[12]。

表 51.2 急性肾损伤后管理原则

内容	要点
患者教育	• 许多 AKI 患者不知道这种诊断或后期并发症的风险 • 生活质量评估 • 教育有关持有某些药物的“病假协议”(日常疾病指导)，如急性疾病期间的利尿剂和 ACEI/ARB
肾功能评估	• 监测肾脏恢复与新的或进展性 CKD • 应同时测定血清肌酐/eGFR 和蛋白尿
药物调节	• 尽可能避免肾毒素暴露很重要，如非甾体抗炎药
药物调整	• 对于肾脏清除药物，可能需要减少剂量(在进行性 CKD 的情况下)或增加剂量(在肾脏恢复的情况下)

续表

内容	要点
风险因素纠正	• 控制血压 • 心血管风险评估

AKI，急性肾损伤；ACEI，血管紧张素转换酶抑制剂；ARB，血管紧张素受体阻滞剂；CKD，慢性肾脏疾病；eGFR，估计肾小球滤过率。

其次，患者和提供者都应该了解 AKI 发作和潜在的下游并发症。遗憾的是，相当大比例的患者在住院后仍然不知道他们的 AKI 诊断，最近的一项研究显示为 80%[13]。这一知识对于患者参与后续的风险因素纠正至关重要。

第三，无论是处方药还是非处方药，提供者都必须谨慎地进行药物调节。一方面是对潜在的肾毒素暴露进行教育，特别是对肾功能恢复延迟或持续 CKD 的患者。例如，研究表明，即使在 AKI 幸存者中，常规使用非甾体抗炎药（NSAID）也很常见[14]。另一个方面是确保适当剂量的肾脏清除药物（控制肾脏代谢药物的使用剂量）。新发或恶化的 CKD 可能需要减少剂量。相反，当肾功能进一步改善时，应适当增加入院后药物剂量，以避免给药不足。

肾脏结局

慢性肾病/终末期肾病

近年来，越来越多的人认识到 AKI 和 CKD 之间的双向关系[15]。早期 AKI 损伤的严重程度会增加后期并发症的风险[16]，即使是相对轻微的 AKI 发作也与后续 CKD 和 ESKD 的风险显著增加相关[2]。一项研究开发了一种用于预测 AKI 发作后晚期 CKD 的风险工具[17]，为 AKI 随访的风险分层方法提供了机会。该工具结合出院时可获得的数据［包括人口统计信息、AKI 发作的严重程度（按 KDIGO 分期）和蛋白尿程度］，并生成出院后 1 年内 eGFR 低于 45 的发展百分比估计。该工具可在网上免费获得。

除了 GFR 明显下降外，AKI 还与 CKD 的后续发展有关，表现为新发或恶化的蛋白尿[18]。而且 AKI 后蛋白尿似乎是后续 CKD 进展的一个强有力的预测因子。在急性肾损伤的评估、系列评估和后续后遗症（Assessment-AKI）研究中，急性肾损伤后高蛋白尿与肾脏疾病进展风险显著增加相关［风险比（*HR*）1.53，95%*CI*：1.45~1.62］[12]。这些发现强调了 AKI 后适当监测肾脏滤过功能和尿蛋白排泄的重要性。

关于 AKI 和 CKD 之间的联系是因果关系还是关联关系仍存在争议，例如仅仅是揭示了潜在的亚临床 CKD。动物模型显示 AKI 发作后炎症反应延长，可介导慢性损伤[19]，揭示了向 CKD 过渡的病理生理机制。此外，介入性动物研究发现，AKI 后肾损害可以通过靶向炎症途径的药物手段缓解[20,21]。在一项研究中,螺内酯能够减少大鼠 AKI 后的 CKD 变化,假设继发于减少转化生长因子-β(TGF-β)介导的前纤维化和炎症途径[21]。另一项类似的研究表明,一定剂量的锂能抑制糖原合成酶激酶-3β,能够减少 AKI 后肾组织炎症并促进修复[20]。总之,这些研究支持了 AKI 和 CKD 之间的因果关系,也为未来的机制和介入性研究提供了基础。然而,多种不同的途径涉及 AKI 的发病机制,目前尚不清楚哪一种途径可能占主导地位,也不清楚该途径是否取决于损伤类型。不幸的是,目前还没有人类临床试验支持专门用于降低 AKI 后 CKD 风险的疗法。

对于进展为 CKD 的患者,应采用标准的 CKD 管理实践,包括关注风险因素的改变,如血压控制。适当的监测和识别可以为早期干预提供机会,这可能产生最大的获益。

复发性急性肾损伤

近 30% 的 AKI 存活患者随后会因 AKI 复发住院,复发与更糟糕的结局相关,这并不奇怪[3,22]。复发的危险因素包括公认的 AKI 危险因素,如年龄较大、糖尿病和基线肾功能较差。此外,复发性 AKI 的高危人群是那些具有显著潜在合并症的人群,包括心力衰竭、肝硬化和急性冠脉综合征。因此,这些患者的后续管理应强调专科间的沟通和管理协调,因为优化基础疾病的管理可能会降低 AKI 复发的概率。

临床不确定的一个特殊领域是是否应该使用肾素-血管紧张素系统(RAS)阻断以及何时使用。理论上,RAS 阻断可能具有肾保护作用,有利于延缓 CKD 的进展。但在急性 AKI 的情况下,血管紧张素受体阻滞剂(ARB)和血管紧张素转换酶抑制剂(ACEI)通常被用于优化肾小球滤过。这些疗法的恢复(或新开始)可能与滤过性降低有关,这可能会混淆 AKI 恢复的临床情况,人们担心它们可能导致 AKI 复发。因此,等待肾功能稳定后再开始或重新启动 RAS 阻断似乎是合理的,这可能发生在入院后随访期间。一项回顾性队列研究表明,急性肾损伤后重新启动 RAS 阻断相对安全,且与急性肾损伤复发风险增加无关;与未接受 RAS 阻断治疗的患者相比,接受 RAS 阻断治疗的患者 AKI 复发率相似[调整优势比(*OR*)0.71,95% *CI*:0.45~1.12][23]。一项较早的 AKI 后 RAS 阻断回顾性研究确实显示肾相关再住院风险增加(校正 *HR* 1.28,95% *CI*: 1.12~1.46),但与未接受治疗的患者相比,接受 RAS 阻断治疗的患者的总死亡率(校正 *HR* 0.85,95% *CI*: 0.81~0.89)风险较低(图文摘要 51.3)[24]。综上所述,这些研究表明 AKI 后 RAS 阻断在临床上具有合理的安全性和潜在的长期获益。但是,密切监测是有必要的,需要进一步的研究来确定是哪个亚组可能受益最多或并发症风险最高。

考虑之一是采用"病假协议"(日常疾病指导),即教育患者在急性期服用某些药物[10],如急性发热发作或与容量衰竭风险相关的胃肠道疾病(如呕吐和/或腹泻)。在这些情况下,建议患者暂时停用利尿剂和 ACEI/ARB,因为可能会加剧肾前状态并导致急性肾损伤复发。对于糖尿病患者,也建议暂停使用二甲双胍,因为二甲双胍可能存在 AKI 相关风险。

心血管结局

高血压

一项精心设计、执行的观察性研究发现,AKI与随访中随后出现血压升高(>140/90mmHg)的风险增加独立相关,无论患者是否患有CKD,这一发现都是一致的[25]。高血压可能反过来是CKD发展或进展的危险因素,并且肯定会在心血管疾病中发挥作用。因此,密切监测血压控制是AKI后管理的一个重要方面。

目前,还没有足够的证据推荐特定的一线药物用于AKI后高血压的管理。然而,AKI的动物模型表明,AKI后倾向于盐敏感性高血压和恶化的肾损伤[19]。因此,利尿剂治疗可能是一个合理的选择。此外,如前所述,在更早的时候,使用ACEI或ARB可能在理论上有益处,似乎是一种合理安全的选择。

主要心血管不良事件

观察性研究发现AKI发作与随后心血管死亡风险增加和心脏并发症发展之间存在关联。最强烈的关联是AKI与随后的心衰发展之间的关联[4],但一项Meta分析表明,心肌梗死和卒中的总体风险也增加了[26]。这种风险增加的机制仍不确定,但似乎独立于共同的风险因素。提出的因素包括AKI后炎症状态、神经激素激活(包括交感神经和RAS)和体积扩张。

在管理方面,目前还没有临床试验专门研究降低AKI幸存者心血管风险的治疗方法。然而,认识到这些患者具有较高的事件风险是一个起点,积极的风险因素调整(如血压控制)似乎是合适的。

死亡率

AKI与住院死亡率高相关。不幸的是,在最初住院治疗之后,AKI幸存者的长期心血管疾病和全因死亡风险仍明显高于那些没有AKI的人[5,26]。对这一人群的管理本质上主要是支持性的。管理的重点应该是控制可改变的危险因素,如血压升高,血糖和胆固醇,或适当时减轻体重。对于持续性CKD患者,他汀类药物治疗可能是合适的。

生活质量

AKI后管理的另一个被低估的方面是患者报告结果的重要性。早期研究发现,在严重急性肾损伤(需要透析)发作后,与健康相关的生活质量(HRQOL)显著且长期降低[27]。最近的一项系统回顾发现,与一般人群相比,严重急性肾损伤幸存者的HRQOL明显降低,但与其他幸存者或危重疾病患者相当[28]。HRQOL的降低似乎主要与身体功能的受限有关。因此,应积极筛查AKI幸存者的身体残疾,并考虑康复需求。

需要门诊透析的急性肾损伤

一个特别脆弱的人群是需要透析(AKI-D)的 AKI 患者,他们在出院时仍然依赖透析。虽然其中一些患者会发生 ESKD,但相当大比例的 AKI-D 患者(20%~60%)仍可能在出院后恢复肾功能至不依赖透析的程度[29]。因此,临床医生需要优化这些患者的管理,以促进肾脏恢复,这是一个至关重要的、高度以患者为中心的结果。

AKI-D 患者的一般原则与前面概述的一般 AKI 人群相似,包括关于 AKI 自然病程的教育和避免肾毒性损害。然而,由于新的透析要求,AKI-D 患者在住院后面临更大的调整。这类患者通常住院时间较长,其中可能包括重症监护,因此可能没有为过渡到门诊环境做好准备,需要密切关注和加强,而且机会是存在的,因为他们将经常出现在透析中心。管理的一个重要方面应该是定期(如每周)评估残余肾功能以监测恢复情况。

AKI-D 门诊患者的具体管理建议以透析处方为重点,以优化血压稳定为目标。一项单中心回顾性研究指出,在需要门诊透析的 AKI 患者中,透析中低血压发生率较高与肾脏恢复到不依赖透析的可能性较低相关[30]。虽然还需要进一步的研究来证实这些结果,但这些发现肯定是合理的。透析中血流动力学不稳定与多种不良结果相关,如心血管事件和死亡率[31],可能继发于终末器官灌注受损,这当然可以转化为肾脏缺血,损害 AKI 患者的肾脏恢复。如此,对于 AKI-D 患者来说,采用更加个性化的方式来决定透析处方就很重要,这与 ESKD 患者维持性透析时通常采用的透析剂量计算常规方法不同。与此方法一致,最近的 ADQI 建议强调较低的透析超滤率,甚至允许轻度高血容量,有利于优化透析中血流动力学稳定性[10]。

结论

近年来,人们越来越认识到 AKI 发作后发病率和死亡率的重大风险。不幸的是,缺乏具体的管理建议,因为这仍然是一个相对研究不足的领域。尽管如此,通过注重基本原则,如确保适当的随访和风险因素修正,有足够的机会提高这一弱势人群的生存率。

(黄静 译,冯哲 校)

参考文献

1. Susantitaphong P, Cruz DN, Cerda J, et al. World incidence of AKI: a meta-analysis. *Clin J Am Soc Nephrol.* 2013;8(9):1482-1493.
2. Heung M, Steffick DE, Zivin K, et al. Acute kidney injury recovery pattern and subsequent risk of CKD: an analysis of veterans health administration data. *Am J Kidney Dis.* 2016;67(5):742-752.
3. Siew ED, Parr SK, Abdel-Kader K, et al. Predictors of recurrent AKI. *J Am Soc Nephrol.* 2016;27(4):1190-1200.
4. Go AS, Hsu CY, Yang J, et al. Acute kidney injury and risk of heart failure and atherosclerotic

events. *Clin J Am Soc Nephrol.* 2018;13(6):833-841.
5. Lafrance JP, Miller DR. Acute kidney injury associates with increased long-term mortality. *J Am Soc Nephrol.* 2010;21(2):345-352.
6. Kidney Disease: Improving Global Outcomes (KDIGO) CKD Work Group. KDIGO 2012 clinical practice guidelines for the evaluation and management of chronic kidney disease. *Kidney Int.* 2013;3(suppl 1):1-150.
7. Siew ED, Peterson JF, Eden SK, et al. Outpatient nephrology referral rates after acute kidney injury. *J Am Soc Nephrol.* 2012;23(2):305-312.
8. Karsanji DJ, Pannu N, Manns BJ, et al. Disparity between nephrologists' opinions and contemporary practices for community follow-up after AKI hospitalization. *Clin J Am Soc Nephrol.* 2017;12(11):1753-1761.
9. Harel Z, Wald R, Bargman JM, et al. Nephrologist follow-up improves all-cause mortality of severe acute kidney injury survivors. *Kidney Int.* 2013;83(5):901-908.
10. Kashani K, Rosner MH, Haase M, et al. Quality improvement goals for acute kidney injury. *Clin J Am Soc Nephrol.* 2019;14(6):941-953.
11. Silver SA, Harel Z, Harvey A, et al. Improving care after acute kidney injury: a prospective time series study. *Nephron.* 2015;131(1):43-50.
12. Hsu C-Y, Chinchilli VM, Coca S, et al. Post-acute kidney injury proteinuria and subsequent kidney disease progression: the assessment, serial evaluation, and subsequent sequelae in acute kidney injury (ASSESS-AKI) study. *JAMA Int Med.* 2020;180(3):402-410.
13. Siew ED, Parr SK, Wild MG, et al. Kidney disease awareness and knowledge among survivors of acute kidney injury. *Am J Nephrol.* 2019;49(6):449-459.
14. Lipworth L, Abdel-Kader K, Morse J, et al. High prevalence of non-steroidal anti-inflammatory drug use among acute kidney injury survivors in the southern community cohort study. *BMC Nephrol.* 2016;17(1):189.
15. Chawla LS, Eggers PW, Star RA, et al. Acute kidney injury and chronic kidney disease as interconnected syndromes. *N Engl J Med.* 2014;371(1):58-66.
16. Coca SG, Singanamala S, Parikh CR. Chronic kidney disease after acute kidney injury: a systematic review and meta-analysis. *Kidney Int.* 2012;81(5):442-448.
17. James MT, Pannu N, Hemmelgarn BR, et al. Derivation and external validation of prediction models for advanced chronic kidney disease following acute kidney injury. *JAMA.* 2017;318(18):1787-1797.
18. Hsu CY, Hsu RK, Liu KD, et al. Impact of AKI on urinary protein excretion: analysis of two prospective cohorts. *J Am Soc Nephrol.* 2019;30(7):1271-1281.
19. Basile DP, Leonard EC, Tonade D, et al. Distinct effects on long-term function of injured and contralateral kidneys following unilateral renal ischemia-reperfusion. *Am J Physiol Renal Physiol.* 2012;302(5):F625-F635.
20. Bao H, Ge Y, Wang Z, et al. Delayed administration of a single dose of lithium promotes recovery from AKI. *J Am Soc Nephrol.* 2014;25(3):488-500.
21. Barrera-Chimal J, Perez-Villalva R, Rodriguez-Romo R, et al. Spironolactone prevents chronic kidney disease caused by ischemic acute kidney injury. *Kidney Int.* 2013;83(1):93-103.
22. Holmes J, Geen J, Williams JD, et al. Recurrent acute kidney injury: predictors and impact in a large population-based cohort. *Nephrol Dial Transplant.* 2020;35(8):1361-1369.
23. Hsu CY, Liu KD, Yang J, et al. Renin-angiotensin system blockade after acute kidney injury (AKI) and risk of recurrent AKI. *Clin J Am Soc Nephrol.* 2020;15(1):26-34.
24. Brar S, Ye F, James MT, et al. Association of angiotensin-converting enzyme inhibitor or angiotensin receptor blocker use with outcomes after acute kidney injury. *JAMA Intern Med.* 2018;178(12):1681-1690.
25. Hsu CY, Hsu RK, Yang J, et al. Elevated BP after AKI. *J Am Soc Nephrol.* 2016;27(3):914-923.
26. Odutayo A, Wong CX, Farkouh M, et al. AKI and long-term risk for cardiovascular events and mortality. *J Am Soc Nephrol.* 2017;28(1):377-387.
27. Johansen KL, Smith MW, Unruh ML, et al. Predictors of health utility among 60-day survivors of acute kidney injury in the Veterans Affairs/National Institutes of Health Acute Renal Failure Trial Network Study. *Clin J Am Soc Nephrol.* 2010;5(8):1366-1372.
28. Villeneuve PM, Clark EG, Sikora L, et al. Health-related quality-of-life among survivors of acute kidney injury in the intensive care unit: a systematic review. *Intensive Care Med.* 2016;42(2):137-146.
29. Heung M. Outpatient dialysis for acute kidney injury: progress and pitfalls. *Am J Kidney Dis.* 2019;74(4):523-528.
30. Pajewski R, Gipson P, Heung M. Predictors of post-hospitalization recovery of renal function among patients with acute kidney injury requiring dialysis. *Hemodial Int.* 2018; 22(1):66-73.
31. Stefannsson BV, Brunelli SM, Cabrera C, et al. Intradialytic hypotension and risk of cardiovascular disease. *Clin J Am Soc Nephrol.* 2014;9(12):2124-2132.

图文摘要

肾脏学家如何看待严重AKI的随访?这与实践相比如何?

随访意见

电子邮件发送给加拿大的肾脏病学家的肾脏病学会成员

2012年9月12月调查

在线调查KDIGO 3期AKI临床病例摘要，包括关于建议随访可能性的问题

结果

46% 至少完成一个叙述

	建议随访
完全恢复	57%
比基线肌酐高20%~60%	93%
>基线肌酐60%以上	98%

© 2020 Wolters Kluwer

随访实践

Alberta省≥18岁的KDIGO 3期AKI住院患者

2005年5月至2014年3月

队列除外
• 90天内死亡
• 透析依赖
• 既存ESKD
• 90天内再次入院

最终队列=2 076名患者

24% 出院后一年内由肾内科医师看诊

18% 出院后一年内由肾内科医师透析

	实际随访
完全恢复	17%
比基线肌酐高20%~60%	21%
>基线肌酐60%以上	36%

结论：肾病学家的意见与严重AKI患者住院后肾病学评估后的实际护理过程之间存在巨大差异。

Karsanji DJ, Pannu N, Manns BJ, et al. *Disparity between Nephrologists' Opinions and Contemporary Practices for Community Follow-Up after AKI Hospitalization.* Clin J Am Soc Nephrol. 2017;12(11):1753-1761.

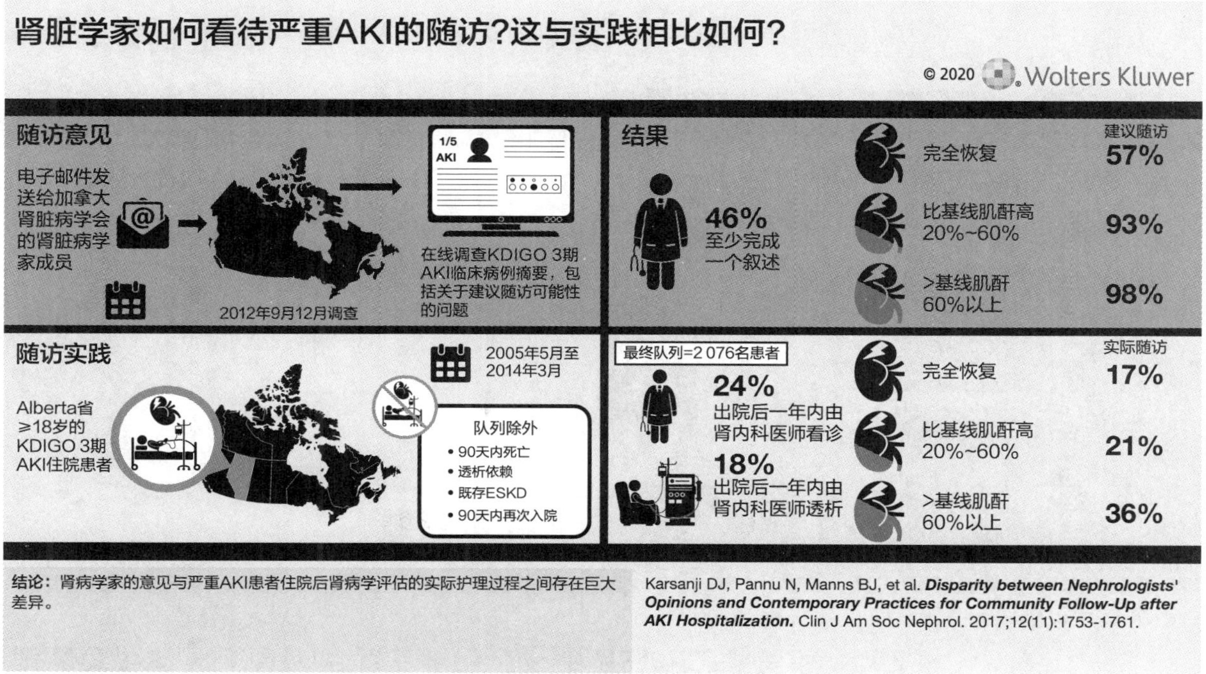

图文摘要 51.1

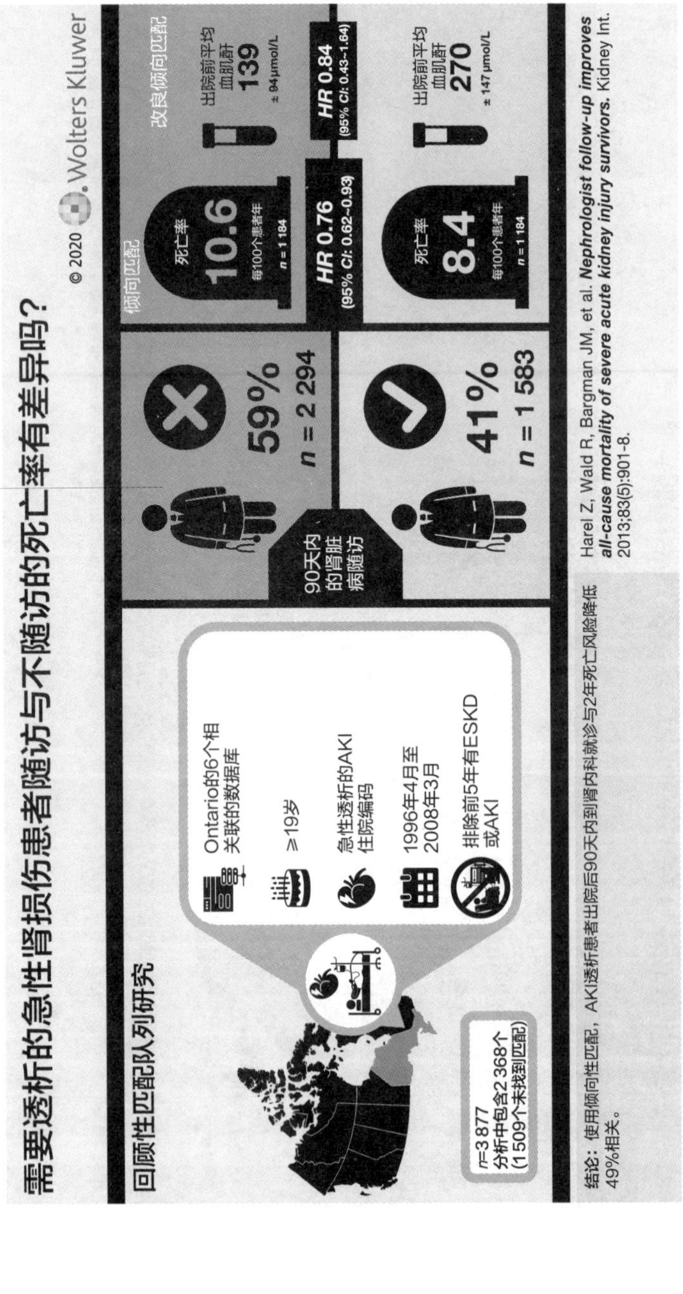
需要透析的急性肾损伤患者随访与不随访的死亡率有差异吗？
© 2020 Wolters Kluwer
回顾性匹配队列研究
n=3 877
分析中包含2 368个
(1 509个未找到匹配)
Ontario的6个相关联的数据库
≥19岁
急性透析的AKI住院编码
1996年4月至2008年3月
排除前5年有ESKD或AKI
90天内的肾脏病随访
59%
n = 2 294
41%
n = 1 583
倾向匹配
死亡率
10.6
每100个患者年
n = 1 184
死亡率
8.4
每100个患者年
n = 1 184
HR 0.76
(95% CI: 0.62~0.93)
改良倾向匹配
出院前平均血肌酐
139
± 94 μmol/L
出院前平均血肌酐
270
± 147 μmol/L
HR 0.84
(95% CI: 0.43~1.64)
结论：使用倾向性匹配，AKI透析患者出院后90天内到肾内科就诊与2年死亡风险降低49%相关。
Harel Z, Wald R, Bargman JM, et al. Nephrologist follow-up improves all-cause mortality of severe acute kidney injury survivors. Kidney Int. 2013;83(5):901-8.

图文摘要 51.2

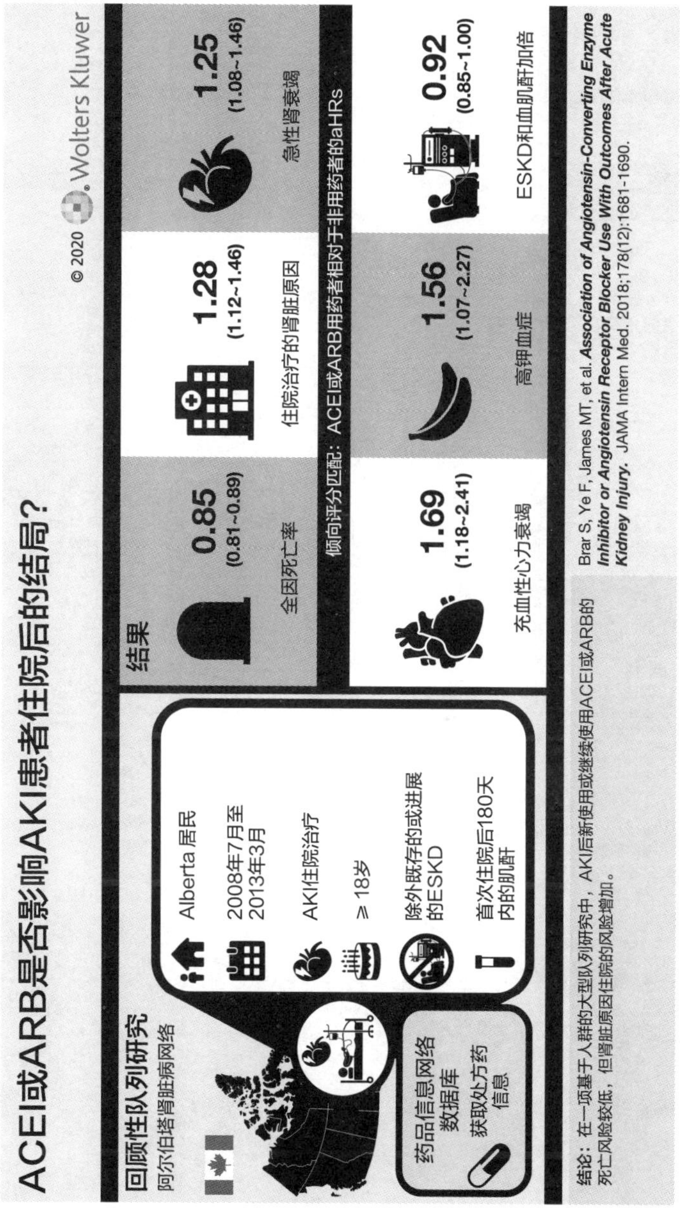
ACEI或ARB是否影响AKI患者住院后的结局？
© 2020 Wolters Kluwer
回顾性队列研究
阿尔伯塔肾脏病网络
药品信息网络数据库
获取处方药信息
Alberta 居民
2008年7月至2013年3月
AKI住院治疗
≥ 18岁
除外既存的或进展的ESKD
首次住院后180天内的肌酐
结果
0.85
(0.81~0.89)
全因死亡率
1.28
(1.12~1.46)
住院治疗的肾脏原因
1.25
(1.08~1.46)
急性肾衰竭
倾向评分匹配：ACEI或ARB用药者相对于非用药者的aHRs
1.69
(1.18~2.41)
充血性心力衰竭
1.56
(1.07~2.27)
高钾血症
0.92
(0.85~1.00)
ESKD和血肌酐加倍
结论：在一项基于人群的大型队列研究中，AKI后新使用或继续使用ACEI或ARB的死亡风险较低，但肾脏原因住院的风险增加。
Brar S, Ye F, James MT, et al. Association of Angiotensin-Converting Enzyme Inhibitor or Angiotensin Receptor Blocker Use With Outcomes After Acute Kidney Injury. JAMA Intern Med. 2018;178(12):1681-1690.

图文摘要 51.3

第十篇

器官移植

52 肾移植受者的围手术期管理

Hunter Witt, Jaime Glorioso, Elizabeth A. King, Jacqueline Garonzik Wang

介绍

肾移植(kidney transplantation,KT)是终末期肾病(end-stage kidney disease,ESKD)患者的首选治疗方法。肾移植不仅能提高患者的存活率,还能改善患者的生活质量,与透析相比其成本效益更高[1-7]。尽管目前有超过 100 000 名患者在等待肾移植,每年实施的移植手术仅为 20 000 例左右[8],因此器官严重短缺,甚至部分患者在等待中死亡[9-11]。由于同种异体移植肾稀缺,因此我们必须优化患者的选择,并通过细致的围术期管理最大限度地延长移植肾的存活率。本章概述了对受者术前评估和术后管理在内的围手术期管理的主要原则。

围术期患者的评估

成功的肾移植始于合适的患者选择。终末期肾病的患者常伴有多种合并症,必须对这些合并症进行评估和优化。详尽而全面的病史、体格检查和辅助检查缺一不可[12,13]。虽然完整的术前评估方案已经超出了本章的范围,但一般来说,应该对候选受者进行心肺、脑血管和周围血管疾病(peripheral vascular disease,PVD)的评估。所有患者都应该进行标准的心肺检查,包括心电图、胸部 X 线检查和超声心动图。糖尿病患者、50 岁以上人群,或有明显心血管疾病个人史或家族史的患者应进行心脏负荷试验。有任何(心肌)缺血证据或可能的患者应行冠状动脉造影[14-16]。

此外,应对受者进行戒烟劝导。常规的实验室检查包括全血细胞计数(complete blood count,CBC)及分类计数、代谢功能检测(comprehensive metabolic panel)和血清学检查。老年患者或有 PVD 的患者应考虑进行 CT 检查,以排除可能影响移植手术的髂动脉钙化[17]。移植候选者还应接受适合其年龄的癌症筛查[18,19]。

通常情况下,移植前检查是在受体接受器官捐赠和移植手术前数年完成的。因此,每个移植中心都必须有一套组织良好的系统来评估患者,并进行常规的再评估，以及在受体被通知接受移植时能即时调阅的电子记录。考虑到移植评估和手术之间存在很长的时间间隔，许多检查结果将过期，或患者的临床状态可能已经发生改变。因此，在有可用器官时临床医生必须确认患者的以下几点情况：

1. 更新病史与体格检查结果，重点关注可能影响围移植期结果的因素。
   a. 确定终末期肾病的病因，并特别注意可能需要额外的围术期治疗的复发性疾病［例如局灶节段性肾小球硬化（focal segmental glomerulosclerosis，FSGS）］；
   b. 近期/当前感染（可能是移植的禁忌证）；
   c. 活动性胸痛或气促；
   d. 抗凝药物的使用情况和上一次用药的剂量；
   e. 若有必要，了解透析方式及通路，以及通路功能检查的记录；
   f. 评估下肢周围血管病情况，包括确认股动脉搏动以确保移植物血供（如有疑问，应进行 CT 扫描以了解最新情况）；
   g. 移植手术史及其他手术史，注明手术瘢痕部位；
   h. 每日尿量（若患者有尿），该信息有助于评价同种异体移植物围术期的功能。

2. 确认患者有最新的人类白细胞抗原（human leukocyte antigen，HLA）样本进行交叉配型（确保自最后的样本提供以来没有输血等致敏事件）。

3. 标准的实验室评估，并特别注意以下几点：
   a. 血钾浓度（确保移植前不需要进行透析）；
   b. 血细胞比容（由于许多终末期肾病患者伴有贫血，可能在移植前、移植中或移植后需要输血）；
   c. 凝血功能测试（特别是使用抗凝药物的患者）；
   d. 血型检测和抗红细胞抗体筛查；
   e. 组织相容性配型。

这项评估的目的是确定患者在医学上是否满足移植条件，以及是否需要紧急进行移植前透析或其他检查。一般来说进行以上检测时供肾已被获取，因此，节约时间是减少同种异体移植物冷缺血时间的关键。

操作细节

肾移植手术进展变化不大。肾脏首先在后台进行准备，评估是否有外伤，手术损伤或其他异常情况。准备肾脏时应去除肾周脂肪，清除血管周围的组织，注意结扎淋巴管。必须时刻注意保留输尿管周围组织以确保其血液供应。手术时将肾脏血管与受者的髂外血管吻合，最常见的是经由腹膜后入路，从而减少肠梗阻或肠道损伤的可能性。偶尔也需要采用经腹的方式。根据医院的具体方案，部分受者在夹闭血管和移植肾再灌注之前可能会接受静脉注射肝素、呋塞米和甘露醇。肾脏再灌注后,以双J管作为输尿管支架进行输尿管膀胱吻合术。

免疫抑制

影响免疫抑制方案的因素错综复杂,包括移植中心和外科医生的习惯方案、患者的敏感性以及正在进行的相关临床试验。以下是基于经常使用的治疗方法所给出的指南,但并不是完全详尽的。

诱导免疫抑制

诱导治疗是在移植时给予高强度的免疫抑制治疗,以减少排斥反应发生的可能性。胸腺球蛋白(兔抗胸腺细胞球蛋白)是一种耗竭T细胞的疗法[20],按患者单位体重给药,总剂量取决于受者的敏感性和各移植中心的经验习惯。类固醇作为补充的诱导剂与胸腺球蛋白共同使用,可减少使用胸腺球蛋白时产生的细胞因子。由于全血细胞减少症多为自限性,应每日密切监测全血细胞计数。其他诱导剂还包括巴利昔单抗,阿仑单抗和抗CD3单克隆抗体。

围术期的维持性免疫抑制

维持性免疫抑制由三联药物构成,包括一种钙调磷酸酶抑制剂、一种抗代谢药和类固醇[21-24]。他克莫司是一种钙调磷酸酶抑制剂,鉴于其副作用、药物相互作用和药代动力学的变化,需要进行药物浓度监测[24]。环孢素也是一种钙调磷酸酶抑制剂,有时作为患者不能耐受他克莫司副作用时的二线用药。最常用的抗代谢药是麦考酚酸酯中的一种。硫唑嘌呤有时可用于不耐受麦考酚酸酯的患者、因其他原因已经服用该药的患者或考虑受孕的育龄妇女[25]。此外,大多数受者会使用泼尼松来维持免疫抑制,也有一些中心会尽量选择无类固醇或尽可能减少类固醇的方案。最后,一些中心会选择一些mTOR抑制剂,如西罗莫司或依维莫司作为维持免疫抑制药物。

术后管理

患者的管理和移植物的管理常会产生冲突,这让移植受者的术后管理具有挑战性。术后患者会在重症监护室或过渡监护病房(step-down unit)进行监护,以便时刻确认患者的主诉、生命体征和液体状况。必须注意的是,慢性合并症加上高强度的免疫抑制剂使用往往会掩盖术后并发症的诊断。术后管理的主要原则将在随后的章节中强调。

围术期液体管理

肾移植受者术后的容量管理是一大挑战。尽管肾移植受者通常处于相对容量超负荷状态，但由于手术和移植肾再灌注，肾移植受者也可能会出现血管内容量不足。此外，如果受者得到充分的血管内（液体）复苏，移植肾的表现会更好；然而，这往往与少尿或无尿患者的容量管理原则相冲突。大多数中心在围手术期采用以下的容量管理策略以确保患者的水化程度足够保持移植物灌注，同时防止严重的容量超负荷相关的心肺并发症：根据受者状态给予少量载体液体（carrier fluid）（例如，30ml/h 的 0.45% 氯化钠溶液或以 ml 为单位输注与尿液等量的生理盐水或 0.45% 氯化钠溶液）[26]。这使得输液量与尿量成正比。在 24 小时后，将每小时的补液量降至根据前 24 小时的出水量所算出的每小时补液量。围术期液体管理的主要目标是确保充分的移植物灌注，同时将静脉输液引起的容量超负荷和电解质紊乱风险降到最低。最后，需要经常监测血清钾，即使是移植物功能立刻恢复的受体也是如此，因为离子清除常常落后于尿液的产生。尽管目前有应对高钾血症采取的临时措施，但最好和最合适的治疗方法还是血液透析[27]。因此，应预先告知那些有移植肾功能延迟恢复风险的腹膜透析患者，他们可能需要在术后临时建立血液透析通路。

血流动力学

围术期的血压管理也很复杂。终末期肾病患者术前血压跨度较大，从接受多种药物治疗的严重高血压患者到严重自主神经功能障碍或需要米多君的低血压患者[28]。此外，全身麻醉、麻醉药品和胸腺球蛋白也可加重低血压，而疼痛和容量过载可导致高血压。尽管支持这一做法的数据有限，但还是推荐术后暂停使用降压药，以确定患者对胸腺球蛋白和全身麻醉的反应，并在必要时缓慢恢复用药。在围手术期，医护人员要防止严重的高血压（收缩压>180mmHg），同时维持一定的血压以保证充分的移植肾灌注[28]。

导尿管和引流管管理

患者将在手术时留置导尿管。这有两个目的，首先，使膀胱减压以利于输尿管膀胱吻合口愈合，其次，这有助于在围手术期密切评估尿量。导尿管的放置时长通常是由术中评估的膀胱容量决定的。有些外科医生会在输尿管吻合时放置输尿管支架，以防止漏尿或狭窄[29]。随后支架大约在移植后 1 个月通过门诊手术拔除。引流管也能帮助医生评估尿液、淋巴及血管是否存在渗漏。

移植肾功能

虽然大多数受者肾脏会立刻恢复功能，但鉴于高肾脏供者概况指数（kidney donor profile index，KDPI）和高终末肌酐（high terminal creatinine kidneys）肾脏的利用率增加，以及许多其他因素，一些受者会有移植肾功能恢复缓慢或延迟恢复现象[30,31]。尿量和肌酐清除率是对异体移植肾功能最粗略的评估方式。对于移植肾功能及时恢复的受者，其尿量在术后较多，肌酐也迅速下降，应关注无尿或尿量显著减少的情况，及时评估受者的容量状况并进行移植肾超声检查[32]。对于移植肾功能恢复缓慢或延迟恢复的受者,移植肾多普勒超声检查可以确认是否有足够的血流流入和流出以及移植肾的灌注情况。其他检查,如核医学肾闪烁显像,可以评估血管的完整性,并帮助评估尿液渗漏或输尿管梗阻[31]。

受者饮食及下床活动

通常受者术后即刻便可开始流质饮食,并根据肠道功能的恢复情况过渡推进。患者应使用 H_2 阻断剂或质子泵抑制剂(proton pump inhibitor,PPI)以预防溃疡。糖尿病患者应接受控制碳水化合物的饮食。所有患者都应严格控制血糖,因为围术期的类固醇会使血糖紊乱[33]。应鼓励患者尽早开始下床活动,且只要无禁忌证,就应采取标准的深静脉血栓(deep vein thrombosis,DVT)预防措施,包括顺序加压装置(sequential compression devices,SCD)和皮下注射肝素。

肾移植后的并发症

输尿管并发症

移植后早期的泌尿系统并发症的发生率为 3%~14%[34]。及时发现尤为重要,因其可能导致早期移植肾丢失。漏尿一般在移植后前 3 个月内出现。常见的症状和体征包括移植术区的疼痛和肿胀,肌酐升高,少尿和/或感染征象。泌尿系统并发症通常可以追溯到器官获取、修整或植入过程中遇到的技术错误或困难等等。大多数漏尿发生在输尿管膀胱吻合处,初始治疗为经皮引流和留置导尿管直至渗漏停止[35]。经皮肾造瘘术和肾输尿管支架置入术也是可选治疗。如果引流不能解决渗漏问题,则需要进行手术探查。输尿管也有发生狭窄的风险,通常是由于供血不足或损伤造成的。这种情况通常可以通过支架置入术和输尿管成形术来处理,但可能最终需要手术进行修复[36]。

排斥反应

意料之外的肌酐上升预示排斥反应的可能,特别是排除包括感染、容量不足或药物引起的肾脏损伤等其他病因的情况下[37]。在这种情况下应检查供者特异性抗体。经皮肾脏穿刺活检可提供明确的诊断。目前,研究者们致力于研究非侵入性标志物,包括供者来源的 DNA 来帮助诊断排斥反应;然而,目前这些手段仍未成为标准[38]。一旦怀疑或确诊排斥反应,应根据排斥反应类型立即治疗[39]。

肾动脉血栓形成

已知有血栓形成倾向或有静脉血栓栓塞史的受者,术后肾动脉血栓形成的风险更高。供肾多条动脉、供者和受者动脉粥样硬化以及小儿供肾也会增加这种风险[40]。尽管肾动脉血栓是一种罕见的并发症(发生率为0.1%~2%),但其通常发生在移植后72小时内,主要表现为无痛性尿量骤减[41]。超声是诊断的首选影像学检查。使用取栓术挽救异体移植很少成功。

肾静脉血栓形成

肾静脉血栓形成的危险因素包括高凝状态、血管扭曲、静脉吻合口狭窄、低血压和急性排斥反应[42]。其通常在手术后不久发生,表现为血尿、尿量减少和明显疼痛。可通过紧急取栓术和吻合口翻修术进行挽救[43]。

淋巴囊肿

淋巴囊肿是沿着髂血管或供体肾脏的肾门淋巴管产生的淋巴液积聚。小的淋巴囊肿通常没有症状。持续增大后会导致疼痛、输尿管梗阻或血管受压[44]。髂血管游离时确保淋巴管的结扎可以将淋巴囊肿形成的风险降至最低。如果淋巴囊肿导致压迫症状或伴有感染,应进行引流处理。非感染性和持续性的淋巴囊肿可以通过腹腔镜造口实现腹膜内引流[45]。

医源性并发症

鉴于移植时的合并症和器官衰竭情况,肾移植受者可能出现多种医源性术后并发症,包括但不限于心肌梗死、肺栓塞、脑卒中、容量超负荷、充血性心力衰竭等,以及各种院内和机会性感染[46]。受者需要在术后接受肺孢子虫、巨细胞病毒和念珠菌的预防治疗。术前有肾小球疾病的患者,在移植后存在复发的风险。对于原发性FSGS患者,应监测尿液中的尿蛋白-肌酐比值,发现血清肌酐升高时应尽早活检。

总结

肾移植已经成为终末期肾病患者的首选治疗方法。由于器官的短缺,适当的受体选择和细致的围手术期的管理以最大限度地延长异体移植物的寿命是十分必要的。手术技术、免疫抑制和术后管理方面的进步将造就卓越的同种异体移植物和移植受者的存活率。

(徐翠娣　戎瑞明　译,毛志国　校)

参考文献

1. Wolfe RA, Ashby VB, Milford EL, et al. Comparison of mortality in all patients on dialysis, patients on dialysis awaiting transplantation, and recipients of a first cadaveric transplant. *N Engl J Med*. 1999;341(23):1725-1730.
2. Abecassis M, Bartlett ST, Collins AJ, et al. Kidney transplantation as primary therapy for end-stage renal disease: a National Kidney Foundation/Kidney Disease Outcomes Quality Initiative (NKF/KDOQITM) conference. *Clin J Am Soc Nephrol*. 2008;3(2):471-480.

3. Fisher R, Gould D, Wainwright S, et al. Quality of life after renal transplantation. *J Clin Nurs.* 1998;7(6):553-563.
4. Ichikawa Y, Fujisawa M, Hirose E, et al. Quality of life in kidney transplant patients. *Transplant Proc.* 2000;32(7):1815-1816.
5. Jofre R, Lopez-Gomez JM, Moreno F, et al. Changes in quality of life after renal transplantation. *Am J Kidney Dis.* 1998;32(1):93-100.
6. Page TF, Woodward RS. Cost-effectiveness of Medicare's coverage of immunosuppression medications for kidney transplant recipients. *Exp Rev Pharmacoecon Outcomes Res.* 2009;9(5):435-444.
7. Perovic S, Jankovic S. Renal transplantation vs hemodialysis: cost-effectiveness analysis. *Vojnosanit Pregl.* 2009;66(8):639-644.
8. Matas AJ, Smith JM, Skeans MA, et al. OPTN/SRTR 2013 Annual Data Report: kidney. *Am J Transplant.* 2015;15(suppl 2):1-34.
9. Grams ME, Massie AB, Schold JD, et al. Trends in the inactive kidney transplant waitlist and implications for candidate survival. *Am J Transplant.* 2013;13(4):1012-1018.
10. Cassuto JR, Reese PP, Sonnad S, et al. Wait list death and survival benefit of kidney transplantation among nonrenal transplant recipients. *Am J Transplant.* 2010;10(11):2502-2511.
11. Schold J, Srinivas TR, Sehgal AR, et al. Half of kidney transplant candidates who are older than 60 years now placed on the waiting list will die before receiving a deceased-donor transplant. *Clin J Am Soc Nephrol.* 2009;4(7):1239-1245.
12. Chapman JR. The KDIGO clinical practice guidelines for the care of kidney transplant recipients. *Transplantation.* 2010;89(6):644-645.
13. Bunnapradist S, Danovitch GM. Evaluation of adult kidney transplant candidates. *Am J Kidney Dis.* 2007;50(5):890-898.
14. Katta N, Balla S, Velagapudi P, et al. Preoperative cardiac evaluation in kidney transplant patients: is coronary angiography superior? A focused review. *Adv Perit Dial.* 2016;32:32-38.
15. Fossati N, Meacci L, Amorese G, et al. Cardiac evaluation for simultaneous pancreas-kidney transplantation and incidence of cardiac perioperative complications: preliminary study. *Transplant Proc.* 2004;36(3):582-585.
16. Eagle KA, Berger PB, Calkins H, et al. ACC/AHA guideline update for perioperative cardiovascular evaluation for noncardiac surgery—executive summary. A report of the American College of Cardiology/American Heart Association Task Force on Practice Guidelines (Committee to Update the 1996 Guidelines on Perioperative Cardiovascular Evaluation for Noncardiac Surgery). *Anesth Analg.* 2002;94(5):1052-1064.
17. Sarsengaliyev T, Chuvakova E, Tsoy B, et al. Computed tomography in the preoperative and postoperative evaluation of kidney transplant patients. *Exp Clin Transplant.* 2015;13(suppl 3):88-90.
18. Lambert M. Cancer screening recommendations from the ACS: a summary of the 2017 guidelines. *Am Fam Physician.* 2018;97(3):208-210.
19. Acuna SA, Huang JW, Scott AL, et al. Cancer screening recommendations for solid organ transplant recipients: a systematic review of clinical practice guidelines. *Am J Transplant.* 2017;17(1):103-114.
20. Koyawala N, Silber JH, Rosenbaum PR, et al. Comparing outcomes between antibody induction therapies in kidney transplantation. *J Am Soc Nephrol.* 2017;28(7):2188-2200.
21. Menon MC, Murphy B. Maintenance immunosuppression in renal transplantation. *Curr Opin Pharmacol.* 2013;13(4):662-671.
22. Alberu J, Urrea EM. Immunosuppression for kidney transplant recipients: current strategies. *Rev Invest Clin.* 2005;57(2):213-224.
23. Matas AJ, Kandaswamy R, Humar A, et al. Long-term immunosuppression, without maintenance prednisone, after kidney transplantation. *Ann Surg.* 2004;240(3):510-516; discussion 516-517.
24. Gaston RS. Maintenance immunosuppression in the renal transplant recipient: an overview. *Am J Kidney Dis.* 2001;38(6 suppl 6):S25-S35.
25. Wagner M, Earley AK, Webster AC, et al. Mycophenolic acid versus azathioprine as primary immunosuppression for kidney transplant recipients. *Cochrane Database Syst Rev.* 2015(12):CD007746.
26. Efune GE, Zerillo J, Zhou G, et al. Intravenous fluid management practices in kidney transplant patients: a multicenter observational cohort pilot study. *Semin Cardiothorac Vasc Anesth.* 2020;24(3):256-264.
27. Schnuelle P, Johannes van der Woude F. Perioperative fluid management in renal transplantation: a narrative review of the literature. *Transpl Int.* 2006;19(12):947-959.
28. Cheung AK, Chang TI, Cushman WC, et al. Blood pressure in chronic kidney disease: conclusions from a Kidney Disease: Improving Global Outcomes (KDIGO) controversies conference. *Kidney Int.* 2019;95(5):1027-1036.

29. Wilson CH, Rix DA, Manas DM. Routine intraoperative ureteric stenting for kidney transplant recipients. *Cochrane Database Syst Rev.* 2013;17(6):CD004925.
30. Halloran PF, Hunsicker LG. Delayed graft function: state of the art, November 10-11, 2000. Summit meeting, Scottsdale, Arizona, USA. *Am J Transplant.* 2001;1(2):115-120.
31. Siedlecki A, Irish W, Brennan DC. Delayed graft function in the kidney transplant. *Am J Transplant.* 2011;11(11):2279-2296.
32. Humar A, Matas AJ. Surgical complications after kidney transplantation. *Semin Dial.* 2005;18(6):505-510.
33. Hricik, DE, Bartucci MR, Moir EJ, et al. Effects of steroid withdrawal on posttransplant diabetes mellitus in cyclosporine-treated renal transplant recipients. *Transplantation.* 1991;51(2):374-377.
34. Pisani F, Iaria G, D'Angelo M, et al. Urologic complications in kidney transplantation. *Transplant Proc.* 2005;37(6):2521-2522.
35. Friedersdorff F, Weinberger S, Biernath N, et al. The ureter in the kidney transplant setting: ureteroneocystostomy surgical options, double-J stent considerations and management of related complications. *Curr Urol Rep.* 2020;21(1):3.
36. Buttigieg J, Agius-Anastasi A, Sharma A, et al. Early urological complications after kidney transplantation: an overview. *World J Transplant.* 2018;8(5):142-149.
37. Hanssen O, Erpicum P, Lovinfosse P, et al. Non-invasive approaches in the diagnosis of acute rejection in kidney transplant recipients. Part I. In vivo imaging methods. *Clin Kidney J.* 2017;10(1):97-105.
38. Bloom RD, Bromberg JS, Poggio ED, et al. Cell-free DNA and active rejection in kidney allografts. *J Am Soc Nephrol.* 2017;28(7):2221-2232.
39. Matas AJ, Humar A, Payne WD, et al. Decreased acute rejection in kidney transplant recipients is associated with decreased chronic rejection. *Ann Surg.* 1999;230(4):493-498.
40. Ponticelli C, Moai M, Montagnino G. Renal allograft thrombosis. *Nephrol Dial Transplant.* 2009;24(5):1388-1393.
41. McCarthy JM, Yeung CK, Keown PA. Late renal-artery thrombosis after transplantation associated with intraoperative abdominopelvic compression. *N Engl J Med.* 1990;323(26):1845.
42. El Zorkany K, Bridson JM, Halawa A. Transplant renal vein thrombosis. *Exp Clin Transplant.* 2017;12(2):123-129.
43. Kim HS, Fine DM, Atta MG. Catheter-directed thrombectomy and thrombolysis for acute renal vein thrombosis. *J Vasc Interv Radiol.* 2006;17(5):815-822.
44. Lucewicz A, Wong G, Lam VW, et al. Management of primary symptomatic lymphocele after kidney transplantation: a systematic review. *Transplantation.* 2011;92(6):663-673.
45. Joosten M, D'ancona FC, Van der Meijden WA, et al. Predictors of symptomatic lymphocele after kidney transplantation. *Int Urol Nephrol.* 2019;51(12):2161-2167.
46. Silkensen JR. Long-term complications in renal transplantation. *J Am Soc Nephrol.* 2000; 11(3):582-588.

53 肾移植患者的急性肾损伤

Kalyani Chandra, Ling-Xin Chen

流行病学

肾移植(kidney transplant,KT)患者的住院率低于透析患者,然而他们发生急性肾损伤(acute kidney injury,AKI)的概率高于社区人群[1,2]。肾移植人群中 AKI 和需要透析的 AKI 的发生率比一般社区人群分别高 20 倍和 45 倍。与普通人群相比,肾移植患者发生 AKI 的风险更高,这是因为他们移植肾处于肾单位数量较低的孤立肾状态,较为脆弱且在移植前长期依赖透析、自身免疫功能低下、合并症负担重,或长期暴露于钙调磷酸酶抑制剂(calcineurin inhibitiors,CNI)存在毒性损伤等等[3,4]。在一项包含 27 232 名肾移植患者的基于国家注册机构的 AKI 研究中,确定了较低的估算肾小球滤过率(estimated glomerular filtration rate,eGFR)是 AKI 发生的最重要危险因素,其他的危险因素包括不同人种、糖尿病以及较近期的移植[2]。这项研究发现,11.3% 有医疗保险的肾移植患者在肾移植术后 6 个月到 3 年期间发生 AKI,其中 14%(占整个队列人群的 1.6%)的患者发生需要透析的 AKI,12.1% 的患者则在他们的住院期间失去了移植肾脏[2]。AKI 导致移植失败的风险比在不需要透析时为 2.74(95%*CI*:2.56~2.92),在需要透析时为 7.35(95%*CI*:6.32~8.54)(图文摘要 53.1)[2]。

肾移植患者中重症监护室(intensive care unit,ICU)的入院率从 20 世纪 90 年代的 41.6% 下降至近年来的 4%~7%[4-6]。在一项包含 200 名肾移植患者的法国单中心研究中,进入 ICU 最常见的指征为急性呼吸衰竭(27.5%)和脓毒性休克(26.5%),其次是术后即刻并发症(23%)、心源性休克(9%)、神经系统并发症(6%)、AKI(5%)和其他(3%)[5]。然而,57% 的肾移植患者在进入 ICU 时已经感染,表明感染性病因对其影响很大[5]。感染包括肺炎(50%)、尿路感染(22.8%)和腹膜炎(24%)。这个队列人群的总住院死亡率为 22.5%,并且 30.1% 患者在出院后 6 个月内 CKD 至少有一个阶段的进展[5]。由于较低的 eGFR 不仅与移植物和患者长期存活有关,同时也是心血管疾病死亡的预测因子,使 AKI 对肾移植患者的不利影响成倍放大[6]。

具体病因

肾移植后 AKI 发生的具体病因已经在图 53.1 中按移植术后时间点进行了归纳总结，并将在本章节后面内容中进行讨论。一般来说，随着术后时间的延长，应该主要考虑肾脏本身的原因。术后即刻发生的并发症如血管问题（动、静脉血栓形成和夹层）、输尿管并发症（输尿管渗漏和梗阻）、移植物周围血肿或囊肿、伤口感染或裂开，以及其他术后心血管、呼吸系统和神经系统问题，详见第 52 章节。

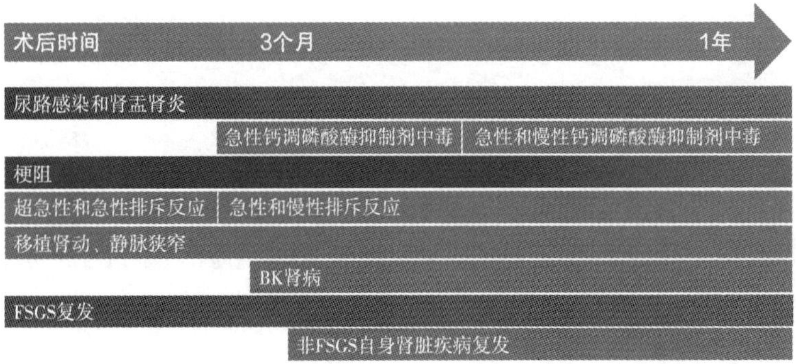

图 53.1　按移植术后时间划分肾移植患者中 AKI 最常见的病因。AKI，急性肾损伤；FSGS，局灶节段性肾小球硬化

肾盂肾炎

尿路感染（urinary tract infection，UTI），包括肾盂肾炎，是肾移植后最常见的细菌感染，报道的发病率为 6%~83%，占所有实体器官移植患者感染人数的 45%~72%[7-9]。输尿管较短且没有自然的抗反流功能，使肾移植患者容易发生慢性轻至中度膀胱输尿管反流，因此单纯的膀胱炎可能迅速进展为肾盂肾炎[10]。一项随访 867 名肾移植患者至术后一年尿路感染情况的回顾性研究发现，21% 的患者在术后中位数 18 天发生尿路感染，15% 的患者有一次肾盂肾炎发作[11]。肾盂肾炎发生的危险因素在文献中有不同的报道，但其中一致的观点包括术后早期、女性、高龄和输尿管支架（移植术后早期不同时间取出）[11-15]。很多患者在感染早期往往没有症状，但肾盂肾炎的患病风险上升，而治疗无症状性菌尿，一项多中心前瞻性随机试验表明并不能获益[8]。在 87 名移植后第一年内没有留置输尿管导管和导尿管而出现无症状性菌尿的肾移植患者中，抗生素治疗组和无治疗组之间发生急性移植肾肾盂肾炎、菌血症、膀胱炎、入院需要和估算肾小球滤过率的概率没有区别[8]。事实上，治疗组可能产生更多耐磷霉素、超广谱 β-内酰胺酶和阿莫西林-克拉维酸的细菌[8]。

肾移植患者尿路感染中 70% 以上都是由革兰氏阴性菌引起，其中以大肠埃希菌最常见,并且很可能对甲氧苄啶-磺胺甲恶唑和环丙沙星耐药。因此,在急性期尽早使用广谱抗生素是治疗的关键[16]。如果移植专家认为合适,可以同时免疫抑制剂的减量[17]。急性肾盂肾炎一个罕见但致命的并发症是气性肾盂肾炎,特点是肾实质坏死伴有气体积聚[18,19]。治疗方法通常选择保守治疗,但也有经皮肾造瘘和脓肿引流等有创干预手段;也有可能需要移植肾切除[18,20]。对于复发性尿路感染的病例,有必要对膀胱输尿管反流进行进一步评估,并考虑长期预防性使用抗生素。肾盂肾炎对患者和移植物的短期、长期预后的影响在文献中有不同的报道,并且可能因感染发生的时间与移植时间的不同而产生不同影响[6,8,21]。

钙调磷酸酶抑制剂

CNI(环孢素 A 和他克莫司),是移植免疫抑制治疗的主要药物,但会导致急慢性肾损伤[22]。CNI 导致入球小动脉收缩,减少肾脏血流和肾小球滤过率,随着时间的推移,入球小动脉玻璃样增厚,肾小管间质缺血,最终导致间质纤维化和肾小管萎缩[22-24]。CNI 还减少肾小管上皮细胞中 Na^+:K^+:$2Cl^-$同向转运体的表达,导致多尿、肾钙盐沉着症、低镁和高肾素性醛固酮增多症[25]。总之,这些影响使肾移植受者在即使是轻微的脱水状态下也容易发生 AKI。CNI 本身可以导致移植肾急性中毒,表现为 AKI、电解质紊乱(如高钾血症、低镁血症、远端小管酸中毒)和罕见的血栓性微血管病。

CNI 的毒性通常可以通过减少剂量得到逆转。CNI 是细胞色素 P450 酶 3A4 和 3A5 以及 P-糖蛋白转运体的底物,这使其会与很多药物、草药、食物的组成成分发生相互作用,同时也对肠道菌群和功能改变很敏感[26]。一项包含 138 名肾移植患者的单中心研究发现大约 10% 的入院患者与可能的药物不良反应有关,而其中 46% 是可以避免的[27]。最常见的药物相互作用见表 53.1。重要的是,任何患者在开始使用新的 CNI 药物治疗时,都应考虑药物的相互作用并在住院期间密切关注 CNI 药物浓度。

表 53.1 与 CNI 发生相互作用最常见的药物、食物和草药

升高 CNI 药物水平的制剂	降低 CNI 药物水平的制剂
钙通道阻滞剂:地尔硫卓、维拉帕米	抗结核药物:利福平、利福布汀、异烟肼
抗真菌药:酮康唑、氟康唑、伊曲康唑[a]	抗惊厥药物:苯巴比妥、卡马西平、苯妥英钠
蛋白水解酶抑制剂:利托那韦、茚地那韦	抗生素:萘夫西林
大环内酯类抗菌药物[b]:红霉素、克拉霉素	非核苷酸逆转录酶抑制剂:依非韦伦、奈韦拉平

续表

升高 CNI 药物水平的制剂	降低 CNI 药物水平的制剂
胺碘酮	卡泊芬净
丁丙诺啡和纳洛酮	贯叶连翘
西咪替丁	
奈法唑酮	
葡萄柚	

[a] 阿奇霉素不会引起 CNI 水平的改变。

[b] 二氢吡啶类钙通道阻滞剂，如氨氯地平和硝苯地平，不会引起 CNI 水平的改变。

梗阻

输尿管梗阻在肾移植患者中的发生率为 2%~10%，通常发生在移植后前三个月内[28]。在这些病例中，输尿管缺血占了 90%，并且常常累及距离肾动脉最远的远端输尿管。其他病因包括输尿管较长（容易缺血和扭转）、外部压迫（淋巴囊肿、血肿、血清凝块、尿性囊肿或脓肿）、结石（供肾原有的或新发的）、神经源膀胱、输尿管支架堵塞和 BK 病毒感染等。出现无症状的肌酐升高和尿量减少时应及时进行超声评估，超声检测对尿路梗阻的敏感性达 90%以上[29]。移植肾常见缺乏抗反流机制导致的功能性的轻中度肾盂积水，所以需要通过肾图进行进一步的评估来确定诊断[30]。经皮肾造瘘和输尿管支架置入通常用于暂时解决梗阻，但需要及时治疗梗阻的根本病因以保护移植肾功能。

移植肾动脉狭窄

移植肾动脉狭窄（transplant renal artery stenosis，TRAS）会导致 AKI、高血压、容量负荷过重、肺和外周水肿以及移植物功能衰竭，其发病率为 1%~23%[31,32]。移植肾动脉狭窄通常出现在移植后的第一年，已知的风险因素包括高龄、缺血性心脏病和手术技术性失误[31]。多普勒超声是主要的诊断性筛查手段，而增强核磁共振（MRI）更具特异性，常作为干预前的确定性检查[33]。治疗方案包括药物治疗、经皮介入血管成形术和/或支架放置以及手术重建（因其他治疗方法成功率更高，该方法现在已很少使用）。药物治疗包括抗高血压药物治疗，同时密切监测症状、肾功能，并在有指征时进行血管造影。尽管目前没有已知的随机对照试验对各种治疗方法进行比较，但一项单中心的回顾性研究发现，当进行经皮血管成形术不放置支架时血管狭窄的复发率很高[34]。移植肾静脉狭窄比 TRAS 少见得多，但其表现与 TRAS 相似，并且同样可以通过多普勒超声和增强 MRI 发现[35]。

排斥反应

近年来,急性排斥反应的发生率已明显下降。在2015—2016年的肾移植患者队列中,移植后一年内排斥反应的发生率为9%,与之相比20世纪80年代这个数字为50%~60%[36,37]。然而,急性排斥反应仍然需要视为AKI的病因之一,特别是在以下高风险人群:高滴度预存抗体或供体特异性抗体(donor-specific antibodies,DSA)、药物依从性差、既往曾发生排斥或移植肾功能延迟恢复。排斥反应发生情况各不相同,从移植物血管开放后几分钟内迅速失功的超急性排斥(很少见),到急性和慢性排斥反应[38]。尽管近年来诊断手段有了新的发展,包括排斥反应特异基因和供者来源游离DNA的检测,但目前诊断排斥反应的金标准仍然是移植肾活检同时筛查DSA[39,40]。

虽然对排斥反应的诊断和治疗进行全面的讨论超出了本书的范畴,但仍需作以下概述:排斥反应根据Banff标准可以分为两种:细胞介导的排斥反应和抗体介导的排斥反应,两者也可以同时发生[41]。细胞介导的排斥反应的特点包括小管炎、间质炎症,偶伴有动脉炎,可以用皮质类固醇或对于较严重的病例采用抗胸腺细胞球蛋白治疗[42]。急性抗体介导的排斥反应的特点是肾小球炎症和管周毛细血管炎,以及在循环DSA水平较高的情况下,补体在内皮中沉积(C4D染色阳性)。也可能有肾小管坏死和无法解释的动脉炎或血栓性微血管病。慢性抗体介导的排斥反应以移植肾的肾小球病变为特征,常伴有间质纤维化和肾小管萎缩[41]。治疗抗体介导的排斥反应包括抗体清除策略,如血浆置换、静脉注射免疫球蛋白(Igs)和抗B细胞疗法,如利妥昔单抗或硼替佐米,但疗效均不确切[42]。与T细胞介导的排斥或无排斥相比,急性抗体介导的排斥可导致移植物失功风险增加4倍,而且反复发生的排斥反应会影响移植物长期存活率[43]。

BK病毒肾病

BK病毒是一种多瘤病毒,大约75%的成年人都接触过这种病毒,并且在免疫功能正常的人群中通常不会引起任何症状[44]。但在免疫抑制的情况下,BK病毒(通常来自供者)可以迅速复制,并引起肾病、输尿管狭窄或出血性膀胱炎[44]。BK病毒肾病通常表现为缓慢的肾功能下降,这发生于大约1%~10%的肾移植患者中,多在术后一年内出现,并且可能与免疫抑制的程度相关[45]。大多数患者在病程早期没有症状,所以移植后应将BK病毒检测列入常规,但有些患者可能会出现肌酐水平迅速恶化、脓尿或血尿[44]。活检时,BK肾病的特点是核内病毒包涵体、肾小管损伤和炎症,以及SV40染色阳性(对多瘤病毒的特异性为100%)[45]。主要的治疗策略是降低免疫抑制强度,通常从抗代谢药物(麦考酚酸酯)开始,如果减少抗代谢药物没有反应,则减少CNI的剂量。免疫抑制的减少必须始终与患者的排斥风险相平衡,有报道称,排斥反应的发生和BK肾病可能存在协同作用,但目前尚不清楚这是否与免疫抑制剂的减少有关，或在出现 BK 肾病时对排斥反应诊断存在困难[45]。其他治疗方案包括来氟米特、静脉注射免疫球蛋白、西多福韦、雷帕霉素和环丙沙星，但这些治疗的疗效缺乏高等级证据[46]。据报道，BK 肾病导致移植物丢失率为 46%，在二次移植中复发率为 15%[47,48]。虽然 BK 病毒感染影响大约 5% 的心脏移植受者，但在非肾脏的实体器官移植受者中进展为肾病的情况很少[49]。

原发肾病复发

原发肾病的复发占移植物丢失的比例不到 2% 至 4%[50,51]。原发性肾小球肾炎的病因（按复发风险排序）包括Ⅱ型膜增生性肾小球肾炎（>80%），血栓性血小板减少性紫癜/溶血尿毒综合征（TTP/HUS）（60%），IgA 肾病（20%~60%），FSGS（20%~50%），Ⅰ型肾小球肾炎（20%~30%），膜性肾病（10%~30%），抗肾小球基底膜（GBM）肾炎（~12%）以及狼疮肾炎（2%~10%）[50,52-55]。新生的肾小球肾炎罕见，最常见的包括微小病变性肾小球肾病、MPGN、FSGS、膜性肾病和 IgA 肾病[55,56]。当出现无法解释的肌酐升高、蛋白尿或血尿应引起对原发性疾病复发的怀疑。肾脏活检仍然是诊断的金标准。检查和治疗与原发肾病相似，但根据慢性程度进行调整。值得注意的是，与原发 FSGS 不同，血浆置换可能在治疗肾移植患者的复发的 FSGS 方面发挥作用[57]。

非肾移植受者

虽然本章的重点是肾移植患者，但其中几个关键点也适用于非肾脏的实体器官移植受体。已知非肾脏器官移植的受者发生慢性肾衰竭的风险增加（1990—2000 年，非肾脏器官移植受者中肾衰竭发生率为 16.5%），并且 AKI 会增加这种风险[58]。由于 CNI 治疗也是非肾脏器官移植中免疫抑制的基石，CNI 毒性在非肾脏器官移植受者中也很常见。同时由于处于免疫抑制状态，这些受者同样具有很高的感染风险，尽管肾盂肾炎的发生率和肾移植受者不同，尿路感染仍是常见的感染[59]。

（梁厉飞　戎瑞明　译，毛志国　校）

参考文献

1. Voiculescu A, Schmitz M, Hollenbeck M, et al. Management of arterial stenosis affecting kidney graft perfusion: a single-centre study in 53 patients. *Am J Transplant.* 2005;5:1731-1738.
2. Mehrotra A, Rose C, Pannu N, et al. Incidence and consequences of acute kidney injury in kidney transplant recipients. *Am J Kidney Dis.* 2012;59:558-565.
3. Meier-Kriesche HU, Baliga R, Kaplan B. Decreased renal function is a strong risk factor for cardiovascular death after renal transplantation. *Transplantation.* 2003;75:1291-1295.
4. Mouloudi E, Massa E, Georgiadou E, et al. Course and outcome of renal transplant recipients admitted to the intensive care unit: a 20-year study. *Transplant Proc.* 2012;44:2718-2720.
5. Guinault D, Del Bello A, Lavayssiere L, et al. Outcomes of kidney transplant recipients admitted to the intensive care unit: a retrospective study of 200 patients. *BMC Anesthesiol.* 2019;19:130.
6. Sadaghdar H, Chelluri L, Bowles SA, et al. Outcome of renal transplant recipients in the ICU. *Chest.* 1995;107:1402-1405.
7. Fiorante S, Fernandez-Ruiz M, Lopez-Medrano F, et al. Acute graft pyelonephritis in renal

transplant recipients: incidence, risk factors and long-term outcome. *Nephrol Dial Transplant.* 2011;26:1065-1073.
8. Sabe N, Oriol I, Melilli E, et al. Antibiotic treatment versus no treatment for asymptomatic bacteriuria in kidney transplant recipients: a multicenter randomized trial. *Open Forum Infect Dis.* 2019;6. doi:10.1093/ofid/ofz243
9. Graversen ME, Dalgaard LS, Jensen-Fangel S, et al. Risk and outcome of pyelonephritis among renal transplant recipients. *BMC Infect Dis.* 2016;16:264.
10. Kayler L, Kang D, Molmenti E, et al. Kidney transplant ureteroneocystostomy techniques and complications: review of the literature. *Transplant Proc.* 2010;42:1413-1420.
11. Bodro M, Sanclemente G, Lipperheide I, et al. Impact of urinary tract infections on short-term kidney graft outcome. *Clin Microbiol Infect.* 2015;21:1104.E1-1104.E8.
12. Choi YS, Kim KS, Choi SW, et al. Ureteral complications in kidney transplantation: analysis and management of 853 consecutive laparoscopic living-donor nephrectomies in a single center. *Transplant Proc.* 2016;48:2684-2688.
13. Carvalho JA, Nunes P, Antunes H, et al. Surgical complications in kidney transplantation: an overview of a Portuguese reference center. *Transplant Proc.* 2019;51:1590-1596.
14. Zavos G, Pappas P, Karatzas T, et al. Urological complications: analysis and management of 1525 consecutive renal transplantations. *Transplant Proc.* 2008;40:1386-1390.
15. Kotagiri P, Chembolli D, Ryan J, et al. Urinary tract infections in the first year post-kidney transplantation: potential benefits of treating asymptomatic bacteriuria. *Transplant Proc.* 2017;49:2070-2075.
16. Säemann M, Hörl WH. Urinary tract infection in renal transplant recipients. *Eur J Clin Invest.* 2008;38:58-65.
17. Goldman JD, Julian K. Urinary tract infections in solid organ transplant recipients: guidelines from the American Society of Transplantation Infectious Diseases Community of Practice. *Clin Transplant.* 2019:e13507.
18. Al-Geizawi SM, Farney AC, Rogers J, et al. Renal allograft failure due to emphysematous pyelonephritis: successful non-operative management and proposed new classification scheme based on literature review. *Transpl Infect Dis.* 2010;12:543-550.
19. Takahashi K, Malinzak LE, Safwan M, et al. Emphysematous pyelonephritis in renal allograft related to antibody-mediated rejection: a case report and literature review. *Transpl Infect Dis.* 2019;21:e13026.
20. Falagas ME, Alexiou VG, Giannopoulou KP, et al. Risk factors for mortality in patients with emphysematous pyelonephritis: a meta-analysis. *J Urol.* 2007;178:880-885; quiz 1129.
21. Fellstrom B, Jardine AG, Soveri I, et al. Renal dysfunction as a risk factor for mortality and cardiovascular disease in renal transplantation: experience from the Assessment of Lescol in Renal Transplantation trial. *Transplantation.* 2005;79:1160-1163.
22. Naesens M, Kuypers DRJ, Sarwal M. Calcineurin inhibitor nephrotoxicity. *Clin J Am Soc Nephrol.* 2009;4:481.
23. Liptak P, Ivanyi B. Primer: histopathology of calcineurin-inhibitor toxicity in renal allografts. *Nat Clin Pract Nephrol.* 2006;2:398-404.
24. Nankivell BJ, P'Ng CH, O'Connell PJ, et al. Calcineurin inhibitor nephrotoxicity through the lens of longitudinal histology: comparison of cyclosporine and tacrolimus eras. *Transplantation.* 2016;100:1723-1731.
25. Naesens M, Steels P, Verberckmoes R, et al. Bartter's and Gitelman's syndromes: from gene to clinic. *Nephron Physiol.* 2004;96:65-78.
26. Vanhove T, Annaert P, Kuypers DRJ. Clinical determinants of calcineurin inhibitor disposition: a mechanistic review. *Drug Metab Rev.* 2016;48:88-112.
27. Bril F, Castro V, Centurion IG, et al. A systematic approach to assess the burden of drug interactions in adult kidney transplant patients. *Curr Drug Saf.* 2016;11:156-163.
28. Kumar S, Ameli-Renani S, Hakim A, et al. Ureteral obstruction following renal transplantation: causes, diagnosis and management. *Br J Radiol.* 2014;87:20140169.
29. Duty BD, Conlin MJ, Fuchs EF, et al. The current role of endourologic management of renal transplantation complications. *Adv Urol.* 2013;2013:246520.
30. Nankivell BJ, Cohn DA, Spicer ST, et al. Diagnosis of kidney transplant obstruction using Mag3 diuretic renography. *Clin Transplant.* 2001;15:11-18.
31. Ngo AT, Markar SR, De Lijster MS, et al. A systematic review of outcomes following percutaneous transluminal angioplasty and stenting in the treatment of transplant renal artery stenosis. *Cardiovasc Intervent Radiol.* 2015;38:1573-1588.
32. Hurst FP, Abbott KC, Neff RT, et al. Incidence, predictors and outcomes of transplant renal artery stenosis after kidney transplantation: analysis of USRDS. *Am J Nephrol.* 2009;30:459-467.
33. Fananapazir G, Bashir MR, Corwin MT, et al. Comparison of ferumoxytol-enhanced MRA with conventional angiography for assessment of severity of transplant renal artery stenosis. *J Magn Reson Imaging.* 2017;45:779-785.
34. Chen LX, De Mattos A, Bang H, et al. Angioplasty vs stent in the treatment of transplant renal

artery stenosis. *Clin Transplant.* 2018;32:e13217.
35. Granata A, Clementi S, Londrino F, et al. Renal transplant vascular complications: the role of Doppler ultrasound. *J Ultrasound.* 2014;18:101-107.
36. Hart A, Smith JM, Skeans MA, et al. OPTN/SRTR 2017 Annual Data Report: kidney. *Am J Transplant.* 2019;19:19-123.
37. Cecka JM, Terasaki PI. Early rejection episodes. *Clin Transpl.* 1989:425-434.
38. Bhatti AB, Usman M. Chronic renal transplant rejection and possible anti-proliferative drug targets. *Cureus.* 2015;7:e376.
39. Bloom RD, Bromberg JS, Poggio ED, et al. Cell-free DNA and active rejection in kidney allografts. *J Am Soc Nephrol.* 2017;28:2221-2232.
40. Roedder S, Sigdel T, Salomonis N, et al. The kSORT assay to detect renal transplant patients at high risk for acute rejection: results of the multicenter AART study. *PLoS Med.* 2014;11:e1001759.
41. Haas M, Loupy A, Lefaucheur C, et al. The Banff 2017 Kidney Meeting Report: revised diagnostic criteria for chronic active T cell-mediated rejection, antibody-mediated rejection, and prospects for integrative endpoints for next-generation clinical trials. *Am J Transplant.* 2018;18:293-307.
42. Linares L, Garcia-Goez JF, Cervera C, et al. Early bacteremia after solid organ transplantation. *Transplant Proc.* 2009;41:2262-2264.
43. Orandi BJ, Chow EH, Hsu A, et al. Quantifying renal allograft loss following early antibody-mediated rejection. *Am J Transplant.* 2015;15:489-498.
44. Lamarche C, Orio J, Collette S, et al. BK polyomavirus and the transplanted kidney: immunopathology and therapeutic approaches. *Transplantation.* 2016;100:2276-2287.
45. Bohl DL, Brennan DC. BK virus nephropathy and kidney transplantation. *Clin J Am Soc Nephrol.* 2007;2:S36-S46.
46. Johnston O, Jaswal D, Gill JS, et al. Treatment of polyomavirus infection in kidney transplant recipients: a systematic review. *Transplantation.* 2010;89:1057-1070.
47. Vasudev B, Hariharan S, Hussain SA, et al. BK virus nephritis: risk factors, timing, and outcome in renal transplant recipients. *Kidney Int.* 2005;68:1834-1839.
48. Hirsch HH, Brennan DC, Drachenberg CB, et al. Polyomavirus-associated nephropathy in renal transplantation: interdisciplinary analyses and recommendations. *Transplantation.* 2005;79:1277-1286.
49. Viswesh V, Yost SE, Kaplan B. The prevalence and implications of BK virus replication in non-renal solid organ transplant recipients: a systematic review. *Transplant Rev.* 2015;29:175-180.
50. Blosser CD, Bloom RD. Recurrent glomerular disease after kidney transplantation. *Curr Opin Nephrol Hypertens.* 2017;26:501-508.
51. Fairhead T, Knoll G. Recurrent glomerular disease after kidney transplantation. *Curr Opin Nephrol Hypertens.* 2010;19:578-585.
52. Golgert WA, Appel GB, Hariharan S. Recurrent glomerulonephritis after renal transplantation: an unsolved problem. *Clin J Am Soc Nephrol.* 2008;3:800-807.
53. de Fijter JW. Recurrence of glomerulonephritis: an underestimated and unmet medical need. *Kidney Int.* 2017;92:294-296.
54. Lingaraj U, Patil SR, Aralapuram K, et al. Recurrence of membranoproliferative glomerulonephritis post transplant—is this mere recurrence of pattern or recurrence of disease? *Saudi J Kidney Dis Transpl.* 2019;30:719-722.
55. Ponticelli C, Moroni G, Glassock RJ. De novo glomerular diseases after renal transplantation. *Clin J Am Soc Nephrol.* 2014;9:1479-1487.
56. Sener A, Bella AJ, Nguan C, et al. Focal segmental glomerular sclerosis in renal transplant recipients: predicting early disease recurrence may prolong allograft function. *Clin Transplant.* 2009;23:96-100.
57. Kashgary A, Sontrop JM, Li L, et al. The role of plasma exchange in treating post-transplant focal segmental glomerulosclerosis: a systematic review and meta-analysis of 77 case-reports and case-series. *BMC Nephrol.* 2016;17:104.
58. Ojo AO, Held PJ, Port FK, et al. Chronic renal failure after transplantation of a nonrenal organ. *N Engl J Med.* 2003;349:931-940.
59. Vidal E, Torre-Cisneros J, Blanes M, et al. Bacterial urinary tract infection after solid organ transplantation in the RESITRA cohort. *Transpl Infect Dis.* 2012;14:595-603.

图文摘要

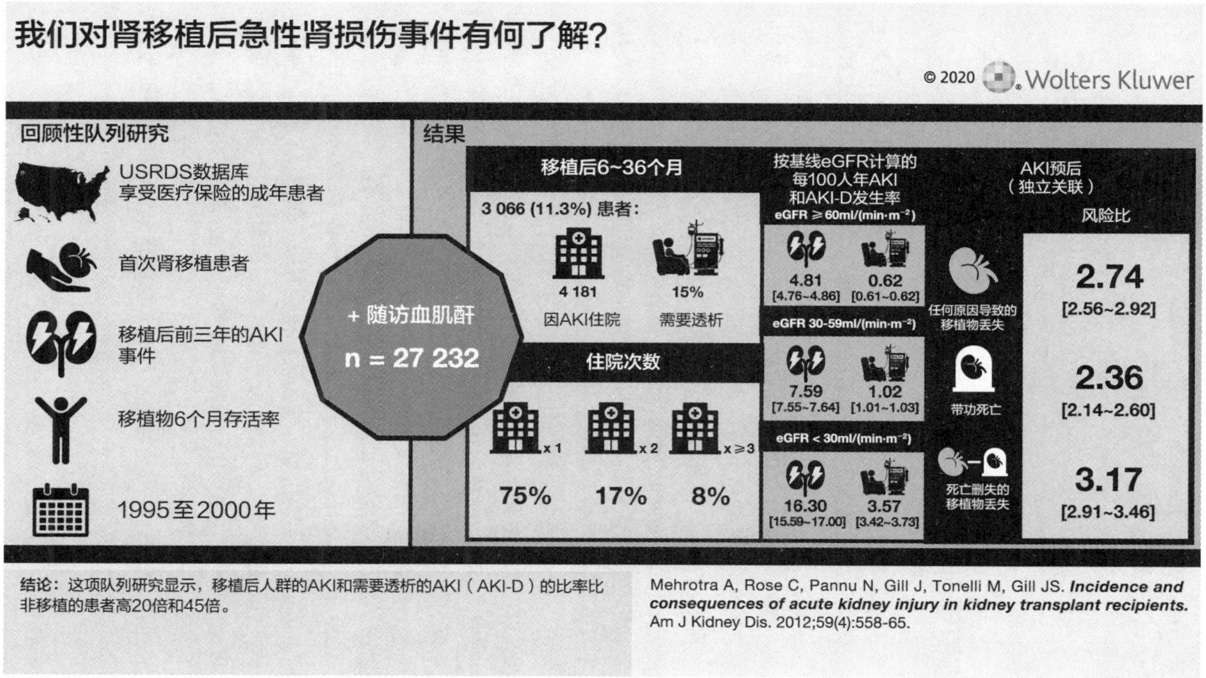

图文摘要 53.1

54 肾移植患者的感染并发症

Pratik B. Shah, Kathleen M. Mullane

肾移植受者的感染

肾移植受者的免疫被抑制，发生常见感染和机会性感染的风险增加，感染发病率和死亡率均增高[1]。多种移植前和移植后的因素、手术因素均可导致感染风险增加[2,3]。当移植受者因发热或脓毒症的表现复诊时，应考虑移植后手术部位感染、呼吸道感染、静脉导管感染或泌尿生殖系统感染、腹腔内感染包括肾和肾周脓肿、移植部位的念珠菌病，以及药物热或急性排斥反应[4]。因为与造血干细胞移植受者或其他实体器官移植受者所需的免疫抑制相比，肾移植受者的免疫抑制程度较低，所以真菌感染并不常见[5]。

肾移植受者感染来源随移植后的时间线而改变（见图 54.1）。在移植后的第一个月，供者来源感染和医院内感染比较常见。移植后 1 至 6 个月，机会性病毒（社区获得性呼吸道病原体、胃肠道病毒和潜伏病毒的再激活）、真菌（地方性真菌、肺孢子虫和念珠菌属的再激活）和寄生虫（类圆线虫或弓形虫的再激活）感染更常见。移植后 6 个月，主要为较高的社区获得性病原体感染[6,7]。由于免疫力低下的肾移植受者可能不会表现出典型的感染的临床和影像学特征，因此需要保持高度警惕。预防性使用抗生素和院内暴露可能会增加多重抗生素耐药菌以及艰难梭菌感染的风险。

在发病时，应通过体格检查来确定感染源，特别注意是否存在中心静脉导管相关的感染，是否发生院内或社区获得性呼吸系统感染，是否可能存在手术部位感染，以及是否存在导尿管或支架感染。应利用微生物学、多重免疫分析或二代测序技术以及组织培养和组织学检查进行明确诊断，并注意进行真菌、病毒和抗酸杆菌的特殊染色[8]。必须记住鉴别非感染性并发症，如同种异体移植物排斥、药物毒性或药物超敏反应。缺血或血栓可能会表现类似脓毒症的特征[3]（见图 54.2）。

抗菌药物的剂量与使用时间与死亡率增加相关，因此及时启动经验性广谱抗菌药物治疗非常重要。鉴于肾移植患者常暴露于院内感染，在选择经验性抗生素治疗时，应考虑以前的多重耐药菌感染史，且一旦培养和分子诊断结果回报，应及时降低治疗级别。根据目前的国际指南，在考虑移植物功能的前提下给予适当的液体以及缩血管药物支持以进行液体复苏[9]。应及时通过影

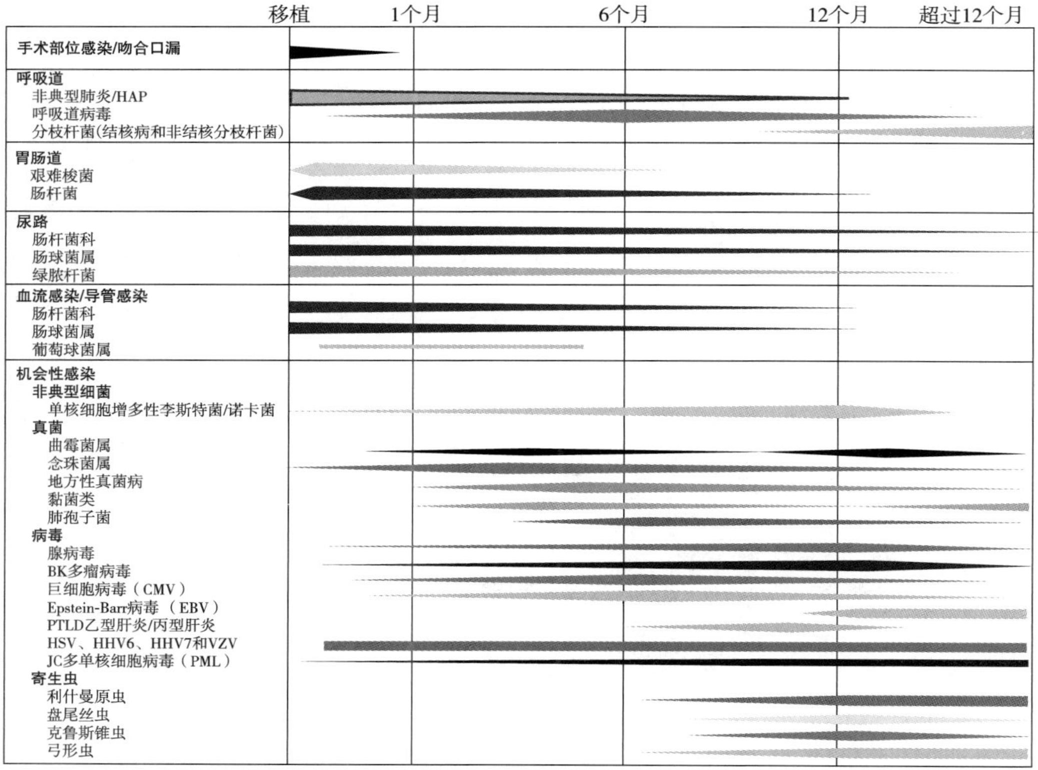

图 54.1 肾移植相关感染的时间轴。HAP，医院获得性肺炎；HHV6，人类疱疹病毒6型；HSV，单纯疱疹病毒；PTLD，移植后淋巴增生性疾病；VZV，水痘-带状疱疹病毒。Adapted from Fishman JA. Infection in organ transplantation. Am J Transplant. 2017;17(4):856-879. doi:10.1111/ajt.14208; Van Delden C, Stampf S, Hirsch HH, et al. Burden and timeline of infectious diseases in the first year after solid organ transplantation in the Swiss Transplant Cohort Study. Clin Infect Dis. 2020;ciz1113. doi:10.1093/cid/ciz1113.

肾移植患者的脓毒症

↓

体格检查
血液和尿液培养；获取可疑部位标本进行培养
开始抗菌治疗、液体和升压药支持、应激剂量类固醇激素
有的放矢的放射学评估

↓

根据指征进行介入穿刺或外科引流/清创
评估脓毒症的非感染性原因
同种异体移植物排斥、药物毒性/超敏反应、缺血和/或血栓

↓

尽可能减少免疫抑制
尽可能降低抗菌治疗级别或缩小抗菌范围

图 54.2 肾移植患者脓毒症的管理

像引导或手术引流，对感染/坏死组织进行手术清创，清除感染的异物并进行感染源控制。对所有面临肾上腺功能不全风险的肾移植受者都应考虑应激剂量的皮质类固醇治疗[10]。在出现脓毒症的情况下，应考虑减少免疫抑制剂的剂量或暂时停药，以改善受者的免疫反应，采取这一措施需仔细权衡异体移植物排斥反应的风险。如果继续使用免疫抑制剂，鉴于脓毒症引起的药效学和药代动力学变化，应监测药物浓度。

巨细胞病毒感染

巨细胞病毒（cytomegalovirus，CMV）是一种疱疹病毒，是肾移植受者最常见的机会性感染病原体。风险因素包括 CMV 血清学阳性的供者（特别是受者血清巨细胞病毒阴性时）、使用抗淋巴细胞抗体诱导（如胸腺球蛋白）、发生排斥反应受者、高龄供者、联合移植和移植物功能受损[11,12]。巨细胞病毒感染可以是原发感染、与受者存在的潜伏病毒毒株不同的新病毒毒株（供者来源）感染或潜伏病毒的再激活。核酸检测（nucleic acid testing，NAT）是检测病毒血症的最佳方法，CMV pp65 抗原检测的灵敏度较低，很少使用。结肠炎、肺炎和视网膜炎时 NAT 可能检测不到病毒复制；因此，对于一些怀疑终末器官巨细胞病毒感染的病例，可能需要进行组织病理学确认。中危和高危的肾移植受者可以用缬更昔洛韦（valganciclovir，VGCV）进行普遍预防，或进行预防性治疗（见表 54.1）。

根据 2019 年临床移植共识，建议将缬更昔洛韦或静脉注射更昔洛韦（ganciclovir，GCV）作为成人巨细胞病毒感染初发和复发的一线治疗[13]。缬更昔洛韦被推荐用于能够耐受和坚持口服用药的轻至中度病毒感染患者。对于有生命危险的严重疾病，建议使用静脉注射更昔洛韦。不推荐口服更昔洛韦、

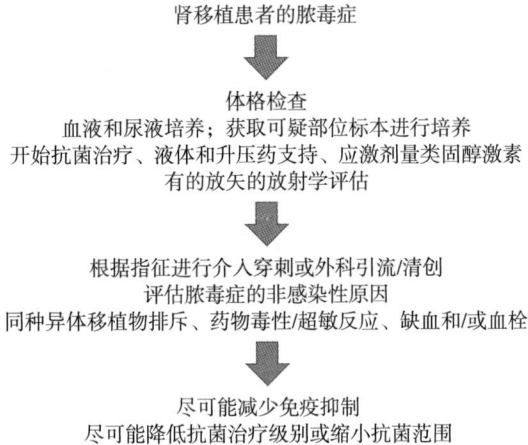

表 54.1 巨细胞病毒的临床效应

CMV 感染	无论症状如何，有巨细胞病毒复制的现象
CMV 病	有 CMV 复制的证据以及症状 • CMV 综合征——发热、乏力、白细胞减少、中性粒细胞减少、非典型淋巴细胞增多症和血小板减少症 • 组织侵袭性疾病——肺炎、肝炎、视网膜炎、胃肠道疾病、肾炎
间接效应	其他机会性感染（真菌、其他疱疹病毒）、移植后淋巴增生性疾病（PTLD）、移植后糖尿病、移植肾动脉狭窄和移植肾排斥的风险较高，会导致移植物和患者的存活率下降

CMV，巨细胞病毒。

Adapted from Annane D, Renault A, Brun-Buisson C, et al. Hydrocortisone plus fludrocortisone for adults with septic shock. N Engl J Med. 2018;378(9):809-818. doi:10.1056/NEJMoa1705716; Brennan DC. Cytomegalovirus in renal transplantation. J Am Soc Nephrol. 2001;12(4):848-855.

阿昔洛韦或伐昔洛韦用于治疗巨细胞病毒感染。

对于CMV引起的肺炎和其他严重的疾病，加用CMV免疫球蛋白（Cytogam）可能获益。应考虑减少维持性免疫抑制以促进 CMV 病患者的恢复。适当剂量的抗病毒治疗 2 周后，应达到 CMV 病毒载量下降 $1\log_{10}$。如果 2 周后病毒血清 DNA 或抗原血症增加超过 $1\log_{10}$，则认为是难治性的，如果 2 周后病毒 DNA 或抗原血症持续存在或增加小于 $1\log_{10}$，则认为是可疑难治性的。这些患者需要进一步对 UL54 和（或）UL97 进行基因型耐药性检测。如果存在或预期存在更昔洛韦耐药基因型，则需要考虑使用福斯卡尼或西多福韦治疗，但这两种药物都有肾脏毒性。

BK 病毒血症/肾病

BK 病毒是多瘤病毒家族中的一员，通常在儿童时期易感染，但免疫功能正常的患者无临床症状。在免疫功能受损的肾移植受者体内，BK 病毒可以发生再激活，通过肾小管间质炎症和随后的肾脏纤维化导致移植物失功（BK 肾病或 BKN）[14]。有时也可发生输尿管狭窄。当怀疑 BK 病毒肾病时，应通过聚合酶链反应（polymerase chain reaction，PCR）对血液和尿液中的 BK 病毒脱氧核糖核酸（deoxyribonucleic acid，DNA）进行定量。明确诊断可能需要进行移植肾活检。仅有 BK 病毒尿症，而无病毒血症时通常不需要治疗。治疗 BK 病毒血症（BK viremia，BKV）/BKN 的首要原则是减少免疫抑制，需要仔细权衡移植肾排斥反应的风险。来氟米特已经被试用于治疗，取得了不同程度的成功。氟喹诺酮类药物在治疗 BKV/BKN 方面没有作用[15]。

EB 病毒感染

接受 EB 病毒(Epstein-Barr virus,EBV)血清学阳性供者器官的 EBV 血清学阴性肾移植受者感染风险更高。EBV 相关疾病的范围广泛,它可以引起非特异性的发热性疾病和特定的器官累及(肝炎、肺炎和胃肠炎)。它还与移植后淋巴增生性疾病(PTLD)有关[16]。PTLD 的诊断需要组织学确认。PTLD 的治疗需结合病毒亚型和移植类型,包括减少免疫抑制、使用 CD20 单克隆抗体利妥昔单抗进行免疫治疗、化疗和放射治疗。利妥昔单抗可考虑用于有显著 EBV 病毒血症的患者以预防 PTLD。目前还没有明确的疗法来预防 EBV 感染和 PTLD。建议对低免疫风险受者少用强烈的免疫抑制剂,对 EBV 高风险受者监测血 EBV 病毒载量。可以考虑在病毒重新激活时用利妥昔单抗和减少免疫抑制剂以预防性 PTLD。

尿路感染

流行病学

尿路感染(urinary tract infection,UTI)是肾移植受者中最常见的感染性疾病,占肾移植受者中所有因脓毒症住院病人的 30%。虽然尿路感染风险在移植后一直存在,但其发生率在肾移植(kidney transplant,KT)后 6 个月内最高[17]。表 54.2 中讨论了尿路感染的危险因素[18-22]。

表 54.2　尿路感染的危险因素

一般危险因素	移植特异性危险因素
女性	使用抗胸腺球蛋白诱导
高龄	肾移植后早期阶段输尿管支架
糖尿病	急性排斥反应
留置导尿管	尸体供肾移植(与活体供肾相比)
泌尿系统异常(神经源性膀胱、肾结石或囊肿、膀胱输尿管反流)	透析持续时间长

微生物学

革兰氏阴性菌占肾移植受者尿路感染病原体的 70% 以上,大肠杆菌是最常见的。其他常见的病原体包括肠球菌、假单胞菌、克雷伯杆菌、肠杆菌和葡萄球菌[23]。尿培养如显示混合菌群,可能是由于污染造成的。

临床表现和治疗[24](见表 54.3)

表 54.3 尿路感染的临床表现和治疗

分类	临床表现	实验室检查	治疗
无症状性菌尿	无感染的泌尿和全身症状	尿路病原体>10^5CFU/ml	不需要治疗
急性单纯性膀胱炎	下尿路感染症状(排尿困难、耻骨上疼痛、尿频或尿急),但无全身症状和留置导尿	> 10WBC/mm^3 尿路病原体>10^3CFU/ml	第三代口服头孢菌素或阿莫西林-克拉维酸或环丙沙星或左氧氟沙星。如果 CrCl>40,可使用呋喃妥因。 疗程:5~10 天
急性肾盂肾炎/复杂性尿路感染	上尿路感染症状(发热、寒战、乏力、移植物或肋脊角疼痛),白细胞增多或菌血症(无其他明显原因),留置导尿	>10WBC/mm^3 尿路病原体>10^4CFU/ml	哌拉西林-他唑巴坦或头孢吡肟或碳青霉烯。一旦获得培养-药敏结果,使用可用的最窄谱抗生素。 疗程:14~21 天
复发性尿路感染	过去 12 月内≥3 次尿路感染	尿液检查如上 考虑进一步的泌尿系统检查(残余尿、肾脏超声/CT、排泄性尿路造影、尿动力学检查)以确定病因	如上治疗每一次感染。 预防:基本的预防感染措施(多饮水,及时排尿,女性从前向后擦拭),马尿酸乌洛托品,抗生素预防

CFU,菌落形成单位;CrCl,肌酐清除率;CT,计算机断层扫描;WBC,白细胞。

念珠菌尿

念珠菌尿在肾移植受者中并不常见,发生率在 4% 至 10% 之间。白念珠菌是最常见的病原体。大多数肾移植患者的念珠菌尿是无症状的,不需要抗真菌治疗[25]。移植术后期的念珠菌尿、中性粒细胞减少的患者或接受泌尿系统干预的患者可能与并发症的风险增加有关,这些情况下可能需要抗真菌治疗。

(吴嘉桁 颜笑天 戎瑞明 译,毛志国 校)

参考文献

1. Gotur DB, Masud FN, Ezeana CF, et al. Sepsis outcomes in solid organ transplant recipients. *Transpl Infect Dis*. 2019:e13214. doi:10.1111/tid.13214
2. Syu SH, Lin YW, Lin KH, Lee LM, Hsiao CH, Wen YC. Risk factors for complications and graft failure in kidney transplant patients with sepsis. *Bosn J Basic Med Sci*. 2019;19(3):304-311. doi:10.17305/bjbms.2018.3874
3. Schachtner T, Stein M, Reinke P. Sepsis after renal transplantation: clinical, immunological, and microbiological risk factors. *Transpl Infect Dis*. 2017;19(3). doi:10.1111/tid.12695
4. Haidar G, Green M, American Society of Transplantation Infectious Diseases Community of Practice. Intra-abdominal infections in solid organ transplant recipients: guidelines from the American Society of Transplantation Infectious Diseases Community of Practice. *Clin Transplant*. 2019;33(9):e13595. doi:10.1111/ctr.13595
5. Pappas PG, Alexander BD, Andes DR, et al. Invasive fungal infections among organ transplant recipients: results of the Transplant-Associated Infection Surveillance Network (TRANSNET). *Clin Infect Dis*. 2010;50(8):1101-1111. doi:10.1086/651262
6. Fishman JA. Infection in organ transplantation. *Am J Transplant*. 2017;17(4):856-879. doi:10.1111/ajt.14208
7. Van Delden C, Stampf S, Hirsch HH, et al. Burden and timeline of infectious diseases in the first year after solid organ transplantation in the Swiss Transplant Cohort Study. *Clin Infect Dis*. 2020;ciz1113. doi:10.1093/cid/ciz1113
8. Azoulay E, Pickkers P, Soares M, et al. Acute hypoxemic respiratory failure in immunocompromised patients: the Efraim multinational prospective cohort study. *Intensive Care Med*. 2017;43(12):1808-1819. doi:10.1007/s00134-017-4947-1
9. Rhodes A, Evans LE, Alhazzani W, et al. Surviving sepsis campaign: international guidelines for management of sepsis and septic shock: 2016. *Intensive Care Med*. 2017;43(3):304-377. doi:10.1007/s00134-017-4683-6
10. Annane D, Renault A, Brun-Buisson C, et al. Hydrocortisone plus fludrocortisone for adults with septic shock. *N Engl J Med*. 2018;378(9):809-818. doi:10.1056/NEJMoa1705716
11. Brennan DC. Cytomegalovirus in renal transplantation. *J Am Soc Nephrol*. 2001;12(4):848-855.
12. De Keyzer K, Van Laecke S, Peeters P, Vanholder R. Human cytomegalovirus and kidney transplantation: a clinician's update. *Am J Kidney Dis*. 2011;58(1):118-126.
13. Kotton CN, Kumar D, Caliendo AM, et al; The Transplantation Society International CMV Consensus Group. The Third International Consensus guidelines on the management of cytomegalovirus in solid-organ transplantation. *Transplantation*. 2018;102(6):900-931. doi:10.1097/TP.0000000000002191.
14. Bohl DL, Brennan DC. BK virus nephropathy and kidney transplantation. *Clin J Am Soc Nephrol*. 2007;2(suppl 1):S36-S46. doi:10.2215/CJN.00920207
15. Lee BT, Gabardi S, Grafals M, et al. Efficacy of levofloxacin in the treatment of BK viremia: a multicenter, double-blinded, randomized, placebo-controlled trial. *Clin J Am Soc Nephrol*. 2014;9(3):583-589. doi:10.2215/CJN.04230413
16. Karuthu S, Blumberg EA. Common infections in kidney transplant recipients. *Clin J Am Soc Nephrol*. 2012;7(12):2058-2070.
17. Razonable RR, Humar A. Cytomegalovirus in solid organ transplant recipients—guidelines of the American Society of Transplantation Infectious Diseases Community of Practice. *Clin Transplant*. 2019;33(9):e13512. doi:10.1111/ctr.13512
18. Le J, Durand CM, Agha I, Brennan DC. Epstein-Barr virus and renal transplantation. *Transplant Rev (Orlando)*. 2017;31(1):55-60. doi:10.1016/j.trre.2016.12.001
19. Vidal E, Torre-Cisneros J, Blanes M, et al. Bacterial urinary tract infection after solid organ transplantation in the RESITRA cohort. *Transpl Infect Dis*. 2012;14(6):595-603.
20. Ariza-Heredia EJ, Beam EN, Lesnick TG, Kremers WK, Cosio FG, Razonable RR. Urinary tract infections in kidney transplant recipients: role of gender, urologic abnormalities, and antimicrobial prophylaxis. *Ann Transplant*. 2013;18:195-204.
21. Dantas SR, Kuboyama RH, Mazzali M, Moretti ML. Nosocomial infections in renal transplant patients: risk factors and treatment implications associated with urinary tract and surgical site infections. *J Hosp Infect*. 2006;63(2):117-123.
22. Lim JH, Cho JH, Lee JH, et al. Risk factors for recurrent urinary tract infection in kidney transplant recipients. *Transplant Proc*. 2013;45(4):1584-1589.
23. Saemann M, Horl WH. Urinary tract infection in renal transplant recipients. *Eur J Clin Invest*. 2008;38(suppl 2):58-65.
24. Goldman JD, Julian K. Urinary tract infections in solid organ transplant recipients: guidelines from the American Society of Transplantation Infectious Diseases Community of Practice. *Clin Transplant*. 2019:e13507.
25. Denis B, Chopin D, Piron P, et al. Candiduria in kidney transplant recipients: is antifungal therapy useful? *Mycoses*. 2018;61(5):298-304.

55 脑死亡器官捐献者的管理

Aalok K. Kacha

引言

器官移植是治疗终末期疾病的首选方法，然而器官供应不足限制了这种疗法的应用。器官供应增长数远远不能与等待移植病人的增长数相适应。有多种方式可以增加器官的供应，包括扩大供者范围，如将年龄较大的捐献者、患有特定传染病或罹患特定传染病风险高的捐献者纳入其中，以及使用离体持续灌注保护或改善器官功能[1]。除此之外，国家制定的捐献政策也会影响器官供应[2]。

1968年，脑死亡标准公布，促进了脑死亡后器官捐献在移植领域的应用[3]。脑死亡判定标准已经成为判定死亡的重要标准。尽管临床中可能观察到已明确脑死亡患者存在一些复杂运动动作或假阳性呼吸机触发，但尚未观察到脑死亡后的神经恢复。现存法律和医学标准支持脑死亡和循环性死亡的等价性[4]。在有明确的、不可逆的神经病理和与之一致的影像学检查结果的昏迷患者中，判定脑死亡需要在患者没有潜在的低血压、低体温、镇静作用、酸碱、电解质或内分泌紊乱的情况下评估大脑半球和脑干功能。

除新泽西州外，在美国没有义务给明确脑死亡患者进行后续的支持治疗[5]。尽管美国神经病学学会已经公布了关于脑死亡的标准，但基于进行脑死亡判定的临床先决条件不同、涉及的卫生保健专业人员类型不同、临床检查要求和呼吸暂停测试方法不同等因素，各个医院的脑死亡判定政策存在很大差异[6]。在美国，与经神经标准确定死亡后器官捐献（donation after neurologic determination of death，DNDD）一致，经循环标准确定死亡后器官捐献（donation after circulatory determination of death，DCDD）是另一种具有特定伦理和政策问题的器官捐献途径。美国胸科学会、器官获取组织协会（Association of Organ Procurement Organizations）和器官共享联合网络（United Network of Organ Sharing，OPTN）联合发布的白皮书对这些问题进行了详细阐述[7]。

在美国，器官捐献同意采用选择加入程序（opt-in process），采用这种方式所获得的捐献率与使用选择退出程序（opt-out process）相当[8]。患者可以通过家庭讨论、捐献者登记、驾照备注（driver' s license notice）、器官捐献卡、与他们的医生沟通讨论、预先指示或委托书等方式明确其捐赠器官的意愿。通常情况下，器官捐献需要得到捐献者家人的同意。目前国际社会并没有确定讨论器官捐献与宣告死亡时间的准确先后关系，但按照惯例，通知患者家属患者死亡的时机与征求器官捐献同意的时机是相互独立的。在宣布患者脑死亡之前应通知器官获取组织（organ procurement organization，OPO），最好是在确定有可能进行器官捐赠的临床情况后立即通知。美国医疗保险和医疗补助服务中心（Centers for Medicare and Medicaid Services，CMS）的规定要求在临床触发条件发生后 1 小时内通知 OPO，如诊断不可恢复的毁灭性神经损伤，需更改管理目标，或考虑进行脑死亡检查。

按照 CMS 规定，由经过专门培训的人员提出捐赠请求时，器官捐献的成功率更高。患者管理团队的非医生成员与器官获取组织代表之间协调捐赠请求与捐献成功率升高相关[9]。

2001 年，美国一项九家创伤医院参与的多中心研究对参与器官捐献决定过程的家庭成员、器官获取组织工作人员、医护人员进行了调查。与决定器官捐献有关的因素包括家属对器官捐献有态度积极以及对器官捐献有预先了解或患者本人有捐献意愿，白种人、男性、外伤死亡等因素与更高的器官捐献同意率相关。医护人员回答家属问题的内容与同意率无关，但是患者家属反映的与医护人员交流时的舒适度与捐献率有关，这一结果也突出了重视医患交流过程在器官捐献中的重要性[10]。

家庭及临床因素

医生和护士常常担心在本就压力重大的时刻与患者家属讨论器官捐献事宜会加重其心理负担。患者家属常常要在经历悲痛、创伤和震惊的同时做出器官捐献的决定，而这些决定对于处于移植等待名单上的患者来说又是生死攸关的。因此，加深对器官捐献决策的理解对于临床医生而言是至关重要的。

家属对于潜在器官供者器官捐献意愿的了解是最终授权捐赠的最强预测因素。患者家属表示，他们也想了解更多关于器官捐献、脑死亡、器官捐献后遗体的情况、医疗费用及丧葬安排的信息。过去，分别讨论脑死亡事实和器官捐赠是常规做法，但有些人可能更喜欢在谈论死亡前讨论捐赠的话题。除此之外，家属提出，他们的亲人需要得到照顾和尊重，包括在医生与患者交谈时，也要采用和患者清醒时相同的方式与之沟通。治疗团队、OPO 工作人员和家属之间的沟通质量可能会对患者家属的心理产生影响，这也突出了沟通在重症监护室中的重要性[11]。

在一项对同意器官捐赠的家属的调查中，50% 的受访者表示，器官捐赠的积极之处在于能在家人死亡这一负面事件发生时获得一些积极的感觉[12]。但是，也有许多参与者表明他们受到了捐赠过程的负面影响，而这些影响的产生与更为严重的创伤后应激相关。大多数受访者表示捐赠过程具有安慰作用，这种作用与更低的抑郁症发生率相关。由于器官捐赠存在潜在的情绪正向调节作用，医护人员实际上可以通过讨论捐赠为捐献者家庭带来益处。

除此之外，医生和护士对器官捐赠的看法会影响他们与家属的沟通方式。法国采用"默认同意，选择退出"的器官捐献制度。标准流程包括与家属讨论器官捐献这一环节。在一项来自法国的研究中，参与器官捐献讨论的临床医生接受了调查，他们对器官捐赠过程的看法被分为4类：有动力的(45.3%)、有压力的(20.7%)、中立(30%)和其他(4%)。研究发现，有6个方面影响医务工作者对器官捐献的看法，包括：①对器官捐赠者所在重症监护管理的了解程度；②对脑死亡的理解；③与脑死亡患者家属互动的经验；④器官捐赠的专业经验；⑤对捐赠的个人感受；⑥受访者的社会人口学特征。研究发现，年轻受访者相较年长者、医生相较护士对器官捐赠有更积极的态度[13]。临床工作人员面对器官捐献时在个人情感与专业职责之间可能存在矛盾心理。以上6个方面表明潜在的教育机会，通过教育可以缓解医护人员关于器官捐献的心理冲突。

器官捐献者的重症监护管理

对潜在器官捐献者的良好管理可以提高器官质量。然而，这一领域研究匮乏。开展死亡器官捐献者管理的研究困难重重。大多数美国医学研究是由机构审查委员会(Institutional Review Board，IRB)监管的人体实验研究，由美国卫生与公众服务部(Department of Health and Human Services，HHS)或美国食品药品监督管理局(Food and Drug Administration，FDA)监管。这些人体实验研究中人类受试者被定义为活着的个体，因此，死亡器官捐献者不是人类主体。针对器官捐献者的研究一直是个充满困扰的主题。可能发生于捐献者的伤害或研究所带来的伤害将由移植受者承担，因此相关问题由IRB监管并应获得受者本人的同意，除非移植受者本人放弃知情同意权利。

在美国，《统一遗体捐赠法案》(Uniform Anatomical Gift Act，UAGA)为捐赠全部或部分人体用于治疗、研究和教育提供了法律依据。OPO可以通过在捐赠授权表格上将研究作为器官的预期用途来促进对器官捐献者的管理研究。有人提出了一个监督死亡捐献者研究的框架[14]。2017年，美国国家医学科学院公布了一份由器官捐赠干预研究问题委员会发布的详细报告，旨在促进器官捐赠干预研究。其中的建议包括：①建立一个全国范围的捐献者登记系统，阐明捐献者的捐献意图，包括是否愿意加入研究；②构建一个协调系统，让移植等待名单上的患者勾选是否愿意接受来自涉及供者研究的器官[15]。

其中一项现有的前瞻-回顾性研究表明在启动由专业医生领导的器官捐赠支持团队后，潜在供者的器官利用率有所提高。目前，美国器官捐献者的管理工作已从单纯的由 OPO 协调员完成过渡到由专门的重症监护人员与协调员合作完成。捐献者管理团队的更新并没有影响肝脏及心脏的器官利用率，但可利用的供肾与供肺数量增多[16]。

积极的供体管理可能会提高器官获取率。潜在的器官捐献者在去世前通常会接受支持性治疗。对于器官捐献者应在其脑死亡后继续生前的支持性治疗，同时改善脑死亡所带来的生理变化。2015 年，美国重症医学会、胸科医师学会和 OPO 协会发表了一份关于潜在器官捐献者 ICU 管理共识[9]，表示将启动一项随机对照试验（RCT），以评估循证的、以目标为导向的潜在器官捐献者支持管理项目清单以及其效果，并进一步为器官捐献者管理提供有关的信息[17]。既往研究表明，只有少数捐献者达到了捐献者管理的目标，但这与捐献器官数量的增加和移植物功能延迟恢复（delayed graft function，DGF）的减少有关[18-20]。

器官捐献者生理管理

颅内压（intracranial pressure，ICP）升高和脑疝导致的脑死亡会引起双相血流动力学反应。中枢神经系统（central nervous system，CNS）缺血最初引起交感神经刺激的自主神经风暴，会导致高血压和心动过缓，这一现象被称为库欣反射。高水平的肾上腺素、去甲肾上腺素和多巴胺分泌导致血管收缩、全身血管阻力增加和心肌耗氧量增大，可导致心肌损伤和昏迷。在肾脏中将导致缺血性损伤、炎症以及热激蛋白基因表达上调[21]。而脑干功能丧失后，交感神经张力、心输出量和血管张力都会下降，且常伴随着低血容量。低血容量导致脑死亡的生理改变如尿崩症（diabetes insipidus，DI）和全身性炎症反应导致的毛细血管渗漏，这也可能与死亡前降低颅内压的治疗，如利用高渗脱水剂和使用袢利尿剂有关。

为了改善器官的灌注，传统上需要使用中心静脉导管或肺动脉导管对脑死亡器官捐献者进行有创监测。现代重症医学利用机械通气过程中胸腔内的压力变化和由此产生的心脏充盈程度变化的动态关系对体液反应能力进行评估，通过测量脉压变异或收缩压变异来实现，这一点在第 1 章有更为深入的讨论[22]。可以用中心静脉或结合静脉血的氧饱和度、血清乳酸和碱缺乏评估心输出量是否充足。超声心动图可评估瓣膜疾病和心室功能，是心脏移植的常规评估项目。脑死亡后如果立即评估供体心脏，可能会发现儿茶酚胺介导的局部或整体损伤，因此，应该延迟心脏超声评估直至停用血管活性支持药物。

液体治疗应综合全身灌注情况、容量反应性动态指数和心脏充盈压测量的结果。脑死亡后及时进行液体治疗以达到足够的循环血量可以改善器官的灌注并减少升压药需求。既往我们认为肾功能和肺功能的液体管理目标是不一致的。最新证据表明，设置较低的中心静脉压（central venous pressure，CVP）

目标(例如一项研究中设置 CVP<6)不会影响移植肾功能,同时可以改善心脏和肺的器官质量,这与现代 ICU 对其他病人的管理改进方向是一致的[23-25]。

需要将血管活性药物治疗与由激素替代疗法组成的内分泌管理相结合,包括使用血管升压素、类固醇和甲状腺素治疗。脑疝的过程中下丘脑-垂体轴会遭到破坏,常常导致精氨酸加压素(arginine vasopressin,AVP)分泌减少、甲状腺功能减退和皮质醇减少症。当供体左室射血分数低于 45% 或血流动力学不稳定时,使用甲状腺素是有益的,但这一观点尚存争议[26]。难以控制的高血糖的处理方式和其他重症患者相同,但没有为脑死亡器官捐献者确定具体的血糖目标,因此通常要遵循所在医疗机构或 OPO 的方案。

脑死亡后脑干功能停止导致的自发性低体温是很常见的。一项随机对照试验评估了不同目标温度下的供者体温管理对器官功能的影响,比较了目标体温为 34~35℃或 36.5~37.5℃的目标温度管理下移植肾发生 DGF(定义为移植受者在移植后第一周内需要透析)的发生率差异。然而,这项研究被提前终止了。基于干预措施的中期疗效评估发现,轻度低温与常温相比,DGF 发生率有所下降(28% vs. 39%),扩大标准供体组 DGF 发生率明显改善(图文摘要 55.1)[27]。捐献者低体温可能与心脏移植后的不良结果有关,但这一结论仅来自对先前一项研究的回顾性分析[28]。

应用高剂量甲泼尼龙可以减轻脑死亡后的炎症级联反应,从而改善移植肝功能[29]。由于类固醇可以减少人类白细胞抗原(HLA)的细胞表面表达,所以只能在获取供者血液进行组织配型后再使用类固醇。一项关于供者皮质类固醇支持治疗的荟萃分析探索了对器官捐献供者施用类固醇的证据,该荟萃分析共纳入了 11 项随机对照试验和 14 项观察性研究。作者指出,虽然观察性研究显示在供体生理学、器官获取量和受体结局方面在供者使用类固醇后得到改善,但其中 10 项 RCT 的结果是无统计学差异的,仍需要大规模的前瞻性研究来佐证供者使用类固醇对移植结局的影响(图文摘要 55.2)[30]。在一项随机对照试验中,供体的类固醇治疗未能降低移植后第一周内透析的发生率[31]。

即使在没有发生尿崩症的情况下,供者也可能出现加压素缺乏的情况[32]。对于容量复苏后的难治性低血压,应考虑使用加压素治疗。去氨加压素也可用于尿崩症的治疗,它可以在供者有或没有低血压的情况下控制尿量和纠正高钠血症[9,33]。这两种药物都可以与其他药物联合使用。多巴胺一直是治疗脑死亡后循环衰竭的首选血管活性药物。目前的重症医学临床实践中,去甲肾上腺素是治疗血管扩张性休克的一线用药,并可能作为多巴胺的替代。将多巴胺[4μg/(kg·min)]作为血流动力学稳定[定义为去甲肾上腺素<0.4μg/(kg·min)]的器官捐献者的激素疗法的研究表明,其能让术后一周肾移植受者透析率降低,但术后 3 年移植物存活率没有统计学差异(图文摘要 55.3)[34,35]。

低潮气量、较高的呼气末正压(positive end-expiratory pressure,PEEP)、驱动压测量和限制性液体管理是当代重症医学对急性呼吸窘迫综合征患者的管理策略[36]。一项针对潜在器官捐献者的多中心随机对照试验比较了标准管理(潮气量 10~12ml/kg 预测体重,PEEP 3~5cmH_2O)和肺保护性通气(潮气量 6~8ml/kg 预测体重,PEEP 8~10cmH_2O)供者来源供肺移植结局差异,研究中使用持续气道正压进行呼吸停止监测,应用封闭回路进行气道抽吸。在肺保护性通气组中,供肺达到捐赠标准的比例更高,而肺保护性通气组与标准管理组术后 6 个月的移植物结局是相似的[37]。

其他因素

实现供者管理目标的重症监护管理是扩大器官供应的途径之一。增加器官供应的另一途径是扩大可使用器官范围。供体急性肾损伤(acute kidney injury,AKI)与高器官丢弃率有关,但接受来自 AKI 供体的肾脏,尽管 DGF 的发生率增加,但与发生死亡删失移植物失功(death-censored graft failure)无关[38]。使用曾罹患 AKI 的供体的肾脏的移植受者,术后随访 3 年的临床结果良好[39]。肾脏供体风险指数(KDRI 或 KDPI)由供者因素和移植或受体因素组成,可用于评估移植物丢失的风险,帮助明确某个特定器官是否适合某个特定患者[40]。鉴于与等待移植的患者数量相比,可用器官短缺,使用之前可能弃置的肾脏如来自老年供体或具有传染病风险因素的供体的器官可以增加器官供应[1,41]。而可利用器官范围的扩大需要早期识别潜在捐献者并给予其恰当的重症监护管理,两者相辅相成。

总结及结论

器官供应数和等待移植的患者数之间的差距越来越大。经神经标准确定死亡后器官捐献仍然是移植器官捐赠的主要来源。对于许多家庭成员和医护人员来说,脑死亡仍然是一个难以理解的概念。通过神经学标准和器官捐献过程改善死亡教育可能有助于增加器官供应。对死亡供体的最佳重症监护管理仍然需要大量研究的支持,这对于改善器官供应和移植结局有重大意义。脑死亡供体管理策略的改善依赖于我们对脑死亡生理学理解不断深入和进步的重症支持管理。

(牛新皓 陈思月 戎瑞明 译,毛志国 校)

参考文献

1. Tullius SG, Rabb H. Improving the supply and quality of deceased-donor organs for transplantation. *N Engl J Med*. 2018;378(20):1920-1929.
2. Improving the supply and quality of deceased-donor organs for transplantation. *N Engl J Med*. 2018;379(7):691-694.
3. A definition of irreversible coma. Report of the Ad Hoc Committee of the Harvard Medical School to examine the definition of brain death. *JAMA*. 1968;205(6):337-340.
4. Wijdicks EF, Varelas PN, Gronseth GS, et al. Evidence-based guideline update: determining brain death in adults: report of the Quality Standards Subcommittee of the American Academy of Neurology. *Neurology*. 2010;74(23):1911-1918.
5. Russell JA, Epstein LG, Greer DM, et al. Brain death, the determination of brain death, and

member guidance for brain death accommodation requests: AAN position statement. *Neurology*. 2019. doi:10.1212/WNL.0000000000006750
6. Greer DM, Wang HH, Robinson JD, et al. Variability of brain death policies in the United States. *JAMA Neurol*. 2016;73(2):213-218.
7. Gries CJ, White DB, Truog RD, et al. An official American Thoracic Society/International Society for Heart and Lung Transplantation/Society of Critical Care Medicine/Association of Organ and Procurement Organizations/United Network of Organ Sharing Statement: ethical and policy considerations in organ donation after circulatory determination of death. *Am J Respir Crit Care Med*. 2013;188(1):103-109.
8. Glazier A, Mone T. Success of opt-in organ donation policy in the United States. *JAMA*. 2019;322(8):719-720.
9. Kotloff RM, Blosser S, Fulda GJ, et al. Management of the potential organ donor in the ICU: Society of Critical Care Medicine/American College of Chest Physicians/Association of Organ Procurement Organizations Consensus Statement. *Crit Care Med*. 2015;43(6):1291-1325.
10. Siminoff LA, Gordon N, Hewlett J, et al. Factors influencing families' consent for donation of solid organs for transplantation. *JAMA*. 2001;286(1):71-77.
11. Kentish-Barnes N, Siminoff LA, Walker W, et al. A narrative review of family members' experience of organ donation request after brain death in the critical care setting. *Intensive Care Med*. 2019;45(3):331-342.
12. Merchant SJ, Yoshida EM, Lee TK, et al. Exploring the psychological effects of deceased organ donation on the families of the organ donors. *Clin Transplant*. 2008;22(3):341-347.
13. Kentish-Barnes N, Duranteau J, Montlahuc C, et al. Clinicians' perception and experience of organ donation from brain-dead patients. *Crit Care Med*. 2017;45(9):1489-1499.
14. Glazier AK, Heffernan KG, Rodrigue JR. A framework for conducting deceased donor research in the United States. *Transplantation*. 2015;99(11):2252-2257.
15. Liverman CT, Domnitz S, Childress JF. *Opportunities for Organ Donor Intervention Research: Saving Lives by Improving the Quality and Quantity of Organs for Transplantation*. National Academies Press; 2017.
16. Singbartl K, Murugan R, Kaynar AM, et al. Intensivist-led management of brain-dead donors is associated with an increase in organ recovery for transplantation. *Am J Transplant*. 2011;11(7):1517-1521.
17. Westphal GA, Robinson CC, Biasi A, et al. DONORS (Donation Network to Optimise Organ Recovery Study): study protocol to evaluate the implementation of an evidence-based checklist for brain-dead potential organ donor management in intensive care units, a cluster randomised trial. *BMJ Open*. 2019;9(6):e028570.
18. Malinoski DJ, Patel MS, Ahmed O, et al. The impact of meeting donor management goals on the development of delayed graft function in kidney transplant recipients. *Am J Transplant*. 2013;13(4):993-1000.
19. Malinoski DJ, Patel MS, Daly MC, et al. The impact of meeting donor management goals on the number of organs transplanted per donor: results from the United Network for Organ Sharing Region 5 prospective donor management goals study. *Crit Care Med*. 2012;40(10):2773-2780.
20. Patel MS, Zatarain J, De La Cruz S, et al. The impact of meeting donor management goals on the number of organs transplanted per expanded criteria donor: a prospective study from the UNOS Region 5 Donor Management Goals Workgroup. *JAMA Surg*. 2014;149(9):969-975.
21. Westendorp WH, Leuvenink HG, Ploeg RJ. Brain death induced renal injury. *Curr Opin Organ Transplant*. 2011;16(2):151-156.
22. Michard F. Changes in arterial pressure during mechanical ventilation. *Anesthesiology*. 2005;103(2):419-428.
23. Minambres E, Rodrigo E, Ballesteros MA, et al. Impact of restrictive fluid balance focused to increase lung procurement on renal function after kidney transplantation. *Nephrol Dial Transplant*. 2010;25(7):2352-2356.
24. Abdelnour T, Rieke S. Relationship of hormonal resuscitation therapy and central venous pressure on increasing organs for transplant. *J Heart Lung Transplant*. 2009;28(5):480-485.
25. Marik PE. Iatrogenic salt water drowning and the hazards of a high central venous pressure. *Ann Intensive Care*. 2014;4:21.
26. Venkateswaran RV, Steeds RP, Quinn DW, et al. The haemodynamic effects of adjunctive hormone therapy in potential heart donors: a prospective randomized double-blind factorially designed controlled trial. *Eur Heart J*. 2009;30(14):1771-1780.
27. Niemann CU, Feiner J, Swain S, et al. Therapeutic hypothermia in deceased organ donors and kidney-graft function. *N Engl J Med*. 2015;373(5):405-414.
28. Schnuelle P, Benck U, Kramer BK, et al. Impact of donor core body temperature on graft survival after heart transplantation. *Transplantation*. 2018;102(11):1891-1900.
29. Kotsch K, Ulrich F, Reutzel-Selke A, et al. Methylprednisolone therapy in deceased donors reduces inflammation in the donor liver and improves outcome after liver transplantation: a

prospective randomized controlled trial. *Ann Surg.* 2008;248(6):1042-1050.
30. Dupuis S, Amiel JA, Desgroseilliers M, et al. Corticosteroids in the management of brain-dead potential organ donors: a systematic review. *Br J Anaesth.* 2014;113(3):346-359.
31. Kainz A, Wilflingseder J, Mitterbauer C, et al. Steroid pretreatment of organ donors to prevent postischemic renal allograft failure: a randomized, controlled trial. *Ann Intern Med.* 2010;153(4):222-230.
32. Chen JM, Cullinane S, Spanier TB, et al. Vasopressin deficiency and pressor hypersensitivity in hemodynamically unstable organ donors. *Circulation.* 1999;100(19 suppl):II244-II246.
33. Pennefather SH, Bullock RE, Mantle D, et al. Use of low dose arginine vasopressin to support brain-dead organ donors. *Transplantation.* 1995;59(1):58-62.
34. Schnuelle P, Gottmann U, Hoeger S, et al. Effects of donor pretreatment with dopamine on graft function after kidney transplantation: a randomized controlled trial. *JAMA.* 2009;302(10):1067-1075.
35. Schnuelle P, Schmitt WH, Weiss C, et al. Effects of dopamine donor pretreatment on graft survival after kidney transplantation: a randomized trial. *Clin J Am Soc Nephrol.* 2017;12(3):493-501.
36. Thompson BT, Chambers RC, Liu KD. Acute respiratory distress syndrome. *N Engl J Med.* 2017;377(6):562-572.
37. Mascia L, Pasero D, Slutsky AS, et al. Effect of a lung protective strategy for organ donors on eligibility and availability of lungs for transplantation: a randomized controlled trial. *JAMA.* 2010;304(23):2620-2627.
38. Liu C, Hall IE, Mansour S, et al. Association of deceased donor acute kidney injury with recipient graft survival. *JAMA Netw Open.* 2020;3(1):e1918634.
39. Hall IE, Akalin E, Bromberg JS, et al. Deceased-donor acute kidney injury is not associated with kidney allograft failure. *Kidney Int.* 2019;95(1):199-209.
40. Rao PS, Schaubel DE, Guidinger MK, et al. A comprehensive risk quantification score for deceased donor kidneys: the kidney donor risk index. *Transplantation.* 2009;88(2):231-236.
41. Aubert O, Reese PP, Audry B, et al. Disparities in acceptance of deceased donor kidneys between the United States and France and estimated effects of increased US acceptance. *JAMA Intern Med.* 2019;179(10):1365-1374.

图文摘要

脑死亡供者肾脏捐赠前目标体温管理会影响移植物结局？

© 2020　⊛ Wolters Kluwer

方法与队列

832标准管理的受试者

- 纳入美国两个OPO组织
- 脑死亡后器官捐献
- 成人供者 ≥18 岁
- 2012年3月20日至2013年10月17日

394

低温（34~35℃）
197名供者，290例器官移植

常温（36.5~37.5℃）
197名供者，290例器官移植

停止
疗效中期分析

结果

移植物功能延迟恢复

DGF发生率修正OR值
0.62
(0.43~0.92)
P = 0.02

P = 0.008
28.2%

39.2%

扩大标准供者DGF发生率

扩大标准供者DGF发生率修正OR值
0.31
(0.15~0.68)
P = 0.003

P = 0.008
31.0%

56.5%

冷缺血时间（h）

P = 0.02
13.9±7.3

15.6±8.3

结论： 脑死亡供者肾脏捐赠前低体温管理治疗生低体温管理大大降低了移植物功能延迟恢复的发生率。

Niemann CU, Feiner J, Swain S, et al. *Therapeutic Hypothermia in Deceased Organ Donors and Kidney-Graft Function.* N Engl J Med 2015; 373(5): 405-14.

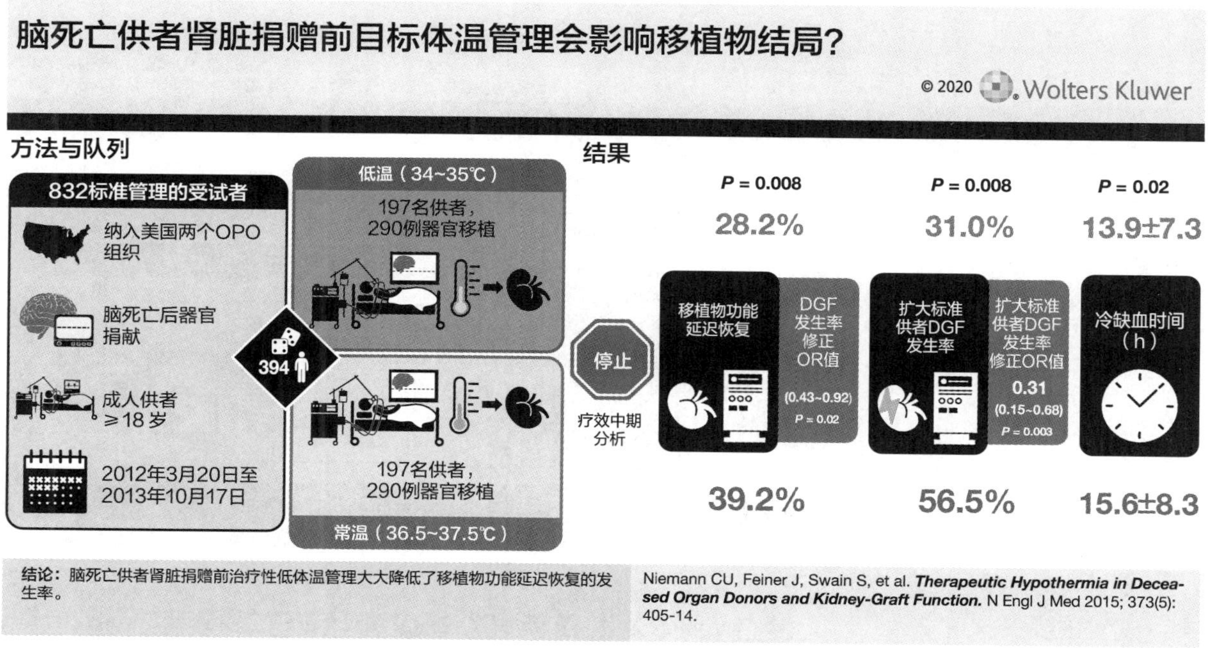

图 文 摘 要 55.1

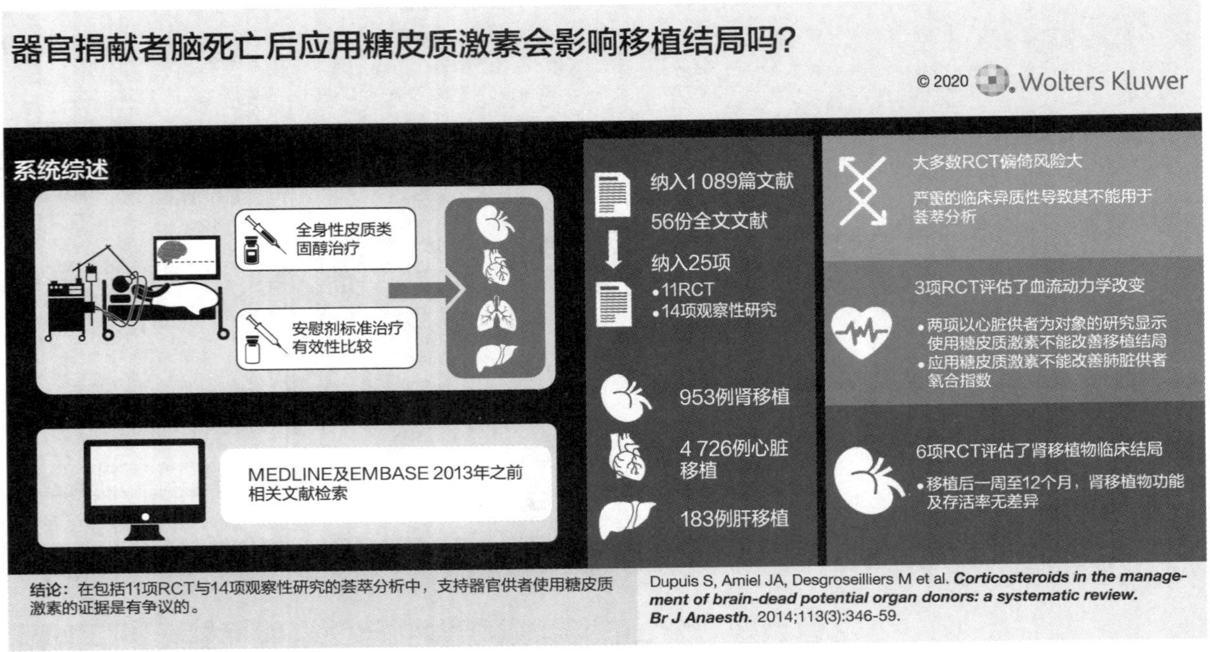
器官捐献者脑死亡后应用糖皮质激素会影响移植结局吗?
© 2020 Wolters Kluwer
系统综述
全身性皮质类固醇治疗
安慰剂标准治疗有效性比较
MEDLINE及EMBASE 2013年之前相关文献检索
纳入1 089篇文献
56份全文文献
纳入25项
•11RCT
•14项观察性研究
953例肾移植
4 726例心脏移植
183例肝移植
大多数RCT偏倚风险大
严重的临床异质性导致其不能用于荟萃分析
3项RCT评估了血流动力学改变
•两项以心脏供者为对象的研究显示使用糖皮质激素不能改善移植结局
•应用糖皮质激素不能改善肺脏供者氧合指数
6项RCT评估了肾移植物临床结局
•移植后一周至12个月，肾移植物功能及存活率无差异
结论：在包括11项RCT与14项观察性研究的荟萃分析中，支持器官供者使用糖皮质激素的证据是有争议的。
Dupuis S, Amiel JA, Desgroseilliers M et al. Corticosteroids in the management of brain-dead potential organ donors: a systematic review. Br J Anaesth. 2014;113(3):346-59.

图文摘要 55.2

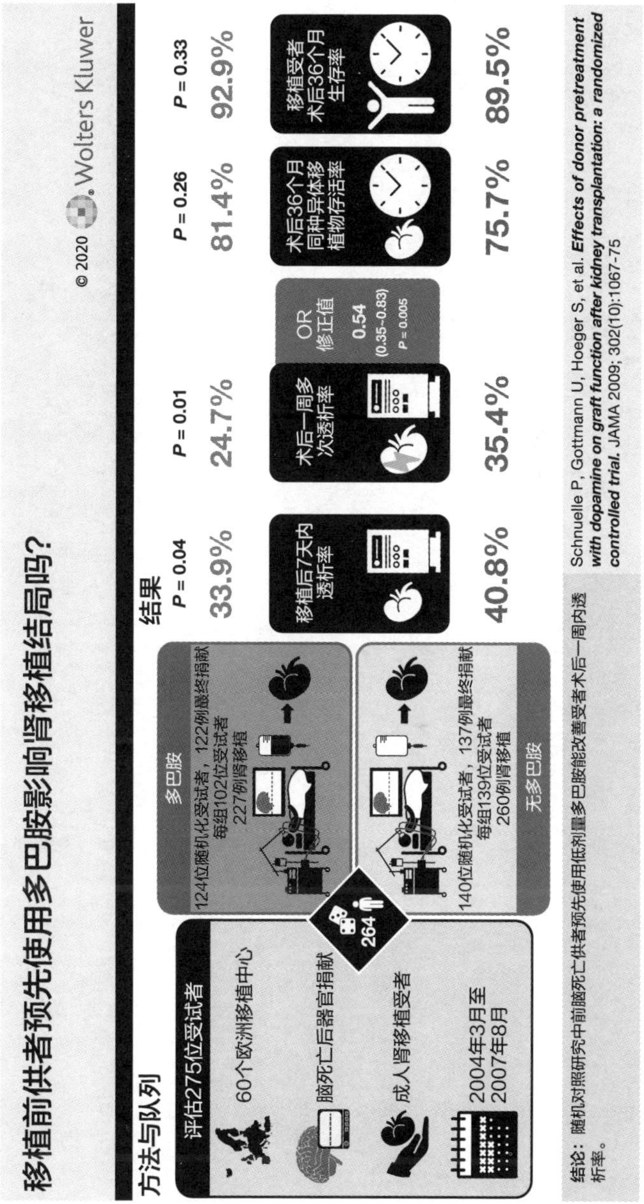
移植前供者预先使用多巴胺影响肾移植结局吗?
© 2020 Wolters Kluwer
方法与队列
评估275位受试者
60个欧洲移植中心
脑死亡后器官捐献
成人肾移植受者
2004年3月至
2007年8月
264
多巴胺
124位随机化受试者，122例最终捐献
每组102位受试者
227例肾移植
无多巴胺
140位随机化受试者，137例最终捐献
每组139位受试者
260例肾移植
结果
P = 0.04
33.9%
移植后7天内透析率
40.8%
P = 0.01
24.7%
术后一周多次透析率
35.4%
OR 修正值
0.54
(0.35~0.83)
P = 0.005
P = 0.26
81.4%
术后36个月同种异体移植物存活率
75.7%
P = 0.33
92.9%
移植受者术后36个月生存率
89.5%
结论：随机对照研究中前脑死亡供者预先使用低剂量多巴胺能改善受者术后一周内透析率。
Schnuelle P, Gottmann U, Hoeger S, et al. Effects of donor pretreatment with dopamine on graft function after kidney transplantation: a randomized controlled trial. JAMA 2009; 302(10):1067-75

图文摘要 55.3

第十一篇

伦理/姑息治疗

56 肾脏替代疗法的共同决策/限时试验

Alvin H. Moss

三个说明伦理问题范围的案例

哪些重症监护病房(intensive care unit, ICU)的老年急性肾损伤(acute kidney injury, AKI)患者应该进行透析？应该如何做出决定？以下三个案例说明了其中的伦理问题。

案例1：骶部溃疡，脓毒症休克，无尿急性肾损伤

68岁女性，患有糖尿病、冠心病、双侧颈动脉内膜切除术后颈动脉疾病、右膝以上截肢术后外周动脉疾病、病态肥胖(体重超过180kg)和慢性肾脏病(chronic kidney disease, CKD)3期，因骶骨巨大压疮引起脓毒症休克而住进ICU。她需要两种最大剂量的血管升压药来维持平均动脉压大于65mmHg，并发展成无尿AKI。她昏昏欲睡，缺乏决策能力，目前已完成生前预嘱和医疗委托书。目前营养状况很差。整形外科医生说，如果有任何治愈骶骨伤口的可能性，就需要进行结肠造口分流术，但他认为该患者目前的身体和经济情况均不适合手术，且患者的多种疾病和营养情况不仅会使患者手术伤口无法愈合，更会增加手术风险。你认为这个患者应该开始透析吗？你还有什么需要第一时间知道的吗？

案例2：终末期慢性阻塞性肺疾病患者透析和呼吸机依赖

75岁妇女，患有氧依赖终末期慢性阻塞性肺疾病(chronic obstructive pulmonary disease, COPD)和缺血性心肌病，射血分数为35%，因肺炎并发呼吸衰竭而住进ICU。入院后插管并进行机械通气，使用血管加压药和抗生素治疗感染性休克。患者无尿，ICU入院几天后开始血液透析。第11天，患者仍依赖呼吸机和透析，ICU小组征求患者丈夫同意欲对患者实施气管切开术。丈夫说："如果要靠机器维持生命，我妻子是不会愿意的，但我们已经经历了这么多，走了这么远……我们不想放弃。"[1]患者是否应该做气管切开术？透析应该继续吗？

案例 3:一名八旬老人并发多重合并症及功能状态不佳

85 岁男性,患有 CKD 4 期、糖尿病、冠心病、心力衰竭、COPD、痴呆、Ⅱ型呼吸衰竭,因肺炎合并休克、新发房颤,并伴有室性心动过速,收住 ICU。他接受了插管治疗,并开始使用药物治疗感染和心律失常。他的妻子说,他在家使用助行器,无法照顾自己。卡氏评分(Karnofsky performance status,KPS)为 40%。他大约每三个月因体液过多住院一次。肾小球滤过率(eGFR)约为 22ml/min。他没有事先的指示。他是否应该开始接受肾脏替代疗法(KRT)?

伦理决策方法

重症监护室治疗急性肾损伤患者

在 *Clinical Ethics: A Practical Approach to Ethical Decisions in Clinical Medicine* 一书中,Jonsen 等[2]提出了一个四主题的方法,用来组织伦理推理,分析在特定情况下应该做什么。表 56.1 列出了这四个主题。作者指出,医学指征是在对案例进行伦理分析时首先要考虑的话题,当患者的医疗状况可以通过使用该干预措施得到改善时,该干预措施就是医学指征。为了维护他们的职业操守,即使患者想要,医生也不应该提供没有医学意义的治疗。由于在案例 3 中讨论过的原因,如果可能的危害大于益处,那么治疗方法就不适用。

表 56.1 伦理案例分析方法

医学指征——当利大于弊时
患者偏好
生活质量
环境因素——社会、经济、法律、精神、公共卫生

Adapted from Jonsen AR, Siegler M, Winslade WJ. Clinical Ethics: A Practical Approach to Ethical Decisions in Clinical Medicine. 8th ed. McGraw-Hill; 2015.

当考虑是否应该提供透析时,有时就像在案例 1 中一样,第二个主题,即患者的偏好,决定了在特定的案例中应该做什么。尽管案例 1 中的妇女缺乏决策能力,但她曾表示,如果她缺乏决策能力并且即将死亡,她不会想要延长生命的干预措施。在丧失决策能力之前,她已拒绝插管、机械通气和心肺复苏。所有参与治疗她的医生都同意,她由于骶部压疮的并发症而病入膏肓,她的生前遗嘱已经生效。在她的丈夫(他是患者的医疗委托书代表)的同意下,制订了舒适护理计划,没有提供透析,患者当天晚些时候死亡。保留或取消透析的理由见表 56.2。案例 1 满足了表中的第二个理由。

表 56.2 在伦理上适合暂停或停止透析的患者

具有决策能力的患者，在充分了解情况并做出自愿选择的情况下，拒绝透析或要求停止透析
已丧失决策能力但以前曾口头或书面表示拒绝透析的患者
无行为能力的患者，其医疗代理拒绝透析或要求停止透析
患有不可逆转的严重神经损害的患者

Reproduced with permission from Renal Physicians Association. Shared Decision-Making in the Appropriate Initiation of and Withdrawal from Dialysis. 2nd ed. Renal Physicians Association; 2010.

案例 2 代表了在 ICU 中发生的老年 AKI 患者的级联效应和临床动力，以及关于透析的决定通常如何与关于使用其他生命支持手段的决定相联系（图 56.1）。Bagshaw 等人在一项针对重症老年 AKI 患者的研究中发现，那些透析患者也比未透析患者更有可能获得机械通气和血管升压素支持[3]。开始 KRT 的主要诱因是少尿、液体超载和酸血症（图文摘要 56.1）。Kruser 等人指出，由连锁反应决定的 ICU 护理可能导致干预措施的快速积累，而无需考虑与患者

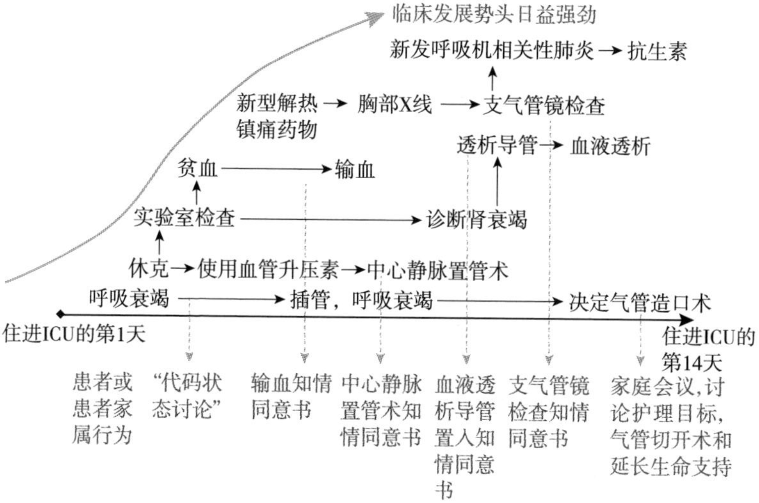

图 56.1 重症监护病房（ICU）中老年急性肾损伤患者的临床势头和连锁反应。Reprinted with permission from Kruser JM Cox CE. Schwarze ML. Clinical momentum in the intensive care unit. A latent contributor to unwanted care. Ann Am Thorac Soc.2017：14（3）：426-431.

及其家人讨论基于可能结果的患者偏好。由于案例 2 的生命限制疾病,慢性阻塞性肺疾病,除了肾脏病、疾病和她不确定的结果之外,她的医生应该谨慎地将其作为一个有时间限制的试验(time-limited trial,TLT)开始治疗。根据丈夫对患者价值观的解释,她似乎不希望长期进行机械通气,而这正是气管切开术要为她做的准备,因为她无法停止呼吸支持。在患者不想活下去的情况下,透析有助于维持患者的生命。医疗决策的首选模式,因为它解决了让患者充分了解治疗的风险和益处的伦理需要,还有需要确保患者的价值观和偏好发挥重要作用——在 ICU 入院时以及此后每隔几天,都可以帮助丈夫处理治疗过程向不想要的方向发展[4,5]。

案例 3 是一个需要仔细检查医疗指征的案例。"衰老的生物医学化" 导致了对老年患者的临床干预的常规化[6],但根据证据,即使开始透析,也可以预测这位患者的病情会很差。由于他有多种合并症和较差的功能状态,可以预测他 90 天的死亡率约为 50%,并可能在医院度过大部分剩余时间[3,7]。由于处于 CKD 4 期,他的余生很可能需要透析治疗[8]。肾病学家需要抵制技术上的强制要求——如果你能做透析,你就必须做透析——因为透析可能不会对所有的患者都有好处。

老年急性肾损伤患者在医院开始透析的结果证据

在 ICU 开始 AKI 透析治疗的老年患者预后较差。在一项对患者的研究中,这些患者被预测有 50% 的概率在 6 个月内死亡,平均年龄 61 岁,两种合并症的中位数,至少一种日常生活活动的依赖,并被诊断为急性呼吸衰竭或多器官系统衰竭伴脓毒症,AKI 患者开始透析后平均生存期为 32 天,6 个月生存率为 27%[9]。在一项 67 岁或以上的医疗保险受益人的研究中,他们在住院 2 周或更长时间后开始透析,包括机械通气、胃食管插入或心肺复苏等强化程序,中位生存期为 0.7 年[7]。与 CKD 重叠的老年 AKI 患者发生终末期肾病(end-stage kidney disease,ESKD)的可能性是 41 倍[8]。在两项研究中,三分之二以上的老年 AKI 合并 CKD 的患者出现了透析依赖[10,11]。在一项对 1998 年 4 月 3 日至 2014 年 12 月 21 日期间开始接受 AKI 或 ESKD 透析治疗的 65.5 岁及以上患者的健康和退休调查数据的研究中,经多因素调整后,与较高的 1 年死亡率显著相关的因素包括日常生活依赖活动、85 岁及以上患者、开始住院透析,并有四种或四种以上合并症,6 个月生存率为 55.8%,1 年生存率为 45.5%(图文摘要 56.2)[12]。案例 3 包含了所有四个主要的风险因素。

基于在 ICU 评估危重老年 AKI 患者以决定是否应该提供透析治疗时的证据和伦理考虑,临床医生可能会发现一系列考虑患者价值观、目标和偏好以及疾病前状态的问题是有帮助的(框 56.1)。

框 56.1 问题评估重症监护病房中接受 AKI 治疗的老年危重患者

- 患者的基本肾功能是多少?
- 患者的年龄是多少?
- 什么是共病,它们有多严重?患者的功能状况如何?在养老院?患者的营养状况如何?
- 患者是否有决断能力?
- 是否有预先指示?谁是合法的决策者?患者是否明确指出想要/不想要的治疗方法?对患者来说,生命的质量和生命的长度孰轻孰重?患者透析相关并发症的风险是否增加?患者是否会配合透析过程,是否安全?有时间限制的透析试验是否合适?
- ESKD 的概率是多少?
- 患者是否需要长期透析?

AKI,急性肾损伤;ESKD,终末期肾病。

有时间限制的试验,以协助透析决策

对于 AKI 的老年重症患者,透析治疗的决策是复杂的。临床医生不仅需要考虑患者 AKI 在全球预后(受共病和发病前功能状态的影响)中的自然演变,还需要考虑患者的价值观和目标,以及透析是否为实现患者的目标提供了现实的期望。这种情况通常以预后不确定和临床未知为特征。正是在这种情况下,TLT 透析可能特别有用。《合理开始和退出透析的共同决策》的临床实践指南建议,当患者预后不确定或存在冲突且无法就开始透析达成共识时,应采用 TLT[4]。

一个过渡护理小组(TLT)需要具备以下能力:了解其结构和流程以辅助决策、良好的沟通能力、基于患者情况的预后估计(并承认这仅是估算)、明确患者的价值观、清晰的记录文书,以及通常情况下适时整合姑息治疗咨询(图 56.2)。KRT 的 TLT 被定义为有预定结果的目标导向试验,并在计划的时间间隔进行评估。TLT 允许患者和家属评估透析的需要,同时为肾病医生提供时间来评估临床反应和持续透析的潜在益处。Scherer 等人提出了 TLT 的四个步骤:准备,沟通,启动和实施试验,以及得出结论[13]。

在准备阶段,治疗团队和顾问就预后、可能受益的治疗方法以及试验的里程碑达成一致。在沟通步骤中,临床医生使用 Ask-Tell-Ask 方法来分享估计的预后,并引出患者的价值,并建议作为 TLT 的起始透析达成一致的目标。

在 TLT 步骤的启动和实施过程中,治疗和咨询团队会定期综述患者的进展情况,并达成一致意见在培训结束时提供最好的课程,向患者/法律代理人

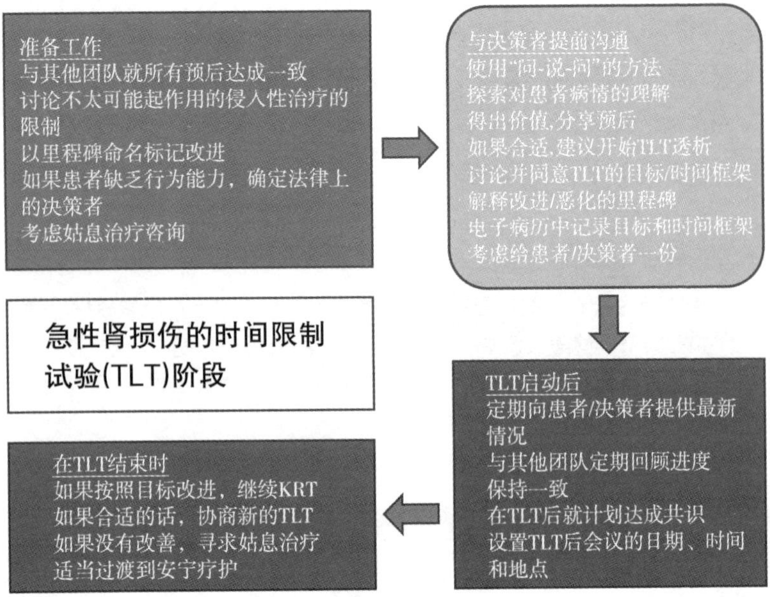

图 56.2　在重症监护病房(ICU)实施时间限制试验的方法。KRT，肾脏替代治疗；TLT，限时试验。Reprinted with permission from Scherer JS，Holley JL. The role of time-limited trials in dialysis decision making in critically ill patients. Clin J Am Soc Nephrol. 2016；11(2)：344-353.

提供最新情况，并在培训结束后设定会面的日期、时间和地点。在最后一步，治疗团队和顾问与患者/法律代理人会面，并就是否达到 TLT 的里程碑达成协议。如果患者按照目标得到改善，临床医生将根据 AKI 的需要继续 KRT 治疗。如果患者的情况有所改善，但只是轻微改善，那么临床医生可能会协商进行新的 TLT。如果患者没有改善或恶化，那么按照沟通步骤中的约定，临床医生将制订缓和治疗和临终关怀。重要的是要注意，TLT 可以成功，无论患者是否康复，只要治疗 ICU 团队和顾问之间以及患者/法律代理人之间有明确的沟通和合作。

如果冲突仍然存在，尽管使用了 TLT，透析决策指南[4]如果对透析的决定存在分歧，建议采用系统的正当程序来解决冲突(图 56.3)。在与患者/法律代理人交谈时，肾病医生或其他治疗医师(如重症监护医师)应努力理解他们的观点，提供数据支持他们的建议，并纠正误解。在共同决策的过程中，人们认识到以下潜在的冲突来源：①对预后的误解；②个人或人际问题；③特殊价值。如果紧急需要透析，应在寻求解决冲突的同时提供，只要患者或法律代理人提出要求。

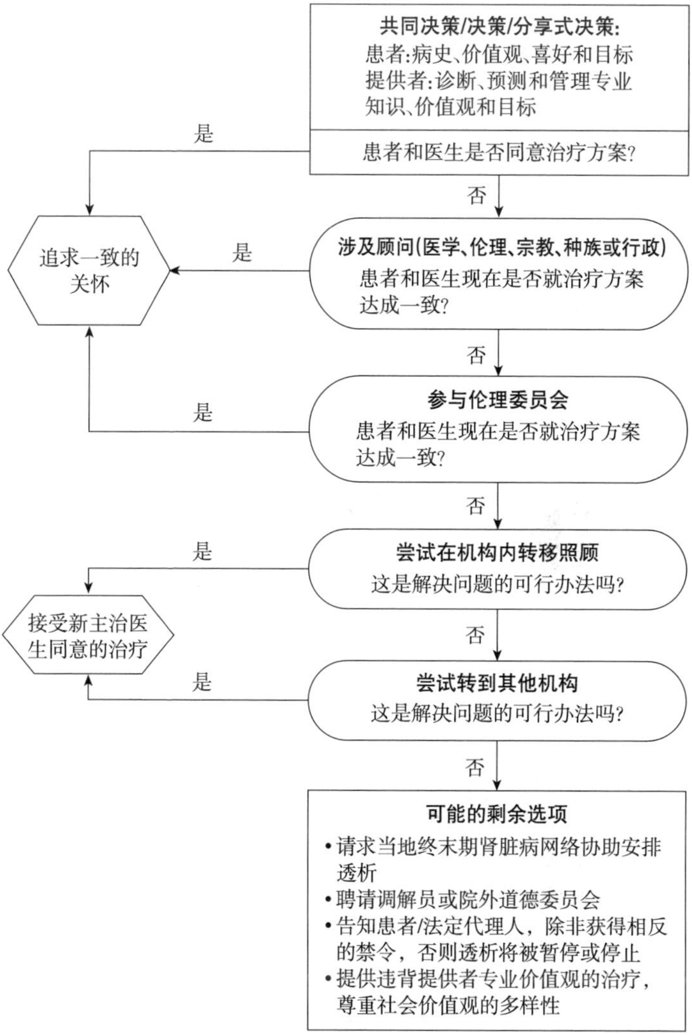

图 56.3 解决患者和肾脏护理团队冲突的系统方法。Reproduced with permission from Renal Physicians Association. Shared Decision-Making in the Appropriate Initiation of and Withdrawal from Dialysis. 2nd ed. Renal Physicians Association; 2010.

总结与结论

鉴于许多老年危重症 AKI 患者的预后不良，在透析开始前进行一次共同的决策对话对他们确定治疗目标尤为重要。透析决策的临床实践指南[4]以及美国肾脏病学会的明智选择运动[14]两者都提出了这一建议。作为共同决策的一部分，根据患者的整体医疗状况，应告知老年患者及其家属/法律代理人，在开始长期住院透析后，除透析外还使用一种或多种强化程序的非常现实的可能性，寿命短，生活质量差。尊重患者自主的伦理原则，即患者自主的基础，要求患者接受的治疗与他们的偏好相一致，这是知情决策的结果。

综上所述，为了获得良好的患者预后，肾病专科医生需要在对老年 AKI 患者进行透析之前，分析患者的整体情况，包括共病和功能状态。对于那些 AKI 的透析益处不确定或者不是长期的透析候选者但患者/法定代理人要求透析的人，肾病学家应该强烈考虑将透析作为 TLT 开始。肾脏学家可以对提供透析说“不”，当负担预计将大大超过透析的好处。这是为了维护他们的职业操守，遵守他们的希波克拉底誓言。当透析预计只有很少或没有好处，但患者/家属要求时，肾脏学家应该考虑进行伦理/姑息/支持性治疗咨询，以帮助沟通和解决冲突[15]。幸运的是，关于在 ICU 提供透析，有一个道德决策的过程，在本章中已经概述了，这可以使肾病医生和重症监护医师在对患者护理中适当的道德行为有分歧时处理情况。

（冯哲 译，洪权 校）

参考文献

1. Kruser JM, Cox CE, Schwarze ML. Clinical momentum in the intensive care unit: a latent contributor to unwanted care. *Ann Am Thorac Soc*. 2017;14(3):426-431.
2. Jonsen AR, Siegler M, Winslade WJ. *Clinical Ethics: A Practical Approach to Ethical Decisions in Clinical Medicine*. 8th ed. McGraw-Hill; 2015.
3. Bagshaw SM, Adhikari NKJ, Burns KEA, et al. Selection and receipt of kidney replacement in critically ill older patients with AKI. *Clin J Am Soc Nephrol*. 2019;14(4):496-505.
4. Renal Physicians Association. *Shared Decision-Making in the Appropriate Initiation of and Withdrawal from Dialysis*. 2nd ed. Renal Physicians Association; 2010.
5. Barry MJ, Edgman-Levitan S. Shared decision making—pinnacle of patient-centered care. *N Engl J Med*. 2012;366(9):780-781.
6. Kaufman SR, Shim JK, Russ AJ. Revisiting the biomedicalization of aging: clinical trends and ethical challenges. *Gerontologist*. 2004;44(6):731-738.
7. Wong SP, Kreuter W, O'Hare AM. Healthcare intensity at initiation of chronic dialysis among older adults. *J Am Soc Nephrol*. 2014;25(1):143-149.
8. Ishani A, Xue JL, Himmelfarb J, et al. Acute kidney injury increases risk of ESRD among elderly. *J Am Soc Nephrol*. 2009;20(1):223-228.
9. Hamel MB, Phillips RS, Davis RB, et al. Outcomes and cost-effectiveness of initiating dialysis and continuing aggressive care in seriously ill hospitalized adults. SUPPORT Investigators. Study to Understand Prognoses and Preferences for Outcomes and Risks of Treatments. *Ann Intern Med*. 1997;127(3):195-202.
10. Palevsky PM, Zhang JH, O'Connor TZ, et al. Intensity of renal support in critically ill patients with acute kidney injury. VA/NIH Acute Renal Failure Trial Network. *N Engl J Med*. 2008;359(1):7-20.
11. Thakar CV, Quate-Operacz M, Leonard AC, et al. Outcomes of hemodialysis patients in a long-term care hospital setting: a single-center study. *Am J Kidney Dis*. 2010;55(2):300-306.
12. Wachterman MW, O'Hare AM, Rahman OK, et al. One-year mortality after dialysis initiation among older adults. *JAMA Intern Med*. 2019;179(7):987-990.
13. Scherer JS, Holley JL. The role of time-limited trials in dialysis decision making in critically ill patients. *Clin J Am Soc Nephrol*. 2016;11(2):344-353.
14. Williams AW, Dwyer AC, Eddy AA, et al. Critical and honest conversations: the evidence behind the "Choosing Wisely" campaign recommendations by the American Society of Nephrology. *Clin J Am Soc Nephrol*. 2012;7(10):1664-1672.
15. Chong K, Silver SA, Long J, et al. Infrequent provision of palliative care to patients with dialysis-requiring AKI. *Clin J Am Soc Nephrol*. 2017;12(11):1744-1752.

图文摘要

老年重症AKI患者接受肾脏替代治疗(KRT)的可能性有多大?结果是什么?

© 2020 Wolters Kluwer

前瞻性队列研究

结果

2 904筛选
499入选
- 16个加拿大中心的ICU
- 年龄65岁 平均年龄75±7岁
- 重度AKI 82%为AKI 3
- 2013年9月至2015年11月

衰弱
- 平均Charlson评分 3.0±2.3
- 临床衰弱评分 4 (3~5)

提供肾脏替代治疗
n=361 72%

接受肾脏替代治疗
n=229 46%

肾脏替代治疗的主要触发因素
- 少尿或无尿
- 液体过剩
- 酸血症

90天的死亡率
- 接受肾脏替代治疗 50%
- 不接受肾脏替代治疗 51%

调整后的*HR* 0.78 [0.56~1.06]

Bagshaw SM, Adhikari NKJ, Burns KEA, et al. *Selection and Receipt of Kidney Replacement in Critically Ill Older Patients with AKI.* Clin J Am Soc Nephrol. 2019;14(4): 496-505.

结论: 在这项多中心队列研究中, 临床医生普遍愿意为大多数老年重症AKI患者提供肾脏替代治疗。

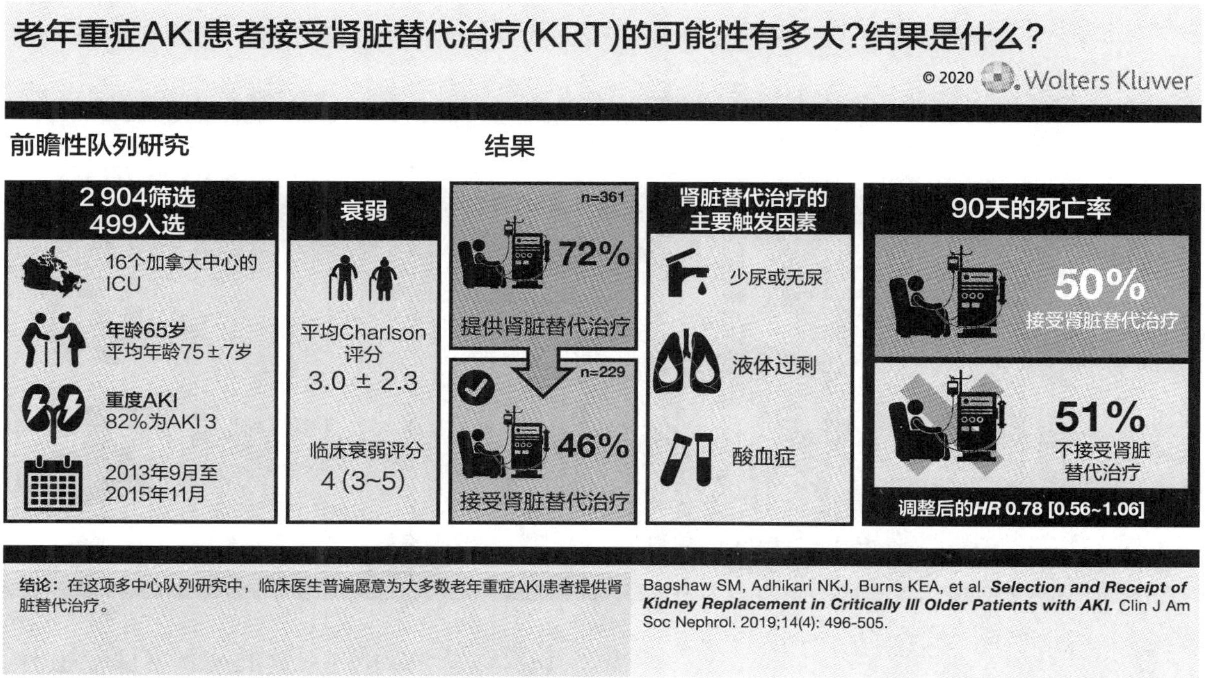

图文摘要 56.1

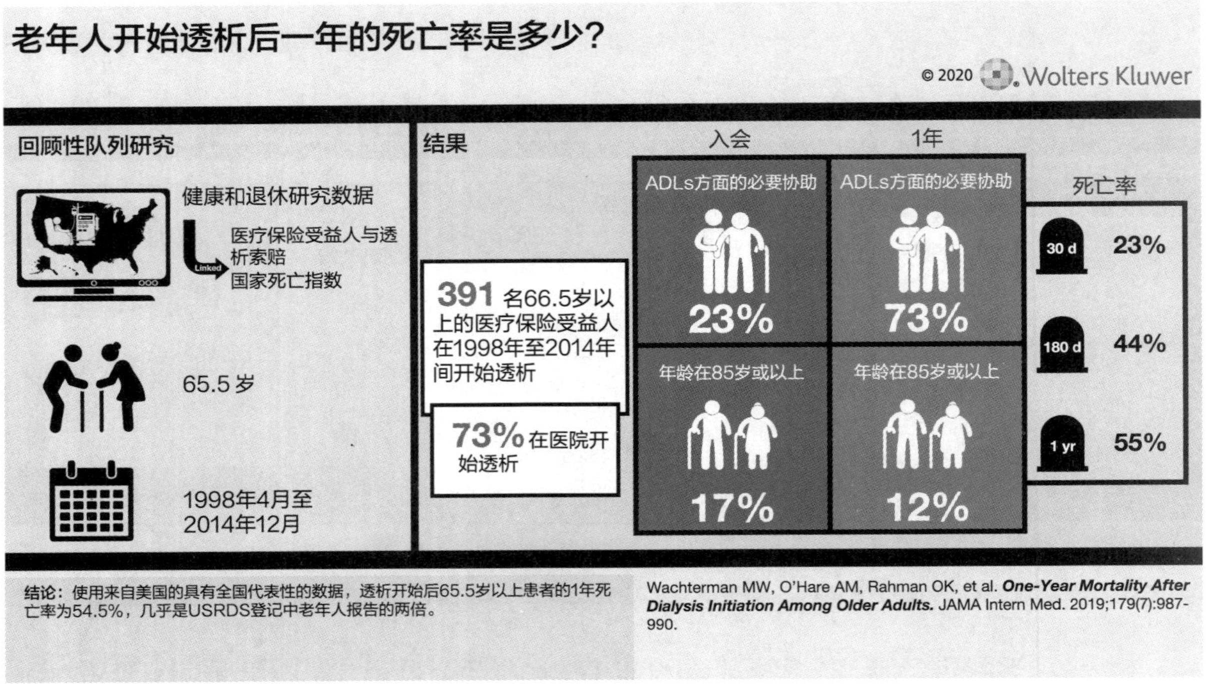
老年人开始透析后一年的死亡率是多少？
© 2020 Wolters Kluwer
回顾性队列研究
健康和退休研究数据
Linked
医疗保险受益人与透析索赔
国家死亡指数
65.5 岁
1998年4月至
2014年12月
结果
391 名66.5岁以上的医疗保险受益人在1998年至2014年间开始透析
73% 在医院开始透析
入会
1年
ADLs方面的必要协助
23%
ADLs方面的必要协助
73%
年龄在85岁或以上
17%
年龄在85岁或以上
12%
死亡率
30 d
23%
180 d
44%
1 yr
55%
结论：使用来自美国的具有全国代表性的数据，透析开始后65.5岁以上患者的1年死亡率为54.5%，几乎是USRDS登记中老年人报告的两倍。
Wachterman MW, O'Hare AM, Rahman OK, et al. One-Year Mortality After Dialysis Initiation Among Older Adults. JAMA Intern Med. 2019;179(7):987-990.

图文摘要 56.2